第5版

SIMPLE TEXT

口腔外科の疾患と治療

編集主幹　栗田 賢一　　覚道 健治

編集委員　柴田 考典　　里見 貴史　池邉 哲郎

執筆　池邉 哲郎　伊藤 幹子　　大西 祐一　各務 秀明　覚道 健治　笠井 唯克
　　　北原 和樹　久保田英朗　栗田 賢一　小林　馨　里見 貴史　柴田 考典
　　　代田 達夫　住友伸一郎　田中 昭男　長尾　徹　中嶋 正博　永易 裕樹
　　　平木 昭光　又賀　泉　　松野 智宣　水谷 太尊　宮坂 孝弘　山口　晃
　　　芳澤 享子　渡邉　哲

永末書店

著者略歴（五十音順）

池邉 哲郎
1959 年　大分県別府市に生まれる
1984 年　九州大学歯学部卒業
1988 年　九州大学大学院歯学研究科修了（歯学博士）
1988 年　九州大学助手（口腔生化学）
1994 年　九州大学助手（口腔外科第二講座）
2002 年　熊本大学医学部助教授（歯科口腔外科学講座）
2005 年　福岡歯科大学教授
　　　　　（口腔・顎顔面外科学講座口腔外科学分野）

伊藤 幹子
1959 年　愛知県名古屋市に生まれる
1984 年　愛知学院大学歯学部卒業
1994 年　愛知学院大学歯学部非常勤講師
　　　　　（口腔外科学第一講座 / 現：顎口腔外科学講座）

大西 祐一
1962 年　大阪府岸和田市に生まれる
1987 年　大阪歯科大学卒業
1999 年　大阪歯科大学助手（口腔外科学第二講座）
2003 年　大阪歯科大学講師（口腔外科学第二講座）
2014 年　大阪歯科大学准教授（口腔外科学第二講座）

各務 秀明
1963 年　愛知県名古屋市に生まれる
1988 年　広島大学歯学部歯学科卒業
1991 年　名古屋大学大学院医学系研究科博士課程修了
1999 年　名古屋大学講師（医学部附属病院）
2003 年　名古屋大学助教授
2011 年　松本歯科大学教授（口腔顎顔面外科学講座）

覚道 健治
1948 年　大阪府大阪市に生まれる
1974 年　大阪歯科大学卒業
1979 年　大阪歯科大学大学院修了（口腔外科学専攻）
1983 年　大阪歯科大学講師（口腔外科学第一講座）
1997 年　大阪歯科大学主任教授（口腔外科学第二講座）
2016 年　大阪歯科大学名誉教授

笠井 唯克
1964 年　岐阜県岐阜市に生まれる
1988 年　朝日大学歯学部卒業
1992 年　朝日大学大学院修了（顎顔面外科学専攻）
2005 年　朝日大学講師（口腔外科学第二講座）
2012 年　朝日大学准教授（口腔外科学分野）

北原 和樹
1968 年　東京都品川区に生まれる
1995 年　日本歯科大学歯学部卒業
1999 年　日本歯科大学大学院修了（口腔外科学専攻）
2003 年　日本歯科大学歯学部講師（口腔外科学講座）
2007 年　日本歯科大学生命歯学部講師（口腔外科学講座）
2017 年　日本歯科大学生命歯学部講師
　　　　　（歯学教育支援センター）

久保田 英朗
1952 年　福岡県八女郡に生まれる
1978 年　神奈川歯科大学卒業
1984 年　慶應義塾大学大学院修了（微生物学専攻）
1987 年　佐賀医科大学講師（歯科口腔外科学講座）
1995 年　神奈川歯科大学教授（口腔外科学第 2 講座）
2003 年　神奈川歯科大学教授（顎顔面外科学講座）
2015 年　佐賀大学医学部臨床教授
2015 年　久保田歯科口腔外科医院　院長

栗田 賢一
1949 年　愛知県名古屋市に生まれる
1975 年　愛知学院大学歯学部卒業
1993 年　愛知学院大学助教授（口腔外科学第 2 講座）
1998 年　愛知学院大学歯学部主任教授
　　　　　（顎口腔外科学講座）

小林 馨
1955 年　福島県白河市に生まれる（栃木県宇都宮市に育つ）
1980 年　鶴見大学歯学部卒業
1988 年　鶴見大学歯学部講師（歯科放射線学教室）
1992 年　鶴見大学歯学部助教授（歯科放射線学教室）
2004 年　鶴見大学歯学部教授（歯科放射線学教室）

里見 貴史
1964 年　群馬県高崎市に生まれる
1990 年　日本歯科大学歯学部卒業
1994 年　東京医科大学大学院修了（口腔外科学専攻）
2003 年　東京医科大学講師（口腔外科学講座）
2012 年　東京医科大学臨床准教授（口腔外科学分野）
2018 年　東京医科大学兼任教授（口腔外科学分野）
　　　　　日本歯科大学生命歯学部主任教授（口腔外科学講座）

柴田 考典
1951 年　東京都品川区に生まれる
1977 年　東京歯科大学卒業
1981 年　東京歯科大学大学院修了（口腔外科学専攻）
1981 年　東京歯科大学助手（口腔外科学第 2 講座）
1989 年　山形大学講師（医学部歯科口腔外科学講座）
1993 年　山形大学助教授（医学部歯科口腔外科学講座）
2002 年　北海道医療大学教授
　　　　　（歯学部口腔外科学第 1 講座）
2007 年　北海道医療大学教授
　　　　　（歯学部組織再建口腔外科学分野）

代田 達夫
1959 年　長野県飯田市に生まれる
1986 年　昭和大学歯学部卒業
1991 年　昭和大学大学院修了
1991 年　昭和大学歯学部助手（第一口腔外科学教室）
1996 年　昭和大学歯学部講師（第一口腔外科学教室）
2008 年　昭和大学歯学部准教授（顎口腔疾患制御外科学講座）
2013 年　昭和大学歯学部教授（顎口腔疾患制御外科学講座）
2014 年　昭和大学歯学部教授
　　　　　（口腔外科学講座顎顔面外科学部門）
　　　　　兼・昭和大学歯科病院顎顔面口腔外科診療科長

住友 伸一郎
1957 年　徳島県徳島市に生まれる
1983 年　岐阜歯科大学卒業
1987 年　朝日大学大学院修了（顎顔面外科学専攻）
2005 年　朝日大学助教授（口腔外科学第一講座）
2011 年　朝日大学教授（口腔外科学分野）

田中 昭男
1949 年　兵庫県篠山市に生まれる
1974 年　大阪歯科大学卒業
1978 年　大阪歯科大学大学院修了（病理学専攻）
1979 年　大阪歯科大学講師
1985 年　米国アラバマ州立大学客員研究員
1988 年　大阪歯科大学主任教授（口腔病理学講座）
2017 年　大阪歯科大学主任教授（病理学室）

長尾 徹
1956 年　愛知県名古屋市に生まれる
1980 年　愛知学院大学歯学部卒業
1993 年　愛知学院大学歯学部講師（口腔外科学第二講座）
2005 年　愛知学院大学歯学部助教授（口腔外科学第二講座）
2017 年　愛知学院大学歯学部主任教授（顎顔面外科学講座）

中嶋 正博
1954 年　和歌山県岩出市に生まれる
1979 年　大阪歯科大学卒業
1986 年　大阪歯科大学助手（口腔外科学第二講座）
1997 年　大阪歯科大学講師（口腔外科学第二講座）
2003 年　大阪歯科大学助教授（口腔外科学第二講座）
2007 年　大阪歯科大学准教授（口腔外科学第二講座）
2013 年　大阪歯科大学専任教授（口腔外科学第二講座）
2016 年　大阪歯科大学主任教授（口腔外科学第二講座）
2018 年　大阪歯科大学附属病院病院長

永易 裕樹
1965 年　北海道留辺蘂町に生まれる
1990 年　東日本学園大学歯学部卒業
1994 年　東日本学園大学大学院修了
1994 年　北海道医療大学助手（口腔外科学第二講座）
2001 年　北海道医療大学講師
2005 年　北海道医療大学助教授
2010 年　北海道医療大学教授

平木 昭光
1968 年　福岡県春日市に生まれる
1994 年　九州大学歯学部卒業
2006 年　熊本大学講師（歯科口腔外科学分野）
2015 年　福岡歯科大学助教授（口腔腫瘍学分野）
2016 年　福岡歯科大学教授（口腔腫瘍学分野）

又賀 泉
1949 年　島根県益田市に生まれる
1975 年　日本歯科大学歯学部卒業
1995 年　日本歯科大学新潟歯学部教授
　　　　　（口腔外科学第 2 講座）
2006 年　日本歯科大学新潟生命歯学部教授
　　　　　（口腔外科学講座）
2012 年　日本歯科大学新潟短期大学学長（併任）
2013 年　日本歯科大学生命歯学部教授（口腔外科学講座）
2017 年　日本歯科大学名誉教授

松野 智宣
1963 年　東京都足立区に生まれる
1987 年　日本歯科大学新潟歯学部卒業
1992 年　日本歯科大学大学院修了（口腔外科学専攻）
2001 年　日本歯科大学歯学部講師（口腔外科学講座）
2002 年　京都大学再生医科学研究所研修員
2003 年　日本歯科大学歯学部助教授（口腔外科学講座）
2007 年　日本歯科大学生命歯学部准教授
　　　　　（口腔外科学講座）

水谷 太尊
1964 年　新潟県上越市に生まれる
1990 年　日本歯科大学新潟歯学部卒業
1995 年　日本歯科大学大学院修了（口腔外科学専攻）
2001 年　日本歯科大学講師
　　　　　（新潟生命歯学部口腔外科学第 1 講座）
2005 年　日本歯科大学助教授（新潟病院口腔外科）
2007 年　日本歯科大学准教授（新潟病院口腔外科）

宮坂 孝弘
1959 年　東京都千代田区に生まれる
1986 年　日本歯科大学新潟歯学部卒業
1986 年　日本歯科大学助手（口腔外科学教室第 1 講座）
1996 年　日本歯科大学講師（口腔外科学教室第 1 講座）
2005 年　日本歯科大学助教授（口腔外科学講座）
2006 年　日本歯科大学生命歯学部准教授
　　　　　（口腔外科学講座）

山口 晃
1955 年　山形県米沢市に生まれる
1980 年　日本歯科大学新潟歯学部卒業
1986 年　日本歯科大学講師
　　　　　（新潟歯学部口腔外科学第 1 講座）
1995 年　日本歯科大学助教授
2003 年　日本歯科大学教授（新潟病院口腔外科）
2013 年　日本歯科大学新潟病院長

芳澤 享子
1964 年　長野県上水内郡飯綱町（旧牟礼村）に生まれる
1990 年　新潟大学歯学部卒業
1994 年　新潟大学大学院修了（口腔外科学専攻）
2011 年　新潟大学病院講師（医歯学総合病院口腔再建外科）
2013 年　新潟大学講師（医歯学総合病院口腔再建外科）
2016 年　松本歯科大学教授（口腔顎顔面外科学講座）
2018 年　松本歯科大学主任教授（口腔顎顔面外科学講座）

渡邉 哲
1972 年　愛知県名古屋市に生まれる
1997 年　愛知学院大学歯学部卒業
2008 年　愛知学院大学大学院単位取得退学
2012 年　愛知学院大学歯学部講師（顎顔面外科学講座）

序文

　本書は、CBT や歯科医師国家試験に必要な口腔外科各種疾患の基本重要事項をシンプルに纏めたものです。カラー写真と簡潔な箇条書き文章で重要点が理解できます。重要語句は赤字で表してあります。また、欧米名称については、カタカナで記載してありますので読み間違えることもありません。

　1998 年に第 1 版が発行され、多くの歯学部で教科書として使用されてきました。その後も口腔外科関連の疾患概念や治療法も変わってきたために大幅改訂した第 5 版となっています。本書の構成と内容は平成 30 年版歯科医師国家試験出題基準に沿っていますので、この本をマスターすれば十分に CBT や歯科医師国家試験に対応できます。本書には空白スペースが多くありますので、講義や試験で更に勉強した事柄を自ら追記してください。口腔外科の勉強を始めたときから、本書を何度も読み返し、少しずつ空白部分に書き足せば、必ずや自信を持って CBT や歯科医師国家試験等に臨めます。また、一生本書を使うことができます。

　本書を利用することで、最終的に口腔外科に興味をもっていただければ、これに勝る喜びはないと思っております。

2019 年 2 月 9 日

編集主幹
愛知学院大学歯学部
顎口腔外科学講座主任教授
栗 田 　賢 一

大阪歯科大学名誉教授
覚 道 　健 治

目次

■ 本 章

I 先天異常・発育不全

II 損傷 （北原和樹、松野智宣）

III 炎症 （栗田賢一）

Ⅳ　口腔粘膜疾患　　　　　　　　　　　　　　　　　　（長尾　徹）

V　顎口腔領域の囊胞　　　　　　　　（中嶋正博、覚道健治、大西祐一）

VI　顎口腔領域の腫瘍および腫瘍様疾患　（中嶋正博、覚道健治、大西祐一）

VII　顎関節・咀嚼筋疾患

VIII　唾液腺疾患　　　　　　　　　　　　　　　　　　　　（池邉哲郎）

IX　全身に関連する疾患　　　　　　　　　　　　（栗田賢一）

X　神経疾患　　　　　　　　　　　　　　　（久保田英朗、柴田考典）

XI　精神的要因が関与する病態　　　　　　　　　　（伊藤幹子）

XII　血液疾患・出血性素因　　　　　　　　　　　（池邉哲郎）

XIII　口腔顎顔面の機能障害

■ 付　章

付章Ⅰ　医療面接　　　　　　　　　　　　　（永易裕樹、柴田考典）

付章II　手術総論

付章Ⅲ　手術各論

付章IV　薬物療法

付章V　理学療法、免疫療法 （平木昭光）

付章VI　癌治療前後の患者管理 （芳澤享子）

付章Ⅶ　歯科医療の質と安全の確保　　　　　　（永易裕樹、柴田考典）

付録　検査項目の検査値　　　　　　　　　　　（永易裕樹、柴田考典）

＊エックス線写真提供：小林　馨

病理組織写真提供：田中昭男

I 先天異常・発育不全

1. 総論

▶ 一般的には**先天異常**（congenital anomaly）とは個体の胎生期発生の途中で生ずる形態的および機能的異常を意味しており、そのなかでも肉眼的に認める形態的異常を奇形（malformation）と呼ぶ。さらに奇形は、内臓奇形と外表奇形に分けられる。

▶ 一方、**発育異常**（acquired anomaly）とは個体発生後に栄養不良、疾病、外傷、手術などにより生ずる形態的および機能的異常を意味している。このなかでも特に形態的異常については**変形**（deformation）と呼ぶ。

▶ また、成人期になって明らかとなる顎骨の大きさの異常などの**発育不全**は、その原因が先天的なものか、後天的なものかは不明であることが多い。現在では出生時にその異常が明らかでないならば発育不全として扱う。

❶ 成因

1）遺伝的要因
- 特定の疾患の遺伝情報を印記された遺伝子は常染色体や性染色体上に存在し、その疾患は子に遺伝する。

2）胎生期環境要因
- 胎生期の環境要因により先天異常を生ずる。環境的因子とは出生までの胎児に対しての子宮内もしくは母体の環境因子を意味し、①胎児に対する物理的要因、②放射線の影響、③化学物質の影響、④感染、⑤母体環境、が挙げられる。
- これらの因子が胎生期に作用して奇形を発生する時間帯はきわめて短く、これを奇形発生の臨界期という。ヒトの口腔顔面に関しては胎生 4 〜10 週頃がこの臨界期に相当する。

3）遺伝的要因と環境的要因の複合
- **多因子しきい説**：遺伝的要因と環境的要因の両者の複合効果が一定の閾値を超えた場合に先天異常が発生するとする説で、現在は最も有力である。

4）後天的環境要因
- 後天的発育異常において、後天的環境もその因子となるが、先天的要因と判別することは難しい。

❷ 先天異常と発育異常の分類

1）形態的分類（表1）

表1 **先天異常と発育異常の形態的分類**

	先 天 異 常		発 育 異 常
裂	上唇裂	片側口唇裂 両側口唇裂 正中上唇裂 真性正中上唇裂 仮性正中上唇裂（にせの正中上唇裂） （本態は正中低形成）	
	正中鼻裂 正中下唇裂 斜顔裂 横顔裂 歯槽裂（顎裂）⎤ 口蓋裂　　　⎦口唇裂と合併して唇顎口蓋裂 舌裂		
瘻	下唇瘻 口角瘻 甲状舌管瘻（正中頸瘻） 側頸瘻 耳前瘻		
形成不全 低 形 成 （無形成）	頭蓋顔面正中発育不全	単室前脳胞症 単眼症　　　　　…正中低形成＋融合 仮性正中上唇裂	（上下）顎後退症 関節突起形成不全
	第一第二鰓弓症候群 　Treacher-Collins 症候群など顔面頭蓋の発育不全を生じるすべての疾患 無舌症、小舌症 奇形歯、矮小歯 エナメル質形成不全 歯の先天欠如		
過 形 成 （過発成）	先天性巨舌症 先天性大唇症 先天性片側肥大 副耳 過剰歯		（上下）顎前突症 咬筋肥大 関節突起肥大・過形成
融　合 （癒　合）	単眼症（正中低形成＋融合と解釈できる） 癒合歯 癒着歯 頭蓋矢状縫合早期癒合（Crouzon 病）		
位 置 異 常 （異所形成）	異所性唾液腺（副唾液腺） 異所性皮脂腺（Fordyce 斑） 舌小帯舌尖付着 転位歯		
構 造 異 常	顔裂性嚢胞 甲状舌管嚢胞 鰓嚢胞 類皮嚢胞 先天性エプーリス 先天性血管腫 母斑 基底細胞母斑症候群		
二　重　体	（全身的典型例はシャム双生児） 上顎体（上顎に寄生体が癒合して口腔内または口腔外にはみ出す）		

（内田安信, 他著：顎口腔外科診断治療大系, 講談社, 東京, 1992, p. 791 より引用）

２）先天異常における原因の作用時期による分類

（１）遺伝子病

- 特定の疾患の遺伝情報が遺伝子に印記されていることにより発生する。したがってその原因は受精以前に存在している。
- 遺伝形式より、常染色体優性遺伝、常染色体劣性遺伝、伴性優性遺伝、伴性劣性遺伝に分類される。

（２）染色体異常（配偶子病）

- ヒトの体細胞の染色体は常染色体 22 対（44 個）と性染色体 1 対（2 個）の合計 23 対（46 個）で成り立っている。これが配偶子（精子、卵子）になるときには減数分裂により半数になるが、受精により核の融合が起きて 23 対（46 個）になる。この経過に障害が起き、減数分裂や核融合に失敗が起きると染色体異常を生じる。したがって、染色体異常は主に受精後 2 週間以内の受精卵期に起き、染色体数異常（トリソミー：trisomy、モノソミー：monosomy）、構造異常（欠失、重複、転座、逆位）などがある。染色体 No.21 のトリソミーによるダウン（Down）症候群は歴史的に一番早く発見された。

（３）胎芽病

- 受精後 2 〜 8 週までの胚葉形成期に障害を受けることにより先天異常をきたす疾患。

（４）胎児病

- 受精後 12 週から出産までの間の胎児期に外的環境因子が作用することによる先天異常。

❸ 顔面・口腔の発生と先天異常

１）鰓弓と一次口腔の発生

- 胎生 20 日頃には、胎芽は頭部・躯幹・尾部を区別できるようになる。頭部と躯幹の境界の腹側には溝と隆起が形成され、この溝が外鰓溝で隆起が鰓弓となる。ヒトでは第一〜第六鰓弓が存在する（図 1、2）。

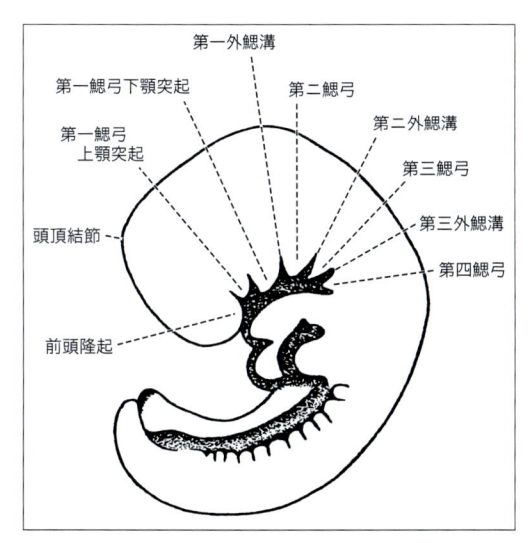

図1　胎生 3 週頃の胎芽の側面模型図
（図1〜6：津崎孝道著, 人體發生学, 金原出版, 東京より引用）

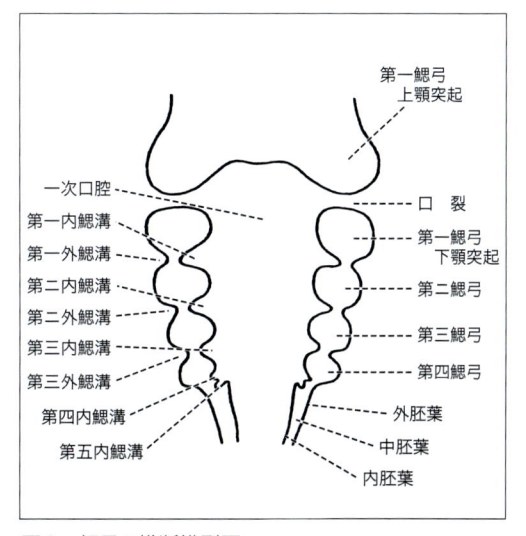

図2　鰓弓の横断模型図

- 各鰓弓の主体は中胚葉であり、外面は外胚葉で、内面は内胚葉で被覆されている。中胚葉から筋肉、および外胚葉性間葉から骨と歯（歯髄、象牙質、セメント質）が発生し、外胚葉からは顔面皮膚、口腔前方部粘膜、唾液腺、歯（エナメル質）が発生し、内胚葉からは口腔後方部粘膜、扁桃、甲状腺が発生する。

2）顔面の発生

- 顔の発生に関与するのは、**前頭隆起**と第一鰓弓で、**口裂**は、上方では前頭隆起、側方では第一鰓弓に由来する一対の上顎突起、下方では第一鰓弓に由来する一対の下顎突起により取り囲まれている（図3）。
- 前頭隆起は下方に向かって発育し、その中央部は内側前頭突起、両側部は外側前頭突起と呼ばれる。内側前頭突起はさらに下方に発育して**内側鼻突起**を生じ、内側鼻突起はさらにのびて外鼻孔の下方部となる先端が球形の**球状突起**となる。外側前頭突起も下方に発育して、**外側鼻突起**となる。鼻胞の入口である鼻孔は内側を内側鼻突起、下方を球状突起、外方を外側鼻突起により囲まれる（図4）。

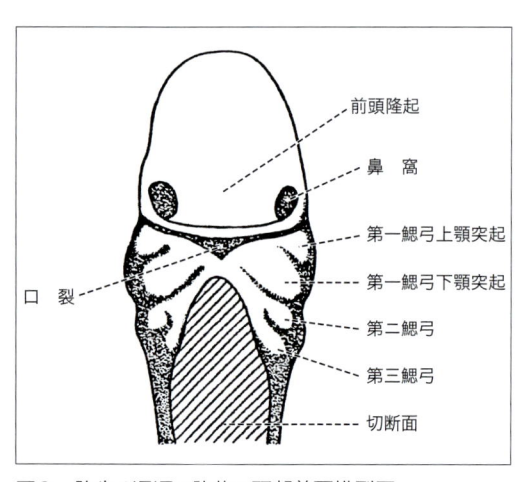

図3　胎生4週頃の胎芽の頭部前面模型図

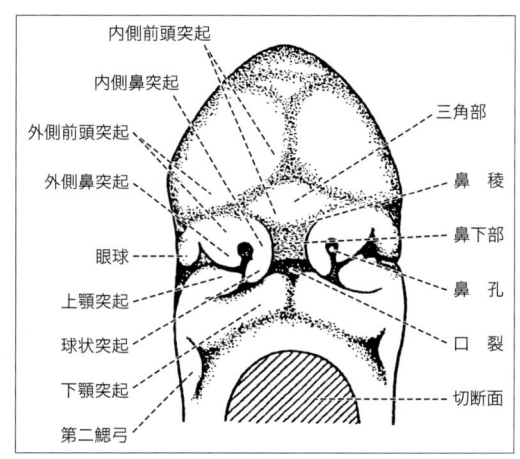

図4　胎生5週頃の胎芽の頭部前面模型図

- 両側の**上顎突起**は次第に正中方向に発育して、内上方は外側鼻突起と接し、内下方は球状突起と接するようになり、将来の上頬部、上唇、上唇外側部、下眼瞼を形成するようになる。
- 両側の**下顎突起**も正中方向に発育して互いに正中で接し、将来の下頬部、下唇、オトガイを形成する。
- 顔裂の発生は、胎生期顔面諸突起の癒合不全によって生ずるとの説が唱えられ、広く受け入れられてきたが、最近では**中胚葉欠損説**が広く受け入れられている。この説は、胎生期顔面諸突起間の陥凹部の上面が外胚葉外皮の連続によって被覆され、外胚葉性の裂が存在しないことを重視し、各突起の下層の中胚葉組織の発育不全や欠損により、各突起の接触部に生じる溝や組織欠損が顔裂を生じると説明している。

3）口腔と口蓋の発生

- 顔面の発生と併行して、**一次口腔**を中心に上顎突起から上顎、下顎突起から下顎、口底、舌、第二〜第四鰓弓から口底後部、舌根、咽頭、喉頭、内側前頭突起後部の**中鼻突起**から鼻中隔

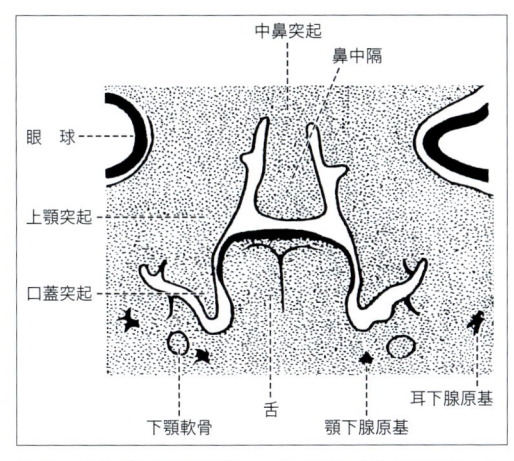

図5　胎生7週頃の胎芽の一次口腔の前額断面図。口蓋突起は舌の内側で矢状位をとっている

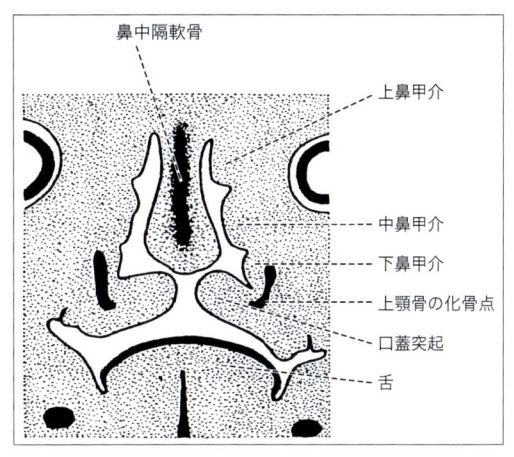

図6　胎生8週頃の一次口腔の前額断面図。口蓋突起は舌の上で水平位となり、左右の突起と鼻中隔が癒合する直前の状態

の形成が進行する。

- 鼻胞も深くなって一次口腔と薄い**上皮板**（**口鼻膜**）を境として接するようになる。この上皮板は、胎生40日以後には破れて一次口腔と鼻胞が交通する。この開口部は一次後鼻孔と呼ばれ、両側の鼻孔と両側の後鼻孔と一次口腔との間に存在する部分は**一次口蓋**といわれ、球状突起と上顎突起の接合部にあたり、この部に裂が生じると**顎裂**（**歯槽裂**）が形成される。

- この時期に、上顎突起の側壁から一次口腔に向かって突起が形成される。これが**口蓋突起**で、初めは舌の外側に沿って矢状位をとるが（図5）、舌と口底の沈下により次第に舌の上で水平位となり（図6）、胎生60日頃には左右の口蓋突起と鼻中隔の三者が癒合して**二次口蓋**が完成し、一次口腔は口腔と鼻腔に分離される。片側の口蓋突起のみが鼻中隔と癒合して、他側の口蓋突起が癒合しない場合には**片側性口蓋裂**を生じ、両側の口蓋突起および鼻中隔が癒合しない場合に、**両側性口蓋裂**を生じる。

❹ 診断と治療

1）先天異常相談

- 遺伝相談を受けるにあたってはまず、正確な先天異常の診断、家系図作成を行い遺伝的危険率を推定する。
- カウンセリングに際しては、本人や家族にわかりやすく疾患の特異性と遺伝的危険率を説明する。
- 最終的には本人および家族が選択することになるが、最も妥当と考えられる選択肢を提供する。
- 環境要因が大きく影響する疾患では環境を改善するように指導する。

2）出生前診断

- 染色体異常や先天的代謝異常が疑われるきわめて限られた場合や、妊娠初期にウイルス感染、薬剤使用、エックス線被曝を受けた場合にかぎり、羊水穿刺による出生前診断が行われる。

3）治療

- 先天異常と発育異常の治療では患者の社会生活への適応のために、形態回復のみならず機能回復を考慮に入れなければならない。

- 出生直後より成人するまでの関連各科（口腔外科、言語療法士〈言語聴覚士〉、矯正歯科、小児歯科、補綴歯科、小児科、耳鼻科、形成外科など）の連携治療（一貫治療、集学的治療）が必要である。

（1）口唇口蓋裂の治療

■治療目的

- 口唇裂：審美障害と言語障害の改善。
- 口蓋裂：哺乳障害、顎発育不全や歯列不正と歯の欠損による審美咀嚼障害、および鼻咽腔閉鎖不全による言語障害を改善する。

■経時的治療内容（表2）

①初期治療（術前治療）

- 患児家族に今後の治療体系について理解させ、希望を与える。
- 出生直後より**ホッツ（Hotz）床**[注1]を用いて哺乳状態の改善と顎発育誘導を行う（図7〜9）。

②口唇形成術

- 一次手術は通常生後3〜6か月で、体重6kg以上の時期を目安に行う（図10）。
- 成長に伴い口唇鼻翼の変形がみられた場合には二次修正術を行う。最終修正は成長後に行うのが基本である。

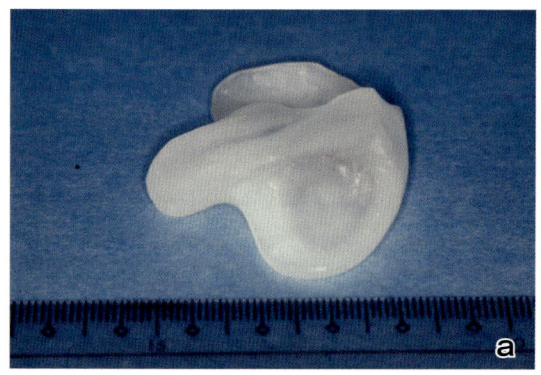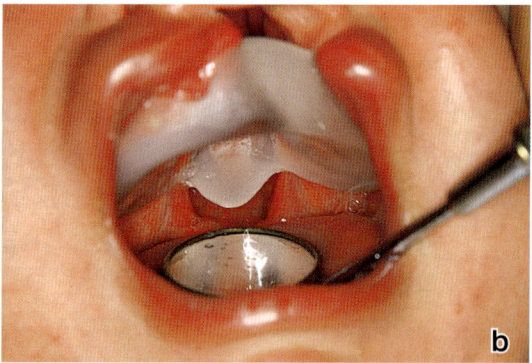

図7　ホッツ床（a：ホッツ型人工口蓋、b：ホッツ床を装着した口腔内写真）

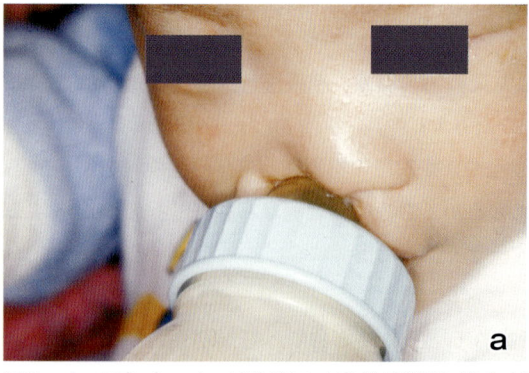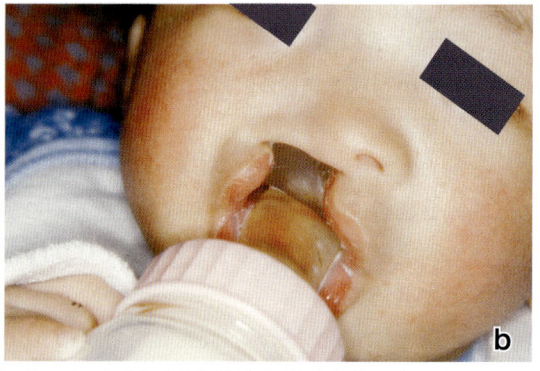

図8　ホッツ床（a：ホッツ床がないと乳首が鼻腔に陥入する、b：ホッツ床により乳首は口内にあり飲みやすい）

注1　**ホッツ床**は口蓋中央部が硬質レジンで、歯槽部辺縁が軟性レジンでできている。原則として24時間装着させ、定期的に床の内面を削除することにより受動的に顎発育を誘導する。

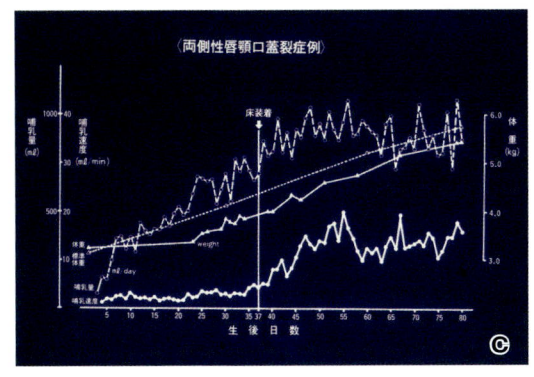

図8　つづき（c：ホッツ床による哺乳改善）

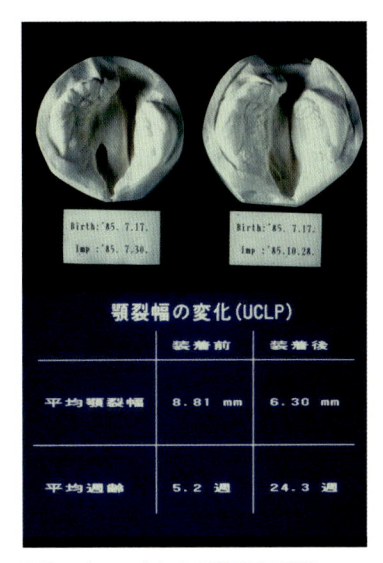

図9　ホッツ床による顎発育誘導
　　　（裂幅が短くなる）

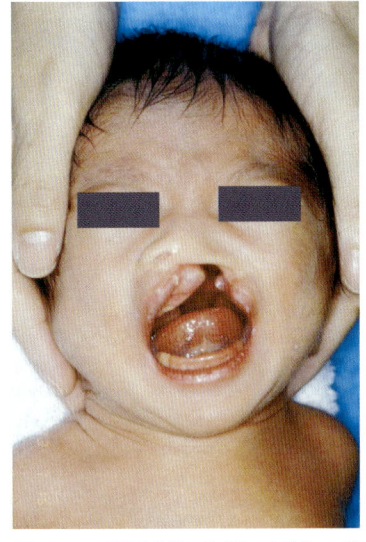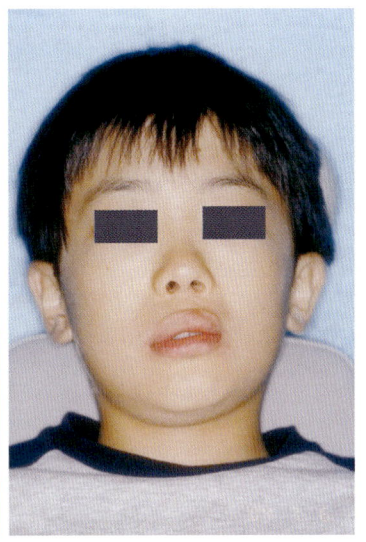

図10　口唇形成術（Millard 法）の術前後（左：初診時、右：9歳時）

- 手術方法：三角弁法、ミラード法、四角（方形）弁法など。詳細については付章Ⅲ -10. 先天性・後天性異常の手術：❶ 口唇裂の手術（p.460）参照。

③口蓋形成術

- 通常は生後 18 か月〜2 歳で、体重 10kg 以上の時期を目安に鼻咽腔閉鎖機能獲得のために行う。
- 硬軟口蓋裂を 1 回で閉鎖する場合は口蓋部の粘膜骨膜弁を剥離する。
- 軟口蓋の閉鎖をこの時期に行い、硬口蓋部の閉鎖は顎発育抑制防止のため、5 歳以降に行うこともある（2 回法）。硬口蓋閉鎖までの期間、閉鎖床（スピーチプレート）を用いる。
- 手術方法：**粘膜弁法**、**粘膜骨膜弁法**など。詳細については付章Ⅲ -10. 先天性・後天性異常の手術：❷ 口蓋裂の手術（p.464）参照。

④言語治療

- **言語聴覚士**が担当し、口蓋裂手術前からの言語発達、口蓋裂手術後の鼻咽腔閉鎖機能評価、構音訓練をする。
- 構音訓練は4〜5歳より開始し、言語改善まで行う。
- 鼻咽腔閉鎖不全の場合にはスピーチエイドを作製する。改善しない場合には**再口蓋形成術**や**咽頭弁移植術**を行う。
- 詳細は第 XIII 章．3．言語障害（p.353）参照。

⑤咬合治療

- 口唇裂や顎裂では上顎前歯の異常（欠損、捻転、形成不全）を起こす。
- 口蓋裂では上顎劣成長による骨格性反対咬合を起こしやすい（図 11）。
- したがって、早期より小児歯科、および矯正歯科と連携する。骨格性反対咬合が顕著な場合の矯正歯科治療は4〜5歳頃より開始する。
- 8〜12 歳頃に**顎裂部骨移植**を行い、隣在歯や犬歯を顎裂部に誘導する（図 12）。
- 矯正歯科治療で不十分な場合には補綴、インプラント治療（図 13）を行う。

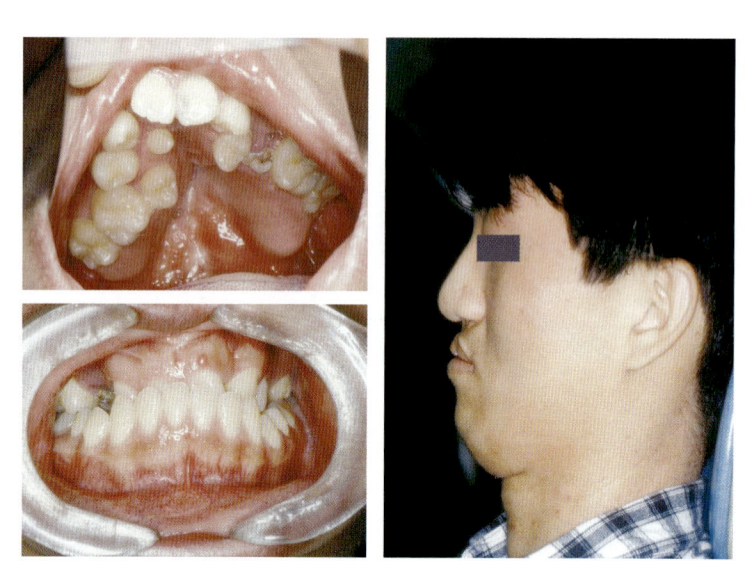

図 11　古典的治療法による結果（上顎歯列弓の狭窄、反対咬合、上顎劣成長を認める）

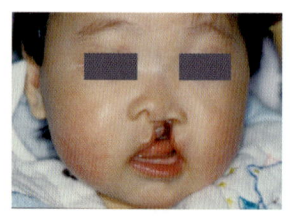 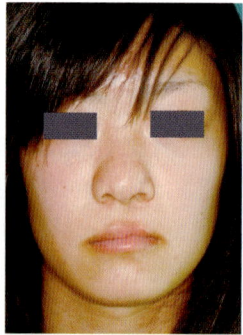 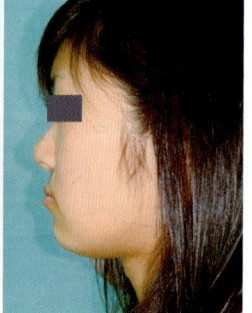 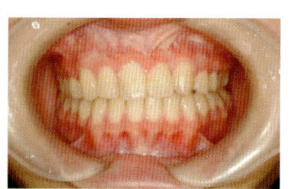

図 12　左側完全唇顎口蓋裂（左：初診時、中央：18 歳時〈上顎の発育は良好〉、右：18 歳時咬合状態）

表2　唇顎口蓋裂の経時的治療体系

年齢	治療内容
出生直後〜	ホッツ床の使用
3〜6か月	口唇形成術
18〜24か月	軟口蓋形成術（2回法）・硬軟口蓋形成術（1回法）
4歳頃	言語治療・歯科矯正治療開始
5歳頃	硬口蓋形成術（2回法）
8〜12歳	顎裂部骨移植
17歳頃	歯科補綴・インプラント、口唇再形成
20歳	治療終了

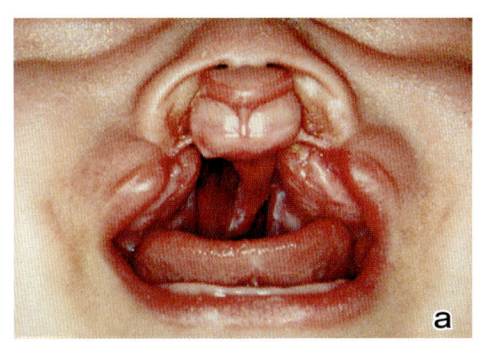
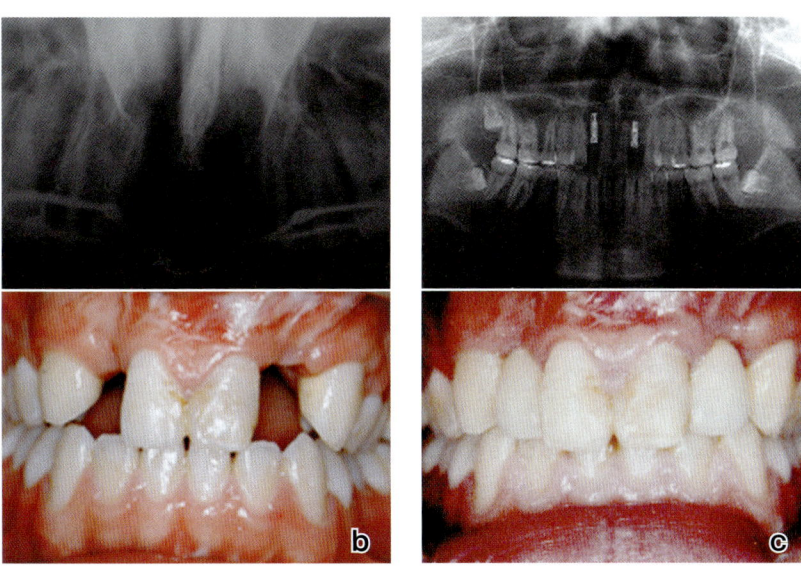

図13　インプラントを用いた口唇口蓋裂の治療
a：初診時、両側性唇顎口蓋裂
b：20歳時、術前。顎裂部に骨欠損を認める
c：術後、2|2 にインプラント植立

2. 歯・口腔・顎・顔面の発育を障害する先天的疾患

❶ 口唇裂、口蓋裂

- 口唇部の先天的披裂を**口唇裂**、一次口蓋部（口唇歯槽部）の裂を**歯槽突起裂（顎裂・歯槽裂）**、二次口蓋部（硬口蓋の後方と軟口蓋）の裂を**口蓋裂**という。
- 口唇裂と口蓋裂を伴う場合には**口唇口蓋裂**といわれ、顎裂をも伴う場合には**唇顎口蓋裂**といわれる。
- 顎裂単独はきわめてまれで、口唇裂や口蓋裂を伴う。
- 口唇裂、口蓋裂、いずれかもしくは両方を有するものの、新生児での発生は日本では約500人に1人（欧米では約1,000人に1人）であり、口唇口蓋裂：口唇裂：口蓋裂の割合は約5：3：2である。
- 多因子要因（遺伝・環境・母体）による。
- 口唇口蓋裂の第2子を含む同胞内発症率は約2％といわれている。
- 先天性欠損歯、過剰歯、形態異常歯の発生頻度が高い。
- 成長とともに上顎劣成長を起こして、相対的下顎前突をきたすことが多い。
- 心臓や指趾に合併疾患を有することもある。

1）口唇裂（cleft lip）（図14、15）

- 広義の口唇裂には上唇裂と下唇裂を含み、上唇裂は側方上唇裂と正中上唇裂に分類される。しかし一般的には側方上唇裂は発生頻度が高いので、これを口唇裂と呼んでいる。
- 球状突起（内側鼻突起）と上顎突起は胎生7週で癒合するが、このときに癒合不全を起こすと口唇裂となる。
- 歯槽突起部においても球状突起と上顎突起の癒合が起こるが、この部に癒合不全を起こすと顎裂となる。口唇裂と合併することが多く、この場合を唇顎裂という。
- 口唇裂には片側性と両側性がある。片側性唇裂のほうが多く、左側のほうが多い（図16）。
- 外鼻孔まで達する完全口唇裂と、口唇部に口唇裂が限局する不完全口唇裂に分けられる。
- 上唇小帯と前鼻棘は健側に偏位している。
- 患側鼻翼軟骨は変形し扁平である。

■障害

- 審美障害が強く、成長とともに欠損歯や転位歯を生じて歯列不正および発音障害を起こす。

■治療方針

- 生後3〜6か月で、体重6kg以上の時期を目安に口唇形成術を行う。
- 発育に伴って醜形となる場合には再口唇形成術を行う。最終的な形成手術は成長終了後に行う。

■その他（指導と管理）

- 家族に精神心理学的なケアと今後の治療（口唇形成術、顎発育管理、口腔衛生管理、矯正歯科治療、言語治療）とその治療時期について説明する。

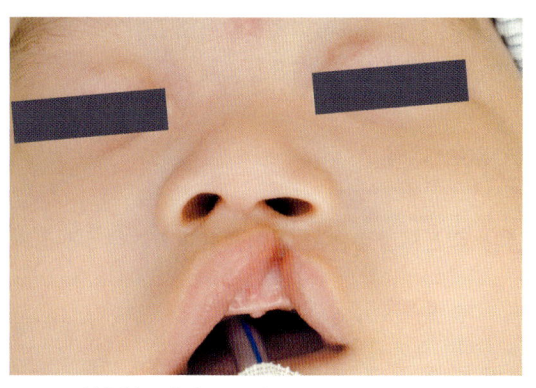

図14　片側性不完全口唇裂

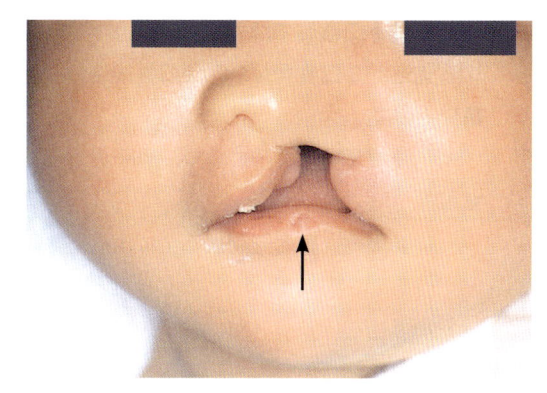

図15　片側性完全口唇顎裂。下口唇に先天性下唇瘻（矢印）を認める

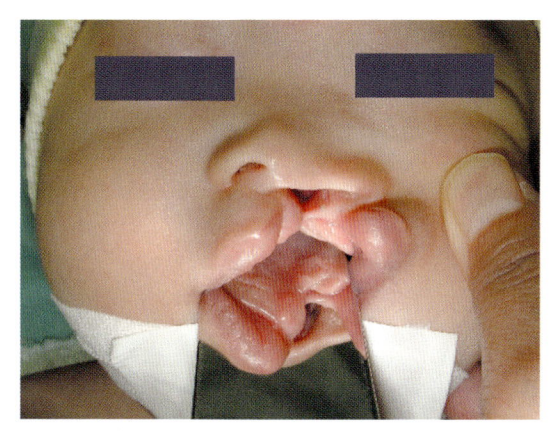

図16　片側性完全口唇顎裂

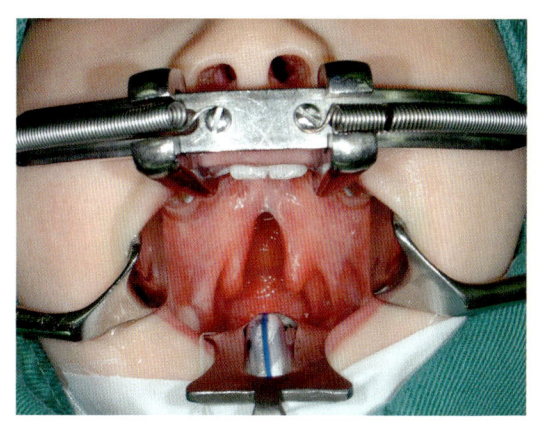

図17　軟口蓋裂

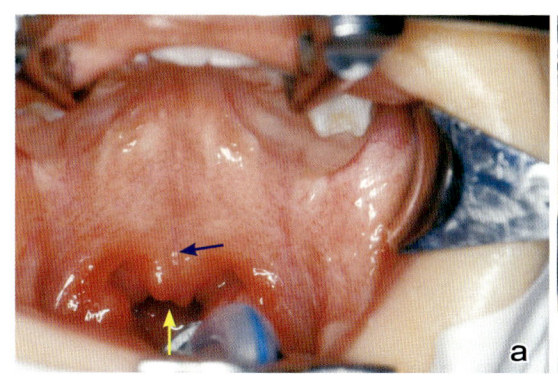

図18　粘膜下口蓋裂
a：筋付着異常による軟口蓋正中での透過性亢進（紫色矢印）、口蓋垂裂を認める（黄色矢印）
b：硬口蓋後端のV字状骨欠損（矢印）を認める

2）口蓋裂（cleft palate）（図17、18）

■分類

- ▪ 胎生10週頃に左右の上顎突起由来の口蓋突起が癒合するが、これが障害されると口蓋裂となる。
- ▪ 口蓋裂は軟口蓋に限局する軟口蓋裂と硬口蓋までに至る硬軟口蓋裂に分類される。
- ▪ 軟口蓋の粘膜は癒合しているが、粘膜下筋層が左右癒合していない場合は**粘膜下口蓋裂**という。

- 粘膜下口蓋裂では **Calnan（カルナン）の３徴候**（①筋付着異常による軟口蓋正中での透過性亢進、②口蓋垂裂、③硬口蓋後端のＶ字状骨欠損）を認める（図 18a、b）。

■発生頻度
- 口蓋裂単独は女子に多く、男子の２倍の頻度で発生しやすい。

■障害
- 哺乳障害、鼻咽腔閉鎖不全による言語障害（開鼻声と構音障害）、上顎発育障害に伴う不正咬合を起こす。
- 小顎症を伴う**ロバン・シークエンス（Robin Sequence）（Pierre-Robin 症候群）** では呼吸障害を起こすことがある。

■治療方針
- 哺乳障害や顎発育誘導のために**ホッツ（Hotz）床**を生後すぐに装着する。
- 口蓋形成術を生後 1.5〜２歳頃で、体重 10kg 以上の時期を目安に行う。顎発育を良くするために、この時期に軟口蓋裂のみを一次的に閉鎖し、硬口蓋裂は顎の成長後に閉鎖する方法（２図法）もある。
- 口蓋裂手術後、**鼻咽腔閉鎖機能不全**の場合や構音障害（口蓋構音）を有するときは言語治療が必要となる。
- 鼻咽腔閉鎖機能不全が重度な場合には**スピーチエイド**、**再口蓋形成術**、**咽頭弁移植術**が行われる。
- 歯列不正に対しては矯正歯科治療、補綴治療が必要。
- 顎発育不良なときには外科的顎矯正手術を行う。

■その他（指導と管理）
- 口唇裂と同様。
- 中耳炎や難聴などの耳鼻科疾患を随伴する。

3）唇顎口蓋裂（cleft lip、alveolar and palate）（図 19〜22）

■分類
- 口唇裂、顎裂、口蓋裂の合併したものである。
- 口唇部より口蓋垂まで完全に裂がある場合を完全唇顎口蓋裂、癒合により一部裂が不連続の場合を不完全唇顎口蓋裂という。
- 片側性と両側性があり、両側性完全唇顎口蓋裂を狼咽という。
- 両側性唇顎口蓋裂では**先天性下唇瘻**を合併することがある。

■発生頻度
- 唇顎口蓋裂は男子に多く、女子の２倍の頻度で発生しやすい。

■障害
- 口唇裂と口蓋裂の両方の障害を起こし、またその程度が重い。

■治療方針
- 口唇裂および口蓋裂の治療に準ずる。

■その他（指導と管理）
- 口唇裂、口蓋裂と同様。

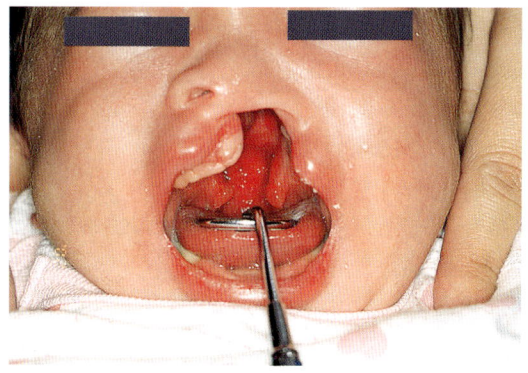

図 19　片側性完全唇顎口蓋裂

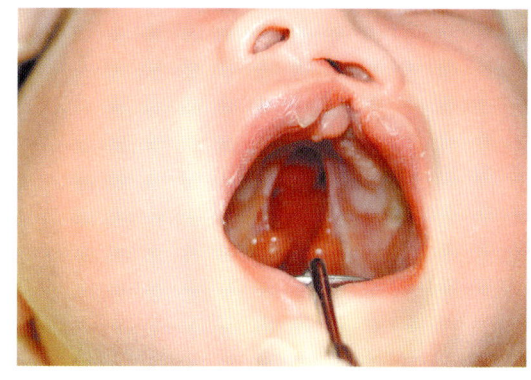

図 20　片側性不完全唇顎口蓋裂

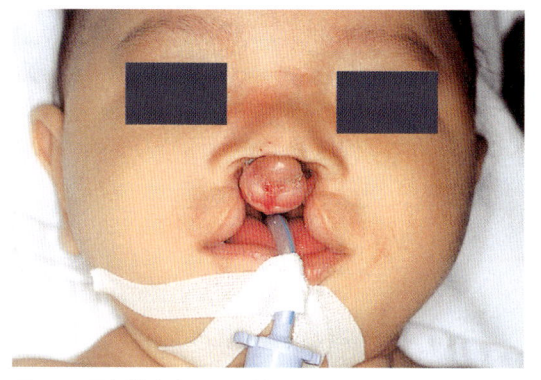

図 21　両側性完全唇顎口蓋裂

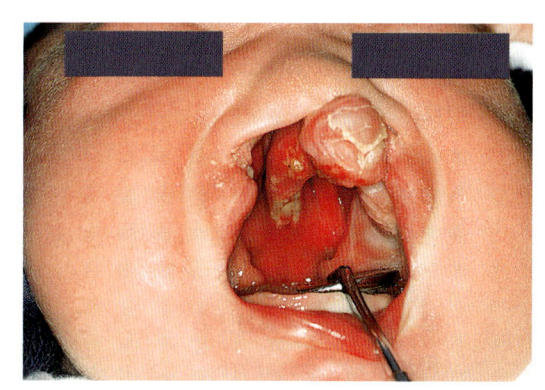

図 22　両側性完全口唇顎口蓋裂（右側裂のほうが広い）

❷ 顔面裂

1）斜顔裂（oblique facial cleft）（図 23）

- 裂が口唇裂から外鼻の側方を通過し、下眼瞼に至る。したがって、上顎突起と外側鼻突起、内側鼻突起（球状突起）の接する部の癒合不全である。
- きわめてまれで、口唇口蓋裂の約 700 例に 1 例の割合で発生する。

■治療

- 下眼瞼裂のため眼球の乾燥を生ずるようなものに対しては、生後早期に眼科で下眼瞼形成術を行う。斜顔裂は生後 3 〜 6 か月頃に連続 Z 形成術を行う。

2）横顔裂（transverse facial cleft）（図 24）

- 口角より耳に向かう裂で、上顎突起と下顎突起の癒合不全である。
- 巨口症ともいわれる。
- 斜顔裂同様少ない。
- 横顔裂はしばしば外耳の異常、副耳、下顎の形成不全を伴い、この場合には第一鰓弓の発生異常に由来するので第一鰓弓症候群（first branchial syndrome）、口・下顎・耳症候群（oral mandibular auricular syndrome）の範囲に入れられる。また耳輪外側縁、中、内耳にまで異常の及ぶ場合があり、この場合には第二鰓弓が関与すると考えられるので第二鰓弓症候群（second branchial syndrome）とされる。

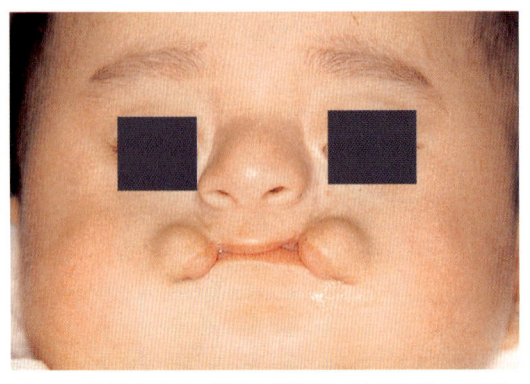

図 23　斜顔裂（愛知学院大学顎顔面外科学講座 提供）

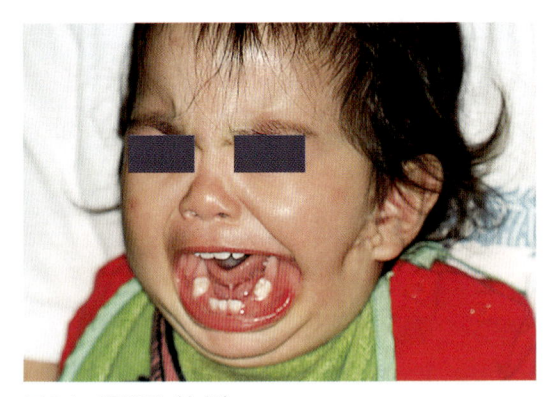

図 24　横顔裂（左側）

3）正中顔裂（median lip cleft）

（1）正中上唇裂（median upper lip cleft）（図 25）

- 上唇の正中部の裂であり、左右球状突起の癒合不全である。
- 真性上唇裂の軽度のものは赤唇正中部に小さな裂が存するのみであるが、やや高度になると裂は鼻柱下部に及び、上唇小帯は分裂する。さらに高度になると鼻柱、鼻尖の中央部の陥凹や正中鼻裂を生じ、切歯骨の正中裂、前鼻棘の分裂をみることもある。いずれの場合も両眼隔離を認める。

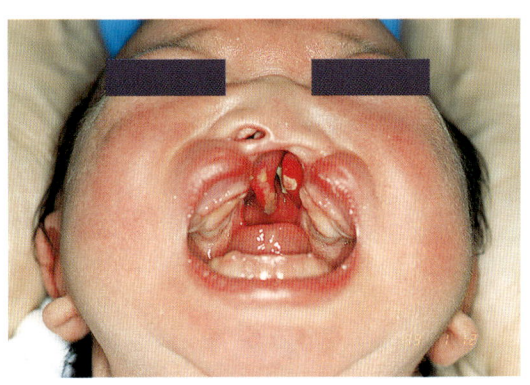

図 25　正中上唇裂

- 仮性正中上唇裂（偽性正中上唇裂）は正中部発育不全によるもので、眼窩間は短縮し、重症例では篩骨洞の欠損、前脳の欠損、単眼症などを生ずる。

（2）正中下唇裂（median lower lip cleft）

- 左右の下顎突起の接する部位において起きる。軽度のものは、下唇正中部赤唇縁に軽度の裂を認め、高度になると正中下顎裂、舌裂を伴うことがある。

❸ 鎖骨頭蓋骨異形成症（cleidocranial dysostosis）（鎖骨頭蓋異骨症）（Scheuthauer-Sainton 症候群）（図 26）

■特徴

- 頭蓋骨および鎖骨の形成障害を主徴とする汎発性骨形成障害。
- 常染色体優性遺伝する例が多い。

■症状

①顎口腔症状

- 顔面骨の発育障害、特に上顎骨の劣成長による仮性下顎前突症がみられる。
- 高度の不正咬合。
- 永久歯の萌出遅延と乳歯の晩期残存、**歯の先天異常、歯数異常**。
- 口蓋裂を伴うこともある。

I

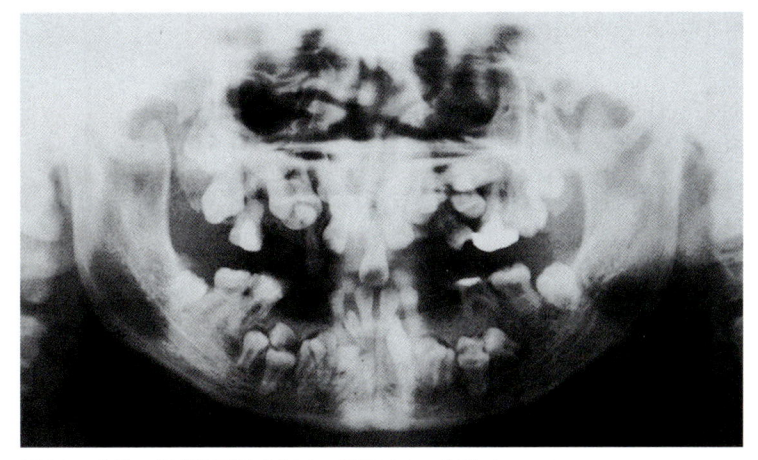

図26　多数の埋伏過剰歯を認め、顎骨は丸みを帯びている

②顔面症状

- **大泉門の開存**や閉鎖遅延による前頭部の突出。

③全身症状

- **鎖骨の部分的または全欠損**により、肩甲帯の異常可動性を呈し、両肩を前胸部で接することができる。
- 骨盤、脊椎、四肢など全身の骨形成障害を存することがあり、体格は小さい。

■その他

- エックス線所見により、骨形成障害、歯の埋伏などを確認することができる。

❹ 骨形成不全症（osteogenesis imperfecta）

■特徴

- 全身骨の脆弱性、歯の形成異常、**青色強膜**、難聴など多彩な症状をきたすコラーゲン形成異常疾患。
- 常染色体優性遺伝と劣性遺伝形式をとるものがある。
- 骨におけるコラーゲンの形成異常により、骨皮質が薄く、骨梁形成も不良で、骨折を起こしやすい。また、骨折部の化骨形成も異常である。

■症状

顎口腔症状

- 歯の異常、萌出異常、歯列不正

❺ トリーチャー・コリンズ症候群（Treacher-Collins syndrome）（下顎顔面異骨症）（図27）

■特徴

- 第一鰓弓の発達障害によって起こる頬部、下顎および聴覚器（外耳、中耳、まれに内耳）の低形成を主症状とする症候群。
- 常染色体優性遺伝。

- 発現頻度は1万人に1人。

■症状

- **眼瞼裂斜下**（たれ目）。
- 頬骨発育不全による特有の顔貌。
- 口蓋裂を伴う場合もある。
- 症状はほとんどの場合両側左右対称に発現。

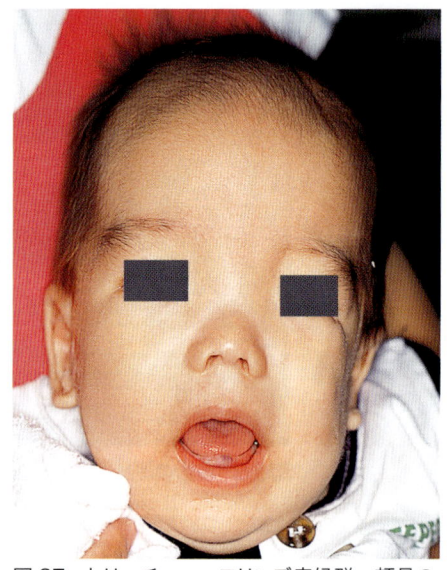

図27 トリーチャー・コリンズ症候群。頬骨の形成不全による外上頬部の扁平化と外眼角の外下方傾斜

❻ クルーゾン症候群（頭蓋顔面異骨症）（Crouzon syndrome, craniofacial dysostosis（図28）

■**特徴**

- 多くは常染色体優性遺伝であるが、遺伝によらない場合もある。

■**症状**

①**頭蓋症状**

- **頭蓋縫合（冠状縫合、矢状縫合、人字縫合）の早期癒合**により狭頭症、塔状変形。

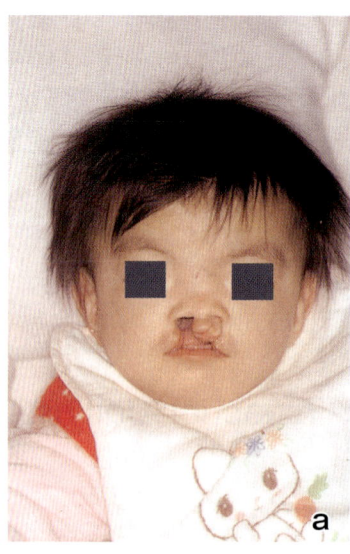
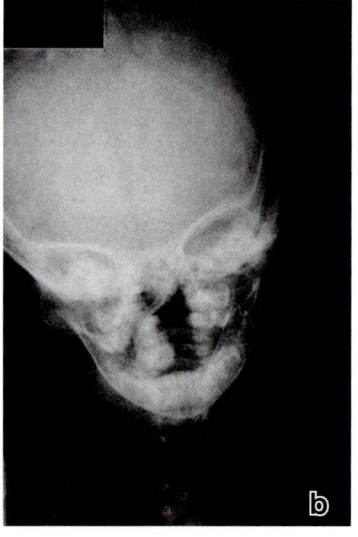

図28 クルーゾン症候群（愛知学院大学顎顔面外科学講座 提供）
a：両眼隔離をみる。両側性口唇口蓋裂を伴っている
b：大泉門の閉鎖
　　（高橋庄二郎ほか著：標準口腔外科学、医学書院、東京、1994 より引用）

- 頭蓋縫合早期癒合による頭蓋内圧亢進による頭痛、痙攣、知能低下。

②眼症状

- 眼窩の前後径が短いために**眼球突出**。
- **両眼隔離**、斜視、視力低下。

③顎口腔症状

- **上顎の低形成**による相対的下顎前突、高口蓋。

■治療

- 頭蓋内圧亢進による神経症状、視力障害があるときには、生後6か月頃に脳神経外科で手術が行われる。
- 口腔、顎、頭蓋変形に対しては成人後、頭蓋顔面外科手術が施行される。

🟠 アペール症候群（Apert syndrome）（尖頭合指症）（図29）

■特徴

- 常染色体優性遺伝または遺伝子の突然変異。

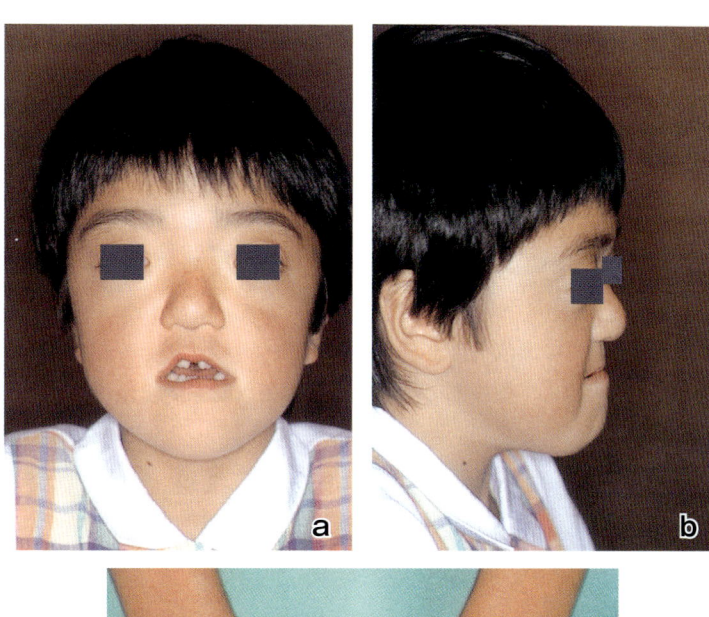

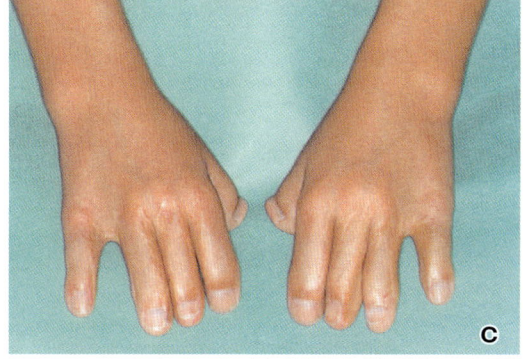

図29　アペール症候群（a：両眼隔離、b：上顎骨の劣成長、c：合指症の術後）
すべて愛知学院大学顎顔面外科学講座 提供

■症状

- 頭蓋骨縫合線の早期癒合による尖頭。
- **合指趾症**
- 眼球突出
- 両眼隔離

❽ 軟骨無形成症（achondroplasia）

■特徴

- 座高はそれなりにあるが、腕や足が極端に短くアンバランスな体型。
- 常染色体優性遺伝、および第4染色体突然変異により生じる。

■症状

- 相対的に頭が大きく、前頭部の突出、鼻根部の陥没、上顎の低形成、下顎突出、不正咬合の特有な顔貌を示す。

❾ 第一第二鰓弓症候群（first and second branchial arch syndrome）^{注2}、ゴールデンハー症候群 (Goldenhar syndrome)
（図30、31）

■特徴

- 第一第二鰓弓由来器官の形成不全。
- 本症に**眼球結膜類上皮腫**や**脊椎の奇形**を合併すると、**ゴールデンハー（Goldenhar）症候群**と呼ばれる。

■症状

- 上顎骨、頬骨、下顎骨の形成不全。
- 下顎骨形成不全は、主に下顎枝部に発現し、下顎頭（関節突起）、筋突起、下顎角の欠損および変形を示す。
- 時に**巨口症（横顔裂）**を伴い、口唇口蓋裂を伴う。
- 約7割の症例で片側に発現し、両側に症状が現れる場合も一側の症状が重い。
- 顔面非対称を生じるので臨床的には**片側顔面矮小症**（hemifacial microsomia）と呼ばれる。
- 小耳症、副耳、耳介低位、**聴力障害**。

注2 **第一第二鰓弓症候群**：第一鰓弓（上顎・下顎突起）と第二鰓弓（舌骨弓）由来領域に先天性形成異常をきたす片側性および両側性の症候群の総称で、片側顔面矮小（hemifacial microsomia）などの約30症候群を含む。

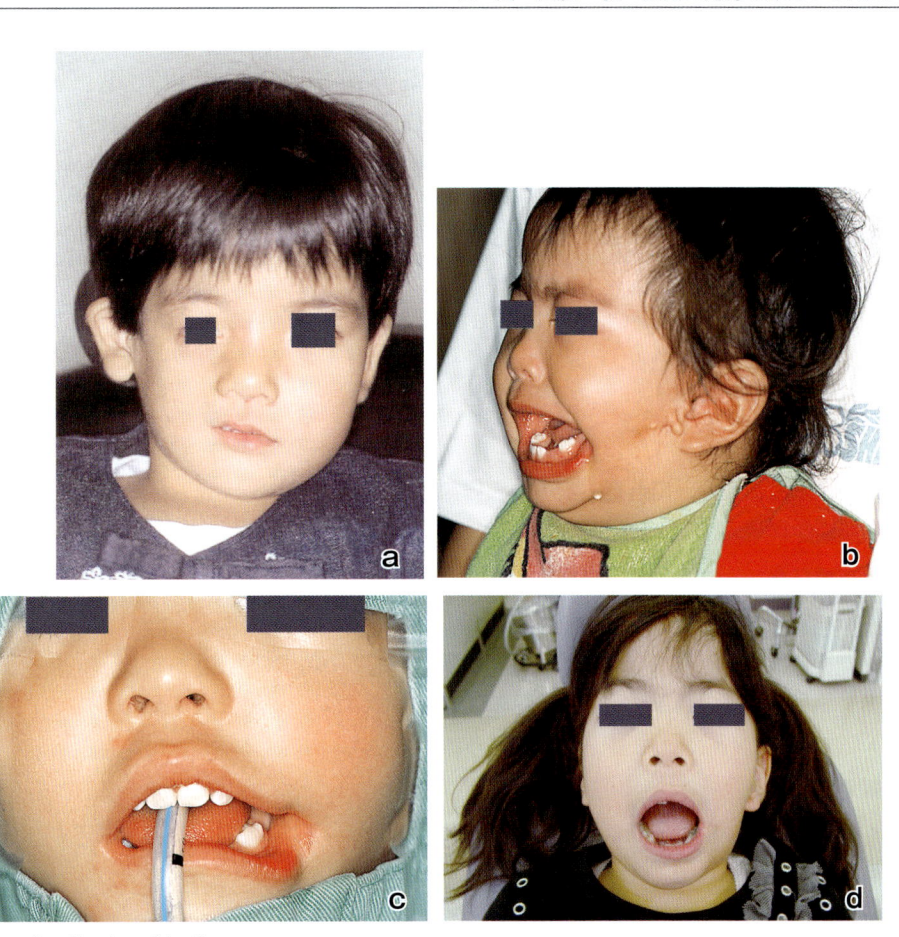

図30　第一第二鰓弓症候群
（a：右上下顎の劣成長を認める、b：耳介の形成不全、c：巨口症、d：巨口症術後）

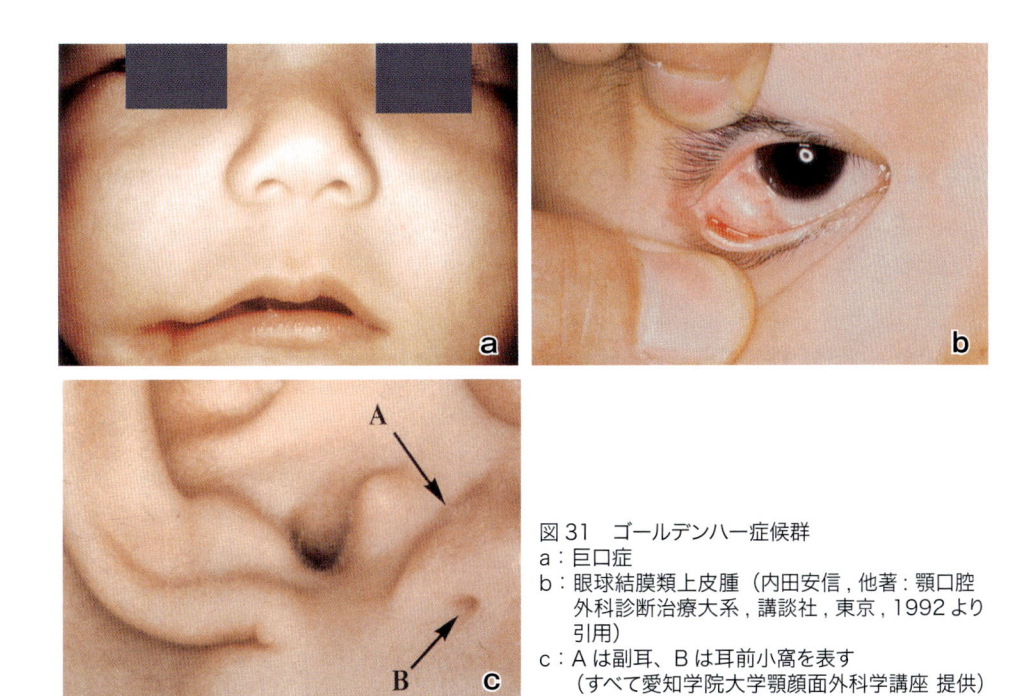

図31　ゴールデンハー症候群
a：巨口症
b：眼球結膜類上皮腫（内田安信，他著：顎口腔
　　外科診断治療大系，講談社，東京，1992より
　　引用）
c：A は副耳、B は耳前小窩を表す
　　（すべて愛知学院大学顎顔面外科学講座 提供）

⑩ マルファン症候群（Marfan's syndrome）
（クモ様指趾症候群：Arachodactylia syndrome）

■特徴
- クモ様の細長い指趾を主症状として、全身に種々の先天異常を生ずる疾患で、常染色体優性遺伝をする。
- 結合組織性または代謝性異常と推察されるが、病因は不明である。
- 筋緊張低下、関節弛緩。

■症状
①顎口腔症状
- 小下顎、高口蓋、口蓋裂、歯の先天異常、咬合異常。

②顔面症状
- 大きな鼻。

③全身症状
- 四肢は異常に長く、指趾は細長化してクモ様を呈する。
- 体格は無力性の長身やせ型で、胸郭は薄くしばしばロート胸を呈する。
- 眼の水晶体脱臼、心血管系異常を伴うことが多い。

■その他
- 骨格、眼、心血管系の異常が遺伝的に2つ以上発現すれば本症候群と考えてよい。

⑪ ラッセル・シルバー症候群（Russell-Silver Syndrome）

■特徴
- シルバーが先に報告したのでシルバー・ラッセル症候群ともいわれる。
- 大部分が孤発例であるが、常染色体優性・常染色体劣性・X連鎖遺伝と考えられる症例もある。

■症状
- 子宮内発育障害、永続的低身長。
- 三角形の顔、仮性水頭症の顔面骨の発育不全（下顎骨と下顎枝の発育不全、下顎歯列弓の狭小による上顎前突と下顎の後退）、口角下垂によるサメ様の口、高口蓋、歯列弓狭窄、叢生、過蓋咬合。

⑫ ターナー症候群（Turner syndrome）

■特徴
- X染色体異常。女児の2本のX染色体のうち1本が部分的あるいは完全欠損状態。
- 発現頻度は2,000〜3,000人に1人。
- 中学生〜高校生になって無月経であり、かつ低身長である場合は、本疾患を疑う。

■症状
- 新生児期の四肢のリンパ水腫。
- 翼状頸（首と肩の間に広く皮膚がついている）。

- **先天性心疾患**。
- 低身長と低体重。
- **思春期の無月経**。

⑬ ベックウィズ・ヴィーデマン症候群 (Beckwith-Wiedemann syndrome) (EMG 症候群) （図32）

■特徴
- **臍帯ヘルニア**、**巨舌**、**巨体**を3主徴とする常染色体劣性遺伝病。
- 巨大児出生で症状は新生児期に最も著明。

■症状
- **巨舌**による哺乳障害、不正咬合、下顎前突。
- 前額部の線状隆起、耳たぶの線状痕、耳輪後縁の小さな凹み。

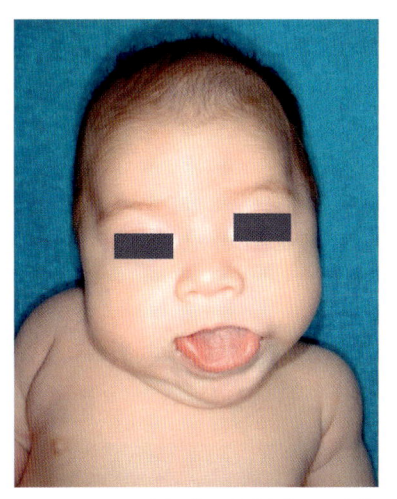

図32　EMG 症候群。巨舌を伴う巨大児（出生時体重 4,200 g）

⑭ ロバン・シークエンス（Robin Sequence） (Pierre-Robin 症候群) （図33）

■特徴
- 遺伝傾向なし。
- 子宮内にて、前方より下顎に圧迫が加わるため、小顎症、舌下垂、軟口蓋裂を起こす。

■症状
①口腔顎顔面症状
- **小顎症、舌下垂**。
- 時に口蓋裂を伴う。

②全身症状
- 呼吸困難、**チアノーゼ**、吸気時の胸骨下部陥凹。

■治療
- 呼吸不全に対して舌の前方牽引固定、舌下唇縫合手術。胃管栄養。

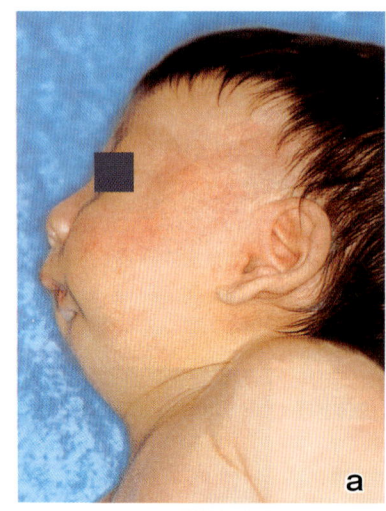
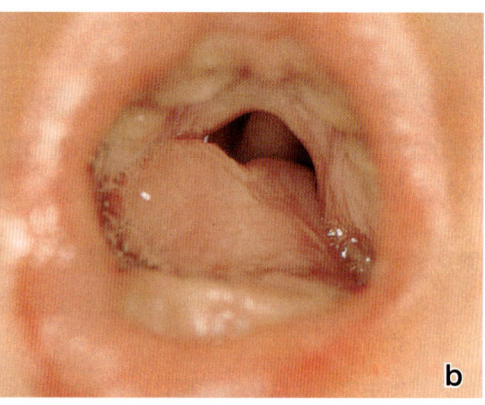
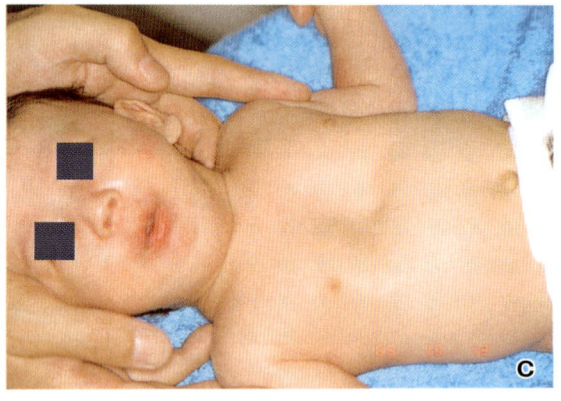

図 33　ロバン・シークエンス
（a：小顎症、b：口蓋裂部に沈下した舌、c：吸気時の胸骨下部陥凹）

⑮ 先天性表皮水疱症

■特徴

- 常染色体優性遺伝ないし常染色体劣性遺伝。
- 皮膚や粘膜へのわずかな刺激でも表皮が剥離し水疱が形成される。
- Ⅶ型コラーゲン異常。

■症状

- 口腔内および全身性のびらんおよび水疱が特徴。

⑯ 先天性外胚葉形成不全（congenital ectodermal dysplasia）（先天性外胚葉異形成症）（図 34）

■特徴

- 皮膚、歯、顔面に主徴を現す外胚葉系統の異形成。
- 伴性劣性遺伝（男児がほとんどである）と常染色体優性遺伝の 2 型がある。

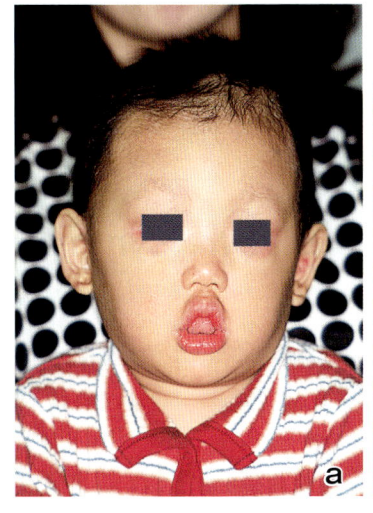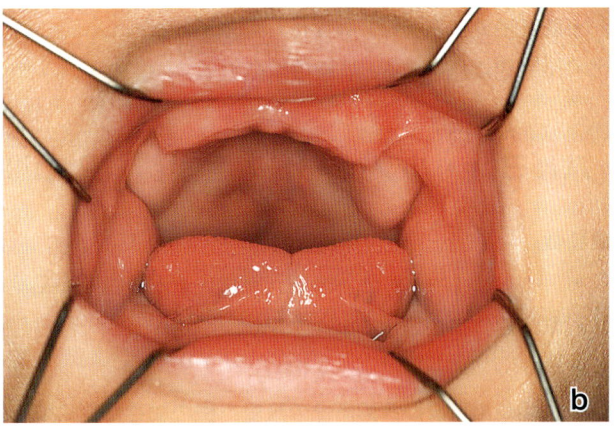

図34　先天性外胚葉異形成症
（a：眉毛の減少、鼻骨発育不全、b：先天性外胚葉異形成症、多数歯欠損）

■**症状**

　①顎口腔症状

　▪ 多数歯欠如、歯冠先天異常、**唾液腺分泌障害**、鼻骨と顎骨の発育不全。

　②顔面症状

　▪ **鼻骨発育不全**

　③全身症状

　▪ **無汗症**

　▪ 皮膚付属器官や爪の形成不全、角化異常、疎毛、皮膚菲薄化。

■**その他**

　▪ 発汗がないため、運動により体温上昇をみる。日常生活では高温を避けることにより、ほぼ支障なく生活できる。

⑰ 先天性色素失調症

■**特徴**

　▪ 生後すぐ、または2～3歳までに、主として下半身に網の目状または星形状の青灰色の色素斑ができるもので、その他の外胚葉系組織異常を随伴することがある。

■**症状**

　▪ 乳歯や永久歯の先天欠如、形成不全、萌出遅延、歯列不正。

⑱ 低フォスファターゼ症

■**特徴**

　▪ 組織非特異的アルカリフォスファターゼ（ALP）酵素欠損症。

　▪ 本症では蓄積したピロリン酸が石灰化を障害することや、局所のリン濃度が低下することが類骨の増加すなわち低石灰化となる。

- 常染色体劣性遺伝性であるが、まれに常染色体優性遺伝性の場合もある。

■症状

- 四肢短縮、内反膝、骨変形、低成長。
- 小児期に発病すると乳歯の早期脱落。

❿ パピヨン・ルフェーベル症候群（Papillon-Lefèvre syndrome）

■特徴

- **手掌・足蹠角化症**と**重度歯周病**による歯の脱落を主微とする疾患。
- 常染色体劣性遺伝。

■症状

- 乳歯萌出直後から歯槽骨の吸収、歯の動揺が起こり、最終的に脱落する。
- 永久歯も萌出後に同様な機転で無歯顎となる。

⓴ 先天性好中球機能不全症

■特徴

- 好中球の機能不全で易感染性となる。

■症状

- 口内炎や歯肉炎。
- 肛門周囲膿瘍や臍炎などの皮膚化膿症。
- 創傷治癒遅延を呈することもある。

㉑ ダウン症候群（Down's syndrome）（21 トリソミー〈trisomy〉症候群）（図 35）

■特徴

- **21 番染色体のトリソミー（trisomy）**に起因する特異な顔貌と精神発達遅滞を呈する先天異常で、染色体異常では人類史上初めて発見されたものである。
- わが国における発生頻度は約 650 人に 1 人の割合で、常染色体異常のなかで最も頻度が高く、高齢出産に多いと報告されている。
- 本症患者では急性白血病の発病率が高い。

■症状

①顎口腔症状

- 高口蓋、狭口蓋、口蓋裂、上顎発育不全による相対的下顎前突、巨舌、溝状舌。
- 歯の先天異常と萌出遅延、歯列不正。

②顔面症状

- **外眼角の斜上移動（つり眼）**、**内眼角部贅皮**（ぜいひ：皮が余っている状態）、**両眼隔離**、**鞍鼻**、鼻根部平坦化、短頭。

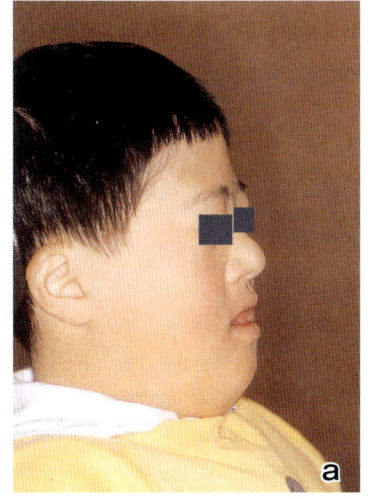
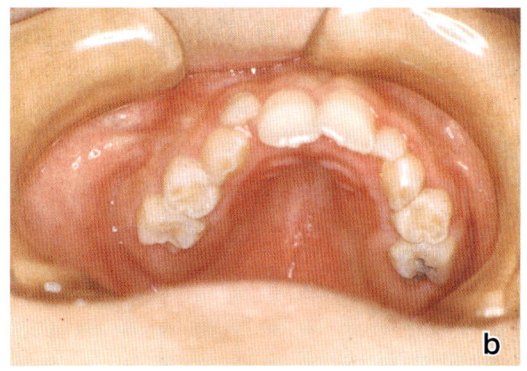
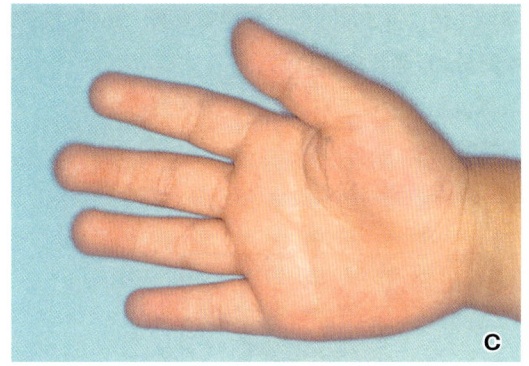

図 35　ダウン症候群
a：外眼角の斜上移動（つり眼）、上顎発育不全、鼻根部平坦化、鼻骨発育不全
b：高口蓋
c：手掌猿線

（すべて愛知学院大学顎顔面外科学講座 提供）

③全身症状

- 知的障害などを主症候とする。
- その他に指趾の先天異常、**手掌猿線**、先天性心異常。

㉒ クラインフェルター症候群（Klinefelter syndrome）

■特徴

- 男児が生まれつき余分なＸ染色体をもっている（ＸＸＹ）疾患。
- Ｘ染色体が多いことで女性化がみられる。
- この染色体をもちながら症状が全く出ない場合のほうが多い。

■症状

- 言語障害
- クラインフェルター症候群が最初に疑われるのは思春期。
- 男性第二次性徴の欠如：精巣は成長せず、思春期にひげの成長はまばらで胸が少しふくらむ（女性化乳房）。

㉓ 18 トリソミー（18 Trisomy, Edward syndrome）（エドワード症候群）(図 36)

■特徴

- 18 番目の染色体が 1 本過剰になることに起因する。
- 1 年以内に大半が死亡する。
- 21 トリソミーに次いで多い染色体の数的異常症で、5,000 人に 1 人の頻度。

■症状

①頭部顔面症状

- 長頭で特に後頭部が突出、**両眼隔離**、耳介の変形と下方付着、**小顎症**。

②胸部および腹部症状

- 胸郭は発育不良で短小胸骨、先天性心疾患。

③四肢症状

- 指の屈曲拘縮と指の重なり合い。

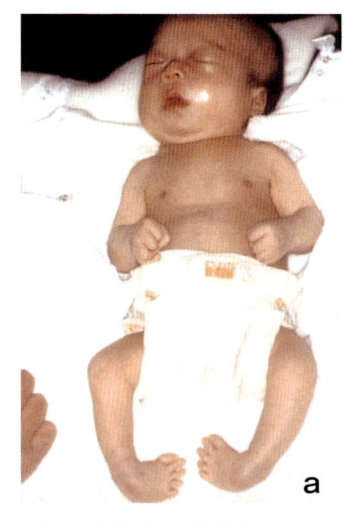 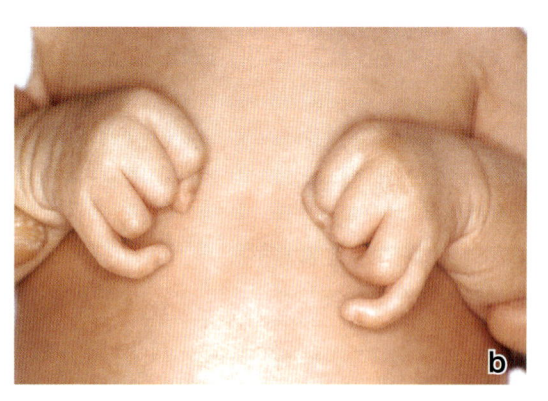

図 36　エドワード症候群
a：後頭部突出、耳介低位、指趾奇形
b：指趾奇形
（すべて愛知学院大学顎顔面外科学講座 提供／高橋庄二郎, 他：標準口腔外科学, 医学書院, 東京, 1994 より引用）

㉔ 猫鳴き症候群（cat cry syndrome）（5p−症候群）(図 37)

■特徴

- 5 番染色体の短腕部の部分欠損に起因。
- 女児に多い。

■症状

①顎口腔症状

- 小下顎症、高口蓋、口蓋裂などを伴うことがある。

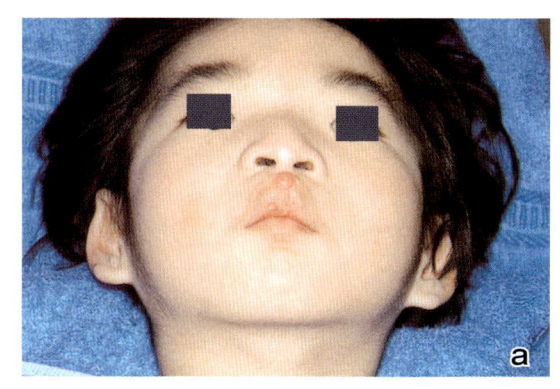
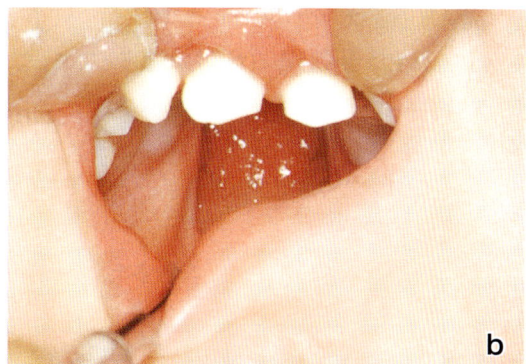

図37　猫鳴き症候群
a：両眼隔離、外眼角斜下、耳介低位
b：5p- 症候群、口蓋裂

②顔面症状

- 小頭、両眼隔離、外眼角斜下、耳介低位などを主徴とする。

③全身症状

- 猫に似た泣き声、身体発育遅延、知能低下、先天性心異常、性器発育不全。

㉕ コルネリア・ド・ランゲ症候群（Cornelia de Lange syndrome）（図38）

■特徴

- 母体のウイルス感染、トキソプラズマ感染、被曝、薬物、遺伝などが考えられているが原因は不明。
- 生下時の鳴き声は唸るような犬の遠吠えに似ている。

■症状

①顎口腔症状

- 顎発育不全、高口蓋、口蓋裂。

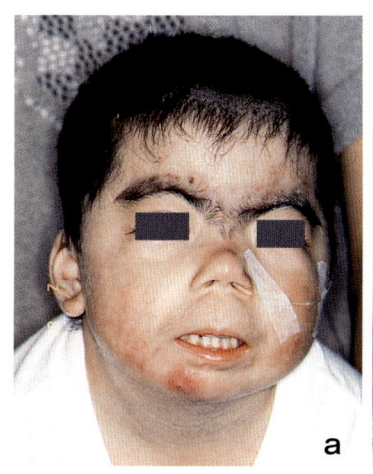
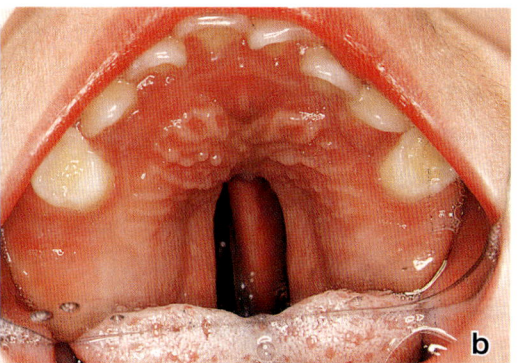

図38　コルネリア・ド・ランゲ症候群（a：濃く左右に連なる眉毛、b：高口蓋と口蓋裂）

②顔面症状

- 眉毛は濃く、左右がつながるほどである。頭髪は濃く、睫毛も長い。
- 鼻は小さく、鼻孔は上を向く。
- 鼻の下が長く、口角は下垂。
- 耳の付着部は低位。

③全身症状

- 知能低下、指趾異常、全身多毛、停留睾丸。

㉖ パトー症候群（Patau's syndrome）（D1 トリソミー〈trisomy〉症候群、13 トリソミー〈trisomy〉症候群）

■特徴

- 13 番染色体のトリソミー（trisomy）に起因する先天異常。
- 半数は生後 1 か月以内に死亡する。

■症状

①顎口腔症状

- 小顎症、口唇口蓋裂を主徴。

②顔面症状

- 小頭、小眼球症、耳介低位変形、難聴。

③全身症状

- 身体発育遅延、知能低下、指趾異常、心・腎・性器先天異常。

3．小児の歯・口腔・顎疾患

❶ 歯の異常

1）萌出時期の異常

（1）先天性歯（図 39）

- 出生時にみられる歯を先天性歯という。
- 下顎乳切歯部に萌出することが多い。
- 舌小帯に潰瘍や肉芽を形成する場合は**リガ・フェーデ（Riga-Fede）病**といわれる。
- 早期萌出歯とは、乳歯では出生後 1〜2 か月で歯の萌出をし、永久歯では 6 歳より早く萌出した場合をいう。

（2）晩期萌出

- 乳歯では生後 12 か月以後になっても萌出しない場合をいう。

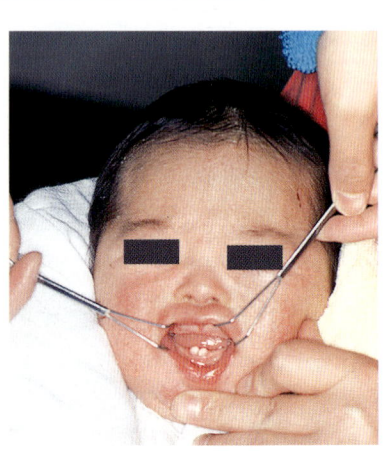

図 39　下顎正中部に萌出した先天性歯

- 永久歯では開窓して牽引する。
- 鎖骨頭蓋骨異形成症、ダウン症候群などの全身疾患に起こる。

2）歯数の異常

（1）過剰歯

- 好発部位：上顎正中、上下顎小臼歯、大臼歯後方（臼後歯）、大臼歯側方（臼傍歯）。
- 歯列不正を起こすので抜歯を要する。

（2）欠如歯

- 好発部位：上顎側切歯、上下顎第二小臼歯、下顎中切歯。
- 多数歯欠損は外胚葉異形成症、鎖骨頭蓋骨異形成症でみられる。

3）萌出位置・萌出方向の異常

（1）埋伏歯

- 外部に全く露出していない状態を完全埋伏歯、一部露出している場合を不完全埋伏歯という。
- 好発部位：下顎智歯、上顎智歯、上顎犬歯。
- 障害を起こす場合には抜歯もしくは開窓して牽引する。

（2）転位歯

- 本来の萌出位置から水平方向に移動している歯。
- 矯正歯科治療、補綴治療、または抜歯。

（3）捻転歯

- 歯の長軸を中心に回転した場合。

（4）移転歯

- 萌出位置が互いに置換した場合。
- 好発部位：上顎側切歯と犬歯、犬歯と第一小臼歯。

（5）逆生歯

- 正常とは逆方向に萌出した場合。
- 鼻腔や上顎洞方向への萌出。

4）歯の大きさの異常

（1）巨大歯

- 好発部位：中切歯。

（2）矮小歯

- 好発部位：上顎側切歯、上顎第三大臼歯。
- 審美障害があれば補綴処置。

5）歯の形態異常

（1）癒合歯

- 2個の歯が歯胚の状態で結合し、象牙質や歯髄を共有している場合。

（2）癒着歯

- 2個の歯が象牙質形成後にセメント質で結合している場合。

（3）陥入歯

（4）エナメル滴

6）形成の異常

（1）ターナー歯（Turner tooth）

- 永久歯胚が、乳歯の根尖病巣、炎症などにより影響を受け、永久歯に形成異常を起こしたもの。
- エナメル質形成不全の程度により、白斑状のものからエナメル質が形成されていない場合まで種々。

（2）斑状歯

- 飲料水中のフッ素含有飲料水の長期使用に起因するエナメル質形成不全による白濁や実質欠損。形成不全部は着色しやすく、齲蝕に罹患しやすい。

（3）ハッチンソン歯（Hutchinson tooth）

- 先天性梅毒による前歯切縁部の半月状欠損と、ビール樽状の歯冠。

（4）フルニエ歯（Fournier tooth）

- 先天性梅毒による臼歯咬頭の萎縮と歯冠発育不全。歯冠が多数の小結節状となる場合を桑実状臼歯、咬頭の発育不全にて咬頭が蕾状となる場合を蕾状臼歯という。

（5）エナメル質形成不全症、象牙質形成不全症

- 遺伝により起こることが多い。

（6）着色歯（図 40）

- 歯質形成期に全身疾患や薬物により歯質が着色、変色すること。
- テトラサイクリンによる着色、新生児黄疸によるビリルビン沈着などがある。

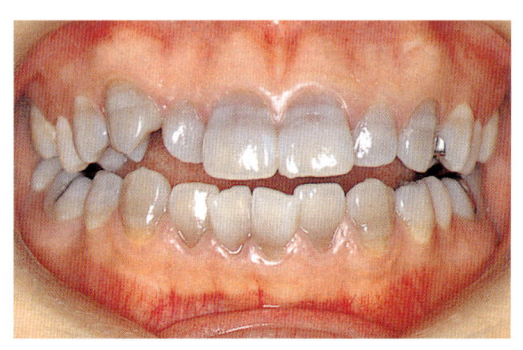

図 40　着色歯。各歯冠部の着色状態から同一時期に影響を受けたと推察される

❷ 小帯異常

1）舌小帯短縮症・舌強直症（ankyloglossia）（図 41）

- 舌の運動障害による哺乳障害、言語障害を引き起こす。
- 舌小帯切除術、舌小帯延長術を行う。

2）口唇小帯異常（図 42）

- 主に障害を起こすのは上唇小帯であり、小帯が短くて歯槽突起上縁近くで付着すると中切歯の正中離開を起こす（上唇小帯過短症）。

3）頬小帯異常（図 43）

- 小帯付着位置が高いと歯周病や義歯作製時の障害となる。
- 口腔顔面指趾症候群では多数の頬小帯を認める。

❸ 舌異常

1）無舌症・小舌症（aglossia、microglossia）（図 44）

- 先天的には舌の形成がほとんどない場合。後天的には舌の悪性腫瘍切除後の後遺症。
- 著しい言語障害や嚥下障害を起こすが、先天性のものでは口底組織が舌の動きを一部代償している場合がある。

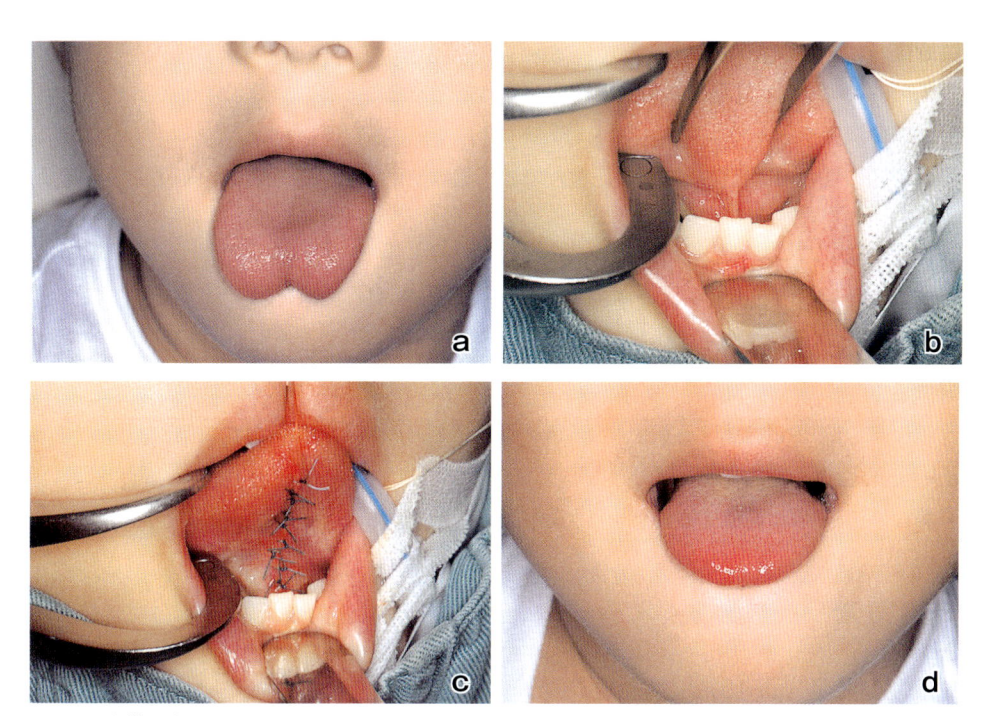

図41　小帯異常
a：舌小帯短縮のために舌を前突させると先端がハート状にくぼむ
b：短縮した舌小帯
c：舌小帯延長手術後
d：舌小帯延長手術後は舌の前突が正常

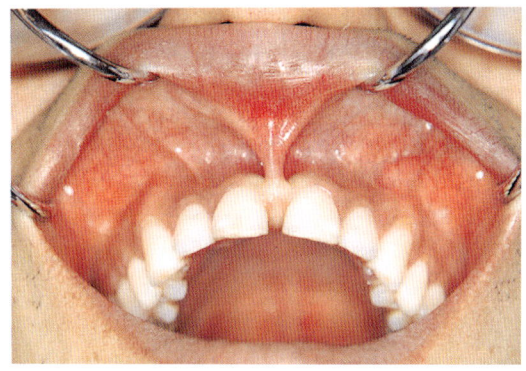

図42　上唇小帯過短症による正中離開

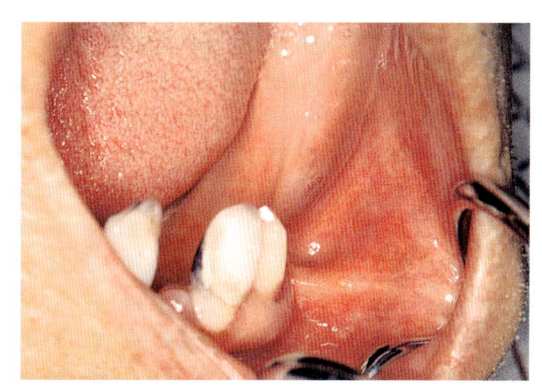

図43　高位に付着した頬小帯

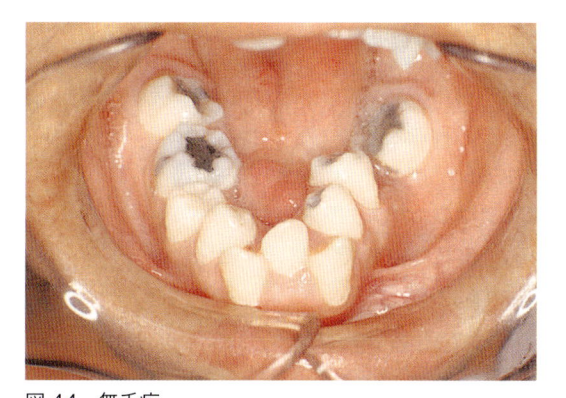

図44　無舌症
（愛知学院大学顎顔面外科学講座　提供）

2）巨舌症（macroglossia）

- 先天的にはリンパ管腫、血管腫やダウン症候群でみられるが、一般には舌と歯列弓との相対的関係で決定する。
- 巨舌症の場合には舌側縁に歯の圧痕ができ、開咬や下顎前突を起こし、言語障害を伴う。
- 舌形成術を行う。

3）舌裂（cleft tongue）

- 舌が矢状方向に披裂して分葉状になっているもの。
- 口腔顔面指趾症候群でみられる。

4）溝状舌

- 第IV章．6．舌に発症する疾患：4．溝状舌（p.116）参照。

5）正中菱形舌炎

- 第IV章．6．舌に発症する疾患：3．正中菱形舌炎（p.115）参照。

❹ 口唇異常

1）先天性口唇瘻（図45）

- 下唇に左右対称に口唇裂と合併して先天性に現れることが多い。
- 治療は瘻を切除して形態を整える。

2）二重唇

- 口腔内側粘膜の過剰組織が皺壁状になり口唇が二重にみえる状態。

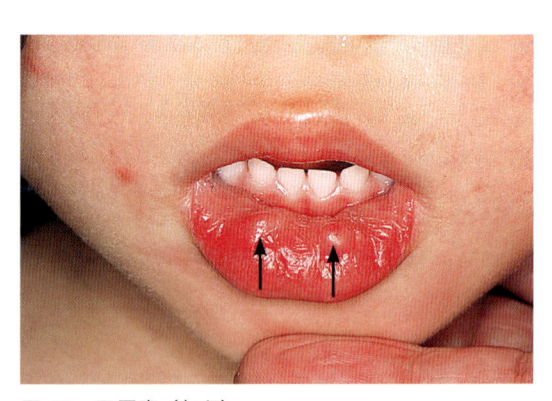

図45　下唇瘻（矢印）

❺ その他の異常

1）フォーダイス斑（Fordyce's granules）

- 頬粘膜下にみられる1〜2mmの円形状黄白色の斑点であり、本態は異所性の皮脂腺である。

2）上皮真珠（epithelial pearl）（図46）

- 新生児の歯肉にみられる真珠様小腫瘤であり、残存した歯堤から形成される。
- 治療の必要はない。

3）先天性鼻咽喉閉鎖不全症

- 口蓋裂などの組織欠損はないが、先天的に軟口蓋や咽頭の動きが悪く口蓋裂と同様の開鼻声や構音障害を起こす。
- 口蓋裂がないことより、開鼻声や構音障害が明らかとなる5〜6歳に受診することが多い。

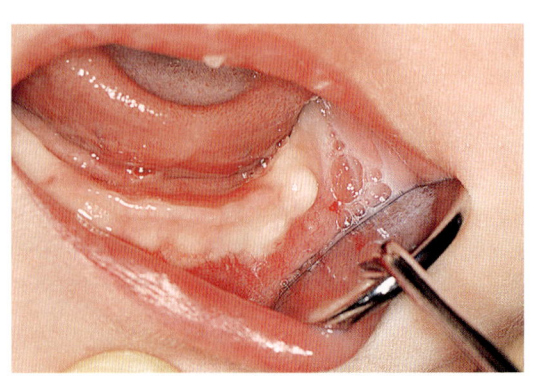

図46　上皮真珠

- 鼻咽腔閉鎖機能と構音検査を行う。閉鎖機能不全程度により、スピーチエイドまたは咽頭弁形成術などの外科的処置を行う。言語治療を並行して行う。
- 精神発達遅滞、先天性心疾患を合併することもある。
- 口蓋裂と同様に滲出性中耳炎を合併することもある。

（栗田賢一）

4．顎変形症

▶ 顎変形症とは、上下顎骨の形態、位置、上下顎間関係の異常によって顎顔面に変形あるいは美的不調和を呈する疾患である。顎変形症は、遺伝、先天異常、先天的あるいは後天的骨系統疾患などによる骨格異常先行型と、咀嚼筋、舌、口唇などの筋機能異常をきたす疾患や症候により成長発育過程で顎顔面に変形をきたす機能異常先行型に大別される。後者は、成長に伴って漸次出現し、特に思春期頃から著明となる。家族性に発生する場合もあるが、原因不明なものも少なくなく、顎顔面発育異常とも呼ばれる。顎骨の発育異常は、上下顎の過成長あるいは劣成長の程度、成長方向によって異なり、片側性に生じると顔面非対称となる。顎変形症の治療は、口腔外科医、矯正歯科医ならびに関連診療科の専門医が共通理解をもち、チームアプローチによって治療を進めなければならない（表3）。

❶ 上顎前突症（maxillary protrusion）

■原因

- 遺伝による先天性のものと、顎顔面発育異常、指しゃぶり、口呼吸、外傷、上顎骨に発生した腫瘍、線維性骨異形成症、パジェット（Paget）病などの後天性のものとがある。

■症状

- 上顎前歯部の歯槽突起が前方に突出している歯槽性の場合と、上顎骨全体が突出している骨格性の場合がある。
- 側貌の esthetic 線より著しく上唇が前方に存在、口唇閉鎖困難、鼻橋口唇角狭小、上顎前歯唇側傾斜、Angle Ⅱ級Ⅰ類の咬合関係、Ⅴ型歯列弓などが本症の特徴である（図47、48）。

■診断

1）臨床診断

- 顔貌（正貌、側貌）および咬合関係（模型分析）から診断する。

2）画像診断

- 頭部エックス線規格（セファロ）写真（側貌、正貌）分析（Downs法、Northwestern法、Ricketts法、Steiner法など）を施行する。

■治療方針

- 軽度な症例は矯正歯科治療のみで対応する。重度になると術前矯正歯科治療の後、顎発育が完了する18歳以降にコルチコトミー、上顎前歯部歯槽骨切り術（ワスムンド〈Wassmund〉法、Wunderer法、Downfracture法）、ルフォー（Le Fort）Ⅰ型骨切り術、などの骨切り術を全身麻酔下で施行する。矯正歯科との共同治療が重要である。最近では圧迫骨短縮術とテンポ

表3　顎変形症の治療手順

臨床診断	→	治療計画	→	術前矯正歯科治療	→	顎変形症手術	→	術後矯正歯科治療
医療面接		矯正歯科医と口腔外科医による治療法の検討		必要に応じて抜歯		上顎骨移動術		必要に応じて金属スクリュー・プレートの除去
臨床所見		患者に対する治療法の提示		矯正歯科治療用アンカースクリューの応用		下顎骨移動術		
セファロ分析		インフォームドコンセント				上下顎骨移動術		
歯列模型分析						オトガイ形成術		
CT, MRI						その他の手術		
顎運動・咀嚼機能検査								
心理学的評価								

（（社）日本口腔外科学会編：顎変形症診療ガイドラインより引用改変）

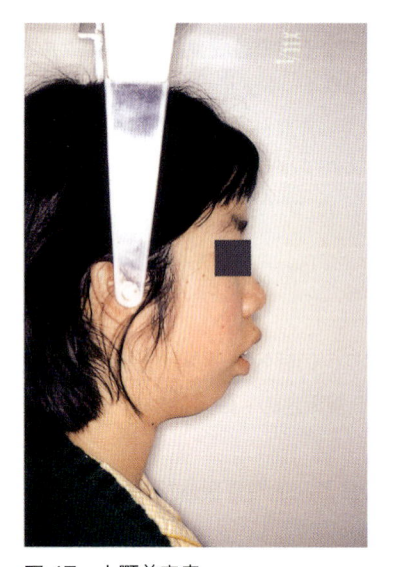

図47　上顎前突症

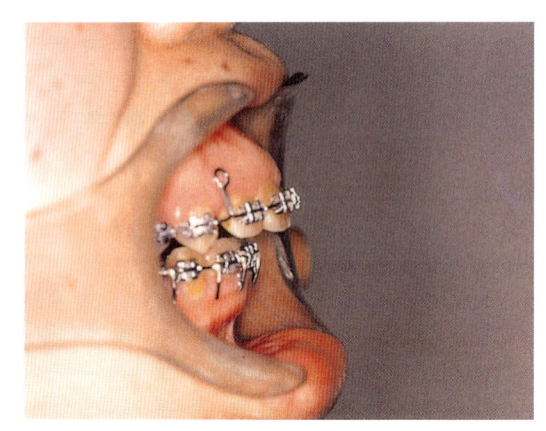

図48　上顎前突症の口腔内

　　　ラリーアンカレッジディバイスを併用した急速矯正法も行われるようになっている。

❷ 下顎前突症（mandibular protrusion）

■原因

- 遺伝による先天性のものと、顎顔面発育異常、末端肥大症（アクロメガリー）、多発性内分泌腺腫症などの後天性のものとがある。遺伝的原因は30％。

■症状

- 三日月様顔貌、オトガイ部の突出、下唇の突出、下顔面高の増大、下顎前歯舌側傾斜、前歯部反対咬合あるいは切端咬合、臼歯部 Angle Ⅲ級の咬合関係、構音障害（サ行、ザ行）が一般的症状で、時に開咬や交叉咬合を併発する。高度な症例では咀嚼障害を訴える（図49）。

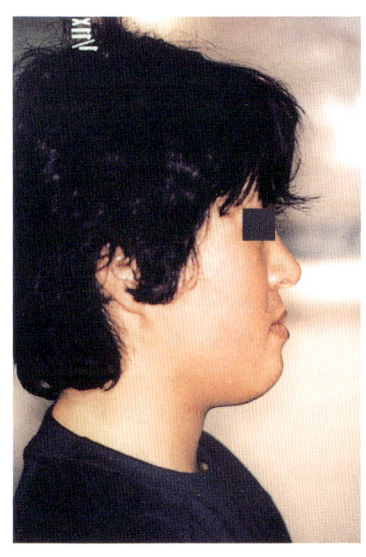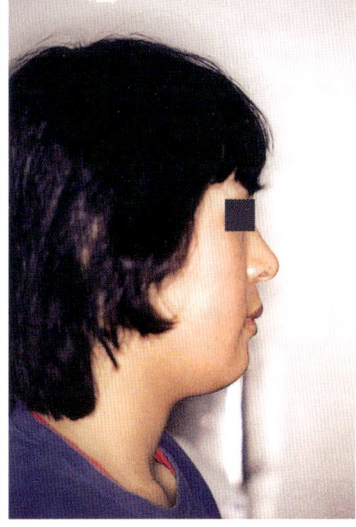

図 49　下顎前突症（左：術前、右：術後）

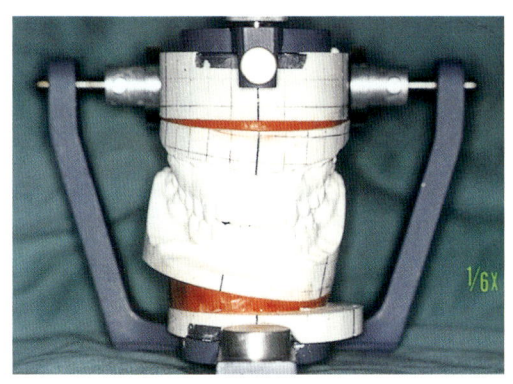

図 50　非対称を伴う下顎前突起に対するモデルサージェリーの手順（上下顎とも咬合平面を時計回りに回転しながら、下顎を後方移動）

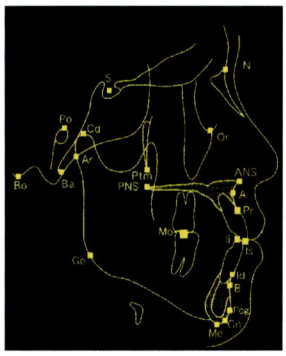

図 51　セファロ（側貌）分析

■診断

1）臨床診断

- 顔貌（正貌、側貌）および咬合関係（模型分析：図 50）から診断する。

2）画像診断

- **頭部エックス線規格（セファロ）写真**（側貌、正貌）分析（図 51、52）（Downs 法、Northwestern 法、Ricketts 法、Steiner 法など）を施行する。facial angle の増大、ANB の減少（マイナス角）、gonial angle および mandibular plane angle の開大、などが特徴である。

■治療方針

- 軽度な症例は矯正歯科治療のみで対応する。重度になると、術前矯正歯科治療の後、顎発育が完了する 18 歳以降に**下顎枝矢状分割術**（オッベゲーザー〈Obwegeser〉原法、オッベゲーザー・ダルポン〈Obwegeser -Dal Pont〉法）、**下顎枝垂直骨切り術**（IVRO）、**下顎骨体部分切除術**（Dingman 変法）、**下顎前歯部歯槽骨切り術**、上下顎同時移動術（ルフォー〈Le Fort〉Ⅰ型骨切り術＋下顎枝矢状分割術）などの骨切り術を全身麻酔下で施行する。また、巨舌症を伴う場合には舌縮小術を施行する。矯正歯科との共同治療が重要である。

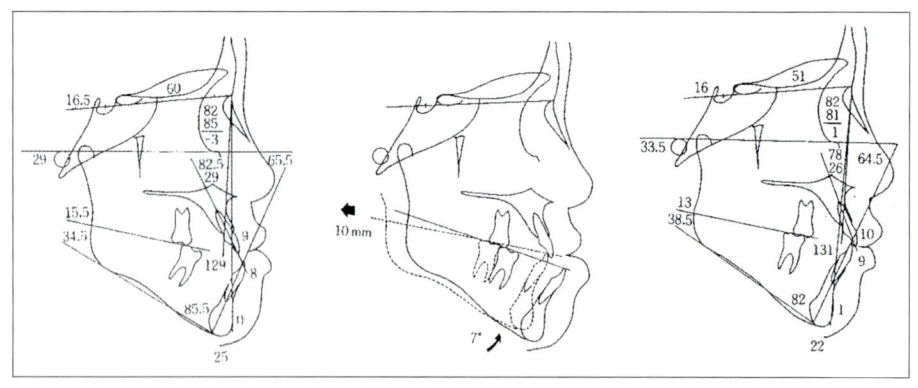

図 52　頭部エックス線規格写真上でのペーパーサージェリーの手順（左：術前　中：ペーパーサージェリー〈下顎を時計回りに7°回転し、10mm 後方移動〉、右：術後予想）

❸ 開咬症（open bite）

■原因

- 前方開咬：指しゃぶり、異常嚥下癖、口呼吸（アデノイドおよび扁桃肥大による）。
- 全部性開咬：関節炎、外傷などによる下顎頭の成長障害。

■症状

- 上下顎歯列弓の垂直的関係の異常で、前方開咬（最も多い）（図 53）、全部性開咬、側方開咬（図 54）の 3 型がある。
- 細長い顔貌、口唇閉鎖不全、口呼吸、口腔乾燥、構音障害、咀嚼障害（前歯で噛みきることができない）。

■診断

1）臨床診断

- 上記症状、顔貌（正貌、側貌）および咬合関係（模型分析）から診断する。

2）画像診断

- 頭部エックス線規格（セファロ）写真（側貌、正貌）分析（Downs 法、Northwestern 法、Ricketts 法、Steiner 法など）を施行する。gonial angle および mandibular plane angle の開大、下顎枝垂直経の短小化などが特徴である。

■治療方針

- 軽度で成長期の症例や歯槽性の開咬は矯正歯科治療で対応する。

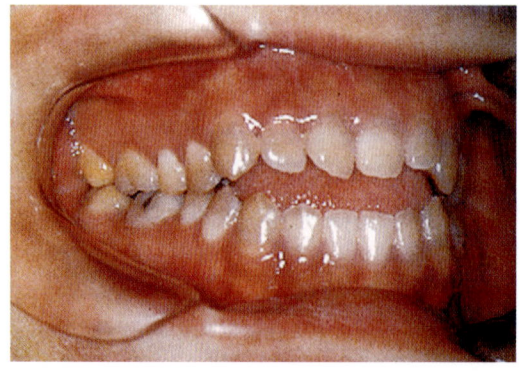

図 53　前方開咬

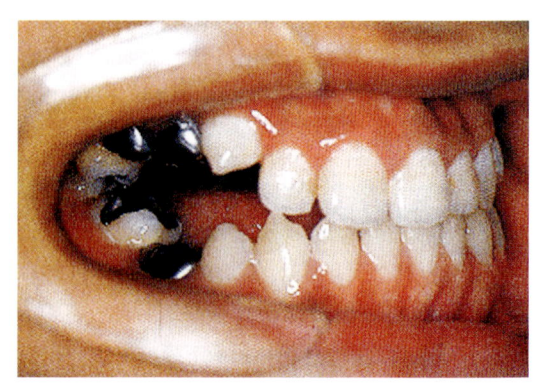

図 54　側方開咬

- 重度の骨格性開咬症で、①上顎咬合平面が正常で前歯部開咬の場合、**下顎枝矢状分割術**や**ケーレ（Köle）法**（下顎前歯歯槽骨切り術とオトガイ下縁からの骨移植を行う方法）、下顎骨体部分切除術（Ｖ字形）を、また、②下顎咬合平面が正常で上顎前歯部の開咬の場合、上顎前歯部歯槽骨切り術（ワスムンド〈Wassmund〉法、Wunderer 法、Downfracture 法）を、③臼歯部開咬の場合には上顎臼歯部歯槽骨切り術（Suchuchadt 法）が用いられる。
- 上下顎の歯槽前突による開咬の場合は上下顎前歯部歯槽骨切り術が行われる。
- 開咬が臼歯部に及ぶ場合では上顎に LeFort Ⅰ骨切り術を、下顎に下顎枝矢状分割術を同時に行う上下顎同時移動術がしばしば適応される。

■その他の特徴

- 舌の機能圧が強ければ、舌の機能訓練を行ったり、舌縮小術を施行する。外科治療を施行しても再発をきたしやすいので注意する必要がある。

❹ 上顎後退症（maxillary retrusion）

■原因

1）先天性：鎖骨頭蓋骨異形成症、軟骨異形成症、Crouzon 症候群、Apert 症候群。
2）後天性：唇顎口蓋裂術後の瘢痕による成長抑制（最も多い）、成長期までの中顔面外傷。

■症状

- 側貌で中顔面の陥凹と相対的下顎突出（dish face）（図 55）、鞍鼻、下顎前歯舌側傾斜、前歯部反対咬合、臼歯部 Angle Ⅲ級、構音障害（図 56）。

■診断

1）臨床診断

- 上記の症状に加えて顔貌（正貌、側貌）および咬合関係（模型分析）から診断する。

2）画像診断

- 頭部エックス線規格（セファロ）写真（側貌、正貌）分析（Downs 法、Northwestern 法、Ricketts 法、Steiner 法など）を施行する。SNA の減少、ANB の減少（マイナス角）、facial angle および SNB の正常範囲などが特徴である。

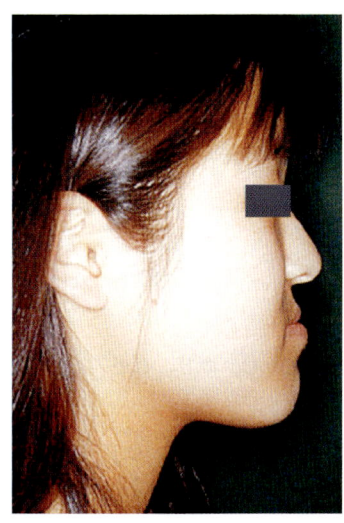

図 55　上顎後退症

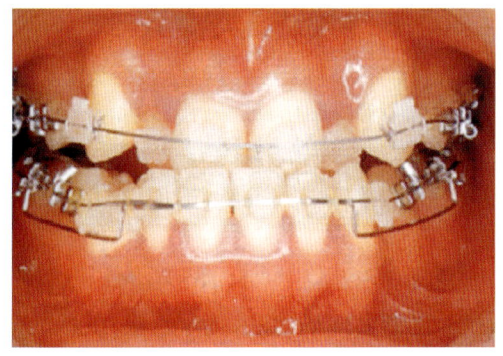

図 56　上顎後退症

■治療方針
- 矯正歯科治療を行う。重度な症例では、術前矯正の後、**ルフォー（Le Fort）Ⅰ型骨切り術**、**上下顎同時移動術**、**ルフォー（Le Fort）Ⅱ型骨切り術**などを施行する。

❺ 下顎後退症（mandibular retrusion）

■原因

1）先天性：ロバン（Robin）シークエンス、トリーチャー・コリンズ（Treacher-Collins）症候群。

2）後天性：小児期の関節突起骨折、小児期の顎関節強直症、小児期の下顎骨骨髄炎、進行性下顎頭吸収（PCR：progressive condylar resorption）など。

■症状
- オトガイ部の後退による小下顎症、Angle Ⅱ級の咬合関係、しばしば上顎前歯前突と開咬を伴う（図 57、58）。

■診断

1）臨床診断
- 上記の症状に加えて顔貌（正貌、側貌）および咬合関係（模型分析）から診断する。

2）画像診断
- 頭部エックス線規格（セファロ）写真（側貌、正貌）分析（Downs 法、Northwestern 法、Ricketts 法、Steiner 法など）を施行する。

■治療方針
- 成長発育が終了した時点で、術前矯正歯科治療の後、下顎枝矢状分割術（オッベゲーザー・ダルポン〈Obwegeser-Dal Pont〉法）＋オトガイ形成術を施行する。重度な症例には、最近では、骨延長法（Distraction osteogenesis）（図 59）と骨切り術が併用されるようになってきている。

❻ 下顎非対称（mandibular asymmetry）

■原因

1）先天性：遺伝、第一第二鰓弓症候群（図 60）。

2）後天性：顎顔面発育異常、下顎頭腫瘍、顔面片側肥大、片側性顎関節強直症、咬筋肥大症、下顎骨骨折、進行性顔面半側萎縮症など。

■症状
- 片側下顎骨過成長：オトガイ部および下顎正中部の健側偏位、交叉咬合を示し、健側において反対咬合。咬合平面および口裂の傾斜（図 61）。
- 片側下顎骨劣成長：オトガイ部および下顎正中部の患側偏位（図 60）、オトガイ部の後退。

■診断

1）臨床診断
- 上記の症状に加えて顔貌（正貌、側貌）および咬合関係（模型分析）から診断する。

2）画像診断

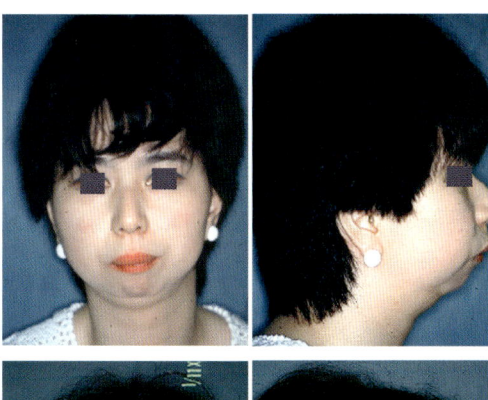

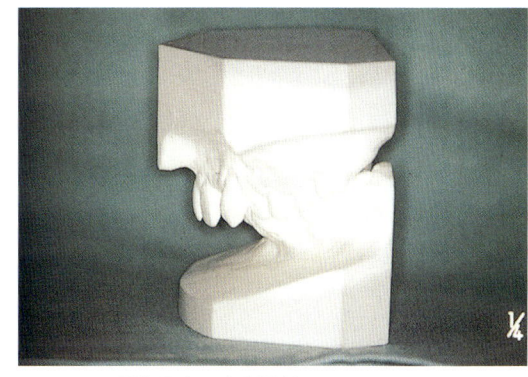

図 58　下顎後退症の咬合関係

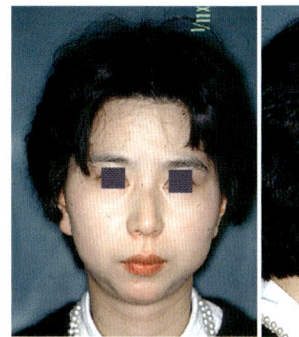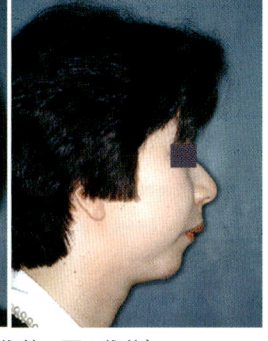

図 57　下顎後退症（上：術前、下：術後）

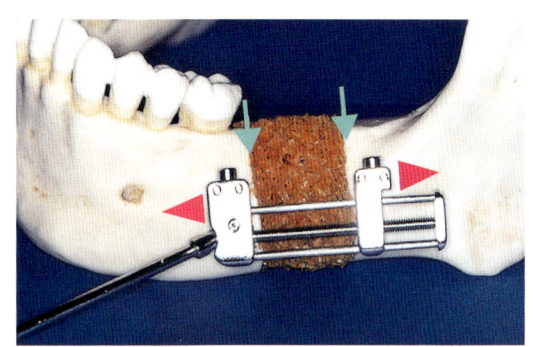

図 59　骨延長法：矢印の部分で骨皮質を骨切りし、矢頭の方向へ骨延長させる

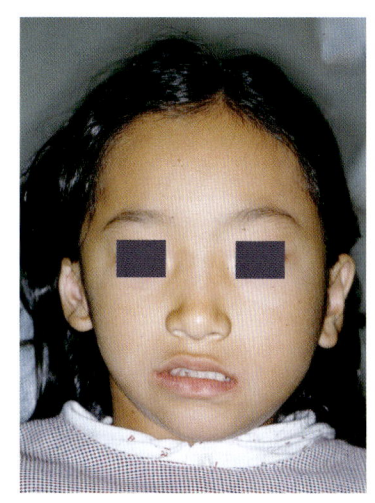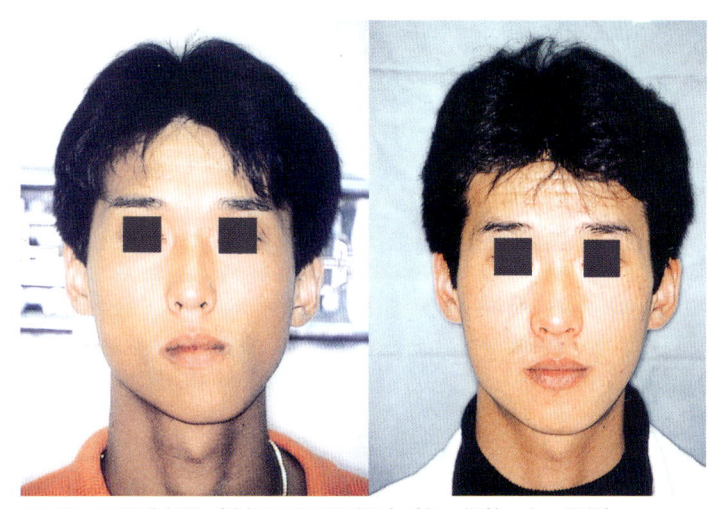

図 60　第一第二鰓弓症候群（片側下　　図 61　下顎非対称（片側下顎骨過成長）（左：術前、右：術後）
顎骨劣成長）

- 頭部エックス線規格（セファロ）写真（側貌、正貌）分析（Downs 法、Northwestern 法、Ricketts 法、Steiner 法など）を施行する。

■**治療方針**

- 術前矯正歯科治療の後、軽度な症例には下顎骨骨切り術（下顎枝矢状分割術、下顎体部分切除術、下顎枝垂直骨切り術＋下顎枝矢状分割術）、重度な症例には上下顎同時移動術（下顎枝矢状分割術＋ルフォー〈Le Fort〉I 型骨切り術＋オトガイ形成術）を施行する（図 62）。下顎

頭腫瘍には下顎頭切除術、顎関節強直症には顎関節授動術、咬筋肥大症には**咬筋切除術（Obwegeser-Beckers 法）**がそれぞれ施行される。

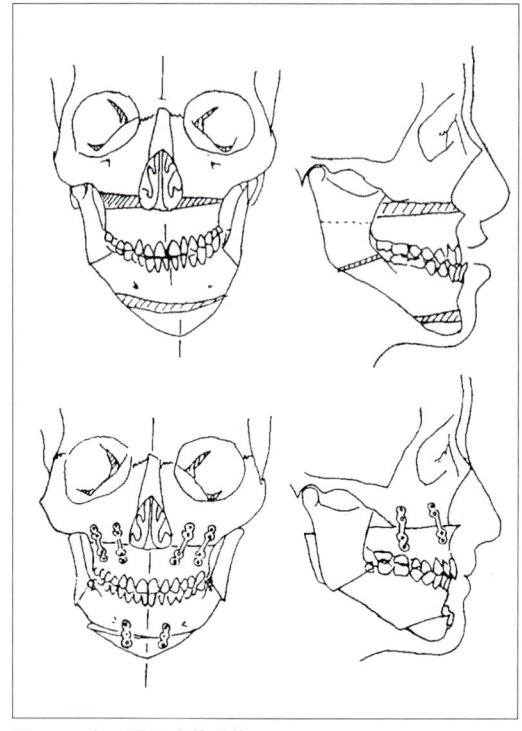

図 62　上下顎同時移動術
（ルフォー〈Le Fort〉Ⅰ型骨切り術＋下顎枝矢状分割術
＋オトガイ形成術）の模式図

❼ 上下顎前突症（bimaxillary protrusion）

■原因
- 上下の顎骨の過剰発育。

■症状
- 上下顎前歯唇側傾斜、上下顎の突顎性、厚い口唇とまくれ上がった赤唇部（rolled appearance）、口の中が歯だらけの状態（toothy appearance）、著しい場合には口唇閉鎖不全。

■診断
1）臨床診断
- 上記の症状に加えて、顔貌（正貌、側貌）および咬合関係（模型分析）から診断する。

2）画像診断
- 頭部エックス線規格（セファロ）写真（側貌、正貌）分析（Downs 法、Northwestern 法、Ricketts 法、Steiner 法など）を施行する。

■治療方針
- 術前矯正歯科治療の後、上下顎第一小臼歯抜去によるスペースを利用して、上下顎前歯部歯槽

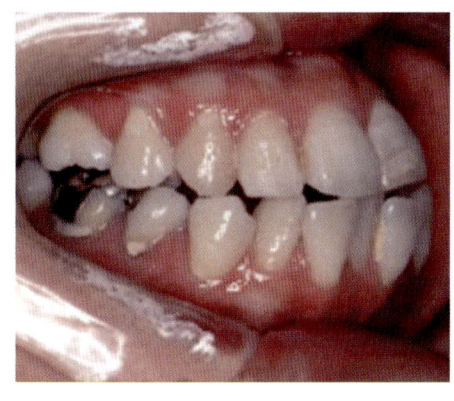
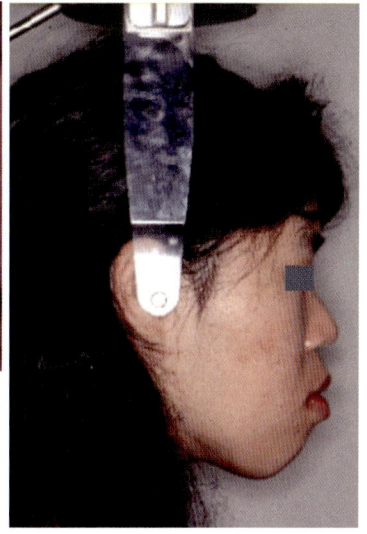
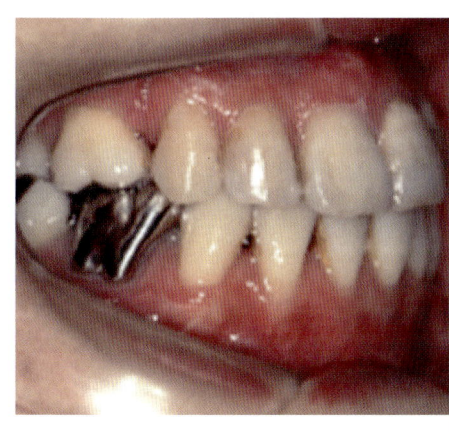
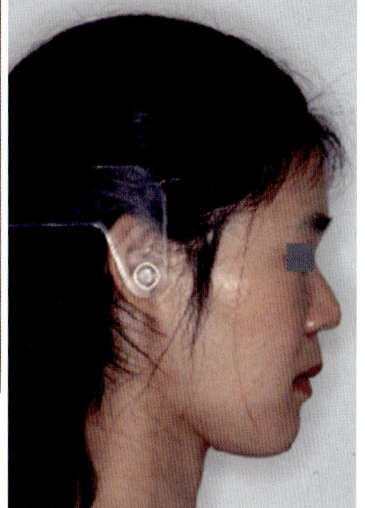

図63　上下顎前突症（上：術前、下：術後）

骨切り術（上顎前歯部歯槽骨切り術＋下顎前歯部歯槽骨切り術）（図63）を施行し、オトガイ部が劣成長の場合はオトガイ形成術も同時に行う。

（中嶋正博、覚道健治、大西祐一）

II 損傷

1. 総論

▶ 損傷とは外界から加わった何らかの原因によって、生体組織が破壊された状態をいう。

❶ 外傷（trauma）

■原因

- 機械的外力によって生じる損傷を外傷という。
- 機械的外力の原因：交通事故やスポーツなどでの対物衝突、転倒、転落、殴打など。

■口腔顎顔面外傷の診断

1）問診

- 受傷時の状況（受傷日時、場所、原因、状況など）や来院までの経過を詳細に聴取する。
- 特に、受傷時の意識障害、激しい頭痛、痙攣、嘔気、嘔吐などの頭蓋内損傷の兆候の有無を確認し、受傷原因に直接かかわるような疾患、一般既往歴なども聴取する。

2）視診

- 表1に口腔顎顔面外傷における視診のポイントを示す。まずは全身的な視診を行った後、口腔外、口腔内の順に診査する。

3）触診

- 損傷が軟組織のみに限られたものであるのか、あるいは骨折が存在しているのかを、解剖学的構造に従って、眼窩周囲から鼻部、頬骨上顎部（頬骨弓を含む）を経て、下顎部（顎関節部を含む）を順に触診し、骨折部に一致した限局性圧痛（Malgaigne の圧痛）、骨の異常可動性、軋轢音などの有無に留意する。
- 口腔内では歯の動揺（脱臼）や露髄の有無についても診査を行う。

表1　口腔顎顔面外傷の視診のポイント

口腔外	顔面・頸部の腫脹・変形・左右非対称、脳神経障害（顔面神経麻痺や知覚異常）、眼球および眼窩損傷（眼球運動障害、眼球陥没、瞳孔の左右不同、複視、視力低下など）、鼻出血、髄液漏、血腫形成、軟組織損傷、開口障害・顎運動異常など
口腔内	口腔内出血、口腔咽頭浮腫、歯の損傷（破折、脱臼）、軟組織損傷（歯肉、口腔粘膜の裂創など）、咬合異常（歯列異常、開咬など）

■口腔顎顔面外傷の初期治療

- まず、救命処置の必要性と全身的な合併損傷の有無を確認するとともに、口腔顎顔面領域における外傷の緊急性があれば気道確保や止血を優先したうえで、外傷部のプライマリ・ケアに対応する（図1）。

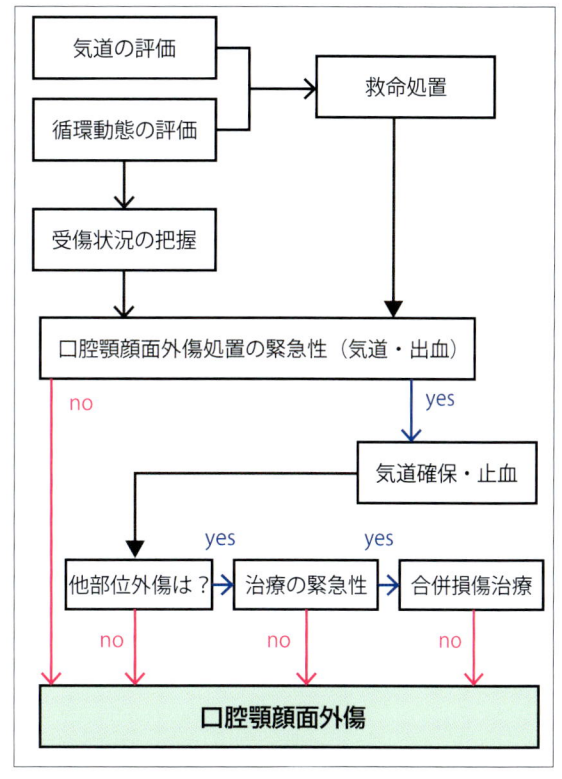

図1　口腔顎顔面外傷の初期診療
（日本口腔外科学会：外傷診療ガイドライン, 2015より）

❷ 熱傷（burn injury）

■原因

- 熱湯、火災などにおける火傷、日焼け、輻射熱、電撃傷、ガス爆発などの高温、あるいは低温熱傷（44℃で4〜6時間の接触）などによる組織損傷を熱傷という。

■症状

- 熱傷の深達度によりⅠ度、Ⅱ度（浅達性、深達性）、Ⅲ度に分類される（図2）。

【Ⅰ度熱傷】

- 損傷の深さが表皮（上皮）層のみの熱傷。
- 皮下、粘膜下の血管拡張による発赤、充血、紅斑が現れる。
- 熱感や軽度の疼痛を自覚する。
- 数日で治癒する。

【浅達性Ⅱ度熱傷】

- 表皮の有棘層・基底層から真皮浅層までの熱傷。
- 毛細血管の透過性亢進による浮腫や浸出による水疱形成後、表皮が剥離してびらん[注1]となる。
- 紅斑、疼痛、灼熱感を認める。
- 1〜2週以内にほぼ自然治癒する。

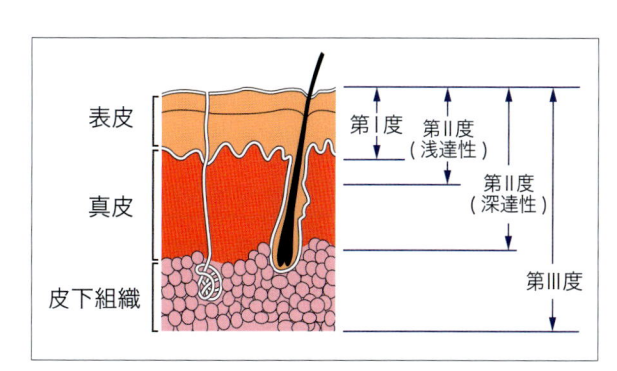

図2　熱傷の分類

【深達性Ⅱ度熱傷】

- 真皮の深層（乳頭層・乳頭下層）に達する熱傷
- 潰瘍[注2]を形成して、瘢痕[注3]を残しやすい。
- 水疱底は白色で疼痛、灼熱感、知覚鈍麻を認める。
- 治癒期間は3〜4週以上で、瘢痕はケロイド[注4]となることもある。

【Ⅲ度熱傷】

- 真皮全層から筋肉、脂肪や骨などの皮下組織にまで達する熱傷
- 壊死、炭化、瘢痕となり組織欠損を生じる。
- 治癒には1〜3か月以上を要する。

■**治療方針**

- 直ちに水道水や氷で冷却すること。
- Ⅱ度以上ではハイドロコロイドなどの被覆材で患部を湿潤環境で保護し、必要に応じ抗菌薬の全身投与により感染防止を図る。
- Ⅱ度以上の熱傷面積が成人の場合で20%、小児の場合で10%を超えると全身状態が悪化するため、入院治療が必要となる。
- Ⅲ度熱傷では壊死組織を除去（デブリードマン）し、広範囲なものには植皮を行う。

❸ 凍傷（congelation）

■**原因**

- 長時間の寒気、低温の液体や固体との接触などによる損傷。

■**症状**

- 熱傷と同様に紅斑、水疱形成、潰瘍形成、組織壊死などの症状を示す。軽度のものは自然治癒する。

■**治療方針**

- 熱傷に準ずる。

❹ 電撃傷（electric injury）

■**原因**

- 電気的エネルギーすなわち感電による損傷。

■**症状**

- 著しい浮腫や発赤、壊死を起こす（図3）。

■**治療方針**

- 熱傷に準ずる。

注1）　**びらん**：表皮内の組織欠損。瘢痕を形成することなく治癒（表皮が再生）する。

注2）　**潰瘍**：真皮ないし皮下組織に及ぶ組織欠損。瘢痕を形成して治癒する。

注3）　**瘢痕**：組織欠損部に肉芽組織の線維化が亢進して生じる。

注4）　**ケロイド**：瘢痕組織が過剰増殖したもの。

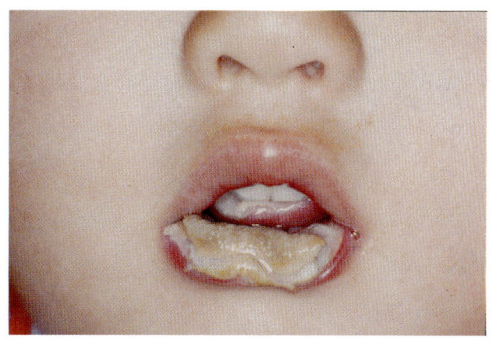

図3 電気ソケットによる電撃傷

（栗田賢一教授 提供）

❺ 放射線損傷（radiation injury）

■原因

- 悪性腫瘍に対する放射線治療、原子力事故、核兵器などの放射線の被曝による損傷。

■症状

- 局所は紅斑、水泡、びらんや潰瘍を形成する（図4）。

- また、脱毛や皮膚の色素沈着も生じる。

- 全身的には倦怠感がみられ、血球検査では白血球数の減少がみられる。

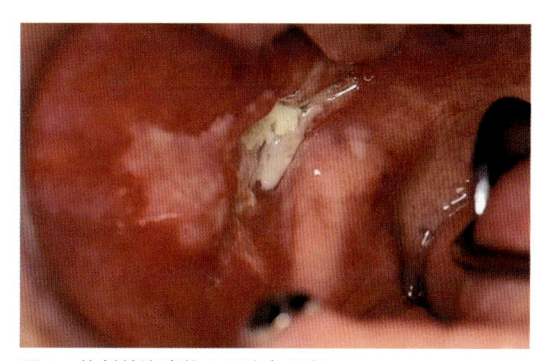

図4 放射線治療後の口腔内写真

■治療方針

- 熱傷に準じる。放射線治療による粘膜炎に対しては、含嗽薬による口腔内洗浄を行う。

❻ 化学的損傷（chemical injury）

■原因

- 酸、アルカリ、重金属、腐蝕性物質または化合物との接触による損傷。

■症状

- 原因物質の濃度と、さらされた時間に応じて、紅斑、水疱形成、壊死を生じる。

■治療方針

- 創部を大量の水で洗浄し、軟膏塗布とともに抗菌薬を投与し、感染防止に努める。治療は熱傷に準じる。

2. 軟組織の損傷

❶ 顔面軟組織の損傷

■原因
- 転倒や衝突によるものが多い。

■分類
- 創の状態により外界と交通している開放性損傷である創と非開放性の皮下損傷である傷（打撲、挫傷、皮下出血、血腫、皮下気腫など）に分類される。
- 開放性損傷（図5）は、擦過創（図6）、切創、刺創、割創、挫創、裂創（図7）に分けられる。
- 創の成因により咬創、銃創、射創、爆創、手術創、抜歯創、擦過創や、経過時間により新鮮創、陳旧創、形状で線状創、弁状創、剝離創、また、感染の有無で無菌創、非感染創、感染創などにも分類される。

■症状
- 創部の出血、腫脹、疼痛のほかに、神経損傷による知覚異常、運動麻痺、さらに咀嚼障害や開口障害、嚥下障害などの機能障害も生じる。

■合併損傷
- 顎骨骨折や歯の外傷と合併している場合も多い。三叉神経や顔面神経の損傷を伴うと知覚異常、運動麻痺が生ずる。

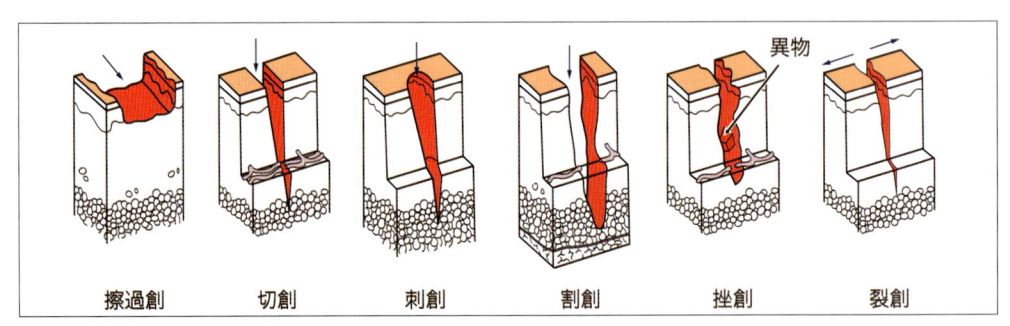

図5　開放性損傷（創）の分類

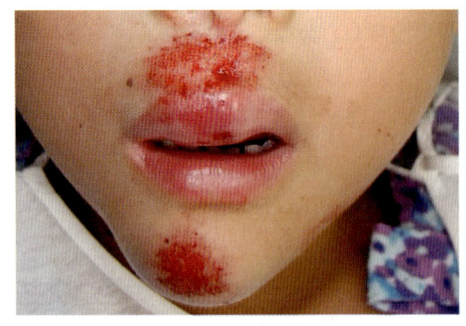

図6　転倒で生じた顔面皮膚の擦過創 *

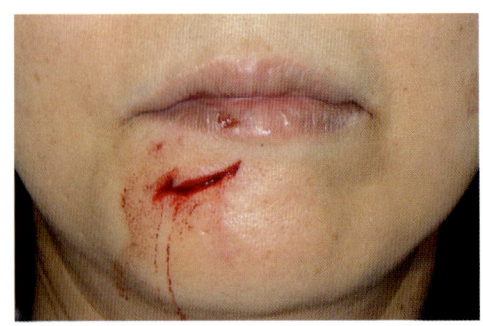

図7　衝突で生じた顔面皮膚の裂創 *

- また、唾液腺や導管が損傷すると唾液瘻も生じる。

■治療方針

① 開放性損傷に対する処置（図8）

- 除痛後、創部を生理食塩液で洗浄し、局所止血を行う。
- 異物があれば除去し、創辺縁の汚染が著しい場合や壊死組織が存在する場合はデブリードマンを行い、壊死組織を除去する。
- 感染がなく、創の閉鎖が可能であれば、筋層、真皮、皮膚の順に縫合して**一次治癒**させる。
- 必要に応じてドレーンを設置して、滲出液の排出を図る。
- 創が感染している場合や実質欠損があり、創の閉鎖が不可能な場合は開放創とし**二次治癒**させる。
- なお、近年では創部をガーゼ貼付などで乾燥させず、滲出液で湿潤させておくウェットドレッシングが推奨されている。
- 術後は感染防止のため、全身的な抗菌薬投与を行う。
- また、土壌からの創部汚染が認められる場合は、破傷風ヒト免疫グロブリンの投与を考慮する。

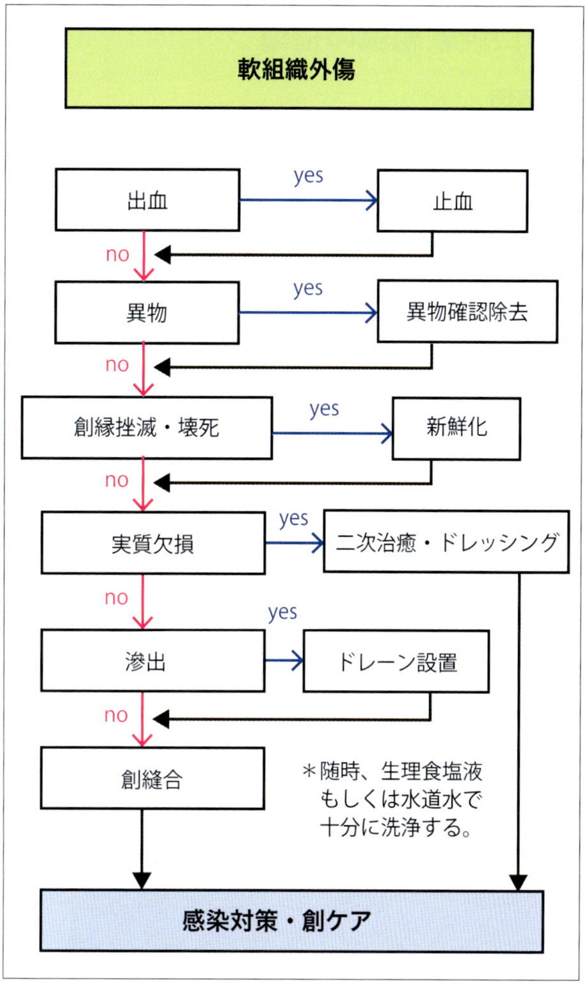

② 非開放性損傷に対する処置

- 著しい腫脹を生じた新鮮な皮下血腫は切開して除去し、必要に応じて感染予防する。
- 打撲では冷罨法を行う。

■創傷治癒に影響する因子

① 全身性

- 低栄養状態、低酸素血症、薬剤（特に副腎皮質ステロイド剤や抗がん剤）、放射線、ビタミンC欠乏、糖尿病など。

② 局所性

- 壊死組織の存在、乾燥、感染、異物、化学的刺激、血行不全、浮腫、血腫など。

図8　軟組織外傷の治療方針
（日本口腔外科学会：外傷診療ガイドライン , 2015 より）

❷ 口腔軟組織の損傷

■原因

- 口唇や舌、頬粘膜を歯で噛んで生じる咬創（図9）や血腫（図10）、歯科治療中の切削器具などによる口腔粘膜の損傷、加熱した器具による熱傷、歯や補綴物などの慢性刺激による褥瘡性潰瘍[注1]（図11）、歯ブラシの過度の擦過によるびらん、あるいは箸や歯ブラシをくわえたまま転倒して生じる刺創（図12）などさまざまな原因で生じる。

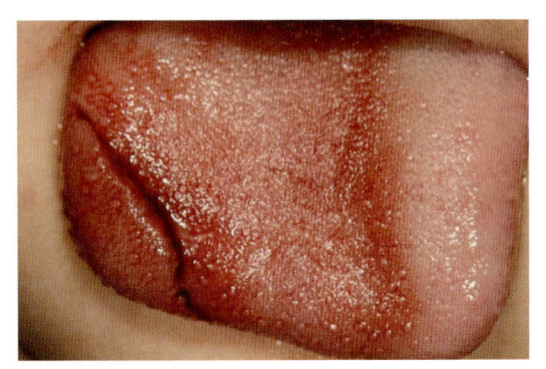

図9　転倒して生じた舌の咬創 *

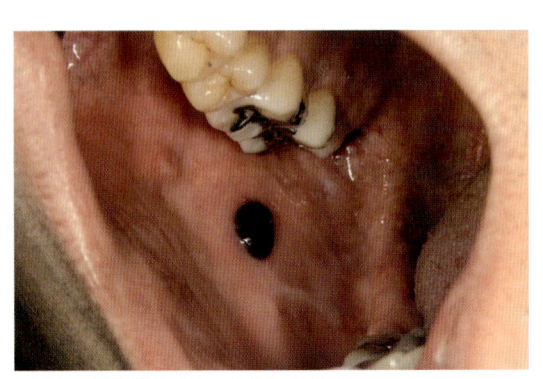

図10　頬粘膜を咬んで生じた血腫 *

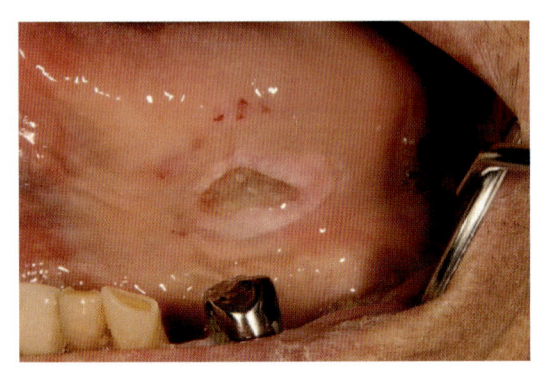

図11　歯の接触による褥創性潰瘍 *

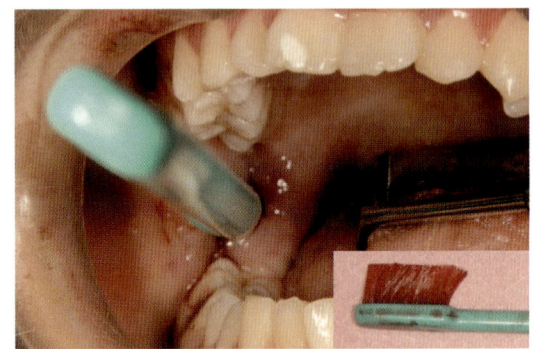

図12　転倒して生じた歯ブラシによる刺創 *

（*：図6、7、9〜12は沼津市立病院歯科口腔外科からの提供）

■症状

- 口腔軟組織は毛細血管が豊富で血行に富むため、出血が多い。特に、舌動脈や大口蓋動脈などを損傷すると大量出血が生じる。また、舌神経や唾液腺導管が傷害されることもある。なお、創が口腔外と交通しているか否かの確認も必要である（図13）。
- 非開放性損傷でも、インプラントのドリリング時に舌下動脈やオトガイ下動脈を損傷すると粘膜下血腫による致死的な気道閉塞が生じこともあるので、十分な注意が必要である。
- 褥瘡性潰瘍は接触痛が強く、刺激物に一致した潰瘍だが、境界明瞭で硬結はない。

注1） **褥瘡性潰瘍**：慢性的な圧迫刺激による血行不良で組織が栄養不良となって生じる。乳児の下顎前歯部の戦天歯による舌下面の潰瘍を**リガ・フェーデ病**（**Riga-Fede disease**）と呼ぶ。

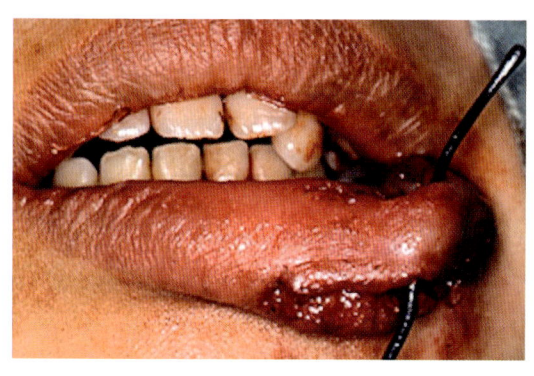

図13　貫通している下唇の裂傷

■**治療方針**

- 顔面軟組織の治療方針に準ずる。
- 潰瘍は原因となる機械的刺激因子を除去し、除痛および創被覆の目的で副腎皮質ステロイド軟膏など塗布する。

3．歯の破折

■**原因**

- ほとんどが歯への急激な外力によって生じるが、齲蝕や咬合圧などの慢性的原因でもみられる。

■**分類**

- 破折した部位により、歯冠破折、歯頸部破折、歯根破折、およびこれらの混在した破折、また、破折線の方向から水平破折、垂直破折、斜破折に分類される。

■**症状**

1）歯冠破折

- エナメル質の破折はほとんど症状を示さないが、外傷性歯根膜炎を認める場合がある。
- 象牙質に達する破折では冷水痛、温熱痛を認める（図14）。
- 歯髄に達する破折は冷水痛、温熱痛を認め、歯冠の着色や出血をみる。

2）歯頸部および歯根破折

- 咬合痛・打診痛が強い。また、歯の動揺や偏位も生じる（根尖に近い破折では歯の動揺や偏位をみることは少ない）。
- 歯周組織や歯髄からの出血がみられる。

■**診断**

- 打診、透照診、動揺度などを診査する。
- また、軟組織損傷や歯槽骨骨折の合併なども確認する。
- 歯根破折が疑われる場合、エックス線で破折線の位置や状態、歯槽骨の損傷など

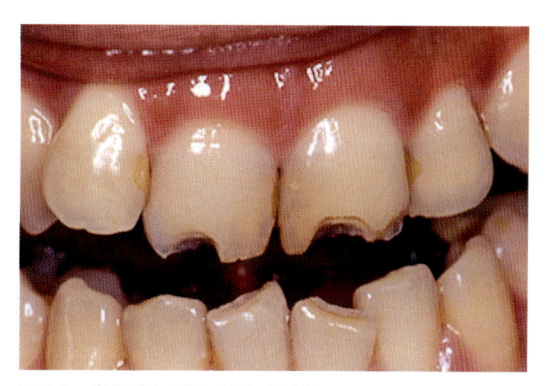

図14　象牙質に達する歯の破折

を確認する。

■発生頻度

- 上顎前歯部の発生頻度が高い。

■治療方針

- 歯冠破折のみではコンポジットレジンなどによる保存修復処置が行われる。
- 歯頸部破折では抜髄などの歯内療法を行った後、歯冠補綴修復を行う。
- 歯根破折、特に垂直破折では抜歯となる。歯根の 1/2 程度の水平破折であれば、矯正歯科治療で歯根を挺出させた後、補綴修復を行うこともある。

4. 歯の脱臼

■原因

- 衝突、転落、殴打、抜歯時の隣在歯への外力負荷、気管内挿管時の喉頭鏡による外力負荷などによる。学童期では事故、成人では運動に伴うものが多い。
- 慢性歯周炎による歯槽骨吸収で病的に脱臼することもある。

■分類

1）不完全脱臼

- 歯根膜の一部が断裂し、歯が歯槽窩内に保持されている状態。歯の偏位（挺出、捻転、転位、あるいは歯槽内への陥入）などがある（図 15a）。

2）完全脱臼

- 歯根膜が完全に断裂し、歯が歯槽窩から逸脱（脱落）した状態（図 16a）。

■症状

- 軽度の不完全脱臼であれば打診痛、接触痛などの外傷性歯根膜炎や歯の動揺がみられ、咀嚼障害が生じる。歯髄壊死が生じると後に歯の変色も現れる。
- 歯が挺出、捻転、転位あるいは陥入すると咬合不全となる。
- 完全脱臼では歯が脱落して欠損となる。
- 歯肉の損傷や歯槽骨あるいは顎骨骨折を伴うことも多い。

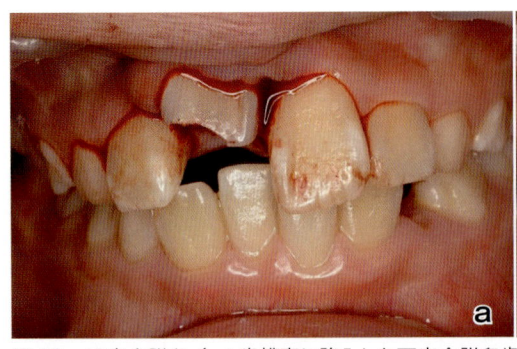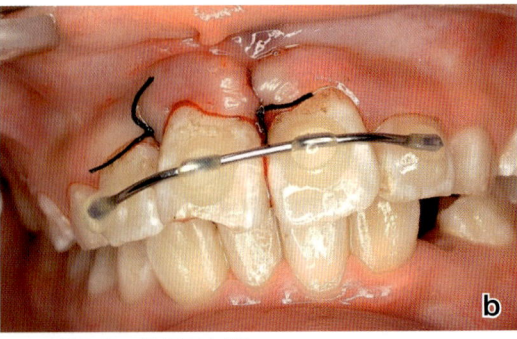

図15　不完全脱臼（a：歯槽窩に陥入した不完全脱臼歯、b：嵌入歯の整復固定後）

（東大宮病院歯科口腔外科 提供）

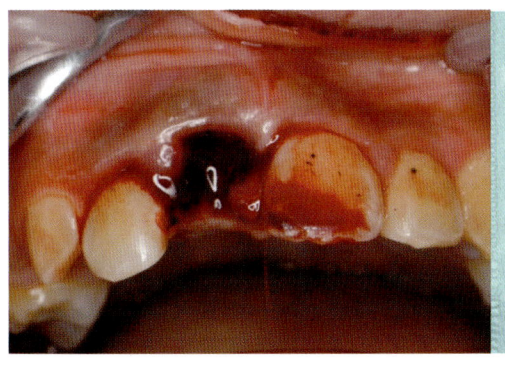
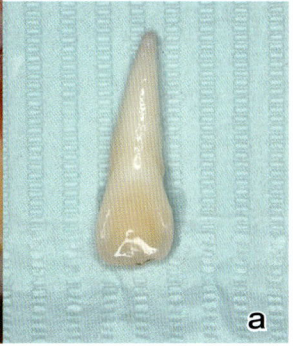
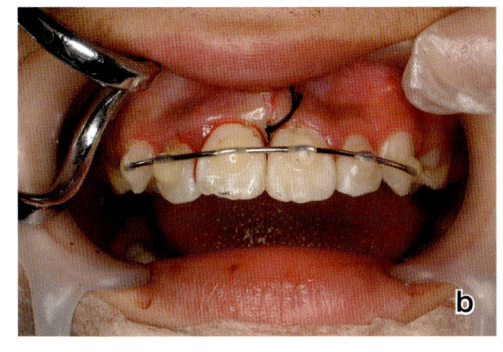

図 16　歯の完全脱臼
a：歯が完全脱臼した歯槽窩と完全脱臼歯
b：完全脱臼歯の再植固定後
　　　　　　（東大宮病院歯科口腔外科 提供）

■診断

- 歯や歯槽骨の動揺のほか、周囲軟組織損傷の有無を確認する。
- 歯科用エックス線写真やパノラマエックス線写真などで歯根膜腔の拡大、歯根破折や歯槽骨骨折の有無などを確認する。
- 歯冠破折や完全脱臼でその行方が不明な場合は、誤嚥や誤飲の可能性もあるので胸部エックス線写真などを撮影する。

■治療方針（付章Ⅲを参照）

- 脱臼歯は歯槽窩へ整復（完全脱臼歯は再植）して、隣在歯と固定する（図 15b、16b）。
- 脱臼歯の歯髄処置：歯髄の生活反応は数週間～数か月後に回復することがあるが、生活反応が回復しない場合には根管治療を行う。
- なお、完全脱臼した根未完成歯で保存状態が良ければ、歯根が完成することも多い。

1）脱臼歯の固定

- 単純な歯の脱臼では、固定法は連続歯牙結紮、線副子、接着性レジンなどで 7 ～ 10 日間顎内固定する。
- 歯槽骨骨折を伴う場合には隣在歯と線副子を用いて固定し、3 ～ 4 週以上の固定期間を要する。固定期間中は対合歯と咬合接触しないように咬合調整する。

2）完全脱臼歯の保存

- 歯根膜やセメント質を乾燥させないように、牛乳やスポーツイオン水への浸漬、あるいは患者の舌下部に置いて搬送させ、再植前に生理食塩液で洗浄後、歯根膜やセメント質を機械的に傷つけないように再植して固定する。

3）予後

- 受傷から処置までの時間が短いほうが予後に良い。2 年後の観察で、30 分以内に処置された

場合では歯根の外部吸収が10％であったのに対し、2時間以上経過して処置されたものでは95％に認められた。

5．骨折

■骨折の種類

1）原因による分類

- **外傷性骨折**：交通事故・転落・殴打・スポーツ・作業事故などの急性外傷による骨折。
- **病的骨折**：通常の生理的な外力により骨折をきたしたもので腫瘍・炎症・骨代謝異常などによる骨組織の吸収破壊が素因となる。

2）被覆軟組織の損傷による分類

- **単純骨折**：骨折部が外界と交通していない骨折。
- **複雑骨折**：被覆軟組織の損傷があり、骨折部が外界と交通している骨折。

3）骨折の状態による分類

- **不完全骨折**：骨折部の分離が不完全で、骨片が一部連続している骨折。
- **若木骨折**：骨の一部が破折し、他部が屈曲した状態）は小児の下顎骨骨折に多くみられる。
- **完全骨折**：骨折部位が完全に離断している骨折。

4）外力の作用部位による分類

- **直達骨折**：外力の直接作用部位での骨折。
- **介達骨折**：外力が伝搬した部位に生じた骨折。

5）骨折箇所数による分類

- **単発骨折**：骨折箇所が1か所の骨折。
- **多発骨折**：同時に複数箇所に発生した骨折。

6）骨折線数による分類

- **単線骨折**：骨折線が1本の骨折。
- **複線骨折**：骨折線が2本以上の骨折。
- **粉砕骨折**：骨折片が粉砕されている骨折。

7）受傷から処置までの時間による分類

- **新鮮骨折**：受傷後数日以内の骨折。
- **陳旧骨折**：受傷後、治療を受けることなく3〜4週間以上経過した骨折。

■原因

- 交通事故、スポーツ、作業事故、衝突、転落、殴打などによる直達骨折のほか、介達骨折や下顎骨では病的骨折が生じることもある。

■診断

- 骨折線の有無、部位、到達程度をパノラマエックス線撮影やP-A法、Waters法などで確認する。近年では三次元CTが有用となっている。

■治療方針

- 咀嚼、咬合の機能回復および顔面の形態回復が治療目的となる。

- 処置に先立って全身状態や呼吸障害、頭蓋内損傷、頸椎損傷などの他臓器ないし隣接臓器の損傷について検査し、必要に応じて専門医と対診する。
- 軟組織損傷が存在すれば、止血後、必要に応じ**デブリードマン**を行い、縫合処置を行う。
- 骨折部位や年齢、残存歯の状態によって整復方法・固定方法を選択し、処置に入る。
- 骨折治療の方法は**非観血的整復固定法**と手術による**観血的整復固定法**とがある。
（付章Ⅲ -13. ❶下顎骨骨折の非観血的整復・固定法〈p.502〉参照）。
- 小児の下顎骨骨折では、床副子を顎骨に**囲繞結紮**して整復固定し、オトガイ帽などで開口制限をする（図17）。

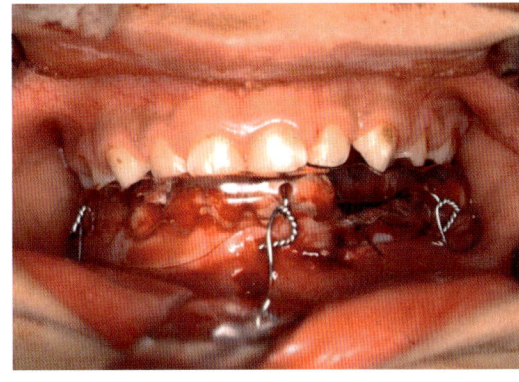

図17　小児の下顎骨骨折への床副子を用いた非観血的整復固定（囲繞結紮）

❶ 歯槽突起骨折（fracture of the alveolar process）

- 歯槽突起に限局し、顎骨には及ばない骨折。

■症状

1）受傷部位
- 上下顎ともに前歯部に多くみられる。特に上顎に多い。

2）口腔内所見
- 歯肉の裂創、粘膜下に斑状出血を示す。骨片の断端の触知、歯は骨折に伴って脱臼、破折、嵌入などを起こしやすい（図18a、b）。

3）骨折片の動揺
- 骨片は一塊として動揺し、歯が単数または複数で含まれる。

4）骨片の偏位
- 上顎では歯槽突起の唇・頬側部が骨折を起こしやすく、骨折片は外力の加わった方向に偏位しやすい（図19）。下顎では歯槽突起の唇側、舌側のどちらにも偏位する。

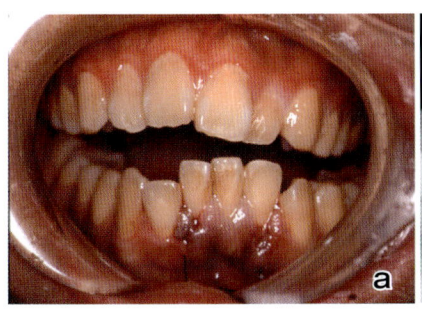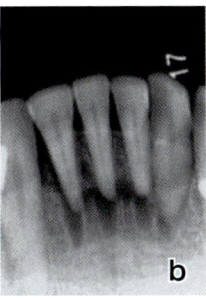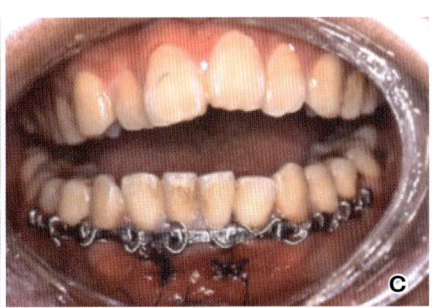

図18　歯槽突起骨折
a：歯槽骨骨折を伴った不完全脱臼
b：歯槽骨とともに歯槽窩から歯が挺出
c：歯槽骨骨折を伴った不完全脱臼の整復固定後（線副子を用いた顎内固定）

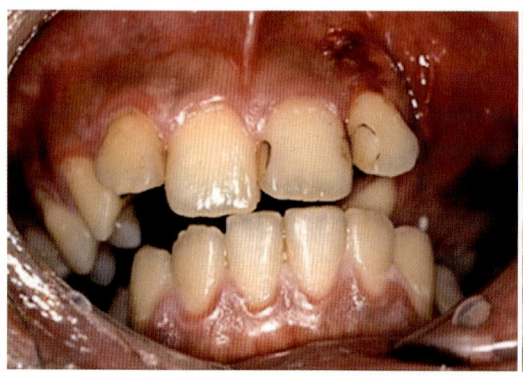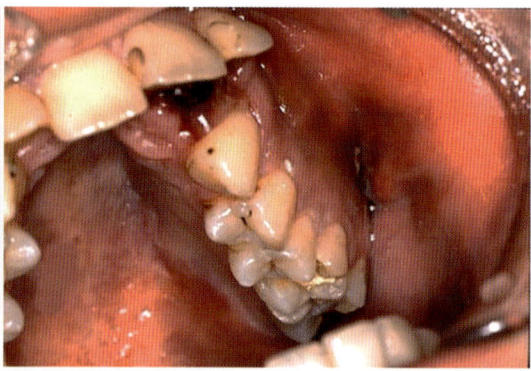

図 19　上顎の歯槽突起骨折。骨片は口蓋側に偏位し、咬合不全を起こしている

■治療方針

1）骨折部の洗浄

- 歯肉粘膜の損傷を伴う場合、汚染した小さな破折片は除去し、軟組織の汚染部はデブリードマンを行い、粘膜を縫合する。

2）骨折片の整復

- 多くは手指による徒手整復が可能で、骨・粘膜の正しい位置への整復には手指による圧迫が良い。
- もし義歯が装着されていたならば義歯を固定の補助とする。
- 小さな骨片で遊離しているものは除去することがある。
- ただし、粘膜骨膜弁の作成・移動は骨への栄養補給を遮断し、骨壊死を招くことがあるので注意を要する。

3）顎内固定

- 隣接歯の歯植に問題がなければ、顎内固定装置は線副子や連続歯牙結紮、矯正歯科用ブラケットや接着性レジン固定を用いる。乳歯列や無歯顎、残存歯が少数であれば床副子が用いられる。
- 固定期間は成人で約4〜6週、乳歯列では約2週である。
- なお、対合歯との咬合接触に障害をきたさないよう配慮する。

4）歯の処置

- 基本的には脱臼歯の処置に準ずる。
- 骨折線に関わる歯は歯髄壊死の可能性がある。
- 歯髄壊死をきたした歯は根管治療を要する。しかし、受傷後8週ないし数か月は歯髄反応が回復する可能性がある。
- 外傷から整復、固定までの時間が長いほど、歯髄壊死や根尖性病巣を生じやすい。

❷ 下顎骨骨折（mandibular fracture）

- 下顎骨体、下顎枝、筋突起、関節突起を含めた下顎骨に発生した骨折。
- 関節突起骨折ではオトガイ部への衝撃による介達骨折が多い（図 20、21）。

■発生頻度

- 顎顔面骨折の約2/3を占める。男性に多く、20歳代で頻度が高い。また最近は高齢者の転倒による骨折も多い。

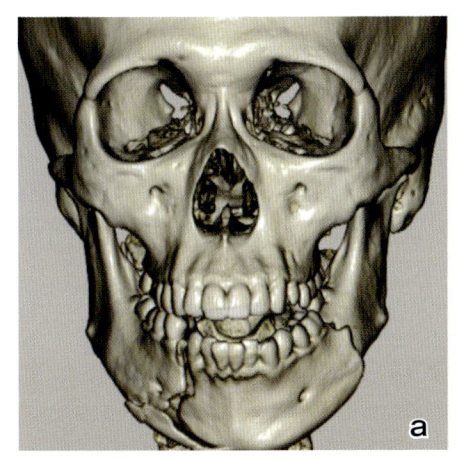
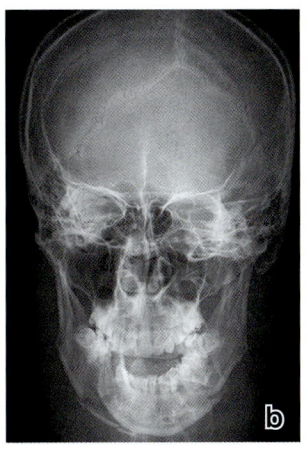
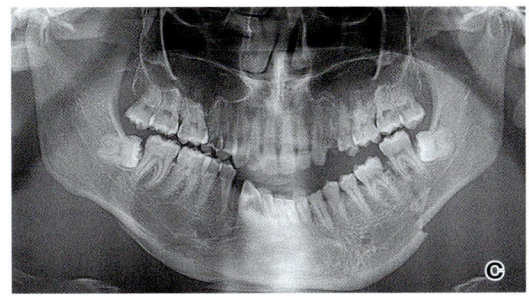

図20　下顎骨骨体部の骨折
a：三次元 CT 像
b：後頭・前頭方向エックス線像
c：パノラマエックス線像

- 好発部位は下顎前歯部、下顎骨体部、下顎角部、関節突起部である。

■症状

1）顔貌所見
- 顔貌の変形の原因としては、顔面軟組織の損傷、出血および炎症に由来する腫脹、または骨折片の偏位などが挙げられる。
- 片側性のものでは顔貌の非対称性がみられる。

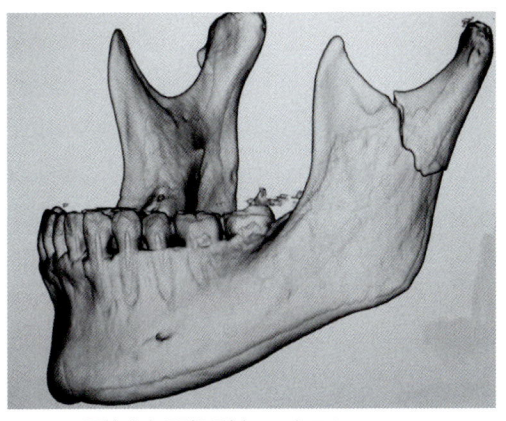

図21　関節突起頸部骨折の三次元CT

2）咬合異常
- 完全骨折では骨片に付着する咀嚼筋によって偏位が生じ、咬合異常を起こす。
- しかし、筋突起骨折では咬合異常は生じない。

3）骨折部の痛み
- 骨折部位に一致した圧痛（Malgaigne の圧痛）、自発痛、運動時痛を認める。

4）知覚異常
- 下顎角部および大臼歯部の骨折では、下歯槽神経が傷害されることがあり、下唇やオトガイ部に知覚異常、知覚麻痺などが現れる。

5）開口障害
- 下顎運動に伴う創痛が生じ、ほとんどすべてに開口障害が現れる。
- 下顎角部は咀嚼筋付着部であり、同部の骨折では炎症性筋拘縮による開口障害も出現する。

表2　骨折片の偏位と咬合状態

骨折部位	付着する筋肉	牽引方向	偏位と咬合
関節突起 （下顎頸部）	外側翼突筋	前内方	小骨片は前内方に偏位 正中は患側に偏位 患側臼歯部は閉口筋群によって早期接触 両側性：大骨片は閉口筋群によって後上方に偏位する。 ⇒臼歯部が早期接触して、前歯部が開咬となる。
筋突起	側頭筋	後上方	小骨片のみ後上方に偏位 咬合は変わらない
下顎角	咬筋、内側翼突筋	内上方	小骨片は閉口筋群によって上方に偏位 大骨片は開口筋群によって外下方に偏位 正中は患側に偏位 患側臼歯部は開咬 両側性：大骨片は開口筋群によって下方に引かれる。 ⇒前歯部は開咬、臼歯部は早期接触する。
骨体部 （臼歯〜犬歯）	顎舌骨筋 顎二腹筋前腹	下内方	小骨片は閉口筋群によって内上方に偏位 大骨片は開口筋群によって内（外）下方に偏位 正中は患側に偏位 患側大臼歯部は早期接触する
正中部	オトガイ舌骨筋	下内方	偏位少ない 顎運動時、骨折部の離開と閉鎖（骨片呼吸）

6）骨折片の偏位と咬合状態

- 表2参照。

■治療方針

- 前述の口腔顎顔面外傷の初期治療に従い、骨折状態や残存歯、年齢、全身状態などを考慮し、整復方法や固定法などを選択する（詳細は付章Ⅲ -13. ❶下顎骨骨折の非観血的整復・固定法〈p.502〉参照）。

❸ 上顎骨骨折（maxillary fracture）

- 上顎は単体の骨ではなく、上顎骨、頬骨、口蓋骨、鼻骨、涙骨、篩骨によって構成された複合体である（図22）。
- そのため、一般的に上顎骨骨折は上顎骨の単独骨折を意味せず、頬骨をはじめとする隣接骨との複合骨折を指す場合が多い。

■発生頻度

- 下顎骨骨折に比べ低頻度である。Le Fort（ルフォー）Ⅱ型が比較的多く、頬骨骨折と合併するこ

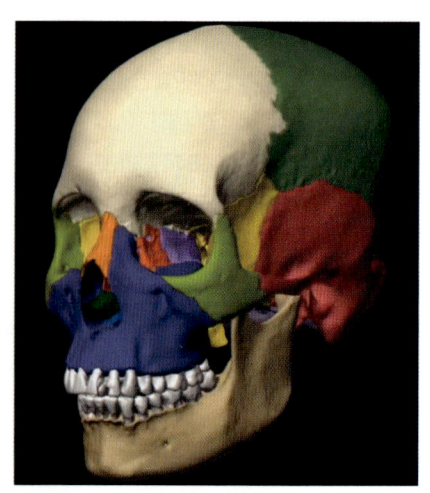

図22　上顎骨と隣接する骨

とが多い。

- 頭部損傷、胸部損傷と合併することが少なくない。
- 男性に多い。
- 下顎骨骨折に比べ交通事故によるものが多い。

■分類

1）Le Fort Ⅰ型骨折

- 骨折線が両側の梨状孔下部から犬歯窩、上顎洞の前壁から側壁を通り、頬骨下縁に沿い、翼口蓋窩から蝶形骨翼状突起下部に至る骨折で、上顎骨横断骨折あるいは水平骨折ともいわれる（図23〜25：赤線）。

2）Le Fort Ⅱ型骨折

- 骨折線が鼻骨から上顎前頭突起、涙骨、篩骨を経て眼窩内壁、眼窩底を通り、下眼窩裂から頬骨上顎縫合を通って上顎洞側壁から翼口蓋窩を経て、蝶形骨翼状突起に至る骨折で、Le Fort Ⅰ型よりやや高位置に生じる上顎骨の錐形（ピラミッド型）骨折（図23〜25：黒線）。

3）Le Fort Ⅲ型骨折

- 骨折線が鼻骨前頭縫合部から上顎骨前頭突起を通り、涙骨、篩骨を経て眼窩内壁から下眼窩裂、眼窩外側壁から頬骨前頭縫合を経て後方に向かい、翼口蓋窩から翼状突起基部に至り、頬骨側頭縫合にも及んで頬骨弓骨折も含む（図23〜25：青線）。

4）この他

- 梨状孔から鼻中隔を通って硬口蓋を二分する縦骨折がある。

■症状

1）顔貌所見

- 顔面皮膚に出血・浮腫性腫脹をみる。
- Le Fort Ⅰ型での顔貌の変形は少ない。
- また、Ⅱ・Ⅲ型では両眼周囲のメガネ状血腫が生ずる（図26a）。
- 骨片の偏位によって、Le Fort Ⅱ・Ⅲ型では顔面中央部の陥凹（皿状顔貌：dish face）を示す。

2）咬合異常

- 通常は外力の加わった方向に骨片が偏位し、咬合は上顎後退に伴う相対的下顎前突や開咬として現れる（図26b、c）。
- Le Fortの骨折（特にⅠ型）では上顎歯列弓が一塊として浮動状態となる。

3）知覚異常と痛み

- Le Fort Ⅱ・Ⅲ型骨折では眼窩下神経領域の頬部や上唇に知覚麻痺が現れやすい。
- 自発痛、咬合痛、咀嚼痛を認め、骨折部の圧痛はLe For Ⅰ型では歯肉頬移行部・頬骨下稜に、Ⅱ型では鼻根部・眼窩下縁・頬骨下稜に、Ⅲ型では鼻根部・眼窩外側縁・頬骨弓部にみられる。
- 特に、Le Fort Ⅰ型骨折では骨折片の動揺（floating maxilla）など異常可動性を認め、可動部の痛みを訴える。

4）出血

- 鼻出血を認める。出血は顎動脈、大口蓋動脈の損傷により大量となる。

5）合併症

- 鼻や耳からの脳脊髄液の流出、乳様突起部の内出血や昏睡の持続など意識障害をみる場合は脳

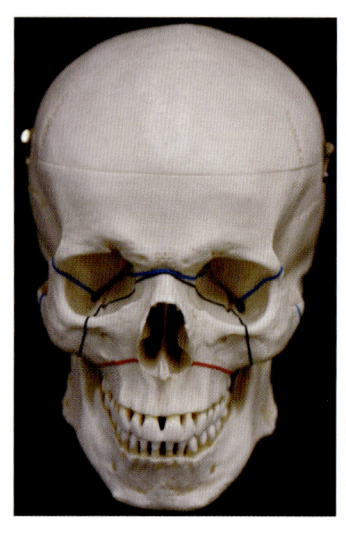

図 23　Le Fort I 型骨折（赤線）、Le Fort II 型骨折（黒線）、Le Fort III 型骨折（青線）の骨折線の走行を示す

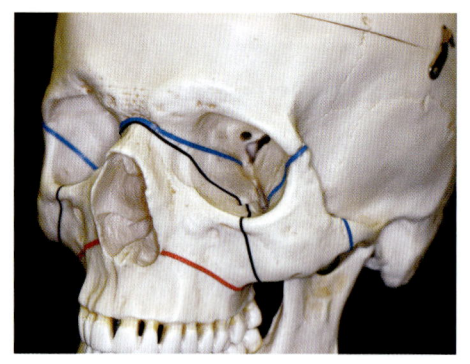

図 24　各骨折線の眼窩内の走行を示す

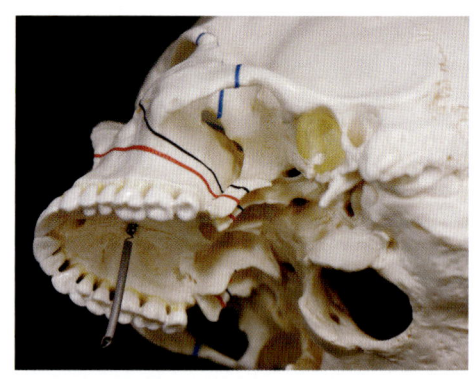

図 25　各骨折線の翼口蓋窩内の走行を示す

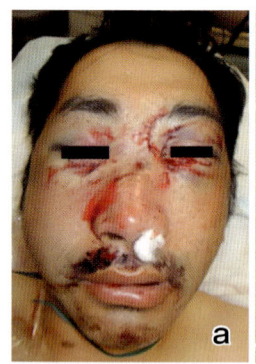
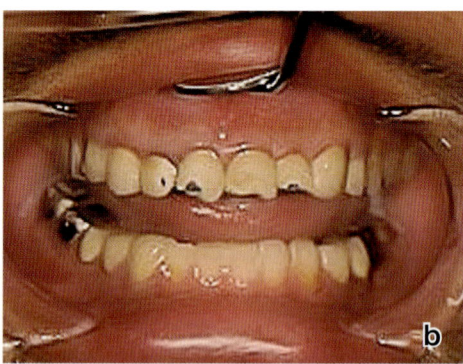
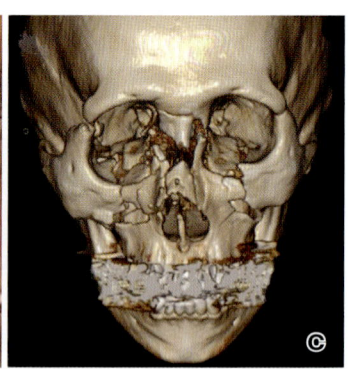
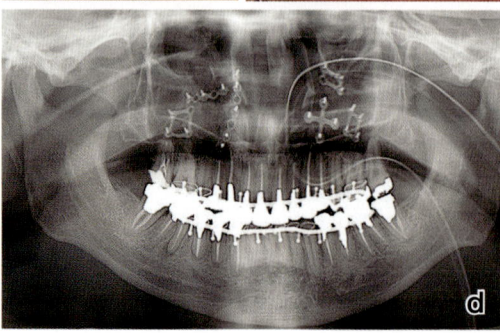

図 26　Le Fort II 型骨折
a：顔貌写真
b：口腔内写真
c：三次元 CT
d：観血的整復固定後のパノラマエックス線像

損傷を伴っている可能性が高い。

■治療方針

- 前述の口腔顎顔面外傷の初期治療に従う。
- 下顎骨骨折に比べ、頭蓋内損傷、頸椎損傷などを合併することも多い。
- 耳・鼻からの脳脊髄液漏出があれば、頭蓋内圧亢進を避けるために軽い圧迫にとどめる。
- 鼻出血は多くの例で合併して生ずる。
- 止血は外鼻孔からのパックおよび後鼻孔からの**ベロックタンポン**を行う。
- 骨折状態や残存歯、年齢、全身状態などを考慮し、現在ではほとんどの症例でミニプレートを用いた観血的整復固定術が選択される（図26d）。

❹ 頬骨・頬骨弓骨折（fractures of the zygomatic complex and arch）

- 直達外力により頬骨前頭縫合部、頬骨上顎縫合部、頬骨側頭縫合部に生じた骨折が頬骨骨折で、内側に偏位することが多い（図27）。
- 頬骨弓骨折はM字に陥凹した骨折を起こしやすい（図28）。
- 頬骨および頬骨弓骨折は上顎骨骨折と合併することが多い。

■**分類（Knight & Northの分類）**（図29）

- Ⅰ型：頬骨体部の転位のないもの。
- Ⅱ型：頬骨弓骨折だけのもの。
- Ⅲ型：回転を伴わない頬骨体部骨折。
- Ⅳ型：内側回転を伴う頬骨体部骨折。
- Ⅴ型：外側回転を伴う頬骨体部骨折。
- Ⅵ型：頬骨体部粉砕骨折。

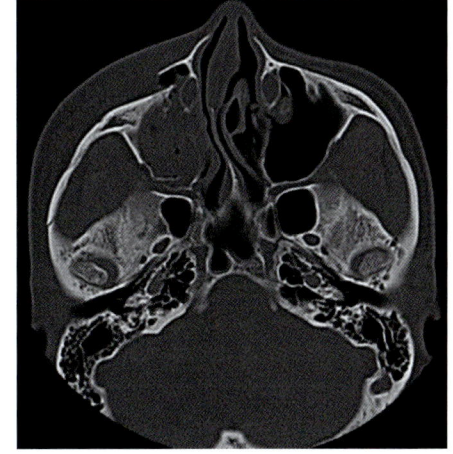

図27　頬骨骨折のCT

■症状

1）顔貌所見

- 頬骨骨折では眼周囲の皮下出血や眼瞼の浮腫、頬骨や頬骨弓の偏位による顔貌の非対称が生じる。

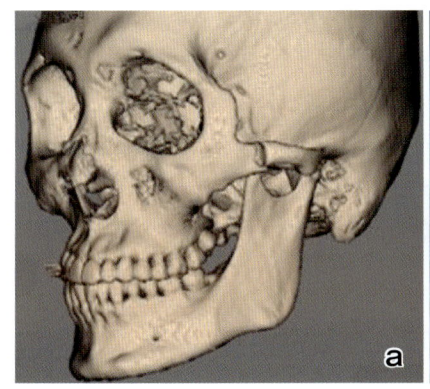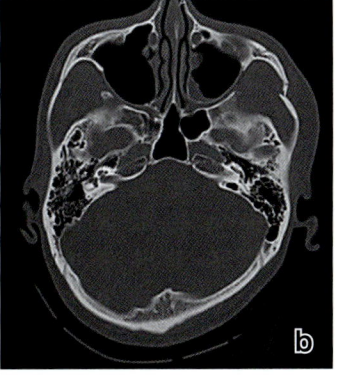

図28　頬骨弓骨折（a：三次元CT、b：M字に陥凹した頬骨弓）

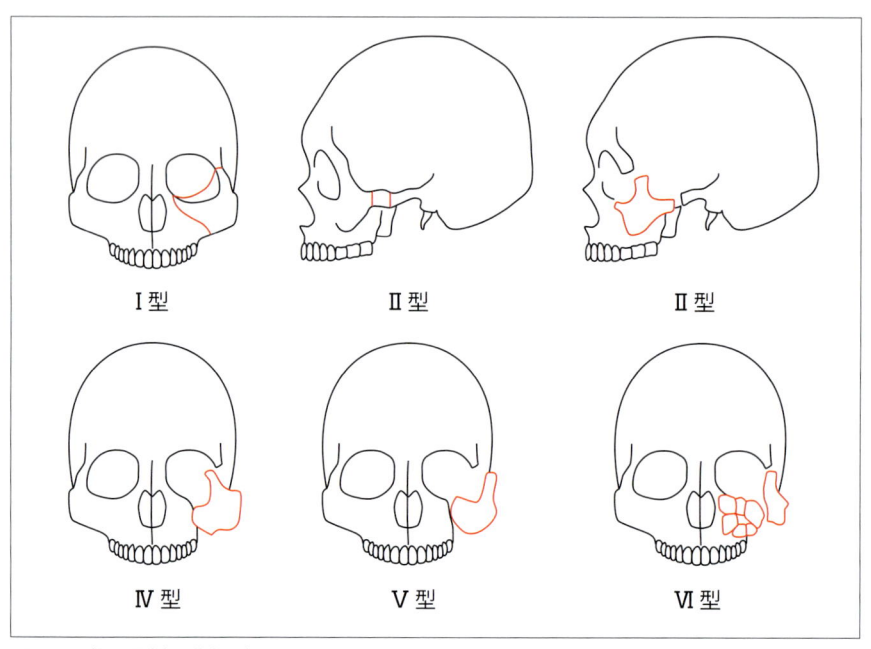

図29 頬骨骨折の分類（Knight & North, 1961）　II型は頬骨弓骨折

2）眼球運動障害

- 頬骨骨折では下直筋障害により眼球の上下運動障害が起こる。

3）視覚障害

- 頬骨骨折では複視が生じやすい。

4）知覚障害

- 頬骨骨折では眼窩下神経が傷害されると頬部や上唇に知覚異常が生じる。

5）咬合

- 頬骨および頬骨弓骨折のみでは歯列が含まれないため咬合異常は生じない。

6）開口障害

- 頬骨弓が陥凹し、骨片が筋突起と干渉することで生じる。

■診断

- ウォータース（Waters）投影法、後頭前頭方向投影法、断層撮影、CT、MRI が有効である。
- 上顎洞内への軟組織・骨片の嵌入や粘膜下血腫による陰影、および眼窩下管の不明瞭が重要な所見となる。

■治療方針

- 偏位が少なく機能障害の少ない場合は特に処置は行わない。
- 新鮮例では整復のみ行い、固定を行わないこともある。
- 偏位の大きい例や陳旧例では観血的な整復とミニプレートによる骨固定を行う。
- 頬骨弓骨折では側頭部からのアプローチ（**Gillies のアプローチ**）で、**Rowe のエレベーター**を用いて整復を行う（詳細は付章III -13. ❻頬骨および頬骨弓骨折の観血的整復固定術〈p.510〉参照）。

❺ 鼻骨骨折（fractures of then nasal bone）

- 外傷などの直達外力により鼻骨に生じた骨折。

■症状

1）顔貌変化

- 鼻周囲の腫脹や皮下出血がみられる。
- 鼻骨が左右どちらかに偏位すると斜鼻、鼻骨が陥凹すると鞍鼻が生じる。

2）鼻出血、鼻閉

- 鼻出血とともに、鼻粘膜が腫脹して鼻閉が生じる。

■治療方針

- 鼻骨に変形がない場合は特に治療の必要はない。
- 新鮮骨折は局所麻酔下で鼻骨整復鉗子を用いて偏位した鼻骨を整復し、鼻骨スプリントで外固定する。
- 陳旧性骨折の場合は全身麻酔下で観血的整復固定が行われる。

❻ 眼窩底吹き抜け骨折（fracture of the orbital floor, blow-out fracture）

- 眼球に外力が加わり、眼球の内圧によって、薄い眼窩内側壁や下壁に生じる骨折で、眼窩内容物が下方の上顎洞内へ陥入する（図30）。**ブローアウトフラクチャー**ともいう。

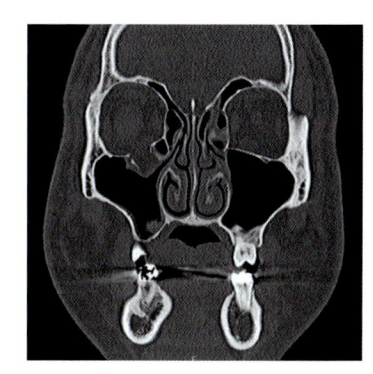

図30 眼窩内容物の上顎洞内への陥入（*図20、21、26 ～ 28、30は沼津市立病院歯科口腔外科 提供）

■症状

1）顔貌所見

- 眼球周囲の腫脹や皮下出血、腫脹が消退すると眼球陥凹が明瞭となる。

2）眼球運動障害

- 下直筋障害により眼球の上下運動障害が起こる。

3）視覚障害

- **複視**は眼筋運動障害に伴うもので、主として上方や外側凝視のときにみられる。

4）知覚障害

- 眼窩下神経の障害で頬部や上唇に知覚異常が生じる。

5）鼻出血、鼻閉

- 上顎洞に血液が貯留すると現れる。

■治療方針

- 複視や眼球陥凹、眼球運動障害がみられなければ観察のみとする。
- 観血的整復手術は陥凹した組織および破壊された骨の修復を目的とし、受傷後2週以内に行う。
- 眼窩下縁部切開や下眼瞼切開または結膜切開を加え、骨移植、チタンメッシュ、合成ポリマーなどを挿入して眼窩内容の上顎洞への陥入を防止する。
- また、犬歯窩あるいは自然孔から上顎洞内へバルーンを挿入し、眼窩底を挙上することもある。

（北原和樹、松野智宣）

Ⅲ 炎症

1. 総論

▶ 炎症とは、生体にある一定以上の刺激が加わったときに起こる生体の防御反応である。

▶ 組織学的には、組織の変性、局所循環障害（充血、滲出など）、組織の増殖をきたす病変である。

▶ 臨床的には局所の**発赤**、**熱感**、**腫脹**、**疼痛**、**機能障害**の5徴候を生ずる。

❶ 炎症の原因

1）外因
- 微生物感染。
- 物理的刺激。
- 化学的刺激。

2）内因
- 代謝異常：生体の代謝異常により生ずる有害物質の刺激（例：尿酸による痛風）。
- 免疫反応の産物：外来からの侵入物に対して体内に産生された抗体が刺激となる。

❷ 炎症の経過

1）第1期（血管透過性亢進期）
- 病的刺激により局所組織中のヒスタミン、セロトニン、ブラジキニン、プロスタグランジンなどの**ケミカルメディエーター**[注1]が活性化して血管の拡張、透過性の亢進を起こす。

2）第2期（白血球遊走期）
- 好中球が遊走因子により誘導されて炎症巣に遊走浸潤し、微生物や異物を貪食する。

3）第3期（結合組織増殖期）
- **マクロファージ**[注2]などの細網内皮系細胞が増殖し、細菌、異物壊死物質を貪食する。

注1 **ケミカルメディエーター**：炎症の過程で産生され、炎症の流れを引き起こす化学伝達物質。
注2 **マクロファージ**：細網内皮系の根幹をなす細胞で、大型の単核球である。細菌や異物を貪食し、リソソーム酵素、プロスタグランジン、インターフェロンやインターロイキン-1などのサイトカインを放出する。

- 次いで形質細胞、リンパ球、肥満細胞、線維芽細胞が増殖し、血管新生が起こり肉芽が形成される。
- 次いで組織は線維化し瘢痕を形成する。

❸ 炎症の5徴候

①発赤
- 刺激による局所の血管が拡張、充血[注3]、うっ血[注4]することによる。

②熱感
- 血管拡張や局所の代謝亢進による温度の上昇による。

③腫脹
- 血管の透過性亢進により、高分子タンパク質が血管外に漏出し、浸透圧が上昇することによる。慢性炎症では組織の増殖も関与する。

④疼痛
- **内因性発痛物質**（**ヒスタミン、プロスタグランジン**）の遊離、pH低下、浸透圧上昇、温度上昇、腫脹による痛み受容器への刺激による。

⑤機能障害
- 上記の症状や肉芽形成による。

❹ 炎症の全身への影響

1）発熱
- 炎症では発熱物質が生産される。
- 発熱とは37℃以上を意味する。
- 分類（右表）

> 微熱：37℃以上38℃未満
> 中等度発熱：38℃以上39℃未満
> 高熱：39℃以上
> **稽留熱**（38℃以上で日差が1℃以内）
> **弛張熱**（38℃以上で日差が1℃以上）
> **間歇熱**（38℃以上と37℃以下が交互に出現）

2）白血球の増加と核の左方移動
- 急性炎症時には全身的防御反応により、白血球増加症（10,000/μL以上）および好中球増加症（8,000/μL以上）が起こる。
- 炎症が強度であると白血球の産生と補給が不十分となり、未成熟な桿状核を有する**好中球**が末梢血中に出現して**核の左方移動**を起こす。
- 炎症後期では末梢血中に炎症産物の処理を担当する単球が増加する。
- ウイルス感染ではリンパ球がやや増加し、好中球は減少することが多く、白血球数としては発病初期に正常もしくは減少する。

3）赤血球沈降速度の亢進
- 血液中のフィブリノゲン、**α2グロブリン**、**γグロブリン**の増加による非特異的な反応である。

4）C反応性タンパク（CRP）の増加
- 炎症や組織破壊に伴い血清中に増加する。

注3　**充血**：動脈性の血液量が増えた状態。
注4　**うっ血**：静脈還流が障害されて静脈性の血液量が停滞した状態。

- 非特異的な反応であるが、炎症早期より変化するため血液マーカーとして診断価値は高い。

❺ 炎症の分類

1）時間的経過による分類

ⅰ．**急性炎**：急性炎は炎症初期にみられ、炎症の5徴候が強く、全身症状も出現する。

ⅱ．**亜急性炎**：急性炎と慢性炎の中間型。

ⅲ．**慢性炎**：慢性炎は炎症症状や全身症状は軽度であるが長期にわたり持続する。

- 慢性炎で生体の抵抗性が減弱したり、感染が増悪すると急性化する。また、急性炎消退後に原因治療を行わないと慢性炎となる。

2）病理組織学的分類

（1）変質性炎

- 組織の変性、壊死を主体とし、滲出と増殖が軽い炎症である。
- 実質性炎とも呼ばれる。

（2）滲出性炎

- 局所滲出を主体とする炎症であり、臨床で遭遇する急性炎の大部分を占める。滲出成分により細分類されるが、これらの各型の滲出性炎はいくつかの型が混在したり、他の型への移行がみられたりする。

①漿液性炎

- 血漿成分が血管外へ滲出する炎症。
- 漿液が結合組織内に滲出したものが炎症性水腫、上皮層に滲出すると水疱となる。

②カタル性炎

- 粘膜下浅層の血管から漿液が滲出し、表層の粘膜を破壊しないで表面へ滲出する炎症。

③化膿性炎

- 滲出液の中に多量の好中球を含み、好中球の変性壊死と組織の融解液化により膿汁が形成される炎症。
- **膿瘍**（abscess）（図1）：限局的な化膿性炎により、膿汁が組織内に貯留した状態であり、周囲から肉芽組織の形成が起こり、膿瘍を被包して膿瘍膜を形成する。臨床的には**波動**を触れる。膿瘍が皮膚粘膜の表面で自潰し排出孔を形成したものを**瘻**（fistula）という。膿汁が組織間隙を流下して別の場所に新しく膿瘍を形成したものを**流注膿瘍**（sinking abscess）という。
- **蜂窩織炎（蜂巣織炎）**（phlegmon）：化膿性炎が疎性結合組織中を広範にび漫性に進展したも

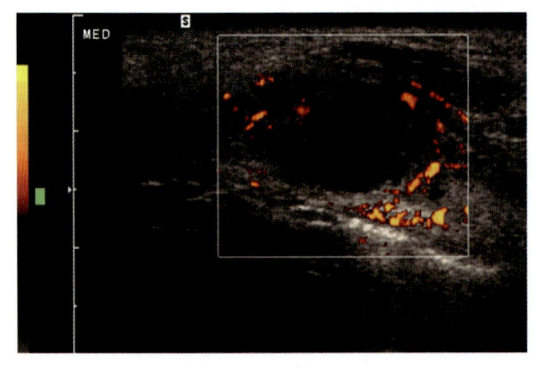

図1　化膿性炎
US 像における膿瘍は、境界不鮮明な形態で周囲より低エコーを示し、周辺組織には炎症による浮腫性変化を反映する高エコー領域（および血流亢進）が存在する。膿瘍腔内はわずかに高低エコー域が混在し、膿汁における密度の不均一性を示す

（徳島大学歯学部 高橋 章先生 提供）

のである。化膿性炎のなかでは重篤である（例：口底蜂窩織炎）。

- **化膿性表皮カタル**：粘膜下浅層の血管から漿液と多量の好中球の滲出がみられ、組織を破壊しないで上皮細胞間隙を通って表面に滲出する炎症で、滲出した場所が体腔の場合には膿汁が貯留する。これを蓄膿症（empyema）という（例：上顎洞蓄膿症）。

④線維素性炎

- 滲出液中に多量の線維素を含有し、これが粘膜面、潰瘍面などに滲出析出して偽膜を形成するような炎症で、偽膜性炎とも呼ばれている（例：アフタ）。

⑤出血性炎

- 滲出液中に多量の赤血球を含む炎症。

⑥壊疽性炎

- 炎症巣内で感染微生物により腐敗を起こす炎症（例：壊疽性口内炎、重篤な口底蜂窩織炎）。

（3）増殖性炎

- 組織の増殖を主体にする炎症。増殖組織の主体は線維芽細胞である（例：エプーリス）。

（4）特異性炎（肉芽腫性炎）

- 特定の病原体に対して、組織が特有な反応を示し、特異な肉芽組織（肉芽腫）を形成する炎症（例：結核、梅毒、らい〈ハンセン病〉、放線菌症）。

❻ 感染症の成立

- 病原体が生体内に侵入し、一定の病変を惹起する場合を感染という。
- これには病原体の毒力（繁殖力、組織親和性、また病原体の産生するトキシンの強さなど）と生体側の防御力のバランスに依存する。
- 易感染性宿主（免疫抵抗力低下をきたした悪性腫瘍、糖尿病、ネフローゼ症候群、腎不全、免疫不全など）、未熟児、高齢者などは、通常の健康人には感染症を起こさないような病原性のきわめて弱い弱毒菌や、非病原菌といわれていた平素無害の菌によっても感染症を起こす。このような感染症を**日和見感染症**といい、近年増加している。

❼ 口腔炎症の特殊性

- 根尖性および辺縁性歯周炎に起因する炎症が多い。
- 歯と顎の関係から顎骨の炎症が多い。
- 歯、顎骨、上顎洞、鼻腔、口底、頬、咽頭および組織隙の解剖学的位置関係から、炎症の経過が複雑になりやすい。
- 口腔の常在菌叢、歯周病、感染根管など、特殊な環境から嫌気性菌を含んだ**混合感染**が比較的多い。
- 全身疾患の分症状としての炎症が口腔粘膜に発症しやすい。

❽ 口腔感染症の原因菌（表1）

- **好気性菌**と**嫌気性菌**との比は７：３〜６：４である。重症もしくは免疫能低下患者では嫌気性

表1 口腔化膿巣からの検出菌

		好気性菌	嫌気性菌
グラム陽性菌	球菌	口腔レンサ球菌 黄色ブドウ球菌 表皮ブドウ球菌	ペプトコッカス ペプトストレプトコッカス
	桿菌	コリネバクテリウム	ラクトバチルス クロストリジウム プロピオニバクテリウム
グラム陰性菌	球菌	ナイセリア ヘモフィリス	ベイヨネラ
	桿菌	クレブシェラ エンテロバクテリウム シュードモナス	フゾバクテリウム

　　菌がより強く関与する。

- 歯性感染症で一番多い検出菌は口腔レンサ球菌で全体の40%を占める。

❾ 顎口腔領域の炎症の拡大（図2、3）

- 歯性感染における微生物の侵入経路は、①齲窩→根管→根尖組織への経路、②歯周ポケットからの経路に大別される。
- 根尖性および辺縁性歯周炎から、骨膜もしくは骨髄の方向へ拡大する。
- さらに、顎骨周囲に拡大する。特に筋肉の間の疎性結合組織からなる隙に沿って拡大する（蜂窩織炎）。
- 上顎大臼歯部においては上顎洞に拡大する（歯性上顎洞炎）。
- 血液中に細菌が持続的に侵入して敗血症を起こすことがある。

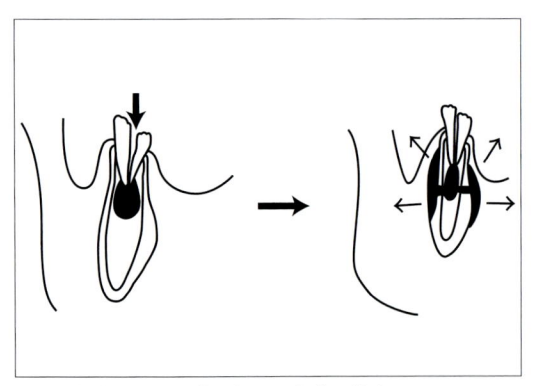

図2　齲窩からの細菌の侵入と化膿の拡大

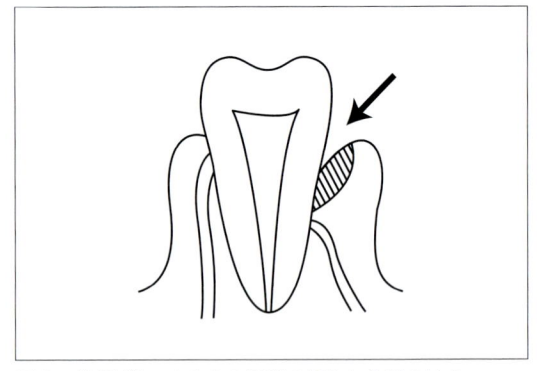

図3　歯周ポケットからの細菌の侵入と化膿の拡大

❿ 炎症の治療法

1）薬物療法

- 原因菌に対して**抗菌薬**を投与する。
- 腫脹、疼痛、発熱に対して**抗炎症薬**（非ステロイド性抗炎症薬〈NSAIDs：Non-Steroidal

Anti-Inflammatory Drugs〉）を投与する。

2）外科的療法

- 貯留した膿を切開にて排膿する。
- 感染源・壊死組織・異物の除去（抜歯、歯根端切除、根管治療、掻爬など）

3）全身状態の改善：安静、補液、栄養補給

4）罨法

- **冷罨法**：血管を収縮して血液とリンパ液の循環を抑制し、急性炎を抑える。発熱に対しては解熱に用いられる。
- **温罨法**：血管を拡張して血液とリンパ液の循環をよくする。慢性炎に対して疼痛軽減に用いられる。

5）高気圧酸素療法（HBO、Hyperbaric oxygen therapy）

- ２絶対気圧（大気圧の２倍、水深約10ｍの圧力）の部屋で１時間以上の100％酸素を呼吸することで、血清に酸素を溶解させ全身に高濃度酸素を供給する治療。
- 減圧症での体内窒素ガス排出に用いられる他、血流障害による組織低酸素状態の改善、創傷治癒促進にも用いられる。
- 白血球の滅菌作用増強、嫌気性菌などに対する殺菌作用を有することより、感染症（骨髄炎、放射線性顎骨壊死、ガス壊疽、壊死性筋膜炎）にも適応される。

2．歯周組織の炎症

❶ 辺縁性歯周炎（marginal periodontitis）（図4）

■原因

- 局所原因（歯垢、歯石、不良補綴物、不正咬合、口呼吸、歯周ポケット）による。
- 全身状態の悪化。

■症状

- 歯肉の発赤、腫脹、歯周ポケットからの排膿、歯肉膿瘍の形成。
- 進行すると歯槽骨吸収を起こし、歯の動揺を起こす。
- 数歯以上に症状が発現する場合には全身疾患（糖尿病、血液疾患など）を疑う。
- 慢性炎と急性炎がある。

■診断

- 臨床所見
- エックス線像にて歯槽骨の吸収を認める。

■治療方針

- 急性期には抗菌薬と抗炎症薬（非ステロイド性抗炎症薬）を投与する。

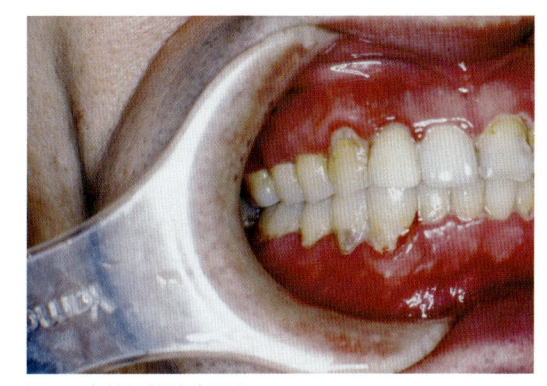

図4　急性辺縁性歯周炎

- 歯肉膿瘍形成時には切開排膿処置。
- 急性症状消退後に原因除去、プラークコントロール、歯周ポケット掻爬術。

❷ 根尖性歯周炎（apical periodontitis）（図5）

■原因
- 齲蝕、歯髄腔からの細菌感染。

■症状
- 慢性炎と急性炎がある。
- 急性炎では持続的自発痛、根尖部圧痛、打診痛、歯の動揺と挺出感、根尖部歯肉膿瘍形成がある。
- 慢性化すると根尖部に瘻孔を形成する。

■診断
- ほとんどの原因歯は失活している。
- エックス線像にて根尖部の透過像を認める。

■治療方針
- 急性期には根尖部病巣からの排膿を図り（髄腔開口、および歯肉膿瘍形成時には切開）、抗菌薬と抗炎症薬を投与する。
- 急性炎症症状消退後、根管治療で歯の保存を試みる。歯が保存できない場合には抜歯、歯根端切除を行う。

■その他の特徴
- 時に歯根膜経由にて炎症を起こすことがある。
- 進行例では辺縁性歯周炎と根尖性歯周炎とが併発することもある。
- まれに血行性感染がある。
- 急性炎と慢性炎を繰り返すこともある。

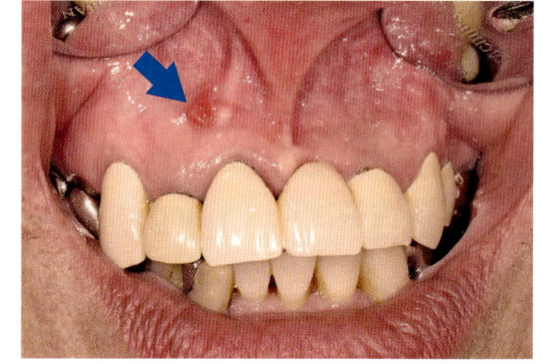

図5　慢性根尖性歯周炎。上顎右側前歯部に瘻孔（矢印）を認める

❸ 智歯周囲炎（歯冠周囲炎）（pericoronitis）（図6〜8）

■原因と特徴
- 埋伏歯周囲の炎症を歯冠周囲炎といい、特に第三大臼歯の周囲の炎症を智歯周囲炎という。
- 智歯は萌出位置異常、萌出方向異常、不完全萌出を起こしやすい（水平埋状智歯などと呼ばれる）。
- 下顎第三大臼歯遠心が歯肉で覆われている場合は、対合歯による咬傷で外傷性炎症を惹起しやすい。
- 智歯周囲の歯冠辺縁上皮下に食物残渣が停滞しやすく、感染や第二大臼歯遠心歯頸部に齲蝕を起こしやすい。
- 智歯周囲は疎性結合組織であり、感染が拡大しやすい。

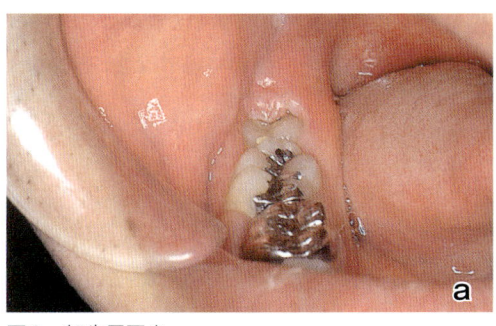 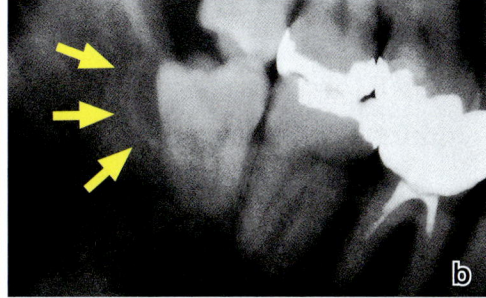

図6　智歯周囲炎
a：下顎右側第三大臼歯は半埋伏状態で、遠心部歯肉は腫脹している
b：下顎右側第三大臼歯は半埋伏状態で、遠心部には半円状の透過像を認める（矢印）

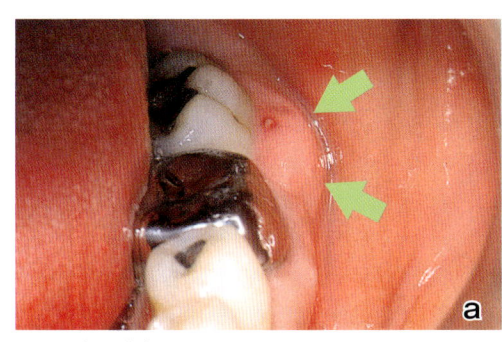 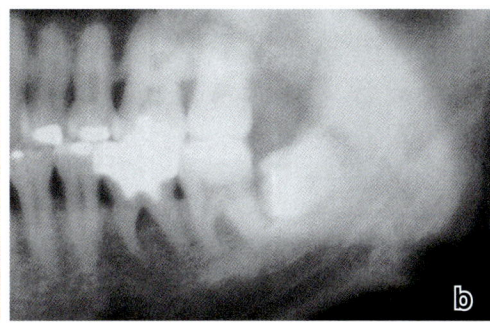

図7　流注膿瘍
a：下顎第二大臼歯頬側歯肉に膿瘍を認める（矢印）
b：原因となった下顎左第三大臼歯

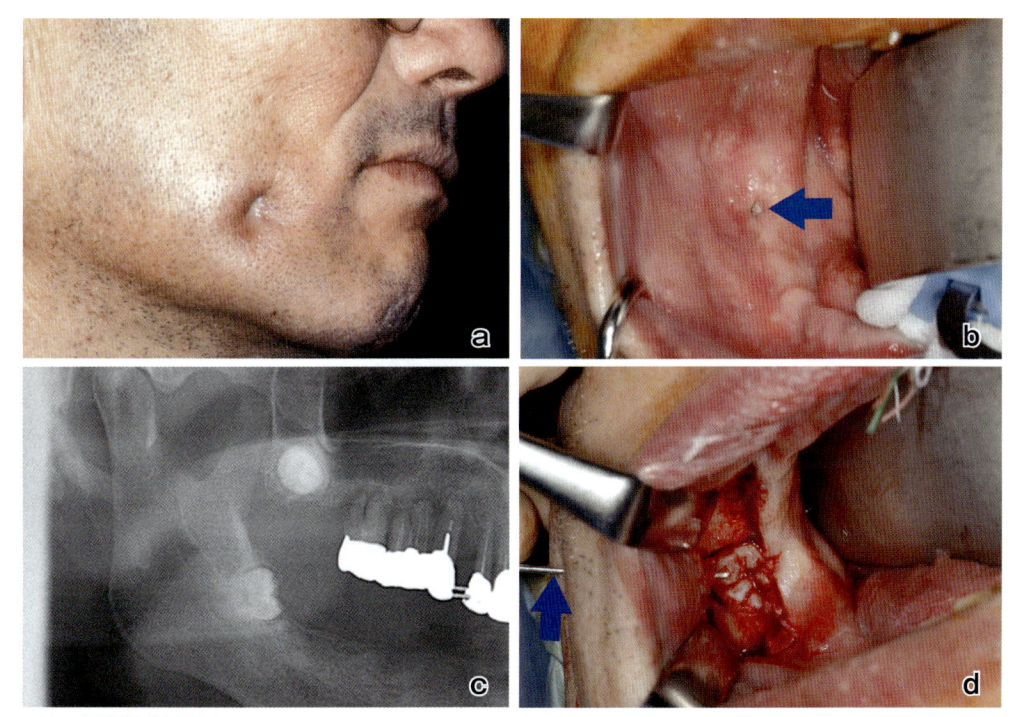

図8　下顎智歯周囲炎
a：外歯瘻
b：内歯瘻（矢印）
c：原因歯
d：瘻孔からゾンデ（矢印）を挿入すると原因となった下顎智歯に至る

■症状（最初の5項目は急性期で6項目目は慢性期）

- 急性炎では周囲歯肉の発赤、腫脹、圧痛、自発痛を認め、開口障害や嚥下（痛）障害をきたす。
- 所属リンパ節にも腫脹や圧痛を生じる。
- 全身的には38℃前後の発熱をみる。
- 歯冠周囲より排膿や歯肉頬移行部に膿瘍（流注膿瘍）を形成する。
- 炎症は周囲に拡大し、顎下隙、舌下隙、翼突下顎隙、側咽頭隙に拡大する。
- 慢性炎では歯冠被覆粘膜の軽度発赤腫脹圧痛があり、歯肉ポケットや内歯瘻・外歯瘻からの排膿をみる（図8）。

■診断

- 智歯をエックス線像で認め、歯冠周囲に骨の吸収像（遠心部半月状透過像など）を認める。

■治療方針

- 歯冠周囲の洗浄。
- 膿瘍切開。
- 全身的には抗菌薬、抗炎症薬の投与。
- 消炎後抜歯。
- 保存可能歯では歯肉弁切除。

3. 顎骨の炎症

❶ 歯槽骨炎 (alveolar ostitis)

- 炎症の主体が歯槽部にある。
- 通常は根尖性または辺縁性歯周炎より周囲歯槽骨内に波及する。次いで歯槽部軟組織に拡大する。
- 骨膜下や粘膜下にて膿瘍を形成（例：上顎口蓋膿瘍〈図9〉）することも多い。膿瘍を放置すると自潰して瘻孔[注5]（図8a、b）を形成する。
- そのほか、歯肉炎、歯槽部外傷、抜歯後感染、歯根肉芽腫や歯根嚢胞への感染からも起こる。

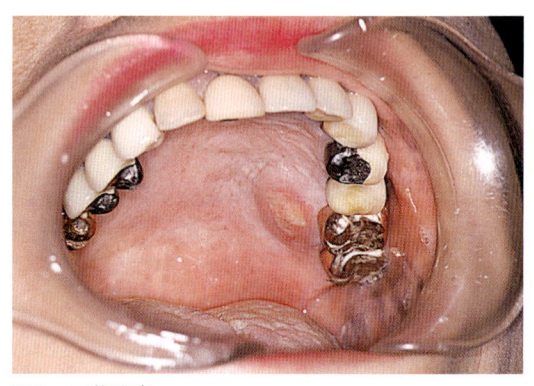

図9　口蓋膿瘍

注5　**瘻**：組織内部の病巣あるいは空隙から粘膜や皮膚表面まで連絡しているある長さをもった管状組織欠損（瘻管）。その開口部を瘻孔という。瘻管と瘻孔を併せて瘻という。歯が原因となって生じた瘻を歯瘻といい、口腔内に瘻孔があるものを内歯瘻、口腔外に開口するものを外歯瘻という。

1）急性歯槽骨炎（acute alveolar ostitis）（図10）

■原因

- 多くは化膿性で、根尖性または辺縁性歯周炎より起こる。

■症状

- 局所歯肉の発赤、腫脹、圧痛。
- 原因歯の挺出感、咬合痛、打診痛、動揺。
- 炎症の進行に従って、骨膜下膿瘍、粘膜下膿瘍を形成する。
- 所属リンパ節の腫脹、疼痛。

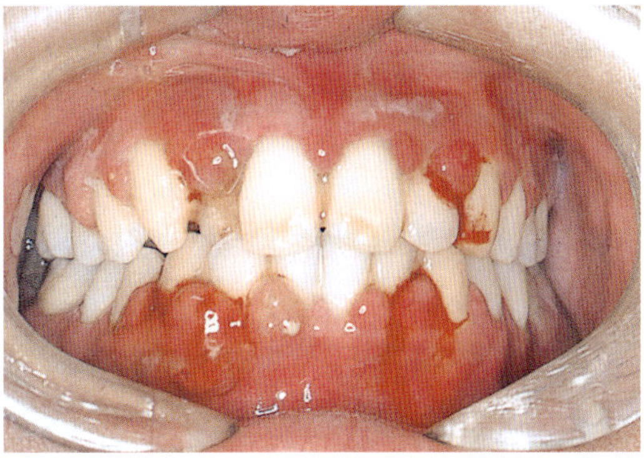

■診断

- 臨床症状。
- エックス線像で、根尖部透過像、歯根膜腔の拡大、歯槽硬線の消失、歯槽骨の吸収をみる。

■治療方針

- 抗菌薬と抗炎症薬の投与。
- 膿瘍切開。
- 消炎後に歯内療法、ポケット掻爬術、歯根端切除、抜歯。

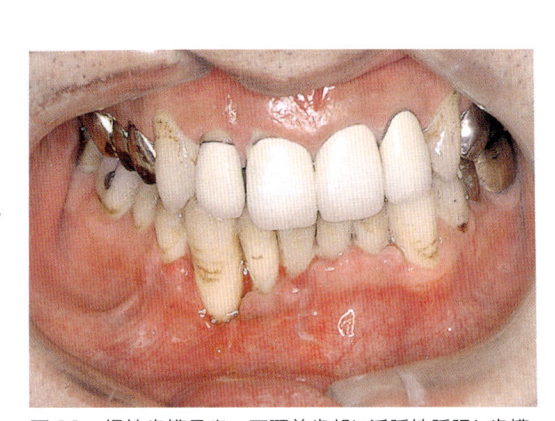

図10　急性歯槽骨炎。上下顎歯肉歯槽部に広範な腫脹、発赤、出血を認める

2）慢性歯槽骨炎（chronic alveolar ostitis）（図11）

■原因

- 急性歯槽骨炎から移行したものと、最初から慢性経過をたどるものがある。

■症状

- 局所歯肉の軽度の発赤、歯肉増殖による腫脹、圧痛を認め、瘻孔がある場合もある。
- 原因歯の動揺を認める。

■診断

- 急性炎と同様。

■治療方針

- 歯内療法、ポケット掻爬術、歯根端切除、抜歯。

図11　慢性歯槽骨炎。下顎前歯部に浮腫性腫脹と歯槽の退縮、根の露出を認める

❷ 顎骨炎（ostitis of the jaw）

- 歯性感染症が原因となる場合がほとんどである。
- 炎症の主体が骨膜にあるか骨髄にあるかによって骨膜炎と骨髄炎とに分かれる。
- 炎症が骨膜よりさらに周囲に拡大したときには顎骨周囲炎となる。

1）顎骨骨膜炎（periostitis of the jaw）

（1）急性顎骨骨膜炎（acute periostitis of the jaw）（図12、13）

■原因

- 原因としては根尖性歯周炎を経由するものと、辺縁性歯周炎からの経路のものがある。

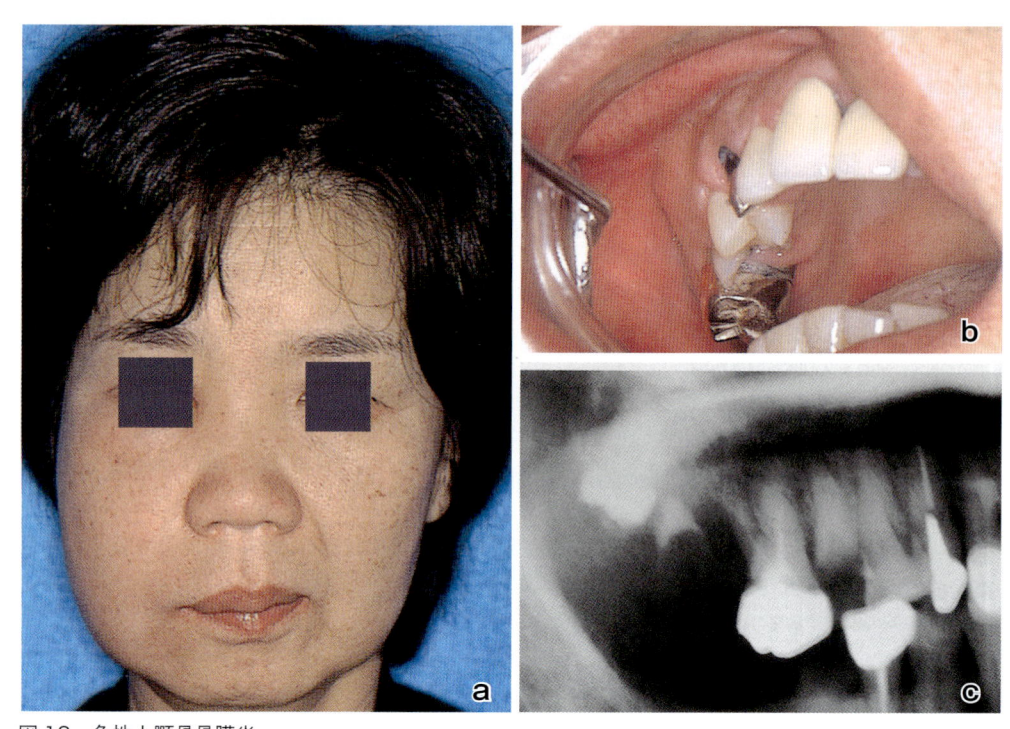

図12　急性上顎骨骨膜炎
a：右頬部、下眼瞼の浮腫を認める
b：臼歯部骨膜下膿瘍による腫脹
c：原因となった第二小臼歯、第一・第二・第三大臼歯

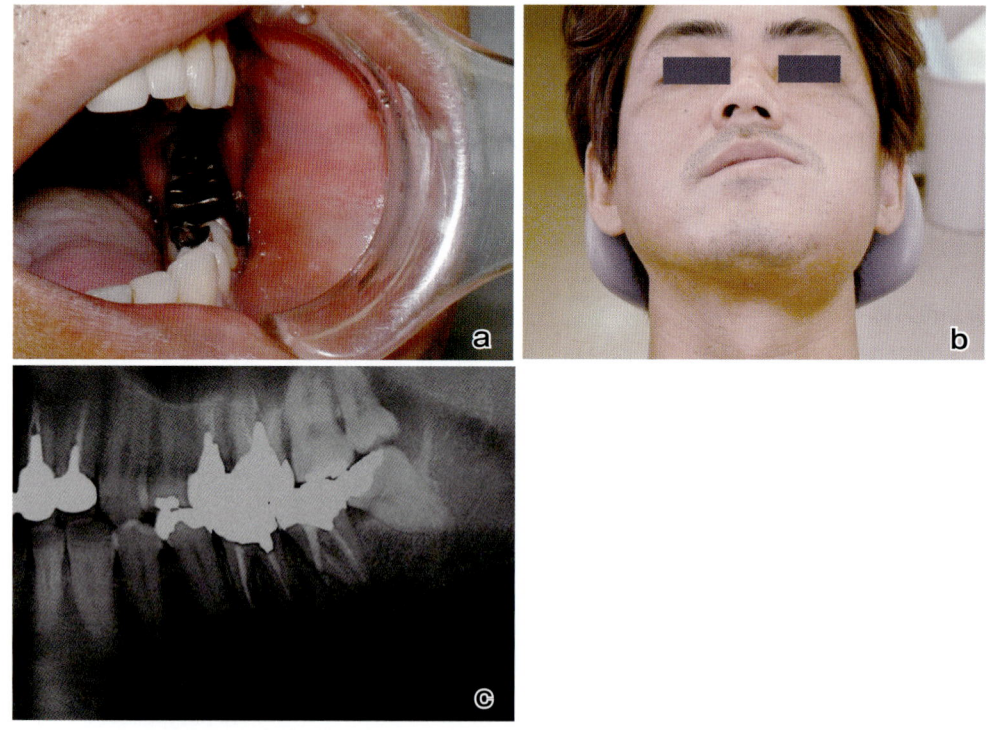

図13　急性下顎骨骨膜炎
a：急性下顎骨骨膜炎
b：炎症が下顎下縁を越えて拡大している
c：原因歯は左側第一大臼歯（根尖性歯周組織炎）

- 慢性歯性感染症（慢性歯周炎、慢性歯槽骨炎）が急性転化した場合。
- そのほかの原因としては、外傷、化学的刺激、血行感染。

■**症状**

- 原因歯周囲歯肉から歯肉頬移行部、顎骨周囲に発赤、腫脹、拍動性自発痛、圧痛が出現する。
- 頬唇側に炎症が波及すると顔面に浮腫性腫脹を認める。舌側に炎症が波及すると開口障害や嚥下障害を呈する。
- 骨膜下や粘膜下に膿瘍を形成すると、波動を呈する。
- 原因歯は強い咬合痛、打診痛、挺出感を呈する。
- 全身所見としては発熱、食欲不振、倦怠感を示す。
- 所属リンパ節の腫脹、圧痛を呈する。
- 血液所見では白血球増多、好中球の核の左方移動、CRP の上昇、赤沈の亢進。

■**診断**（白血球数、CRP 値）

- 臨床症状と血液検査値
- 歯性感染のときは原因歯を認める。

■**治療方針**

- 抗菌薬と抗炎症薬を投与。
- 膿瘍が形成されていれば切開排膿を図る。
- 安静、補液、栄養補給。
- 急性炎症消退後に原因を除去（抜歯、歯根端切除、根管治療、歯周ポケット掻爬）

■**その他の特徴**

- 適切な処置がとられないと、炎症はさらに周囲組織に拡大して、顎骨周囲炎、頬部膿瘍、翼突下顎隙膿瘍、口底蜂窩織炎に移行する。

（2）慢性顎骨骨膜炎（chronic periostitis of the jaw）（図 14）

■**原因**

- 感染経路は急性顎骨骨膜炎と同じ。
- 急性顎骨骨膜炎が慢性化した場合。
- 弱毒菌感染により初期から慢性に経過する場合。

■**症状**

- 原因歯周囲歯肉および歯肉頬移行部に軽度の腫脹、圧痛。
- 原因歯に軽度の打診痛。
- 骨膜の反応性が高い若年者では骨膜性の骨添加が起こる（**ガレー骨髄炎**：Garré Ostoemyelitis）。

■**診断**

- 臨床症状とエックス線所見。
- ガレー骨髄炎では本来の骨の上にタマネギ状の骨新生像を認める。

■**治療方針**

- 抜歯、歯根端切除、根管治療、歯周ポケット掻爬により原因除去。

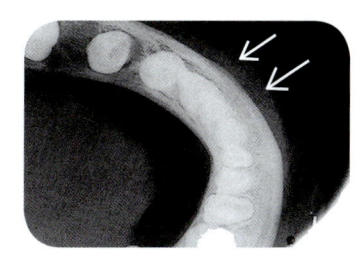

図 14　ガレー骨髄炎。下顎左側外側にタマネギ状の骨添加を認める（矢印）

2）顎骨骨髄炎（osteomyelitis of the jaw）

- 炎症の主体が骨髄にあるが、骨膜炎、歯槽骨炎、歯周炎を併発していることが多い。
- 上顎では骨髄が少なく、骨皮質も薄いので炎症は骨を穿孔し骨膜に到達しやすい。したがって、骨髄炎は上顎では下顎に比べて少ない。

（1）急性顎骨骨髄炎（acute osteomyelitis of the jaw）（図 15）

■原因

- 歯周炎、歯槽骨炎、歯冠周囲炎が骨髄に波及した歯性感染症がほとんどである。
- そのほかには、外傷や口腔咽頭部悪性腫瘍に対する放射線療法の継発症として、顎骨骨髄炎や放射線性顎骨壊死が継発する場合がある（図 16）。

■症状

- 典型的な下顎骨骨髄炎は 4 期に分かれる。

①第 1 期（初期）

- 原因歯を中心に数歯にわたり、挺出感、打診痛、動揺、自発痛を示す。
- 歯肉は頰舌側に腫脹、発赤、圧痛を認める。
- 全身的には 38℃前後の発熱と随伴熱症候をみる。

②第 2 期（進行期）

- 炎症は骨髄中を拡大して行くので、原因歯を中心として打診痛、動揺、自発痛の範囲が広がる。
- 顎骨周囲の炎症もさらに頰舌側に拡大して、顔面腫脹、下顎下縁部圧痛、開口障害、嚥下痛の症状が出現する。
- **弓倉症状** [注6]、**ワンサン症状** [注7]（**Vincent symptom**）が出現する。
- 全身的には 40℃近い発熱と強度の疼痛のため、不眠、摂食障害となり憔悴する。
- 臨床検査所見においても、白血球の増加、核の左方移動、CRP の上昇、赤血球沈降速度の亢進、タンパク尿をみる。
- この時期に適切な治療がとられないと敗血症を生じる。

③第 3 期（腐骨形成期）

- 骨髄中の炎症は骨皮質を穿孔し骨周囲に至る。
- 顎骨周囲の軟組織は腫脹発赤し膿瘍を顎骨周囲（頰舌側、口腔内外）に形成する。
- 膿瘍は自潰して瘻孔をつくる。瘻孔からは持続的な排膿が続く。
- 炎症が骨外へ波及することにより内圧が減少し、疼痛は軽減する。

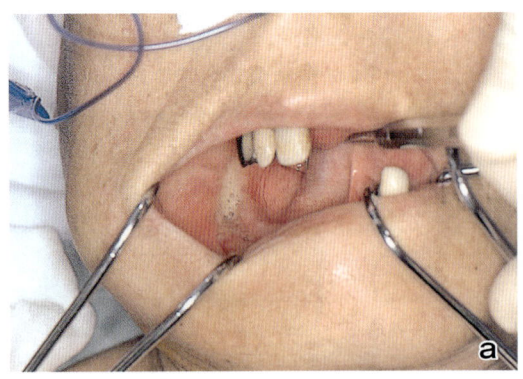
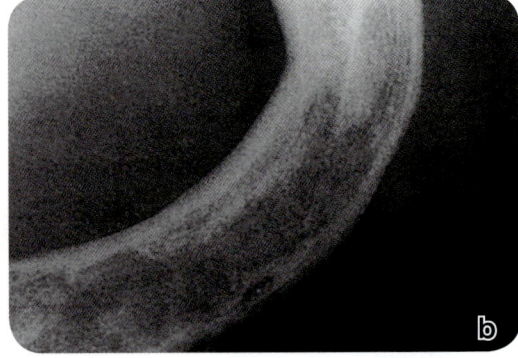

図 15　急性下顎骨骨髄炎（a：口腔内下顎右側臼歯部より排膿を認める、b：下顎海綿骨が粗造となり、皮質骨にも穿孔を認める）

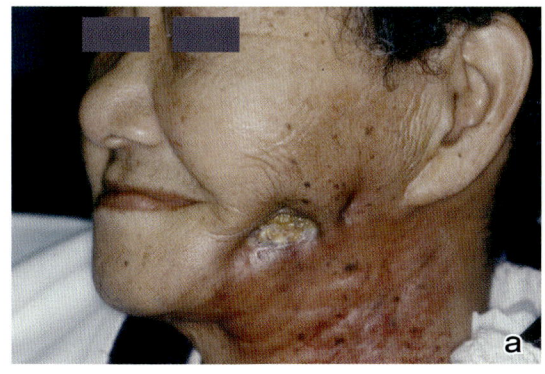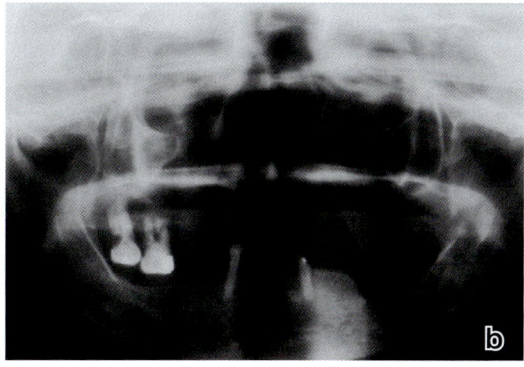

図16　急性顎骨骨髄炎（a：放射線治療による下顎骨骨髄炎、b：左側臼歯部に骨破壊像を認める）

- 罹患部の骨は壊死し腐骨を形成する。
- 全身的には 37～38℃の弛張熱を示すが全身所見、血液所見は改善する。

④第４期（腐骨分離期）

- 腐骨が周囲の健康骨から次第に分離される。
- エックス線像上では腐骨と健康骨の間に分離線を認める。
- 腐骨が周囲を健康骨で囲まれて封入されているような像（**骨柩**）をみることもある。
- 瘻孔からは排膿を認め、ゾンデにて粗造な腐骨表面を触知するようになる。

■診断

- 各期における典型的な症状が診断の目安となる。
- エックス線像（び漫性骨透過像、虫食い状骨梁破壊像、皮質骨の破壊と穿孔）。
- 骨（テクネチウム：^{99m}Tc）シンチグラフィー。

■治療方針

- 原因菌に有効な抗菌薬の投与が重要である。詳細は付章Ⅳ‑3．抗微生物用抗菌薬の選択基準（p.527）参照。
- 抗炎症薬の投与。
- 骨髄からの排膿には抜歯、骨髄穿孔開放を行う。
- 膿瘍に対しては切開排膿を行う。
- 腐骨に対しては**腐骨除去術**を行うが、抗菌薬の発達した現在では腐骨分離を待たずに積極的に腐骨除去を行う。
- 難渋する骨髄炎には高気圧酸素療法を用いる。
- その他の外科的療法（胚形成術、皮質骨切除術、顎骨切除術、静脈内抗菌薬投与）。
- 安静、補液、栄養補給。

（2）慢性顎骨骨髄炎（chronic osteomyelitis of the jaw）（図17）

■原因

- 急性顎骨骨髄炎より移行した場合。
- 弱毒菌の感染、全身抵抗が強く、初期より慢性に進行した場合。

注6　**弓倉症状**：骨髄炎を起こしている部位を中心として、それより近心の歯に打診反応異常（亢進、違和感、低下）が出現する。
注7　**ワンサン症状**：骨髄炎は下顎管に至るとそれに沿って進行し、オトガイ神経領域の知覚異常、鈍麻、麻痺をきたす。

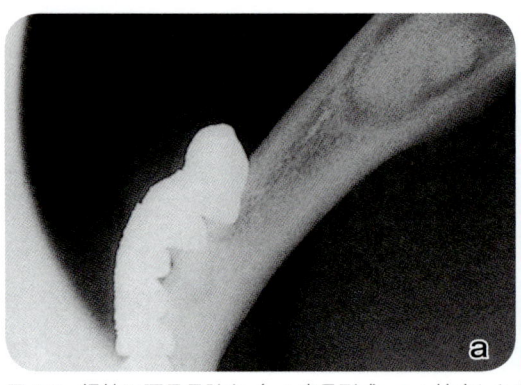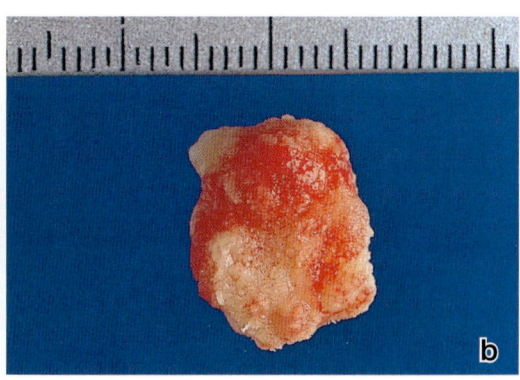

図17　慢性下顎骨骨髄炎（a：腐骨形成、b：摘出した腐骨）

■症状

- 症状は急性骨髄炎に比べて軽度であるが、最終的には腐骨を形成する場合と、骨硬化を起こす場合がある。

■診断

- 腐骨形成する場合は急性骨髄炎と同じエックス線像を示すが、骨硬化を示すものでは限局性もしくはび漫性変化をみる。

■治療方針

- 腐骨形成した場合には腐骨除去を行うが、腐骨分離前の状態や硬化性骨髄炎に対して、最近では抗菌薬の投与下で積極的に骨髄炎部分の皮質骨除去術、皿状（杯状、盃状）形成術を行う。

（3）硬化性骨髄炎（図18）

- 限局性（若年者）とび慢性（中高年）がある。
- 急性期と慢性期を繰り返し、難治性である。
- 非化膿性に経過し、腐骨を形成しないこともある。
- 病理的には線維成分と骨硬化の増生。

■原因

- 歯性（弱毒菌感染）と原因不明の場合がある。

図18　硬化性下顎骨骨髄炎、左側第三大臼歯周囲にすりガラス状不透過像を認める

■症状

- 神経痛様疼痛。

■診断

- エックス線像（すりガラス状不透過像）。
- 骨シンチグラフィー。

■治療

- 急性期：抗菌薬と抗炎症薬の投与。
- 慢性期：皮質骨除去術、皿状（杯状、盃状）形成術。

３）薬剤関連顎骨壊死・顎骨骨髄炎（Medication-related osteonecrosis of the jaw）（図19、20）

■原因

- ビスフォスフォネートや抗 RANKL 抗体薬などの骨吸収抑制薬や、血管新生阻害薬の投与を受けることにより発症しやすくなる顎骨骨髄炎である。骨吸収抑制剤（ビスフォスフォネート、抗 RANKL 抗体薬）で発症する顎骨壊死は、骨吸収抑制薬関連顎骨壊死（anti-resorptive agents-related osteonecrosis of the jaw：ARONJ）と呼ばれる。
- ビスフォスフォネートは骨粗鬆症に対しては経口投与で、悪性腫瘍には経静脈投与されるが、骨に蓄積するため、投与量が多くなると破骨細胞のアポトーシスを招き、骨のリモデリングを抑制する。
- 抜歯などの外科的侵襲や義歯による粘膜損傷を契機として創傷治癒不全から顎骨壊死を起こす。
- 推定発現頻度は注射薬で１～２％、経口薬で 0.01～0.02％である。
- 本疾患発症までのビスフォスフォネート投与期間は注射薬で約 24 か月、経口薬で約 31 か月であり、投与期間が長くなると発症しやすい。
- 経口用ビスフォスフォネート薬の４年以上長期投与と静脈注射用ビスフォスフォネート剤投与患者においては顎骨壊死のリスクは高くなる。

■症状

ステージ０：骨壊死なし、非特異的疼痛、知覚異常、歯の動揺。
ステージ１：無症候性で感染を伴わない骨露出と骨壊死。
ステージ２：疼痛と感染を伴う骨露出と骨壊死。
ステージ３：骨露出と骨壊死が歯槽骨範囲より広がり病的骨折、皮膚瘻、口腔上顎洞瘻、口腔鼻腔瘻、下顎下縁や上顎洞に及ぶ骨融解を起こした場合。

■診断

- 米国口腔顎顔面外科学会による臨床診断基準：①現在あるいは過去にビスフォスフォネート治療歴があること、②８週間以上持続する骨露出あるいは骨壊死、③顎骨への放射線治療歴がないこと。
- 初期では歯槽骨の吸収や消失、歯根膜腔の拡大、下顎管の狭窄を認める。

■治療方針

- ステージ０：対症療法、必要に応じ鎮痛薬と抗菌薬投与。
- ステージ１：抗菌性含嗽薬、３か月ごとの経過観察、患者教育。

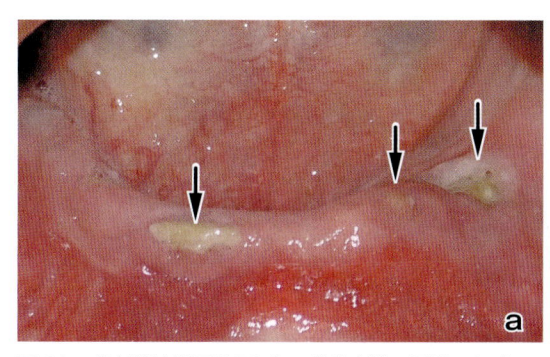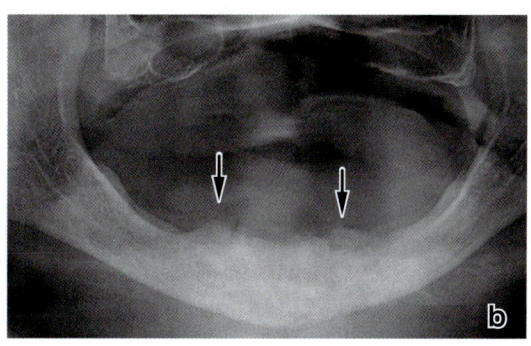

図 19　薬剤関連顎骨壊死（a：義歯刺激に誘発したビスフォスフォネート顎骨壊死〈矢印は壊死した露出骨〉、b：パノラマエックス線写真）

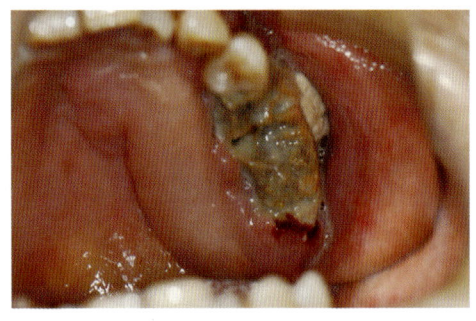

図20　左側上顎歯槽部ビスフォスフォネート顎骨壊死
（大阪歯科大学 覚道健治名誉教授 提供）

- ステージ2：抗菌性含嗽薬、抗菌薬投与、鎮痛薬投与、軟組織を刺激する壊死骨表層の除去。
- ステージ3：抗菌性含嗽薬、抗菌薬投与、鎮痛薬投与、壊死骨の外科的除去・顎骨切除。

※ どのステージでも腐骨分離があれば腐骨除去術。

■ビスフォスフォネート治療開始前の処置

- 口腔衛生指導。
- 感染源の除去（抜歯、歯周治療、感染根管治療、骨隆起の除去）。
- 2〜4週間の粘膜や骨治癒期間後にビスフォスフォネート治療を開始する。

■ビスフォスフォネート投与患者への外科的処置

- 外科的処置は原則避けるが、ビスフォスフォネート経口薬投与期間が4年未満で副腎皮質ステロイド薬投与や糖尿病などのリスク因子がなければ休薬せずに行う。
- 経口投与期間が4年以上の場合にはビスフォスフォネート処方医と相談し、少なくとも2か月間は休薬し、処置後も骨の治癒を認めるまで休薬する。しかし最近は骨粗鬆症による骨折発症を憂慮して、休薬せずに抜歯する考え方も広まっているが、投薬医との連携と患者へのインフォームドコンセントを十分に行うことが重要である。

4．顎骨周囲組織の炎症

❶ 歯性扁桃周囲炎（peritonsilitis）（図21、22）

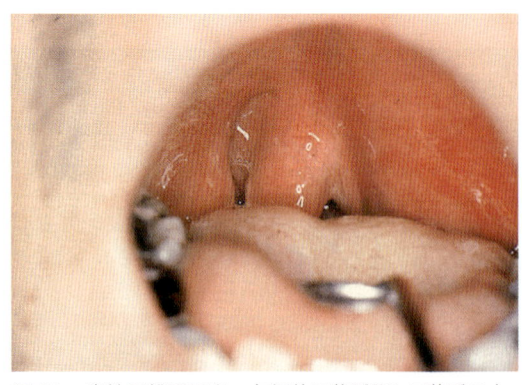

図21　歯性扁桃周囲炎：左側軟口蓋腫脹と口蓋垂の右方偏位

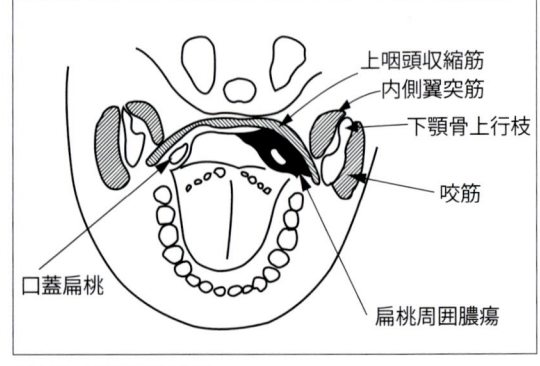

上咽頭収縮筋
内側翼突筋
下顎骨上行枝
咬筋
口蓋扁桃
扁桃周囲膿瘍

図22　扁桃周囲膿瘍

■原因

- 智歯周囲炎や智歯の抜歯窩から炎症が波及することが多い。

■症状

- 扁桃の後方には上咽頭収縮筋があり、これがバリアーとなり、これより前方に炎症の主体が現れる。
- このため、扁桃、口蓋舌弓、軟口蓋は発赤腫脹する。
- 自発痛、嚥下痛、開口障害は強い。
- 口蓋舌弓と軟口蓋の腫脹が強くなると口蓋垂は健側に偏位する。
- 発熱と随伴熱症候。

■診断

- 臨床症状。
- 原因歯の確認。

■治療方針

- 抗菌薬、抗炎症薬投与と全身状態の改善。
- 膿瘍形成時には切開排膿する。
- 急性炎症消退後に原因歯の抜去。

■その他の特徴

- 切開は口蓋舌弓の前方に入れ、膿瘍腔は鈍的に開放する。
- 扁桃からの感染が拡大する場合もある。

❷ 所属リンパ節の炎症

- 顎口腔の炎症は所属リンパ節（オトガイ下リンパ節、顎下リンパ節、頸部リンパ節）で防御され、全身への拡大が阻止される。

1）急性リンパ節炎（acute lymphadenitis）（図23）

■原因

- 急性歯性炎症に継発する。
- まれに血行性感染による。

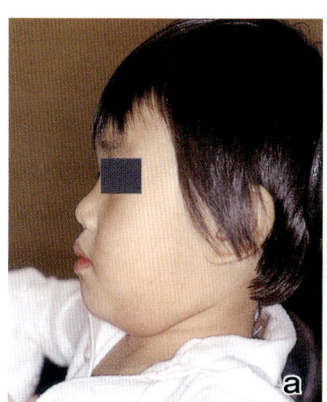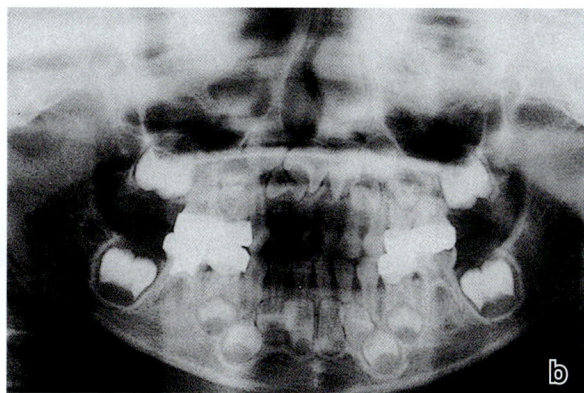

図23　急性リンパ節炎（a：左側顎下リンパ節炎、b：同症例のエックス線像、⌊E が原因）

■症状

- リンパ節の腫脹、圧痛、自発痛。
- 全身的には中程度の発熱を伴う。

■診断

- 口底炎との鑑別が必要。また、特に顎下リンパ節炎では顎下腺炎との鑑別も必要。

■治療方針

- 抗菌薬・抗炎症薬の投与。
- 原因歯の処置。
- 膿瘍を形成していれば切開排膿。
- 安静、補液、栄養補給。

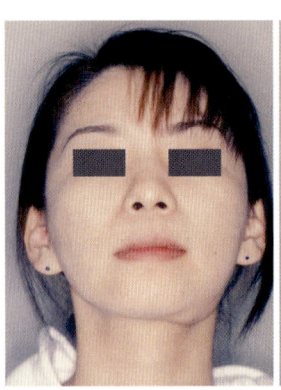
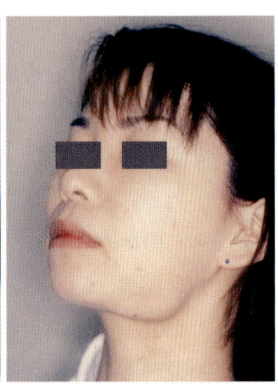

図24 慢性リンパ節炎

2）慢性リンパ節炎（chronic lymphadenitis）（図24）

■原因

- 急性リンパ節炎が慢性化する場合と、初期から慢性炎として発症する場合がある。

■症状

- 腫脹は弾性硬で可動性であることが多い。
- 自覚症状を欠くことが多い。

■診断

- 特異性炎のリンパ節炎および腫瘍性疾患との鑑別が必要。

■治療方針

- 原疾患の治療を行う。

❸ 口底の炎症 （図25a、b、図26）

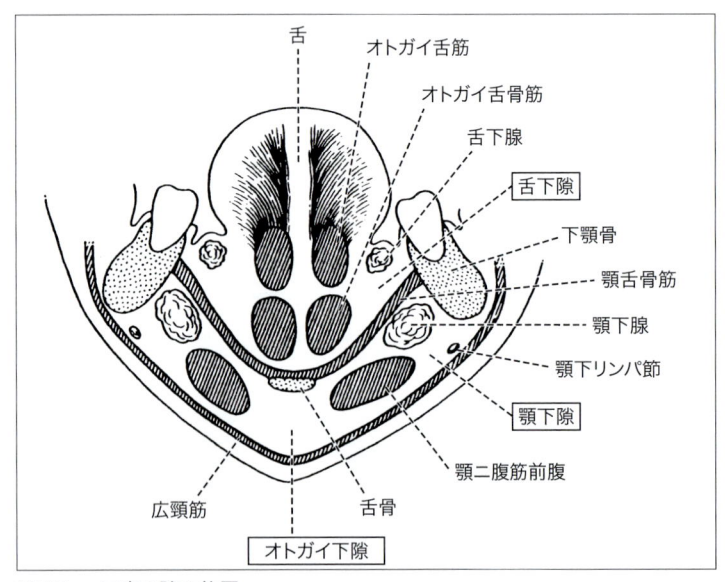

図25a　口底の隙の位置
（高橋庄二郎,他編：新口腔外科学通論、日本医事新報社, 東京, 1982より引用）

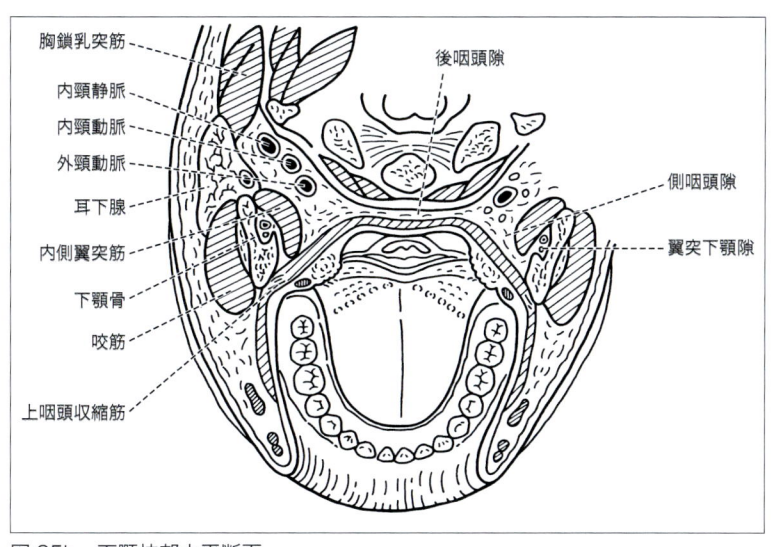

図25b　下顎枝部水平断面
（高橋庄二郎,他編：標準口腔外科学,医学書院,東京,1994より引用）

- 臨床的見地による口底の範囲は、上方が舌下部粘膜、下方は顎下およびオトガイ下皮膚、後方は舌骨および顎舌骨筋後縁付近、前方と外方は下顎骨に囲まれた部位である。
- この部位には口底諸筋、顎下腺、舌下腺があり、その間隙は疎性結合組織により満たされた組織隙となっているので、炎症は隙に沿って急速に進展しやすい。
- 口底の主な隙は、**舌下隙**、**顎下隙**、**オトガイ下隙**であり、互いに交通している。
- 炎症が1つの隙に限局して膿瘍を形成するときには口底膿瘍、2つ以上の隙に波及した場合を**口底蜂窩織炎**と呼んでいる（病理組織学的分類とは異なる）。
- 顎下隙や舌下隙の炎症は近接している隙（**翼突下顎隙**、**側咽頭隙**、**後咽頭隙**）に拡大し、さらに重症例では頸部血管鞘や胸鎖乳突筋に沿って下方に進展し、縦隔に至る。
- 口底炎の原因は歯性炎症が多い。その他、リンパ節炎、顎下腺炎、唾石症への感染からも起こる。

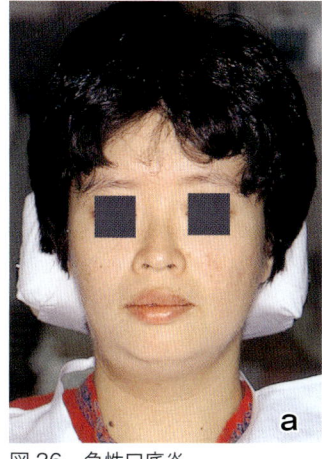
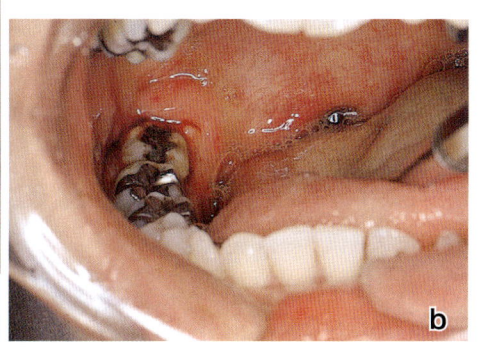

図26　急性口底炎
a：右顎下隙に波及した炎症
b：同症例の口腔内写真。原因は下顎智歯周囲炎。智歯舌側に炎症の波及をみる

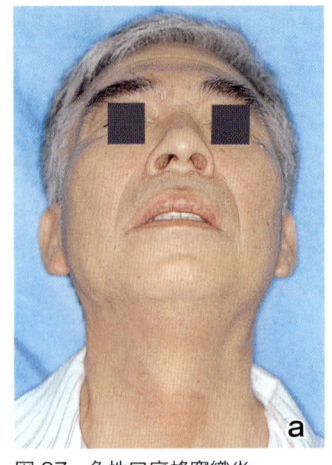
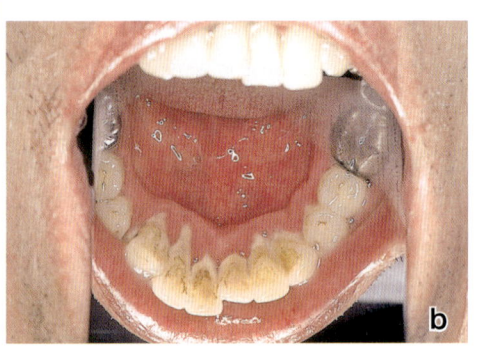

図27　急性口底蜂窩織炎
a：舌下隙・オトガイ下隙に波及した炎症
b：同症例の口腔内写真。舌下に腫脹を認める

1）口底膿瘍（abscess of the mouth floor）

■原因

- 歯性感染が原因となる場合には、解剖学的位置関係より、下顎前歯部病変はオトガイ下隙と舌下隙に、下顎臼歯部病変は顎下隙と舌下隙に波及しやすい。

■症状

（1）顎下隙に膿瘍形成をした場合

- 患側顎下隙は腫脹し、皮膚は緊張して発赤・光沢を生じ、下顎下縁の触知が困難となる。
- 強度の自発痛と圧痛を訴える。
- 開口障害、嚥下障害、摂食障害が強い。
- 原因歯には打診痛、歯肉の発赤腫脹を認める。
- 38℃台の発熱とこれに伴う熱症候。
- 臨床検査にて、白血球の増加、核の左方移動、赤血球沈降速度の亢進、CRP上昇、タンパク尿がみられる。

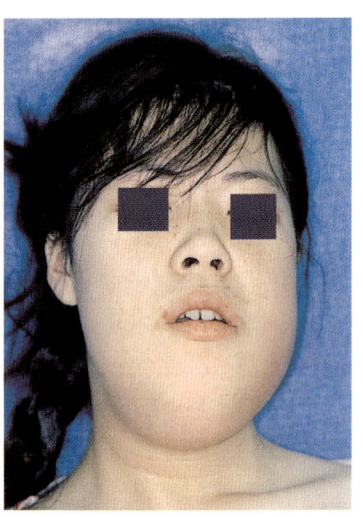

図28　口底蜂窩織炎、左右顎下隙・オトガイ下隙に波及した炎症

（2）舌下隙に膿瘍形成をした場合

- 口底粘膜は強く発赤、腫脹し、舌は挙上されて、**二重舌**を呈する。
- 舌運動障害のため、発音障害が強い。
- その他の症状は顎下隙膿瘍と同じ。

（3）オトガイ下隙に膿瘍形成した場合

- 下顎正中部オトガイ下部が腫脹し、皮膚は緊張し、下顎下縁の触知が困難となる。
- その他の症状は顎下隙膿瘍と同じ。

■診断

- 臨床症状、臨床検査値。

■治療方針

- 抗菌薬、抗炎症薬の投与。

- 舌下隙膿瘍は口腔内より切開、オトガイ下隙・顎下隙膿瘍には口腔外から切開排膿。
- 安静、補液、経管栄養。
- 急性炎消退後に原因歯抜去。

2）口底蜂窩織炎（phlegmon of the mouth floor）（図27、28）

■原因

- 口底膿瘍と同じ。

■症状

- すべての症状が口底膿瘍より強く現れる。
- 顎下全体に強度の腫脹のため、下顎下縁は不鮮明となる。
- 顎下隙、オトガイ下隙に波及すると頸部にもび漫性腫脹をきたす。
- 自発痛は激烈で、開口障害、嚥下痛、摂食障害、言語障害も著しく、患者は憔悴する。
- 全身的には39℃前後の発熱と、これに伴う熱症候を示す。
- 臨床検査にて白血球の増加、核の左方移動、赤血球沈降速度の亢進、CRP上昇、タンパク尿がみられる。

■診断

- 臨床症状、臨床検査値。

■治療方針

- 口底膿瘍と同じ。ただし、膿瘍切開部位は多くなる。
- 炎症が気道を圧迫、呼吸困難をきたすようになると**気管切開**が必要となる。

■その他の特徴

- **ルードウィッヒ アンギーナ**（Ludwig's angina）：口底から後方に向かい口峡にかけて進展する口底蜂窩織炎。早期に気管切開をしないと窒息死に至る。

❹ 頬部の炎症（inflammation of the cheek）（図29）

■原因

- 歯性感染症から、上下顎骨頬側骨皮質・骨膜を穿孔し、頬部疎性結合組織に波及した状態。

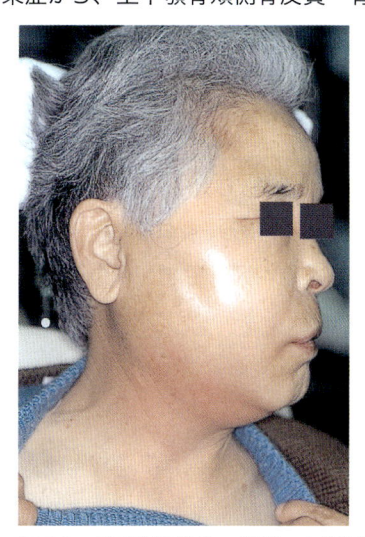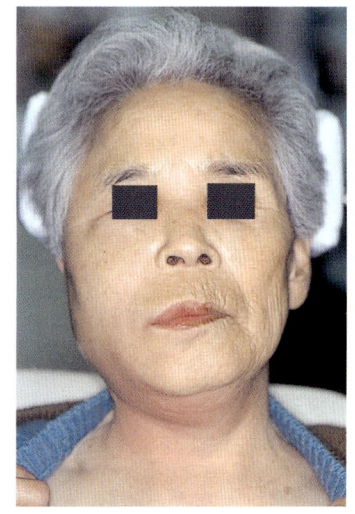

図29　頬部蜂窩織炎、頬部の広範な腫脹が下眼瞼にも至る

- その他の原因としては、皮膚毛嚢感染、外傷が挙げられる。

■症状

- 頬粘膜下に膿瘍を形成すると、頬粘膜の発赤、圧痛、波動を呈し、顔面にはび漫性腫脹をみる。
- 炎症が頬部皮下におよび、皮下膿瘍を形成すると、外部より圧痛、波動を触れる。
- 口腔内の原因歯には打診痛、歯肉の発赤、圧痛をみる。
- 全身的にも 38℃台の発熱と熱症候を伴う。
- 臨床検査においても、白血球の増加、核の左方移動、赤血球沈降速度の亢進、CRP 上昇、タンパク尿がみられる。
- 頬部膿瘍は自潰して顔面皮膚に瘻を形成することがあり、これを外歯瘻という。ゾンデを瘻孔内に挿入すると原因歯近くの骨に至る。

■診断

- 臨床症状、臨床検査値、エックス線検査にて原因歯の特定。

■治療方針

- 抗菌薬、抗炎症薬の投与。
- 粘膜下膿瘍は口腔内より切開、皮下膿瘍には口腔外から切開排膿。
- 安静、補液、栄養補給。
- 急性炎消退後に原因歯抜歯。

■その他の特徴

- さらに炎症が拡大すると耳下腺、側頭下窩、翼口蓋窩へ波及する。

❺ その他の隙の炎症

1）翼突下顎隙の炎症（inflammation of the pterygomandibular space）

■原因

- 翼突下顎隙は、外方は下顎枝、内方は内側翼突筋、上方は外側翼突筋、前方は上咽頭収縮筋で境される隙で、下前方で顎下隙と通じている。位置的関係より、智歯周囲炎、臼歯部顎炎、口底炎に継発することが多い。

■症状

- 下顎角、耳下腺部付近の強い自発痛、嚥下痛、開口障害を呈する。
- 口腔内では臼後三角から口蓋舌弓下部にび漫性腫脹と圧痛を示す。
- 口腔外では下顎枝後方、耳介下部に腫脹と圧痛が出現する。
- 通常顎下隙にも炎症症状を呈する。
- 全身的には 38℃程度の発熱と随伴熱症候。

■診断

- 臨床症状、画像所見、臨床検査値。

■治療方針

- 抗菌薬、抗炎症薬の投与。
- 口腔内切開は下顎枝前縁から下顎枝内面に至る。口腔外切開は下顎枝下縁より内面に至る。
- 安静、補液、栄養補給。
- 急性炎消退後に原因歯抜歯。

2）側咽頭隙の炎症（inflammation of the lateral pharyngeal space）

■**原因**

- 側咽頭隙（傍咽頭隙）は、外方は内側翼突筋、内方は上咽頭収縮筋、上方は頭蓋底の破裂孔、頸静脈孔、下方は茎突舌骨筋と顎二腹筋後腹で境される隙である。
- 歯性炎症では智歯周囲炎、臼歯部顎炎、口底炎から翼突下顎隙を経て継発する。

■**症状**

- 口腔内では口蓋舌弓、口蓋扁桃、口蓋咽頭弓は腫脹膨隆し、軟口蓋は圧迫されて健側に偏位する。
- 口腔外では下顎角後方耳介下部に腫脹と圧痛が出現する。
- 炎症がさらに進展すると、後咽頭隙を経て縦隔や頸動脈三角、鎖骨上窩に波及する。

■**診断**

- 翼突下顎隙膿瘍に準ずる。

■**治療方針**

- 翼突下顎隙膿瘍に準ずる。

3）翼口蓋窩の炎症（inflammation of the pterygopalatine fossa）

■**原因**

- 翼口蓋窩は上顎洞の後方、蝶形骨翼状突起外側板基部の外方に位置しており、智歯周囲炎、臼歯部顎炎より継発する。

■**症状**

- 患側頬部、側頭部の激痛、側頭部の浮腫性腫脹が強い。時として眼球突出がみられる。
- 強度開口障害を呈する。
- 39℃台の発熱と随伴熱症候。

■**診断**

- 臨床症状と画像所見、臨床検査所見。

■**治療方針**

- 口腔からの切開では不十分であるので顔面からの切開を行う。その他の処置は翼突下顎隙の炎症と同じ。

4）側頭窩の炎症（inflammation of the temporal fossa）

■**原因**

- 側頭窩は頬骨弓の内方部分である。

■**症状**

- 翼口蓋窩の炎症症状と似ている。
- 早期より顔面側頭部に浮腫性腫脹をきたす。
- 側頭筋に炎症が波及するので開口障害を起こす。

■**診断**

- 臨床症状、画像所見、臨床検査所見。

■**治療方針**

- 側頭部よりの切開にて排膿させる。
- その他の処置は翼突下顎隙の炎症と同じ。

5）眼窩の炎症（inflammation of the orbit）（図30）

■原因

- 歯性炎症に起因する場合は、上顎洞前壁を通じて直接波及するか、上顎洞炎を経過して波及する（図30）か、翼口蓋窩の炎症を経て下眼窩裂から波及するかの経路をとる。

■症状

- 眼瞼の強い浮腫性腫脹と、開眼不能、眼球突出、眼窩部の激痛がみられる。
- 全身状態と臨床所見は重症化膿性炎症に準ずる。

■診断

- 臨床症状と画像所見、臨床検査所見。

■治療方針

- 膿瘍切開は下眼瞼から行う。

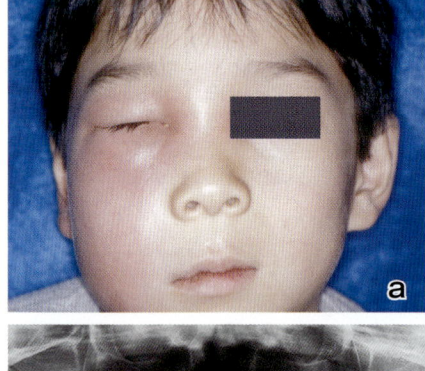
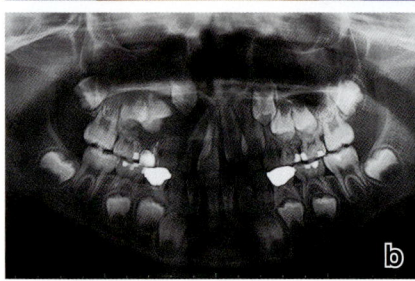
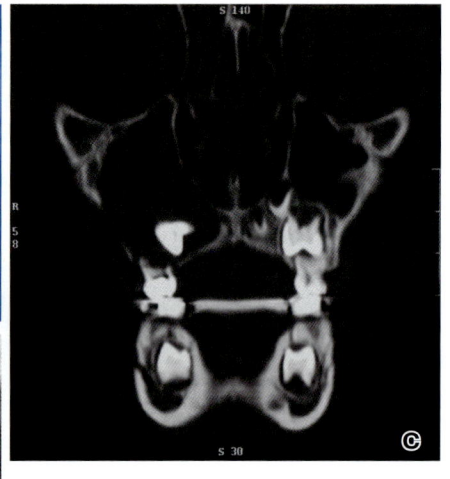

図30　眼窩の炎症
a：下眼瞼皮下膿瘍
b：原因：E̲|歯周炎
c：右上顎洞と篩骨洞全域に不透過像を認める

5．歯性上顎洞炎

❶ 急性上顎洞炎（acute maxillary sinusitis）（図31）

■原因

- 上顎大臼歯、小臼歯の根尖性歯周炎や辺縁性歯周炎から上顎洞粘膜への波及（特に第一大臼歯よりの炎症の波及が多い）。
- 根管治療時、抜歯時の上顎洞への穿孔。
- 抜歯時の上顎洞への歯の迷入。

■症状

- 全身症状：発熱、全身倦怠。

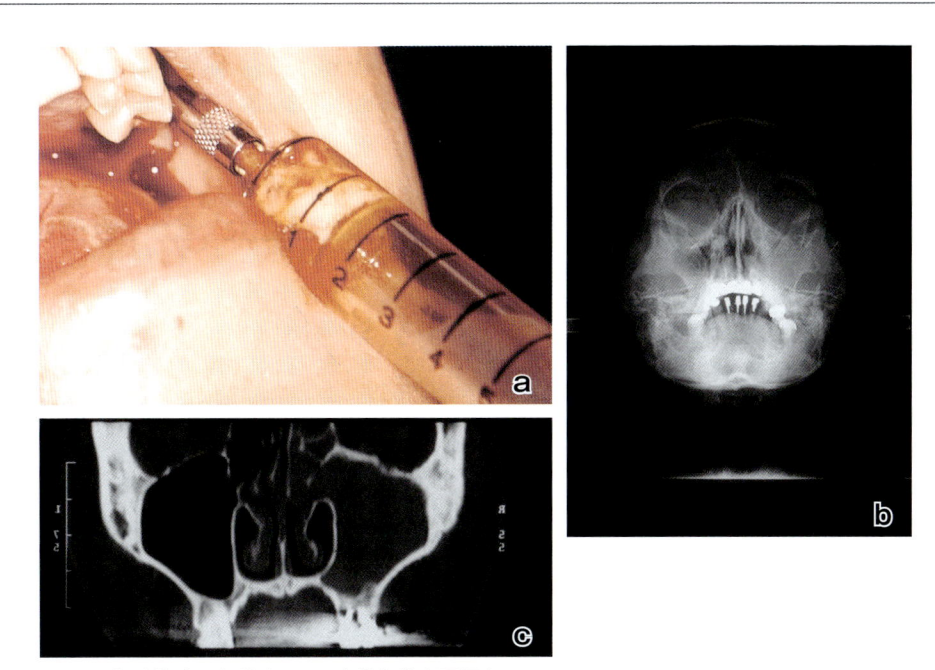

図31　根尖性歯周組織炎からの歯性急性上顎洞炎
a：抜歯窩から上顎洞に穿刺して、膿汁を吸引
b：同症例のエックス線像（ウォータース〈Waters〉投影法）。左上顎洞に不透過像をみる
c：同症例のCT画像。上顎洞内全体に不透過像をみる。不透過像は篩骨洞にも拡大している

- 口腔内症状：患側犬歯、歯肉頬移行部から頬部、眼窩下部にかけての発赤、熱感、疼痛、浮腫性腫脹。原因歯を中心に打診痛、挺出感。
- 鼻症状：上顎洞は自然孔（上顎洞口）を経て鼻腔に交通しているので患側鼻閉感、鼻粘膜や下鼻甲介の発赤・腫脹、後鼻漏、嗅覚異常をきたす。
- その他の症状：片頭痛。炎症がさらに拡大すると下眼瞼の腫脹や眼球突出をきたす。

■診断
1）臨床診断
- 口腔内に上記原因を認める。抜歯窩からの感染の場合にはゾンデによる触診で上顎洞との交通を確認できる。

2）画像診断
- **ウォータース（Waters）投影法**、パノラマエックス線撮影、CT、後頭前頭方向投影法により、患側上顎洞粘膜肥厚や膿汁貯留によるエックス線不透過像。
- 原因歯周囲と洞底の骨吸収を認める。

3）血液検査
- p.63 ❹ 炎症の全身への影響の項、2）白血球の増加と核の左方移動、3）赤血球沈降速度の亢進、4）C反応性タンパク（CRP）の増加を参照。

④診断時の要点
- 歯性上顎洞炎は原因歯の存在が疑われ、鼻性上顎洞炎は両側性であることが多い。

⑤鑑別診断
- 上顎洞癌、術後性上顎嚢胞、上顎洞真菌症、上顎洞内粘液嚢胞。

■治療
- 全身的に抗菌薬、抗炎症薬を投与。

- 重症例では上顎洞内へ抜歯窩や頬側歯肉頬移行部より開洞して排膿を図る（洞内洗浄）。軽症例では粘膜収縮薬の鼻腔内噴霧により閉鎖している自然孔を拡大し上顎洞より排膿させる。
- 安静、補液。
- 原因歯の除去。
- 再発を繰り返したり、慢性化したりした場合には上顎洞根治術あるいは鼻内視鏡手術を行う。

❷ 慢性上顎洞炎（chronic maxillary sinusitis）（図 32）

■原因

- 歯周炎からの波及が多い。当初より慢性経過をたどる型と急性上顎洞炎から慢性に移行する型とがある。

■症状

- 患側犬歯、歯肉頬移行部から頬部、眼窩下部にかけての鈍重感、片頭痛を訴えることが多い。
- 原因歯に違和感や鈍痛。

■診断

1）画像診断

- ウォータース（Waters）投影法、パノラマエックス線撮影、CT、後頭前頭方向投影法により、患側上顎洞粘膜肥厚や膿汁貯留によるエックス線不透過像。

2）上顎洞粘膜繊毛機能検査法

- 上顎洞内に造影剤を注入し、その排泄機能を数日後に調べる。

■治療

1）保存的療法

- 原因歯を除去し、洞内洗浄を繰り返す。

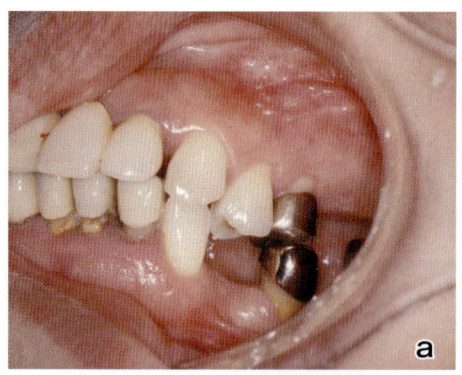
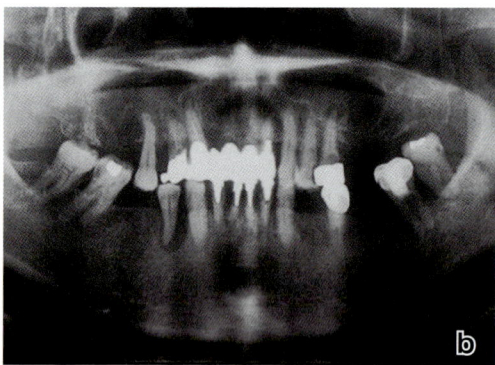
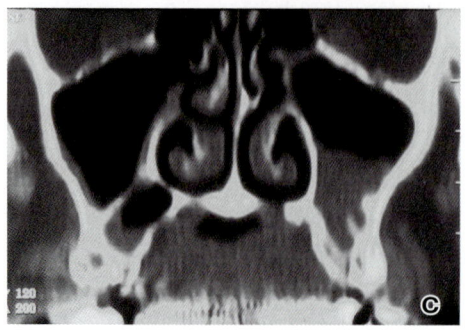

図 32　慢性上顎洞炎
a：口内粘膜には異常所見なし
b：|5 の根尖に透過像あり。これより上顎洞へ炎症が拡大
c：|5 根尖相当部の上顎洞内下部に不透過像をみる

２）上顎洞根治術（図33）

- 保存的療法が奏効しないときには感染した上顎洞粘膜を除去し、対孔を形成する**上顎洞根治術**（**コードウェル・リューク〈Caldwell-Luc〉法、和辻 - デンカー〈Denker〉法**）を行う。上顎洞根治術では、十数年を経過した後、術後性上顎囊胞を継発することがある。

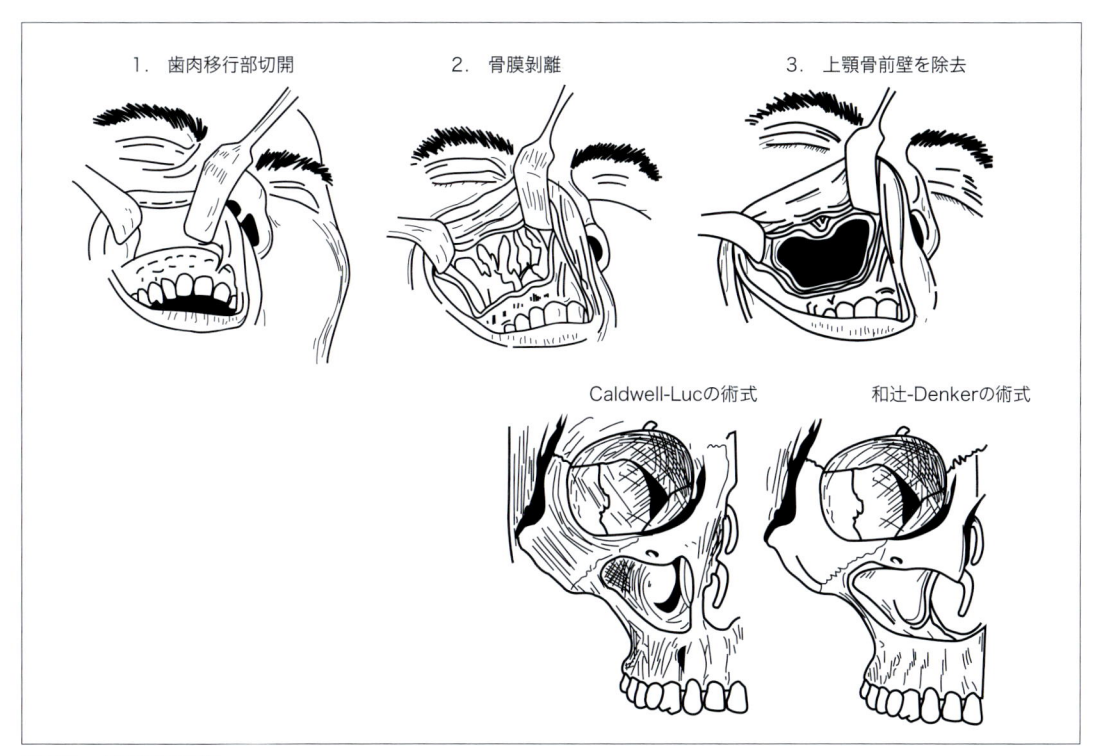

1．歯肉移行部切開　　　2．骨膜剥離　　　3．上顎骨前壁を除去

Caldwell-Lucの術式　　　和辻-Denkerの術式

図33　上顎洞根治術

３）鼻内視鏡手術

- 鼻内視鏡を用いて経鼻的に自然孔を拡大する。

４）口腔上顎洞瘻閉鎖術（図34）

- 上顎臼歯抜歯または根尖病巣掻爬により上顎洞に穿孔をきたすことがあり、上顎洞炎の存在する場合や抜歯時穿孔が大きいと瘻孔（口腔上顎洞瘻）を形成する。
- 瘻孔が小さく、上顎洞内に炎症がない場合には自然閉鎖することがある。
- 上顎洞内炎症が強い場合には上顎洞根治術と同時に閉鎖術を行う。
- 術式においては、穿孔部周囲（口蓋・歯肉・頬粘膜）からの粘膜骨膜弁を剥離反転し穿孔部を縫合閉鎖する。

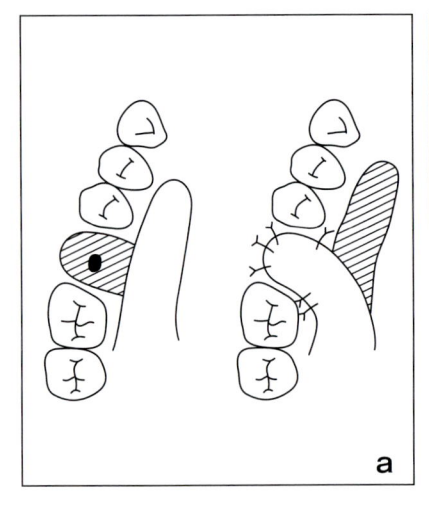
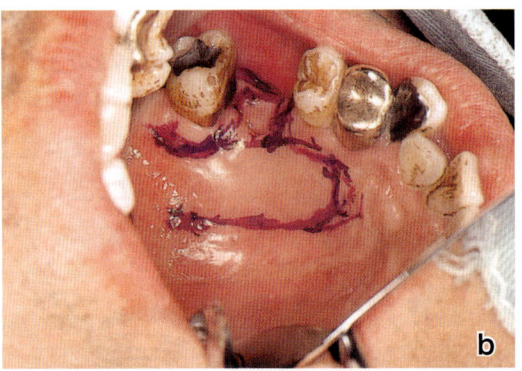
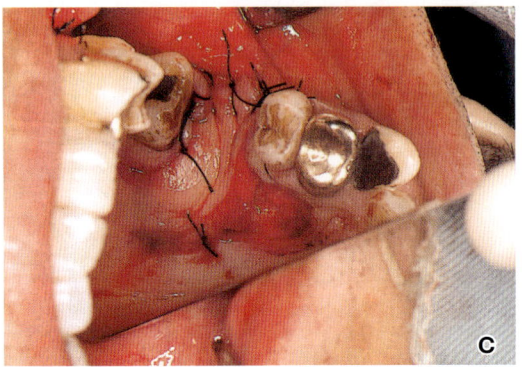
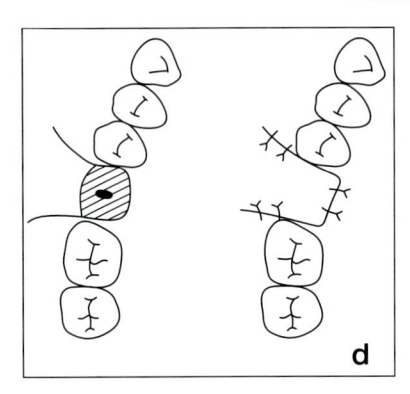
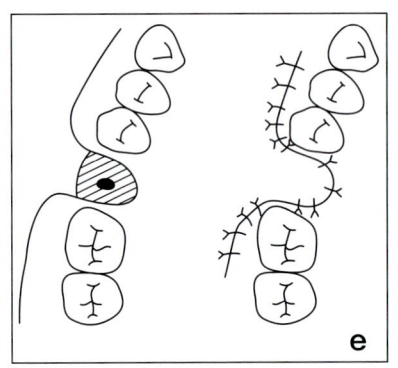

図 34　口腔上顎洞瘻閉鎖術（a：ピヒラー〈Pichler〉法、b：術前、c：術後、d：レアーマン〈Rehrmann〉法、e：ワスムンド〈Wassmund〉法）

6. 特異性炎（肉芽腫性炎）

▶ 定義：特定の病原体に対して、組織が特有な反応を示し、特異な肉芽組織（肉芽腫）を形成する炎症。

❶ 顎放線菌症（actinomycosis of the jaw）（図35）

■原因

- 口腔常在菌の嫌気性グラム陽性菌である**放線菌**（**アクチノマイセス・イスラエリ**：*Actino-*

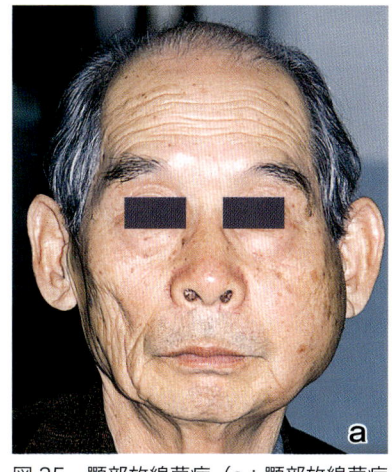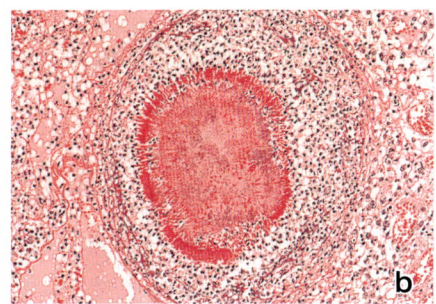

図 35　顎部放線菌症（a：顎部放線菌症、b：膿汁中の菌塊）
（b は、高橋庄二郎，他：新口腔外科学通論，日本医事新報社，東京，1982 より引用）

myces israelli）による感染。

- 通常化膿菌との混合感染により発症。
- 感染経路は齲歯、歯冠周囲炎。

■**症状**

- 初発症状は混合感染により急性顎炎、顎周囲炎を示すが次第に慢性化し、頰部、耳下腺咬筋部、頸部にび漫性腫脹と**板状硬結**を示し、開口障害を起こす。それが部分的に小膿瘍を多発し、瘻孔を形成する。
- 膿汁には淡黄色の**菌塊**（**ドルーゼ**）をみる。
- 顎骨が侵されると、骨髄炎を起こす。

■**診断**

- 板状硬結、多発性膿瘍、重度開口障害の特徴的臨床症状。
- 膿汁からの菌塊の証明（グラム染色、PAS 染色）。

■**治療方針**

- 抗菌薬の投与。
- 膿瘍の切開。

■**その他の特徴**

- 通常治療に長期間かかる。
- 非定型症例も散見される。

❷ 口腔結核（oral tuberculosis）（図 36）

■**原因**

- 抗酸菌である、**結核菌**（*Mycobacterium tuberculosis*）の感染。
- 初感染は通常肺に起こるが、まれに皮膚、扁桃、腸管にも起こる。
- 口腔結核は口腔周囲の皮膚、口腔粘膜、顎骨、リンパ節に現れる。
- 口腔結核は肺結核から管内性、血行性、リンパ行性に感染し二次的に生ずることが多い。

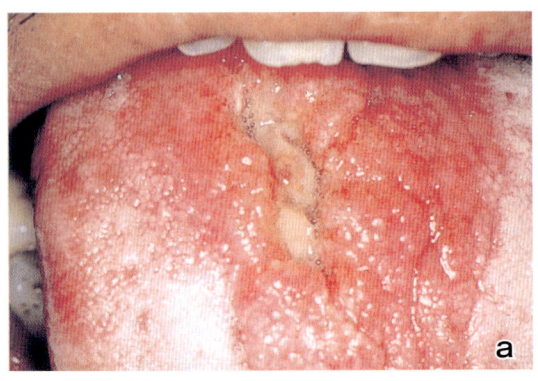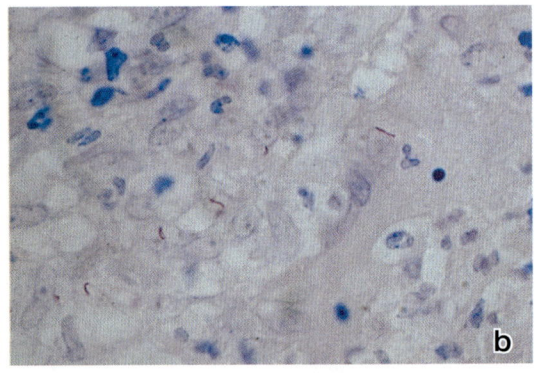

図 36　口腔結核（a：舌結核による潰瘍、b：口腔結核：病理組織所見。類上皮細胞をみる）

（愛知学院大学顎顔面外科学講座 提供）

■症状

1）口腔周囲皮膚結核

- 尋常性狼瘡として鼻側部、鼻唇溝、口唇にみられる。
- 黄褐色ないし紅褐色の粟粒大結節が多数出現し、やがて自潰し次第に融合拡大する。

2）口腔粘膜結核

- 初期には粟粒大の灰白色または紅色の結節が生じる。
- これらが自潰融合し、次第に大きな潰瘍となる。潰瘍は浅く、周縁は**鋸歯状穿掘性**である。表面は淡紅色顆粒状または薄い白苔で覆われ、刺激により出血しやすい。

3）顎骨結核

- 血行感染、根管よりの感染による。
- 小児に多く、急性炎症を認めずに骨の破壊を起こす。
- 周囲軟組織に**冷膿瘍**を形成し、自潰して瘻孔を形成する。

4）リンパ節結核（図 37）

- 肺、口腔の原発巣より血行性、リンパ行性に発生するが、喀痰中の結核菌がワルダイエル扁桃輪を介して感染するともいわれている。
- 結核性リンパ節炎は頸部に多く発症し、**瘰癧**とも呼ばれる。リンパ節は無痛性弾性硬の可動性腫脹を示す。

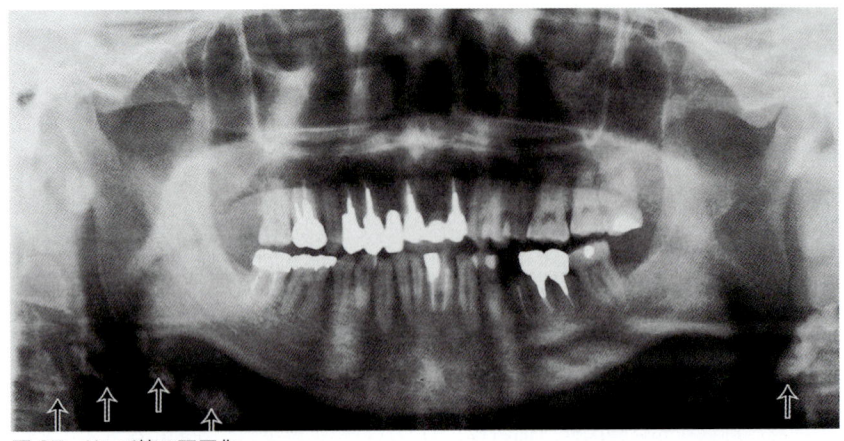

図 37　リンパ節の石灰化
57 歳、男性　頸部リンパ節結核（12 歳時）、両側リンパ節の石灰化が著明（矢印）

- 進行するとリンパ節内の乾酪変性部が融解自潰し、顎下頸部に結核性瘻孔を生じる。
- 慢性化すると乾酪壊死部に石灰化を生じる。

■診断

- 肺結核の有無の確認。
- 喀痰、潰瘍面滲出液、膿汁からの結核菌の証明（**Ziehl-Neelsen 染色**）。
- 病理組織検査。
- **ツベルクリン反応**（陽性）。

■治療方針

- 抗結核薬の投与。
- 口腔潰瘍部切除。
- 顎骨結核部切除、開放、腐骨除去。
- リンパ節摘出。

❸ 口腔梅毒（oral syphilis）

■原因

- **梅毒トレポネーマ**（*Treponema pallidum*）による感染で近年増加している。
- 母体内での胎盤を介しての子宮内で血行性感染による先天性梅毒と、性行為やキスなどによる粘膜接触による後天性梅毒がある。

■症状

①先天性梅毒

- **パロー裂溝**：口腔周辺に扁平コンジローマを生じ、潰瘍の瘢痕治癒による放射線状亀裂様瘢痕。
- 鼻中隔、鼻骨が侵されることにより、鞍鼻が出現。
- **ハッチンソンの３徴候：角膜実質炎、内耳障害性難聴、ハッチンソン歯。**
- ハッチンソン歯：梅毒性病変が歯胚に影響を与え、永久切歯および犬歯切縁が陥凹した状態。
- **フルニエ歯**、ムーン歯、ゴージュ歯：上下顎第一大臼歯、第二乳臼歯の咬頭発育不全。

②後天性梅毒

〈第１期〉

- 性交渉により、感染後２〜４週後に粘膜に無痛性初期硬結を生じる。
- 次第に硬結が大きくなり、指頭大の軟骨様硬結となり、表面に潰瘍を形成する（**硬性下疳**）。
- この時期は梅毒血清反応は陰性であるが、１か月程度で消失する。

〈第２期〉

- 感染後２〜３か月すると梅毒トレポネーマは血行性に全身に感染し、発疹（**バラ疹**）を生じる。
- 紅斑性梅毒疹、丘疹性梅毒疹、乳白斑を生じる。表面はびらん化し、癒合して、不整形潰瘍を形成し、扁平コンジローマとなる。
- 顎骨では骨の破壊、骨膜の肥厚、骨添加が起こる。
- 梅毒血清反応は陽性となる。

〈第３期〉

- 感染後２〜３年すると全身に**ゴム腫**を生じる。
- 口腔内では小結節状のゴム腫を生じる。中央部が融解崩壊してゴム腫性潰瘍を形成する。

- 舌は硬化萎縮して硬化性舌炎を生じる。
- 上顎口蓋部ではゴム腫より腐骨を形成し、腐骨分離により鼻腔に穿孔を生じる。鼻中隔、鼻骨が侵されると鼻背の支持を失い鞍鼻となる。
- 顎骨内では慢性骨髄炎の症状を呈する。

〈第4期〉
- 感染後十数年で、脊髄癆や脳梅毒などの神経性病変を起こす。
- 口腔顔面領域では原因不明の神経痛様疼痛を生じるので、三叉神経痛との鑑別を要す。

■診断
- 潰瘍面滲出液の塗抹標本より梅毒トレポネーマを暗視野で検鏡する。
- **ワッセルマン反応**。
- TPHA 試験。

■治療方針
- 抗菌薬の投与で治癒するが、免疫はなく何度でも感染する。

7．歯性全身感染症

❶ 菌血症 （bacteremia）

- 感染病巣や抜歯窩から一過性に細菌が血液中に流入する。
- 抜歯直後には 100％近く起こる。
- ブラッシングや咀嚼でも起こる。
- 先天性心疾患、弁膜症の患者では亜急性感染性心内膜炎を生じる可能性があり、抜歯前に抗菌薬（アモキシシリン）の予防投与が必要である。

❷ 敗血症 （septicemia, sepsis）

■原因
- 感染巣から持続的に血流に細菌が流入し、全身感染症を起こした状態。
- ブドウ球菌、レンサ球菌のほか、最近ではグラム陰性菌、嫌気性菌によるものが増加している。
- 病態により、**毒（素）血症** [注5] や **膿血症** [注6] を起こす。

■症状
- 悪寒戦慄、高熱（弛張熱）、頻脈、呼吸促迫。
- 進行するとチアノーゼ、発疹、意識混濁。
- 重度の炎症性血液所見。

■診断
- 血液からの細菌検出（血液培養）。

注5　**毒（素）血症**：病原微生物の毒素が血液中に流入し、中毒症状を呈すること。
注6　**膿血症**：敗血症のなかで、原発巣からの転移化膿巣をつくるもの。

■治療方針

- 強力な抗菌薬投与。
- 感染源の除去。
- 輸液、栄養補給、輸血、免疫製薬投与。

❸ 全身性炎症反応症候群（systemic inflammatory response syndrome：SIRS）

■原因

- 重症感染症、重症外傷、熱傷、重症膵炎、侵襲の強い手術後に起きやすい。
- TNF-α や IL-1 などの炎症性サイトカインの大量放出による。

■症状

- 38℃以上あるいは 36℃以下の体温。
- 脈拍数の増加（90 回 / 分以上）。
- 呼吸数の増加（20 回 / 分以上）。
- 白血球数の異常（12,000/μL 以上あるいは 4,000/μL 以下）。
- 重症化すると心臓、腎臓、肺、肝臓、中枢神経、消炎管など多臓器の機能不全を生じる。

■治療方針

- 感染に起因するものが敗血症と定義されており、前述の治療方針で対処する。
- 副腎皮質ステロイド薬、タンパク分解酵素阻害薬の投与。
- 輸血や血液浄化。

❹ 歯性病巣感染（dental focal infection）

■原因

- 歯性感染巣に存在する細菌、毒素に対する抗体が産生され、その抗体と交叉反応を起こす物質が組織臓器に存在すると、抗原抗体反応が生じ、組織臓器が障害される。

■症状

- 歯性感染源としては齲歯、歯周炎、根尖病巣。
- 二次病変は、慢性関節リウマチ、感染症心内膜炎、慢性糸球体腎炎、結節性紅斑、掌蹠膿胞症など。

■診断

- 原病巣と二次病変の存在。
- 血液検査では IgG の上昇、ASLO の上昇。

■治療方針

- 原病巣の除去。
- 二次病変は専門医対診。

（栗田賢一）

IV 口腔粘膜疾患

1. 水疱を主徴とする疾患

❶ 単純疱疹（ヘルペス）（herpes simplex）

- **単純疱疹（単純ヘルペス）ウイルス**（Herpes Simplex Virus: HSV）の感染により、疱疹性（ヘルペス性）口内炎（疱疹性歯肉口内炎）または口唇疱疹（口唇ヘルペス）を生じる。
- HSV には HSV-1 と HSV-2 があり、口腔粘膜に症状をきたすのは HSV-1 である。HSV-2 は性器ヘルペスをきたす。
- HSV の初感染は幼児期に起こることが多いが、ほとんどの場合において症状は出現しない（不顕性感染）。
- 初感染後は知覚神経節（口腔粘膜の場合は三叉神経細胞に多い）に潜伏し、成人になって免疫能が低下すると活性化（再感染・回帰発症）する。
- 小水疱を形成するが、すぐに破れ、びらん、小潰瘍を形成する。

1）疱疹性口内炎（herpetic stomatitis）（図1）

■原因
- HSV-1 感染による。

■症状
- 発熱、全身倦怠感とともに、口腔粘膜に多数の小水疱を生じる。
- 摂食障害が強く、口臭が強い。
- 通常 10 日ほどで治癒する。

■診断
- 水疱内容液からのウイルス分離。
- モノクロナール抗体による HSV の証明。
- 治癒時の抗体価が発症初期の4倍以上になっていること。

■治療方針
- 安静、栄養補給、補液。
- 重症例には抗ウイルス薬（アシクロビル、バラシクロビル、ファムシクロビル、ビダラビン）。

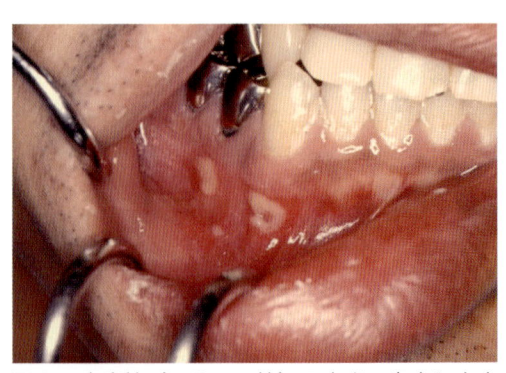

図1　疱疹性（ヘルペス性）口内炎。歯肉に小水疱の断裂を認める

■その他の特徴

- 初感染は小児に多く、感冒様前駆症状と著しい歯肉炎を伴うので、**疱疹性（ヘルペス性）歯肉口内炎**（herpetic gingi-vostomatitis）と呼ばれる。
- 再感染あるいは回帰感染では症状が軽く、歯肉に病変がみられることが少ないので、疱疹性（ヘルペス性）口内炎と呼ばれる。

2）口唇疱疹（口唇ヘルペス）(herpes labialis)（図2）

■原因

- HSV-1 感染（再活性化）。

■症状

- 口唇粘膜皮膚移行部付近に 1 〜 3 mm 程度の水疱を形成。
- 水疱はすぐに破れ、痂皮を形成。
- 通常 10 日ほどで治癒する。

■診断

- 疱疹性口内炎と同じ。

■治療方針

- 対症療法。
- 抗ウイルス薬（アシクロビル、ビダラビン）軟膏。

■その他の特徴

- 再発を繰り返す例がある（再発性単純疱疹）。

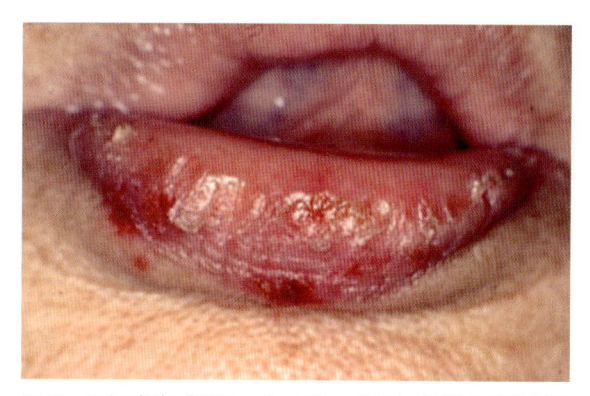

図2　口唇疱疹（口唇ヘルペス）。下唇の粘膜皮膚移行部の水疱が破れ、痂皮を形成している

❷ 帯状疱疹（herpes zoster）（図3）

■原因

- 水痘と同じウイルス（**水痘 - 帯状疱疹ウイルス**、varicella-zoster virus：VZV）の再感染（回帰発症）による。
- 誘因に免疫能低下がある。

■症状

- 口腔領域では三叉神経第2、3枝領域に多い。
- 発熱・神経痛様疼痛を伴い、神経支配領域（通常片側性）に沿って紅斑を生じ、次いで紅斑上に水疱が生じる。
- 疱疹は破れ、皮膚で痂皮を作る。
- 口腔内では水疱が破れ、びらん、潰瘍を形成する。
- 疼痛は強度。
- 治癒に約3週間を要する。
- 治療後に三叉神経痛様疼痛（帯状疱疹後神経痛、post herpetic neuralgia: PHN）をきたすことがある。

■診断

- 神経支配領域に沿った水疱形成。

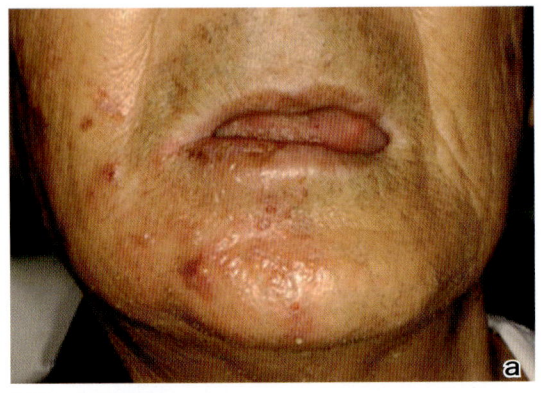 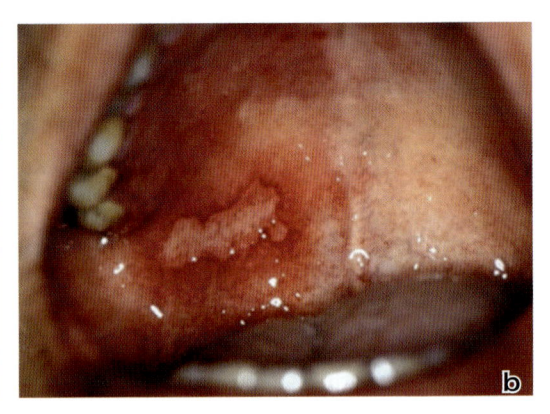

図3 帯状疱疹
a：三叉神経第3枝領域に疱疹を認める
b：第2枝領域の疱疹が癒合し大潰瘍を形成している

- 血清抗体価が初期に比べ、4倍以上に上昇する。

■治療方針

- 抗ウイルス薬（アシクロビル、バラシクロビル、ファムシクロビル、ビダラビン）の投与。
- 安静、栄養補給。
- 鎮痛処置（消炎鎮痛薬）。
- 帯状疱疹後神経痛に対して抗痙攣薬（カルバマゼピン）、神経障害性疼痛治療薬（プレガバリン）、神経ブロック。

■その他の特徴

- 20歳代と60歳代にピークがある。
- **ラムゼイ・ハント症候群**（Ramsay-Hunt syndrome）：顔面神経の膝神経節に感染し、顔面神経麻痺、耳部の水疱、耳鳴り、めまい、味覚障害を起こす。

❸ ヘルパンギーナ（herpangina）（図4）

■原因

- コクサッキーウイルスA群（特にA4）による感染。

■症状

- 幼児に発症。
- 夏期に流行。
- 発熱を初発症状とする。
- 口峡部（軟口蓋、口蓋弓、咽頭）に左右対称性に水疱形成。
- 水疱は破れてアフタ様の小潰瘍を形成。
- 接触痛が強く、咽頭痛、嚥下痛を伴う。
- 約10日で治癒。

■診断

- 臨床症状による。

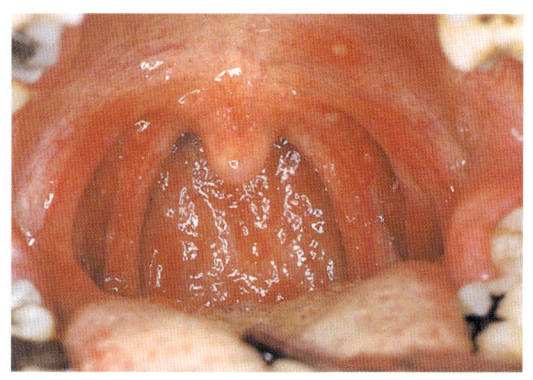

図4　ヘルパンギーナ（herpangina）。口峡部の水疱が破れた状態

■治療方針

- 主に対症療法。

❹ 手足口病（hand, foot and mouth disease）（図5）

■原因

- コクサッキーウイルス A16 あるいはエンテロウイルス 71 による感染。

■症状

- ウイルス潜伏期は 4〜6 日。
- 1〜4 歳の幼児に発症。
- 発熱を初発症状とする。
- 両手、両足、口腔に水疱形成。
- 水疱は破れてアフタとなる。
- 約 5〜7 日で治癒。
- 夏期に多発する。

■診断

- 臨床症状による。

■治療方針

- 主に対症療法。

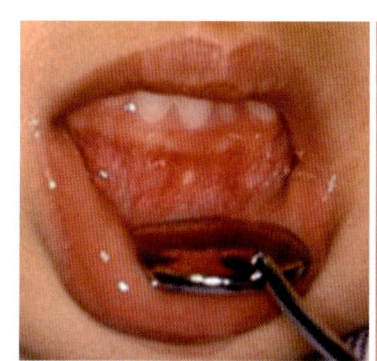
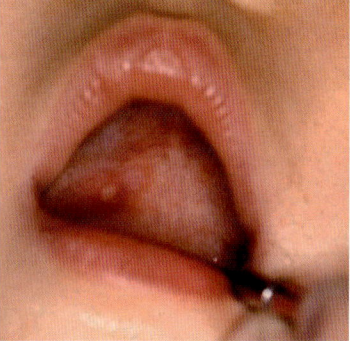
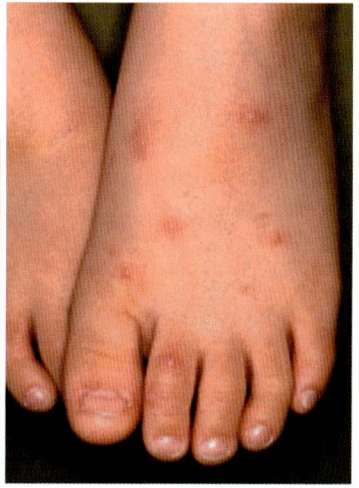

図5　手足口病。歯肉、口蓋、足背部に水疱形成を認める

IV

■その他の特徴

- 時に無菌性髄膜炎を起こす。

❺ 天疱瘡（pemphigus）（図6）

■原因

- 粘膜や皮膚の上皮細胞間結合が失われて、表皮内棘融解性水疱（上皮内水疱）を多発する。
- 自己免疫疾患と考えられている（自己抗体 IgG の関与）。

■症状

- 中年女性に多い。
- 突発性に粘膜（頬、口蓋、舌、口唇、歯肉）に水疱を形成する。
- 半数以上は口腔に初発する。
- 水疱は破れてびらん[注1]となり、痂皮形成後に治癒に至るが、この経過は4週以上持続し、難治性である。

■診断

- 血清中に天疱瘡抗体（粘膜優位型：抗デスモグレイン〈DSG〉3抗体、皮膚粘膜優位型：抗デスモグレイン〈DSG〉1抗体、抗デスモグレイン〈DSG〉3抗体）を認める。
- 水疱からの塗沫標本で**ツァンク（Tzanck）細胞**（棘融解細胞、多核巨細胞）を認める。

■治療方針

- 副腎皮質ステロイド薬。
- 免疫抑制薬。
- 血漿交換。

■その他の特徴

- ニコルスキー現象（Nikolsky phenomenon）：皮膚は一見正常であるが、こすると表皮の剥離、水疱を形成する。

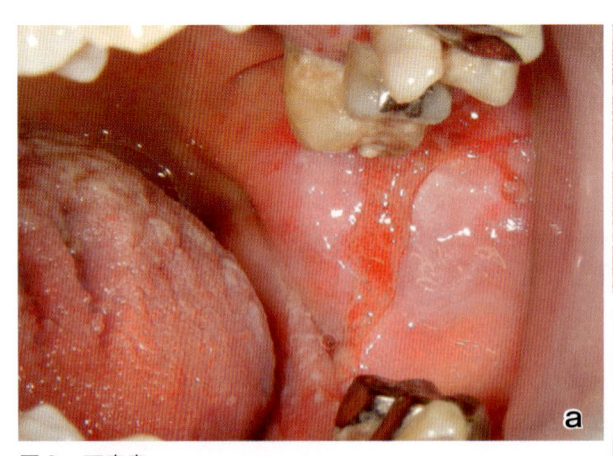
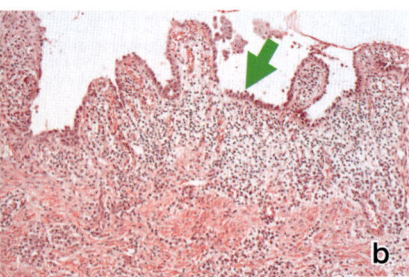
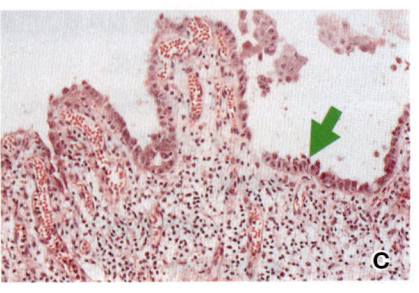

図6　天疱瘡
a：水疱が破れ、びらんを呈している
b、c：天疱瘡の組織像（基底細胞層を一層残して〈矢印〉上皮が剥離している）

- 好酸球が増加することがある。
- 一般に尋常性・増殖性・腫瘍随伴性・紅斑性・落葉性・薬剤誘発性などに分類される。

❻ 類天疱瘡（pemphigoid）（図7）

■原因

- 自己免疫疾患。
- 棘融解ではなく、表皮下水疱をきたす。
- 主に皮膚に症状が現れる水疱性類天疱瘡（bullous

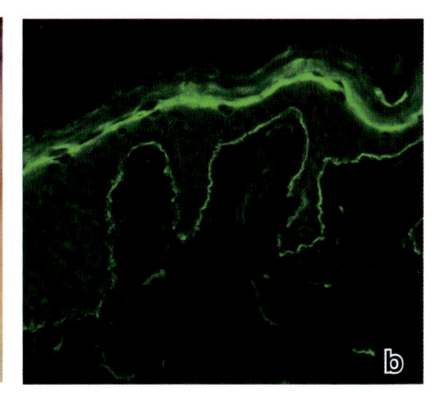

図7　類天疱瘡
a：歯肉に水疱形成を認める
b：類天疱瘡の直接蛍光抗体法（基底膜に IgG の沈着を認める）

pemphigoid：BP）と主に粘膜に症状が現れる粘膜類天疱瘡（mucous membrane pemphigoid：MMP）が存在する

■症状

- 水疱形成後、破れて潰瘍[注2]をつくる。
- 結膜では術後瘢痕を形成し、眼瞼癒着を起こす。

■診断

- 水疱性類天疱瘡では BP180 や BP230、粘膜類天疱瘡では BP180 やラミニン 332 などに対する自己抗体の検出。

■治療方針

- 副腎皮質ステロイド薬。
- 対症療法。
- 免疫抑制薬。

❼ 表皮水疱症（epidermolysis bullosa hereditaria）

- 新生児または乳幼児期において、日常生活で機械的刺激が加えられた皮膚に反復して水疱が生じる疾患。

注1　**びらん**：組織欠損が上皮内に限局するもの。
注2　**潰瘍**：組織欠損が上皮下に至り、治癒により瘢痕を起こす。

IV

■原因

- 表皮基底膜を構成する分子の先天異常や欠損による。
- 臨床症状の重症度の程度は、遺伝子変異部位の位置や変異アミノ酸の種類によって規定される。

■症状

- 外力を受けやすい皮膚・粘膜に、容易に反復性の水疱やびらんを形成する。
- 病型により水疱形成、治癒機転、随伴症状が異なる。
- 遺伝形式と水疱の形成する部位によって単純型、接合部型、優性栄養障害型、劣性栄養障害型およびキンドラー症候群の5型に大別される。

■診断

- 電子顕微鏡による水疱部位の局在。
- 遺伝子診断。
- 患者皮膚を蛍光抗体法で調べ、最終的に遺伝子変異を同定する。

■治療

- 有効な治療法はなく、主に対症療法を行う。

2．紅斑・びらんを主徴とする疾患

❶ 紅板症（erythroplakia）

- 紅板症については p. 201 「❷ 紅板症」を参照。

❷ 多形滲出性紅斑（erythema exudativum multiforme）（図8）

■原因

- 多元的原因（薬剤、感染、膠原病、悪性腫瘍、放射線治療）により発症。
- 発生機序はアレルギー性皮膚血管反応。

■症状

- 発熱、頭痛、関節痛の前駆症状。
- 全身皮膚粘膜に広範に紅斑を形成。
- 水疱形成、びらん、潰瘍となる。
- 口唇では出血により痂皮を生じる。

■診断

- 臨床症状による。

■治療方針

- 副腎皮質ステロイド薬投与。
- 二次感染予防。

■その他の特徴

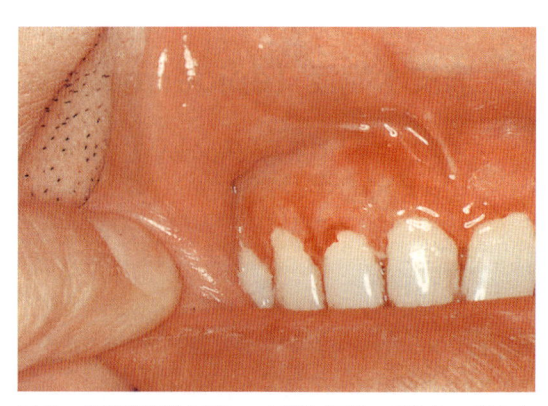

図8　多形滲出性紅斑 。広範な紅斑、びらん、出血を認める

- 重症化すると段階的に下記疾患となる。

1）粘膜・皮膚・眼症候群（Stevens-Johnson 症候群：SJS）（図9）

- 発熱・重症の粘膜疹、皮膚の紅斑・水疱・びらんを主症状とする重篤な全身性疾患。

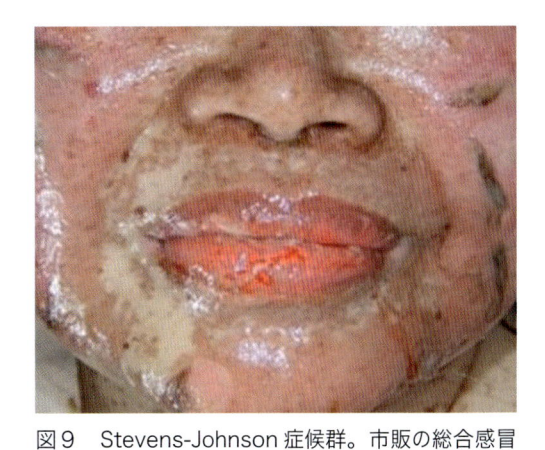

図9　Stevens-Johnson 症候群。市販の総合感冒服用で発症

■原因

- 多くは薬剤を原因として発症。
- その他、ウイルス、細菌および真菌などの感染、自己免疫疾患。

■症状

- 口腔、鼻、眼球、外陰部の粘膜のびらんが主症状。
- 口腔症状は必発し、易出血性のびらん・潰瘍を伴う滲出性紅斑を認める。
- 眼症状では主に結膜炎、他に角膜炎、虹彩毛様体炎を併発し、視力障害・失明などの重篤な合併症を残す可能性がある。
- 全身倦怠感、発熱、関節痛などの全身症状を伴う。
- 表皮の壊死性剝離性病変が体表面積の 10%未満。

■治療

- 病巣感染、薬剤などの原因を検査。
- 薬剤由来のものは、原因薬剤の中止。
- 副腎皮質ステロイド薬の全身投与。
- 二次感染予防、栄養管理。

2）中毒性表皮壊死剝離症（toxic epidermal necrolysis：TEN）（ライエル症候群：Lyell's syndrome）

- 表皮の壊死性剝離性病変が体表面積の 10%以上である。
- Stevens-Johnson 症候群から進展する場合が多い。
- 死亡率は約 20％。

❸ 全身性エリテマトーデス（systemic lupus erythematodes：SLE）（図10）

■原因

- 自己免疫疾患。

■症状

- 顔面蝶形紅斑、手足の紅斑、発熱、全身倦怠、関節痛、レイノー症状。
- 腎疾患（糸球体腎炎）、肺・心臓疾患。
- 口腔粘膜に紅斑、水疱、びらん形成。

■診断

- 免疫学的検査（血清中に抗核抗体、抗 DNA 抗体などの自己抗体を認める）。
- 病理組織の共通的特徴として、上皮基底膜の液状変性、表皮萎縮、表皮真皮接合部の免疫グロブリン沈着、膠原線維および血管壁のフィブリノイド膨化が挙げられる。

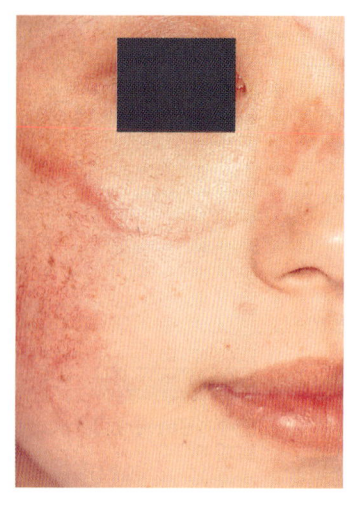

図 10　全身性エリテマトーデス。頬部に現れた蝶形紅斑（愛知学院大学顎顔面外科学講座 提供）（高橋庄二郎, 他：新口腔外科学通論, 日本医事新報社, 1982 より引用）

■治療方針

- 副腎皮質ステロイド薬投与。

■その他の特徴

- 円板状エリテマトーデス（discoid lupus erythematosus：DLE）：局所的に円板状、角化性、萎縮性紅斑を主病変とする。

3．潰瘍を主徴とする疾患

❶ 慢性再発性アフタ（chronic recurrent aphtha）（図 11）

■原因

- 不明。自己免疫、アレルギー、口腔常在菌の関与が考えられる。
- 外傷、疲労、ストレス、栄養障害、性周期が誘因となる。

■症状

- **アフタ**：直径 2 〜10 mm 程度の小円形、小類円形潰瘍で、周囲を紅斑（紅暈）で取り囲まれたもの。潰瘍底は平坦である。したがって、アフタとは疾患名より症状名である。
- 口唇、頬、舌、口蓋粘膜に数個のアフタができ、1 週間ほどで消失する。
- 接触痛が強い。
- 周期的に再発を繰り返す。

■診断

- 臨床所見による。

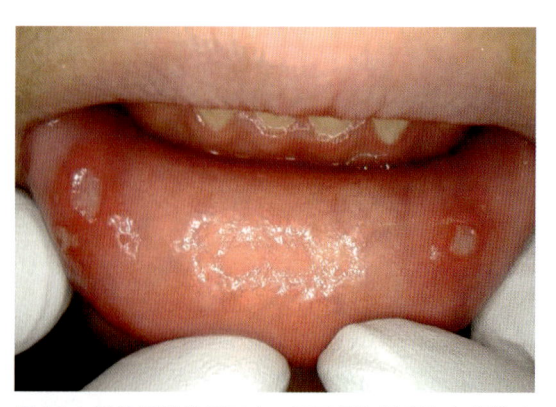

図 11　慢性再発性アフタ。下口唇に発症した複数のアフタ。周囲に粘膜炎を伴う

■治療方針

- 副腎皮質ステロイド軟膏。

❷ ベーチェット病（Behçet's disease）（図 12）

■原因

- 不明。
- 自己免疫機構、抗原物質としてのレンサ球菌の関与が疑われる。
- 日本人は HLA-B51 の保有率が高く、免疫遺伝学的因子の関与が疑われている。

■症状

- 4 大症候として発現順に、①口腔粘膜の慢性再発性アフタ、②皮膚症状（結節性紅斑）、③陰部潰瘍、④眼症状（虹彩毛様体炎、網膜ぶどう膜炎）。

■診断

- 活動期に血中免疫複合体をみるが、特異的な診断法はなく、臨床症状より診断する。

■治療方針

- 副腎皮質ステロイド薬。
- インフリキシマブ（抗ヒト TNFα モノクローナル抗体）。
- 免疫抑制薬。
- 生活指導（口腔ケア、疲労、ストレスの回避）。

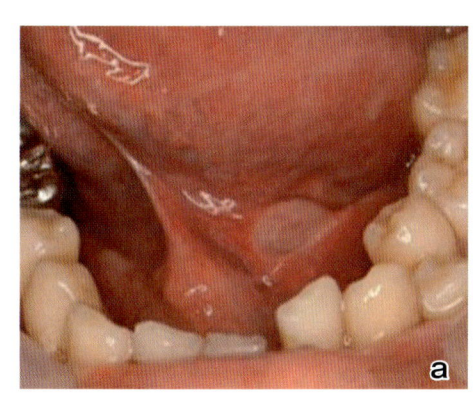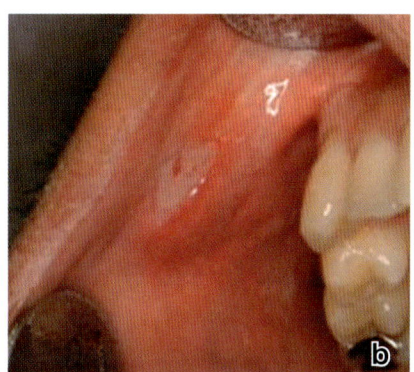

図 12　ベーチェット病（口底〈a〉、口唇粘膜〈b〉に潰瘍を認める）

❸ 壊死性潰瘍性歯肉口内炎（necrotizing ulcerative gingivostomatitis）（図 13）

■原因

- 口腔嫌気性菌（ワンサンスピロヘータ、紡錘菌）の混合感染。
- 口腔清掃不良、栄養状態と関連がある。
- 全身抵抗力の減弱が誘因となる。

■症状

- 歯肉辺縁に灰白色の壊死性潰瘍が生じる。

■ **診断**

- 臨床症状による。

■ **治療方針**

- 局所洗浄。
- 含嗽剤、抗菌薬、消炎鎮痛剤。
- 栄養補給と全身抵抗力の向上。

■ **その他の特徴**

- 咽頭に拡大するとワンサンアンギーナ（偽膜性口峡炎）となる。
- HIV/AIDS による免疫低下と関連して発症することがある。
- 壊死性潰瘍に腐敗菌が感染すると、壊疽性口内炎となる。

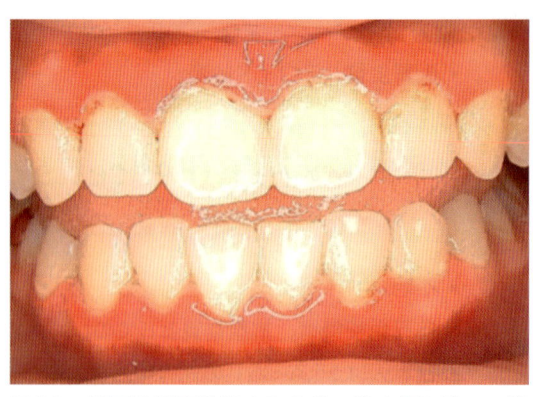

図13　壊死性潰瘍性歯肉口内炎。歯肉縁に沿って壊死を認める

❹ 壊疽性口内炎（gangrenous stomatitis）（図14）

■ **原因**

- 壊死性潰瘍に腐敗菌が感染。
- 全身抵抗力が極めて弱い小児に発症する。
- 栄養不良が関係する。

■ **症状**

- 壊死性潰瘍に暗紫色の壊疽を生じ、腐敗臭を伴う。
- 壊疽は次第に広がり、顎骨に腐骨を形成し、皮膚の穿孔を起こす（水癌）。

■ **診断**

- 臨床症状。

■ **治療方針**

- 抗菌薬。
- 栄養補給と全身抵抗力の向上。
- 顔面醜形に対して形成手術。

■ **その他の特徴**

- 発展途上国にみられ、日本ではまれ。

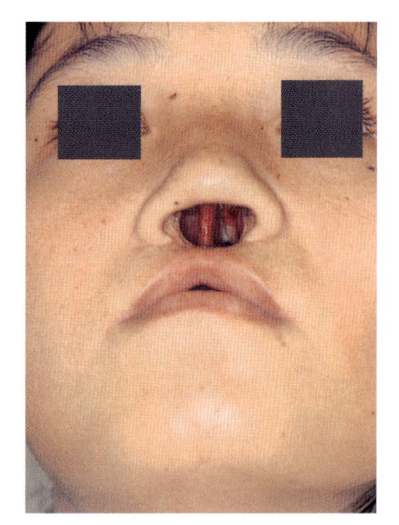

図14　壊疽性口内炎。壊疽による鼻中隔の欠損

❺ 薬物性口内炎（stomatitis medicamentosa）（図15）

■ **原因**

- アレルギー性機序によるものが多い。

■ **症状**

- 口腔粘膜に発赤、腫脹、水疱を生じ、水疱は破れて潰瘍となり、潰瘍性口内炎の状態となる。
- 皮膚発疹（薬疹）を生ずる。

■診断

- 薬剤使用の既往。

■治療方針

- 被疑薬の中止。
- 副腎皮質ステロイド薬。
- 抗ヒスタミン薬。
- 肝庇護・解毒薬。

■その他の特徴

- 抗菌薬、消炎鎮痛薬、局所麻酔薬でも起こる。

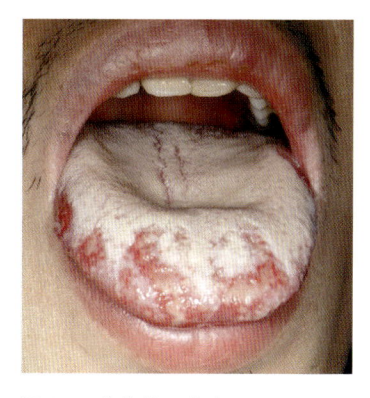

図 15　薬物性口内炎。NSAIDs 服用の後、舌のびらんを発症

❻ メトトレキサート関連リンパ増殖性疾患（methotrexate-associated lymphoproliferative disorder: MTX-LPD）（図 16）

■原因

- メトトレキサート（MTX）を含む免疫抑制薬の長期服用。
- MTX-LPD は 1991 年に初めて報告され、関節リウマチ（rheumatoid arthritis：RA）治療に MTX が使用されるにつれて報告が増加し、疾患概念として確立した。

■症状

- 口腔粘膜の難治性潰瘍。
- RA 患者に発症することが多い。
- 悪性リンパ腫になることがある。

■診断

- MTX 服用の既往と病理所見。
- 半数以上で Epstein-Barr ウイルス（EBV）陽性。

■治療方針

- LPD が疑われた場合は MTX と併用している生物学的製剤や免疫抑制薬の休薬。

■その他の特徴

- RA 患者において MTX を含む免疫抑制薬治療中にリンパ腫／リンパ増殖性疾患が発生した場合、医原性免疫不全関連リンパ増殖性疾患（iatrogenic im-+munodeficiency-associated LPD）あるいは免疫抑制薬関連リンパ増殖性疾患（immunosuppressive drug-associated LPD）と呼ぶことが推奨されている。
- LPD の発症機序はまだ不明な点が多い。
- 膠原病内科医、血液内科医との連携が重要。

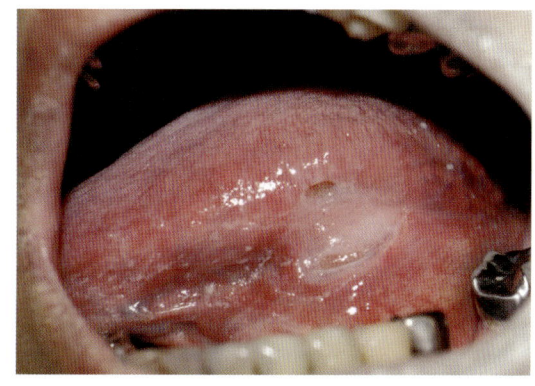

図 16　メトトレキセート (MTX) 関連リンパ増殖性疾患。MTX 長期服用中の RA 患者において発症した舌の難治性潰瘍（Hashimoto K, Nagao T et al. Oral Surg Oral Med Oral Pathol Oral Radiol. 2015;119:e1-5. より引用）

IV

4．白斑を主徴とする疾患

❶ 白板症（leucoplakia）

- 白板症については p. 200「❶ 白板症」を参照。

❷ 口腔扁平苔癬（oral lichen planus）（図 17）

■原因

- 炎症性角化症：上皮の錯角化と上皮下のリンパ球を主体とする細胞浸潤。
- 免疫機構の関与、歯科用金属の関与が考えられている。

■症状

- 口腔粘膜にレース様、網状、環状、線状の白斑が生じる。
- 白斑の周囲に紅斑を認める。
- 炎症が強いとびらんを形成。
- 接触痛、食品による刺激痛。
- 頬粘膜に好発し、両側性に発症しやすい。

■診断

- 臨床症状と病理所見。

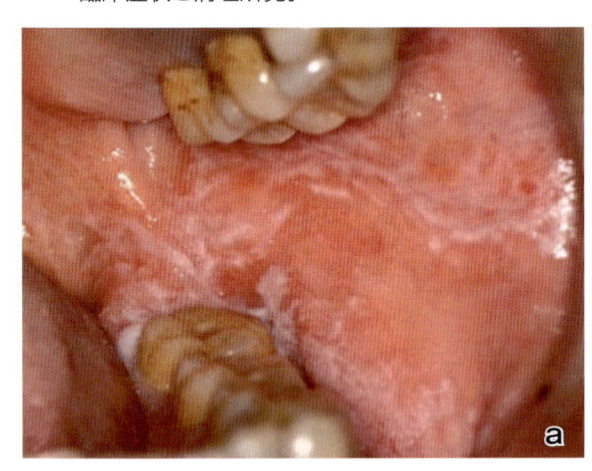
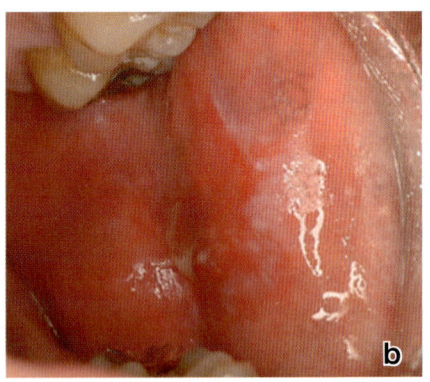
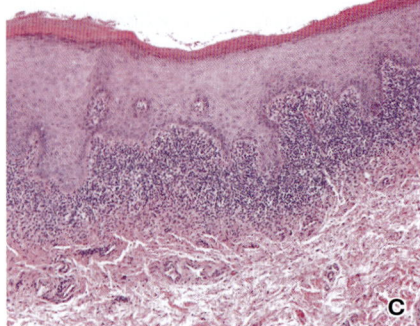

図 17　口腔扁平苔癬。
a：両側頬粘膜に網状の白斑を認める
b：両側頬粘膜にびらん・紅斑を認める
c：口腔扁平苔癬の組織像（上皮の錯〈角化〉と上皮下の
Ｔリンパ球の帯状浸潤を認める）

■治療方針
- 副腎皮質ステロイド軟膏。

■その他の特徴
- 臨床型は丘疹型、網状型、斑状型、萎縮型、びらん型、水疱型があり、その病態は経時的に変化する。
- 中高年層の女性に多い。
- 皮膚では扁平な丘疹を生じる。
- 口腔潜在的悪性病変（oral potentially malignant disorder：OPMD）に位置付けられ、癌化の可能性がある。萎縮型、びらん型に癌化傾向が強い。
- びらん型扁平苔癬は、口腔カンジダ症、尋常性天疱瘡、粘膜型類天疱瘡、円板状エリテマトーデス、薬物性扁平苔癬との鑑別が必要である。

❸ 口腔カンジダ症（鵞口瘡）（oral candidiasis）（図18）

■原因
- 真菌の**カンジダ・アルビカンス**（*Candida albicans*）による。
- 健常者の約30％にも非病原性菌として存在するが、免疫能の低下により発症（日和見感染）。

■症状
- 初期では口腔粘膜に小斑点状の苔状物（偽膜）が生じ、ぬぐい去るとその下に発赤を認める（急性偽膜性カンジダ症：鵞口瘡）。
- 慢性化すると偽膜が厚くなったり（肥厚性カンジダ症）、粘膜の萎縮（萎縮性カンジダ症）となる。

■診断
- 臨床所見。
- カンジダ・アルビカンスの分離。

■治療方針
- 抗真菌薬（アンホテリシンB、ミコナゾール）の投与。

■その他の特徴
- 不潔な義歯床下にも発症し、義歯性口内炎を生じる。

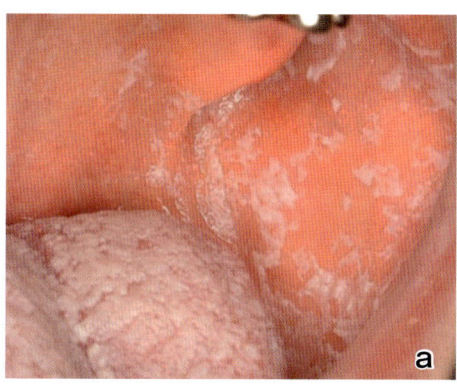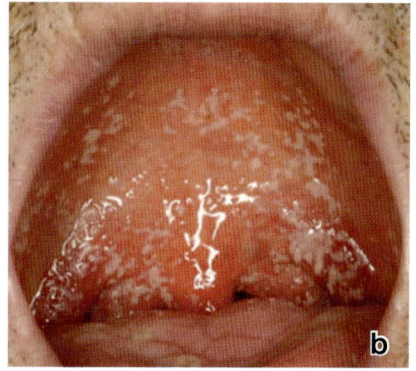

図18　口腔カンジダ症。口腔粘膜全体に及ぶ剥離可能な白斑を認める

IV

❹ 毛状白板症 （oral hairy leukoplakia） （図19）

■原因

- ▪ HIV 感染、AIDS の発症でみられる。
- ▪ 免疫不全による EBV（Epstein-Barr ウイルス）の再活性化による

症状

- ▪ 舌縁、舌背部、舌下面に白斑を呈する。擦っても除去できない。

■診断

- ▪ 免疫不全の存在と細胞診あるいは病理組織検査による EBV の同定。

■治療方針

- ▪ 抗真菌薬、抗ウイルス剤は有効だが再発する。

■その他の特徴

- ▪ 癌化のリスクはない。

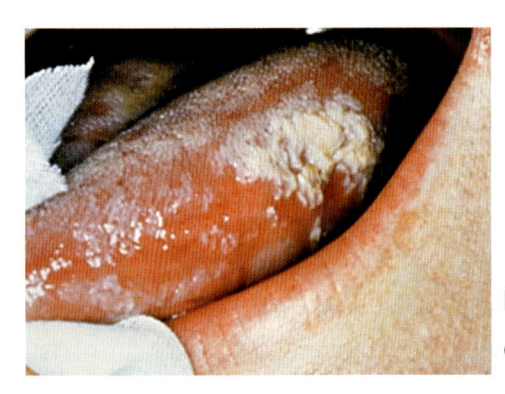

図19　毛状白板症：両側舌縁に白斑を呈する
（Prof.Warnakulasuriya S,WHO Collaborating
Centre for Oral Cancer/ Precancer 提供）

❺ 白色海綿状母斑 （white sponge nervus） （図20）

■原因

- ▪ 常染色体優性遺伝疾患。
- ▪ サイトケラチン4あるいは13の変異による角化異常。

■症状

- ▪ 粘膜が白色・浮腫状に肥厚。
- ▪ 不規則な皺状の白斑でスポンジ状を呈する。

■診断

- ▪ 小児期から病変を認める。
- ▪ 口腔白色海綿状母斑の家族歴。
- ▪ 遺伝子診断。

■治療方針

- ▪ 特に必要としない。

■その他の特徴

- ▪ 癌化のリスクはない。

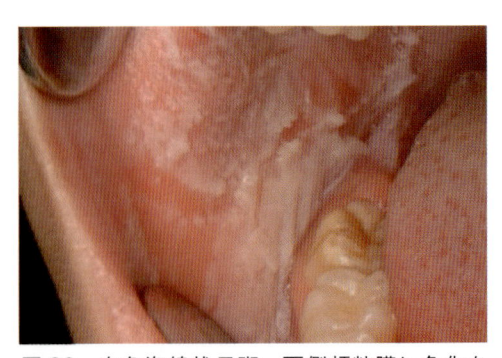

図20　白色海綿状母斑。両側頬粘膜に角化を
認める。遺伝子解析にてケラチン14の変異を
認 め る (Kimura M, Nagao T et al. Int J Oral
Maxillofac Surg. 2013;42:615-8. より引用)

❻ ニコチン性角化症（nicotine keratosis）（図21、22）

■原因
- 喫煙（有煙、無煙）。

■症状
- 口腔粘膜、主に頬粘膜の白斑。

■診断
- 臨床所見。
- 長期に渡る喫煙の既往。

■治療方針
- 禁煙。

■その他の特徴。
- 頬粘膜に薄い白斑をきたし、大きく開口すると白斑が消えるものを白色浮腫（leukoedema）という（図22）。

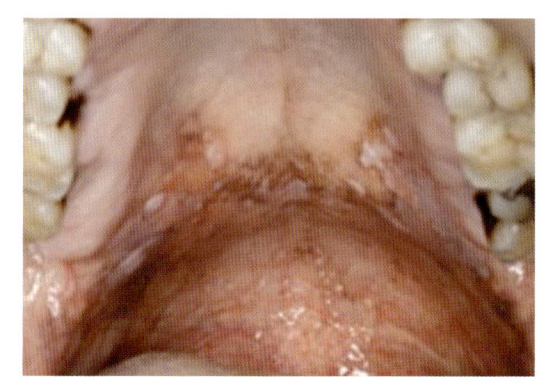
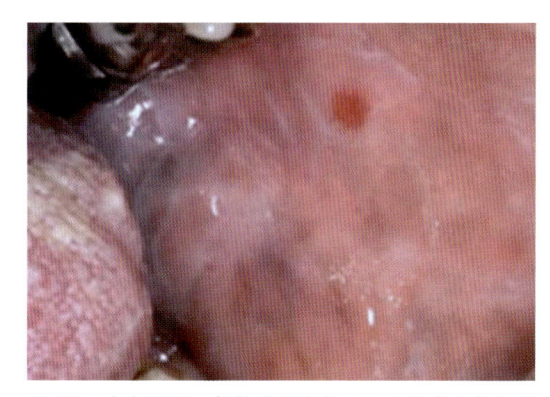

図21　ニコチン性角化症。ヘビースモーカーの硬口蓋から軟口蓋にかけて白斑と粘膜の色素沈着を認める

図22　白色浮腫。頬粘膜が白色もしくは青白色を呈する。大きく開口して粘膜が引き伸ばされると白斑が消失するのが特徴

❼ 口腔粘膜下線維症（oral submucous fibrosis）（図23）

■原因
- 噛みタバコ（betel、ビンロウ）の使用。

■症状
- 口腔粘膜の角化、頬組織下組織の瘢痕化による開口障害。
- 軟口蓋が瘢痕化すると嚥下困難をきたす。

■診断
- 噛みタバコ習慣の存在。

■治療方針
- いったん瘢痕化すると効果的な治療はない。
- 副腎皮質ステロイドの局所注射。
- 開口障害に対する外科的治療（瘢痕除去術）。

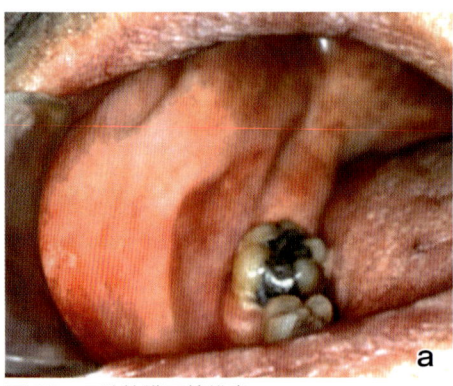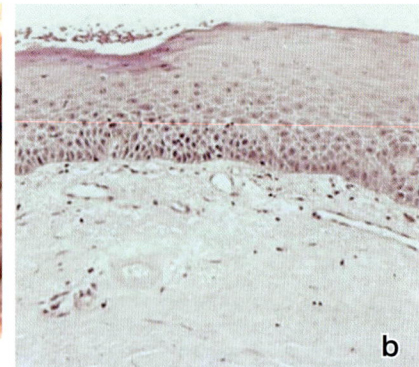

図 23　口腔粘膜下線維症
a：両側頬粘膜、軟口蓋粘膜の萎縮、角化、硬結を認める
b：口腔粘膜下線維症の病理組織像。錯角化、粘膜下組織の血管分布の減少、筋線維のヒア
リン変性を認める
（Prof.Warnakulasuriya S,WHO Collaborating Centre for Oral Cancer/ Precancer 提供）

■その他の特徴

- 噛みタバコのある南・東南アジアで多発。日本ではほとんどみられない。
- 口腔潜在的悪性病変 (OPMD) に位置付けられ、癌化の可能性がある。

❽ 移植片対宿主病（graft versus host disease: GVHD）（図 24）

■原因

- 造血幹細胞移植（骨髄移植、末梢血幹細胞移植、さい帯血移植）による移植片の宿主に対する免疫学的反応。

■症状

- （白血病などの治療として）同種造血幹細胞移植後、早期にみられる皮疹・黄疸・下痢を特徴とする症候群。
- 急性 GVHD では発症後早期から扁平苔癬様変化を伴う口腔粘膜のびらん、潰瘍、接触痛を認める。日和見感染、重症例では多臓器不全で致死率が高い。
- 慢性 GVHD では苔癬様病変（粘膜萎縮、粘膜の角化）、唾液腺障害による口腔乾燥症、嚥下障害、開口障害。

■診断

- 慢性 GVHD では扁平苔癬様変化の有無。

■治療方針

- GVHD のガイドラインに準じた局所療法・支持療法。
- 専門的口腔ケア。
- 口腔乾燥に対する人工唾液、保湿剤、唾液分泌促進剤。
- 二次感染防止。

■その他

- 口腔癌発症のリスクが高くなる。

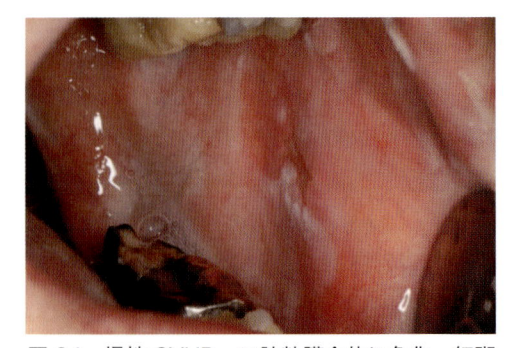

図 24　慢性 GVHD。口腔粘膜全体に角化、紅斑を認める

5．色素沈着を主徴とする疾患

❶ メラニン沈着症（melanin pigmentation）（図 25）

■原因
- 不明。

■症状
- 黒褐色の色素沈着をびまん性または帯状に認める。
- 境界不明瞭であり、表面は平滑。

■診断
- 臨床症状。

■治療方針
- 悪性化することもあるので経過観察。

■その他の特徴
- Addison 病、Peuts-Jeghers 症候群、von Recklinghausen 病、Albright 症候群の部分症状として現れる。

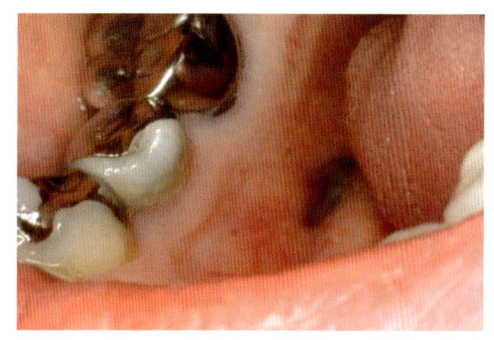

図 25　メラニン沈着症。黒褐色のび漫性の色素沈着を認める

❷ 色素性母斑（pigmented nevus）（図 26）

■原因
- メラニン色素形成能を有する母斑細胞の増殖。

■症状
- 黒褐色の斑点。

■診断
- 臨床症状。

■治療方針
- 悪性化することがあるので切除が望ましい。

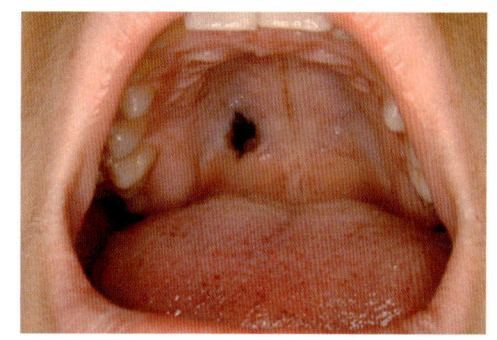

図 26　色素性母斑。黒褐色の斑点認める

❸ 外因性色素沈着（exogenous pigmentation of oral mucosa）（図 27）

■原因
- ほとんどが歯科用金属による色素沈着。
- その他薬剤・職業上の重金属吸収。

■症状
- 歯肉周辺粘膜の青色・青紫色の着色。
- 自覚症状は認められない。

IV

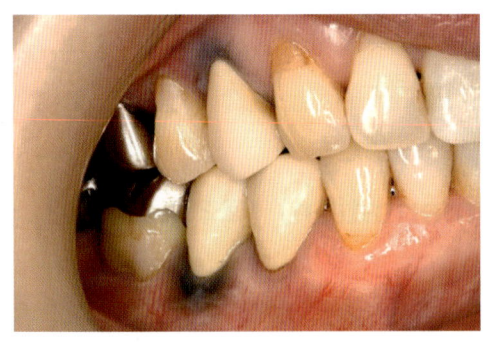

図27　外因性色素沈着。補綴物に接した辺縁歯肉に色素沈着を認める

■診断

- 臨床症状による。

■治療方針

- 特に必要ない。
- 審美性に問題がある場合はレーザー照射や切除することがある。

6．舌に発症する疾患

❶ 黒毛舌（black hairy tongue）（図28）

■原因

- 舌背部の糸状乳頭が長くなり、これに色素沈着が起こるものと、色素沈着のみが起こるものがある。

■症状

- 前者はまれで、口腔衛生状態が悪く、これにタバコなどによる外来色素が沈着した場合が多い。後者では抗菌薬による菌交代現象が挙げられる。
- 自覚症状はない。

■診断

- 臨床症状と抗菌薬の既往。タバコなどの習慣、胃腸障害などについての問診。

■治療方針

- 誘因となった抗菌薬の変更、中止。

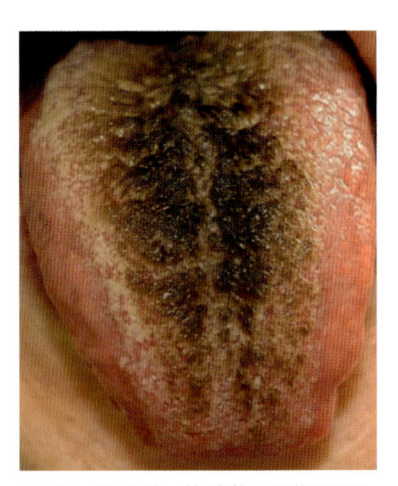

図28　黒毛舌。抗菌薬の長期服用による症例

❷ 地図状舌（geographic tongue）（図29）

■原因

- 不明であるが、精神的因子、ビタミン欠乏が疑われている。

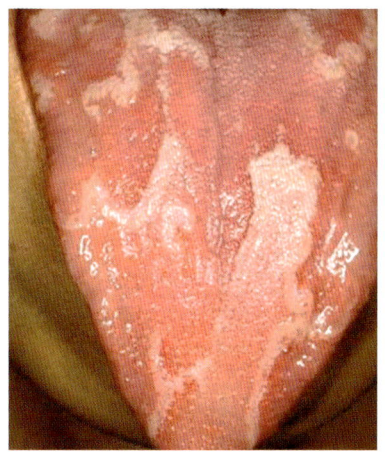

図 29　地図状舌。舌背部に淡紅色の
斑紋を認める

■症状

- 舌の表面に糸状乳頭を欠いた表面平坦な淡紅色の斑紋を生じ、日により斑紋の形が変化する。
- 自覚症状はないが、時に軽度の灼熱痛を訴える。

■診断

- 臨床症状。

■治療方針

- ビタミン製剤、抗不安薬、含嗽薬。

❸ 正中菱形舌炎（median rhomboid glossitis）（図 30）

■原因

- 舌形成期の無対結節の沈下不全、また真菌（カンジダ・アルビカンス）の感染といわれる。

■症状

- 舌背中央部で分界溝前方に菱形、楕円形の赤色斑。
- 表面は糸状乳頭を欠き平滑。

■診断

- 臨床症状。

■治療方針

- カンジダ・アルビカンスによるものには抗真菌薬が有効。

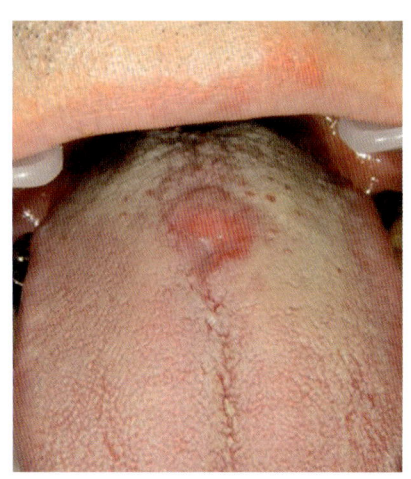

図 30　正中菱形舌炎。舌背中央部に楕円
形のやや隆起した赤色斑を認める

❹ 溝状舌（fissured tongue）（図 31）

■原因
- 先天性、加齢もしくは局所原因（炎症、外傷、腫瘍）による。

■症状
- 舌背に多数の溝を認める。
- 自覚症状は通常ないが、炎症を起こし、灼熱感を訴える場合がある。

■診断
- 臨床症状。

■治療方針
- 含嗽。
- 疼痛に対しては対症療法。

■その他の特徴
- メルカーソン・ローゼンタール症候群、ダウン症候群の一症状として現れる。

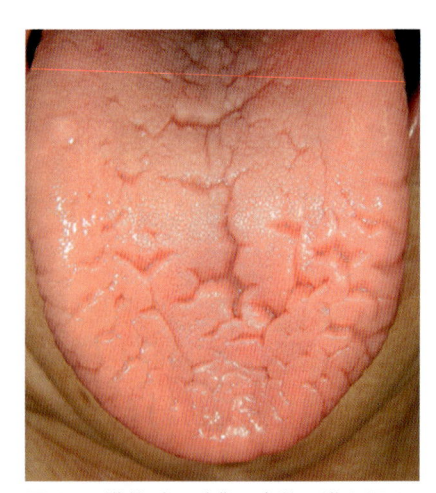

図 31 溝状舌。舌背に多数の溝を認め、舌乳頭は萎縮している

7．口唇に発症する疾患

❶ 肉芽腫性口唇炎（cheilitis granulomatosa）（図 32）

■原因
- 原因不明であるが、病巣感染やアレルギーとの関与が疑われている。

■症状
- 硬結を伴った浮腫性の無痛性腫脹。
- 腫脹は突発性に発症し、約1週間で消失。反復性になることが多い。

■診断
- 臨床症状。

■治療方針
- 根本的な治療法はない。

■その他の特徴
- メルカーソン・ローゼンタール（Melkersson-Rosenthal）症候群（p.269）の分症状として現れる。
- クインケ（Quincke）浮腫[注3]（図 33）との鑑別が必要。

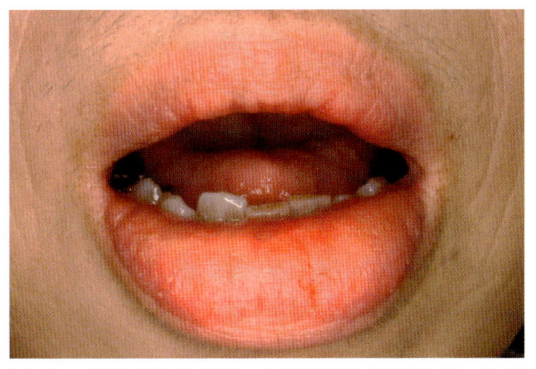

図 32　肉芽腫性口唇炎。上下口唇に硬結を伴った無痛性腫脹を認める

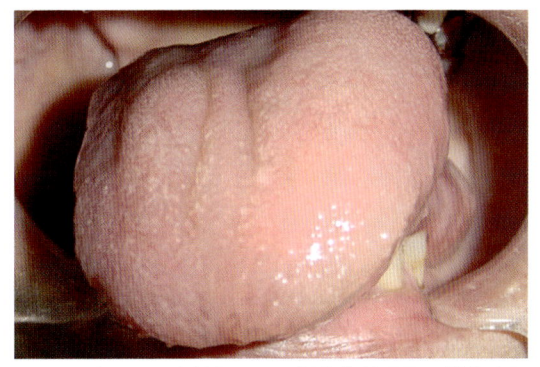

図 33　クインケ浮腫。ACE 阻害薬が原因と推察される舌の浮腫

❷ 口角炎（口角びらん）（angular cheilitis）（図 34）

■原因

- 粘膜に萎縮性変化をきたす疾患（カンジダ症、糖尿病、貧血、シェーグレン〈Sjögren〉症候群）や機械的刺激による。

■症状

- 口角にびらんを形成し、開口により亀裂、出血をきたす。

■診断

- 臨床診断。

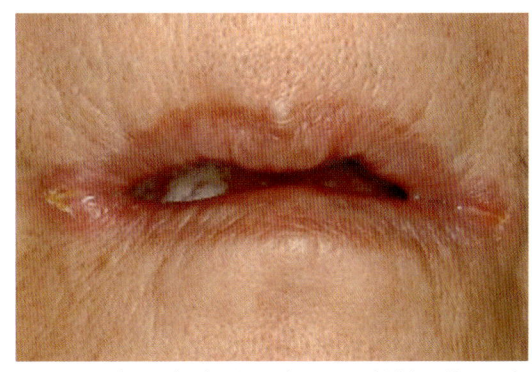

図 34　口角炎（口角びらん）。カンジダ症に伴う口角のびらん

■治療方針

- 副腎皮質ステロイド軟膏。
- 原疾患の治療。
- 抗真菌薬。

❸ 接触性口唇炎（contact cheilitis）（図 35）

■原因

- 化粧品・薬物などの外来刺激。

■症状

- 原因物と接触した部分に発赤、浮腫性腫脹、びらん、痂皮形成。
- 自覚症状は軽度。軽い接触痛のみ。

■診断

- 臨床診断。

注 3　**クインケ（Quincke）浮腫**：口腔内軟組織の特発性浮腫であり、数時間から数日で消失する。血管神経性浮腫（angioneurotic edema）といわれている（図 33）

IV

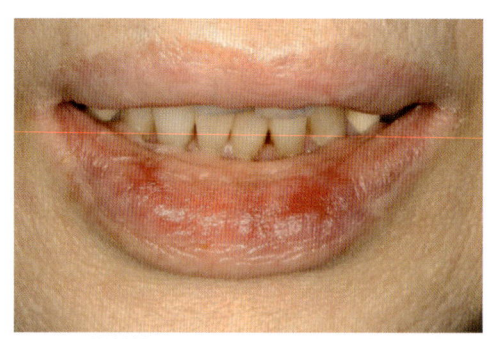

図35 接触性口唇炎。下口唇粘膜に紅斑を認める

■治療方針

- 原因除去。
- 副腎皮質ステロイド軟膏。

8. 歯肉に発症する疾患

❶ 剥離性歯肉炎 (desquamative gingivitis) （図36）

■原因

- 扁平苔癬や、天疱瘡の部分症状で現れるものと、ホルモン性や特発性がある。

■症状

- 歯肉が発赤し、次第に上皮が剥離してびらんとなる。
- びらん面は易出血性で、接触痛が強い。

■診断

- 臨床診断。
- 症候性のものには、それに基づく診断。

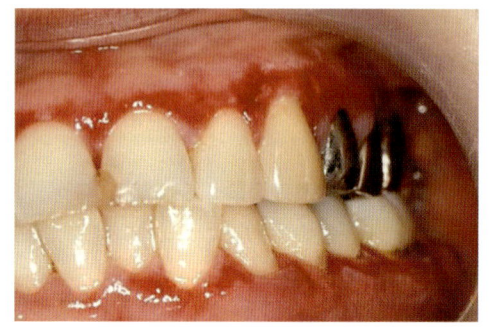

図36 剥離性歯肉炎。扁平苔癬でみられた剥離性歯肉炎

■治療方針

- 副腎皮質ステロイド軟膏塗布。
- 原疾患の治療。

❷ 薬物性歯肉肥大 (薬物性歯肉増殖症) (drug induced gingival hyperplasia) （図37）

■原因

- フェニトイン（抗てんかん薬）、シクロスポリン（免疫抑制薬）、カルシウム拮抗薬（主にニフェジピン）などの薬剤による歯肉肥大。

■症状

- 歯間乳頭部より次第に歯肉が増殖。
- 高度になれば歯冠を覆うようになる。
- 歯肉肥大が高度であっても歯の骨植は良好なことが多い。

■診断

- 問診による治療薬の服用確認。

■治療方針

- 歯肉切除。
- 治療薬の減量や変更。

■その他の特徴

- 抗てんかん薬服用患者の 60％に発症し、若年者のほうが発症率が高い。

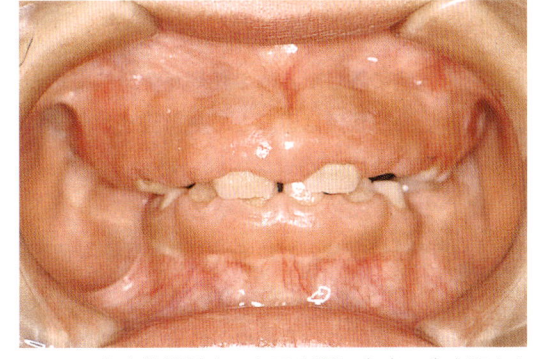

図 37　薬物性歯肉肥大。小児の免疫抑制剤服用による歯肉肥大

❸ 歯肉線維腫症（gingival fibromatosis）（図 38）

■原因

- 非炎症性の特発性または遺伝性歯肉増殖症。

■症状

- ほとんど正常色の歯肉が乳歯や永久歯萌出期から肥大する。
- 肥大に比べて歯槽骨吸収は軽度。

■診断

- 遺伝的発症。

■治療方針

- 歯肉切除。

■その他の特徴

- 歯肉象皮症とも呼ばれる。

図 38　歯肉線維腫症。上下全顎に高度の歯肉肥大を認める

❹ 上皮真珠（epithelial pearl）（図 39）

■原因

- 新生児の歯肉にみられる角化上皮塊。歯堤上皮の角化による。
- Epstein の真珠、Serres の上皮真珠、Bohn 結節とも呼ばれる。

■症状

- 歯肉の頬側または歯槽上に見られる。大小種々の白色球状物。

■診断

- 臨床診断。

■治療方針

- 自然脱落するので治療は必要ない。

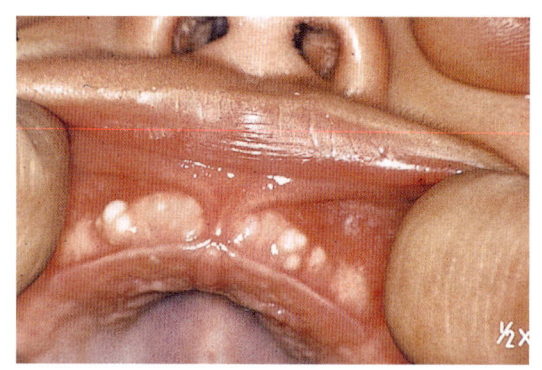

図 39　上皮真珠。上下歯肉に白色球状物を認める

9．口腔粘膜疾患に対する一般的な治療方針

- 症例に応じて各種の薬剤が全身的にあるいは局所的に投与される。
- 全身的疾患は医科との連携医療が必要となる。
- 発症原因が明確な症例（細菌・ウイルスおよび真菌感染など）であれば原因除去、抗菌薬、抗ウイルス薬、抗真菌薬を投与。
- 自己免疫やアレルギーであれば副腎皮質ステロイド軟膏を用いる。また重篤な症例では副腎皮質ステロイド薬の全身投与を行うが、副作用には注意を要する。
- 補助療法として輸液、補液、流動食による栄養や水分の管理。二次感染の予防に抗菌楽の投与。
- 専門的口腔ケアの実施。
- 鎮痛目的に局所麻酔薬や鎮痛薬の処方。
- 前がん病変で癌化が懸念される症例は外科的切除とその後の定期的な経過観察。
- 遺伝的素因が疑われる疾患には遺伝子診断とカウンセリングが行われる。

（長尾　徹）

V | 顎口腔領域の囊胞

▶ 囊胞とは生体の中に病的に形成された閉鎖した球状の囊（袋）状構造物で、その中に、流動物、あるいは半流動物、まれに気体を容れている。固有の壁（内腔面は上皮細胞で、その外側は結合組織で裏装されている）を有し、全く閉ざされた内腔を有する点で、膿瘍や憩室（けいしつ）などの病変と区別される。しかし、顎口腔領域では、固有の壁がなく囊胞類似疾患として顎骨に発生する囊胞の範疇に分類されるものもあり、鑑別が必要である。

1. 総論

❶ 分類

- 顎口腔領域の囊胞性疾患は歯堤、エナメル器、ヘルトヴィッヒの上皮鞘やマラッセの上皮残遺などの歯原性上皮に由来する歯原性囊胞とそれ以外の組織に由来する非歯原性囊胞に分類される。発生機序により発育性と炎症性に分類される。代表的なものに石川・秋吉の分類（1982）（表1）、WHO（2017）（表2）および下野・高田（2018）（表3）の顎骨囊胞分類がある。顎口腔領域は囊胞性疾患の好発部位であり、その多くは歯原性囊胞（odontogenic cyst）である。

❷ 頻度

- 顎骨内囊胞では、失活歯の根尖をとりまく歯根囊胞が最も多く（57%）、次いで埋伏歯の歯冠を包含する含歯性囊胞（12%）で、これらは臨床像とエックス線像で診断できる場合が多い。軟組織に発生する囊胞では粘液囊胞（粘液貯留囊胞）が最も多い。

❸ 一般的性状

- 顎骨に発生する囊胞の一般的特徴は、①無痛性、②膨張性、③発育緩慢 で、④**羊皮紙様感**あるいは**波動**[注1]（図1）を触知し、⑤試験穿刺（図2）により内溶液[注2]の吸引が可能であり、⑥エックス線検査（パノラマエックス線撮影、後頭前頭方向投影、ウォータース〈Waters〉投影法）で境界明瞭な類円形の骨透過像を示す。充実性腫瘍と囊胞との鑑別には超音波検査、MRI、CT などが有用である。経過中に感染により化膿性炎を合併し、瘻孔を形成することも

表1 顎口腔領域の囊胞分類

1．顎骨部に発生する囊胞

1）歯原性囊胞
　（1）歯原囊胞
　（2）含歯性囊胞
　（3）萌出囊胞
　（4）原始性囊胞
　（5）歯原性角化囊胞
　（6）歯肉囊胞
　（7）石灰化歯原性囊胞
2）いわゆる顔劣性囊胞
　（1）鼻口蓋管囊胞
　（2）正中口蓋囊胞
　（3）鼻歯槽囊胞（鼻唇囊胞）
　（4）球状上顎囊胞
　（5）正中下顎囊胞
3）その他の囊胞性病変
　（1）術後性上顎囊胞
　（2）単純性囊胞
　（3）脈瘤性骨囊胞
　（4）静止性骨空洞

2．軟部組織に発生する囊胞

　（1）粘液囊胞（粘液瘤、ガマ腫）
　（2）類皮囊胞および類表皮囊胞
　（3）鰓囊胞（リンパ上皮性囊胞）
　（4）甲状舌管囊胞
　（5）胃または腸粘膜を含む異所性囊胞

（石川梧郎，秋吉正農：口腔病理学Ⅱ（改訂版），永末書店，京都，1982 より引用）

表2 歯原性囊胞分類（WHO：2017）

1．発育性囊胞

1）歯原性囊胞
　（1）含歯性囊胞
　（2）歯原性角化囊胞
　（3）側方性歯肉囊胞、ぶどう状歯原性囊胞
　（4）歯肉囊胞
　（5）腺性歯原性囊胞
　（6）石灰化歯原性囊胞
　（7）正角化歯原性囊胞
2）非歯原性囊胞
　（1）鼻口蓋管囊胞

2．炎症性囊胞

1）歯根囊胞・残存性歯根（残留）囊胞
2）炎症性傍側性囊胞

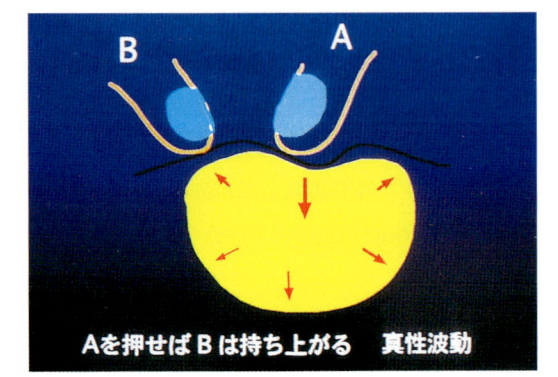

図1　波動の原理

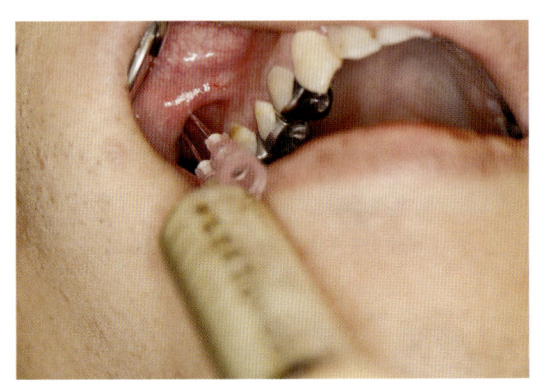

図2　試験穿刺

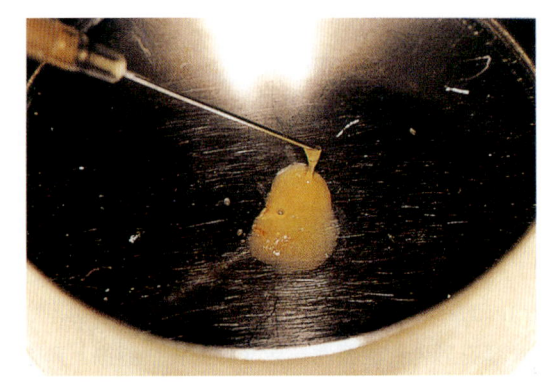

図3　粘液性内容液

表3　口腔領域の囊胞分類

顎骨部に発生する囊胞

上皮性囊胞（epithelial cyst）
　発育性（developmental）
　　歯原性（odontogenic）
　　　原始性囊胞（primordial cyst）
　　　　非角化型原始性囊胞（non-keratinized primordial cyst）
　　　　角化型原始性囊胞（odontogenic keratocyst）
　　　含歯性（濾胞性）囊胞（dentigerous（follicular）cyst）
　　　萌出囊胞（eruption cyst）
　　　乳児の歯肉囊胞（エプスタイン真珠）（gingival cyst infants）
　　　成人の歯肉囊胞（gingival cyst adults）
　　　側方性歯周囊胞（lateral periodontal cyst）
　　　腺性歯原性囊胞（glandular odontogenic cyst）
　　非歯原性（non- odontogenic）
　　　鼻口蓋管（切歯管）囊胞（nasopalatine duct〈incisive canal〉cyst）
　　　鼻唇（鼻歯槽）囊胞（nasolabial〈nasoalveolar〉cyst）
　炎症性（inflammatory）
　　歯根囊胞（radicular cyst）
　　　根尖性および根側性（apical and lateral）
　　　残存性（residuala）
　　歯周（炎症性傍側性、下顎感染性頬部）囊胞
　　（paradental〈inflammatory collateral, mandibular infected buccal〉cyst）
その他の囊胞性病変
　術後性上顎囊胞（postoperative maxillary cyst）
　単純性骨囊胞（simple bone cyst）
　脈瘤性骨囊胞（aneurysmal bone cyst）
　静止性骨空洞（static bone cavity）

軟組織部に発生する囊胞

　粘液囊胞（粘液瘤）（mucous cyst）
　類皮囊胞および類表皮囊胞（dermoid cyst and epidermal cyst）
　鰓囊胞（リンパ上皮性囊胞）（branchial cyst）
　甲状舌管囊胞（thyroglossal duct cyst）

（下野正基、高田隆編：新口腔病理学, 医歯薬出版, 東京, 2018より引用）

ある。囊胞が小さく、顎骨内に限局しているときは、自覚・他覚症状に乏しく、偶然エックス線検査で発見されるか、二次感染による症状の出現以外には診断が困難である。ある程度以上大きくなると顎骨の形態的変化が生じる。歯根囊胞では歯髄の失活、切歯管囊胞や球状上顎囊胞では歯根の傾斜がみられ、また含歯性囊胞では歯の萌出不全がみられる。軟組織に発生する囊胞の一般的特徴は前述の①から⑤に加えて、超音波検査やMRI検査で境界明瞭な囊胞像を示す。

V

注1　**羊皮紙様感、波動**
　腫脹部の触診によって感知できる所見の一つで、軟組織内に限局性に液体あるいは半流動体が貯留したとき（囊胞、膿瘍、血腫など）、腫脹部を一方の指頭で圧するとその圧は液体を介して伝達しもう一方の指頭で感知すること（図1）をいい、一種の流体力学現象である。顎骨内に生じた囊胞でこの現象を触知できる場合は、囊胞が増大し、骨欠損が生じた場合である。しかし、通常は、欠損に至るまでに骨の菲薄化の時期があり、この時期では薄い骨が残存しているため、その部位を圧するとアルミ缶を圧したような「ペコペコ」した感触が得られる。この感触を羊皮紙様感という。

注2　**内容液**
　囊胞の内容液は試験穿刺（exploratory puncture）により証明される。腫脹部の穿刺により、充実性か液体の貯留があるかが確認される。吸引された内容の性状により鑑別診断の一助となる（図3）。一般に非感染性の囊胞の内容液は淡黄色（麦わら色）で漿液性あるいは粘液性である。

2．顎骨に発生する歯原性囊胞

❶ 歯根囊胞（radicular cyst）

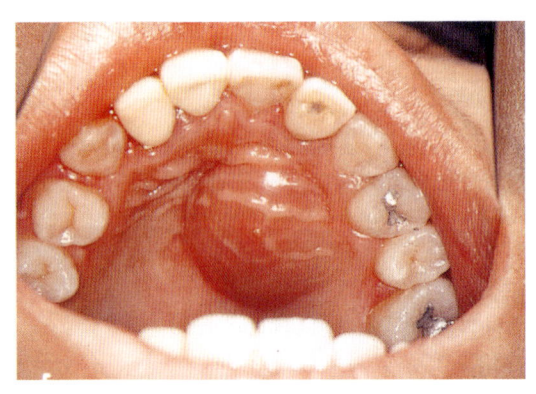

図4a　上顎側切歯部の歯根囊胞。口蓋部の骨膨隆がみられる

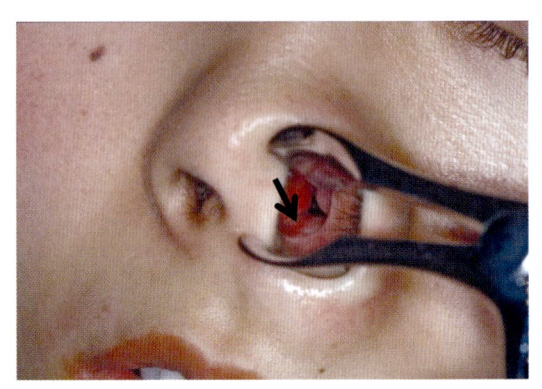

図4b　鼻腔下壁に骨膨隆を認める（矢印：Gerber 隆起）

■原因

- 歯髄の炎症が根尖部あるいは根側部に進展し、根尖性および根側性肉芽腫を形成する場合に発生する。このとき、肉芽腫内で**マラッセ（Malassez）の上皮遺残**が炎症の刺激によって増殖し、上皮で裏装された囊胞壁を形成する。多くは**根尖性歯根囊胞**（apical radicular cyst）であり、時に根尖側枝からの**根側性歯根囊胞**（lateral radicular cyst）がみられる。また慢性歯槽膿瘍の壁にマラッセ（Malassez）の上皮遺残に由来する上皮が増殖して囊胞を形成することもある。

■症状

- 齲蝕、外傷などに継発した歯髄炎のために原因歯の歯髄失活があり、歯の変色やさらに根尖性歯周炎による打診痛が認められる。また、根尖部の圧迫による不快感、根尖相当部歯肉の圧痛、時に瘻孔の存在、囊胞が増大すると同部の骨膨隆、上顎前歯部では**ゲルベル（Gerber）隆起**、さらに囊胞が増大すると骨の吸収による羊皮紙様感の出現や、波動の触知が認められる。上顎前歯が好発部位である（図4a、b）。

■診断

1）臨床診断

- 囊胞が小さいときは急性感染がなければ無症状である。大きくなると上記の症状がみられ、試験穿刺にて帯黄色粘稠の**コレステリン結晶**（図5）を含んだ内容液を確認できれば確定する。また原因歯の電気歯髄診では対照歯（健全歯）に比較して著しく閾値が高い（電気歯髄診：陰性）。

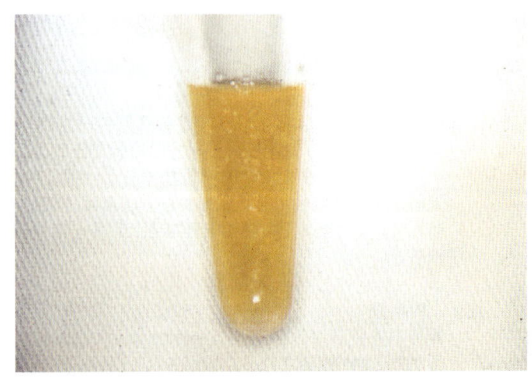

図5　コレステリン結晶を含んだ内容液

2）画像診断

- 原因歯の根尖付近の歯根膜腔に移行する類円形のエックス線透過像を呈する（図6）。歯根肉芽腫と歯根嚢胞とは病変が小さい場合（200 mm² 以下）ではエックス線像所見からは必ずしも鑑別はできない（Lalonde：1970）。

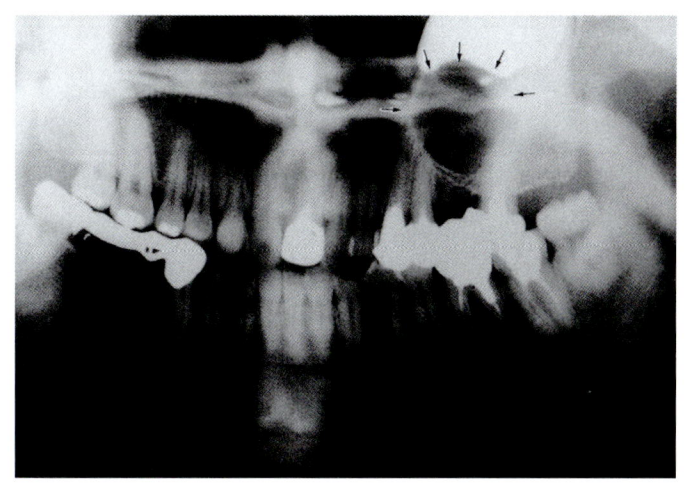

図6　歯根嚢胞のエックス線像（矢印）。上顎洞には造影剤が注入されている

3）病理組織診断

- 嚢胞壁は、通常、非角化性扁平上皮による裏装上皮、炎症性肉芽組織、線維性結合組織の3層からなり、炎症が消退し、遷延化した場合では、上皮脚が菲薄化し、上皮下の全層が線維化する（図7、8）。また、上皮内に Rushton 硝子様小体、線維性結合組織内の**コレステリン結晶**（図9）、**泡沫細胞**、**ラッセル小体**がみられることがある。

4）電気歯髄診での歯髄失活

■治療方針

- 小さなものは歯内療法。
- 大きくなると、**嚢胞摘出術**と**歯根端切除術**。
- 根管充塡が不十分で死腔などがみられるときは術前に再度歯内療法を行っておくことが望ましい。歯根の根尖部は主根管以外に根管側枝や網状の副根管が存在し、主根管に歯内療法を行っても、根管側枝や網状の副根管には完全な歯内療法が行いがたい。そのため、歯根尖の同部に起炎物質が残存する。生体側での被包化による治癒が行われないと考えられる場合、根尖部を外科的に切除することにより、歯根嚢胞の再発を防止する（歯根端切除術）。

- **パルチュ（Partsch）Ⅰ法**：創部開放による嚢胞壁を利用した開窓、副腔形成。原因歯は抜去または歯内療法および歯根端切除術を施す。

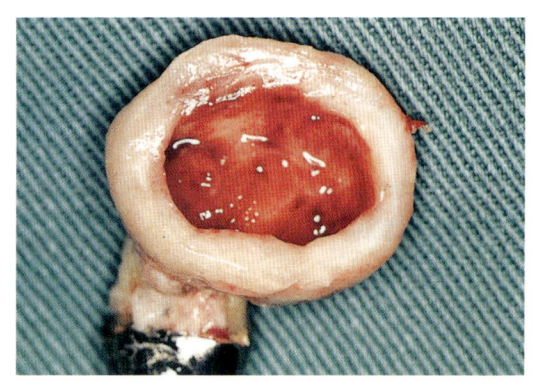

図7　歯根嚢胞の割面。厚い嚢胞壁がみられる

V

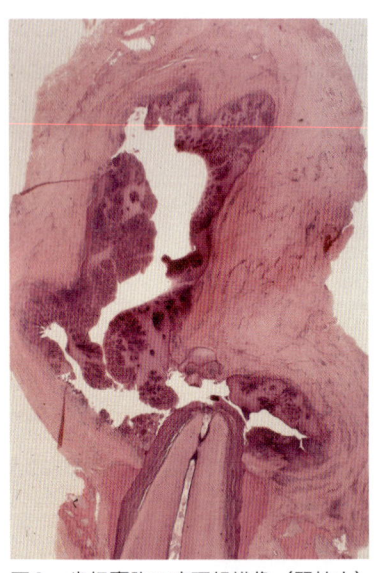

図8　歯根囊胞の病理組織像（弱拡大）

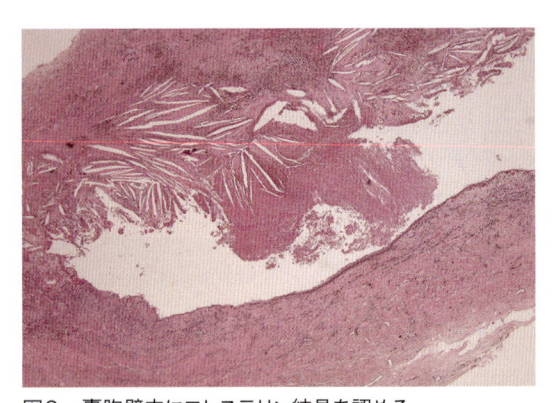

図9　囊胞壁内にコレステリン結晶を認める

- **パルチュ（Partsch）Ⅱ法**：囊胞摘出、創部一次閉鎖。原因歯は抜去または歯内療法および歯根端切除術を施す。
- **パックドオープン法**：囊胞摘出、創部開放。原因歯は抜去または歯内療法および歯根端切除術を施す。

■その他
- 鑑別診断：歯根肉芽腫、根尖性セメント質異形成症、良性セメント芽細胞腫、単純性骨囊胞、鼻口蓋管囊胞、健常上顎洞。

❷ 残留囊胞（残存性歯根囊胞）（residual radicular cyst）

■原因
- 歯根囊胞のあった原因歯のみを抜歯した後、顎骨内に残存した歯根囊胞。歯根肉芽腫内の上皮が増殖して新たに上皮性囊胞を生じた場合もこの概念の範疇に含まれる（二階：1997）。

■症状
- 歯根囊胞と類似しているが、原因歯は抜歯されているので歯の症状は欠落している。

■診断
１）臨床診断
- 囊胞が小さいときは急性感染がなければ無症状である。大きくなると上記の症状がみられ、試験穿刺で帯黄色粘稠のコレステリン結晶を含んだ内容液を確認できれば確定可能である。

２）画像診断
- 類円形のエックス線透過像を呈する（図10）。

■治療方針
- 摘出術。

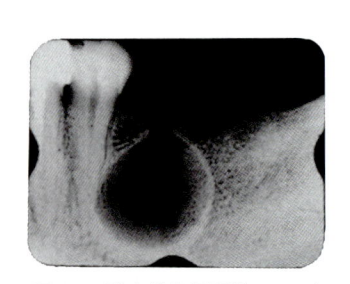

図10　残存性歯根囊胞のエックス線像

■その他

- 鑑別診断：原始性嚢胞、歯原性腫瘍。

❸ 炎症性傍側性嚢胞（infla,atpry collateral cyst）、歯周嚢胞（paradental cyst）

■原因

- 歯周ポケットからの感染による辺縁性歯周組織の炎症（歯冠周囲炎）に起因して歯頸部の歯根側面に生じた上皮性嚢胞で、裏装上皮は歯周靭帯の歯冠側部の歯原性上皮（マラッセ〈Malassez〉の上皮遺残）から発生し、関連歯は生活歯である。

■症状

- 智歯周囲炎に関連して下顎第三大臼歯の頬側遠心面に生じる**ホフラート（Hofrath）歯周嚢胞**が最も多い。6〜8歳の小児の下顎第一大臼歯の頬側面に発生する同様の嚢胞は下顎感染性頬部嚢胞（mandibular infected buccal cyst）とも呼ばれる。

■診断

1）臨床診断

- 歯冠周囲炎があり、原因歯は生活歯である。

2）画像診断

- 歯頸部に類円型のエックス線透過像を呈する。

3）病理組織診断

- 嚢胞壁の組織像は歯根嚢胞と同様である。

■治療方針

- 摘出術。
- 第三大臼歯に起因する場合は抜歯と嚢胞摘出術。

❹ 含歯性（濾胞性）嚢胞（dentigerous cyst、follicular cyst）

■原因

- 埋伏歯の歯冠を含み、原因歯の歯頸部に付着した嚢胞で、退縮エナメル上皮と歯冠の間、あるいは退縮エナメル上皮の細胞層の間に液が貯留することにより発生する。濾胞性嚢胞とも呼ばれる。卵巣に同名の病変があるため、濾胞性歯嚢胞として区別する場合がある。

■症状

- 10歳代から30歳代の埋伏歯好発部位（上下顎第三大臼歯、上顎前歯部・犬歯、下顎第二小臼歯部）に生じることが多く、女性より男性に多い。嚢胞が増大すると同部の骨膨隆、上顎前歯部ではゲルベル（Gerber）隆起、さらに嚢胞が増大すると骨の菲薄化による羊皮紙様感の出現や、波動の触知が認められる。

■診断

1）臨床診断

- 歯の萌出遅延と顎骨の無痛性膨隆があり、上記の症状に加えて、試験穿刺で、漿液性麦わら色（透明感のある帯黄色）の内容液を確認できる。嚢胞が増大すると隣在歯の傾斜捻転など不

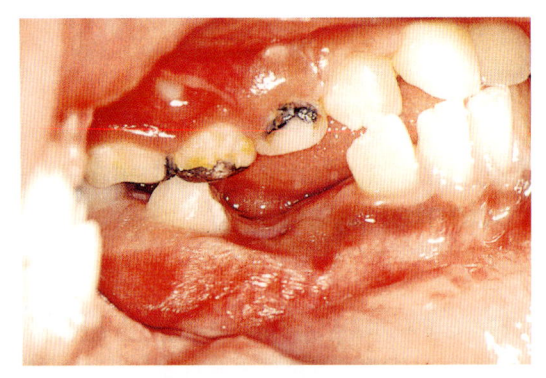

図11 含歯性嚢胞の口腔内写真

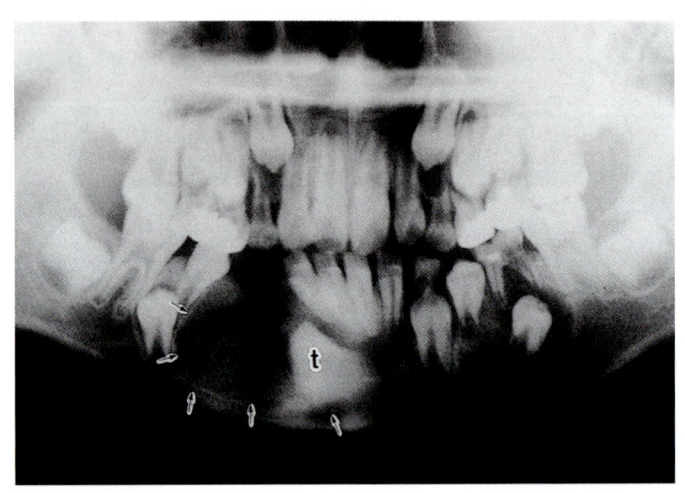

図12 含歯性嚢胞（矢印）のエックス線像。t：原因歯3の歯冠。図11 と同じ症例

正咬合が認められる（図11）。

2）画像診断

- 歯冠を含む類円形のエックス線透過像（中心型）（図12）。時に歯冠の片側に位置する類円形の透過像（側方型）。

3）病理組織診断

- 嚢胞壁は菲薄で2〜3個の細胞の厚さしかない非角化扁平上皮で裏装され、**退縮エナメル上皮**に類似している。

■治療方針

1）開窓術と萌出誘導

- 嚢胞腔の開窓術を施行することにより、嚢胞腔の内圧の軽減を図り、歯根が未完成で萌出能力が残存している場合には**萌出誘導**を行うことにより、嚢胞の縮小を図る。歯根が完成している場合や、萌出能力が希薄な場合には、矯正誘導を行う。

2）摘出術と抜歯

- 過剰歯や、歯根屈曲があり、開窓術が適応でない症例に施行し、原因歯の抜去も同時に行う。

■その他

- 鑑別診断：エナメル上皮腫、腺腫様歯原性腫瘍、石灰化歯原性嚢胞、歯原性角化嚢胞。

❺ 萌出嚢胞（eruption cyst）

■原因、症状、診断

- 萌出中の歯冠を取り囲み、顎骨外の歯槽粘膜下に存在する含歯性嚢胞の亜型である（図13）。臨床的には歯が萌出する部位に青みがかった色調の腫脹としてみられる。

■治療方針

- 萌出遅延の際は開窓術。
- 経過観察（自然に萌出することが多い）。

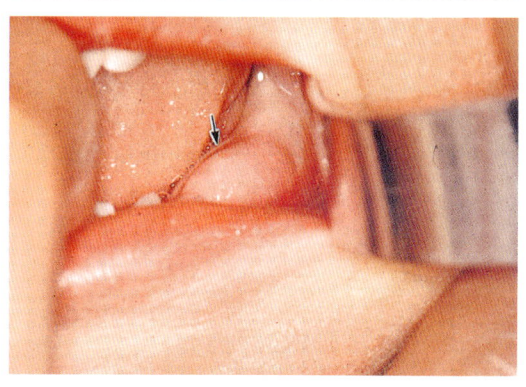

図13　萌出嚢胞の口腔内写真

❻ 歯原性角化嚢胞（odontogenic keratocyst）（図14〜20）

■概念

- 2005年のWHOの分類では上皮細胞の増殖活性が高いこと、再発しやすいこと、がん抑制遺伝子の過剰発現があることなどから歯原性腫瘍に分類されていた。本嚢胞の成因にPTCH1遺伝子異常やSHHのシグナル伝達経路の異常が言われているが、現時点では腫瘍を裏付ける十分は証拠がないため、2017年の改定では再び歯原性嚢胞に分類された。

■症状

- 10〜20歳代に最も多く、次に50〜70歳代の多くみられる。やや男性に多い。多くは下顎臼歯部から下顎枝にわたる骨体部に無痛性膨隆として生じる。多くは単発性であるが、多発性のものもある。多発性のものの一部は、**基底細胞母斑症候群**の部分症となっている。

■診断

1）臨床診断

- 上記の症状に加えて、大きくなれば触診で羊皮紙様感あるいは波動を触知し、試験穿刺で粥状あるいはおから状内容液を吸引できる。

2）画像診断

- 埋伏歯を伴うあるいは伴わない単胞性あるいは多胞性の境界明瞭なエックス線透過像を示す。根吸収はまれである。

3）病理組織診断

- 大きな嚢胞状構造を呈し、嚢胞腔面は、上皮脚を欠き、上皮基底層が平坦で菲薄な錯角化扁平上皮で裏装されている。この上皮の細胞は円柱状あるいは立方状で、錯角化を示す角質層の表面が波状型（corrugated appearance）を呈し、落屑した角質が嚢胞腔内を満たしている。時に、結合組織内に**娘嚢胞（daughter cyst）**や歯原性上皮塊が散在性にみられる。

■処置方針

- 本腫瘍は、局所浸潤性が高く、単純な全摘出術では再発率が高い。単胞性では、嚢胞摘出術＋骨面搔爬術（一時閉鎖）あるいは嚢胞摘出術＋骨搔爬術で創部開放とするパックオープン法が選択される。下顎下縁を保存できないような大きな病変の場合、生検をかねて開窓療法を施行し、縮小してから、摘出術＋骨面搔爬術を行う。多胞性で、骨の不規則な吸収のある場合

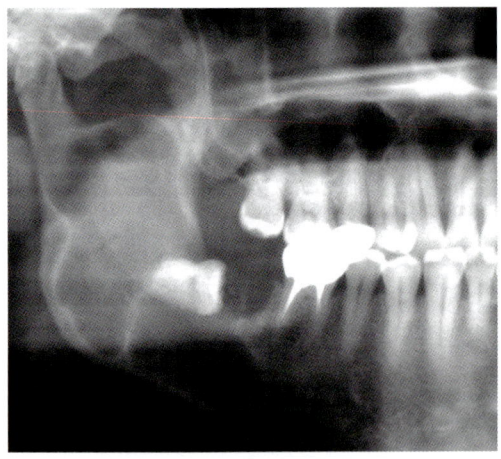

図14 歯原性角化囊胞のエックス線像（術前）
下顎枝に多胞性エックス線透過像がみられる

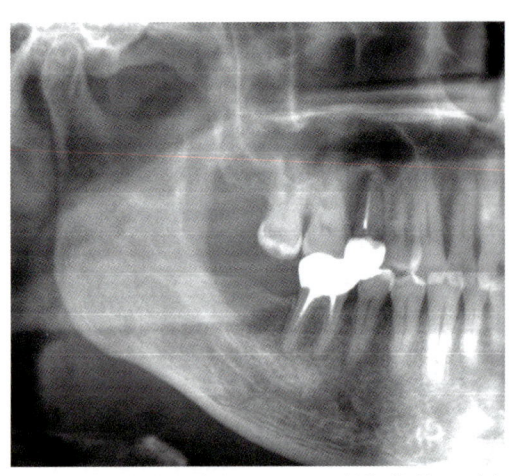

図15 歯原性角化囊胞のエックス線像（術後10年）
バックドオープン法が施行された

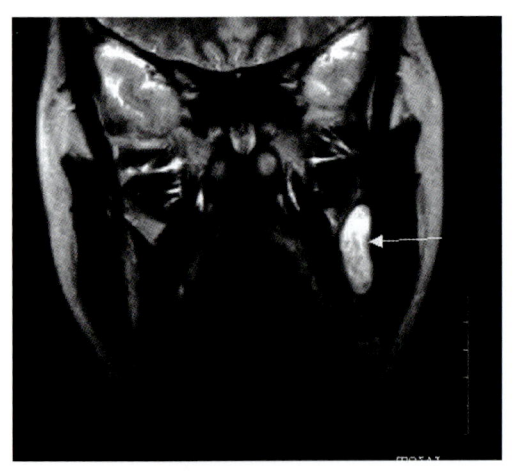

図16 歯原性角化細胞の前頭断T2強調MR画像
エックス線像では描出されない角化物は、MR画像
では高信号（白い）病変（矢印）の内部の低信号（黒
い）像として描出される。境界明瞭である

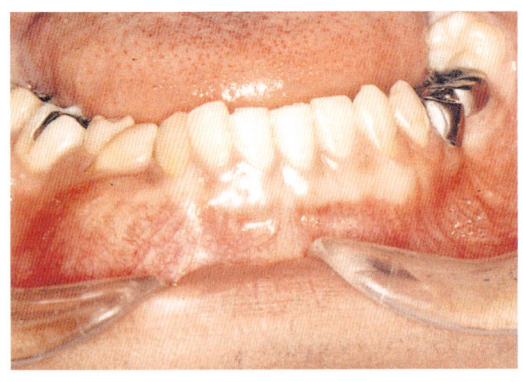

図17 基底細胞母斑症候群にみられる多発性歯原性
角化囊胞の口腔写真

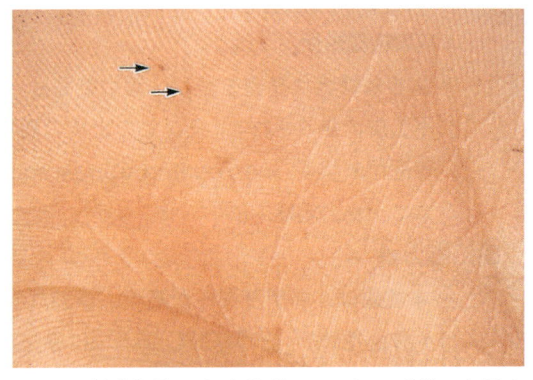

図18 基底細胞母斑症候群にみられる手掌の点状小
窩（矢印）

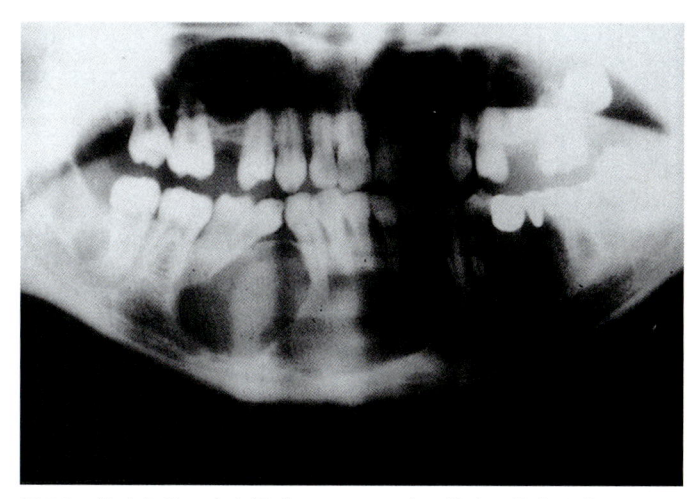

図 19　基底細胞母斑症候群にみられる多発性歯原性角化嚢胞のエックス線像

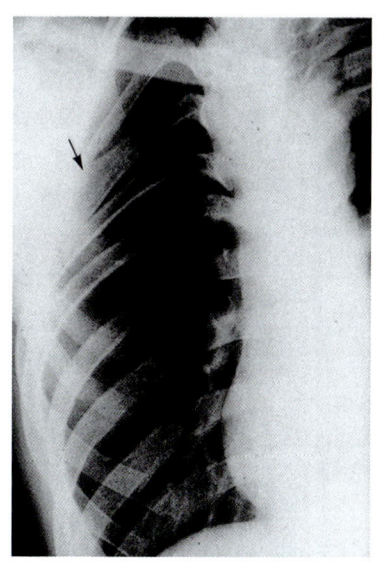

図 20　基底細胞母斑症候群にみられる二分肋骨（矢印）

には、摘出時に菲薄な腫瘍壁が残存しやすく、娘嚢胞も残存するため、顎切除術（下顎辺縁切除術あるいは下顎区域切除術）も行われる。

■鑑別診断

- エナメル上皮腫、含歯性嚢胞、原始性嚢胞、ケルビズム、粘液腫。

❼ 石灰化歯原性嚢胞（calcifing odontogenic cyst）（図 21）

■概念

- 局所浸潤性や充実性増殖を示す症例があることより 2005 年 WHO 分類では歯原性腫瘍に分類されていたが、2017 年の分類改定では成因、臨床病理学的所見より歯原性上皮より発現する発育性嚢胞と分類された。

■症状

- 10 歳代に最も多くみられ、性差はなく、上下顎同じ頻度で発現する。緩慢に無痛性に顎骨が膨隆し、羊皮紙様感を触知する。

■診断

1）臨床診断

- 上記症状。

2）画像診断

- 境界明瞭な単胞性エックス線透過像のなかに砂状の不透過像を認める（図 22）。歯牙腫の合併がある。腺腫様歯原性腫瘍との鑑別が必要である。

3）病理組織診断

- 裏装上皮は円柱形細胞からなる基底層、星状網に類似する基底層直上の層、エオジン好性の**幻影細胞（ghost cell）**の集塊からなる（図 23）。上皮下の結合織内に象牙質が形成されるものを**象牙質形成性幻影細胞腫**と呼ぶ。

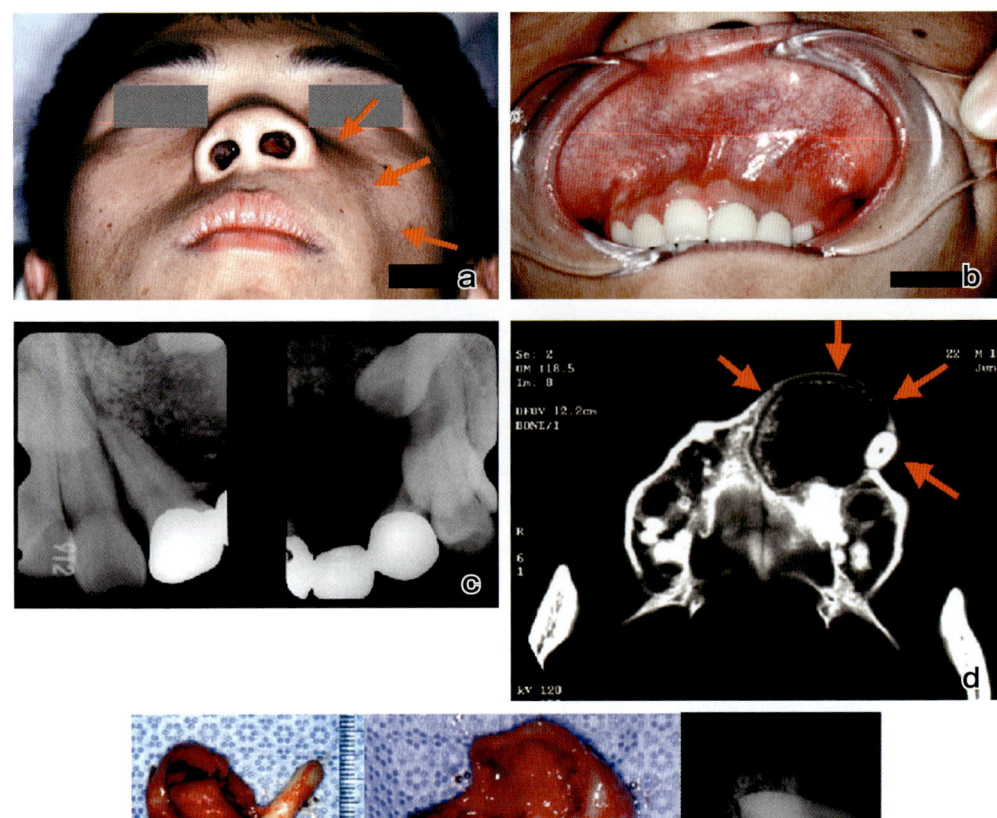

図21　石灰化歯原性囊胞（犬歯部の膨隆）
a、b：犬歯部の膨隆
c：エックス線像
d：CT画像
e：摘出物割面と軟エックス線像

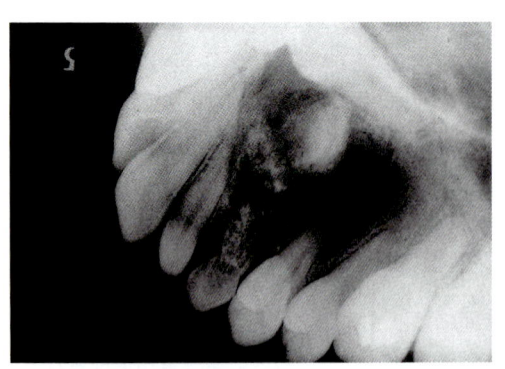

図22　石灰化歯原性囊胞のエックス線像

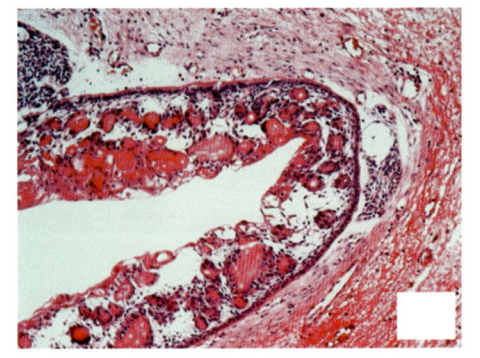

図23　石灰化歯原性囊胞の病理組織像。囊胞壁にエオジン好性の幻影細胞の集塊がみられる

❽ 正角化歯原性嚢胞（orthokeratinized odontogenic cyst）

- 歯原性上皮の遺残により発生し、正角化重層扁平上皮で覆われる稀な嚢胞である。
- 無痛性に顎骨膨隆をきたす。20〜30代に多く、性差では男性に多く発現する。多くは下顎の臼歯部に発生する。
- 顎骨の無痛性膨隆があり、嚢胞腔内に半固形状で粥状あるいはおから状の内容物を確認できる（図24）。
- 境界明瞭な単胞性の透過像を示す（図25）。約半数で埋伏歯が認められ、含歯性嚢胞と同様の所見を示す。
- 病理組織学的には正角化を伴い、顆粒層が出現する薄く平坦な重層扁平上皮で裏装され、上皮下には線維性結合組織からなる嚢胞壁が見られる。歯原性角化嚢胞と異なり、上皮脚や基底細胞の核の濃染などは認められない。
- 嚢胞摘出術を行う。摘出後の再発はまれである。

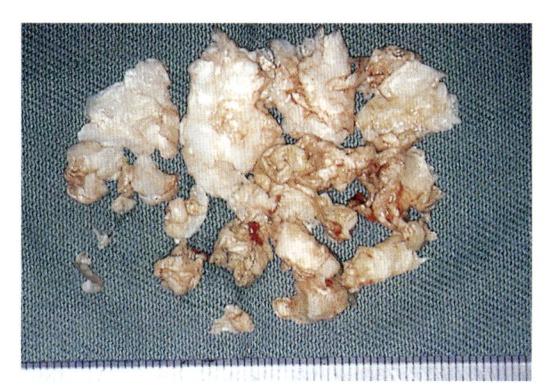

図24　嚢胞内の角化性内容物

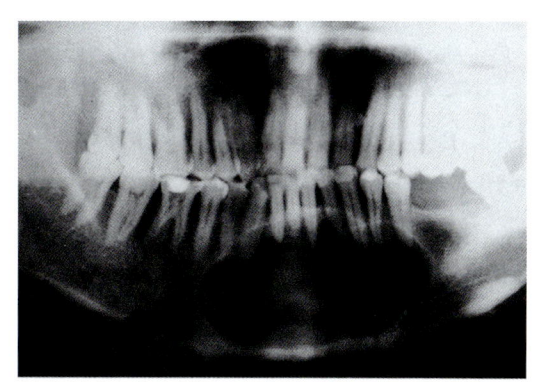

図25　正角化歯原性嚢胞

❾ 側方性歯周嚢胞（lateral periodontal cyst）、ブドウ状歯原嚢胞（botryid odontogenic cyst）

- 生活歯の歯根側面もしくは歯根間に発生し、歯原性上皮の遺残に由来するが、炎症性刺激の結果によるものではない嚢胞。下顎小臼歯部、次いで上顎前歯部が好発部位である。エックス線像では境界明瞭な円形から卵円形の透過像が歯根間にみられる。
- 病理組織学的には、1〜5層の菲薄な非角化性扁平上皮あるいは立方上皮で裏装され、プラーク（plaque）と呼ばれる上皮の限局性の肥厚が特徴的である。
- 炎症が原因で失活歯に生じる根側性歯根嚢胞や同部の過剰歯胚に由来する傍側性歯原性角化嚢胞、および成人の歯肉嚢胞と鑑別されなければならない。
- 摘出術を施行する。

V

❿ 腺性歯原性囊胞、唾液腺歯原性囊胞（glandular odontogenic cyst, sialo-odontogenic cyst）

- きわめてまれな歯原性囊胞で、1992 年の WHO 分類で初めて定義づけられた。上下顎骨の有歯部に生じ、緩慢に発育し、病理組織学的には肥厚した裏装上皮内に立方形あるいは円柱状細胞からなる多数の囊胞様小腔や小窩を有し、通常炎症を伴わないという特徴がある。また、最表層には線毛上皮細胞や粘液産生細胞も存在する。側方性歯周囊胞や成人の歯肉囊胞にみられる上皮性プラークが存在することもある。
- 摘出術を施行する。

3．軟組織に発生する歯原性囊胞

❶ 歯肉囊胞（gingival cyst ）

- 新生児ないし乳児にみられるものと成人にみられるものとがあり、顎骨外の軟組織（歯槽粘膜あるいは歯肉粘膜）に生じる。
- 新生児ないし生後 3 か月未満の乳児にみられる歯肉囊胞は、歯槽粘膜内の上皮細胞遺残から発生し、Epstein 真珠（Epstein pearls）とも呼ばれる。歯の萌出位置に相当する歯槽粘膜に白色あるいは黄色の小結節が多発する。病理組織学的には、囊胞壁は平坦な基底細胞と錯角化した菲薄な重層扁平上皮で裏装されている。囊胞壁内には角質物が充満している。歯が萌出すれば消失する。
- 成人にみられる歯肉囊胞は、付着歯肉あるいは歯間乳頭にみられる境界明瞭な腫脹が特徴で、下顎犬歯、小臼歯が好発部位とされ、歯堤の遺残上皮から発生する。通常 1 cm 径以下の小囊胞である。摘出術を施行する。

4．顎骨に発生する非歯原性囊胞

❶ 鼻口蓋管（切歯管）囊胞（nasopalatine duct cyst, incisive canal cyst）

■原因
- 鼻口蓋管（切歯管）の上皮遺残から生じる囊胞で、大多数は切歯管内で囊胞化し、切歯管囊胞と呼ばれるが、まれに骨外で切歯管より外の口蓋粘膜下に生じると口蓋乳頭囊胞（cyst of palatine papilla）と呼ばれる。

■症状

- 口蓋乳頭部に軽度の腫脹と疼痛がみられ、発見されるが無症候のものも多い。多くの症例は30歳代から50歳代に発生し、男女比は3：1で男性に多い。

■診断

1）臨床診断

- 上記の所見に加えて、関連する歯は生活歯であり、試験穿刺で透明あるいは粘液性帯黄色の内容液を証明される。

2）画像診断

- 境界明瞭な円形、卵円形あるいは**ハート型のエックス線透過像**が上顎骨正中部に認められる（図26）。

3）病理組織学的診断

- 嚢胞は重層扁平上皮、多列線毛円柱上皮、あるいはその両方で裏装され、嚢胞壁内の結合組織内に神経束や大きな血管、時には粘液腺組織や脂肪組織がみられる。

■治療方針

- 摘出術を施行する。

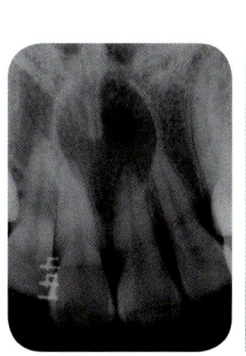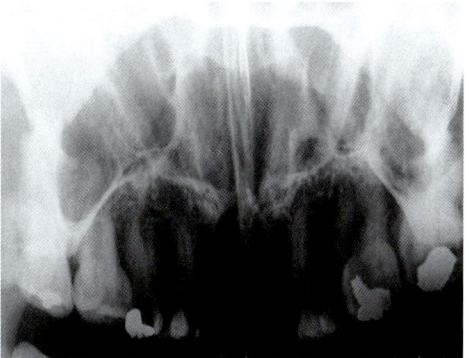

図26　鼻口蓋管嚢胞のエックス線像。ハート型の透過像がみられる

❷ 術後性上顎嚢胞（postoperative maxillary cyst）

■原因

- 上顎洞炎の根治術後、十数年を経て症状が発現する嚢胞で、以前は術後性上顎（頬部）嚢腫とも呼ばれていた。上顎洞根治術後の修復組織内に封入残存した洞粘膜上皮に由来すると考えられる。

■症状

- 上顎臼歯部の歯肉頬移行部の腫脹、疼痛、違和感があり、前回の手術瘢痕（図27）が歯肉頬移行部に認められる。感染を伴うものでは、頬部の発赤や腫脹（図28）、疼痛、臼歯部の歯痛などの症状がみられる。また、鼻症状としては、対孔の閉鎖、下鼻道側壁の腫脹、鼻閉がみられる。嚢胞が増大し眼窩底を圧迫すると、複視や、さらに著しい場合には眼球突出が認められる。

V

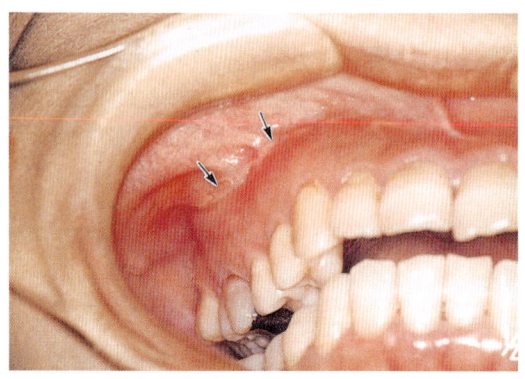

図27　術後性上顎嚢胞の口腔内における手術瘢痕

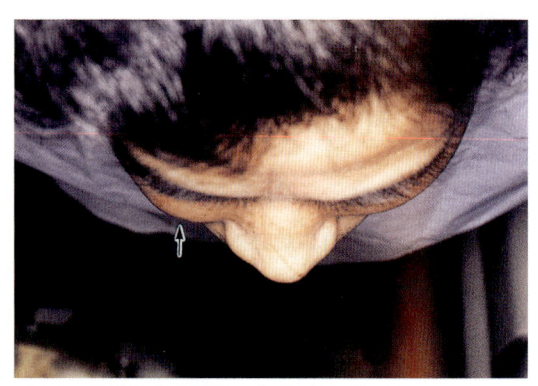

図28　術後性上顎嚢胞の頬部腫脹（矢印）

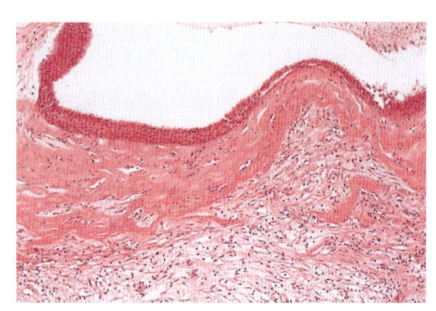

図29　術後性上顎嚢胞の病理組織像

■診断

1）臨床診断

- 上記の症状に加えて、前回の根治術で上顎洞前壁の骨が削除されている場合が多いため、同部に波動を触れることが多い。試験穿刺で粘稠チョコレート色あるいは黄褐色の内容液を吸引できる。対孔は閉鎖している。感染を伴わない場合、関連歯は生活歯であるが、増大し感染を伴っているものでは失活歯の場合もある [注3]。

2）画像診断

- 単胞性あるいは多胞性の透過像を示す。CT 画像や MR 画像（T2 強調）で類円型の soft tissue density area を認める。下鼻道側壁の骨は前回の手術で対孔が形成されていたため消失している。

③病理組織診断

- 嚢胞壁の裏装上皮は線毛円柱上皮からなることが多い。時に**扁平上皮化生**を示したり、上皮の剥離消失をきたしたりする（図29）。

■治療方針

- 嚢胞摘出術＋**対孔形成術**を施行する。

注3　**「いわゆる術後性歯根嚢胞」**
　　解剖学的に上顎大臼歯、多くは第一大臼歯口蓋根尖が上顎洞内に突出している場合があり、このような症例に上顎洞根治術が施行されると、根尖を損傷し、齲蝕の継発疾患でないにもかかわらず歯髄壊死が生じ、このため歯根嚢胞が発生する。この歯根嚢胞は術後性上顎嚢胞と臨床症状がきわめて類似している。ただし、関連歯歯冠部の外見は歯髄処置の痕跡がないにもかかわらず失活歯である。

5. 顎骨に発生する囊胞類似疾患

▶ 顎骨内には囊胞類似疾患として裏装上皮を有さない、いわゆる「偽囊胞」として孤立性（単純性）骨囊胞、脈瘤性骨囊胞および静止性骨空洞がみられる。

❶ 単純性骨囊胞（外傷性、孤立性、出血性骨囊胞）（simple bone cyst〈traumatic, solitary, haemorrhagic bone cyst〉）

■原因

- 多くは四肢の長管骨に発生する非上皮性囊胞で、まれに顎骨にみられ、下顎骨体部と正中縫合部が好発部位である。時に、外傷性あるいは出血性骨囊胞と呼ばれるが、外傷や出血との因果関係は明らかではない。10 歳代に好発し、25 歳以降の症例はまれである。

■診断

1）臨床診断

- 疼痛や腫脹などの自覚症状はほとんどない。被覆口腔粘膜は健常色で、関連歯は生活歯である。

2）画像診断

- 境界明瞭な単胞性エックス線透過像としてみられ、下顎小臼歯および大臼歯の歯根間ではホタテ貝の貝殻状の輪郭の透過像として認められる（図 30、31）。MRI 画像では T1 強調像で低信号、T2 強調像で高信号の領域を認め、内部は均一である（図 32）。

3）病理組織診断

- 上皮の裏装が欠如しており、骨壁は多核巨細胞やヘモジデリンを含む菲薄で疎な結合組織で覆われている。

■治療方針

- 囊胞腔を開放し、血餅を充満させ器質化を図る（図 33）。

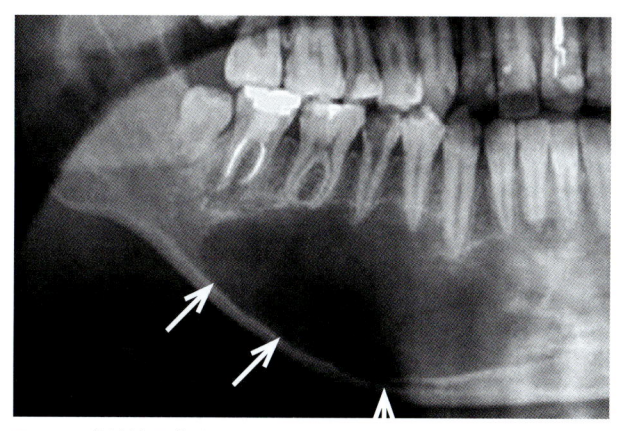

図 30　単純性骨囊胞のエックス線像

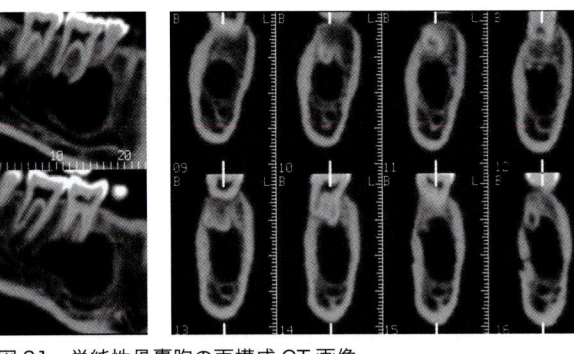

図31　単純性骨囊胞の再構成 CT 画像
歯列に添った画像：左図では、槽間中隔と根間中隔に入り込んだ "ホタテ貝の貝殻状辺縁" を示す。歯列横断像：右図では骨膨隆がない。下顎管と病変との関係がよくわかる

T1 強調画像　　　　　　　　　　　T2 強調画像

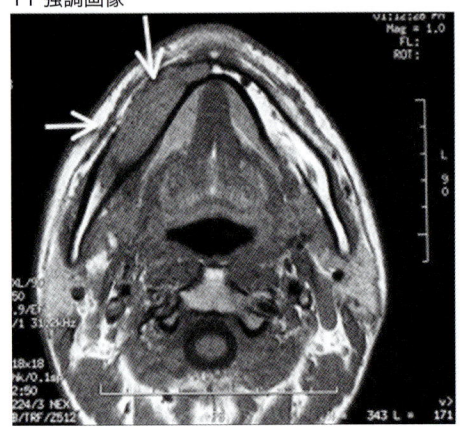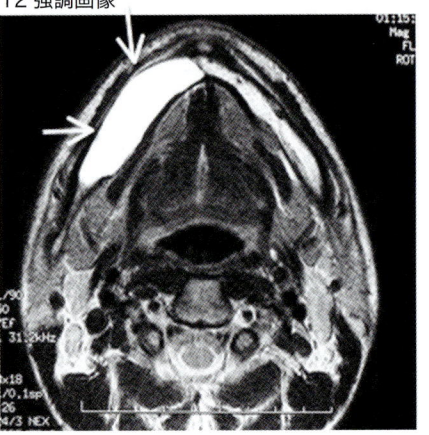

図32　単純性骨囊胞の MRI 画像

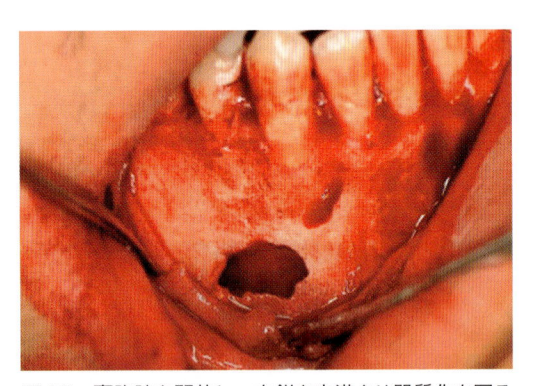

図33　囊胞腔を開放し、血餅を充満させ器質化を図る

❷ 脈瘤性骨囊胞（aneurysmal bone cyst）

■原因

- 多くは四肢の長管骨に発生する非上皮性囊胞で、まれに顎骨にみられる。原因は不明であるが、病理組織学的に充実性の部位は顎骨の**巨細胞修復性肉芽腫**ときわめて類似しており、時に線維性異形成症、セメント質骨形成線維腫などの骨病変を合併していることがあり、本囊胞が既存

の骨病変に継発して生じる二次的変化とも考えられている。

■症状

- 30 歳以下に発生し、上顎骨よりも下顎骨に多く、男性より女性にやや多い。
- 自覚症状は乏しく、時に無痛性顎骨膨隆をきたす。関連歯は生活歯である。

■診断

1）臨床診断

- 上記の症状に加えて、膨隆部の試験穿刺で、血性（静脈血）内容液を吸引する。

2）画像診断

- しばしば**多胞性エックス線透過像（石けんの泡状透過像）**を示す（図 34、35）。骨皮質は膨隆している。病変が小さい場合は単胞性のものもある。

3）病理組織診断

- 赤血球の充満した大小多数の空洞様構造が存在する（図 36）。上皮の裏装はない。出血巣やヘモジデリン沈着巣とともに多数の巨細胞と線維芽細胞がみられ、充実性の部位は顎骨の巨細胞修復性肉芽腫ときわめて類似している。

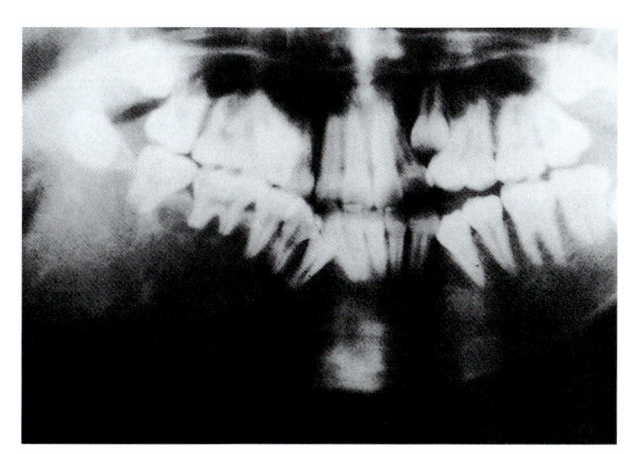

図 34　脈瘤性骨囊胞のエックス線像

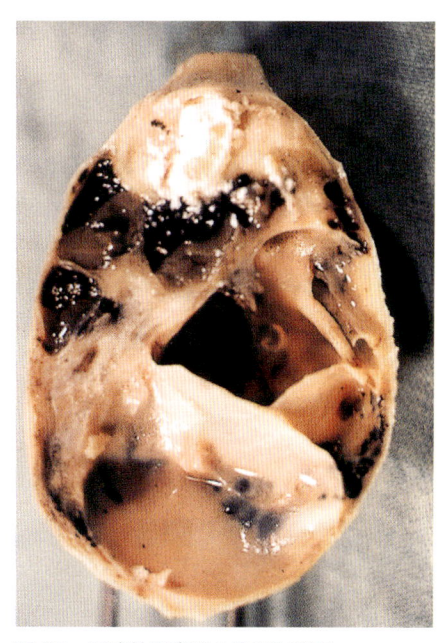

図 35　脈瘤性骨囊胞の摘出物割面

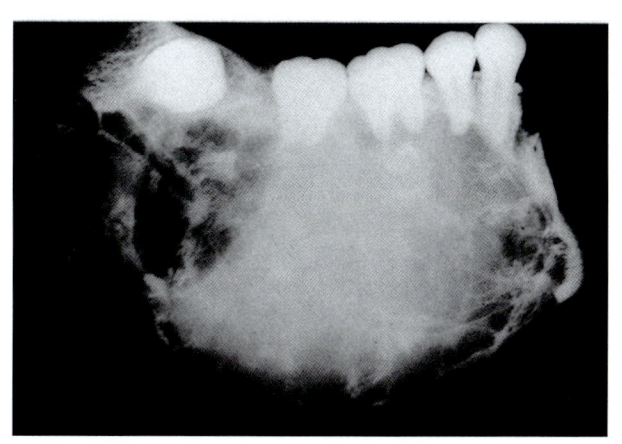

図 36　脈瘤性骨囊胞のエックス線像（切除物）

（図 33、34　大阪歯科大学口腔外科学第一講座 虫本浩三元助教授 提供）

■治療方針

- 摘出術、時に顎切除術（下顎骨辺縁切除術、下顎骨区域切除術、上顎骨部分切除術）。

■鑑別診断

- エナメル上皮腫、歯原性粘液腫、多胞性歯原性角化囊胞、ケルビズム。

❸ 静止性骨空洞（static bone cavity）

■原因

- 舌側下顎角部で下顎管の下部に認められる陥凹状骨欠損をいう。隣接する顎下腺組織の肥大増殖に成因を求める報告もあるが定かではない。

■症状

- 自覚的な症状はない。エックス線撮影（パノラマエックス線撮影）で偶然発見される場合が多い。顎骨の膨隆はない。

■診断

- 画像診断：舌側下顎角部で下顎管の下部に認められる境界明瞭な円形エックス線透過像（図37、38）。

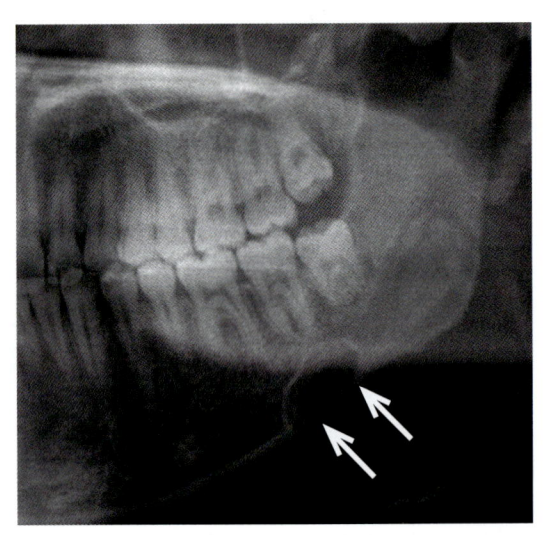

■治療方針

- 治療は不要。

■鑑別診断

- 歯原性角化囊胞、孤立性骨囊胞（単純性骨囊胞）、エナメル上皮腫。

図 37　静止性骨空洞のエックス線像

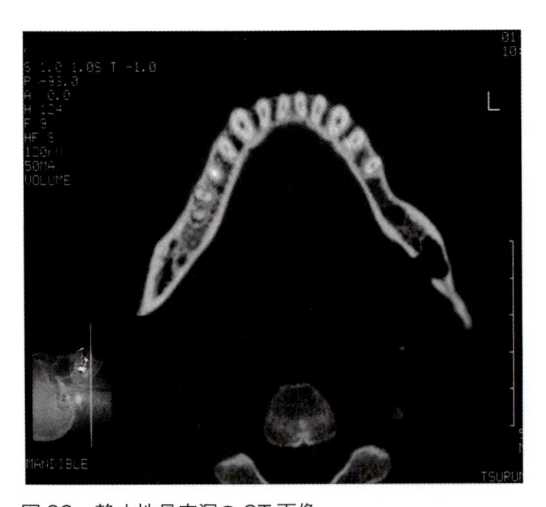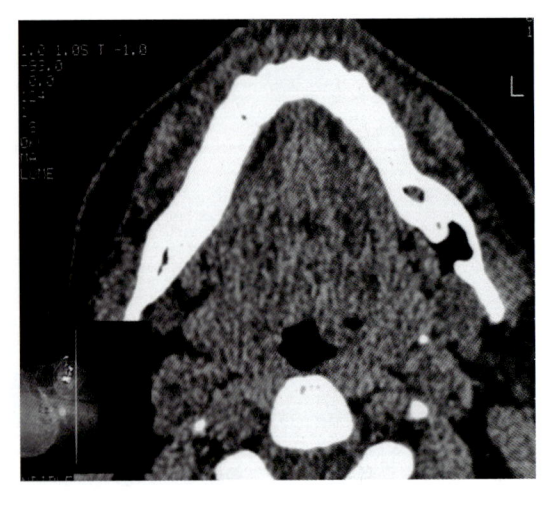

図 38　静止性骨空洞の CT 画像
骨表示ウインドウ：左図（ファイル骨）では、舌側の骨陥凹が明らかになり、本病変と確定できる。軟組織表示ウインドウ：右図（ファイル軟）では、骨陥凹の内部の密度は、脂肪と同等である。

6．軟組織に発生する非歯原性囊胞

❶ 鼻唇囊胞（鼻歯槽囊胞）（nasolabial cyst, nasoalveolar cyst）

■原因

- 外鼻孔の底部に近い歯槽突起上（骨外）に生じるまれな非歯原性上皮囊胞で、胎生期の鼻涙管の下前部の上皮遺残に由来すると考えられている。**クレスタット（Krestadt）囊胞**、**鼻前庭囊胞**とも呼ばれる。

■症状

- 30歳代から40歳代の女性に多くみられ、鼻翼基部の腫脹（図39）、鼻唇溝の消失、鼻前庭部の挙上**ゲルベル（Gerber）隆起**（図40）がみられ、炎症症状を欠く。

■診断

1）臨床診断

- 上記症状に加えて、触診で波動を触知し、試験穿刺で粘稠あるいは透明帯黄色の内容液を吸引できる。

2）画像診断

- 腫脹部の顎骨には囊胞様透過像を認めず、試験穿刺の後、造影剤を内容液と置換して、造影エックス線検査を行うと単胞性不透過像を認める（図41、42）。最近では、MR画像（T2強調画像）で内容液が確認されるので、造影の診断的価値は少ない。CT画像で、囊胞の増大による顎骨の吸収のため、陥凹が確認できることもある。

3）病理組織診断

- 囊胞壁は多数の粘液細胞を含む線毛多列円柱上皮により裏装されている。

■治療方針

- 摘出術。

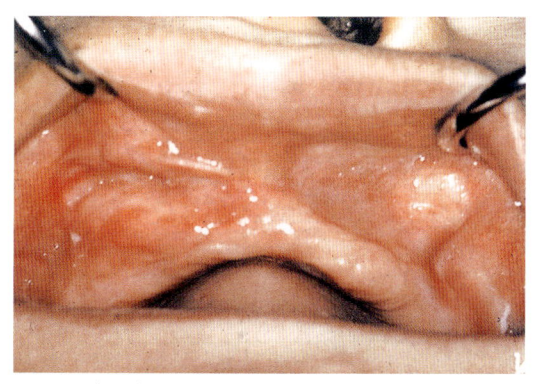

図39　鼻唇囊胞における鼻翼基部および歯肉唇移行部の腫脹

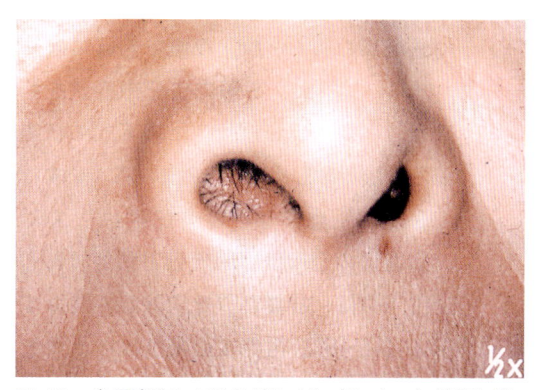

図40　鼻唇囊胞におけるゲルベル（Gerber）隆起と鼻翼基部の腫脹

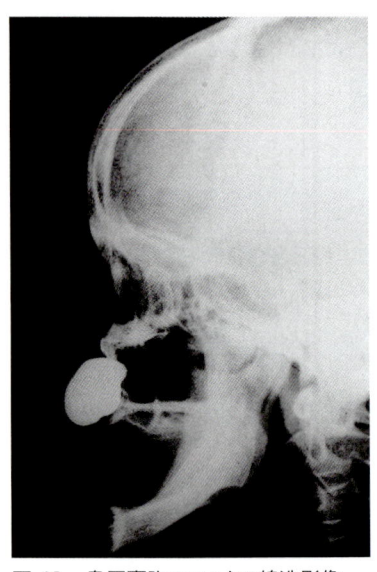

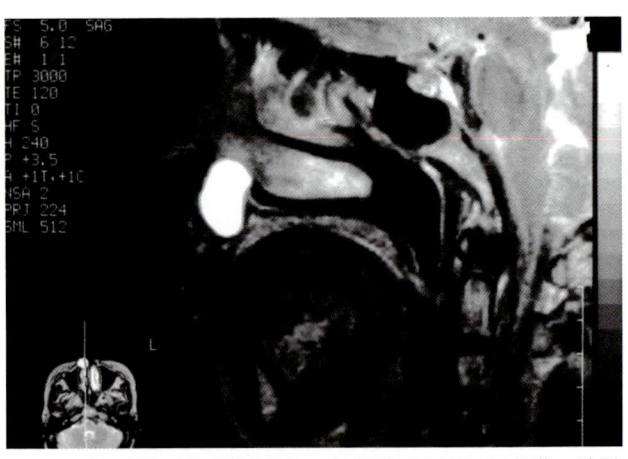

図 42　鼻唇囊胞（鼻歯槽囊胞）の矢状断 T2 強調 MR 画像。造影剤を用いなくても、鼻下部の囊胞が高信号（白く）描出される

図 41　鼻唇囊胞のエックス線造影像

❷ 粘液貯留囊胞（mucous retention cyst）

- 唾液が唾液腺腺体あるいは排泄管から組織内に流出して貯留したものをいい、小唾液腺の排泄管に関連して生じる小さな粘液貯留囊胞を粘液瘤、顎下腺および舌下腺排泄管部に生じる大きな貯留囊胞を**ラヌーラ**という。

1）粘液囊胞（mucocele）（p.249 参照）

- 小児に多く、下口唇が好発部位（図 43）で、頰粘膜部、舌尖下面にもみられる。特に舌尖下面の前舌腺に生じたものを**ブランダン・ヌーン（Blandin-Nuhn）囊胞**という（図 44）。多くは咬傷などの外傷性要因で生じる。病理組織学的には囊胞壁は肉芽組織からなっている場合が多い。また、上顎洞粘膜の粘液腺から粘液貯留囊胞が発生する場合がある。このときは上顎洞に関連した歯根囊胞や術後性上顎囊胞との鑑別が必要である。被覆粘膜が薄いと青みがかった透明感のある水疱状腫瘤で容易に破綻する。周囲の小唾液腺とともに切除を行う。

2）ラヌーラ（ranula）（p.250 参照）

- 口底の片側に生じた粘液貯留囊胞で、ひきがえる（ガマ）の喉頭囊に類似していることから命名された。被覆粘膜は薄く青みがかった透明感のある水疱状腫脹で容易に破綻する（図 45）。一般に上記の症状をもつ**舌下型**が多いが、時に顎下部のび漫性腫脹のある**顎下型**もみられる。いずれも圧痛、発赤などの炎症症状に欠く。囊胞壁の組織像は粘液瘤と類似である。舌下型は、被覆粘膜を切除し、開窓する（図 45）。再発する場合は舌下腺を摘出する。顎下型は舌下腺摘出術を施行する。

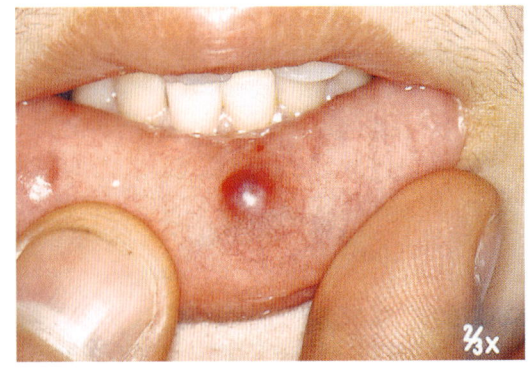

図 43　粘液瘤（下口唇）

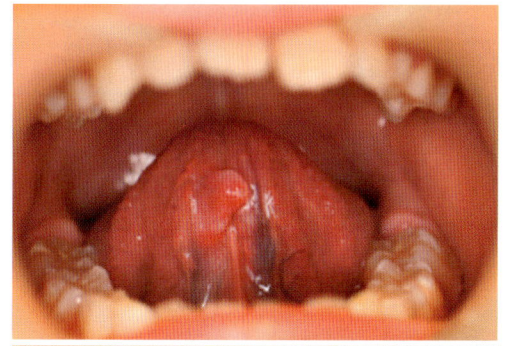

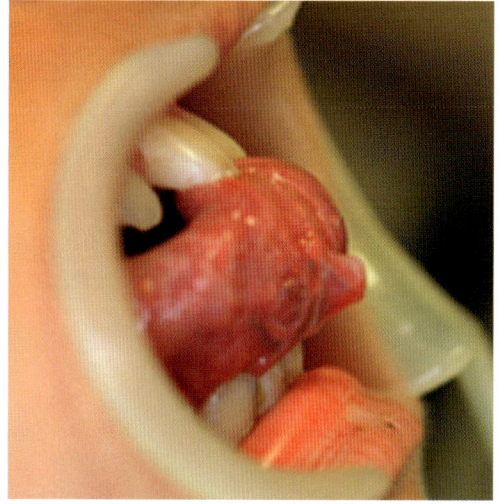

図44　ブランダン・ヌーン嚢胞

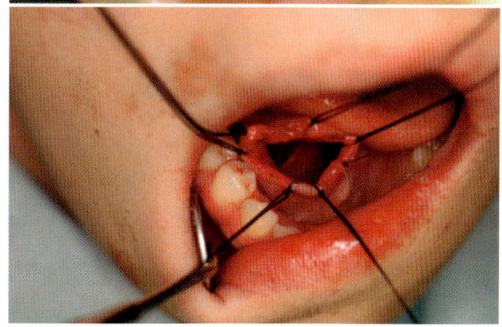

図45　ラヌーラ（下は開窓を示す）

❸ 類皮嚢胞（dermoid cyst）および類表皮嚢胞（epidermoid cyst）

■原因

- 発育期に外胚葉組織が封入されて生じる嚢胞で、嚢胞壁に付属器を伴う皮膚構造が認められれば類皮嚢胞、表皮しかみられない場合は類表皮嚢胞と呼ぶ。口腔領域では類表皮嚢胞が多い。

■症状

- 20歳前後以降に発現することが多く、オトガイ舌骨筋および顎舌骨筋を境にして、これより上方にあるものを舌下型（図46a）、下方にあるものをオトガイ下型と分類されている。口底正中部に好発し、舌下型では被覆粘膜は健常色で、舌下面の膨隆と舌の挙上（二重舌）、舌運動障害がみられる。オトガイ下型では、オトガイ下部に腫脹がみられ**二重顎**の症状を呈する。

■診断

①臨床診断

- 上記の症状に加えて、触診で軟性粘土状腫瘤を触知し、試験穿刺では内容液を確認できない場合が多い。摘出物の割面で黄白色粥状、パテ状、粘土状の内容物を確認することができる（図46b）。

②画像診断

- CT検査で中等度信号域を、MRI検査で境界明瞭な嚢胞様高信号域（T2強調画像）を認める

143

（図46c）。

③病理組織診断

- 囊胞壁は正角化扁平上皮で裏装され、類皮囊胞では主として皮脂腺、時に毛包、汗腺、立毛筋を伴っている（図46d）。囊胞腔内には変性角化物と脂腺分泌物が充満している。

■治療方針

- 摘出術（舌下型のものは口腔内から、オトガイ下型のものは口腔外からアプローチする）。

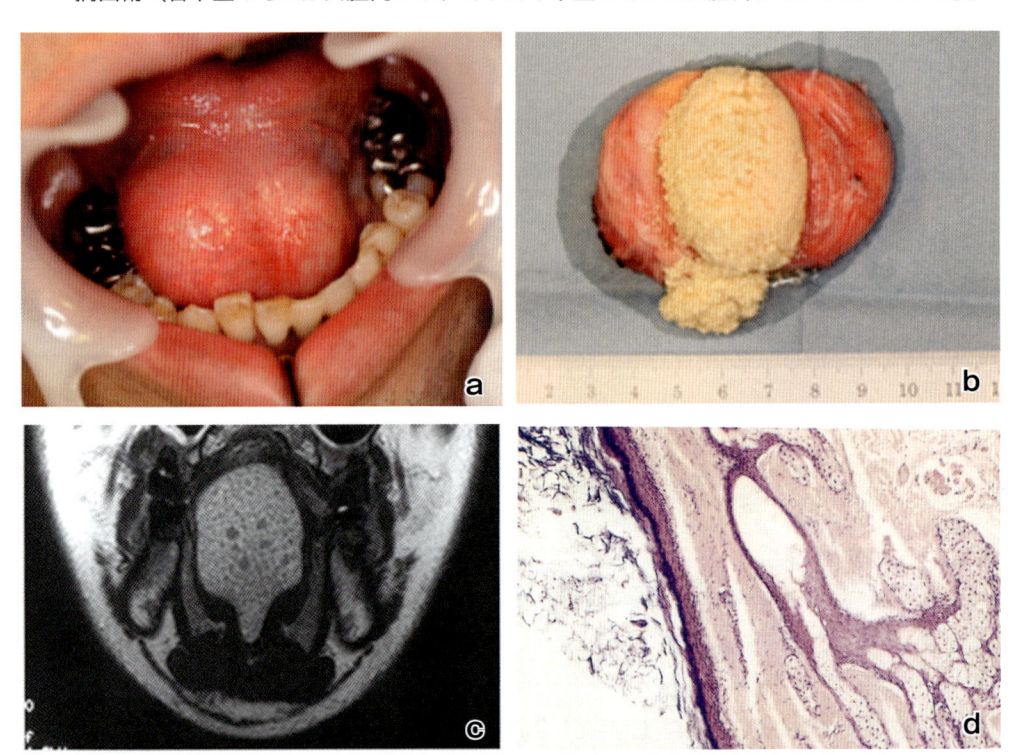

図46　類皮囊胞
a：舌下型
b：摘出物の内容物
c：T2強調MRI像
d：病理組織像

❹ 鰓囊胞（branchial cyst）

■原因

- 胎生期の鰓裂、鰓弓の遺残上皮に由来する側頸部の囊胞で、発生部位から**側頸囊胞（lateral cervical cyst）、リンパ上皮性囊胞（lymphoepithelial cyst）**とも呼ばれる。

■症状

- 側頸部に弾性軟の可動性境界明瞭な腫瘤として認められ（図47）、側頸部の上半部で胸鎖乳突筋前縁で広頸筋筋膜直下にある**Bailey Ⅰ型**と内頸静脈に接する**Bailey Ⅱ型**に分けられ、波動を触知し、発育は緩慢で、無痛性に増大する。好発年齢は20〜40歳代に生じる。

■診断

1）臨床診断

- 上記の症状に加えて、試験穿刺で帯黄色粘稠あるいは漿液性内容液を確認する。

2）画像診断

- 超音波検査および CT で境界明瞭な嚢胞様像、MRI 検査で境界明瞭な嚢胞様高信号域（T2 強調画像）（図 48）を認める。

3）病理組織診断

- リンパ組織からなる嚢胞壁を角化扁平上皮が裏装している。リンパ組織は胚中心を示すリンパ濾胞の形成を伴っている。

■治療方針

- 摘出術。
- まれに本嚢胞から扁平上皮癌が発生することもある。

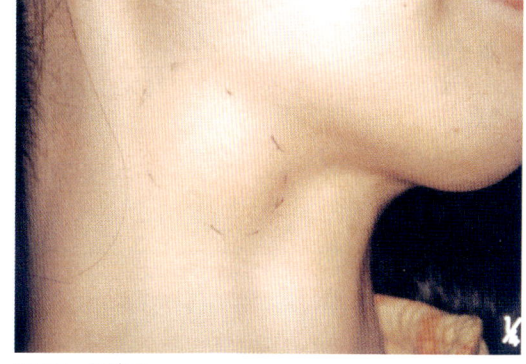

図 47　鰓嚢胞

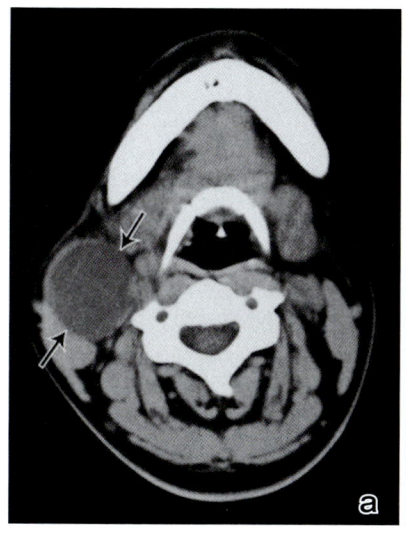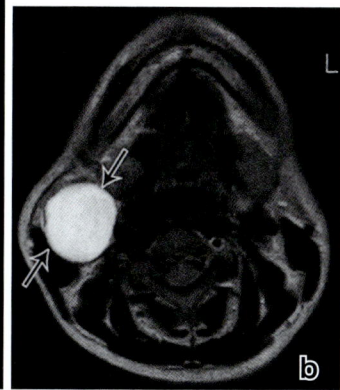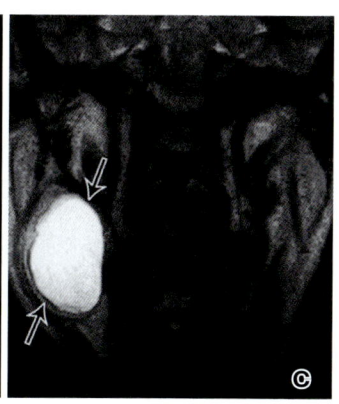

図 48　鰓嚢胞。30 歳女性
a：軸位断 CT 画像で境界明瞭類円形の low density mass（矢印）を認める
b：軸位断 T2 強調 MR 画像。境界明瞭、類円形の病変（矢印）を認める。内部は高信号、辺縁は低信号である
c：前頭断 T2 強調 MR 画像。病変（矢印）と周囲の解剖構造との関連がより明確となる

❺ 甲状舌管嚢胞（thyroglossal duct cyst）

■原因

- 胎生期の甲状舌管の遺残上皮に由来する嚢胞で、頸部および甲状腺の発生部位である舌根部および舌骨付近に生じる。

■症状

- 10 歳代に多く、正中頸部の舌骨付近に拇指頭大あるいはクルミ大の大きさの境界明瞭な弾性軟の腫瘤を認める。波動を触知する。一般に頸部の正中に生じる。舌骨とは癒着をしている場合が多い。

■診断

- 画像診断：超音波検査で境界明瞭な嚢胞様像、MRI 検査で境界明瞭な嚢胞様高信号域（T2

強調画像）を認める。

■治療方針

- 摘出術。

■その他

- 鑑別診断としては鰓囊胞、類皮（表皮）囊胞、顎下ラヌーラ、甲状腺腫瘍。

（中嶋正博、覚道健治、大西祐一）

VI 顎口腔領域の腫瘍および腫瘍様疾患

▶ **腫瘍**とは、生体の正常細胞が、何らかの原因でその性格を変え、自律的かつ過剰に増殖するようになった状態をいう。腫瘍は全身のあらゆる組織から発生するが、上皮性組織からのものを**上皮性腫瘍**、上皮以外からのものを**非上皮性腫瘍**といい、ほかに造血臓器や神経組織由来のものがある。腫瘍は、宿主に及ぼす影響の程度により、宿主への影響が少なく、限局的に増殖するものを**良性腫瘍**、宿主への影響が著しく、発生局所にとどまらず広範囲に広がり、ついには宿主が死の転帰をとるものを**悪性腫瘍**という。上皮性悪性腫瘍を**癌腫**、非上皮性悪性腫瘍を**肉腫**と呼ぶ。

1. 総論

❶ 分類

- 顎口腔領域の腫瘍はその組織発生学的な特徴から、歯原性腫瘍、非歯原性腫瘍に大別され、非歯原性腫瘍は、顎骨の非歯原性腫瘍および腫瘍性病変、唾液腺腫瘍、口腔粘膜上皮の腫瘍、色素性腫瘍、血管・リンパ管の腫瘍、結合組織・脂肪組織の腫瘍、末梢神経の腫瘍、筋肉の腫瘍、線維組織球性腫瘍、リンパ・造血臓器の腫瘍、起源不明の腫瘍に分かれる。

❷ 腫瘍の臨床的特徴

- 良性腫瘍と悪性腫瘍の臨床症状の相違は表1に、組織学的特徴とエックス線的特徴は表2に示した。

❸ 悪性腫瘍の生物学的特徴と転移

- 癌化は複数の遺伝子の変化による多段階発癌によって起こる。特に、癌遺伝子の活性化と癌抑制遺伝子の不活性化によって癌細胞は生じる。癌遺伝子としては ras, myc, 上皮増殖因子受容体（EGFR）そして bcl1 遺伝子などが関与しており、これらの遺伝子の増幅や変異が報告されている。また、癌抑制遺伝子としては細胞周期に関与している p53, Rb, cyclin, CDK そして CDK インヒビターなどの不活性化により起こるとされている。さらにヒトパピローマウイルス（HPV）の感染による発癌も報告されている。特に悪性型 HPV のなかで HPV16 や HPV18

表1　良性腫瘍と悪性腫瘍の臨床的特徴の相違

	口腔原発腫瘍	良性腫瘍	悪性腫瘍
臨床症状	1．発育速度	緩慢、時に発育を停止する	急速、自律性に発育を続ける
	2．発育形成	膨脹性	浸潤性
	3．境界	明瞭	不明瞭
	4．表面の形状	平滑	凹凸不整
	5．潰瘍と組織の壊死	一般に認められない	しばしばみられる
	6．骨の膨隆	顎骨中心性のものに認められる	ほとんど認められない
	7．他組織との癒着	認められない	腫瘍が進展すると必発
	8．疼痛	なし	潰瘍や神経への浸潤により二次的に現れる
	9．機能障害の原因と頻度	巨大な腫瘤による他組織の圧迫、頻度は少ない	他組織への浸潤、壊死、運動による誘発痛、頻度は比較的多い
	10．転移	なし	あり
	11．再発	少ない	多い
	12．全身への影響	なし	早期にはないが、末期には著しい
	13．予後	良	不良

表2　良性腫瘍と悪性腫瘍の組織学的およびエックス線的特徴の相違

		良性腫瘍	悪性腫瘍
組織学的特徴	1．発育形成	膨脹性、発生母組織を出ない	浸潤性に正常組織に侵入、破壊する
	2．細胞の異型性	低い	高い
	3．核分裂像	少ない	多い
	4．細胞配列の規則性（極性）	比較的整	不整
	5．被膜の有無	ほとんどあり	なし
エックス線検査	1．骨吸収像の境界	明瞭	不明瞭
	2．骨吸収像の辺縁	平滑	不規則
	3．骨膨隆部の皮質骨	薄くても一層残存	骨は膨張せず消失する
	4．歯の転位と傾斜	比較的多い	まれ
	5．歯根吸収または肥大	歯原性腫瘍に比較的多い	なし
	6．浮遊歯	認められない	時にみられる

のE6/E7遺伝子がp53およびRb遺伝子に結合することで不活化することが報告されている。

- 発生した癌は周囲の健康組織を破壊し、浸潤性に増殖する。そして、原発巣から移動して遠隔部位に再び腫瘍巣を形成する特徴を有し、この現象を転移という。癌の転移には①癌細胞の原発巣からの離脱、②癌細胞の組織間移動、③新しい環境での再増殖の3段階のステップがある。一般に上皮細胞では上皮細胞間はE-カドヘリンなどの接着性分子により強固に同種細胞間接

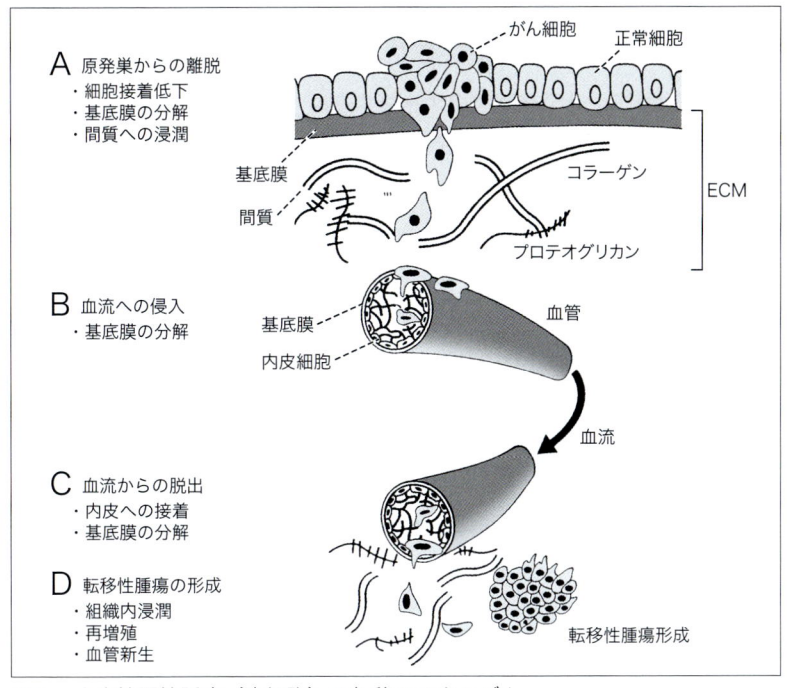

図1　上皮性悪性腫瘍（癌細胞）の転移のメカニズム
（伊藤義文：細胞工学 17(4)：524,1998 より引用）

着がなされ、シート状構造を形成している。しかし、癌細胞ではカドヘリンを介した接着構造に異常があり、このことにより原発巣からの癌細胞の離脱が生じる始まりとされている。次いで、癌細胞は組織内を浸潤する際、細胞表面にさまざまなプロテアーゼを集め、まず上皮の基底膜が、次いで間質の細胞外基質が分解される。このようにして、癌細胞は細胞外基質を分解する酵素を産生しながら、組織内を移動し始める。さらに血管の基底膜が分解され、血管内に侵入し、血流に乗り、転移先の血管壁内膜に接着し、血管外に脱出する。さらに血管周囲の細胞外基質を分解し、組織内浸潤の後、定着する。その後再増殖し、転移巣が形成される（図1）。

- 近年、癌の増殖や進展は腫瘍に含まれる癌幹細胞と呼ばれる少数の細胞集団により支えられるという考え方が確立されてきた。癌幹細胞は長期にわたり自己複製能を維持しつつ、多様な表現型をもった細胞集団を生み出せるため、腫瘍を構成する大部分の細胞が失われても、少数の癌幹細胞が残存すれば腫瘍は再発する。また、過酷な環境中でも生存可能なため、原発巣から遠隔に転移するときにも主要な役割を果たすと考えられている。これまで化学療法や放射線治療などの癌治療が、必ずしも十分な成果をあげないことがあるのは、癌幹細胞を標的としていなかったためである。したがって癌制圧のために、癌幹細胞を念頭においた研究や治療戦略の開発が展開されている（図2）。

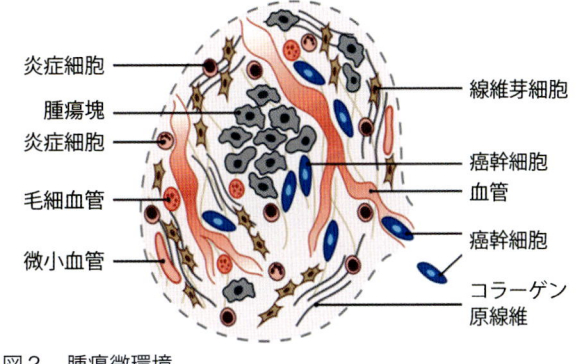

図2　腫瘍微環境

❹ 国際対癌連合（UICC）の臨床病期分類

- 国際対癌連合（UICC）は原発腫瘍の大きさや進展程度と各種治療法による遠隔成績の比較を容易に行うために、**TNM 分類**を定めている。T は原発腫瘍の大きさ、N は所属リンパ節転移状態を、M は遠隔転移状態をそれぞれ表している。そして、T 分類、N 分類（図3）、M 分類（表3）の組み合わせにより**臨床病期分類**（stage）（表4）を定めている。

- 顎口腔領域では UICC（2017）の分類を基に、**頭頸部癌取り扱い規約**（日本頭頸部癌学会編：2018）および口腔癌取り扱い規約（日本口腔腫瘍学会編：2010）に基づいた分類が用いられている。顎口腔領域では、口唇（上唇、下唇、唇交連）、口腔（舌前方 2/3、上顎歯肉および下顎歯肉、鏡粘膜、口底、硬口蓋）、鼻腔および副鼻腔（鼻腔、篩骨洞、上顎洞）、上咽頭、中咽頭（舌後方 1/3、軟口蓋下面、中咽頭側壁、中咽頭後壁）、下咽頭、唾液腺に分けて T 分類がなされている（表5〜8）。2018 年の改定では口腔癌では腫瘍の深達度が T 分類に加わり、中咽頭癌に関して HPV の P16 免疫検査において P16 陽性か陰性によって分類が分けられた。

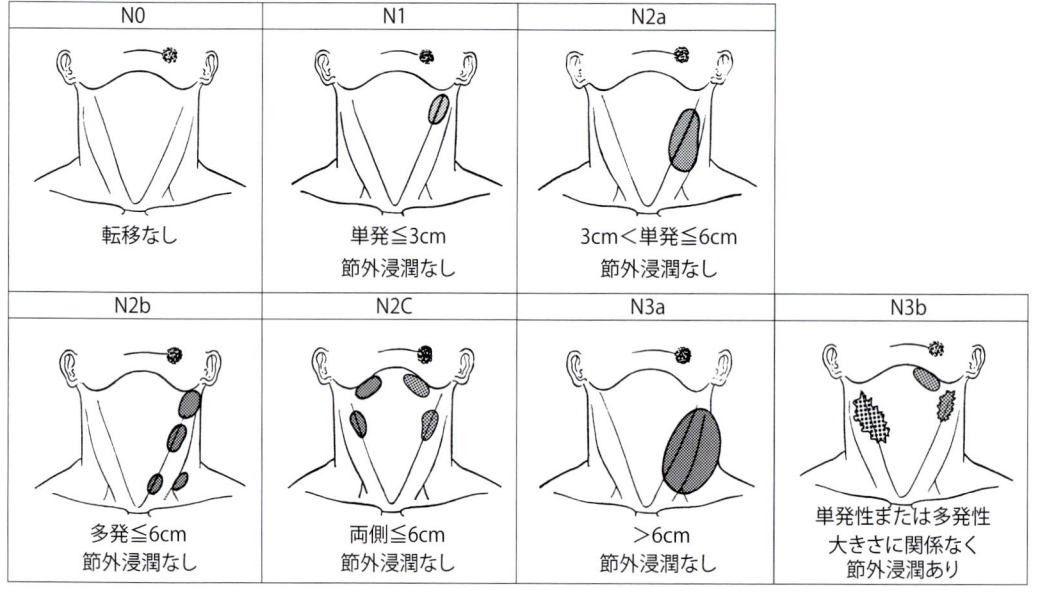

図3　頭頸部癌のN分類（リンパ節転移進展度の模式図）
　　　（日本頭頸部腫病学会編：頭頸部癌取り扱い規約, 金原出版, 東京, 2018 より引用）

表3　頭頸部癌の M 分類

MX	遠隔転移の評価が不可能
M0	遠隔転移を認めない
M1	遠隔転移を認める

（日本頭頸部癌学会編：頭頸部癌取扱い規約, 金原出版, 東京, 2018 より引用）

表4　頭頸部癌の臨床病期分類

0 期	Tis	N0	M0
Ⅰ 期	T1	N0	M0
Ⅱ 期	T2	N0	M0
Ⅲ 期	T1、T2、T3	N1、N0、N1	M0
Ⅳ A 期	T1、T2、T3、T4a	N2、N0、N1、N2	M0
Ⅳ B 期	T4b、T に関係なく	N に関係なく、N3	M0
Ⅳ C 期	T、N に、関係なく		M1

（日本頭頸部癌学会編：頭頸部癌取扱い規約, 金原出版, 東京, 2018 より引用）

表5　口唇癌、口腔癌の T 分類

TX：原発腫瘍評価不能
T0：原発腫瘍を認めない
Tis：上皮内癌
T1：最大径が 2 cm 以下かつ深達度が 5 mm 以下
T2：最大径が 2 cm 以下かつ深達度が 5 mm をこえる腫瘍、または最大径が 2 cm をこえるが 4 cm 以下で深達度が 10 mm 以下の腫瘍
T3：最大径が 2 cm をこえるが 4 cm 以下でかつ深達度が 10 mm をこえる腫瘍、または最大径が 4 cm をこえ、かつ深達度が 10 mm 以下の腫瘍
T4a：（口腔）最大径が 4 cm をこえ、かつ深達度が 10 mm をこえる腫瘍、または下顎もしくは上顎の骨皮質を貫通するか上顎洞に浸潤する腫瘍、または顔面皮膚に浸潤する腫瘍 *
T4b：咀嚼筋間隙、翼状突起、頭蓋底に浸潤する腫瘍、または内頚動脈を全周性に取り囲む腫瘍

*：歯肉を原発とし、骨および歯槽のみに表在性びらんが認められる症例は T4a としない。

表6　上顎洞癌の T 分類

T1	上顎洞内に限局する腫瘍、骨吸収または骨破壊を認めない
T2	骨吸収または骨破壊のある腫瘍。硬口蓋および／または中鼻道に進展する腫瘍を含むが、上顎洞後壁および翼状突起に進展する腫瘍を除く
T3	次のいずれかに浸潤する腫瘍：上顎洞後壁の骨、皮下組織、眼窩底または眼窩内側壁、翼突窩、篩骨洞
T4a	次のいずれかに浸潤する腫瘍：眼窩内容部、頬部皮膚、翼状突起、側頭下窩、篩板、蝶形洞、前頭洞
T4b	次のいずれかに浸潤する腫瘍：眼窩先尖、硬膜、脳、中頭蓋窩、三叉神経第 2 枝以外の脳神経、上咽頭、斜台

（日本頭頸部癌学会編：頭頸部癌取扱い規約, 金原出版, 東京, 2018 より引用）

表7　大唾液腺癌の T 分類

T- 原発腫瘍
TX 　原発腫瘍の評価が不可能
T0 　原発腫瘍を認めない
T1 　最大径が 2 cm 以下の腫瘍で、実質外進展 * なし
T2 　最大径が 2 cm を超えるが 4 cm 以下の腫瘍で、実質外進展 * なし
T3 　最大径が 4 cm を超える腫瘍、および／または実質外進展を伴う腫瘍
T4a 　皮膚、下顎骨、外耳道、または顔面神経に浸潤する腫瘍
T4b 　頭蓋底、翼状突起に浸潤する腫瘍、または経動脈を全周性に取り囲む腫瘍

*：実質外進展とは臨床的、または肉眼的に軟部組織または神経に浸潤しているものをいう。ただし、T4a および T4b に定義された組織への浸潤は除く。顕微鏡的証拠のみでは臨床分類上、実質外進展とはならない。
（日本頭頸部癌学会編：頭頸部癌取扱い規約, 金原出版, 東京, 2018 より引用）

表8　頭頸部癌の N 分類

NX	所属リンパ節転移の評価が不可能
N0	所属リンパ節転移なし
N1	同側の単発性リンパ節転移で最大径が 3 cm 以下、かつ節外浸潤なし
N2a	同側の単発性リンパ節転移で最大径が 3 cm 以下を超えるが 6 cm 以下
N2b	同側の多発性リンパ節転移で最大径が 6 cm 以下、かつ節外浸潤なし
N2c	両側のリンパ節転移で最大径が 6 cm 以下、かつ節外浸潤なし
N3a	最大径が 6 cm を超えるリンパ節転移で節外浸潤なし
N3b	単発性または多発性リンパ節転移で臨床的節外浸潤 * あり

*：皮膚浸潤か、下顎の筋肉もしくは隣接構造に強い固着や結合を示す軟組織浸潤がある場合、または神経浸潤のある場合は臨床的節外浸潤として分類する。正中リンパ節は同側リンパ節である。
（日本頭頸部癌学会編：頭頸部癌取扱い規約, 金原出版, 東京, 2018 より引用）

VI

2．歯原性腫瘍

■概念

- 歯原性腫瘍とは歯を形成する組織に由来する腫瘍で、その大多数は顎骨内に発生するが、時に顎骨外の歯肉部に生ずることもある。大部分は良性で、悪性はきわめて少ない。

■歯胚各組織間の相互誘導と歯原性腫瘍

- 歯原性腫瘍の組織像は、しばしば歯の発生過程にみられる組織像ときわめて似ている。そこで、歯原性腫瘍の組織分類や組織診断基準を理解するためには歯の組織発生を十分認識することが肝要である。

- 歯胚は、エナメル器、歯乳頭、および歯小嚢からなっている。エナメル器は外胚葉由来の上皮構造であり、歯乳頭、および歯小嚢は外胚葉性間葉である。後者の一部は胚形成の早期に神経堤から移動した細胞に由来している。歯胚の形態とその細胞の分化は、ともに上皮と外胚葉性間葉との間の複雑な様式の相互誘導作用に依存している（図4、5）。

- 正常では、原始口腔上皮から派生した歯原上皮は歯原性外胚葉性間葉（odontogenic ectomesenchyme）の分化・増殖を誘導し、歯乳頭を形成する。また、歯原上皮からエナメル器が形成され、内エナメル上皮がエナメル芽細胞へと分化するのに伴って歯乳頭に象牙芽細胞が誘導される。象牙芽細胞がエナメル芽細胞と接しながら象牙質基質を形成すると、エナメル芽細胞の成熟が誘導され、エナメル基質の産生・添加が開始される。このように相互誘導作用により象牙質とエナメル質の基質に石灰化が進行し、歯冠が完成される（図6）。また、歯根や歯周組織の形成に際しても歯原上皮と歯原性外胚葉性間葉との間に誘導現象がみられる。現在、歯原性腫瘍はこのような相互誘導の概念を基盤として分類されている。

■分類

- 歯原性腫瘍の分類には石川・秋吉（1982）（表9）の分類が広く用いられてきたが、現在ではWHO（2017）の分類（表10）が用いられている。WHO分類では悪性と良性に大別され、良性は、①歯原性上皮からなる腫瘍（上皮性歯原性腫瘍）、②歯原性上皮と間葉組織からなる腫瘍（上皮間葉混合性歯原性腫瘍）、③歯原性間葉組織からなる腫瘍（間葉性歯原性腫瘍）の3つに分類されている。WHO（2017）の改定では角化嚢胞性歯原性腫瘍と石灰化嚢胞性歯原性腫瘍は、嚢胞に分類された。

■頻度

- 歯原性腫瘍の頻度は、エナメル上皮腫が最も多く、次いで歯牙腫である（表11）。

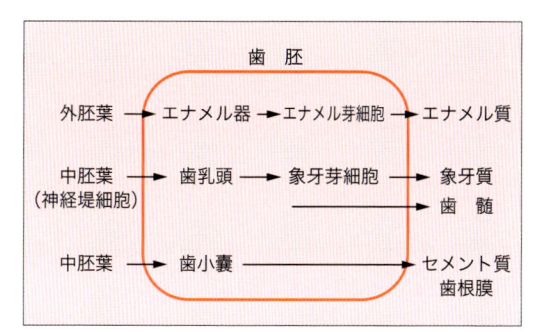

図4　歯の発生組織と歯の各組織との関係

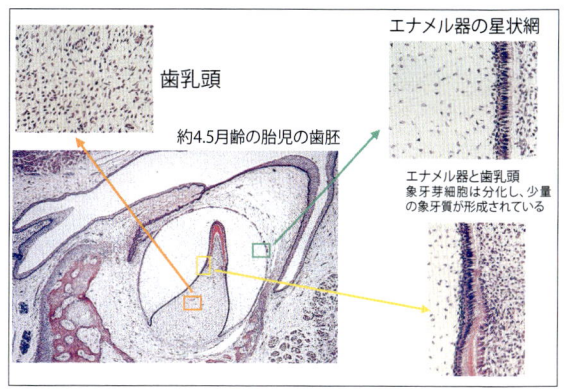

図5　歯胚（tooth germ）
（Histological typing of Odontogenic Tumours〈WHO：1992〉より）

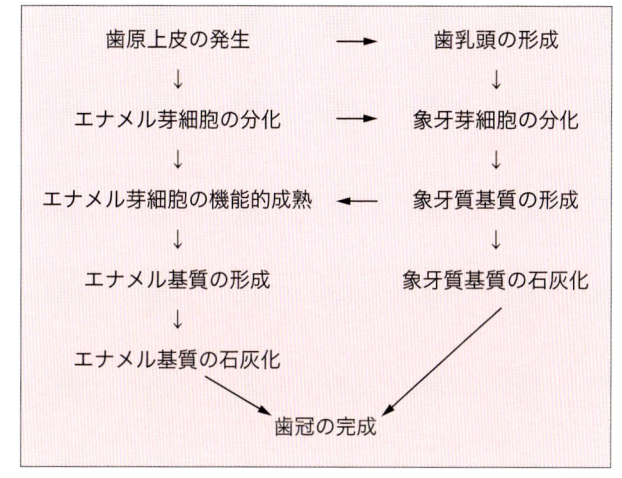

図6　歯の発生に関わる歯原上皮―外胚葉性間葉間の相互作用

（二階宏昌：顎口腔の病変．組織診断アトラス，杏林書院，東京，1999 より引用）

表9　歯原性腫瘍の組織分類

1．外胚葉性歯原性腫瘍
1）エナメル上皮腫、2）悪性エナメル上皮腫 3）腺エナメル上皮腫、4）歯原性石灰化上皮腫
2．中胚葉性歯原性腫瘍
1）歯原線維腫、2）歯原粘液腫 3）セメント質形成性線維腫、4）セメント質腫 5）象牙質腫、6）歯原線維肉腫
3．歯原混合腫瘍
1）エナメル上皮線維腫、2）エナメル上皮歯牙腫 3）歯牙腫、4）エナメル上皮肉腫

（石川・秋吉：1982）

VI

表 10　WHO 分類（4 th, 2017）疾患標準和名、日本臨床口腔病理学会

WHO classification of odontogenic and maxillofacial bonetumours	歯原性ならびに顎顔面骨腫瘍の WHO 分類
Odontogenic carcinomas	歯原性癌腫
Ameloblastic carcinoma	エナメル上皮癌
Primary intraosseous carcinoma, NOS	原発性骨肉癌、NOS
Sclerosing odontogenic carcinoma	硬化性歯原性癌
Clear cell odontogenic carcinoma	明細胞性歯原性癌
Ghost cell odontogenic carcinoma	幻影細胞性歯原性癌
Odontogenic carcinosarocoma	歯原性癌肉腫
Odontogenic sarcomas	歯原性肉腫
Benign epithelial odontogenic tumours	良性上皮性歯原性腫瘍
Ameloblastima	エナメル上皮腫
Ameloblastoma, unicystic type	エナメル上皮腫、単嚢胞型
Ameloblastoma, extraosseous/peripheral type	エナメル上皮腫、骨外型／周辺型
Metastasizing ameloblastoma	転移性エナメル上皮腫
Squamous odontogenic tumour	扁平歯原性腫瘍
Calcifying epithelial odontogenic tumour	石灰化上皮性歯原性腫瘍
Adenomatoid odontogenic tumour	腺腫様歯原性腫瘍
Benign nixed epithelial and mesenchymal odontogenic tumours	良性上皮間葉混合性歯原性腫瘍
Ameloblastic fibroma	エナメル上皮線維腫
Primordial odontogenic tumoue	原始性歯原性腫瘍
Odontoma	歯牙腫
Odontoma, compound type	歯牙腫、集合型
Odontoma, complex type	歯牙腫、複雑型
Detinogenic ghost cell tumour	象牙質形成性幻影細胞腫
Benign mesenchymal odontogenic tumours	良性間葉性歯原性腫瘍
Odontogenic fibroma	歯原性線維腫
Odontogenic myxoma/myxofibroma	歯原性粘液腫／歯原性粘液線維腫
Cementoblastoma	セメント芽細胞腫
Cemento-ossifying fibroma	セメント質骨形成線維腫

表 11　歯原性腫瘍の頻度（1995 ～ 2004 年全国集計）

エナメル上皮腫	1,460 例	（37.5%）
歯牙種	1,079 例	（20.9%）
骨性異形成症	322 例	（8.2%）
骨形成線維腫	277 例	（7.1%）
線維性異形成症	194 例	（5.0%）
セメント芽細胞腫	115 例	（3.0%）
その他	446 例	（12.0%）
計	3,893 例	（100%）

2017 年新 WHO 国際分類による歯原性腫瘍の発生状況に関する疫学的研究

（柴原孝彦, 他：口腔腫瘍 20（4）：245-254, 2008 より引用改変）

【良性上皮性歯原性腫瘍】

❶ エナメル上皮腫（ameloblastoma）

■概念

- 歯原性上皮の増殖からなり、成熟した線維性間質を伴い、歯原性外胚葉性間葉組織を伴わない良性腫瘍で、局所浸潤性、多形性を示す。WHO（2017）分類では、①単嚢胞型、②骨外型／周辺型、③転移性エナメル上皮腫の3型に分類される。大部分が顎骨内に発現するが、まれに骨外の歯肉に発現することがある（骨外型／周辺型）。WHO（2017）分類では、WHO（2005）分類で明記された充実／多嚢胞型および類腺型の項目がなくなっている。本腫瘍の発現頻度は、わが国では口腔腫瘍の10％、欧米では1％で、歯原性腫瘍の中では最も頻度が高い（39.7〜58％）。性差はなく、20〜30歳代の下顎（80％以上）にみられる。部位側では下顎が上顎より多く、下顎では大臼歯部〜下顎枝に70％、小臼歯部に20％、前歯部に10％である。
- 転移性エナメル上皮腫は良性のエナメル上皮腫の組織像を呈しているにもかかわらず転移を形成する疾患である。多くは肺（70％：WHO2017）や胸膜に転移をきたすものをいう。頻度はまれである。

■症状

- 緩慢な発育を示し、顎骨のび漫性、無痛性膨隆がみられる（図7〜9）。腫瘍が増殖し、顎骨の吸収が進行すると、羊皮紙様感や波動が触知される。腫瘍の表面は健常色の場合が多く、歯の転位、埋伏、傾斜などの咬合不正がみられる。

■診断

①臨床診断

- 上記の症状に加えて単嚢胞型エナメル上皮腫では試験穿刺で麦わら色漿液性の内容液を確認することができる。関連歯は生活歯である。

②画像診断

- 境界明瞭な**多胞性（石けんの泡状、蜂巣状）エックス線透過像**（図10）、あるいは**単胞性透過像**を示し、埋伏歯を伴うことがある。また、関連歯の歯根にナイフカット状の歯根吸収がみられる（図11、12）。

③病理組織診断

- 組織型は**濾胞型**（follicular pattern）（図13）と**叢状型**（plexiform pattern）（図14）に大別される。濾胞型は、エナメル器と似た島状の上皮胞巣からなり、柵状に配列した円柱状・立方状の最外層細胞（内エナメル上皮ないし前エナメル芽細胞に類似）と疎な網状を呈する胞巣内部の多角形・紡錘形細胞（エナメル髄に類似）が認められる。胞巣内はしばしば嚢胞変性（実質嚢胞）を生じ、融合して肉眼的にも嚢胞状を呈する。間質は水腫状の疎性結合組織からなる。叢状型は、立方状ないし、円柱状細胞で囲まれ、内部の細胞はエナメル髄様の星状網配列を示す上皮細胞索が吻合し、網目状構造をなしている。しかし濾胞型に比較して少ない[注1]。
- まれに歯槽部歯肉が膨隆し、表面上皮または骨の上部に存在する歯堤の遺残から発生するエナメル上皮腫（骨外型／周辺型）（図15）がみられる。

VI

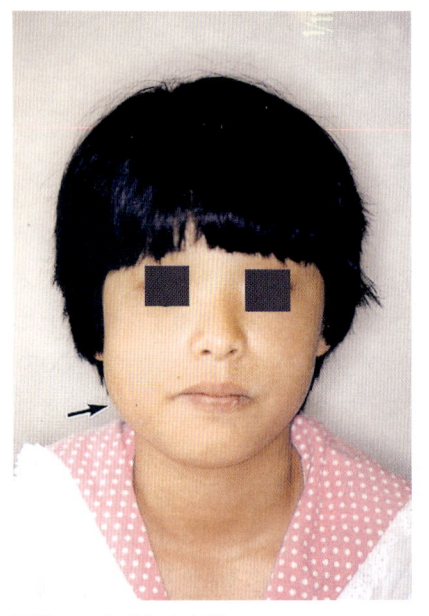

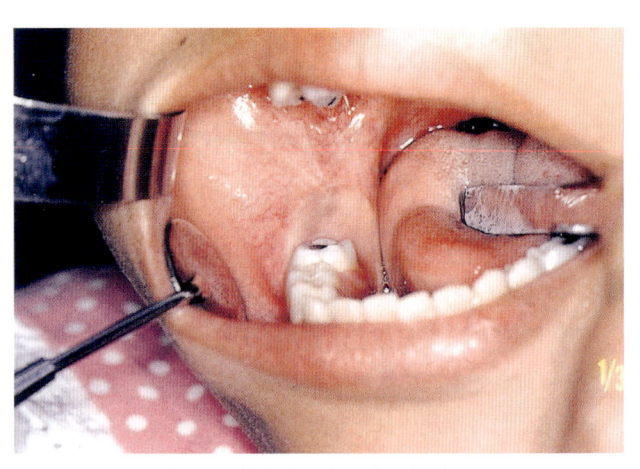

図8　エナメル上皮腫（下顎）。臼後部の膨隆

図7　エナメル上皮腫
矢印：下顎骨のび漫性膨隆

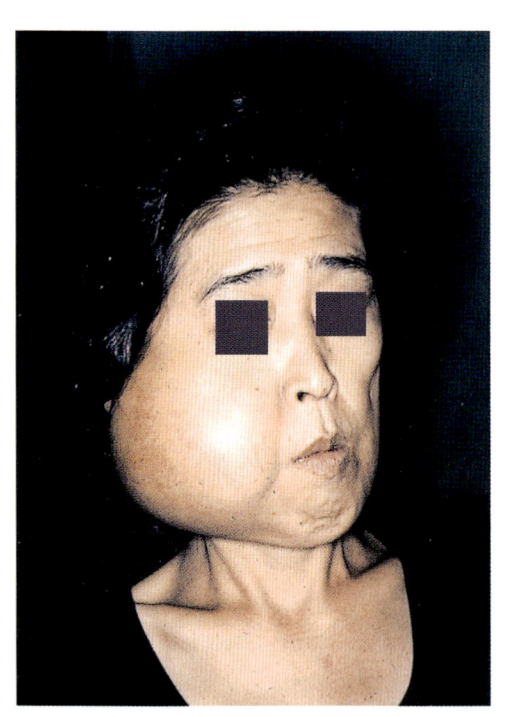

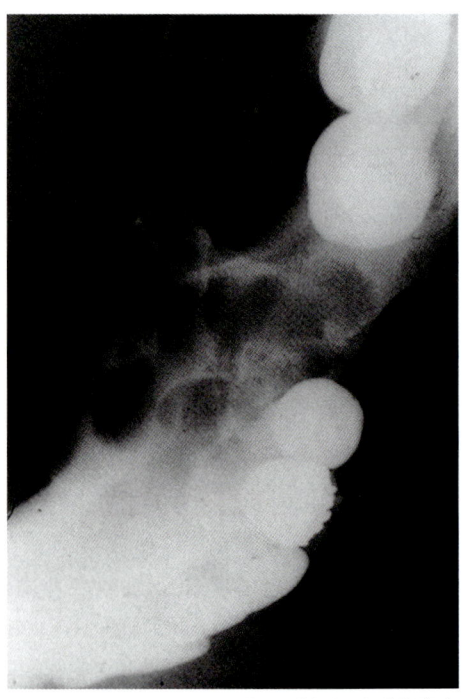

図9　手挙大に膨隆した下顎エナメル上皮腫

図10　下顎エナメル上皮腫（充実型／多嚢胞型）のエックス線像石けんの泡状の透過像

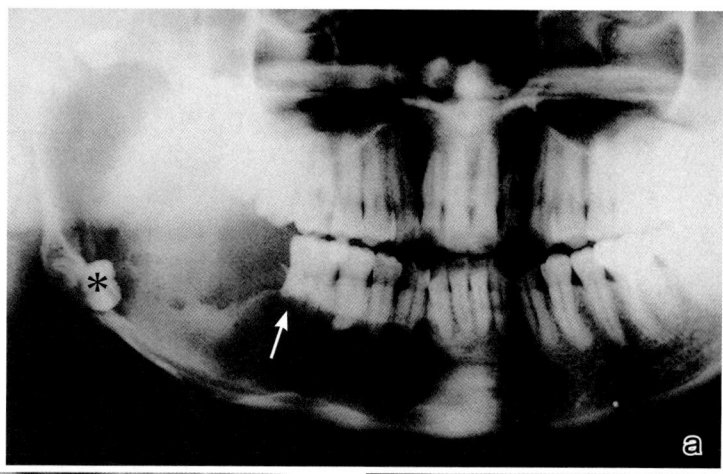

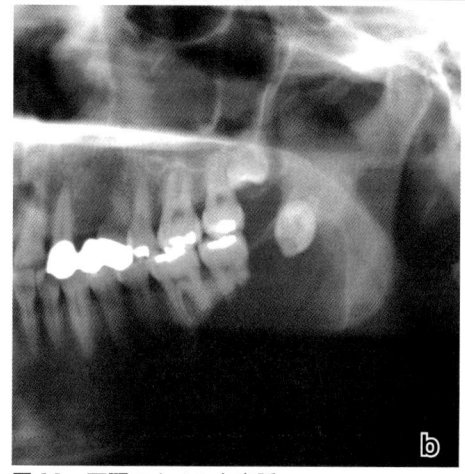

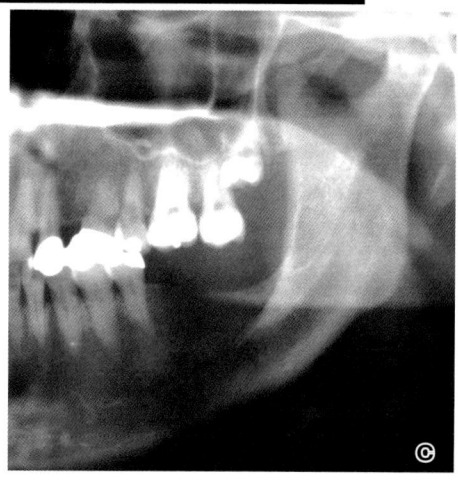

図11　下顎エナメル上皮腫
a：エックス線像（矢印：ナイフカット状歯根吸収、＊：埋伏歯）
b：単嚢胞型。手術前。ナイフカット状歯根吸収と埋伏歯がみられる
c：単嚢胞型。手術後10年

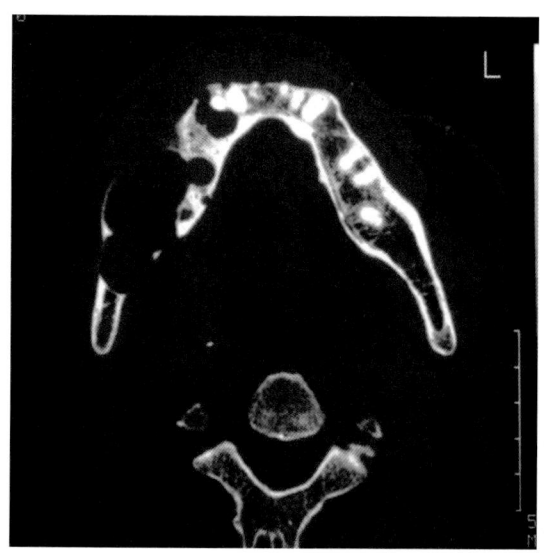

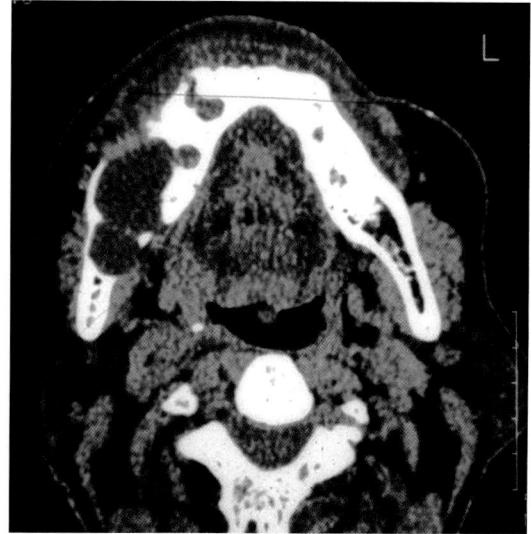

VI

図12　エナメル上皮腫のCT画像
骨表示ウインドウ：左図では、多胞性の境界明瞭な病変で、著明な骨膨隆があることがわかる
軟組織表示ウインドウ：右図では、病変内部は密度が低い部分と筋と同等の密度の部分とがある

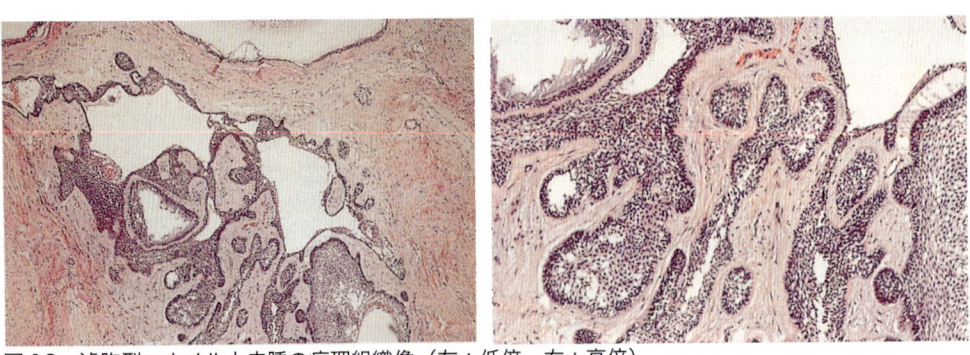

図13　濾胞型エナメル上皮腫の病理組織像（左：低倍、右：高倍）

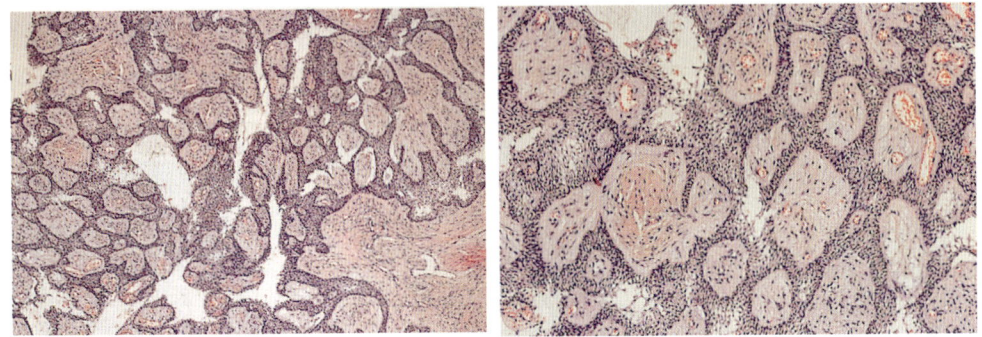

図14　叢状型エナメル上皮腫の病理組織像（左：低倍、右：高倍）

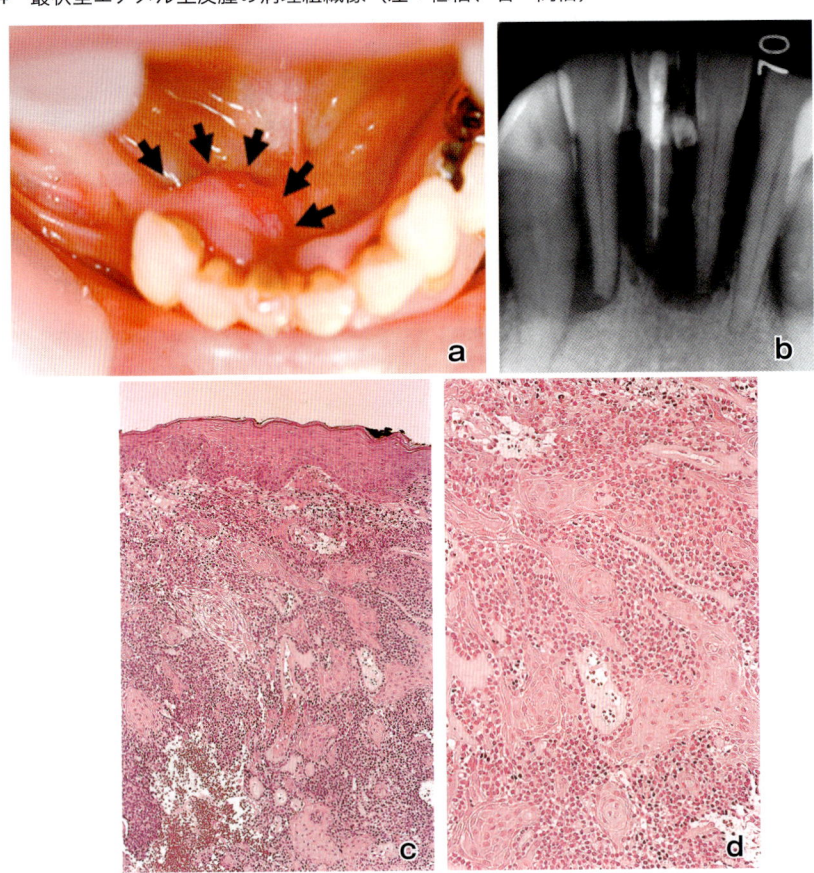

図15　エナメル上皮腫（骨外型／周辺型）
a：3＋1部、b：エックス線像、cおよびd：病理組織像（c：低倍、d：高倍）

■治療方針

- 充実型／多胞型や類腺型のものは、**顎切除術**（上顎：上顎骨部分切除術、上顎骨全摘出術、下顎：下顎骨辺縁切除術、下顎骨区域切除術、下顎骨半側切除術）。
- 単胞性のものは、摘出術＋周囲健康骨搔爬術、摘出術＋凍結外科療法を行い、下縁を保存できないような大きな症例の場合、生検をかねて開窓療法を施行し、縮小してから、摘出術＋周囲健康骨搔爬術を行う。特に小児では開窓療法を施行し、縮小してから摘出反復処置を行う反復処置法が有効である。

■その他

1）鑑別診断

- 歯原性角化囊胞、含歯性囊胞、歯原性粘液腫、顎骨中心性血管腫、ケルビズム、脈瘤性骨囊胞。

2）予後

- 壁性エナメル上皮腫のように局所浸潤性の特性を有しているものもあり、再発をきたすことがある。

❷ 扁平歯原性腫瘍（squamous odontogenic tumor）

■概念

- 歯堤の遺残あるいはマラッセ（Malassez）の上皮遺残から生じるとされ、分化した扁平上皮からなる島状の腫瘍胞巣と密な線維性間質がよく確認される。

■症状

- 20～60 歳代にみられ、大部分は 20 歳代に発生する。性差はみられず、上下顎同頻度で発生する。エナメル上皮腫に類似の症状である。

■診断

- 上記の臨床症状に加えて、エックス線像には主に単胞性透過像を示すが、まれに多中心性に発現する。

■治療方針

- 摘出・搔爬術（再発はまれである）。

❸ 石灰化上皮性歯原性腫瘍（Pindborg 腫瘍）（図 16）（calcifying epithelial odontogenic tumor, Pindborg tumor）

■概念

- Pindborg 腫瘍の別名で知られ、アミロイド様物質の産生を特徴とする比較的まれな歯原性腫瘍で、歯原性遺残上皮、退縮エナメル上皮、含歯性囊胞の裏装上皮、口腔上皮などから発生す

VI

注1 **エナメル上皮腫の亜型**
・棘細胞腫型：胞巣内のエナメル髄様細胞が広範囲に扁平上皮化生を起こしている場合（濾胞型に多い）。
・顆粒細胞型：腫瘍細胞内に広範囲に顆粒細胞化（好酸性顆粒状細胞質）がみられる（濾胞型に多い）。
・叢状型単囊胞性エナメル上皮腫（plexiform unicystic ameloblastoma）：小児に発生し、限局化した小結節が囊胞壁の上皮裏装部分から囊胞腔に突出している。摘出後再発しない。
・壁性エナメル上皮腫（mural ameloblastoma）：囊胞壁の一部が定型的な叢状型あるいは濾胞型エナメル上皮腫によって浸潤され、隣接骨にまで細胞の浸潤がある。単純な摘出では再発しやすい。

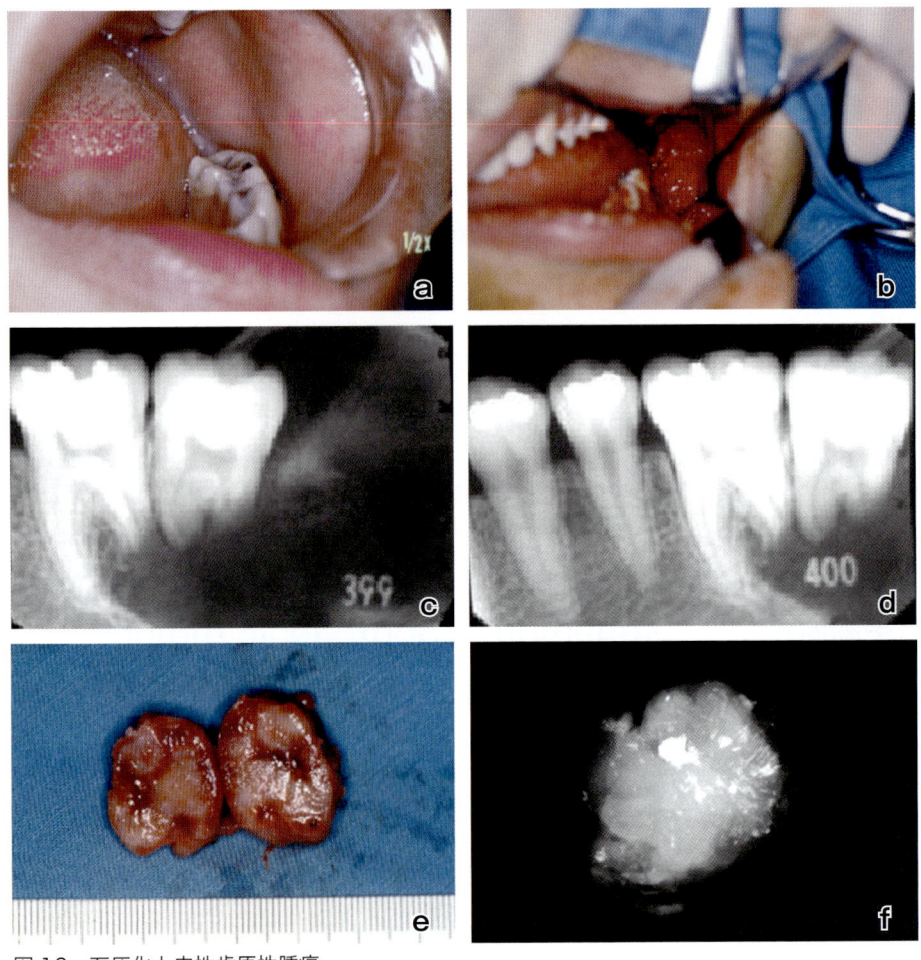

図16　石灰化上皮性歯原性腫瘍
a：石灰化上皮性歯原性腫瘍
b：手術時
c：エックス線像（歯根吸収がみられる）
d：エックス線像（歯根吸収がみられる）
e：摘出物
f：摘出物軟エックス線像（石灰化物がみられる）

（大阪歯科大学口腔外科学第一講座　植野 茂 元講師 提供）

ると考えられている。

■症状

- 20～60 歳代に発現し、2/3 は下顎で大臼歯部に発生する。腫瘍の大部分は骨内性に発現し、1/2 の症例は埋伏歯と関連している。顎骨で徐々に増大する無痛性腫瘤としてみられる。まれに骨外性／周辺性のものもある。

■診断

1）臨床診断

- 上記症状。

2）画像診断

- 単胞性で境界明瞭なエックス線透過像の中に、未萌出の歯冠に近接して不定形の点状不透過像を有している。埋伏歯を伴うことが多い（図17）。

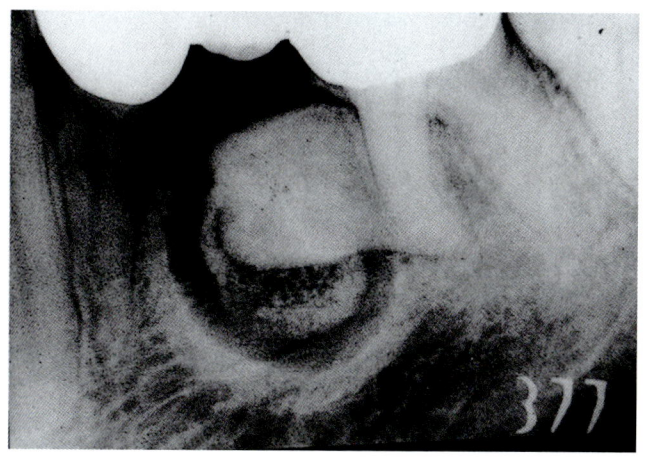

図17　石灰化上皮性歯原性腫瘍のエックス線像。点状不透過像を伴っている

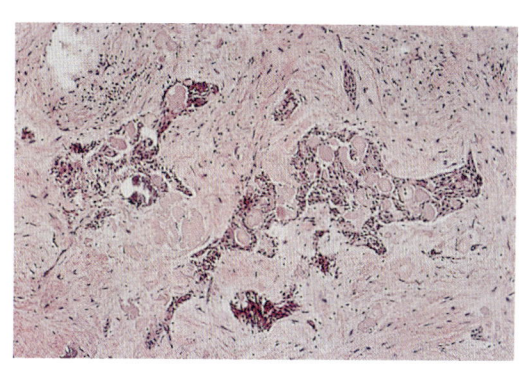 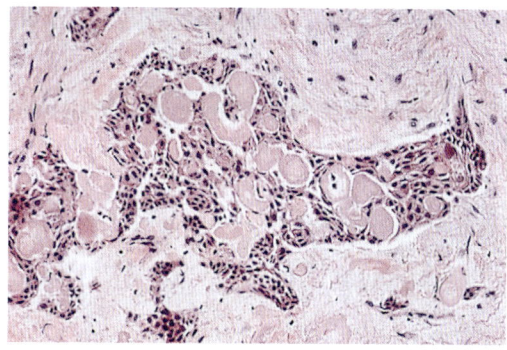

図18　石灰化上皮性歯原性腫瘍の病理組織像（左：低倍、右：高倍）

3）病理組織診断

- **敷石状、シート状の多角形上皮細胞**がみられ、核分裂像はほとんどない（図18）。腫瘍細胞間には均質好酸性の小球状物質の沈着が認められ、コンゴーレッド染色陽性、チオフラビンT染色陽性（黄色螢光）で、**アミロイド様沈着物**の反応を示す。これらのアミロイド様の円形好酸性均一無構造の塊状物は同心円状（Liesegang **環様構造**）を呈する。

■治療方針

- 限局した小さな病変では摘出術が施行されるが、局所浸潤性もあるため大きい病変では顎骨切除術も施行される。

■その他

1）鑑別診断

- 石灰化歯原性嚢胞。

2）予後

- 再発もある。

❹ 腺腫様歯原性腫瘍（adenomatoid odontogenic tumor）（図19）

■概念

- 腺管様構造を伴うエナメル上皮成分と、誘導された間葉成分とからなる比較的まれな歯原性腫

VI

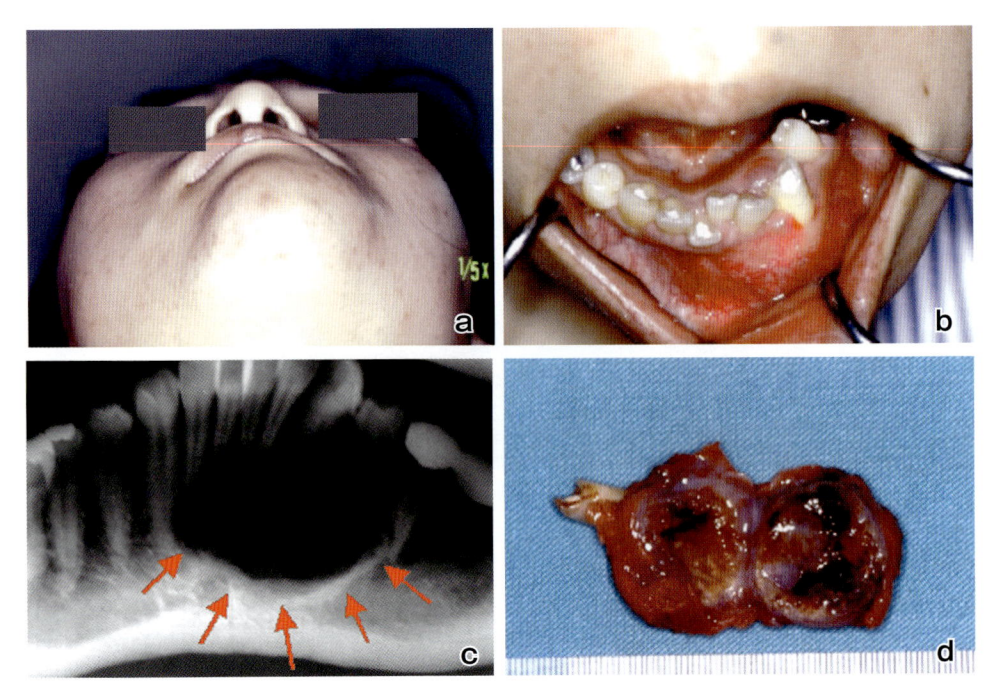

図 19　腺腫様歯原性腫瘍
a：左オトガイ部腫脹
b：2〜4歯槽部膨隆
c：エックス線像
d：摘出物割面

　　　瘍。囊胞形成を伴うことが多い。

■症状

- 腫瘍は女性患者に多く、10 歳代に発生し、徐々に無痛性に増大し、上顎は下顎の 2 倍の頻度で罹患し、上顎前歯部、特に犬歯部が好発部位である。埋伏歯を伴う。

■診断

1）臨床診断

- 上記症状。

2）画像診断

- 埋伏歯を含む境界明瞭な単胞性エックス線透過像（含歯性囊胞と類似）。透過像の内部に点状石灰化物を認める場合もある。石灰化歯原性囊胞との鑑別が必要。

3）病理組織診断

- 上皮細胞は渦巻き状塊を形成しながら充実性に増殖したり、花冠状（ロゼット状）に配列したり、あたかも腺腔を思わせる間質囊胞を伴ったりしている。細胞間にはしばしば滴状の硝子様ないし石灰化物の沈着が認められる（図 20）。

■治療方針

- 摘出術。

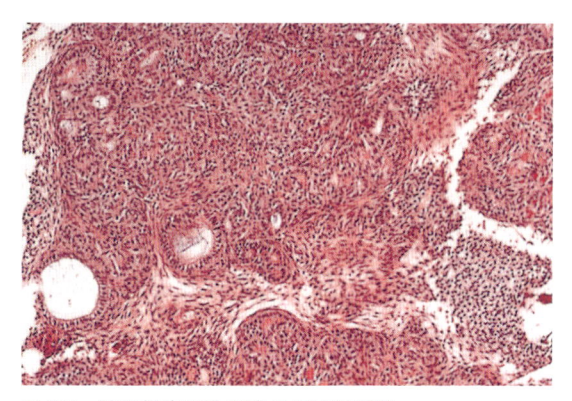

図 20　腺腫様歯原性腫瘍の病理組織像

【良性上皮間葉混合性歯原性腫瘍】

❺ エナメル上皮線維腫（ameloblastic fibroma ）

■概念

- 歯原性上皮と誘導された歯原性外胚葉性間葉の両組織が増殖する真の混合性腫瘍である。主に 20 歳未満の若年者に発現し、下顎臼歯部が好発部位である。

■症状

- エナメル上皮腫と類似の症状を示す。

■診断

1）臨床診断

- 上記症状。

2）画像診断

- 境界明瞭な嚢胞状単胞性エックス線透過像（図 21）。

3）病理組織像

- 索状、あるいは島状の上皮胞巣がみられ、上皮胞巣は星状網に似た少数の細胞を内側に有した 立方形ないし円形細胞の周辺層からなっている。間葉組織は歯乳頭に似て細胞成分と粘液様基

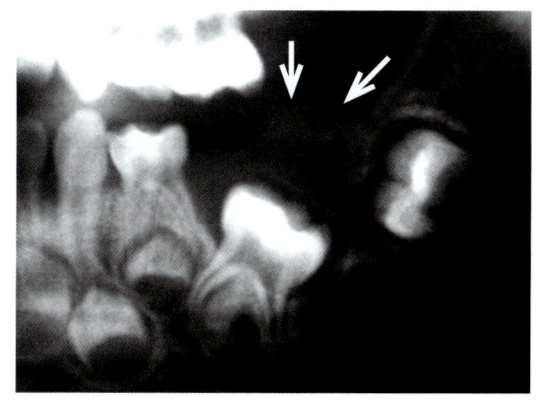

図 21　エナメル上皮線維腫のエックス線像

VI

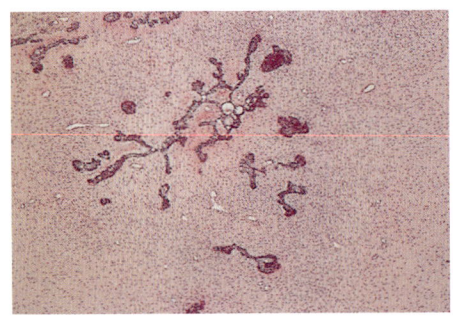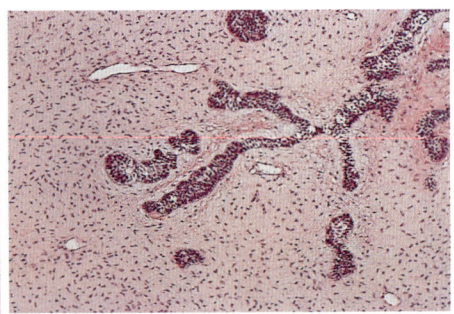

図 22　エナメル上皮線維腫の病理組織像（左：低倍、右：高倍）

質に富み、膠原線維には乏しい（図 22）。

■治療方針

- 摘出術。

❻ 原始性歯原性腫瘍

■概念

- 内エナメル上皮に類似する円柱状細胞に被われ、歯乳頭に類似する疎な線維組織の増殖からなるまれな腫瘍である。

■症状

- 顎骨内に発生し、増大すると顎骨の膨隆、歯の動揺、歯根の吸収が生じる。多くは下顎臼歯に発生する。

■画像診断

- 埋伏歯を含む境界明瞭な透過像。

■病理組織像

- 疎な線維性結合組織が増殖し、腫瘍は円柱、立方体の上皮細胞で被われている。

■治療方針

- 摘出術。

❼ 歯牙腫（odontoma）

■概念

- 象牙質を主体に歯の各種硬組織および軟組織が形成されて、腫瘤状を呈した組織奇形を歯牙腫といい、歯の構成成分が不規則にかつ無秩序に配列して歯の形状を示さないものを**複雑性歯牙腫**（complex odontoma）（図 23）、形や大きさは不規則で正常な歯の形態と異なっていても、エナメル質、象牙質、セメント質の 3 硬組織が歯と同じ配列を示しているものを**集合性歯牙腫**（compound odontoma）（図 24）と呼ぶ。

■症状

- 複雑性歯牙腫は小臼歯部あるいは大臼歯部に好発し、きわめて緩慢に増大し、大きくなれば顎骨の膨隆を引き起こす。集合性歯牙腫は上顎前歯部に好発し、無症状に経過し、歯の萌出異常や位置異常、歯の傾斜を引き起こす。

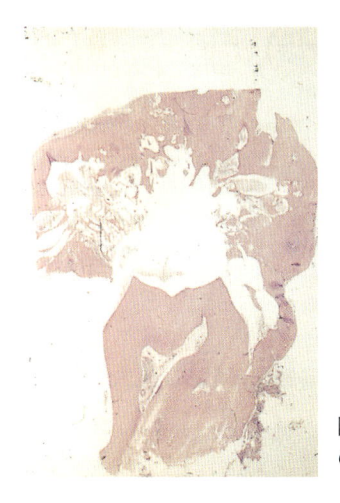

図 23　複雑性歯牙腫の病理組織像

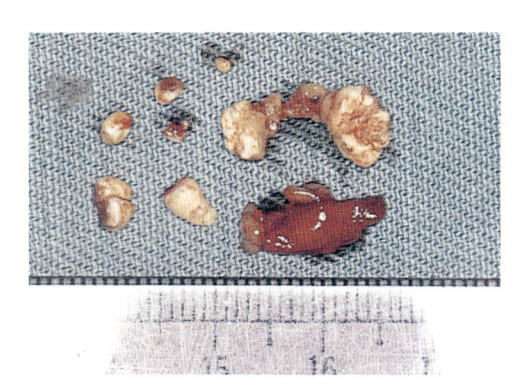

図 24　集合性歯牙腫

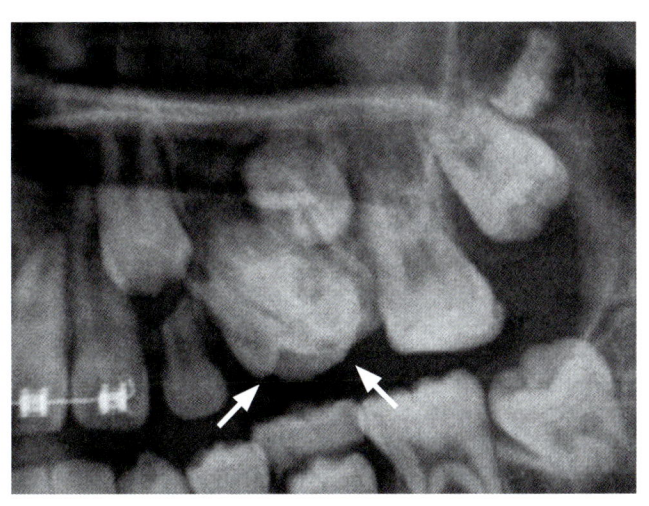

図 25　複雑性歯牙腫のエックス線像

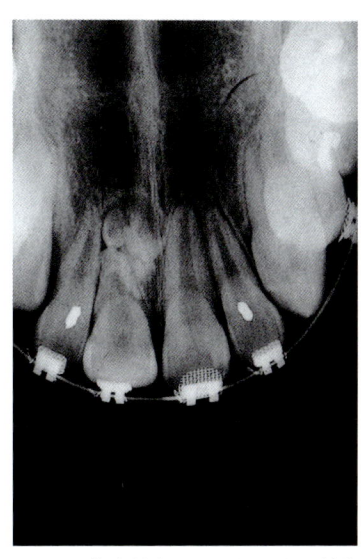

図 26　集合性歯牙腫のエックス線像

■診断

1）臨床診断

- 上記症状。

2）画像診断

- 複雑性歯牙腫は境界明瞭なエックス線透過像のなかに、小結節性の不透過像（雲海状）がみられる（図 25）。集合性歯牙腫は多数の小さな歯に類似の不透過像の集合体がみられる（図 26）。

③病理組織診断

- 概念の項を参照。

■治療方針

- 摘出術。

VI

❽ 歯牙エナメル上皮腫 （odonto-ameloblastoma）

■概念
- エナメル上皮腫に類似の歯原性上皮に加えて、歯原性外胚葉性間葉が存在し、その誘導性変化が生じ、腫瘍の一部に象牙質とエナメル質が形成されたもの。

■症状
- エナメル上皮腫に類似。

■診断
- 臨床症状はエナメル上皮腫に類似。エックス線像では内部に不透過像を有する以外エナメル上皮腫に類似。

■治療方針
- エナメル上皮腫に準じる。

❾ 象牙質形成性幻影細胞腫 （dentinogenic ghost cell tumor）

■概念
- 良性疾患であるが、局所浸潤性に発育する。性差はなく、上下顎の臼歯部に発現する。

■症状
- 無痛性に顎骨が膨隆し、羊皮紙様感を触知する。

■診断
1）臨床診断
- 上記症状。

2）画像診断
- 境界明瞭な単胞性エックス線透過像の中に砂状の不透過像を認める。

3）病理組織画像
- 腫瘍は胞巣状に増殖し、腫瘍実質と間質の間に象牙質様の硬組織の形成が見られる。また、上皮層内に幻影細胞の発現がみられる。

【良性間葉性歯原性腫瘍】

❿ 歯原性線維腫 （odontogenic fibroma）

■概念
- 歯小嚢ないし歯周靱帯様線維性結合組織の増殖からなる比較的まれな良性間葉性腫瘍である。顎骨中心性のものと周辺性のものがある。

■症状
- 発育は緩慢で顎骨の無痛性膨隆としてみられる（図27）。歯の埋伏や欠如がみられる。

■診断
1）臨床診断
- 上記症状。

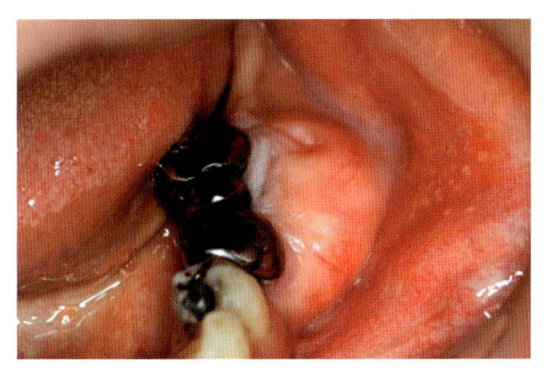

図 27　歯原性線維腫

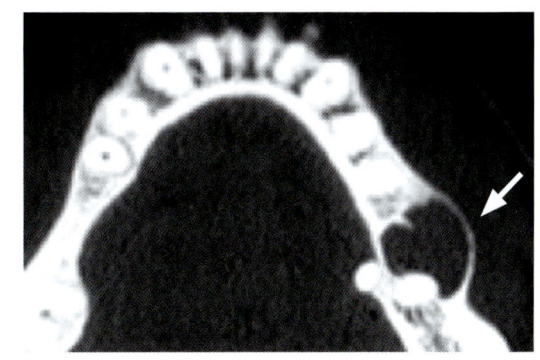

図 28　歯原性線維腫の CT 画像

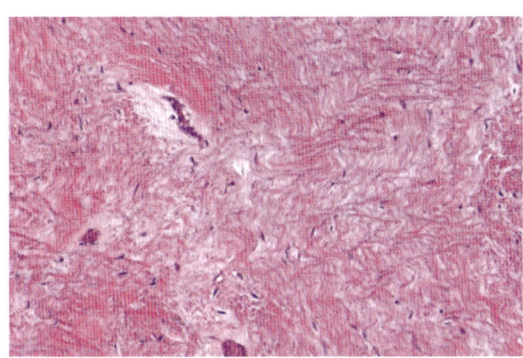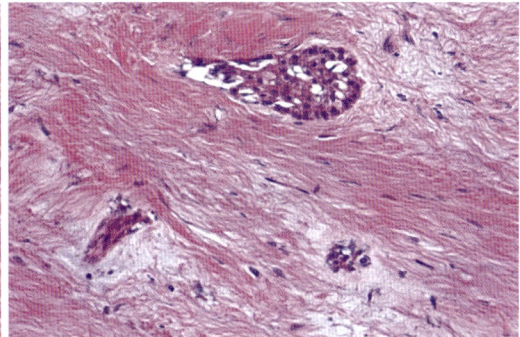

図 29　歯原性線維腫の病理組織像

2）画像診断

- 単胞性エックス線透過像（埋伏歯を伴う場合）（図 28）。

3）病理組織診断

- 被膜に包まれ、細胞成分に富む線維組織の密な増殖がみられ、歯原上皮の胞巣が腫瘍組織内に散在している（図 29）。

■治療方針

- 摘出術。

■その他

- 鑑別診断：線維性エプーリス、セメント - 骨形成性エプーリス。

⑪ 歯原性粘液腫／歯原性粘液線維腫 (odontogenic myxoma /odontogenic myxofibroma)

■概念

- 歯原性線維腫よりも局所浸潤性が強い比較的まれな良性間葉性腫瘍で、歯原性間葉組織に由来すると考えられ、豊富な粘液様間質内の円形および角状の細胞からなる。

■症状

- 発育は緩慢で、顎骨の膨隆があり、埋伏歯や歯の欠如をみることがある（図 30）。

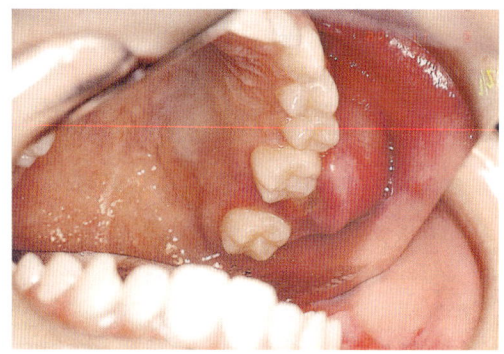

図30　粘液腫（上顎骨の膨隆がみられる）

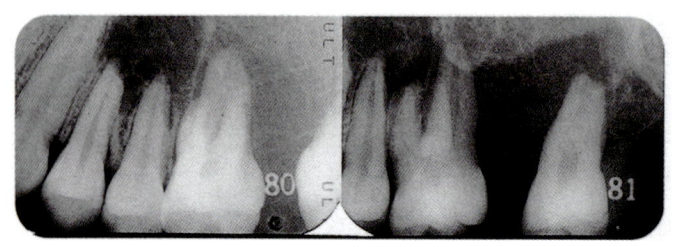

図31　粘液腫のエックス線像。蜂巣状透過像を示す

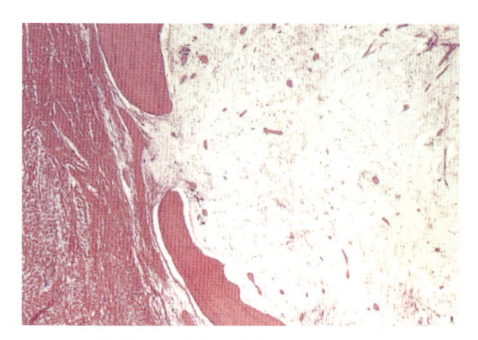

図32　粘液腫の病理組織像

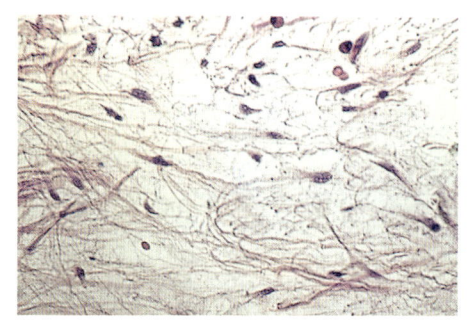

図33　粘液腫の病理組織像

■診断

1）臨床診断

- 上記症状。

2）画像診断

- **石けんの泡状**あるいは**蜂巣状の多胞性エックス線透過像**（図31）を示し、エナメル上皮腫や脈瘤性骨嚢胞のエックス線像と類似である。

3）病理組織診断

- 豊富な粘液様間質内の円形および角状の細胞からなり、時に、腫瘍組織内に不活発な歯原上皮の小胞巣が認められる。核異型性は時折認められるが、転移しない。被膜をもたない腫瘍のため、明瞭な境界を示すことがない（図32、33）。

■治療方針

- 被膜をもたない。
- 顎骨切除術。

■その他

- 鑑別診断：エナメル上皮腫、脈瘤性骨嚢胞、歯原性角化嚢胞、ケルビズム、中心性血管腫。

⑫ セメント芽細胞腫（cementoblastoma）（benign cementoblastoma（cementoblastoma, true cementoma）

■概念

- 小臼歯および大臼歯の歯根尖に歯根セメント質と連続してみられ、シート状のセメント質様組織の形成によって特徴づけられる間葉性の歯原性良性腫瘍で、発現頻度はきわめてまれである。一般に、下顎に多く、10〜20歳代にみられ、わずかに男性に多い。

■症状

- 発育は緩慢で、大きくなると顎骨に無痛性膨隆をきたす（図34）。

■診断

1）臨床診断

- 上記症状。

2）画像診断

- エックス線像では歯根部において骨透過帯により周囲の骨と明瞭に境されている。中心部に類円型の不透過像がみられ、関連歯の歯根は吸収により短くなり、腫瘍の硬組織は歯根に癒着している（図35）。

3）病理組織診断

- 不規則な改造線と細胞封入を示すセメント質梁が形成され、それらの間にセメント芽細胞に似

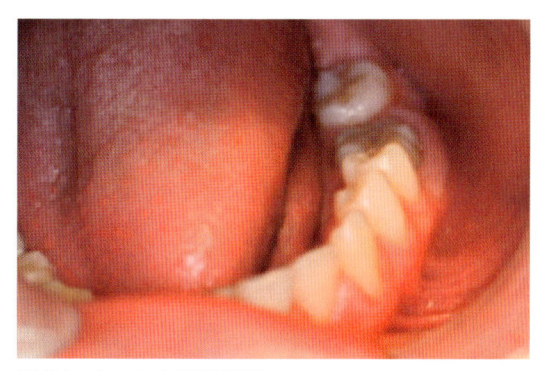

図34　セメント芽細胞腫

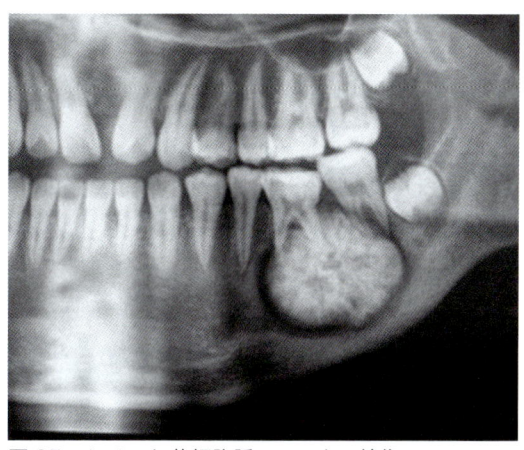

図35　セメント芽細胞腫のエックス線像

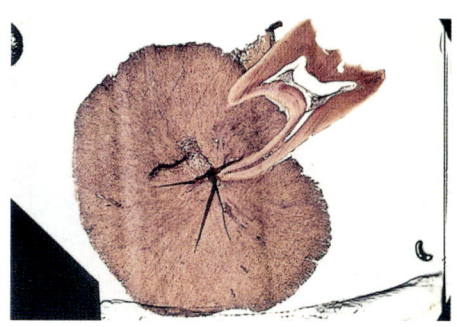

図36　セメント芽細胞腫の病理組織像

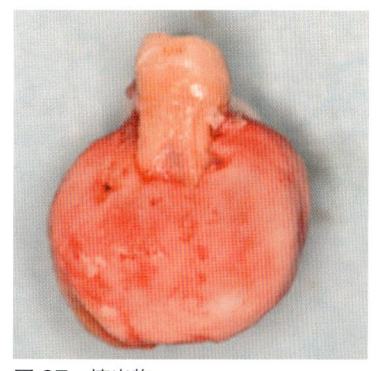

図37　摘出物

VI

た腫瘍細胞が増殖し、セメント質に接して破セメント細胞に似た多核巨細胞が観察される（図36）。

■治療方針

- 摘出術＋関連歯の抜歯（組織学的には骨芽細胞腫と類似しているが、骨芽細胞腫のような再発はまれ）（図37）。

⓭ セメント質骨形成線維腫（cemento-ossifying fibroma）

- セメント質ないし骨様の硬組織形成を伴う線維性結合組織の増殖からなる顎骨中心性腫瘍である。まれに顎骨周辺性にも発生し、エプーリス様を呈する。1992年のWHO分類ではセメント質骨形成線維腫の病名で一括して骨原生腫瘍に分類され、2005年のWHO分類で骨形成線維腫と名称変更されたが、2018年の分類では顎骨に発生するものをセメント質骨形成線維腫とし、歯原性間葉性歯原性腫瘍に分類された。

■症状

- 成人の下顎臼歯部に好発し、女性にやや多い。無痛性に緩慢に増殖し、顎骨の膨隆や歯の動揺転位を生じる（図38、39）。

■診断

1）臨床診断

- 上記症状。

2）画像診断

- 内部に斑点状エックス線不透過像を有する単胞性境界明瞭なエックス線透過像を認める。大きくなると顎骨の頬舌的膨隆が認められる（図40、41）。

3）病理組織診断

- 腫瘍組織はセメント質様ないし、層板骨様の硬組織形成を伴う結合組織の増殖からなり、線維芽細胞に飛んでいる（図42、43）。

■治療方針

- 顎骨切除術（上顎：上顎骨部分切除術、上顎骨全摘出術、下顎：下顎骨辺縁切除術、下顎骨区域切除術、下顎骨半側切除術）。

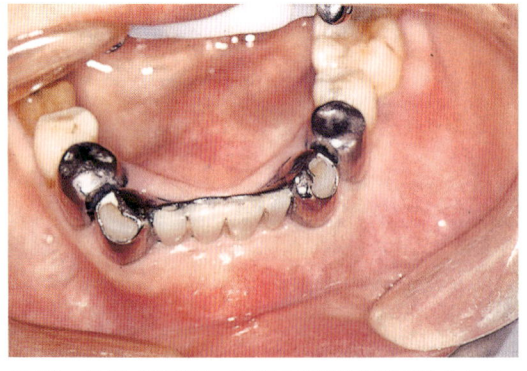

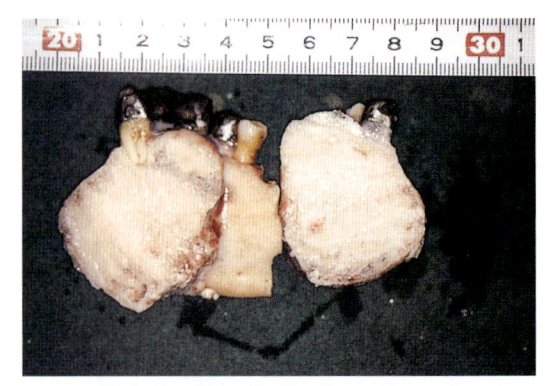

図38　骨形成線維腫。下顎のび漫性膨隆がみられる　　図39　骨形成線維腫の摘出物割面

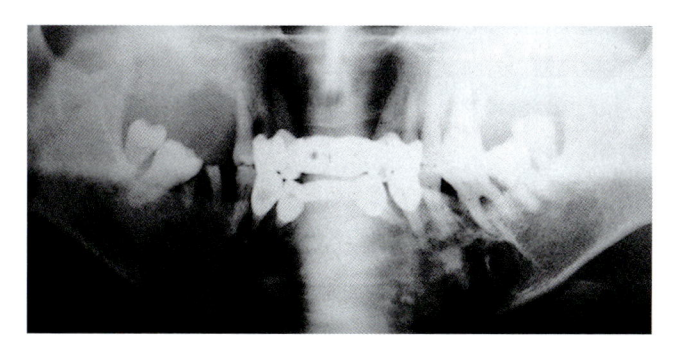

図 40　骨形成線維腫のエックス線像

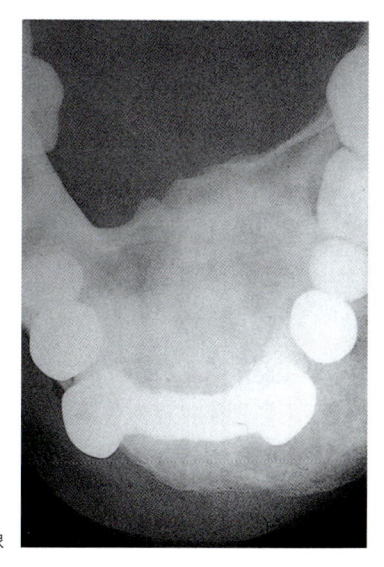

図 41　骨形成線維腫のエックス線像

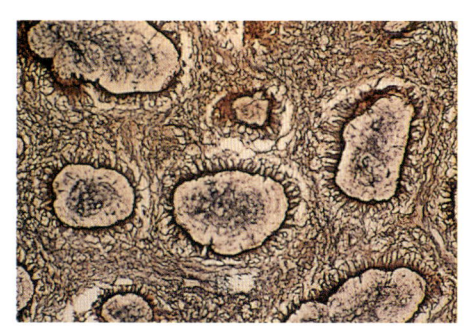

図 42　骨形成線維腫の病理組織像

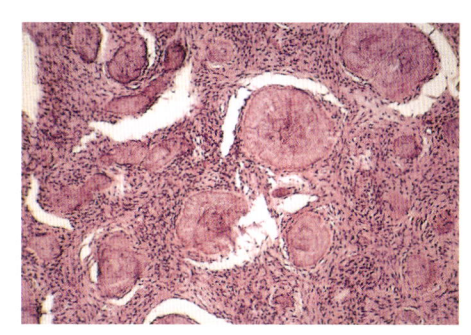

図 43　骨形成線維腫の病理組織像

■鑑別診断

- 線維性異形成術、セメント質 - 骨形成性エプーリス。

【歯原性悪性腫瘍】

⓮ 歯原性癌腫（odontogenic carcinomas）

- 顎骨内に癌腫を生じる発生母地としてはきわめてまれに唾液腺上皮の迷入と歯原性上皮とがある。しかし、顎骨原発の癌腫のほとんどは歯原性と推測されている。その種類は９つに分かれる。

1）エナメル上皮癌

- 転移の有無にかかわらず、エナメル上皮腫の基本構造を有し、悪性転化した組織像を呈するものをいう。転移は肺、胸膜が多い。
- ①エナメル上皮癌―原発型、②エナメル上皮癌―続発型骨内性、③エナメル上皮癌―続発型周辺性、に分かれる。

2）原発性骨内扁平上皮癌（NOS）

- 顎骨中心性に発現する癌で歯原性のどの組織にも分類できないもの。充実性に増殖し、骨髄腔に浸潤して、骨破壊をきたす。歯原性嚢胞や歯原性良性腫瘍から発生することもある。

VI

3）硬化性歯原性癌

- 顎骨中心性に顎骨内に浸潤増殖する癌腫で、比較的低悪性度である。病理組織学的に間質が著しく硬化性変化を伴い、その中に策状、小胞巣状に腫瘍細胞が認められる。非常にまれな腫瘍である。

4）明細胞性歯原性癌（clear cell odontogenic carcinoma）

- 歯堤あるいはマラッセ（Malassez）上皮遺残由来が考えられているきわめてまれな歯原性腫瘍で、均一な明細胞が索状あるいはシート状配列を示す。明細胞腺癌と組織所見で類似している場合がある。エナメル上皮腫よりも局所浸潤性が高い。鑑別診断としては、顎骨中心性粘表皮腫（明細胞型）、歯原性石灰化上皮癌（明細胞型）が重要。顎骨切除術。

5）幻影細胞性歯原性癌腫

- 石灰化囊胞性歯原性囊胞あるいは象牙質形成性幻影細胞腫の悪性転化した組織像を呈するもの。

⑮ 歯原性癌肉腫（odontogenic cartinosarcoma）

- 非常にまれな腫瘍で、エナメル上皮線維腫と同じ成分で構成され、上皮成分と間葉系成分の両方が悪性化した腫瘍である。

⑯ 歯原性肉腫（odontogenic sarcoma）

- 歯原性外胚葉性間葉の誘導に伴う腫瘍では、きわめてまれに間葉成分の悪性転化すなわち肉腫化がみられることがある。上皮細胞には異型性を欠き、間葉細胞成分にのみ悪性所見が認められる。次の３種類がある。
  1）エナメル上皮線維肉腫（ameloblastic fibrosarcoma）
  2）エナメル上皮線維象牙質肉腫（ameloblastic fibrodentinosarcoma）
  3）エナメル上皮線維歯牙肉腫（ameloblastic fibroodontosarcoma）

3．非歯原性良性腫瘍

▶ 身体各部にみられる良性腫瘍は顎口腔領域にも認められる。1．上皮性腫瘍、2．間葉性腫瘍、3．混合性腫瘍に大別される。

❶ 上皮性腫瘍

乳頭腫（papilloma）

■概念

- 口腔粘膜が外向性に乳頭状、疣贅状、カリフラワー状などの外観を呈して増生を示し、有茎性あるいは広基性に発育する口腔粘膜上皮の良性腫瘍。慢性刺激による反応性の増生の場合と**ヒト乳頭腫ウイルス**（HPV）の感染による場合とがある。

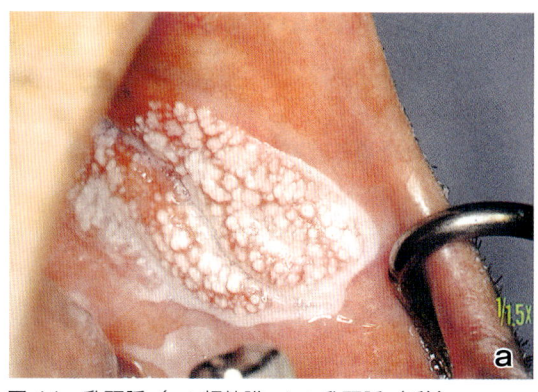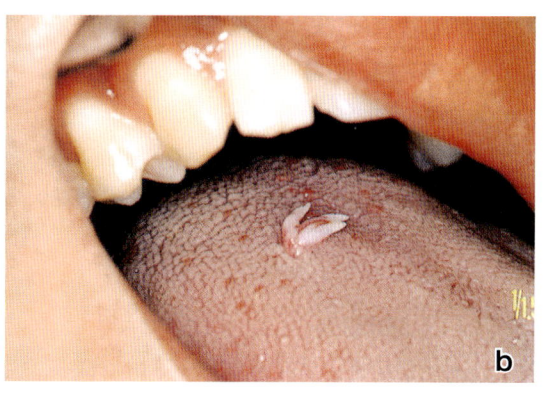

図44　乳頭腫（a：頬粘膜、b：乳頭腫〈舌〉）

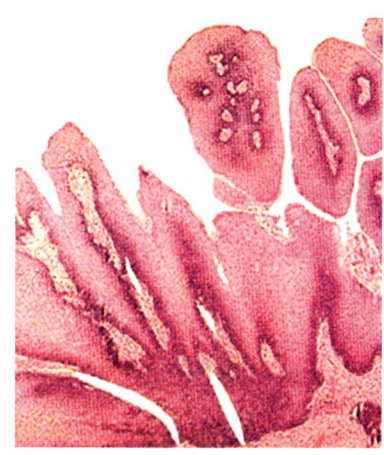

図45　乳頭腫の病理組織像

■症状

- 成人の舌、口蓋、口唇、歯肉に発生する。発育は緩慢で、外向性に乳頭状、疣贅状、カリフラワー状などの外観を呈して増生を示し、有茎性あるいは広基性に発育し、角化が亢進すると白色を呈する。周囲組織との境界は明瞭である（図44）。

■診断

1）臨床診断

- 上記症状。

2）病理組織診断

- 重層扁平上皮の外向性乳頭状増殖を示し、乳頭状を呈する突起の内部に結合組織性軸を有している。過角化症や棘細胞層の肥厚を伴うことが多い（図45）。

■治療方針

- 健常基底部を含めた切除術。

❷ 間葉性腫瘍

1）線維腫（fibroma）
■概念

- 線維性組織の増殖による腫瘍性病変で、その多くは局所刺激により生じた線維性結合組織の過

形成（**刺激性線維腫**：irritation fibroma）であり、真の腫瘍は少ない。好発部位は歯肉、口蓋、頬粘膜、口唇である。

■症状

- 無痛性で緩慢な発育を示す。表面は健常色で周囲組織とは境界明瞭で、半球状、結節状あるいは**ポリープ状**をなし、小豆大から鶏卵大の大きさである。弾性硬ないし弾性軟の硬度を呈する（図46、47）。

■診断

（1）臨床診断

- 上記症状。

（2）病理組織診断

- 線維芽細胞が膠原線維を伴って増殖し、周囲との境界が明瞭である。刺激性線維腫では、密に増生する膠原線維束が多数の毛細血管や炎症細胞を伴いながら不規則に交錯しあい、周囲との境界が明らかでない（図48）。

■治療方針

- 周囲組織を含めた切除術。

2）骨腫（osteoma）

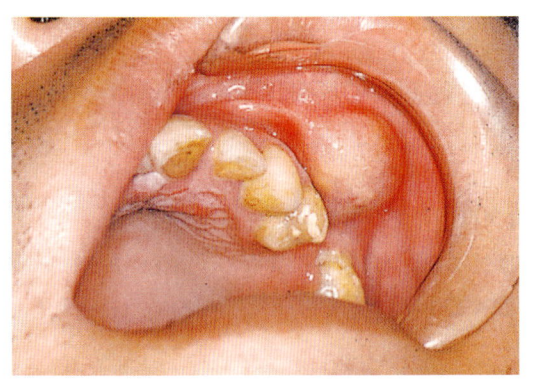

図46　線維腫

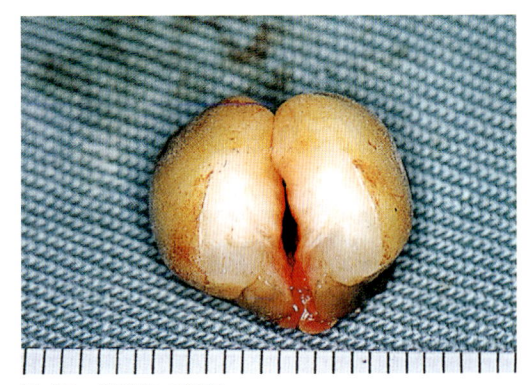

図47　線維腫の断面

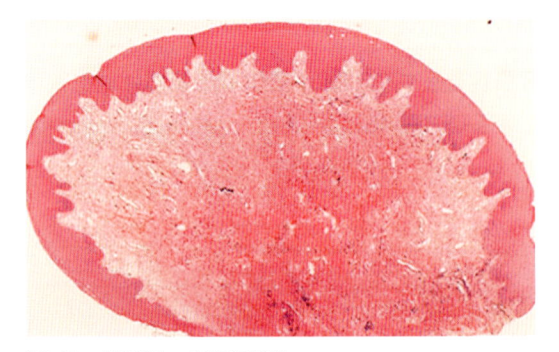

図48　線維腫の病理組織像

■概念

- 成熟した骨組織からなる良性腫瘍で、外骨膜性に発生し、骨表面に腫瘤を形成する周辺性骨腫と骨髄腔内に発生する中心性骨腫がある。多発性骨腫では、**ガードナー（Gardner）症候群**の部分症としてみられることがあり、注意を要する。ガードナー症候群における大腸ポリープ症では大腸癌への転化率が高い。

■症状

- 成人に多く、男性に好発する。単発性が多いが、多発性であることもある。緩慢に発育する境界明瞭な小腫瘤で無症状であるため、偶然発見される場合が多い。

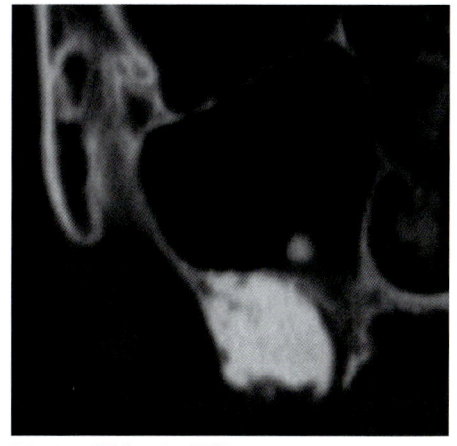

図 49　骨腫の CT 画像

■診断

（1）臨床診断

- 上記症状。

（2）画像診断

- 限局性エックス線不透過像（図 49）。

（3）病理組織診断

- 骨髄腔に乏しい緻密骨からなる緻密骨腫と、線維脂肪髄を伴う海綿骨からなる海綿様骨腫に大別される。

■治療方針

- 切除術。

■鑑別診断

- 反応性あるいは発育異常と考えられている骨の限局性過剰発育である外骨症（口蓋隆起；口蓋縫合線を境に左右にみられる。下顎隆起；下顎骨左右小臼歯部舌側面にみられる）では左右対称性に生じる。

4）軟骨腫（chondroma）

■概念

- 成熟軟骨組織よりなる良性腫瘍で、指・趾関節に好発し、顎骨にはきわめてまれである。20 歳代にみられ、上顎では前歯部に、下顎では下顎頭部に好発する。

■症状

- 無痛性に緩慢に増大し、顎骨の膨隆を呈する。下顎頭に発生すると、顔面の非対称（オトガイの健側偏位）、顎運動異常、咬合不全を呈する。

■診断

（1）臨床診断

- 上記症状。下顎頭に発現すると、閉口時はオトガイは健側に偏位しているが、開口時は対称となる（図 50、51）。

（2）病理組織診断

- 腫瘍組織は分葉状を呈する硝子様軟骨の増殖からなる。軟骨肉腫との鑑別が困難。

VI

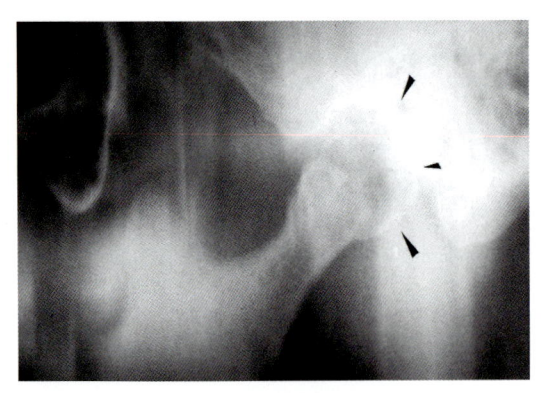

図 50　下顎頭軟骨腫エックス線像

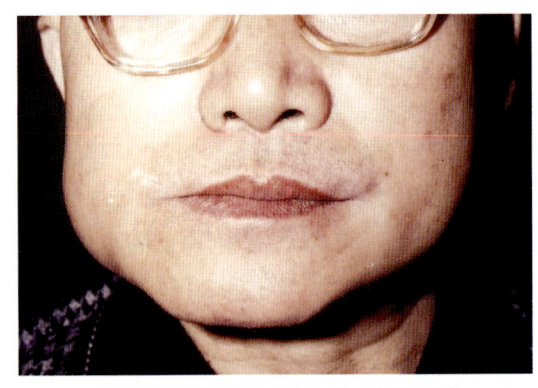

図 51　左側下顎頭軟骨腫（オトガイ健側偏位）

■**治療方針**

- 顎骨切除術（再発することがある）。

5）脂肪腫（lipoma）

■**概念**

- 成熟した脂肪組織の増殖からなり、口腔では時に頬部、まれに舌や口底にも生じる。きわめてまれに顎骨に生じる。

■**症状**

- 境界は明瞭で、表面は正常粘膜で覆われ、弾性軟の類球型の無痛性腫瘤で、浅在性では脂肪組織が透過され帯黄色を呈している。発育は緩慢である（図 52、53）。

■**診断**

（1）臨床診断

- 上記症状。

（2）画像診断

- 脂肪腫の診断には CT 検査が有用であり、CT 値が－100 前後を示す。
- さらに MRI 検査が特に有用であり、T1 強調像、T2 強調像で高信号、脂肪抑制像により信号強度が抑制される（図 54）。

（3）病理組織診断

- 成熟した脂肪組織からなり、線維性被膜と連続した結合組織索で分葉状に分けられている（図 55）。

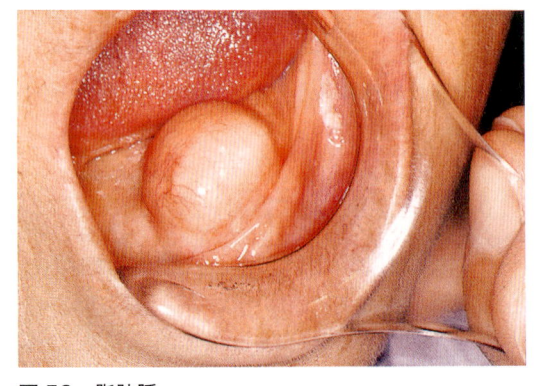

図 52　脂肪腫

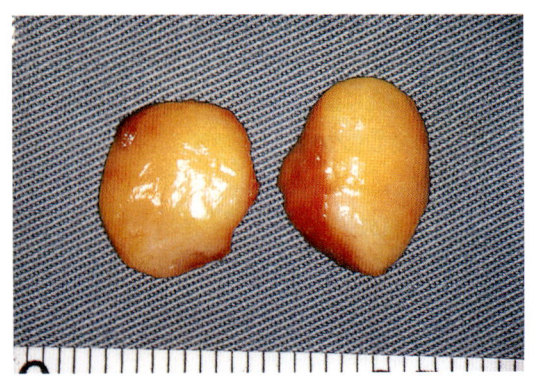

図 53　脂肪腫の摘出物割面

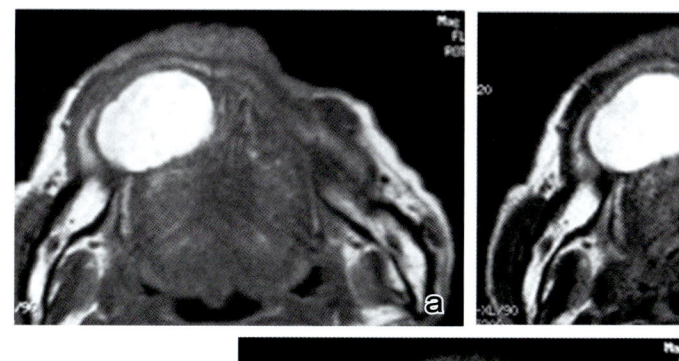
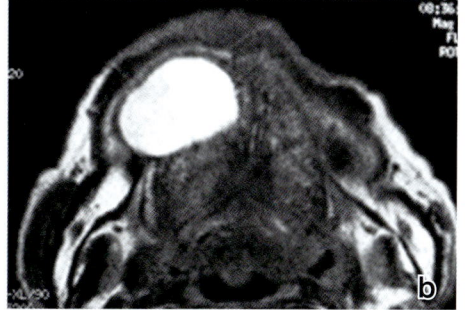
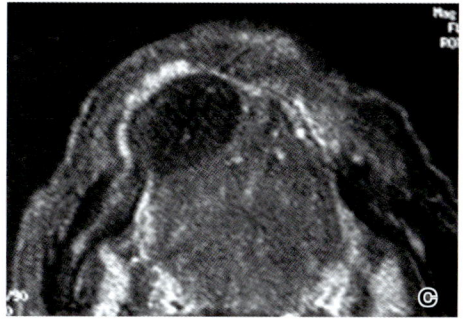

図 54　脂肪腫の MR 画像
a：T1 強調画像
b：T2 強調画像
c：脂肪抑制像

■治療方針

- 深在性のものでは摘出術。浅在性のものでは表層健康粘膜組織を含めた切除術。

6）筋腫（myoma）

- 筋組織由来の良性腫瘍で、平滑筋腫（leiomyoma）と横紋筋腫（rhabdomyoma）に大別され、いずれもまれな腫瘍である。平滑筋腫は血管平滑筋腫がほとんどで、口唇、口蓋、舌などにみられる。いずれも摘出術を施行する（図 56、57）。

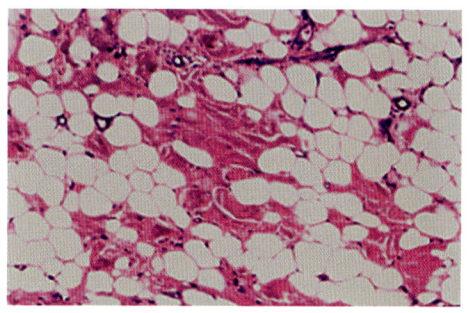

図 55　脂肪腫の病理組織像

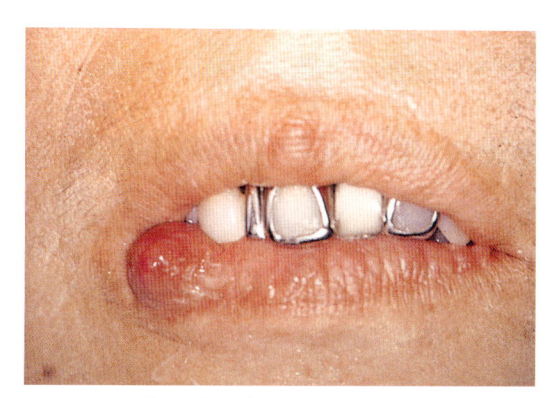

図 56　平滑筋腫（下唇）

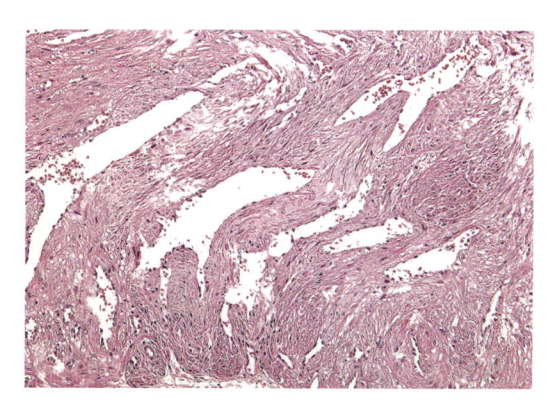

図 57　血管平滑筋腫の病理組織像

VI

7）血管腫（hemangioma）

■概念

- 頭頸部皮膚に好発する血管組織の増殖した過誤腫で、舌、口唇、頬粘膜にも好発し、まれに顎骨内にも生じる。先天的にみられる大舌症（macroglossia）や大唇症（macrocheilia）の原因となる場合がある。Osler-Rendu-Weber 症候群、Sturge-Weber 症候群、Maffucci 症候群の部分症として口腔に血管腫が生じる。

■症状

- 暗赤紫色の腫瘤で、弾性軟、圧縮性があり、時に勃起性である（図58）。斑状、広基状、結節状などを呈することもある。動脈性吻合をみるものでは拍動を触れる。深在性では、びまん性腫脹を示すのみである。顎骨中心性血管腫では、顎骨の膨隆と、歯の動揺をきたし、歯肉出血をきたすことがある（図59、60）。

■診断

（1）臨床診断

- 上記症状。試験穿刺で血液を吸引。圧迫にて退色性を示す（図61）。

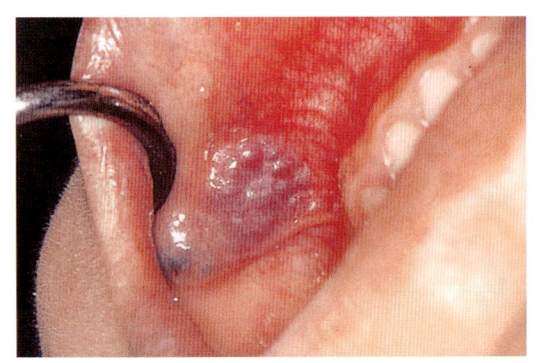

図58 血管腫

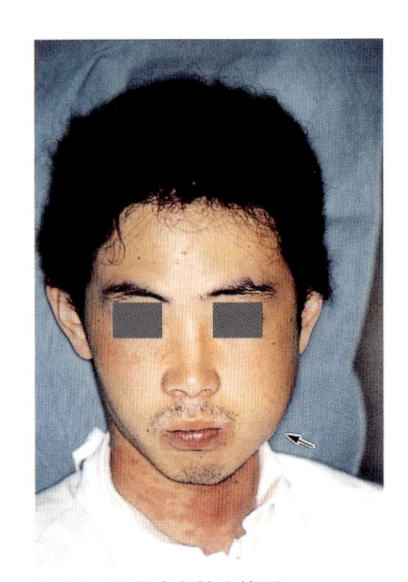

図59 顎骨中心性血管腫

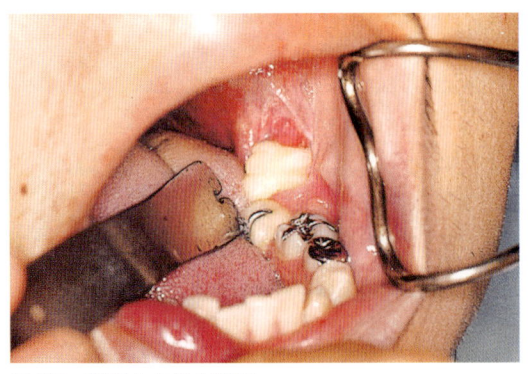

図60 顎骨中心性血管腫

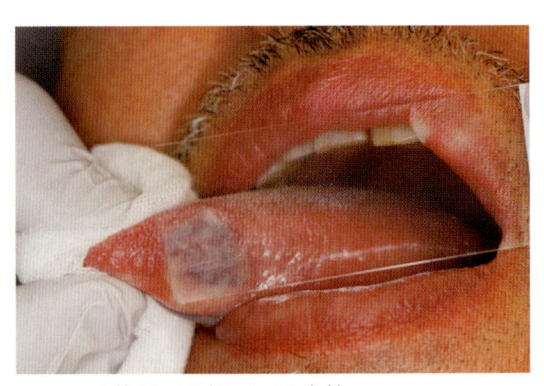

図61 血管腫の圧迫による退色性

（2）画像診断

- 静脈石が境界明瞭な円形エックス線不透過像として認められることもある（図62）。顎骨中心性血管腫では、石けんの泡状、蜂巣状の多胞性透過像を認める。

（3）病理組織診断

- **毛細血管腫**、**海綿状血管腫**、**静脈性血管腫**、**動静脈性血管腫**、**蔓状血管腫**に分類される。毛細血管腫は単層の内皮細胞で囲まれた大小多数の毛細血管からなる。海綿状血管腫は、一層の内皮細胞で覆われた不規則な拡張した血管からなる。

■治療方針

- 切除術、摘出術、梱包療法、電気凝固法、凍結外科療法（図63）、レーザー外科療法、超選択的カテーテル塞栓法、顎骨切除術（中心性血管腫）。

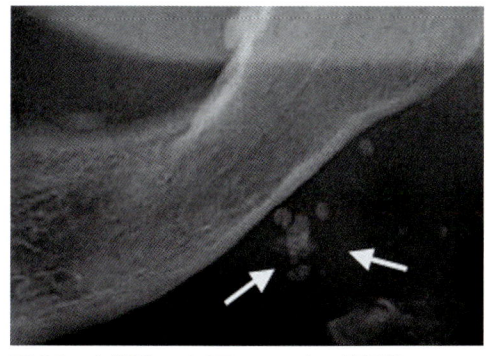

図62　血管腫のパノラマエックス線画像

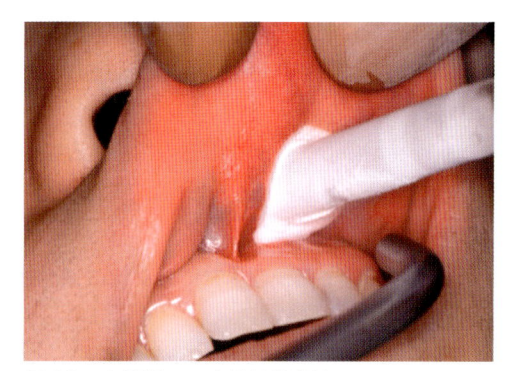

図63　血管腫への凍結外科療法

8）リンパ管腫（lymphangioma）

■概念

- リンパ管組織の増殖した過誤腫で、血管腫と同様、大舌症（macroglossia）や大唇症（macrochilia）、大頬症の原因となる場合がある（図64）。血管腫に比べて発現頻度は低い。生下時あるいは幼児期に発見される場合が多い。

■症状

- 好発部位は舌、口唇、頬粘膜で、粘膜表層部に浅在性に生じたものは、半透明あるいは淡いピンク色の小顆粒の集合からなり、無痛性で弾性軟の膨隆を示す（図65）。

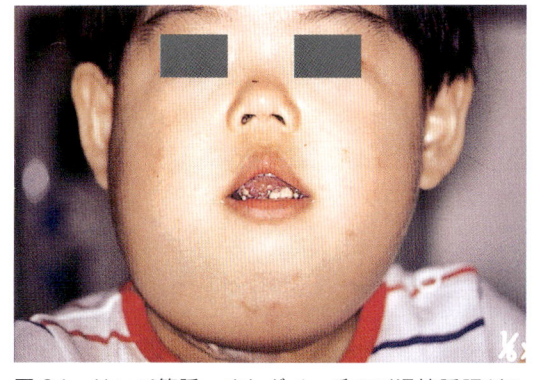

図64　リンパ管腫。オトガイ、舌のび漫性腫脹がみられる

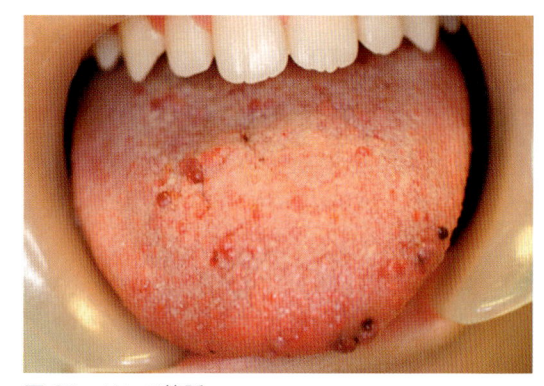

図65　リンパ管腫

■診断

（1）臨床診断

- 上記症状。

（2）病理組織診断

- 内皮細胞で被覆された薄いリンパ管壁からなるリンパ管の増殖が認められる（図66）。毛細血管性リンパ管腫、海綿状リンパ管腫、囊胞性リンパ管腫に大別されるが、海綿状リンパ管腫が最も多い。

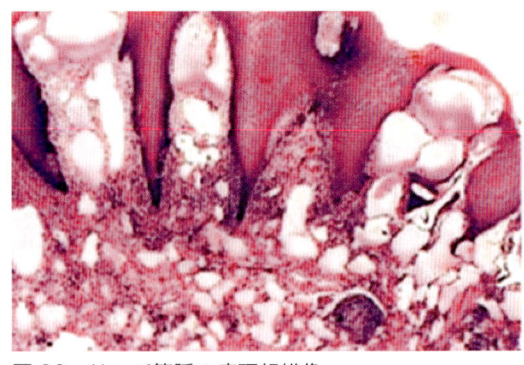

図66　リンパ管腫の病理組織像

■治療方針

- 摘出術、摘出が困難な場合は、**部分切除術**が施行される。レーザー外科療法、凍結外科療法。

9）神経鞘腫（neurilemoma/schuwannoma）

■概念

- 神経鞘の Schwann 細胞の増殖からなる良性腫瘍で、舌に好発する（図67）ほか、口蓋、口底、頬粘膜にもみられる。まれに下顎神経より生じ、顎骨内にも発生する。

■症状

- 境界明瞭で類球型、時に分葉状の弾性硬の無痛性腫瘤として粘膜下にみられる。

■診断

（1）臨床診断

- 上記症状。

（2）画像診断

- 顎骨内の神経鞘腫では単胞性あるいは多胞性境界明瞭なエックス線透過像として認められる。

（3）病理組織診断

- 線維性被膜で被包され、束状型（Antoni A 型）、網状型（Antoni B 型）、および混在型に大別される。束状型では双極性の紡錘形細胞が束状あるいは渦巻状をなして増殖し、核が柵状あるいは観兵式様配列を示す（図68）。網状型では細胞がまばらで配列し、細胞間は多極性の細胞質突起で連絡し、走行も不規則で、核の観兵式様配列を示さない。混在型では束状型と網状型の両方が認められる。

■治療方針

- 摘出術。

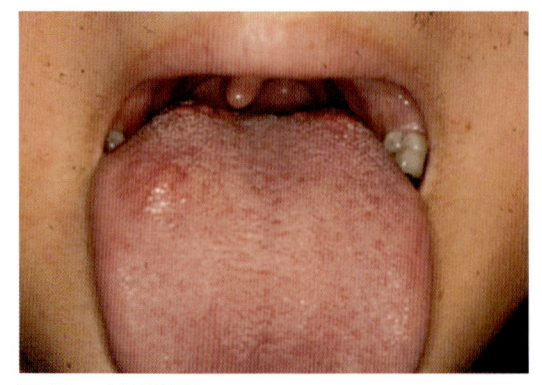

図67　舌神経鞘腫

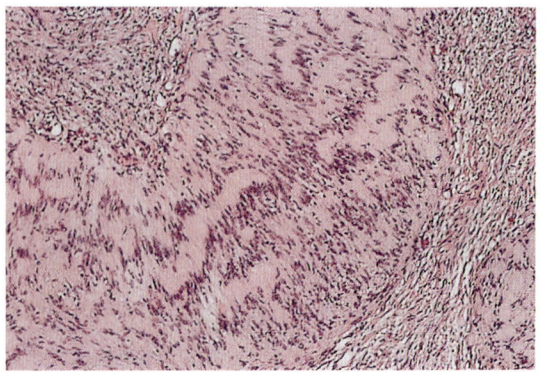

図68　神経鞘腫の病理組織像

10）神経線維腫（neurofibroma）

■概念

- 末梢神経周膜の増生した過誤腫で、孤立性の場合と、神経線維腫症（neurofibromatosis、von Recklinghausen 病〈図 69〉の部分症として多発する場合）とがある。神経線維腫症の場合は 7〜20％の患者で本腫瘍の口腔内発生が報告されている。

■症状

- 頬粘膜、口蓋、舌の粘膜下に限局性の弾性硬の腫瘤として触知する（図 70a）。び漫性に増殖する場合もある。

■診断

（1）臨床診断

- 上記症状。

（2）病理組織診断

- Schwan 細胞と線維芽細胞が膠原線維とからみあいをしながら波状を呈し、線維性結合織で分

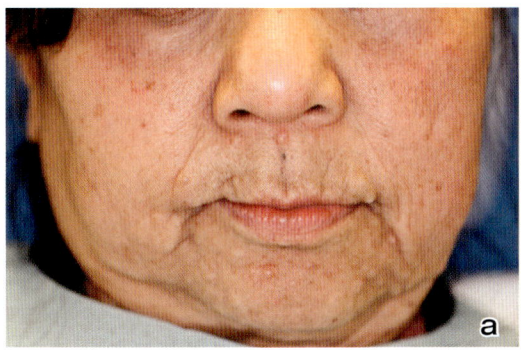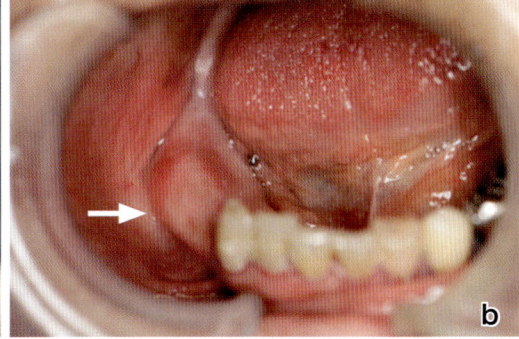

図 69　神経線維腫（a：von Recklinghausen 病、b：神経線維腫〈矢印〉）

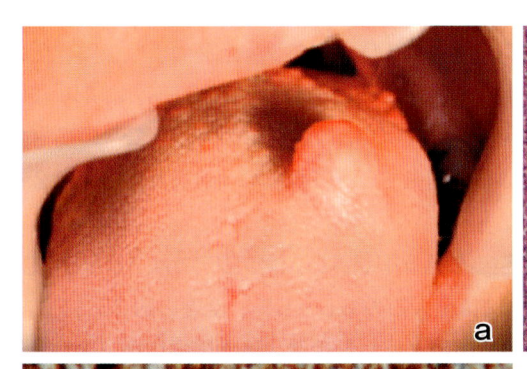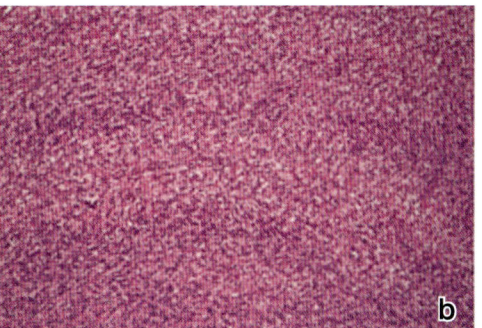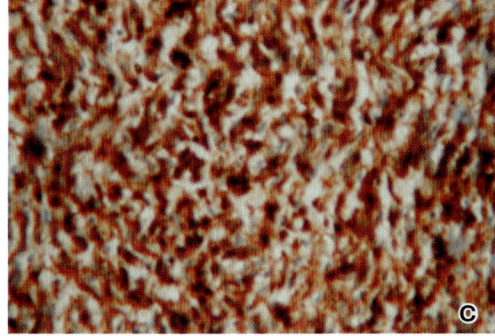

図 70　神経線維腫
配列が不規則な卵円形の核を有する紡錘形細胞と線維組織が増殖し、抗 S-100 蛋白抗体を用いた免疫染色では、腫瘍細胞の胞体に S-100 タンパク陽性所見が認められる。
a：神経線維腫
b：病理組織像
c：抗 S-100 タンパク抗体

VI

離された神経線維束の不規則な増生からなる（図70b）。神経鞘腫のような柵状あるいは観兵式様配列は示さない。抗S-100タンパク抗体を用いた免疫染色では、腫瘍細胞の胞体にS-100タンパク陽性所見が認められる（図70c）。

■治療方針

- 切除術。

11）粘液腫（myxoma）

- 粘液腫性の間葉組織からなるまれな腫瘍で、顎骨の粘液腫はそのほとんどが歯原性粘液腫（p.167参照）と考えられている。

4．唾液腺腫瘍

▶ 唾液腺腫瘍は大唾液腺に由来するものと、小唾液腺に由来するものに大別され、大多数は耳下腺に生じる。小唾液腺においては耳下腺ほど良性腫瘍の占める割合が大きくない。WHO（2017）の唾液腺腫瘍の分類では良性が11種類、悪性が21種類に分類されている（詳細は唾液腺疾患の章参照）。

5．非歯原性悪性腫瘍

■口腔癌の疫学

- 口腔癌に関する正確な全国調査は実施されていないが、厚生労働省の人口動態統計から、わが国における口腔癌患者の罹患数は2005年には約6,900人であり、全癌の1〜2％、全頭頸部癌の約40％を占める（日本口腔腫瘍学会、口腔癌治療ガイドライン2013）。また、顎口腔領域の約90％（日本口腔外科学会調査：有吉ら：2002）は口腔粘膜、舌、口唇の扁平上皮癌であり、他の10％は唾液腺、顎骨、造血器に由来する。口腔癌の罹患男女比は3：2と男性に多く、年齢的には60歳代に最も多い。
- 喫煙と飲酒の両方を嗜好する国において口腔癌の罹患率が高い。南アジアでは「びんろうじゅ」などの噛みタバコの習慣があり、特にインドでは全人口の0.5〜5％、全癌の約30％を占める。
- 口腔顎顔面領域の非歯原性悪性腫瘍は癌腫、肉腫、悪性黒色腫、造血臓器腫瘍（悪性リンパ腫など）に大別される。

❶ 癌腫（carcinoma）

1）扁平上皮癌（squamous cell carcinoma）

- 口腔に発生する悪性腫瘍の約90％が口腔粘膜を被覆している扁平上皮に由来している。日本頭頸部癌学会の集計（2015）ではわが国における口腔癌の部位別発生割合は、舌が最も多く（54.8％）、次いで、歯肉（20.9％；上顎歯肉7.5％、下顎歯肉13.4％）、口底（9.9％）、頬

粘膜（6.7%）、硬口蓋（3.6%）と続く。発生部位および臨床病期分類については国際対癌連合（UICC）の国際分類法（TNM 分類）が用いられている（国際対癌連合（UICC）の臨床病期分類〈p.150〉参照）。

■危険因子

- 口腔癌の主な危険因子は喫煙と飲酒であり、アルコールがタバコ中に含まれる発癌物質の溶媒として働くことにより、飲酒時の喫煙は口腔癌発生に相乗的に働く。その他の危険因子としては、慢性の機械的刺激（歯や不適合の補綴物の機械的刺激）、食事の化学的刺激、炎症による口腔粘膜の障害、ウイルス感染（ヒトパピローマウイルス：HPV）、前癌病変（白板症、紅板症）、前癌状態（粘膜下線維症、梅毒性口内炎および Plummer-Vinson 症候群における口腔粘膜萎縮性変化、扁平苔癬）などが挙げられる。WHO（2017）において、前癌病変、前癌状態の疾患を含め、臨床的に口腔癌へ移行する危険性を有する疾患として口腔潜在的悪性疾患という新しい臨床的疾患概念が分類された。
- 日本は超高齢社会を迎え、口腔癌と重複する癌が増加しており、上部消化管癌や肺癌が多く、その発生頻度は 11.0〜16.2%にのぼる。

■症状

- 臨床症状は多様であるが、臨床視診型（上野：1969）として、①膨隆または腫瘤型（図71）、②潰瘍型（図72）、③肉芽型（図73）、④白斑型（図74）および⑤乳頭腫型（図75）の5型に分類されている。また、最近では舌癌の臨床型分類（日本口腔腫瘍学会：2009；①表在型：表在性の発育を主とし、厚さが5mm以下のもの、②外向型；外向性の発育を主とするもの、③内向型；深部への発育を主とするもの）が提唱され臨床病態の診断に生かされている。癌性潰瘍を伴っている場合では、底面は凹凸不整かつ易出血性で、潰瘍の辺縁部は堤防状の隆起

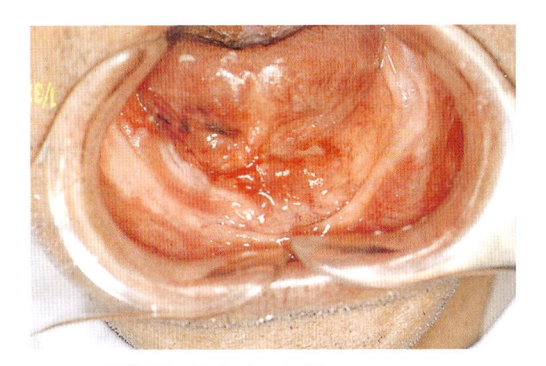

図71　膨隆型口腔癌（口底癌）

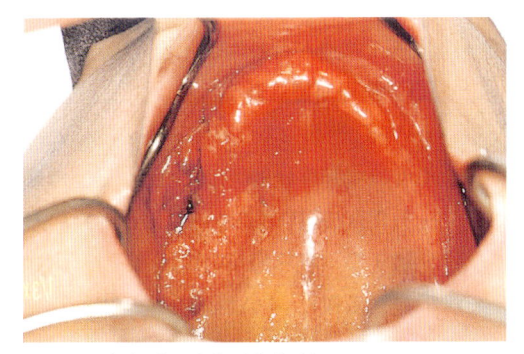

図72　潰瘍型口腔癌（歯肉癌）

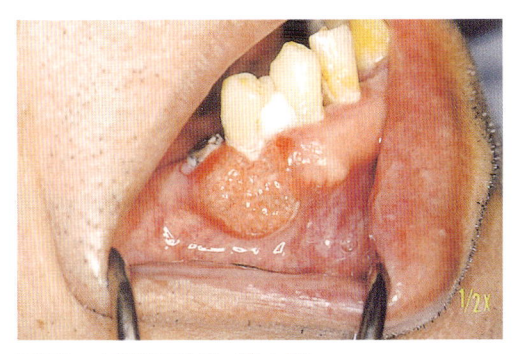

図73　肉芽型口腔癌（歯肉癌）

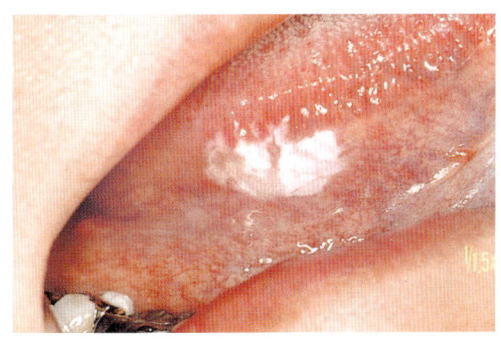

図74　白斑型口腔癌（舌癌）

VI

があり、硬結を触知する。疼痛はある場合とない場合がある。歯肉癌では、早期に顎骨の破壊をきたし、関連歯の弛緩動揺（著しい場合は浮遊歯となる）、義歯の不適合などを呈する。口腔癌が咀嚼筋に進展すると開口障害や咀嚼障害が、また舌筋に進展すると嚥下障害がそれぞれ認められる。所属リンパ節に転移すると、頸部に腫瘤を触知する。リンパ節転移は顎下リンパ節が最も多く、次いで上深頸リンパ節である。遠隔転移は肺、肝臓、骨が多い。

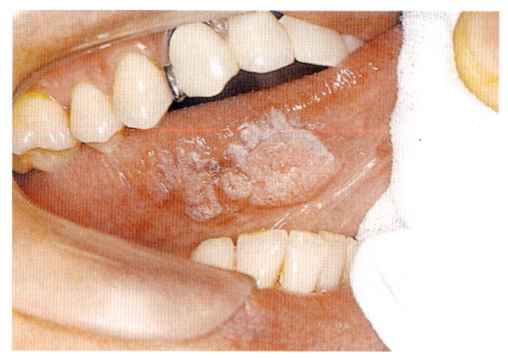

図 75　乳頭腫型口腔癌（舌癌）

■診断

（1）臨床診断

- 上記症状。

（2）画像診断

- 歯肉癌および上顎洞癌ではエックス線像で骨の破壊吸収による透過像が認められる。歯が弛緩動揺し、エックス線像で歯が腫瘍内に浮いたようにみえる**浮遊歯**の所見が認められる。高度な辺縁性歯周炎の関連歯の所見（歯槽骨の吸収所見）と類似しているため注意を要する。下顎歯肉癌における骨吸収様式のエックス線像（図 76）は①圧迫型（pressure type）、②浸潤型（permeated type）、③虫喰型（motheaten type）の 3 つに大別される[注2]。一般的に口腔癌では硬組織の評価には CT、軟組織の評価には MRI が主に用いられる。また、頸部リンパ節転移の評価には主に造影 CT（図 77a）や超音波検査が用いられる。さらに遠隔転移の評価には PET 検査が行われる（図 77b）。

（3）病理組織診断

- WHO 分類により腫瘍細胞の分化と増殖能の程度に基づいて、Grade Ⅰ（高分化型）、Grade Ⅱ（中等度分化型）、Grade Ⅲ（低分化型）の 3 つに分類される[注3]。同一腫瘍内で部位により分化度の違いがある場合は最も高い悪性度の所見より診断する。また、癌の浸潤様式の分類には 1 型（境界線が明瞭）、2 型（境界線にやや乱れ）、3 型（境界線は不明瞭で大小の腫瘍胞巣が散在）、4 C 型（境界線は不明瞭で小さな腫瘍胞巣が索状に浸潤〈索状型〉）、4 D 型（境界線は不明瞭で腫瘍は胞巣を作らずび漫性に浸潤〈び漫型〉）に分ける山本・小浜の分類（Y K 分類：1981）がある。病理組織診以外に、細胞診（図 77c）があり、擦過法や穿刺吸引法が行われる（図 78）。

■治療方針

- 外科療法（原発巣には健常部を含めた切除術、頸部転移巣には頸部郭清術、欠損部分には各種皮弁や再建用金属プレートによる再建術が施行される）、放射線療法（リニアックなどによる外部照射法、137Cs、192Ir、198Au などの密封小線源法に大別される）、化学療法（ブレオ

注 2　①圧迫型：骨破壊吸収が遅く、骨が癌の侵襲に対して防御機転を残している場合にみられ、皿状の骨欠損を呈し、境界は明瞭で辺縁は平滑である。
　　　②浸潤型：歯肉癌に多くみられる骨吸収像で、境界は不明瞭で、竹あるいは木材のささくれ状辺縁を呈している。
　　　③虫喰型：急速に顎骨に進展する口腔癌にみられ、骨破壊性透過像のなかには虫が喰い残したような小不透過像が残存し、境界は不明瞭で辺縁は不規則である。

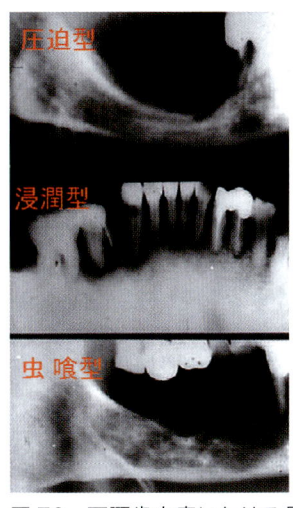

図 76　下顎歯肉癌における骨
吸収様式のエックス線像

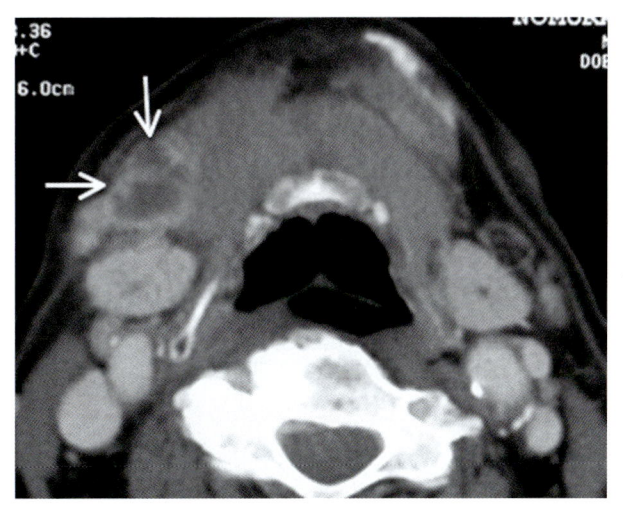

図 77a　造影 CT 画像
長径 25mm の rim enhance（造影）された顎下リンパ節を認める

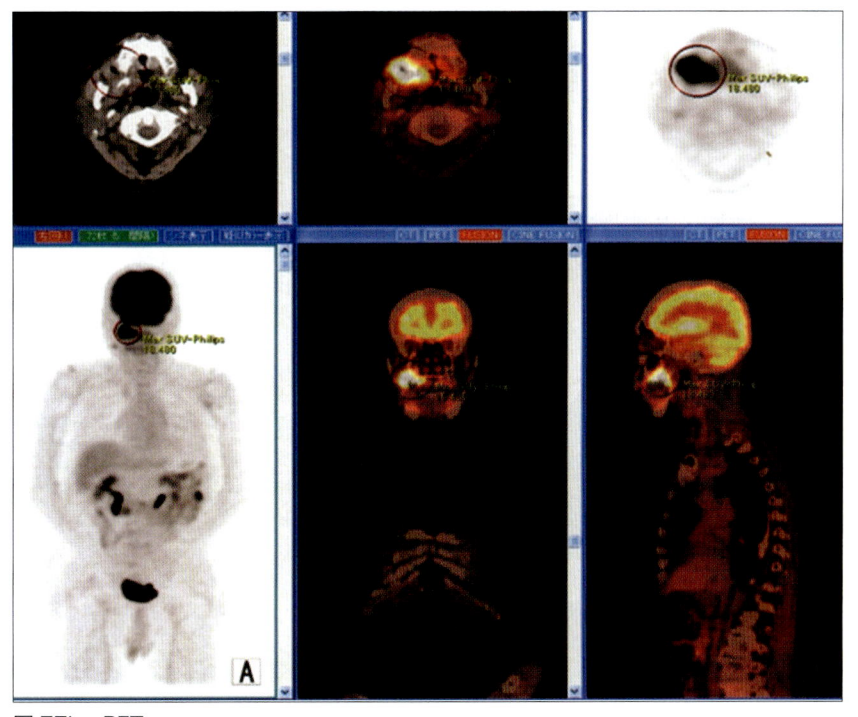

図 77b　PET

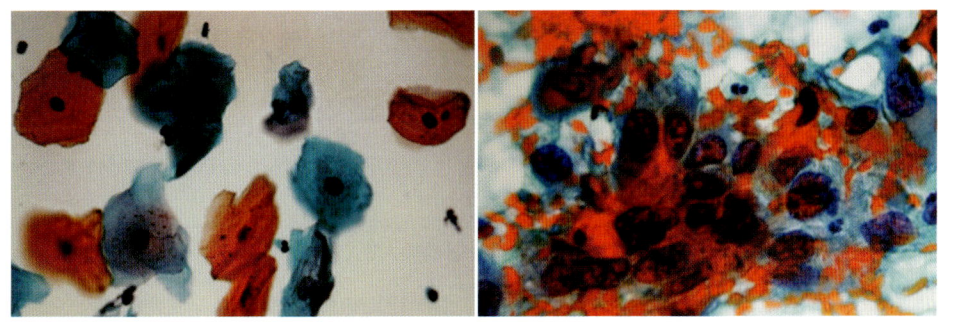

図 77c　細胞診（左：正常な扁平上皮細胞、右：扁平上皮癌細胞）

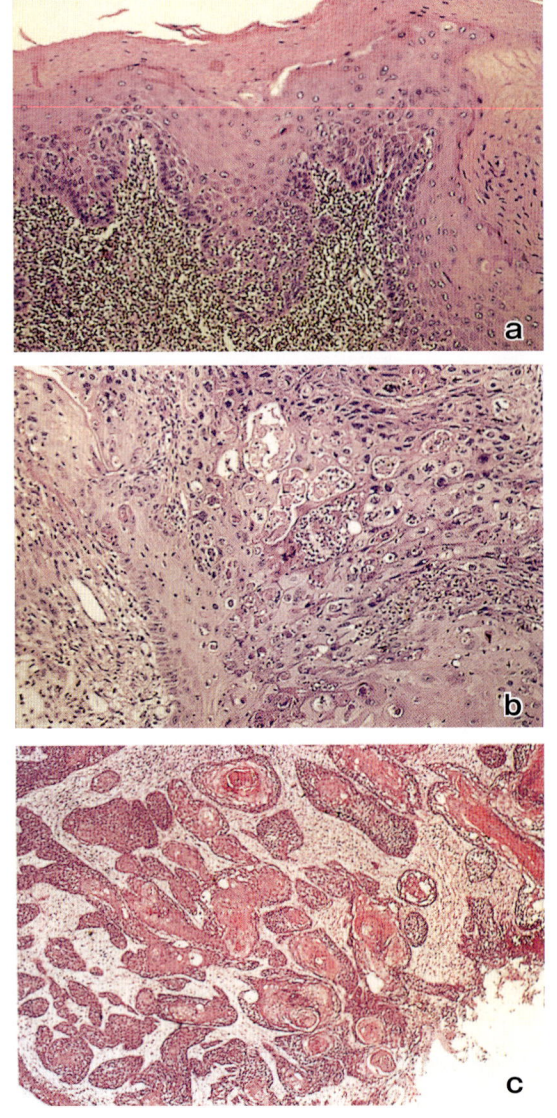

図 78　扁平上皮癌の病理組織像
a：上皮下組織への浸潤
b：周辺組織への浸潤
c：癌胞巣、癌真珠の形成

マイシン、ペプロマイシン、5-FU、テガフールウラシル〈UTF〉、テガフール・ギメラシル・オテラシルカリウム〈TS-1〉、シスプラチン、パクリタキセル、ドキタキセルなど）、免疫療法（再発または遠隔転移の頭頸部癌に対するニボルマブ）、温熱療法（高周波による）などの治療法がある。いずれも単独で根治療法を行う場合と、複合的に組み合わせて、併用療法を行う場合とがある。近年、上皮成長因子受容体（EGFR）に結合して、EGFRの働きを阻害するモノクローナル抗体であるセツキシマブが抗がん剤として使用され、癌の増殖などに関係する特定の分

注3　Grade Ⅰ：上皮真珠などの著明な角化傾向がみられ、核の大きさ、形、染色性などが一定で異型性が軽度で、核分裂像が少ないもの。
　　　Grade Ⅱ：角化が少なく、細胞間橋も少なく、核の大きさ形、染色性が多様化し、核分裂像がやや多いもの。
　　　Grade Ⅲ：角化傾向はなく、核や細胞の異型性が強く、核分裂像が多く認められるもの。

子を狙い撃ちする分子標的治療薬 として注目を浴びている。Stage Ⅰ（T1N0）、Stage Ⅱ（T2N0）症例を除き、一般的には手術後に放射線・化学療法の併用療法が行われることが多い。化学療法を行う際には、静脈内投与のみならず、臓器の支配領域の動脈に超選択的にカテーテルを挿入して投与する超選択的動注法（大腿動脈経由の Seldinger 法と浅側頭動脈経由法の2種類がある）が行われている。

- 口腔癌の**5年生存率**は臨床病期により異なり、Stage Ⅰ 85〜95%、Stage Ⅱ 80〜85%、Stage Ⅲ 60〜75%、Stage Ⅳ 40〜50%である。

（1）舌癌（carcinoma of the tongue）

- 舌前方 2/3 の範囲で、舌背部では有郭乳頭より前方でかつ口蓋舌弓基部より前方の部分から発現した癌腫で、口腔癌の 60% を占める。

■症状

- 舌縁部に多く発現し（図 79）、舌背部はまれである。臨床視診型では膨隆型、びらん潰瘍型および白板型が多く、肉芽型、乳頭腫型は少ない。視診で膨隆の程度、触診で硬結の範囲、舌の運動性（前方突出時の舌の偏位の有無；患側に偏位しておれば外舌筋への浸潤が推定される）で機能障害程度をそれぞれ診査し、さらに CT および MRI 検査を併用し癌の浸潤範囲を診断する。舌癌では所属リンパ節転移は早期から生じやすく、反対側や、両側にも生じることがある。この理由として、舌のリンパ系路は両側の顎下および上内深頸リンパ節に交叉してリンパ系路をもち、かつ舌の運動量が他の部位に比べて高いためと考えられている。

■診断

- 上記症状と画像検査、および病理組織検査で決定する。鑑別診断として、口蓋舌弓基部にある葉状乳頭、舌扁桃、外傷性潰瘍、白板症、紅板症、カンジダ症に注意する。

■治療方針

- T1 で、頸部転移を認めない場合は、舌部分切除術あるいは密封小線源組織内照射法が選択される。
- T2 で頸部転移を認めない場合は舌部分切除あるいは舌可動部半側切除術が選択され、潜在性転移率の高い lateT2 では必要に応じて予防的頸部郭清術（オトガイ下部、患側顎下部、上中内深頸部）が併用される。また、192Ir による密封小線源組織内照射法も選択される。
- T2 で頸部転移を認める場合は、舌部分切除あるいは舌半側切除術＋頸部郭清術（頸部島状皮弁、前腕皮弁、大胸筋皮弁などの軟組織再建術を併用する）が選択される。術後に化学療法あるいは放射線療法もしくは化学・放射線療法が行われる場合がある。
- T3 の場合は頸部転移を認める場合が多い（潜在性転移率は 50% 以上）。原発巣の大きさによって、舌可動部半側切除術から舌（亜）全摘出術のいずれかが選択され（悪性腫瘍の手術を参照）、さらに頸部郭清術（片側あるいは両側）が施行される。組織欠損の部位には皮弁による再建術（大胸筋皮弁、前腕皮弁、前外側大腿皮弁、腹直筋皮弁など）が施行される。

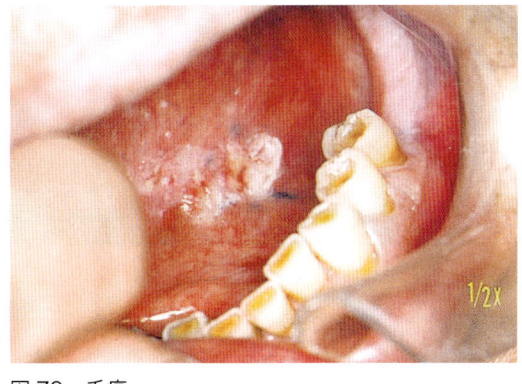

図 79　舌癌

- T4 では、下顎骨の一部も一塊（en bloc）として範囲に含めなければならない場合が多く、手術範囲は広範になる。舌可動部半側切除術、舌可動部（亜）全摘出術、舌半側切除術、舌（亜）全摘出術のいずれかと口底の部分切除、および下顎骨区域切除術による原発巣の手術および頸部郭清術（片側あるいは両側）を組み合わせ（図80）、さらに非生体材料のチタン再建用プレートによる下顎再建と皮弁による舌欠損部の再建術（D-P 皮弁、前腕皮弁、大胸筋皮弁、広背筋皮弁、腹直筋皮弁など）あるいは血管柄付きの自家骨（腓骨、肩甲骨）皮弁による下顎・舌欠損部再建を行う。再発高リスク症例に対しては術後化学放射線療法が行われる。

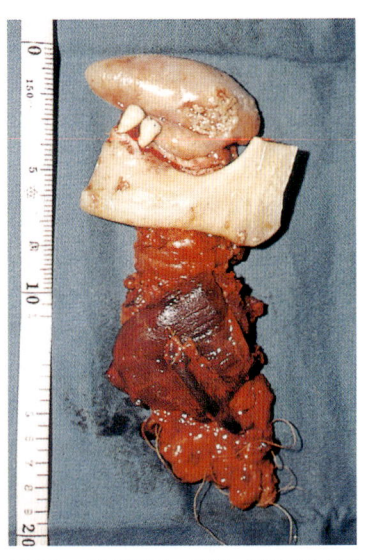

図80　舌癌 T4a 症例（舌可動部半側切除＋下顎骨区域切除＋頸部郭清）

■放射線治療

- 組織内照射は T1N0、T2N0 症例、表在性の T3N0 症例に対し適応となっている。

（2）歯肉癌（carcinoma of the gingiva）

- 上顎および下顎歯肉あるいは歯槽粘膜に発現した癌腫で、舌癌に次いで多い（17.7%）（図

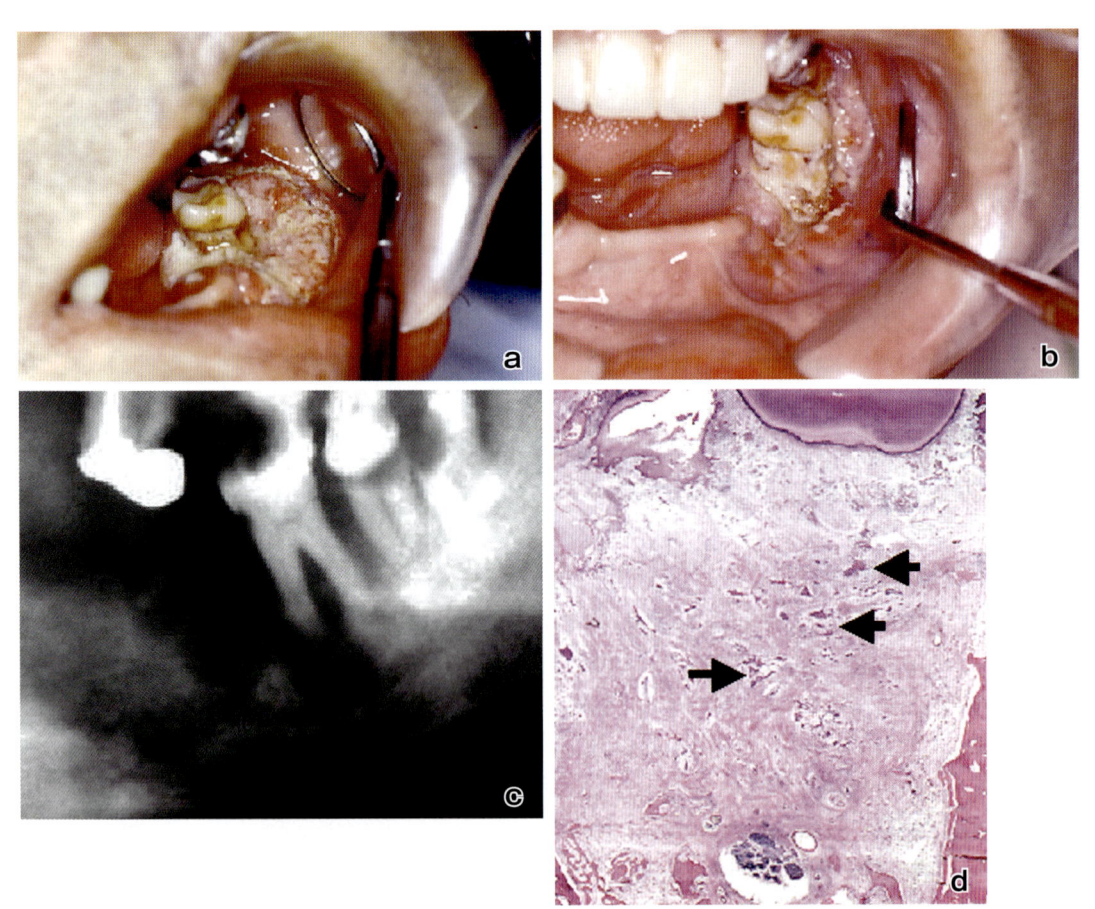

図81　下顎歯肉癌 T4aN1 症例（a：初診時、b：RT30Gy ＋ PEP30mg 終了時、c：初診時エックス線像、d：切除物病理組織像。矢印に腫瘍の残存がみられる）

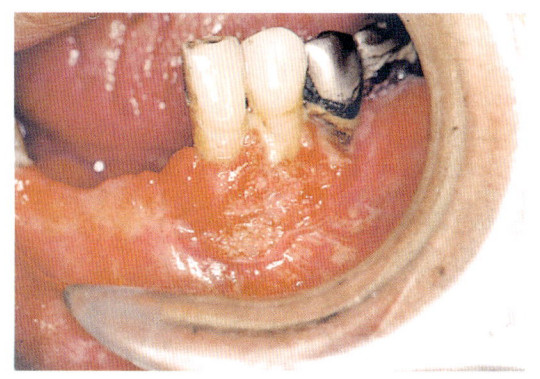

図 82　歯肉癌

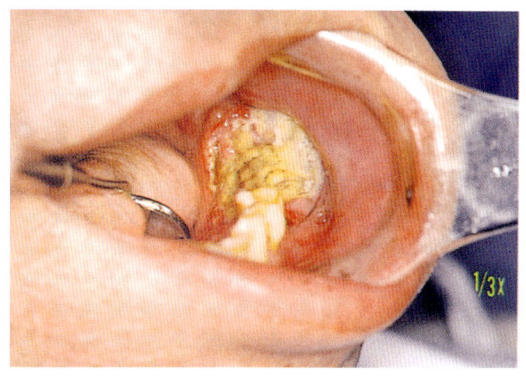

図 83　歯肉癌

81）。

■症状

- 上下顎では下顎に多く、特に臼歯部に多い（図 82、83）。口腔内の腫脹、疼痛、違和感、麻痺感などの初発症状から始まり、腫瘤状あるいは潰瘍を形成し、関連歯の弛緩動揺がみられる。咀嚼筋に進展すると開口障害が生じ、顎骨に浸潤し、骨破壊が著明となると病的骨折をきたす。所属リンパ節に転移すると、上顎では顎下リンパ節、まれに上内深頸リンパ節に、また下顎では顎下リンパ節、次いで上内深頸リンパ節にリンパ節腫脹を触知する。

■診断

①臨床診断

- 上記症状。

②画像診断

- 骨の破壊吸収によるエックス線透過像が認められる。歯が弛緩動揺し、エックス線像で歯が腫瘍内に浮いたようにみえる浮遊歯の所見が認められる。高度な辺縁性歯周炎の関連歯の所見（歯槽骨の吸収所見）と類似しているため注意を要する。歯肉癌における骨吸収様式のエックス線像は①圧迫型（Pressure type）、②浸潤型（Permeated type）、③虫喰型（Motheaten type）の 3 つに大別される（図 76〈p.185〉参照）。

■治療方針

- 顎切除術（悪性腫瘍の手術を参照）が行われる。下顎歯肉癌の下顎管分類（図 84）と下顎管分類と骨吸収様式に基づく下顎切除法が提案（藤林孝司：2004）されている（悪性腫瘍の手術を参照）。頸部転移があれば頸部郭清術が併用される。顎骨欠損部位に対しては、下顎ではチタンプレートあるいは腓骨、肩甲骨などの血管柄付き自家骨移植による下顎再建が同時施行される。上顎では術後に顎補綴物が装用される。

（3）口底癌（carcinoma of the mouth floor）

- 口底粘膜に発現した癌腫で、口腔癌の約 9.7％である。

■症状

- 臨床視診型では潰瘍型が多く、底部に硬結を触知し、その周囲は堤防状隆起がみられる。比較的、速やかに深部組織に進展し、しばしば下顎骨に浸潤する（図 85）。摂食時、会話時の疼痛、違和感が著明で、義歯不適合も生じやすい。リンパ節転移が生じやすく、両側性にみられることがある。

VI

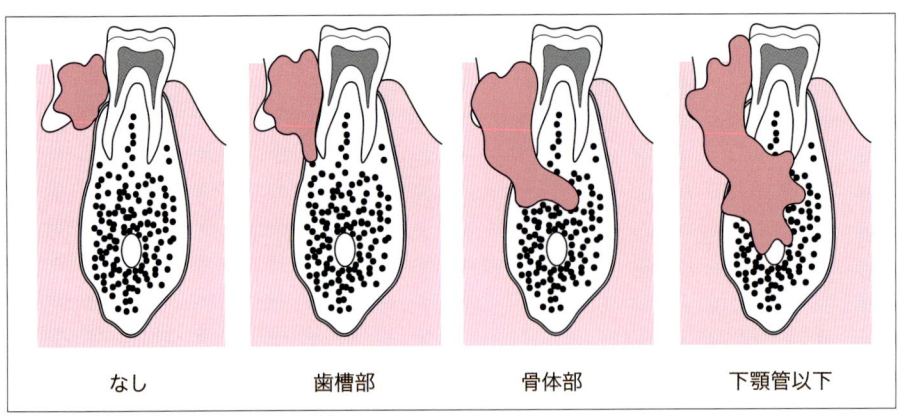

| なし | 歯槽部 | 骨体部 | 下顎管以下 |

図84 「下顎管分類」における T4 の基準模式図
T1、2、3 は UICC に同じ。T4 は隣接組織に進展するもの、すなわち深部軟組織に浸潤するか、骨浸潤は図のごとく下顎管の深さまでにまで及ぶもの。下顎管のない前歯部においては左右のオトガイ孔を結ぶ深さにまで及ぶものを T4 と判定する。
（日本口腔腫瘍学会編：口腔癌取り扱い規約, 金原出版, 東京, 2010 より引用）

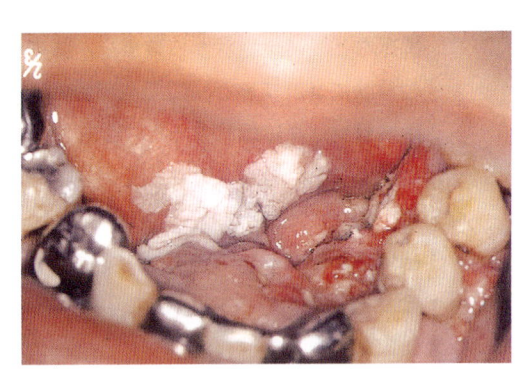

図85 口底癌

■診断

①臨床診断

- 上記症状。外傷性潰瘍や唾石症との鑑別が重要である。

②画像診断

- 口底癌はリンパ節転移が生じやすいため、臨床所見とともに経静脈造影 CT 検査（図86）で転移リンパ節を確認する。

③組織診断

- 中等度分化型のものが多く、低分化型のものもある。口底部には小唾液腺が存在するため、小唾液腺由来の腺癌、未分化癌との鑑別も重要である。

■治療方針

- 口底に限局する T1N0 あるいは earlyT2N0 症例では、口底部分切除あるいは放射線療法（密封小線源組織内照射法）が適用される。口底癌は正中型（前歯部相当）と側方型（臼歯部相当）に分けられ、多くは前方正中部に発症する。側方に進展すると、口底粘膜下が疎性結合組織であるため深部に浸潤しやすいことが特徴である。内方に進展すると舌下面、外方に進展すると下顎歯肉・歯槽部や下顎骨に浸潤をきたす。深部に進展するとオトガイ舌筋、舌骨舌筋、顎舌骨筋への浸潤をきたす。また、内舌筋（下縦舌筋、横舌筋、垂直舌筋など）への浸潤をきたしたり、舌根（中咽頭）へ進展する。ワルトン氏管周囲への浸潤や、舌深動脈、舌下動脈、舌神経、舌下神経周囲への浸潤を示す。そのため、進展例では外科療法（口底切除＋顎骨切除術＋頸部郭清術）の後に化学・放射線療法が施行される（図87）。組織欠損部位には、各種の皮弁（大胸筋皮弁、前腕皮弁など）が用いられる。

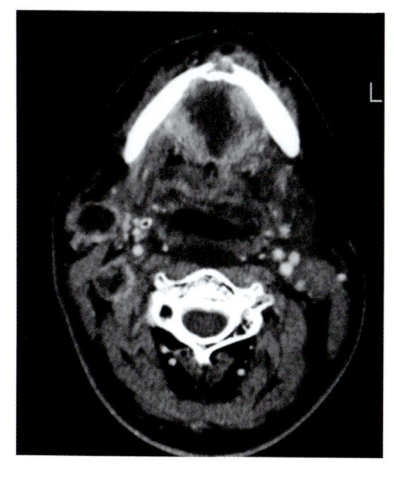

図86　口底癌とリンパ節転移の経静脈造影CT画像
下顎骨後方に辺縁が造影され中央部が造影されない病変を認める。辺縁は不明瞭で、不整である。中央部は壊死部と考えられる。右側胸鎖乳突筋の前後に輪状造影像（rim enhanced）を示すリンパ節の腫脹がある。明らかに転移リンパ節である。経静脈造影CTは転移リンパ節の重要な検査の一つである

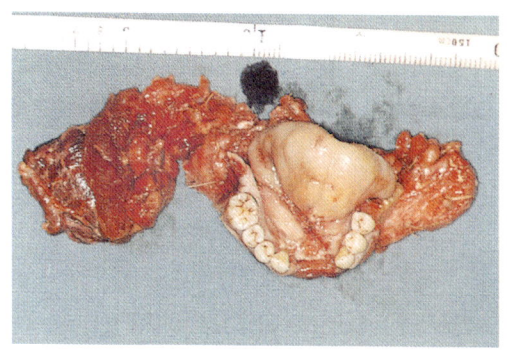

図87　口底癌T 4a 症例
（舌可動部亜全摘＋口底切除＋下顎骨区域切除＋頸部郭清）

（4）頬粘膜癌（carcinoma of the buccal mucosa）

- 頬粘膜、臼後三角部粘膜、口唇粘膜および上下顎頬移行部粘膜に発現した癌腫で、口腔癌の約9.3%である。しかし、インドでは多く、口腔癌の約50%（Wahiほか：1965）といわれている。

■症状

- 大臼歯部の咬合面に対応する頬粘膜に好発する。臨床視診型では潰瘍型、乳頭腫型が多い。時に膨隆型もみられる。臼後三角部に発現する頬粘膜癌は悪性度が高く、予後は悪い。

■診断

①臨床診断

- 上記症状。触診で腫瘍が皮膚と固着しているか否かが、顔面筋（特に頬筋）への浸潤の有無の臨床的診断の根拠となるため、重要である。

②画像診断

- MRI、超音波検査で、腫瘍の進展範囲を決定する。

■治療方針

- T1、T2では頬粘膜切除手術あるいは放射線治療が行われる。T3、T4では健康組織を含めた頬粘膜切除、下顎骨合併切除、上顎骨合併切除、皮膚切除、あるいは臼後三角部より上・後方の拡大切除などが行われる。頸部転移があれば、同時に頸部郭清術を併用。さらに、組織欠損

VI

部には、前腕皮弁、大胸筋皮弁などによる再建術を施行する。

- 頬粘膜癌の亜部位は、①上・下唇粘膜部、②頬粘膜部、③臼後部、④上・下頬歯槽溝に分類される。頬粘膜癌の外方進展は頬筋、皮下および皮膚浸潤である。内方進展は上・下顎歯肉、上・下顎骨浸潤。前方進展は口角。臼後部からの後方進展は粘膜下に沿って下顎骨・翼突下顎隙への浸潤を起こす。同様に、上方進展は上顎結節や翼口蓋窩へ至り、内方進展は軟口蓋、舌根への浸潤をきたす。

（5）硬口蓋癌（carcinoma of the hard palate）

- 硬口蓋部に発現した癌腫で、口腔癌の 3.1％を占める。軟口蓋部粘膜（Ah-line より後方の口蓋部）のものは中咽頭癌（軟口蓋下面、口蓋垂、咽頭後壁、舌後方 1/3、喉頭蓋谷、口蓋扁桃、扁桃窩および口蓋弓、舌扁桃溝）の範疇である。

■症状

- 口蓋部の腫脹を主訴にすることが多い。臨床視診型の多くはびらん潰瘍型で、腫瘍は歯肉、軟口蓋部に進展しやすく、口蓋骨を破壊して鼻腔に達することもある。小唾液腺に由来する腺系癌（腺様嚢胞癌など）では、比較的緩慢に発育し、正常粘膜で覆われることもある（唾液腺腫瘍参照）。腺様嚢胞癌は容易に神経に浸潤し、早期に神経症状をきたす。

■診断

①臨床診断

- 上記症状。

②画像診断

- エックス線断層撮影および冠状断 CT で、口蓋骨の破壊吸収像が認められる。

■治療方針

- 術前化学・放射線療法の後、口蓋骨切除あるいは上顎骨＋口蓋骨切除術。

（6）上顎洞癌（carcinoma of the maxillary sinus）

- 上顎洞粘膜原発の癌腫で、解剖学的には内眼角と下顎角を通る線（Ohnungren 線）で上顎洞を上部構造と下部構造に区分する。上部構造の中には上顎洞後壁と上顎洞上壁後半部を含む。その他は下部構造となる。上顎洞癌の TNM 分類は口腔癌のそれとは異なる[注4]。

■症状

- 片側性の鼻漏、鼻閉を初発症状とする場合が多い。歯科・口腔外科への来院の際の初発症状は、腫瘍が口腔側に進展したことにより歯肉、口蓋部、頬部の腫脹をみることが多い（図 88、89）。歯痛や歯の動揺、歯肉頬移行部、硬口蓋部の腫脹および潰瘍を形成する。上方に進展すると、眼球突出、複視が出現し、鼻腔側に進展すると、鼻腔閉塞、鼻漏、鼻出血をきたす。後方に進展すると、開口障害（翼突筋浸潤を疑う：T4）、神経症状を生じる。リンパ節転移は口腔癌に比較して少ない。

注4　**上顎洞癌の T 分類**
T1：上顎洞内に限局する腫瘍、骨吸収または骨破壊を認めない。
T2：骨吸収または骨破壊のある腫瘍。硬口蓋および / または中鼻道に進展する腫瘍を含むが上顎洞後壁および翼状突起に進展する腫瘍は除く。
T3：次のいずれかに浸潤する腫瘍：上顎洞後壁の骨、皮下組織、眼窩底または眼窩内側壁、翼突窩、篩骨洞。
T4a：次のいずれかに浸潤する腫瘍：眼窩内容部、頬部皮膚、翼状突起、側頭下窩、篩板、蝶形洞、前頭洞。
T4b：次のいずれかに浸潤する腫瘍：眼窩先尖、硬膜、脳、中頭蓋窩、三叉神経第 2 枝以外の脳神経、上咽頭、斜台。

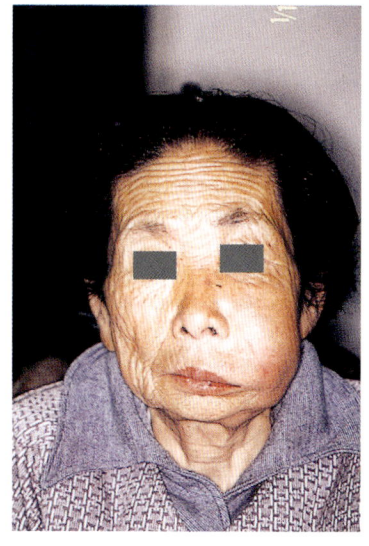

図 88　上顎洞癌　左側頬部の膨隆

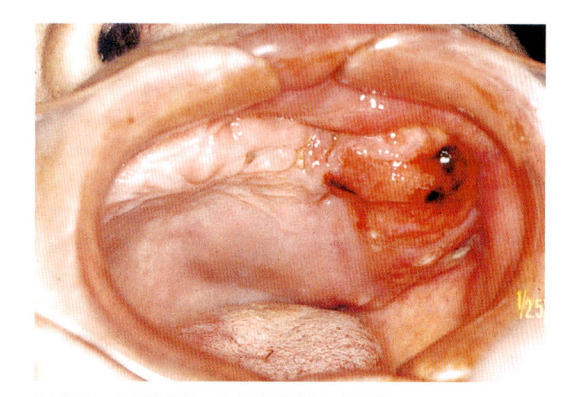

図 89　上顎洞癌　左側口蓋部の膨隆

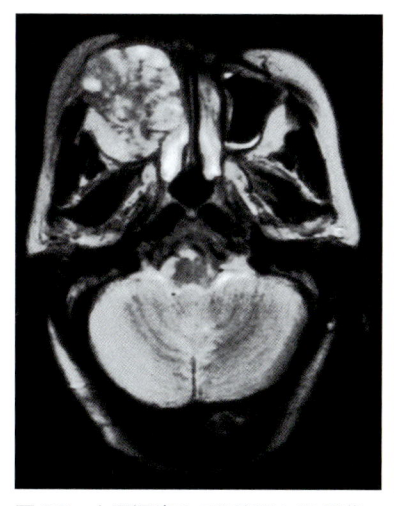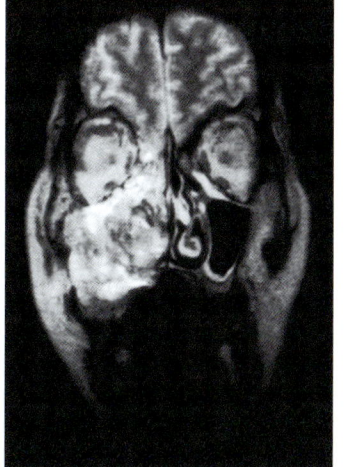

図 90　上顎洞癌の T2 強調 MR 画像
軸位断：左図では、右側上顎洞前壁、後壁、内側壁を破壊する腫瘍を認める。
腫瘍は高信号（白い）像と低信号（黒い）像が混在し、カリフラワー状の
所見を呈している。前頭断像：右図では歯槽突起、眼窩、鼻腔への浸潤が
わかる

■診断

①臨床診断

▪ 上記症状。

②画像診断

▪ 単純エックス線検査（パノラマ、後頭前頭投影法、ウォータース〈Waters〉投影法）、CT、
　MRI で骨破壊と周囲軟組織への進展を確認する（図 90）。

③鑑別診断

▪ 歯性上顎洞炎、術後性上顎嚢胞。

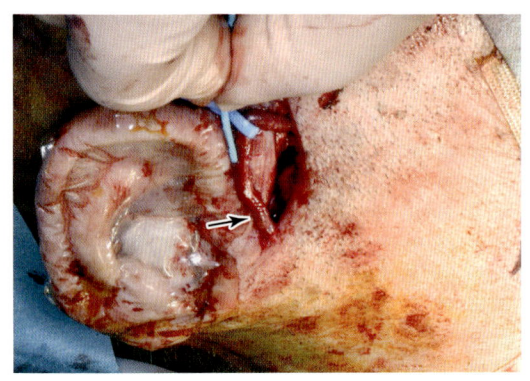

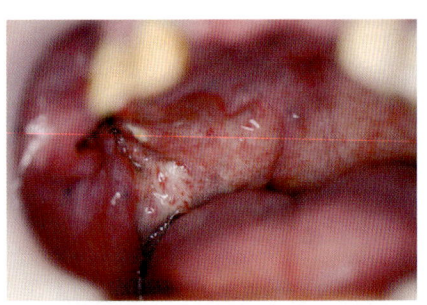

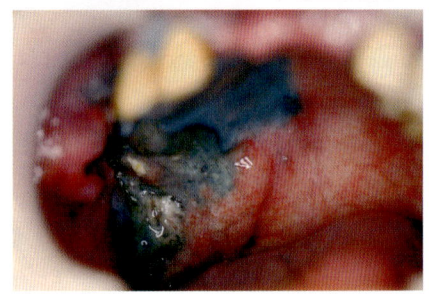

図91a　浅側頭動脈（矢印）の逆行性カテーテル留置

図91b　浅側頭動脈への逆行性超選択的カテーテル留置後。カテーテルより色素剤を注入し抗がん薬投与部位を確認

■治療方針

- 三者併用療法（浅側頭動脈あるいは上甲状腺動脈内へのカテーテル留置〈図91a、b〉による抗癌薬の持続動脈内注入療法＋放射線外照射60～70Gy＋口内法による開洞、腫瘍減量手術）が一般的に施行される。無効の場合は口外切開による上顎骨全摘出術、拡大上顎全摘出術が施行される。頸部転移には頸部郭清術が施行される。
- 口蓋部の欠損には顎補綴物を装用させる。

（7）口唇癌（carcinoma of the lip）

- 口唇の上下赤唇部と唇交連に発現した癌腫でほとんどは下唇部である。

■症状

- 臨床視診型は膨隆型、乳頭腫型および潰瘍型で、増大すると潰瘍を形成する（図92）。T1、T2の早期癌が多い。

■診断

- 臨床診断：上記症状。

図92　口唇癌

■処置方針

- 口唇切除術＋局所皮弁による再建、放射線療法。

2）疣贅性癌（verrucous carcinoma）

- 扁平上皮癌の特殊型で、高齢者、特に男性の歯肉や頰粘膜に発生することが多く、不規則な凹凸を示す、角化の強い白色隆起性病変として認められ、外向性である。粘膜下に浸潤したり、身体他部位に転移することが少ない腫瘍である。

■症状

- 比較的緩慢に無痛性に増殖し、表面は疣状で凹凸不整の角化の強い白色隆起を示し、健康組

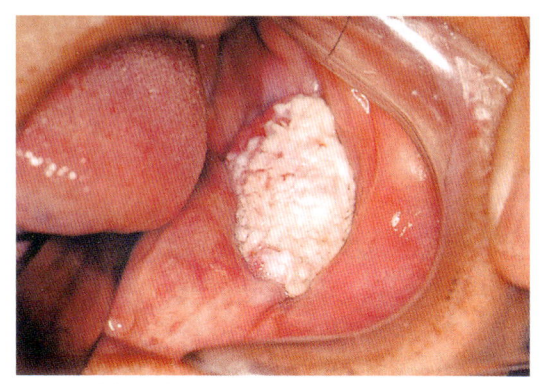

図93 疣贅性癌

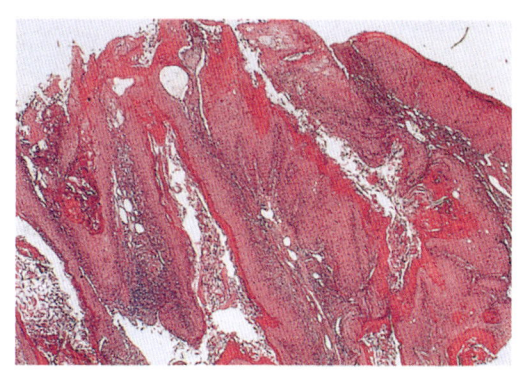

図94 疣贅性癌の病理組織像

織との境界は明瞭である（図93）。

■診断

①臨床診断

- 上記症状。

②画像診断

- 骨に浸潤すると、エックス線像は圧迫型吸収を示す。

③病理組織診断

- 表面に厚い錯角化層を伴い、上皮表面の陥凹部に角化物が貯留したいわゆる角化栓（keratin plugging）像が特徴である（図94）。

■治療方針

- 切除術。

3）基底細胞癌（basal cell carcinoma）

- 顔面皮膚に好発する、基底細胞からなる癌腫である。局所浸潤破壊性に増殖して再発をしやすいが、転移はしない。口腔粘膜に原発することはまれである。治療方針は切除術。

4）紡錘細胞癌（spindle cell carcinoma）

- 喉頭、食道に好発する、紡錘細胞からなる癌腫である。口唇、舌にも発現する。ポリープ状の硬い腫瘤を形成し、表面は潰瘍を形成し、滲出物で覆われている。多形性を呈する紡錘細胞の増殖が主体で、扁平上皮癌の胞巣の混在がある。免疫染色でサイトケラチンの発現を確認する。予後は扁平上皮癌に比べて良好。

❷ 肉腫（sarcoma）

- 骨原性腫瘍（骨肉腫、軟骨肉腫）、骨髄原性腫瘍（Ewing 肉腫、形質細胞腫、悪性リンパ腫）、血管・リンパ管腫瘍（血管肉腫、血管内皮腫）、筋肉腫瘍（平滑筋肉腫、横紋筋肉腫）、線維組織球性腫瘍（悪性線維性組織球腫）、結合組織・脂肪組織腫瘍（線維肉腫、脂肪肉腫）などがある。本稿では代表的なものについて解説する。

1）骨肉腫（osteosarcoma）

- 骨原発の悪性腫瘍として、骨髄腫に次いで多い。長管骨の骨端部に好発し、顎骨への発現は全骨肉腫の5〜10％である。外傷や骨の Paget 病、エックス線照射などが誘因とされている。

VI

■症状

- 10〜20 歳代に多くみられ、男性にやや多く、上下顎の臼歯部に好発する。骨を破壊しながら急速に増大し、歯の弛緩、動揺を生じ、下歯槽神経、眼窩下神経の知覚異常をきたす。増大すると歯肉表面に潰瘍を形成する（図 95）。

■診断

（1）臨床診断

- 上記症状。

（2）画像診断

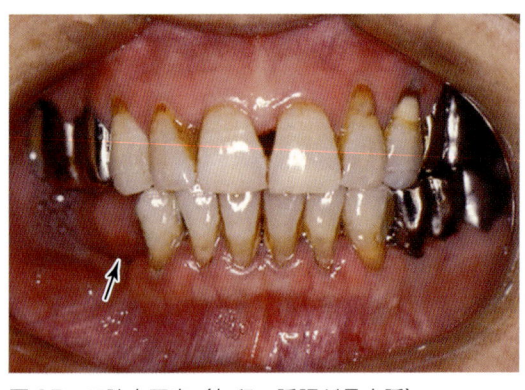

図 95　口腔内写真（矢印：腫脹が骨肉腫）

- 骨皮質の膨隆と破壊がみられ、エックス線透過像と不透過像の混在した、虫喰い状の境界不明瞭な骨破壊像がみられる。病巣周辺部の骨膜下に sun ray appearance（旭日像）と呼ばれる放射状の反応性骨増生像が特徴である（図 96）。

（3）病理組織診断

- 骨芽細胞様の異型細胞によって類骨あるいは骨組織が形成されており、この基本組織像以外に軟骨分化の目立つ部分、悪性線維性組織球腫様の部分、粘液肉腫様の部分、多核巨細胞の目立つ部分など多彩な組織像を呈する（図 97）。

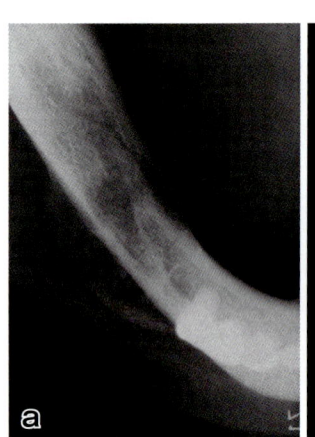
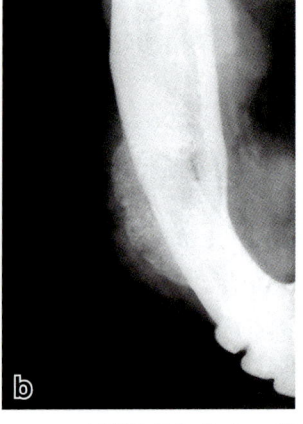

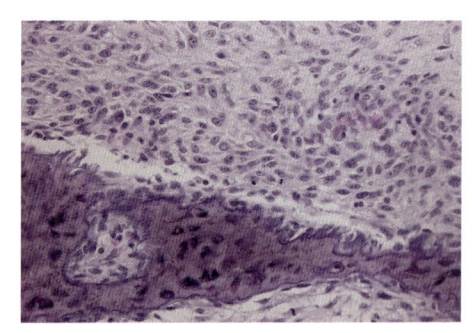

図 97　骨肉腫の病理組織像

図 96　骨肉腫。sun ray appearance が認められる（a：咬合法エックス線像、b：切除物軟エックス線像）

■治療方針

- 顎骨切除術。術前術後の放射線・化学療法の併用も行われる。
- 5 年生存率は 25〜40％であり、しばしば血行性に転移する。転移巣としては肺転移が多い。

2）軟骨肉腫（chondrosarcoma）

- 軟骨組織の悪性腫瘍で、始めから悪性病変として生じる原発性軟骨肉腫と、既存の良性軟骨性病変から発生する続発性軟骨肉腫に分類される。体幹、大腿骨、上腕骨に好発し、顎骨の発生はまれである。顎骨では、上顎前歯部、下顎臼歯部、下顎正中縫合部、顎関節部にみられる。約半数が 20〜30 歳代にみられる。性差は明らかでない。

■症状

- 一般に、顎骨の無痛性膨隆として出現し、顎骨を破壊して周囲組織に浸潤する。増大すると歯の動揺、弛緩を生じ、脱落もみられる。表面の粘膜は健常である。

■診断

（1）臨床診断

- 上記症状。

（2）画像診断

- エックス線像は境界不明瞭な骨破壊像を呈し、腫瘍組織の石灰化の程度に応じて内部に斑状の不透過像がみられる。

（3）病理組織診断

- 種々の分化度を示す硝子様軟骨の分葉状増殖からなり、一般に分化型が多く、腫瘍細胞には大小不同や核の腫大などの異型性像が認められる。また、粘液腫様間質や細胞成分に富み腫瘍細胞の異型性が著しい、低分化型のものもある。

■治療方針

- 顎骨切除術。

3）線維肉腫（fibrosarcoma）

- 線維芽細胞性増殖からなる肉腫で、口腔顎顔面領域ではまれである。上下顎骨とも臼歯部に発現し、顎骨中心性と周辺性とがある。

■症状

- 中心性のものは、歯の動揺、疼痛に始まり、顎骨の膨隆を生じ、骨を破壊し、周囲に増大する。周辺性のものは、骨表面に腫瘤がみられ、潰瘍を生じ、骨を破壊して顎骨に浸潤する。

■診断

（1）臨床診断

- 上記症状。

（2）病理組織診断

- 線維芽細胞性の紡錘形腫瘍細胞からなり、細胞間に種々の細網線維や膠原線維が交錯し、杉綾模様を呈する。

■治療方針

- 顎骨切除術。下顎中心性では5年生存率は40％である。

4）悪性リンパ腫（malignant lymphoma）（詳細については、第XII章．血液疾患・出血性素因 - 4.出血性素因：❹悪性リンパ腫（p.331）」参照）

- リンパ性組織の悪性腫瘍で**ホジキンリンパ腫（Hodgkin lymphoma）**あるいはホジキン病（Hodgkin's disease）と**非ホジキンリンパ腫（non-Hodgkin lymphoma）**に分類される。また、発生部位によりリンパ節内性とリンパ節外性に分類される。悪性リンパ腫が骨髄に原発することはまれであり、顎骨においても同様である。

■症状

- 顎骨においてはび非ホジキンリンパ腫が多く、顎骨の有痛性膨隆を主訴とし、急速に増大する。腫瘍が表面に近い部位では潰瘍や、発赤がみられる（図98）。また、頸部リンパ節の無痛性腫脹を示すものが多い。

VI

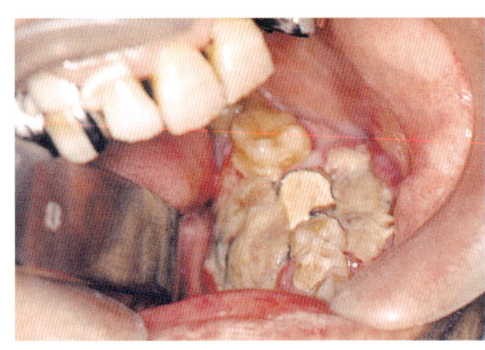

図98 悪性リンパ腫

■診断

（1）臨床診断

- 上記症状。

（2）画像診断

- エックス線像は骨溶解性破壊像を呈する。

（3）病理組織診断

- ホジキンリンパ腫では、特有の多核性のリード・ステンベルグ（Reed-Sternberg）巨細胞がみられる。非ホジキンリンパ腫では病巣が濾胞様構造を呈するものと、境界不明なものとがある。
- ホジキンリンパ腫では、明るい核と大きな核小体をもつ大型で多核性のリード・ステルンベルク（RS）細胞がみられ、シンメトリーに配置された2つの核を示すミラーイメージを示すのが特徴である。炎症性細胞は少ないものから高度なものまである。
- 非ホジキンリンパ腫では、増殖の形式により濾胞性（結節性）とび漫性に分類される

■治療方針

- 化学療法（多剤併用療法）、放射線療法（顎骨の悪性リンパ腫は放射線感受性が高い）。5年生存率は35〜50％である。

5）悪性黒色腫（malignant melanoma）

- メラニン生成細胞に由来する悪性腫瘍で、わが国では白人に比べて皮膚の悪性黒色腫は少ないが、粘膜原発の悪性黒色腫は逆に多い。口腔粘膜では口蓋、次いで上顎歯肉が好発部位である。

■症状

- 黒色の腫瘤、または扁平に隆起した斑状の病巣としてみられる（図99a）。表面に潰瘍を形成し、出血をみることも多い。まれに無色素性悪性黒色腫（amelanotic malignant melanoma）がある（図99b）。

■診断

（1）臨床診断

- 色調が特徴であり、上記症状から診断は容易であるが、無色素性悪性黒色腫の場合は困難である。

（2）病理組織診断

- 類円型のメラニン色素産生性の腫瘍細胞が上皮様胞巣を形成し、粘膜内に浸潤増殖する。無色素性悪性黒色腫の場合はDOPA反応による特殊染色や抗メラノーマ抗体（HMB-45）による免疫染色で確定する（図99c）。

■治療方針

- 多剤併用（ダカルバジン、ニムスチン、ビンクリスチン）による化学療法（DAV療法）が行われ

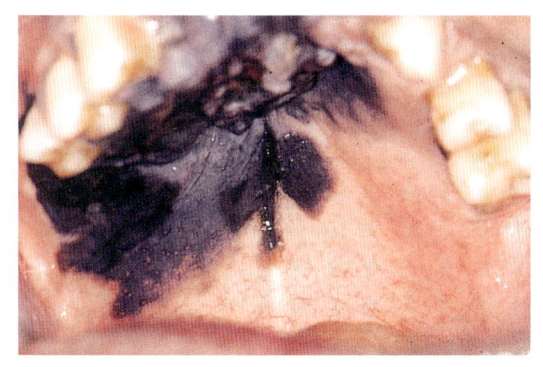

図 99a　悪性黒色腫

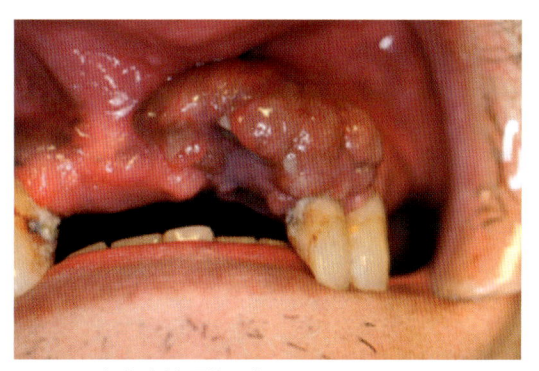

図 99b　無色素性悪性黒色腫

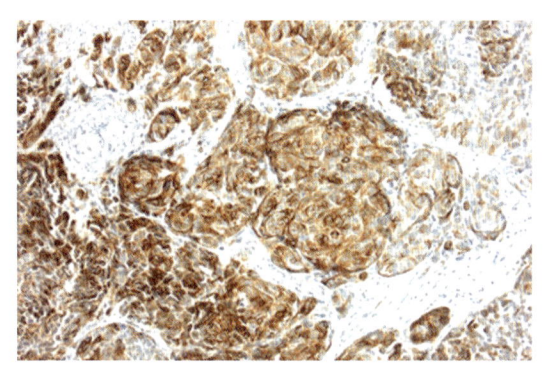

図 99c　HMB-45 免疫染色

る。さらにインターフェロン β などの免疫療法を併用する DAV Feron で効果が得られている。また大量照射による放射線療法、顎骨切除術が行われる。最近では免疫阻害剤であるニボルマブも使用される。

❸ 転移性腫瘍

- 全身の骨格では転移性癌腫の頻度が高いが、顎骨への転移性癌腫は比較的少ない。そのほとんどは、下顎骨にみられ、臼歯部から下顎枝にかけて好発する。
- 男性では肺癌の下顎骨転移、女性では乳癌の下顎骨転移が多い。

■症状

- 骨膨隆、疼痛、下唇知覚麻痺、歯の動揺などの症状を呈する。

■診断

1）臨床診断

- 上記症状、顎骨中心性癌腫はきわめてまれであるので、顎骨内に発見された癌腫の診断にあたっては転移性腫瘍を念頭におかねばならない。

2）画像診断

- エックス線透過性骨破壊像。

■治療方針

- 他科での原発巣の治療とともに共同治療。

6. 口腔前癌病変（口腔潜在的悪性疾患）（oral precancerous lesions 〈oral potentially malignant disorders〉）

▶ 2017 年改訂の WHO 頭頸部腫瘍分類（第 4 版）で、従来の口腔前癌病変（白板症、紅板症）と口腔前癌状態（鉄欠乏性嚥下困難、扁平苔癬、口腔粘膜下線維症、梅毒）の概念が統合されて、口腔潜在的悪性疾患（oral potentially malignant disorders）と改称された。白板症，紅白板症、紅板症、口腔粘膜下線維症、先天性角化異常症、無煙タバコ角化症、逆喫煙による口蓋角化症、慢性カンジダ症、扁平苔癬、円板状ループスエリテマトーデス、梅毒性舌炎、口唇の光線性角化症の 12 種類が含まれる。

❶ 白板症（leukoplakia）

- WHO（1972）によれば、「臨床的にも病理組織学的にも他の疾患に分類されない白斑あるいは白色苔で、組織所見で上皮異形成の有無を問わない」とされ、鋭利な歯や補綴物による慢性刺激、タバコ、アルコール、ガルバニー電流、ビタミン A 欠乏、エストロゲン欠乏、などが誘因として考えられている。40 歳以後の男性に多い。

■症状

- 白色あるいは灰白色の斑状、板状の病変で、粘膜からやや隆起している。肉眼的には、平滑で均一に白色を呈する均一型（homogeneous type）と、疣贅状、びらん状、あるいは紅斑を混えた斑点状を呈する結節型（nodular type）あるいは斑点型（speckle type）などの不均一型（non-homogeneous type）に大別される。均一型は悪性転化率は低いが不均一型は高い。
- 臨床的には、ガーゼで白斑部を拭っても拭いきれない白斑が存在したとき疑う。頬粘膜、舌、口蓋、歯肉に好発する（図 100）。

■診断

1）臨床診断

- 上記症状。

2）病理組織診断

- 上皮の過角化がみられ、過角化症あるいは過錯角化症を呈する。

■治療方針

- まず、刺激の原因となっている誘因の除去、次いで切除術。広範なものでは冷凍外科

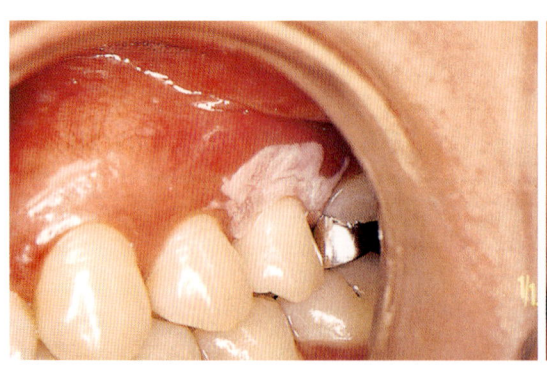
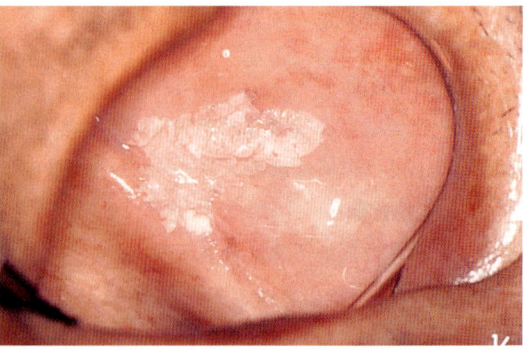

図 100　白板症

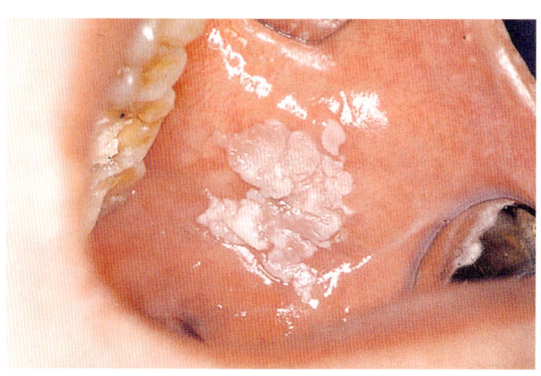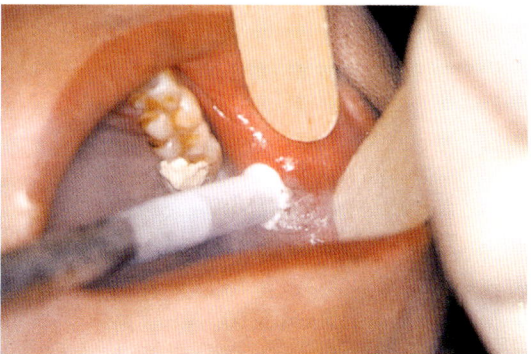

図 101　頰粘膜白板症への冷凍外科

　（図 101）、レーザー外科（レーザーによる蒸散）。悪性転化率は約 7 ％（天笠ほか）。

❷ 紅板症（erythroplakia）

- 古くは紅色肥厚症と呼ばれたもので、WHO（1972）によれば、「臨床的にも病理組織学的にも他の疾患に分類されない明るいビロード状の紅斑あるいは紅色苔で、組織所見で上皮異形成の有無を問わない」とされる。

■症状

- 境界明瞭な表面平滑で鮮やかな紅斑を呈し、接触痛により気づく場合が多い（図 102）。

■診断

1）臨床診断

- 上記症状、刺激除去をして 2 週間経過しても病変が軽快しない場合に疑う。

2）病理組織診断

- 高度な上皮異形成を示す（図 103）。

■治療方針

- 病巣を含めて十分に切除する。悪性転化率は白板症よりはるかに高く、約 43％（天笠ほか）である。

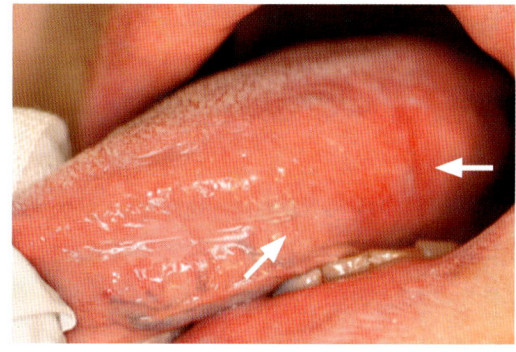

図 102　紅板症（矢印：明るいビロード状斑）

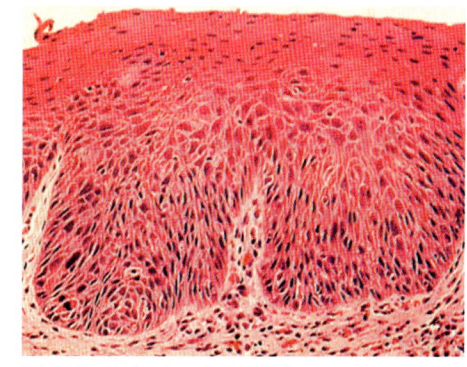

図 103　紅板症の病理組織像

VI

7. 腫瘍類似疾患

❶ エプーリス（epulis）

- 歯肉に限局した良性の腫瘤を総括した臨床名で、一般に先天性エプーリスを除いて、歯肉に炎症性・反応性に生じる肉芽腫性腫瘤をさす。石川（1982）の分類では肉芽腫性、線維性、血管腫性、線維腫性、骨形成性、巨細胞性に分けられ、特殊型として上記以外に先天性がある。不適合な金属冠、充塡物、補綴物の機械的慢性刺激、歯石、残根、歯肉炎などの慢性疾患の炎症性刺激、卵胞ホルモンあるいは黄体ホルモンの異常などが関与すると考えられている（図104、105）。

■症状

- 広基性あるいは有茎性を呈し、表面は平滑で、時に半球状、結節状、分葉状を呈する。発育は緩慢である。腫瘤が増大すると、歯槽骨が吸収されたり歯の傾斜、離開、動揺を呈したりすることもある。

■診断

- 臨床診断：上記症状。

■治療方針

- 原因歯を含めて、歯肉、歯槽骨の一部を骨膜とともに切除する。

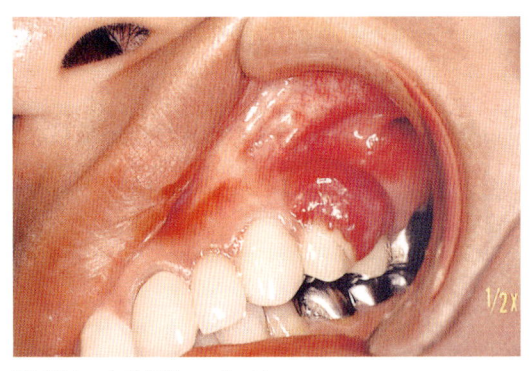

図104　肉芽腫性エプーリス

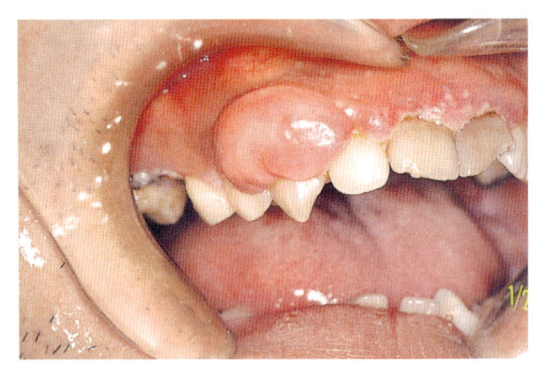

図105　線維性エプーリス

❷ 薬剤による歯肉過形成

- フェニトイン（抗痙攣薬：商品名ダイランチン®）、ニフェジピン（高血圧症治療薬）、シクロスポリン（免疫抑制薬）などの薬剤服用者の歯肉に過形成が生じる。フェニトインでは過半数に生じる（第Ⅳ章 8.歯肉に発症する疾患：❷薬物性歯肉肥大〈p.118〉参照）。

■症状

- 歯間乳頭部の腫脹に始まり、歯肉各部に広がる。弾性硬、無痛性の腫瘤を形成する。高度の

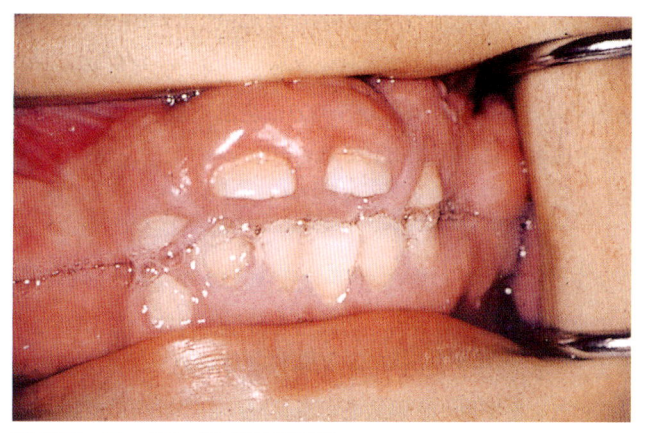

図 106　フェニトイン歯肉過形成

　　過形成を生じると、腫瘤は分葉状を呈し、歯冠を覆い隠す（図 106）。

■診断

1）臨床診断

- 服用歴の確認と上記症状。

2）病理組織診断

- 歯肉結合組織に錯綜する太い膠原線維の増生がみられる。歯肉上皮から増生する細い上皮釘脚の伸長と吻合が特徴で、炎症性細胞浸潤は軽微である。

■治療方針

- 歯肉切除術、口腔ケア、原因薬剤の中止、変更。

❸ 義歯性線維腫症（denture fibrosis）

- 不適合な義歯床の長期にわたる慢性刺激による歯槽粘膜あるいは歯肉頬移行部粘膜の過形成。下顎前歯部のみ残存で上顎歯の全欠損症例の上顎前歯部に好発する。歯槽堤あるいは歯肉頬移行部にひだ状の腫瘤をみる（図 107）。切除術と義歯再製を行う。

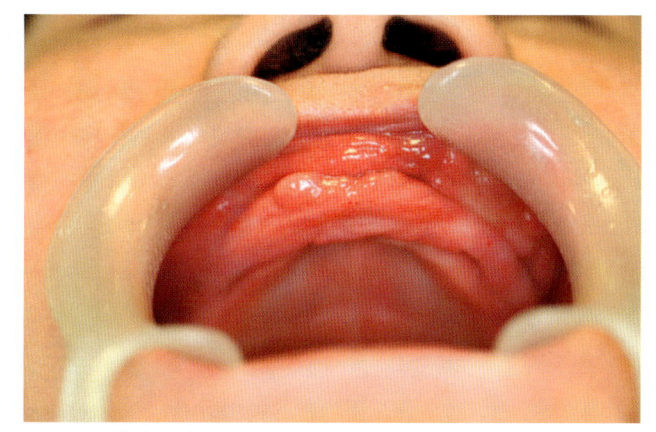

図 107　義歯性線維腫

VI

❹ 骨増生

- 上下顎骨の過剰発育をいい、骨表面から外方に突出するものを**外骨症**（exostosis）、骨髄内あるいは骨皮質の内面上に内方に突出するものを**内骨症**（enostosis）という。外骨症の代表的なものに**口蓋隆起**（torus palatinus）（図108）と**下顎隆起**（torus mandibularis）（図110）がある。
- 口蓋隆起は口蓋正中部に広い基底部をもった紡錘形の骨隆起で時に分葉状、結節状のものもある。義歯装着に際し妨げとなる場合、切除術を行う。
- 下顎隆起は犬歯、小臼歯部舌側にみられる半球状骨隆起で多くは両側性である（図109）。義歯装着に際し妨げとなる場合、切除術を行う。

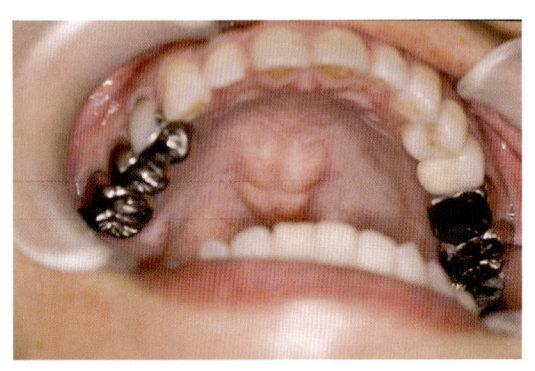

図108　口蓋隆起

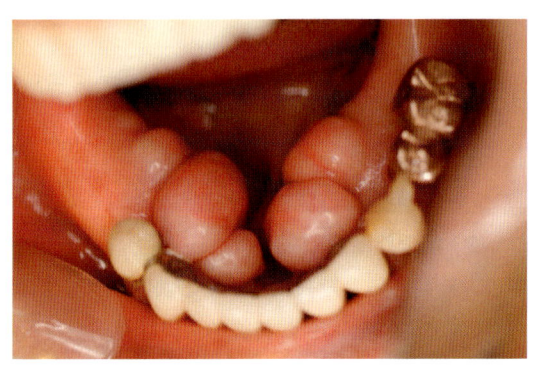

図109　下顎隆起

❺ 線維性異形成症（fibrous dysplasia）

- 幼弱な骨形成を伴う線維性結合組織の増生によって骨が置換される腫瘍様病変で、一般に発育異常あるいは異栄養症と考えられている。病変の多くは単骨性（約80％）に生じるが、まれに多骨性に生じ、さらに皮膚の**カフェオレ斑**（メラニン色素沈着）と内分泌異常、女子の性的早熟を伴った**マッキューン・アルブライト症候群**（McCune - Albright Syndrome）の病態を示すものもある。20歳未満が60％を占める。

■症状

- 下顎より上顎に、前歯部より臼歯部に多く発現し、病変は幼年期より始まり、徐々に進行する。顎骨の無痛性膨隆や顔面の変形（図110）、上顎洞の圧迫、鼻閉、眼球突出を生じる。血液検査で血清アルカリフォスファターゼ値の上昇をみる。

■診断

1）臨床診断

- 上記症状。

2）画像診断

- 顎骨の膨隆と、**すりガラス様エックス線不透過像**（ground glass appearance）を示す（図111、112）。

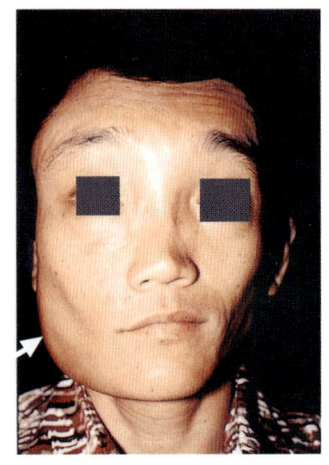

図110　線維性異形成症（矢印は顎骨の膨隆を示す）

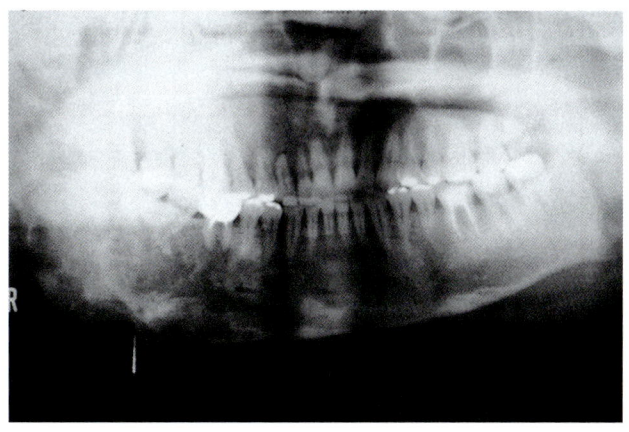

図 111　線維性異形成症のエックス線像、すりガラス様不透過像がみられる（図 111 と同じ症例）

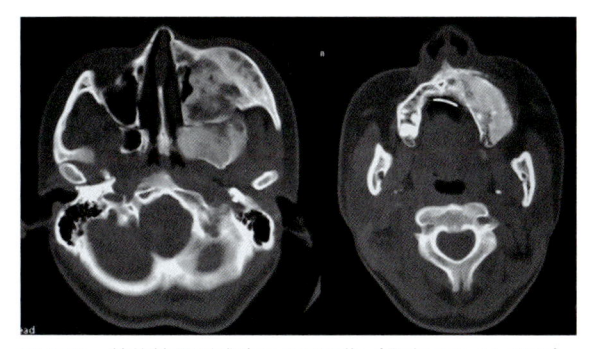

図 112　線維性異形成症の CT 画像（骨表示ウインドウ）上顎骨、頬骨、蝶形骨翼状突起が著しく膨隆し、内部は "すりガラス状" の所見と "斑紋状"（低密度部と高密度部の混在）がみられる。皮質部は消失し確認できない部分が生じている

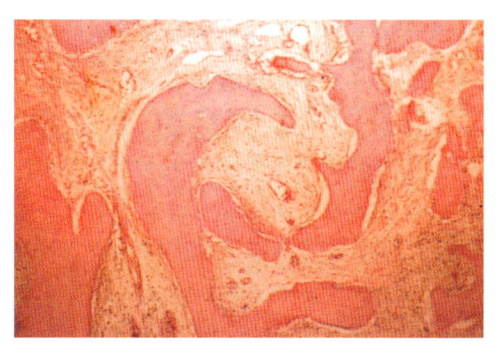

図 113　線維性異形成症の病理組織像

3）病理組織診断

- 細胞成分に富んだ線維性結合組織内に骨細胞を含んだ無層性の不規則な骨梁が形成される（図 113）。

■治療方針

- 膨隆部の外科的削除。小児では発育が停止するまで経過観察。

❻ 骨性異形成症 (osseous dysplasia)

- 歯の萌出領域の顎骨に発生する骨関連病変で、非腫瘍性の異形成症と考えられている。臨床的およびエックス線的特徴から、根尖性骨異形成症と開花性骨異形成症に大別される。

1）根尖性骨性異形成症（periapical dysplasia）

- 1歯または多数歯の生活歯根尖部にセメント質ないし骨様硬組織形成を伴う線維性結合組織の増生を示す非腫瘍性病変で、エックス線検査（根尖部のエックス線不透過像）で偶然発見される。歯根肉芽腫（エックス線透過像）とは鑑別が容易である。中年女性の下顎切歯に好発する。直径が1 cm を超えるものはまれである。治療は不必要。

VI

2）開花性骨性異形成症（florid osseous dysplasia）

- しばしば、左右対称性に多発性にセメント質ないしは骨様の硬組織が塊状に増殖する原因不明の病変。従来は巨大型セメント質腫（gigantiform cementoma）としてセメント質腫に亜分類されていた。主として、中年以降の臼歯部に生じ、家族性、多発性の発現が知られている。エックス線像では周囲に透過性を欠く緻密な不定形不透過像を示す。二次感染を伴わないかぎり治療は不要。

❼ ケルビズム（顎骨の家族性多胞性囊胞性病変）（cherubism 〈familai multilocular cystic disease of the jaws〉）

- 病変組織がび漫性あるいは巣状に配列するさまざまな数の巨細胞を含んだ血管の豊富な線維性組織からなる良性の病変。幼年期の初期あるいは少年期から発現し、ルーベンスの絵画に描かれている**天使様顔貌**が特徴である（図114）。通常は家族性傾向を示し、左右下顎角から下顎枝にかけて**多胞性エックス線透過像**（石けんの泡状透過像）を示す（図115）。きわめてまれな疾患である。病理組織学的には巨細胞肉芽腫の組織像を呈する。エナメル上皮腫、中心性血管腫、歯原性粘液腫、多胞性歯原性角化囊胞との鑑別が必要である。

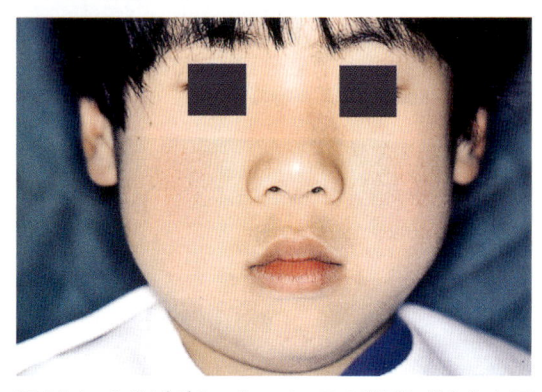

図114　ケルビズム：ルーベンスの絵画に描かれた天使様顔貌

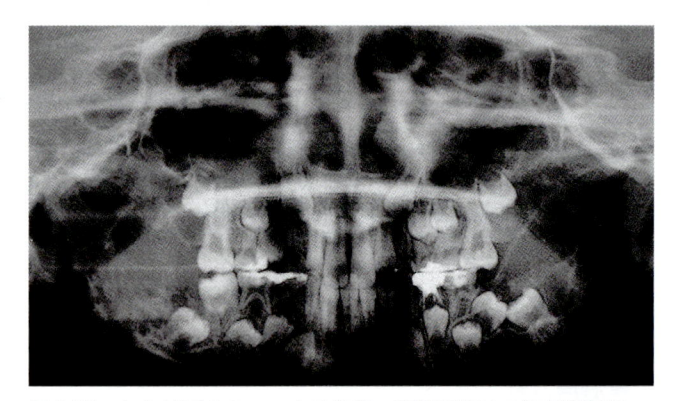

図115　ケルビズムのエックス線像、両側下顎枝の泡状透過像

❽ 中心性巨細胞肉芽腫（central giant cell granuloma）

- 多核巨細胞の出現を特徴とするまれな非腫瘍性病変で、顎骨中心性に生じる。成立機転は定かでないが、一般に反応性・修復性の肉芽組織の増生と考えられている。

■**症状**

- 多くは無症状のまま経過する（図116）が、時に急速に増大し、歯の動揺や位置異常をきたすこともある。

■**診断**

1）臨床診断

- 上記症状、エナメル上皮腫との鑑別が重要。

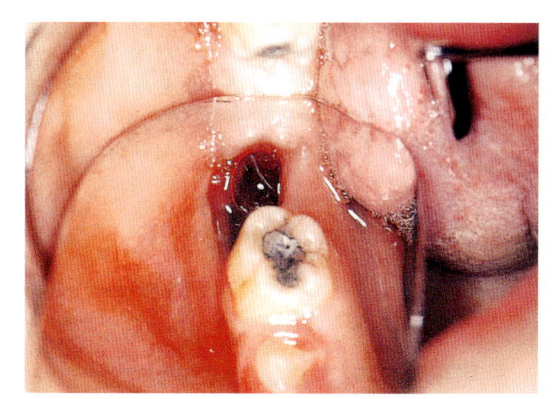

図 116　中心性巨細胞肉芽種

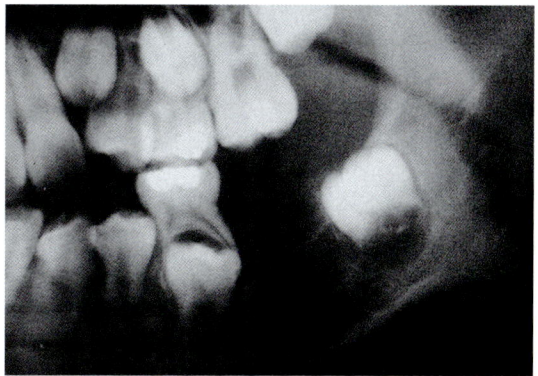

図 117　中心性巨細胞肉芽種のエックス線像。$\overline{6}$ に透過像を認める

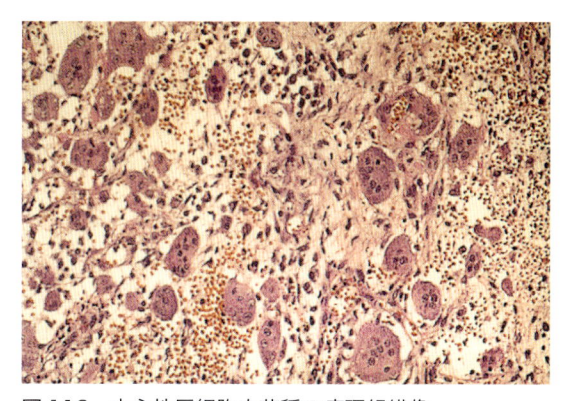

図 118　中心性巨細胞肉芽種の病理組織像

2）画像診断

- 単胞性あるいは多胞性のエックス線透過像を呈する（図 117）。境界は明瞭であるが、増大すると、骨皮質の膨隆、菲薄化、時に欠損が認められる。

3）病理組織診断

- 多核巨細胞の集簇を伴う肉芽組織ないし線維性結合組織からなる（図 118）。

■治療方針

- 掻爬あるいは切除術。

❾ ランゲンハンス細胞組織球症（Langerhans cell histiocytosis：LCH）

- 以前はヒストサイトーシス X（histiocytosis X）と呼ばれ組織球の増生を主体とする細網内皮系の疾患で、骨の好酸球肉芽腫（eosinophilic、granuloma of bone）、ハンド・シューラー・クリスチャン病（Hand-Schüller-christian's disease：LCH）、レットレル・ジーベ病（Letterer-Siwe's disease）に分類される。
- 好酸球肉芽腫は単一臓器型 LCH に相当し、ハンド・シューラー・クリスチャン病はリスク臓器浸潤の少ない多臓器型 LCH に相当する。そしてレットレル・ジーベ病はリスク臓器に病変のある多臓器型 LCH に相当する。

Ⅵ

■**画像診断**

- エックス線で浮遊歯、顎骨の船底型吸収があり、頭蓋骨のうち抜き像がみられることがある。

■**病理組織診断**

- 豊富な細胞質と明るい大型の核の組織球と好酸球を多く含む肉芽腫を形成し、核異型や多核細胞をみることがある。免疫染色にて CD1a, S100 タンパク陽性で診断される。

■**治療方針**

- 好酸球肉芽腫の場合、自然治癒するものがあるが、掻爬されることが多い。ハンド・シューラー・クリスチャン病に対しては、副腎皮質ステロイド薬と化学療法が行われる。レットレル・ジーベ病に対しても副腎皮質ステロイド薬と化学療法が行われるが、予後は不良である。

（中嶋正博、覚道健治、大西祐一）

VII 顎関節・咀嚼筋疾患

1. 顎関節・咀嚼筋の構造と機能

❶ 顎関節・咀嚼筋の発生と解剖

1）下顎頭の発生と解剖

- 頭頸部の発生における最も典型的な特徴は、鰓弓または咽頭弓により作られることである。
- 胎生 4～5 週に将来の頭頸部に相当する部分に第一から第六までの左右 5 対の隆起が出現し、第一から第六までの鰓弓を形成する。なお、第五鰓弓は出現した後すぐに退化消失する。
- 第一鰓弓では、顔面の中心となる外胚葉性の上皮の陥凹部である口窩の尾側から 1 対の下顎突起、外側から 1 対の上顎突起が形成される。
- 下顎骨は四肢の長管骨の軟骨内骨化による骨の形成と異なり、顔面骨である上顎骨、側頭骨、頬骨などと同様、膜内骨化により形成される。
- 胎生 6 週で第一鰓弓の下顎突起の軟骨であるメッケル軟骨の外側に骨化点が出現し、これを中心に前後方向に向かって急速に骨化が進行し、下顎骨が形成される。この骨化点の位置は下歯槽神経がオトガイ神経と切歯枝とに分岐する部位に相当する。
- 下顎体を中心に骨化が進行すると、メッケル軟骨は次第に消失し、その一部は蝶下顎靱帯と耳小骨のツチ骨を形成する。
- その後下顎骨内に下顎頭軟骨、筋突起軟骨およびオトガイ小骨軟骨の 3 つの二次軟骨が出現する。
- 胎生 12 週頃、下顎枝部に円錐状の硝子軟骨である下顎頭軟骨が出現する。
- 下顎頭軟骨は関節突起の原基で、急速な軟骨内骨化により骨に置換され、下顎枝が増大形成され、下顎骨がある一定の形態となる。

2）下顎窩の発生と解剖

- 下顎窩、関節結節は側頭骨鱗部に含まれ、胎生 6 週頃、第一鰓弓の上顎突起の一部から膜内骨化により骨が形成され、その後、下顎窩、関節結節が形成される。

3）関節円板・関節腔の発生と解剖（図 1）

- 胎生 7 週でメッケル軟骨の背側端でキヌタ骨とツチ骨が出現する際、爬虫類の顎関節に類似した一次的顎関節が形成される。
- その後、膜内骨化により下顎骨が形成され始めると、メッケル軟骨は消失し始める。

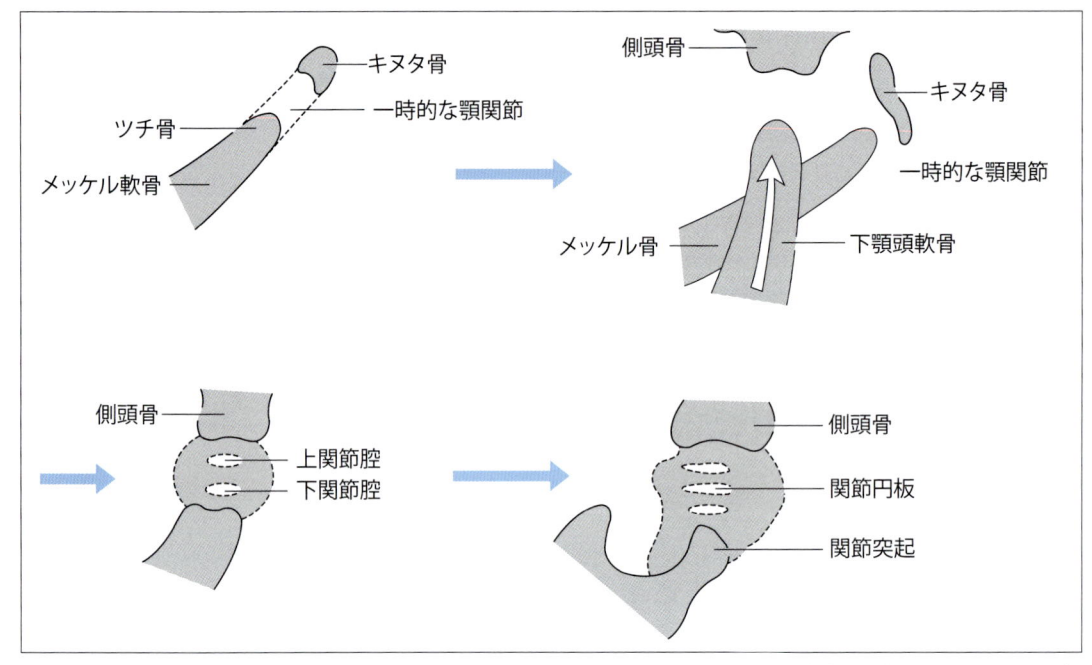

図1　顎関節の発生様式　　　　　　　　　　（滝口励司, 他編：口腔発生学, 学建書院, 東京, 2000 より引用）

- 胎生 10～12 週で二次軟骨である下顎頭軟骨が下顎枝部に出現し、その後、下顎頭軟骨の軟骨内骨化により急速に関節突起が側頭骨に向かって成長する。
- そのため、一次的顎関節は関節突起の後方に押しやられ、第二鰓弓背側端から発達したアブミ骨とともに中耳の中に取り込まれる。
- 下顎頭軟骨は増齢とともに縮小し、側頭骨と関節突起の間の間葉組織は線維性結合組織となり、血管が豊富となり、側頭骨と関節突起の間隙が縮小し、二次的顎関節である、哺乳類本来の顎関節が出現することとなる。
- そして、滑膜の仕切による上下関節腔が形成され、徐々に増大する。上下関節腔の間に、凝集した線維性組織が出現し、関節円板となる。
- 関節円板は、前方では外側翼突筋と連結し、後方ではツチ骨に分化する部分に付着する。
- 関節包はこの時期、間葉組織の凝集として出現し、二次顎関節を周囲から分離し、出生時には線維性組織の関節包としてみられる。

4）咀嚼筋の発生と解剖（図2）

- 胎生 4 週頃に出現する第一から第六までの鰓弓内に含まれる筋要素は頭頸部の横紋筋を形成し、鰓弓筋と呼ばれ、中胚葉に由来し、固有の神経支配を受ける。
- 第一鰓弓は顎骨弓とも呼ばれ、ツチ骨、キヌタ骨、上顎骨および下顎骨の形成に関与し、咀嚼筋（咬筋、側頭筋、外側翼突筋、内側翼突筋）、顎二腹筋前腹、顎舌骨筋、口蓋帆張筋および鼓膜張筋が形成される。
- 第二鰓弓は舌骨弓とも呼ばれ、アブミ骨、茎状突起、舌骨体部上部および舌骨小角を形成し、表情筋、顎二腹筋後腹、茎突舌骨筋およびアブミ骨筋が形成される。
- 第三鰓弓は舌骨体下部および舌骨大角を形成し、茎突咽頭筋および上咽頭収縮筋が形成される。
- 第四鰓弓は喉頭軟骨を形成し、口蓋帆挙筋、輪状甲状筋および中下咽頭収縮筋が形成される。
- 第六鰓弓は喉頭筋群が形成される。

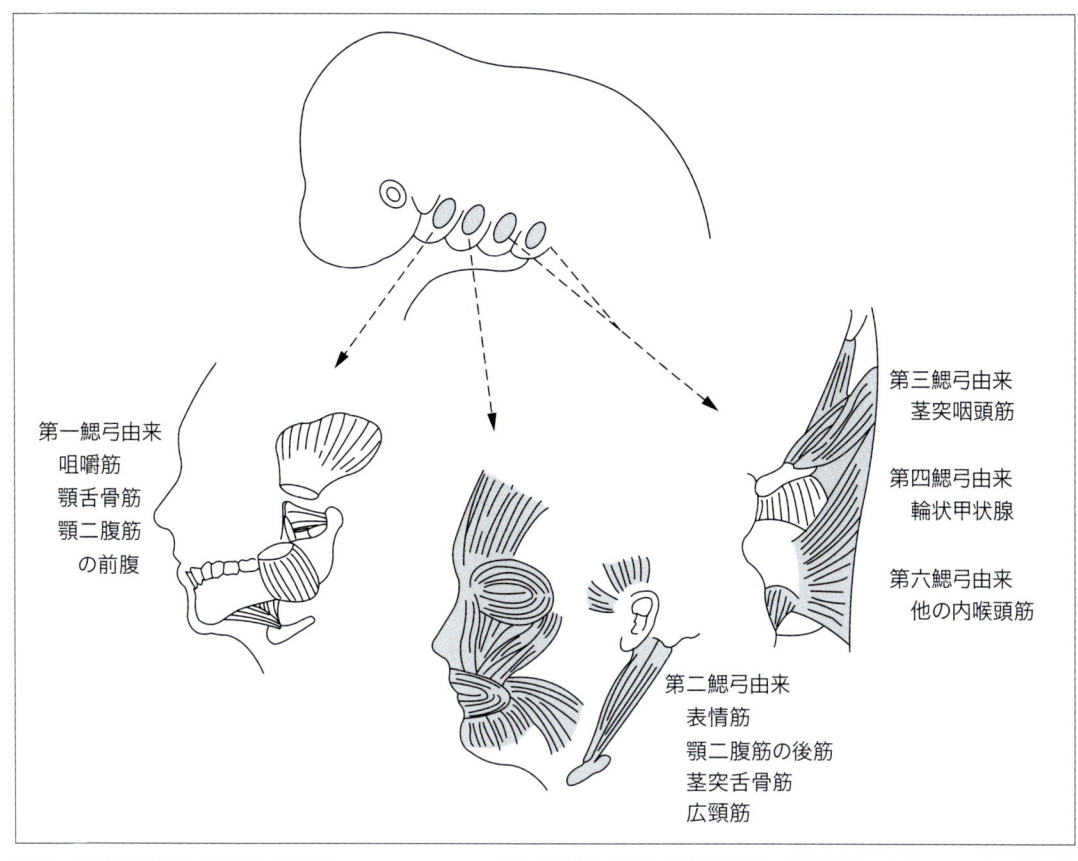

図2　鰓弓中胚葉から派生する筋　　　　　　　　（滝口励司, 他編:口腔発生学, 学建書院, 東京, 2000 より引用）

5）神経支配

- 第一から第六までの鰓弓由来の筋は、図2に示すように固有の神経支配を受ける。

❷ 顎関節の構造

1）顎関節の肉眼解剖（図3）

- 顎関節は、①下顎骨関節突起の**下顎頭**、②側頭骨鱗部の**関節隆起**および下顎窩、③**関節円板**（後部結合組織を含む）、④**関節包**、⑤**外側靱帯**などの硬組織と軟組織からなる滑膜関節であり、関節包の内面は関節円板により上関節腔と下関節腔に完全に区分され、関節腔の円板および軟骨部分を除く内面は滑膜により被覆されている。
- 関節腔内には潤滑（摩擦係数は約0.006）、栄養経路および代謝の機能をもつ滑液が存在する。

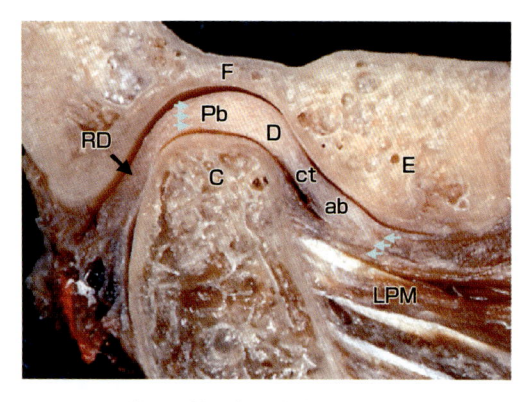

図3　ヒト正常顎関節の矢状断像
C：下顎頭、F：下顎窩、E：関節隆起、D：関節円板
Pb：関節円板後方肥厚部　Ct：関節円板中央狭窄部
ab：関節円板前方肥厚部　RD：関節円板後部結合組織
LPM：外側翼突筋

- 関節円板は前方肥厚部、中央狭窄部および後方肥厚部に分かれ、円板の内側と外側は関節包の線維と交錯するが、内側端と外側端は下顎頭の内側極、外側極にそれぞれ付着している。
- 前方肥厚部の前方部は滑膜で被覆され、2葉に分かれ、上葉は関節隆起前斜面に、下葉は下顎頭前面に付着する。
- 後方肥厚部の後端は滑膜で被覆された後部結合組織に移行し、前方と同様2葉に分かれ、上葉は鼓室鱗裂に下葉は下顎頭から下顎頸部に付着する。

2）顎関節に分布する動脈

- 外側は浅側頭動脈の分枝である顔面横動脈、中側頭動脈、頰骨眼窩動脈が、内側は顎動脈の分枝である深耳介動脈、前鼓室動脈、中硬膜動脈が、前方は顎動脈の分枝である深側頭動脈、咬筋動脈がそれぞれ分布している。

3）顎関節の神経支配

- 外側は耳介側頭神経と顔面神経との交通枝、内測と前方は咬筋神経と後深側頭神経の関節枝、内測と後方は耳介側頭神経とその終枝の外耳道神経、浅側頭枝がそれぞれ分布して支配している。

❸ 顎関節の機能

1）顎関節における下顎頭と関節円板の動態

- 顎運動により、顎関節構成体、特に下顎頭と関節円板の相対的位置が変動する。
- 咬頭嵌合位から安静位付近の開口相初期に下顎が移動すると、下顎頭は回転（蝶番）動を生じ、さらに開口域が増大する開口相中期以降になると関節隆起後斜面に沿って円板とともに移動し、下顎頭の滑走運動が生じ、最大開口時には関節隆起最下点を越えた関節隆起前斜面に下顎頭が位置するようなS字状の軌跡となる。
- 下顎頭と関節円板との相対位置関係の動態を観察すると、咬頭嵌合位では下顎頭の頭頂部から前面にかけて関節円板の後方肥厚部が覆っているが、回転運動から滑走運動に移行するにつれて、円板の中央狭窄部が覆うようになり、最大開口位では円板の前方肥厚部が覆うようになる（図4）。
- 関節円板が前方転位すると、下顎頭が滑走運動する際、関節隆起後斜面と下顎頭前方部との間に関節円板が挟み込まれるようになり、下顎頭の運動障害が出現する。
- 抵抗があるも正常な下顎頭と関節円板の相対的位置関係に戻った場合、このような円板と下顎頭の位置関係を復位を伴う関節円板前方転位（復位性関節円板前方転位）という（図5）。
- このとき、開口相中期から終期および閉口相終期にそれぞれすり抜ける際の弾溌性関節音（相反性クリック音）が発現する。
- また、開口時の抵抗があったままで、正常な下顎頭と関節円板の相対的位置関係に戻らない場合、このような円板と下顎頭の位置関係を復位を伴わない関節円板前方転位（非復位性関節円板前方転位）という（図6）。
- いずれも顎関節症における症状である。

2）咬合咀嚼時における顎関節の圧変化

- 顎運動時において、安静位を基準とすると、顎関節腔内圧は、咬頭嵌合位、噛みしめ時、最後退位には陽圧に、また前突位、開口相、最大開口位には陰圧になる。
- 米飯などの咀嚼運動時やタッピング時には、陽圧と陰圧が交互に出現するリズミカルな圧変化となる。　　　　　　　　　　　　　　　　　　　　　　　（覚道健治、大西祐一）

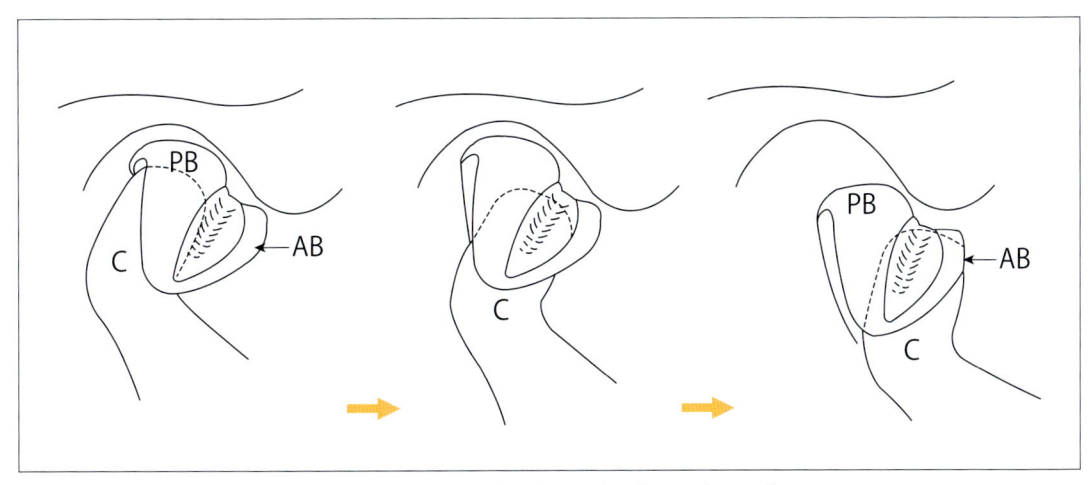

図4　健常者の顎関節円板動態　左：閉口位、中央；半開口位、右：最大開口位
C：下顎頭　PB：円板後方肥厚部、AB：円板前方肥厚部

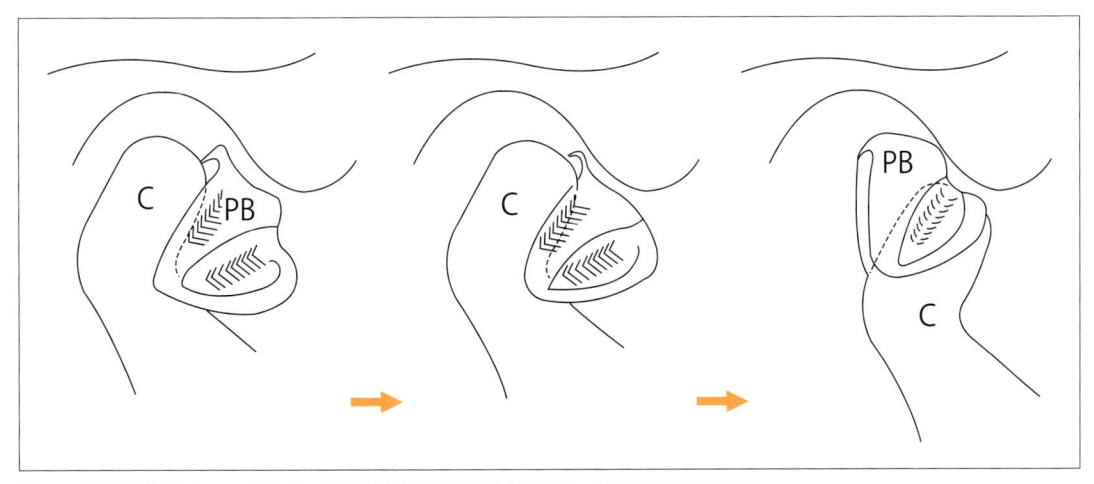

図5　関節円板障害a：復位性（復位性関節円板前方転位）の顎関節円板動態
左：閉口位、中央：半開口位、右：最大開口位　C：下顎頭、PB：円板後方肥厚部

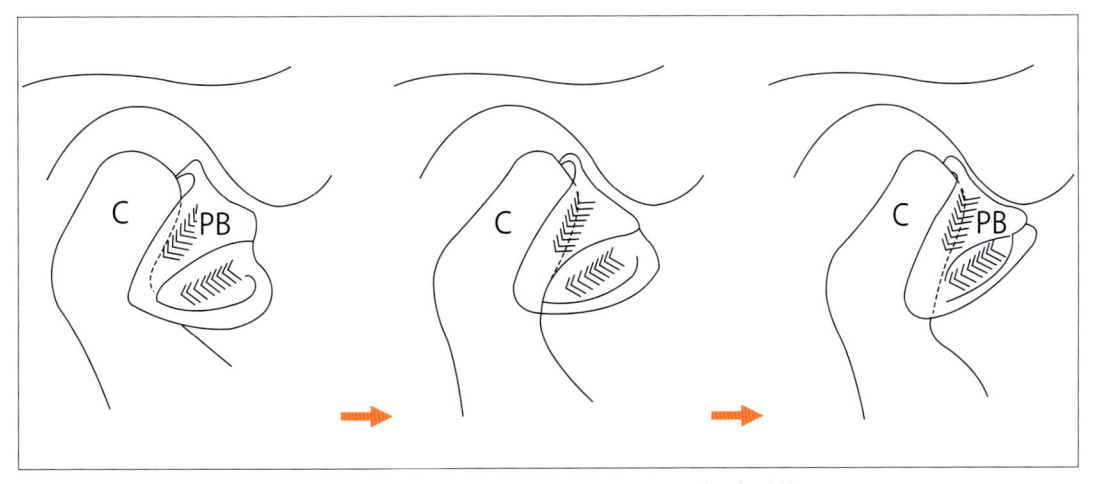

図6　関節円板障害b：非復位性（非復位性関節円板前方転位）の顎関節円板動態
左：閉口位、中央：半開口位、右：最大開口位　C：下顎頭、PB：円板後方肥厚部

2. 顎関節疾患

▶ 顎関節の疾患は関節を構成する骨、軟骨、滑膜、関節円板、神経、血管に由来する病変がその本態となり、それぞれの組織の相互関連によって複合される。また発生の時期、病理によって、先天性障害、発育障害、関節炎、顎関節円板障害、顎関節強直症、脱臼、骨折などに分けられる。全身的な系統疾患の一つの表現型として顎関節の病変が現れることもある。さらに、咀嚼筋などの他の組織の機能異常が関節の機能異常の原因となる場合も、顎関節疾患のなかで取り扱う。

❶ 顎関節の先天異常・発育障害（congenital or growth abnormality）

1）関節突起欠損（aplasia of the condylar process）

- 先天性の下顎骨関節突起欠損が単独で発症することはきわめてまれで、大部分は顔面の形成異常を伴う症候群に伴ってみられることが多い。Oculo-auriculo-vertebral spectrum（hemifacial microsomia、Goldenhar 症候群）あるいは Mandibulofacial dysostosis（Treacher Collins 症候群、Franceschetti-Zwahlen-Klein 症候群）などの一症候として発症する。関節突起欠損に加え、下顎枝や筋突起、下顎骨体の発育不全を伴うことがある。

■症状

①耳介の変形

- 小耳症、副耳など上顎骨、側頭骨など隣接する器官や骨に発育異常を伴い認められる。

②顔面

- 片側性が多く、顔貌は著しい非対称を呈し、下顎の健側への側方運動が制限され、開口時に下顎は患側へ偏位する。
- 両側性の場合、小下顎症を呈する。触診で患側下顎頭を触知できない。
- 顔面の非対称と咀嚼障害を認めることが多い。
- パノラマエックス線撮影ならびに CT 画像上で関節突起はなく、下顎枝は下顎切痕付近で平坦になっている。関節隆起と下顎窩も平坦化している。

③合併奇形

- 斜顔裂による巨口症、中耳、耳介、耳珠の欠損や形態異常、副耳の形成および耳下腺の形成不全については、症候群の項を参照。

■発現頻度

- 第一第二鰓弓症候群は 3,500 人に 1 人の割合で発症する。

2）関節突発育不全（hypoplasia of the condylasr process）

- 関節突発育不全は頻度的に関節突起欠損より多く先天性と後天性に分けられ、前者は下顎骨関節突起欠損と同様に顔面の形成異常を示す症候群に伴うことが多い。後天性のものは、下顎頭の成長期に加わる外傷に起因するものが多い。

■症状

- 片側性の関節突発育不全では、顔貌の左右非対称を呈し、下顎は患側へ偏位する。
- 両側性では、小下顎症を呈する。パノラマエックス線撮影や CT 画像で患側下顎頭の矮小化と

平坦化、下顎枝の短縮、筋突起の延長などを認める。

3）関節突起肥大（hyperplasia of the condylasr process）（図7）

- 下顎頭がその形態を保持して肥大するまれな疾患である。
- 原因としては外傷、遺伝、炎症、ホルモン等が考えられ腫瘍性の病変ではない。
- 片側性に発症することが多い。両側性に発症する場合には、機能性（GH 産生）下垂体腺腫による先端巨大症の一分症である場合がある。

■症状

- 肥大が著しいと顎関節部に膨隆を触知する。
- 無症状のことが多いが、顎関節痛や下顎の運動障害、関節雑音を生じることがある。
- 患側の下顎枝は延長し、顔面非対称を示し、著しい場合は患側の臼歯部に開咬を生じる。
- パノラマエックス線撮影や CT 画像で下顎頭の肥大と下顎枝の延長が認められる。

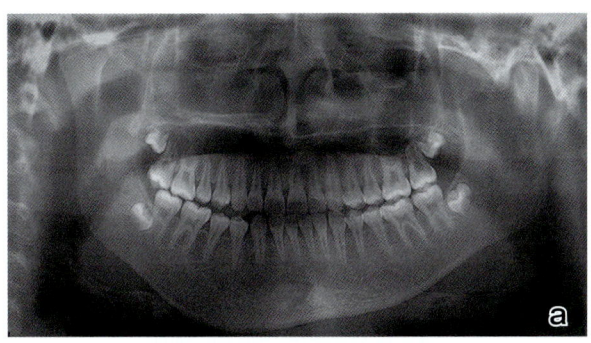

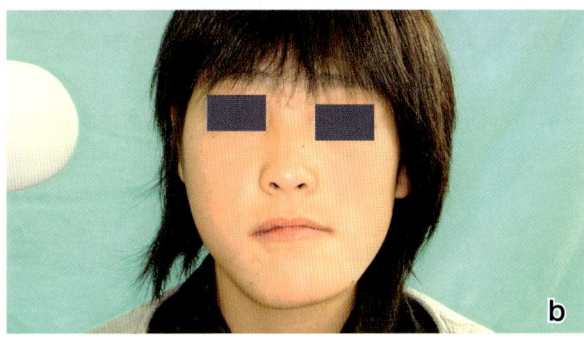

図7　関節突起肥大
a：右関節突起と下顎頭の肥大
b：右オトガイの突出と下顎正中偏位を認める

4）先天性二重下顎頭（congenital bifid condyle）

- 下顎頭を二分する溝が認められ二重の下顎頭を呈する疾患で、下顎頭が内外に分裂することが多いが、前後の場合もある。
- 胎生期の栄養血管の障害や外傷など多くの説があるが原因は不明である。

■症状

- 多くは無症状で、パノラマエックス線撮影で偶然見つかることが多い。
- 顎関節機能や下顎骨の成長発育にはほとんど影響を与えないが、顎関節強直症を合併することがある。CT 画像や MR 画像で二重下顎頭が観察される。

（久保田英朗、柴田考典）

❷ 顎関節の外傷性病変

1）顎関節捻挫（顎関節の軟組織損傷）

■定義
- 外力によって関節が正常範囲を越えた動きを強制され、外力が除かれた後には骨の相互関係は正常に戻っているが、外側靱帯、関節包、関節円板、円板後部結合組織などの軟組織損傷が生じている状態。

■原因
- 顎関節に加わった外力。

■症状・所見
- 顎関節部の疼痛、腫脹、耳珠前方部の皮下出血（図8）、機能障害、および異常可動性。

■治療方針
- 安静と対症療法（疼痛に対しては非ステロイド性消炎鎮痛薬 NSAIDs の投与）。

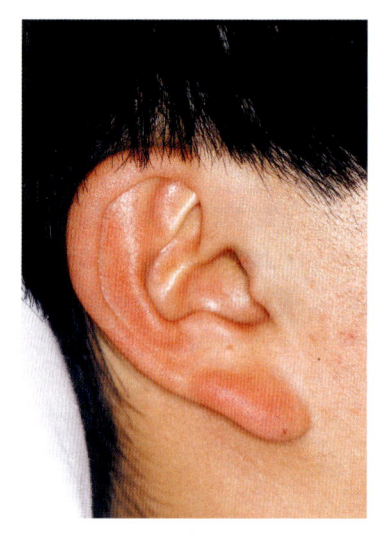

図8　耳珠および耳珠前方部の皮下出血斑

2）顎関節骨折

■分類
- 骨折した骨により、関節突起骨折と側頭骨下顎窩骨折に大別される。
- 関節突起骨折は、骨折線の位置により関節包外骨折、関節包内外骨折、関節包内骨折（図9）に、骨折線の方向により、横骨折、斜骨折、縦骨折などに分類される。

■原因
- 顎関節に直接加わった外力（直達性）やオトガイや下顎骨他部に加わった外力が伝搬（介達性）することにより生じる。

■症状
- 顎関節部の疼痛（運動痛および圧痛）、腫脹、および異常可動性。

■所見
- 耳珠前方部の皮下出血、機能障害（開口障害、咀嚼障害）、および異常可動性、下顎頭運動に伴う軋轢音。
- 片側性では顔貌の非対称、下顎正中の患側偏位、交叉咬合、両側性では下顎の後方偏位、最後臼歯部のみ接触し前歯部開咬（図10、11）。

■診断
- 顎関節部捻挫などと鑑別診断するためエックス線検査（図12〜14）は必須である。

■治療方針
- 下顎骨骨折の治療方針の原則に従う。しかし、顎関節部の特徴により、機能をより重視した治療方針となる。

（1）関節包内骨折
- 小骨片が下顎運動障害になっていない場合は、非観血的整復固定術。小骨片が下顎運動障害になっている場合は、小骨片の摘出。

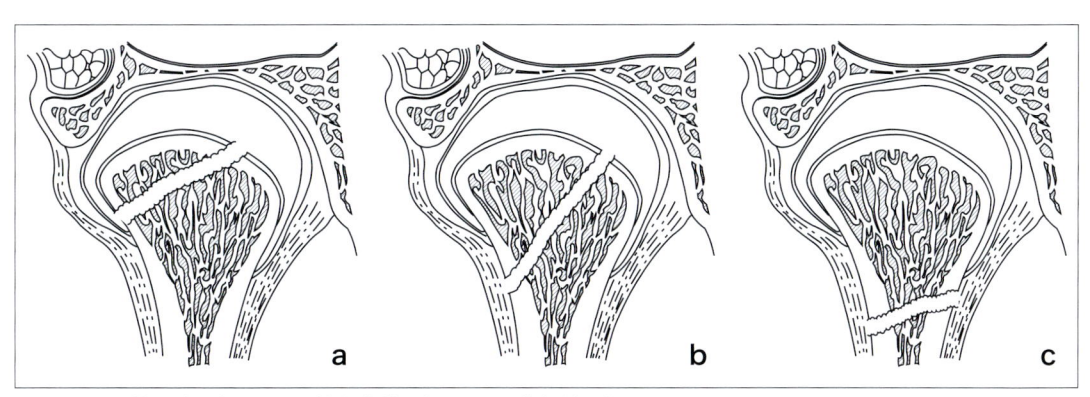

図9　a：関節包内骨折、b：関節包内外骨折、c：関節包外骨折

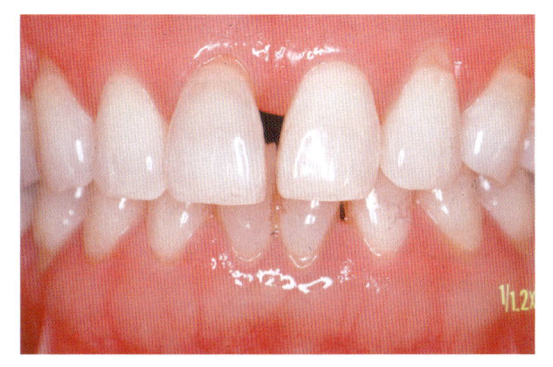

図10　骨折前の咬合（山形県酒田市熊谷歯科 提供）

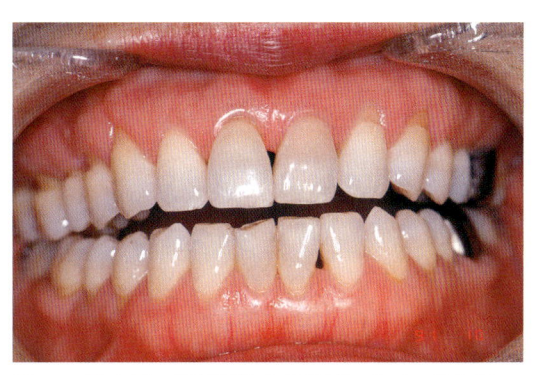

図11　同症例。両側関節突起骨折により、前歯部開咬をきたした

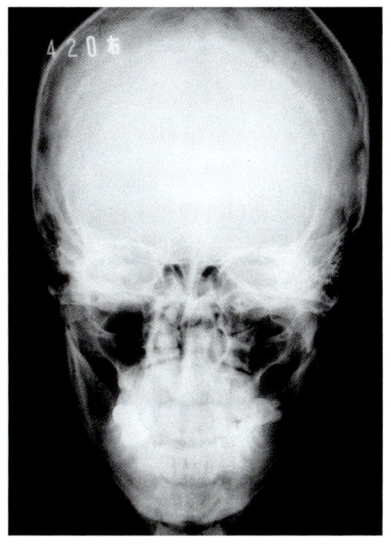

図12　後頭前頭位エックス線像。両側関節突起骨折

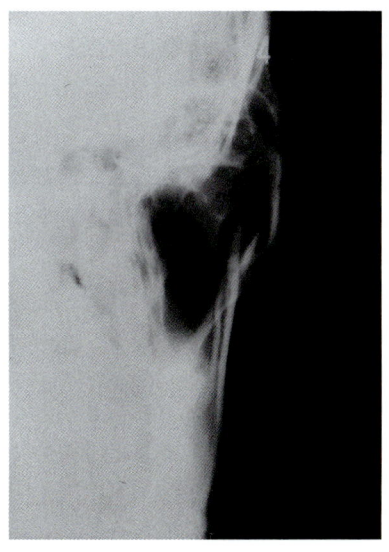

図13　左側眼窩下顎枝方向エックス線像。関節突起骨折。小骨片は内側に完全転位

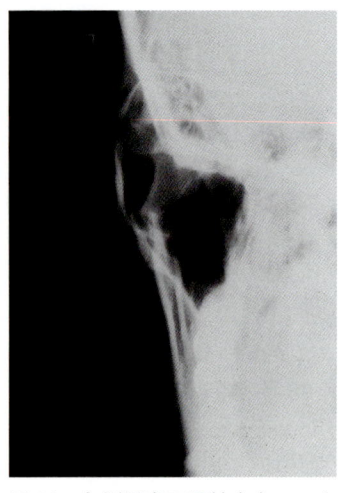

図14　右側眼窩下顎枝方向エックス線像。関節突起骨折、小骨片は前方に傾斜、偏位

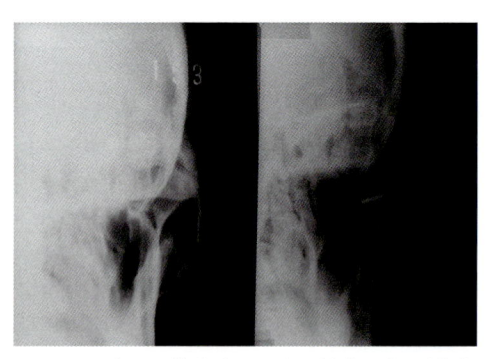

図15　眼窩下顎枝方向エックス線像。左：受傷後、右：金属スクリューによる整復固定後

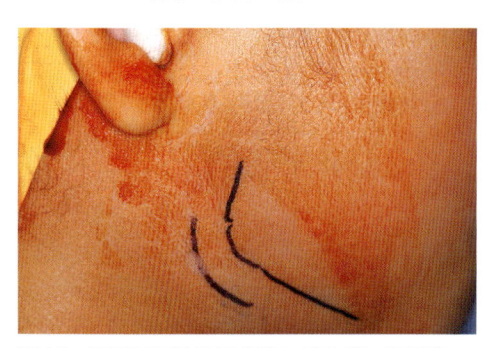

図16　下顎骨下縁を示す線とリスドン切開線

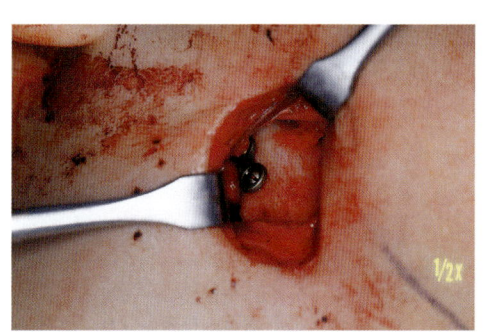

図17　骨折片のチタン・ミニプレートとスクリューによる整復固定

（2）関節包内外骨折

- 原則として非観血的整復固定術。

（3）関節包外骨折

- 小骨片の偏位が小さい場合には、非観血的整復固定術。小骨片の偏位が大きく、下顎運動障害になっている場合には観血的整復固定術。
- 小骨片の偏位が大きく、下顎運動障害になっていない場合には非観血的整復固定術。
- 顎関節骨折（関節突起骨折）の非観血的整復固定術における顎間固定期間は、通常1〜3週間程度である。
- 顎関節骨折（関節突起骨折）の観血的整復固定術には、金属線による骨縫合、スクリュー（図15）、ミニプレート（図16、17）、キルシュナー鋼線などが用いられる。

3）顎関節脱臼

■定義

- 下顎頭が関節可動域を超えて移動し下顎窩から逸脱し、関節面の正常な相対的関係を失い、自力で整復できなくなった状態。

■分類

- 脱臼の程度、方向、経過から以下のように分類。

VII

（1）脱臼の程度

- **完全脱臼**：自力で整復できない状態。
- **不完全脱臼**（**亜脱臼**）：容易ではないが、自力で整復ができる状態。

（2）脱臼の方向

- 脱臼の方向により前方、後方、内側、外側、上方があり、それらのうち顎関節脱臼単独で発生した場合の大部分は前方脱臼。
- 関節突起骨折の場合に骨片の脱臼を伴うことが多く、その場合は外側翼突筋の作用により前内下方に脱臼する場合が多い。
- 後方脱臼は側頭骨耳道前壁骨折を、上方脱臼は側頭骨下顎窩骨折を伴う。

（3）脱臼の経過

- **新鮮脱臼**。
- **陳旧性脱臼**。
- **習慣性脱臼**。

■原因

- 大きなアクビ、過度の開口、抜歯や歯科治療による長時間の持続開口、気管内挿管時における強制開口、下顎骨に対する下後方方向への打撲、関節部の構造異常（低い関節隆起）。

■症状

- 片側性では顔貌の非対称、下顎正中の健側偏位、患側の顎関節部痛、交叉咬合、咀嚼・嚥下障害など。
- 両側性では顔貌の伸長化（図18、22）、下顎の前下方偏位（図20）、口唇閉鎖不全、顎関節部痛、流涎、咀嚼・嚥下障害。
- 片側性および両側性ともに、耳珠前方の著明な陥凹（図22）が特徴であるが、肥満患者では明らかでないことがある。

■診断

- 上記症状より容易であるが、骨折を除外診断するためエックス線検査（図24）は必須である。

■治療方針

- 治療法には非観血的徒手整復法と観血的整復法がある。

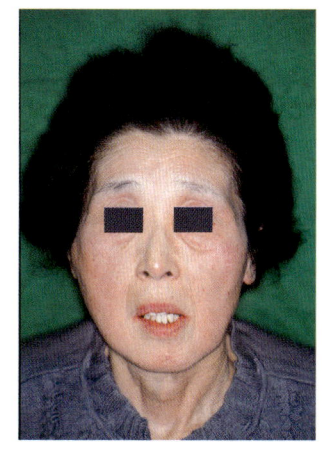

図18　脱臼時正貌。顔貌の伸長化を示す

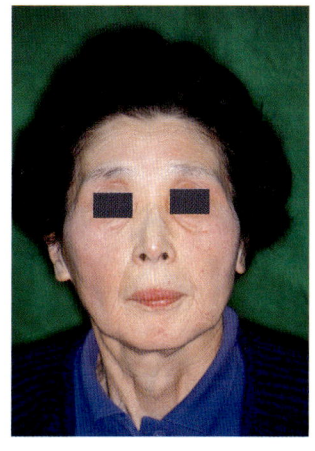

図19　整復後正貌

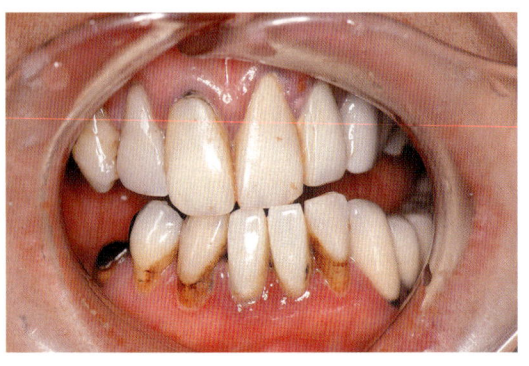 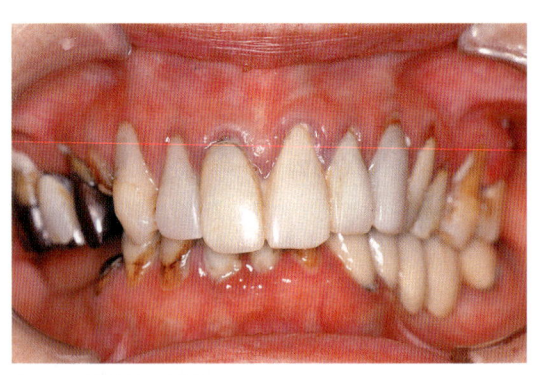

図 20　脱臼時の咬合。下顎は前方偏位し、切端咬合 ないし反対咬合を示す

図 21　整復後の咬合

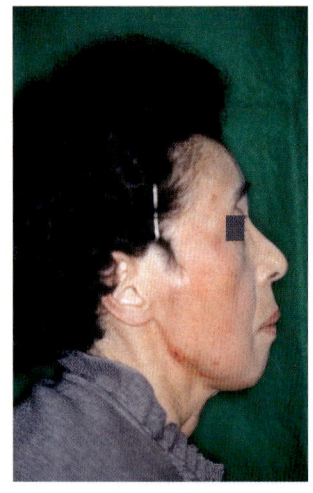 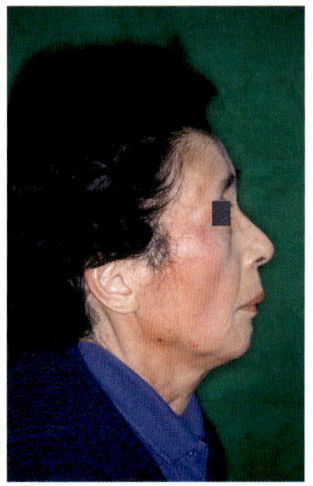

図 22　脱臼時 側貌（耳前部陥 凹に着目）

図 23　整復後側貌

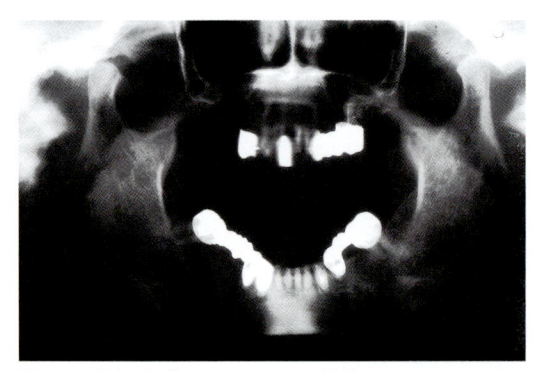 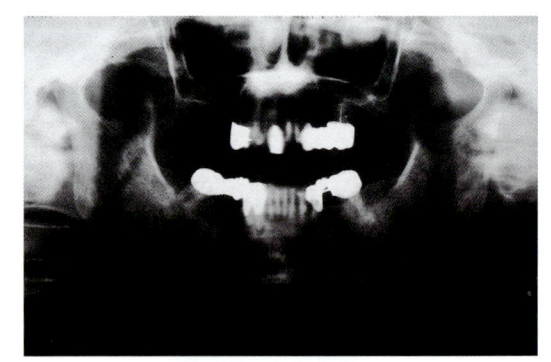

図 24　脱臼時パノラマエックス線像

図 25　整復後パノラマエックス線像

（1）非観血的徒手整復法（図 19、21、23、25）

- 非観血的徒手整復法は新鮮例に対する第一選択療法であり、施療者が患者の前方から徒手整復する**ヒポクラテス法**（図 26）と施療者が患者の後方から徒手整復する**ボルヘルス法**（図 27）がある。
- 関節痛により徒手整復法が困難な場合は、各種除痛法（非ステロイド性消炎鎮痛薬〈NSAIDs〉の投与、局所麻酔薬の関節腔内注射、静脈内鎮静法、全身麻酔）などを併用する。
- 咀嚼筋の緊張が強く下顎頭の整復が困難な場合には、全身麻酔下に筋弛緩薬を用い筋弛緩したうえで、再度整復を試みる。

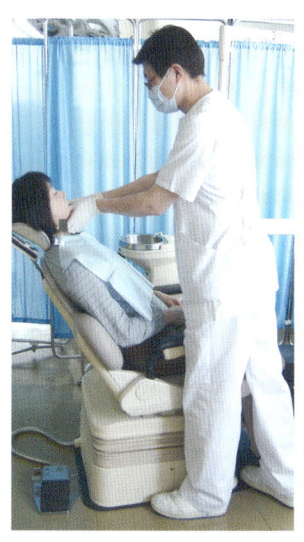

図 26　ヒポクラテス法（術者は前方に位置する）

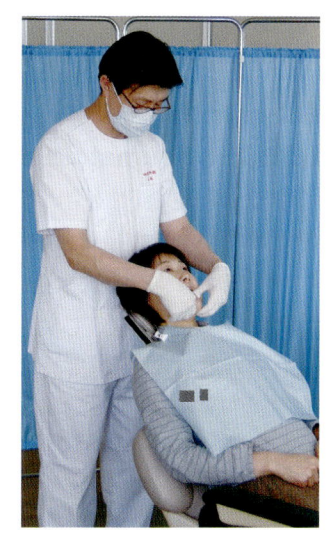

図 27　ボルヘルス法（術者は後方に位置する）

（2）観血的整復法

- 上記の各種徒手整復が奏効しない場合には、観血的整復法が選択される。

- 観血的整復法には、①下顎骨牽引による整復法と②関節開放による整復法とがある。前者には下顎角下縁に皮膚切開を加え、下顎角部の骨を剖出し骨把持鉗子を用い下方に牽引整復する方法（口外法）と、同様に下顎枝前縁に粘膜骨膜切開を加え、下顎切痕に単鈍鉤をかけて牽引整復する方法（口内法）とがある。

■治療後の患者管理

- 整復後は非ステロイド性消炎鎮痛薬（NSAIDs）の内服とともに、包帯やチンキャップを用いた開口制限（図 28、29）を実施する。

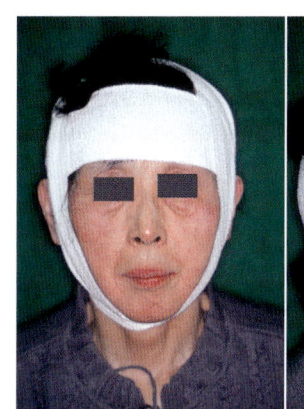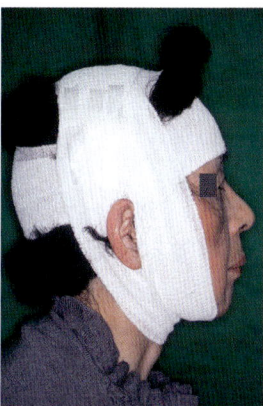

図 28　包帯法施行後（左：正貌、右：側貌）

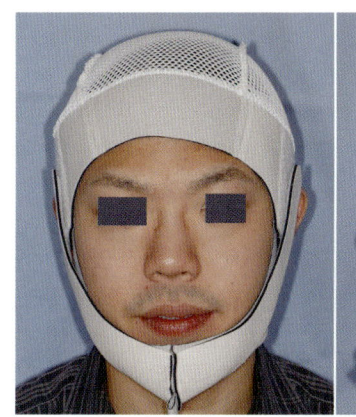

図 29　顎関節脱臼防止用装具

❸ 顎関節の炎症性病変

■非感染性顎関節炎

1）リウマチ性顎関節炎（rheumatoid arthritis of the temporomandibular joint）

- 全身関節のフィブリノイド変性を伴う結合組織炎を本態とする病変（膠原病）である。長期にわたり急性期と慢性期を反復し関節破壊をきたす。系統的な疾患であるが、末梢指（趾）関節に初発し、きわめてまれに顎関節にも発症することがある。関節病変の主体は肉芽組織の増生（パンヌス）で、軟骨、骨を吸収破壊し関節の変形をきたし、顎関節では吸収により開咬を、あるいは骨癒着により顎関節強直症をきたす。その他の骨格筋、血管、心臓などにも病変を生じる。

■症状

（1）全身症状

- 発熱、全身倦怠、食欲不振、体重減少などがみられる。

（2）局所症状

- 顎関節の運動痛、顎関節部の圧痛がみられる。下顎頭の変形、骨の破壊、吸収、萎縮、癒着が進行例で現れる。

（3）機能障害

- 開口障害が出現することがある。進行例では顎関節強直症に移行することがある。

（4）咬交不能

- 下顎頭の吸収破壊に伴って下顎が後上方へ偏位して、前歯部開咬を示すことがある。

■診断

（1）臨床検査診断

- 検査所見で貧血、赤沈の促進、CRP 陽性、γ-グロブリンの増加、白血球数の増加、血清抗 CCP 抗体陽性、RA 定性検査陽性、RAHA 検査高値、Waaler-Rose 反応陽性、血清 MMP3 値などを示す。

（2）画像診断

- パノラマエックス線撮影などのエックス線検査で、下顎頭の変形、骨の破壊、吸収、萎縮とともに著しい場合には関節隙の狭小化がみられる（図 30）。単純 CT 画像は病変範囲の同定に優

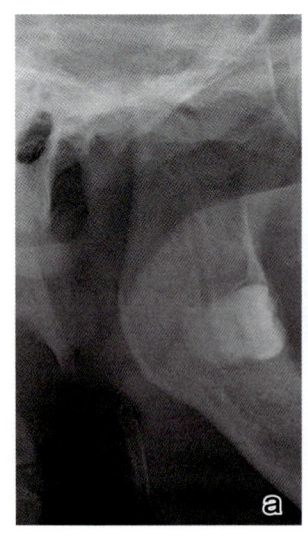
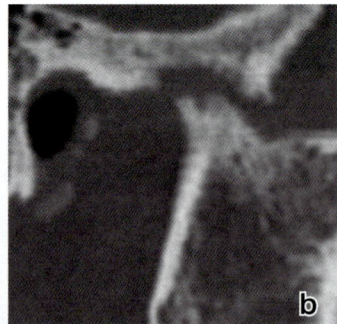
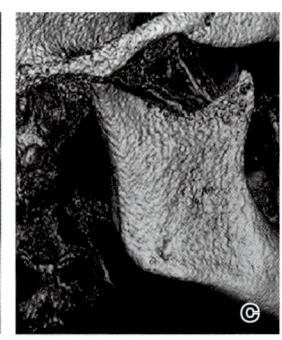

図 30　顎関節リウマチ
a：右側顎関節部パノラマエックス線像
b：右側顎関節部矢状断 CT 画像
c：右側顎関節部 CT-3D 画像

れ、MRI によって軟組織病変を描出できる。

■治療方針

- 全身的には慢性関節リウマチの治療法に従うが、局所療法としてスプリントの装着や開口訓練療法によって関節拘縮を防ぐ。

2）痛風性関節炎

- 結晶誘発性関節炎の一種である。高乳酸血症が痛風発症の基礎疾患であるが、発症機序は不明である。
- 痛風により尿酸―ナトリウムが関節内外の組織に析出することにより、反復性の急性あるいは慢性関節炎が惹起される。当初は単関節性であり、関節液中の結晶の証明により診断が確定される。なお、痛風はほとんど男性に発症する（約98％）。

■症状

（1）急性症状

- しばしば夜間における母趾の中趾節関節の痛みの発症から始まり、痛みは次第に激しくなり数時間持続する。罹患関節では腫脹、熱感、発赤を伴い、患部皮膚に光沢がある。まれに顎関節に発症し、自発痛、耳前部の発赤、熱感、腫脹、開口障害などを呈する。なお、疼痛発作は断続的で、発作の繰り返しとともに次第に無痛期が短くなる傾向がある。急性痛風性関節炎を治療せず放置すると、慢性痛風性関節炎に移行する。

（2）慢性症状

- 痛風結節（黄色または白色の丘疹あるいは小結節、尿酸塩を取り囲む肉芽組織）が指（趾）、足、肘頭あるいはアキレス腱部に発症する。
- また、罹患関節の痛み、変形、運動障害をきたす場合がある。

■診断

（1）鑑別診断

- 感染性関節炎、リウマチ性顎関節炎および結晶誘発性関節炎であるピロリン酸カルシウム二水和物（CPPD）結晶沈着症（偽痛風）、塩基性リン酸カルシウム（BCP）（アパタイト）およびシュウ酸カルシウム結晶沈着症などとの鑑別を要する。なお、シュウ酸カルシウム結晶沈着症は腎不全患者に多い。

（2）臨床検査診断

- 血清尿酸値の上昇は痛風患者で多く認められるが、特異度が低い。
- 急性炎症により白血球数は増加し、好中球が50％を超える。

（3）画像診断

- 慢性痛風性関節炎では単純エックス線像にて骨変形を認めるが、特異的ではない。

（4）関節液診断

- 診断の確定は、関節液中における遊離あるいは貪食細胞内の針状または桿状の尿酸結晶の証明による。なお、尿酸結晶は複屈折性が強く、伸長性はない。

■治療方針

- 急性発作に対してはNSAIDsあるいは副腎皮質ステロイド薬の投与、関節の安静。
- コルヒチンあるいはNSAIDsの服用による発作の予防
- 尿酸排泄促進薬の投与を優先し、時には尿酸生成抑制薬の投与（重症例では併用）による尿酸値の低下を図る。

■感染性顎関節炎 （図31）

1）化膿性顎関節炎 （supprative arthritis of the temporomandibular joint）

- 主に隣接組織の顎骨、耳下腺、外耳、中耳などの化膿性炎の波及による。また遠隔臓器の炎症巣からの血行性感染もありうる。外傷の開放創からの直接感染によることもある。きわめてまれに淋菌性、梅毒性、結核性のものが報告されている。

■症状

（1）全身症状

- 発熱、頭痛、全身倦怠などが現れる。

（2）局所症状

- 耳前部の自発痛、特に顎運動時の痛みが強い。耳前部皮下の腫脹、発赤がみられる。進行すると外耳道部に瘻孔を生じ、排膿をみることがある。

（3）咬合不全

- 関節腔への膿や滲出液の貯留、関節内組織の浮腫性腫脹により下顎頭は前方に押し出され、下顎全体が健側に軽度に偏位する。このため咬交不能を生ずる。

■診断

①画像診断

- パノラマエックス線撮影、側斜位経頭蓋撮影などのエックス線検査で、関節隙の拡大ならびに患側下顎頭の軽度前方偏位がみられる。なお、急性化膿性炎の最盛期ではエックス線像での骨変化はほとんどみられないが、急性症状の消退後に下顎頭の骨破壊や関節隙の狭小化がみられることがある。MRIにより関節腔内の膿などの液性貯留を確認できる（図31）。

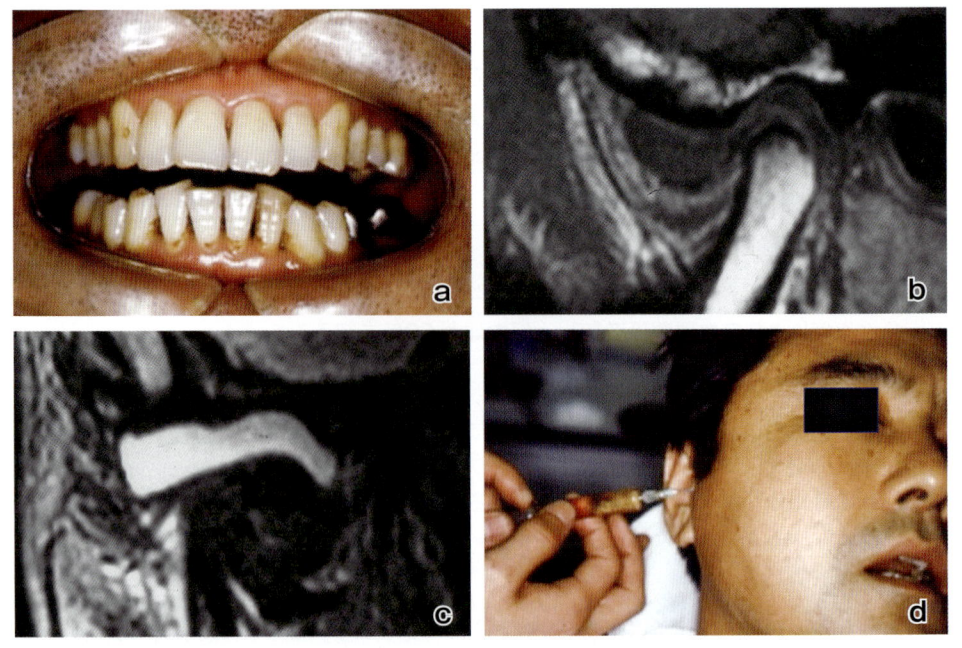

図31 感染性顎関節炎 （a：開口障害を呈している、b：右側顎関節矢状断 T1 強調 MR 画像、c：右側顎関節前頭断 T2 強調 MR 画像：貯瘤した液状成分が高信号を示す、d：右側化膿性顎関節炎：上関節腔から膿性の内容液が吸引された）

（東京慈恵会医科大学 杉崎正志博士提供）

VII

②細菌検査

- 穿刺吸引により膿を採取し、細菌培養検査を行い起炎菌同定を試みるが、できない場合が多い。

■治療方針

- 化膿性炎の消炎療法に準ずる。

❹ 顎関節の腫瘍性病変

- 顎関節に原発する腫瘍は関節を構成する骨、軟骨、および滑膜に由来する病変が主で、良性および悪性がある。このほかに遠隔部位からの転位性腫瘍も存在する。顎関節に発生する腫瘍性病変全体の頻度は非常に低く、悪性腫瘍よりも良性腫瘍の発生頻度が低い。

1）骨軟骨腫（osteochondroma）（図 32）

- 下顎頭の骨および軟骨の良性腫瘍で、下顎頭に生ずる腫瘍では比較的多い。腫瘍性増大部は軟骨性被覆を有し、骨軟骨両者の増殖を認める。

■症状

- 腫瘍増大によってオトガイが健側へ偏位する。増大が著しい場合には側方歯群の開咬や開口障害が現れる。
- 咬合：下顎の健側偏位に伴って、交叉咬合を呈する。

■診断

画像診断

- パノラマエックス線撮影などのエックス線検査で、分葉状ないしは不規則な形態の下顎頭変形を認める。関節隙は狭小化するが消失することはない。単純ＣＴ像は病変の形態、大きさ、範囲の決定に有用である。

■治療方針

- 腫瘍の切除または下顎頭切除を行う。骨移植などを含めた関節再建術が併用されることがある。

2）軟骨肉腫（chondrosarcoma）（第Ⅵ章．5．非歯原性悪性腫瘍：❷ 肉腫〈p.195〉参照）

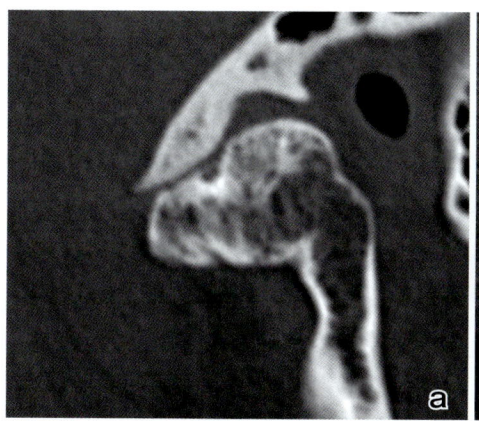
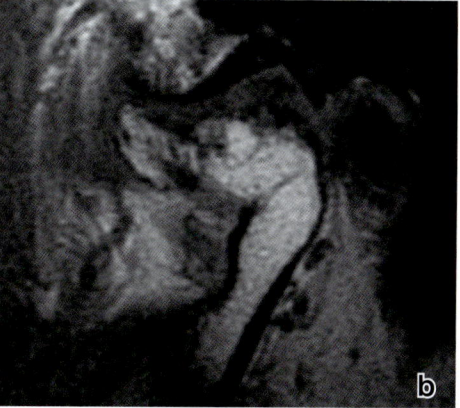

図 32　右側下顎頭骨軟骨腫（a：顎関節部矢状断 CT 画像、b：顎関節部矢状断 T1 強調画像）

3）骨肉腫（osteosarcoma）（第Ⅵ章．5．非歯原性悪性腫瘍：❷ 肉腫〈p.195〉参照）

■症状

- 悪性腫瘍では下顎頭、下顎窩などへの腫瘍の浸潤によって関節部の腫脹、神経障害性疼痛、顎運動時の痛みや開口障害、関節組織の破壊によって下顎正中の患側への偏位や開咬などの症状を呈する。また外耳、中耳への浸潤により耳症状が現れることがある。

■診断

画像診断

- パノラマエックス線撮影などのエックス線検査ならびに単純 CT 画像上で、下顎頭の不規則な吸収像、または側頭骨の破壊像が認められることがある。

■治療方針

- 悪性腫瘍の治療に準じた治療を行う。

4）腫瘍類似性疾患（滑膜軟骨腫症〈synovial chondromatosis〉、滑膜骨軟骨腫症〈synovial osteochondromatosis〉）（図 33〜36）

- 滑膜細胞の化生増殖によって粒状、塊状の軟骨組織を関節腔内に多数形成する非腫瘍性病変。

■症状

- 軟骨性粒状物の増加に伴って、関節雑音が生じる。開口障害を呈することもある。多くの症例では、画像診断で偶然発見される。特に MRI の普及に伴って発見が増加した。軟骨粒が滑膜内にたまる Ⅰ 期、軟骨粒が関節腔に露出している Ⅱ 期、軟骨粒が遊離し関節腔内に漂う Ⅲ 期に分けられる。

■診断

画像診断

- 軟骨粒が石灰化を示す場合には、パノラマエックス線撮影などのエックス線検査ならびに単純 CT 画像上で描出される。MRI が最も診断には有効で、範囲、形態の把握が可能なので、確定診断となる（図 33）。

■治療方針

- 顎関節鏡手術あるいは関節開放手術により軟骨粒を摘出する。Ⅰ 期および Ⅱ 期の軟骨粒が多数

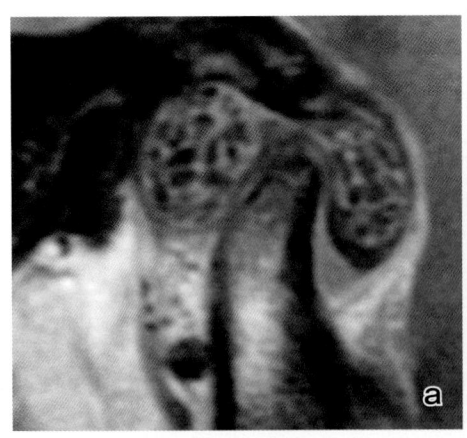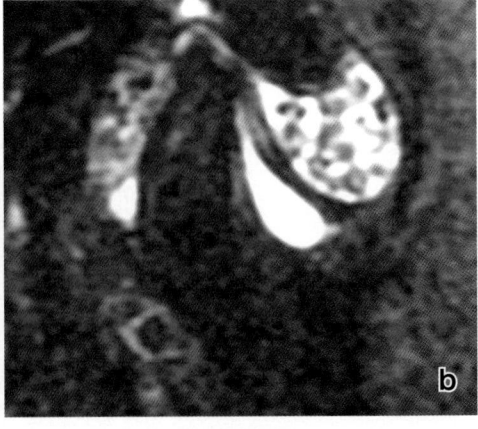

図 33　左側顎関節滑膜軟骨腫症
a：左側矢状断 T1 強調 MR 画像：下顎頭前内方の上関節腔に信号強度の不均一なマスが認められる。
b：左側矢状断 T2 強調 MR 画像：同部は高信号の Joint effusion とその中に散在する信号強度の比較的低い塊状物の存在が認められる。

（北京大学口腔医学院　馬緒臣博士から提供）

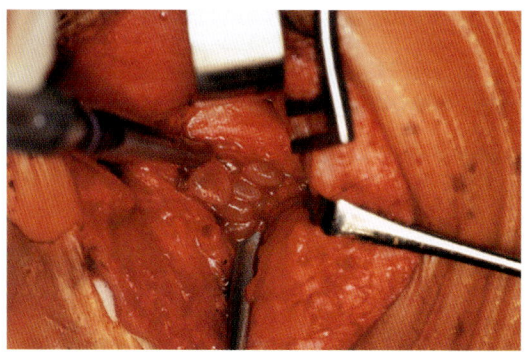

図 34　術中写真：上顎関節腔が軟骨瘤で充満している

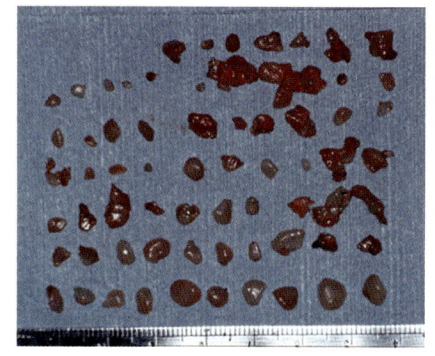

図 35　摘出物

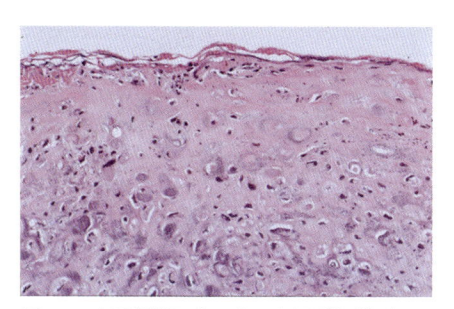

図 36　病理組織写真：表面を滑膜組織が覆う

みられる場合は滑膜切除を行う（図 34、35）。

❺ 顎関節症（most common temporomandibular disorders）

- 顎関節症は、**顎関節や咀嚼筋の疼痛、関節（雑）音、開口障害**ないし**顎運動異常**を主要症候とする障害の包括的診断名である。その病態は咀嚼筋痛障害、顎関節痛障害、顎関節円板障害および変形性顎関節症である（一般社団法人日本顎関節学会、以下、顎関節学会と略す。2013）。

■症状

- 主要症状：顎関節部を中心とする違和感ないし疼痛、顎運動制限ないし異常運動（過剰運動を含む）、顎運動時の雑音（クリック〈弾撥音：カクカクあるいはポキポキ〉およびクレピタス〈捻髪音：ガサガサあるいはザラザラ〉）ないし、ひっかかり（滑らかさの欠如）。
- 随伴症状：耳閉感、耳痛、耳鳴、めまい、悪心、眼疲労感、眼痛、頭痛、頸部痛、肩部痛、手のしびれなどの隣接他臓器の異常や、体感異常症、咬合神経症、慢性痛などの心身医学的失調。

■疫学

- 男性より女性に多いとされているが、患者数、年齢分布、性差などに関する詳細な疫学データはない。

■自然経過（natural history）

- 自然経過とは、疾患が治療を受けず放置された場合に自然に経過する過程をいう。
- 多数患者の調査では加齢とともに本症患者数は減少していくことから、顎関節症は治療せずに放置しても自然緩解がある自己限定的な（self-limited）疾患である可能性が高い。
- 骨変形を伴う場合は自然改善度が悪い。

表1　顎関節症の診断基準（日本顎関節学会 2013 年）

・顎関節症は、顎関節や咀嚼筋の痛み、関節（雑）音、開口障害ないし顎運動異常を主要症候とする障害の包括的診断名である。その病態は咀嚼筋痛障害、顎関節痛障害、顎関節円板障害および変形性顎関節症である。

付記：顎運動異常には、開閉口時の顎運動経路の左右側への偏位、開閉口時の顎運動の引っかかり、また平衡障害などが含まれる。顎関節症の症候としての閉口障害はまれではあるが、顎関節円板後方転位、顎関節円板後部組織の重畳あるいは開口時の顎関節円板後方転位（オープンロック）などにより発現することがある。

表2　顎関節症の診断手順

顎関節症と同様の臨床症状を呈する疾患あるいは障害との鑑別診断（表3、4）
↓
顎関節症
↓
顎関節症の病態分類

■診断基準（表1）

- 「顎関節症」と診断するための必要条件は、① 顎関節や咀嚼筋など（咬筋、側頭筋、内側および外側翼突筋の4筋のほかに顎二腹筋、胸鎖乳突筋を含む）の疼痛、② 関節（雑）音、③ 開口障害ないし顎運動異常の主要症候のうち、少なくとも1つ以上を有することである。
- たとえば、各種の画像検査において関節円板や関節硬組織の位置や形態に異常が認められたとしても、上記の①～③の主要症候のいずれも有しないものは顎関節症とは診断できない。
- そのうえで、類似の症候を呈する疾患（顎関節症と鑑別を要する疾患あるいは障害〈表2、3、4参照〉）を除外したものである。

■鑑別を要する疾患あるいは障害

- 顎関節症と鑑別を要する疾患あるいは障害は、①顎関節症以外の顎関節・咀嚼筋の疾患あるいは障害（表3）と、②顎関節・咀嚼筋の疾患あるいは障害以外の疾患（表4）とに大別される。
- 顎関節症と鑑別を要する疾患あるいは障害のうち、顎関節・咀嚼筋の疾患あるいは障害以外の疾患は、表4に示されているように多岐にわたり、頭蓋内疾患をはじめ顎関節周囲の隣接器官である歯性疾患、咀嚼筋、側頭骨、顎骨などの腫瘍性あるいは炎症性疾患、各種耳鼻咽喉科疾患、筋・骨格系、心臓・血管系の疾患、神経系の疾患、頭痛、精神神経学的疾患などがある。
- 顎関節症と誤認される頻度が高い疾患は隣接器官の疾患。
- 各々の疾患の特徴ないし診断要点の概略について知っておく。
- これら鑑別を要する疾患の確定診断は、それぞれの専門医にゆだねる。
- 顎関節症と上記の鑑別を要する疾患が合併している場合は診断が最も難しい。

■病態分類（表5）

- 日本顎関節学会では顎関節症の病態を4つに分け、それをもとに病態分類している。

■病態

（1）咀嚼筋痛障害（Ⅰ型）：咀嚼筋痛とそれによる機能障害を主徴候とするもので、その病態としては筋緊張、筋スパズム、筋炎の3つが挙げられる

■主症状

- 筋痛、運動痛、運動障害があり、主な病態は局所筋痛と筋・筋膜痛である。
- 具体的には顎のだるさ、咀嚼筋の鈍痛（例：こめかみの痛み）を訴える。これらの痛みは左右差はあるものの一般に両側性であることが多い。
- 痛みによる開口障害を呈する場合には、大開口により疼痛が増大する。触診により特定の咀嚼

筋に圧痛を認め、筋・筋膜痛では、触診時に硬度が増した筋束（taut band）を触知し、その中に小さなしこりを認めることがある。

■診断基準
・顎運動時、機能運動時、あるいは非機能運動時に惹起される咀嚼筋の疼痛に関連する障害で、その疼痛は咀嚼筋の誘発テストで再現される（表6）。

(2) 顎関節痛障害（II型）：顎関節痛とそれによる機能障害を主徴候とするので、その病態としては外傷性滑膜炎が挙げられる

■主症状
・外傷性病変を主徴候としたものである。
・外来性外傷（顎頭部の強打、気管内挿管など）や内在性外傷（硬固物の無理な咀嚼、大あくび、睡眠時ブラキシズム、咬合異常など）によって顎運動時の顎関節痛や顎運動障害が惹起される

表3　顎関節・咀嚼筋の疾患あるいは障害（日本顎関節学会 2013 年）

A. 顎関節の疾患あるいは障害 (temporomandibular joint diseases or disorders)
1. 先天異常・発育異常 (congenital or growth abnormality)
 1) 下顎骨関節突起欠損 (aplasia of the condylar process) hypoplasia of the condylar process)
 2) 下顎骨関節突起発育不全 (hypoplasia of the condylar process)
 3) 下顎骨関節突起肥大 (hyperplasia of the condylar process)
 4) 先天二重下顎頭 (congenital bifid condyle)
2. 外傷 (trauma)
 1) 顎関節脱臼 (luxation of the temporomandibular joint)
 2) 骨折（下顎骨関節突起、下顎窩、関節隆起）(fracture of the condylar process, articular fossa and/or articular eminence)
3. 炎症 (inflammation)
 1) 非感染性顎関節炎 (noninfectious arthritis, sprains, strains)
 2) 感染性顎関節炎 (infectious arthritis)
4. 腫瘍および腫瘍類似疾患 (neoplasm and allied diseases)
5. 顎関節強直症 (ankylosis of the temporomandibular joint)
 1) 線維性 (fibrous)
 2) 骨性 (osseous)
6. 上記に分類困難な顎関節疾患 (unclassified other diseases of the temporomandibular joint)（特発性下顎頭吸収 idiopathic progressive condylar resorption など）

B. 咀嚼筋の疾患あるいは障害 (masticatory muscle diseases or disorders)
1. 筋萎縮 (amyotrophia)
2. 筋肥大 (myopachynsis)
3. 筋炎 (myositis)
4. 線維性筋拘縮 (myofibrotic contracture)
5. 腫瘍 (neoplasia)
6. 咀嚼筋腱・腱膜過形成症 (masticatory muscle tendon-aponeurosis hyperplasia)

C. 顎関節症（顎関節・咀嚼筋の障害）(most common temporomandibular disorders)

D. 全身疾患に起因する顎関節・咀嚼筋の疾患あるいは障害 (temporomandibular joint and/or masticatory muscle diseases or disorders caused by systemic diseases)
1. 自己免疫疾患（顎関節リウマチなど）
2. 代謝性疾患（痛風など）
3. その他の全身性疾患（線維筋痛症、血液分布、Ehlers-Danlos 症候群、破傷風など）

注1：咀嚼筋の疾患あるいは障害については、比較的発現がみられ、鑑別可能なものだけを挙げた。
注2：2001 年改訂の顎関節疾患の分類外の外傷性顎関節炎は、「3．炎症 1）非感染性顎関節炎」に含める。

表4　顎関節症と鑑別を要する疾患あるいは障害（日本顎関節学会 2013 年）

I.　顎関節症以外の顎関節・咀嚼筋の疾患あるいは障害（顎関節・咀嚼筋の疾患あるいは障害（2014 年）表 3 参照）

II.　顎関節・咀嚼筋の疾患あるいは障害以外の疾患
1．頭蓋内疾患：出血、血腫、浮腫、感染、腫瘍、動静脈奇形、脳脊髄液減少症など
2．隣接臓器の疾患
　1）歯および歯周疾患：歯髄炎、根尖性歯周組織疾患、歯周病、智歯周囲炎など
　2）耳疾患：外耳炎、中耳炎、鼓膜炎、腫瘍など
　3）鼻・副鼻腔の疾患：副鼻腔炎、腫瘍など
　4）咽頭の疾患：咽頭炎、腫瘍、術後瘢痕など
　5）顎骨の疾患：顎・骨炎、筋突起過長症（肥大）、腫瘍、線維性骨疾患など
　6）その他の疾患：茎状突起過長症（Eagle 症候群）、非定型顔面痛など
3．筋骨格系の疾患：筋ジストロフィーなど
4．心臓・血管系の疾患：側頭動脈炎、虚血性心疾患など
5．神経系の疾患：神経障害性疼痛（三叉神経痛、舌咽神経痛、帯状疱疹後神経痛など各種神経痛を含む）、
　　筋痛性脳脊髄炎（慢性疲労症候群）、末梢神経炎、中枢神経疾患（ジストニアなど）など
6．自己免疫疾患：関節リウマチ、多発性筋炎など
7．代謝性疾患：痛風など
8．頭痛：緊張型頭痛、片頭痛、群発頭痛など
9．精神神経学的疾患：気分障害、不安障害、身体表現性障害、統合失調症など
10．その他の全身性疾患：線維筋痛症、血液疾患、Ehlers-Danlos 症候群、破傷風など

表5　顎関節症の病態分類（日本顎関節学会 2013 年）

1．咀嚼筋痛障害 (myalgia of the masticatory muscle)、Ⅰ型

2．顎関節痛障害 (arthralgia of the temporomandibular joint)、Ⅱ型

3．関節円板障害 (disc derangement of the temporomandibular joint)、Ⅲ型
　a：復位性 (with reduction)
　b：非復位性 (without reduction)

4．変形性顎関節症 (osteoarthrosis/osteoatritis of the temporomandibular joint)、Ⅳ型

注1：重複診断を承認する。
注2：顎関節円板障害の大部分は、関節円板の前方転位、前内方転位あるいは前外方転位であるが、内方転位、外方転位、後方転位、開口時の関節円板後方転位（オープンロック）などを含む。
注3：間欠ロックは、復位性顎関節円板障害に含める。

表6　咀嚼筋痛障害の診断基準（日本顎関節学会 2018 年）

病歴：過去 30 日間に次の両方を認める。
　　　1．顎、側頭部、耳の中あるいは耳前部の疼痛
　　　2．顎運動、機能運動あるいは非機能運動によるその疼痛の変化 *

診察：次の両方を確認する。
　　　1．疼痛部位が側頭筋あるいは咬筋である。
　　　2．次の誘発テストの少なくとも 1 つで側頭筋あるいは咬筋にいつもの痛みを生じる。
　　　　a．側頭筋あるいは咬筋の触診（触診圧 1 kg/cm²）
　　　　b．自力あるいは強制最大開口運動（左側側方、右側側方あるいは前方運動）**

*　：「痛みの変化」には、痛みが増大する場合だけではなく、痛みが減少したり性状が変わったりする場合も含まれる。
**：括弧内の条件を加えるかどうかは、わが国で行う予定の多施設臨床研究の結果をみて決定する。

表7　顎関節痛障害の診断基準（日本顎関節学会 2018 年）

病歴：過去 30 日間に次の両方を認める。
　1．顎、側頭部、耳の中あるいは耳前部の疼痛
　2．顎運動、機能運動あるいは非機能運動によるその疼痛の変化 *

診察：次の両方を確認する。
　1．疼痛部位が顎関節部である。
　2．次の誘発テストの少なくとも 1 つで顎関節部にいつもの痛みを生じる。
　　a．外側極あるいは外側極付近の触診（触診圧 1 kg/cm^2）
　　b．自力あるいは強制最大開口運動、左側側方、右側側方あるいは前方（あるいは後方）** 運動

* ：「痛みの変化」には、痛みが増大する場合だけではなく、痛みが減少したり性状が変わったりする場合も含まれる。
**：括弧内の条件を加えるかどうかは、わが国で行う予定の多施設臨床研究の結果をみて決定する。

れた病態で、その主な病変部位は、関節包、関節靱帯（主に外側靱帯）、円板付着部であり、それらの伸展および捻挫により生じる。また、本病態において生じる疼痛には外傷性滑膜炎が関連することが示されている。

- 顎関節部の運動痛および同部の圧痛を認めることが多い。

- すなわち、顎関節痛障害は、顎関節障害群のなかから硬組織の病的変化が生じている変形性顎関節症および関節円板転位が生じている顎関節円板障害を除いた群であり、顎関節円板障害や変形性顎関節症の初期段階にあるものが混在した可逆性の関節障害群である。

■診断基準

- 顎運動時、機能運動時、あるいは非機能運動時に惹起される顎関節の疼痛に関連する障害で、その疼痛は顎関節の誘発テストで再現される（表7）。

（3）顎関節円板障害（Ⅲ型）

■病態

- 顎関節円板障害は、顎関節内部に限局した、関節円板の位置異常ならびに形態異常に継発する関節構成体の機能的ないし器質的障害と定義され、顎関節内障と同義である。

- 主病変部位は関節円板と滑膜であり、関節円板の転位、変性、穿孔、線維化により生じるとされている。

- 顎関節症の各病態のなかで最も発症頻度が高く、患者人口の約6〜7割を占めるといわれている。

- 関節円板は前方ないし前内方へ転位することがほとんどであるが、まれに内方転位、外方転位、後方転位を認める。また、いずれの方向に転位した場合でも、顎運動に伴って転位円板が下顎頭上に復位する場合と復位しない場合がある。

- 関節円板転位の大部分を占める前方転位は、開口時に関節円板が復位するもの（復位性）と復位しないもの（非復位性）に大別される（図 37〜39）。

- 前者は、開口途中において下顎頭がクリックとともに関節円板の後方肥厚部をくぐり中央狭窄部にすべりこんで下顎頭−円板関係は正常に戻る。一方、閉口時には（多くは咬頭嵌合位に戻る直前に）鈍いクリックを生じて円板が再び転位してしまうものである。なお、クリック（弾撥音）はコクッという感じの持続時間の短い単音で、クレピタス（捻髪音）のような持続時間の長い摩擦音とは区別される。円板転位に起因する開閉口時に生じるクリックを相反性クリック（reciprocal click）と呼ぶ（図 40、41）。

- 後者は、顎運動の全期間を通じ関節円板が前方へ転位したままであり、下顎頭の運動制限により開口障害が生じる。**クローズドロック**は、この非復位性の関節円板前方転位に随伴する開口障害の呼称である。また、時々、顎がひっかかって開かなくなるクローズドロックを間欠性ロックと呼ぶ。なお、復位性関節円板前方転位は必ずしも非復位性関節円板前方転位の前駆病態ではなく、大部分の復位性関節円板前方転位は非復位性に移行せず、復位性関節円板前方転位のごく一部のみが非復位性関節円板前方転位へと移行するのみである。

■病態の進行（図 42）

- 何らかの原因で関節円板が軽度、前方に転位する。
- この状態では円板は正常形態を保っているが、関節円板が関節面から完全に転位すると、関節円板は次第に変形する。
- 一般に、円板変形は円板後方肥厚部の肥厚から始まり、屈曲を経て、塊状化に至る（図 42）。

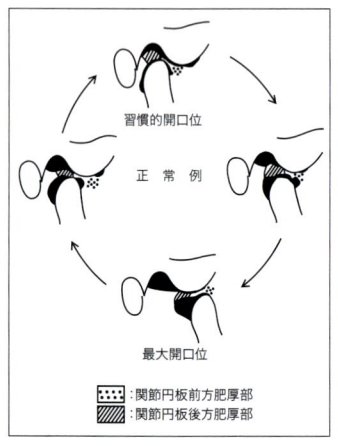

図 37　健常例における関節円板動態模式図

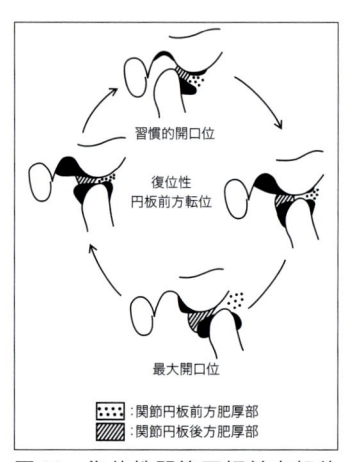

図 38　復位性関節円板前方転位例（Ⅲ a）における関節円板動態模式図

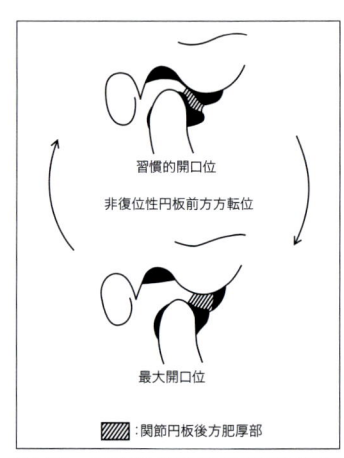

図 39　非復位性関節円板前方転位例（Ⅲ b）における関節円板動態模式図

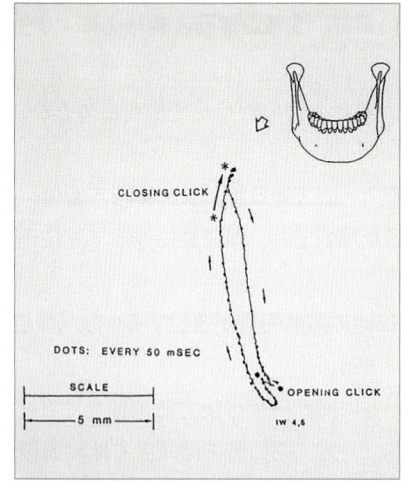

図 40　復位型関節円板前方転位例の下顎頭運動路（前頭断）（CH Gibbs 博士提供）

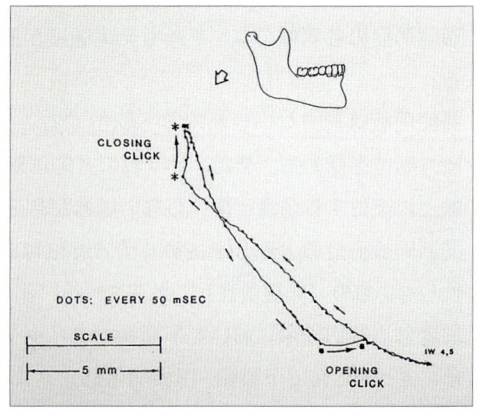

図 41　復位型関節円板前方転位例の下顎頭運動路（矢状断）（CH Gibbs 博士提供）

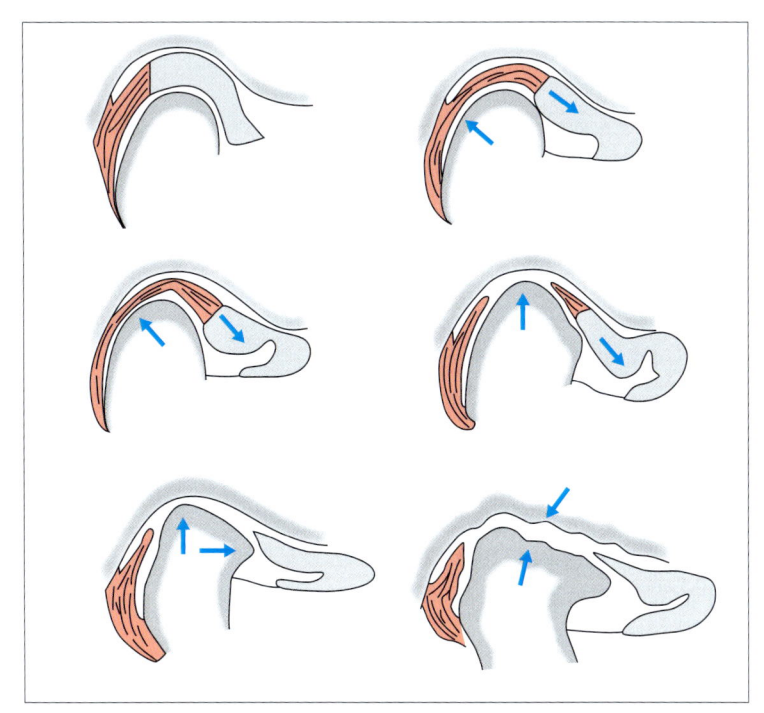

図42　前方転位した関節円板の変形様相

この段階になると関節に加わる負荷は下顎頭から円板後部組織を介して下顎窩に加わることになる。円板後部組織は関節円板に比べはるかに脆弱なため、その力に耐えることができず、結果として穿孔をきたすことも多い。

- 関節軟骨には変性、破壊が生じ、変形性顎関節症へと移行する。しかしながら、顎関節円板障害は基本的に self-limiting であり、変形性顎関節症へ移行するのは関節円板前方転位を起こした顎関節のごく一部である。

■**診断基準**

- 顎関節円板障害には、円板転位だけではなく、円板変形、円板重畳、円板穿孔などさまざまなものがあり、それらが重複していることも珍しくない。

- また、関節円板の転位の程度や方向もさまざまである。しかしながら、これらの顎関節円板障害のなかでは前方転位が生じる頻度が圧倒的に高いことから、前方転位の診断基準だけを定義する。

①**復位性関節円板前方転位**：下顎頭 - 関節円板複合体を含むバイオメカニカルな顎関節内障害。多くは閉口位において関節円板は下顎頭の前方に位置し、開口に伴って復位する。関節円板の復位に伴ってクリックが生じることが多い（図43 ～ 45）。

　■主症状

- クリック：多くは相反性クリック、あるいは顎運動時における顎のひっかかり。

　■診断基準

- 下顎頭 - 関節円板複合体を含むバイオメカニカルな顎関節内障害。閉口位において関節円板は下顎頭の前方に位置し、開口に伴って復位する（表8）。

②**非復位性関節円板前方転位**（図46、47）

　■主症状

- 開口障害とそれに伴う咀嚼障害、あるいは開口障害の既往。

  ■診断基準

- 下顎頭 - 円板複合体を含むバイオメカニカルな顎関節内障害。閉口位において関節円板は下顎

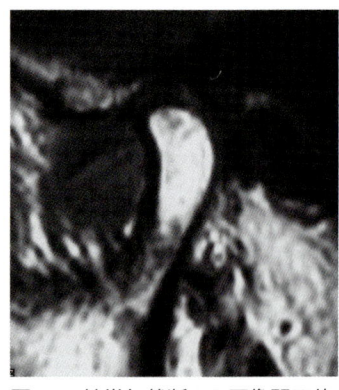
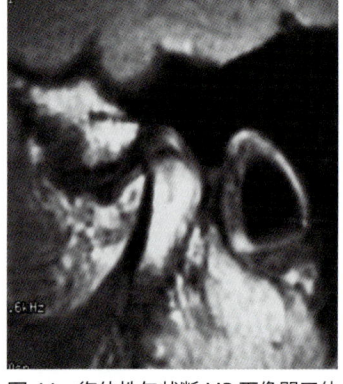
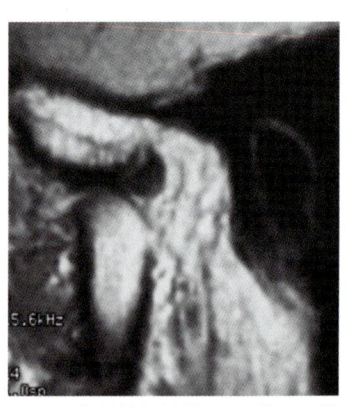

図43　健常矢状断 MR 画像閉口位　　図44　復位性矢状断 MR 画像閉口位　　図45　復位性矢状断 MR 画像開口位

表8　復位性顎関節円板障害の診断基準（日本顎関節学会 2018 年）

病歴：次のうち少なくとも一方を認める。
　　1．過去 30 日間に、顎運動時あるいは顎機能時の顎関節の雑音を認める。
　　2．観察時に患者から雑音があることの報告がある。

診察：次のうち少なくとも 1 つを確認する。
　　1．3 回の連続した開閉口運動時のうち少なくとも 1 回、触診により開口時および閉口時のクリックを触知する。
　　2．3 回の連続した開閉口運動時のうち少なくとも 1 回、触診により開口時および閉口時のクリック音を触知し、かつ 3 回の連続した左側側方、右側側方、または前方運動のうち少なくとも 1 回、触診によりクリックを触知する。
　　以上の診察の後に MRI 検査を利用できる場合は直ちに検査を行う。
　　　a．外側極あるいは外側極付近の触診（触診圧 1 kg/cm²）
　　　b．自力あるいは強制最大開口運動、左側側方、右側側方あるいは前方（あるいは後方）** 運動

顎関節 MRI を用いた診断基準は次の両者を満たすこととする。
　　1．咬頭嵌合位において関節円板後方肥厚部が 11：30 の位置より前方にあり、かつ関節円板中央狭窄部が下顎頭の前方に位置している。
　　2．最大開口時に、関節円板中央狭窄部が下顎頭と関節隆起の間に位置している。MRI 検査を利用できない場合には、以下の所見を確認する。
　　　a．下顎最前方位からの開閉口時に、開口時および／または閉口時に生じるクリックが消失する。

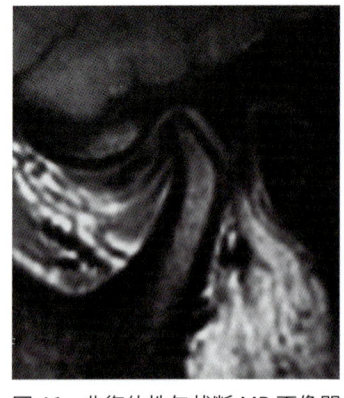
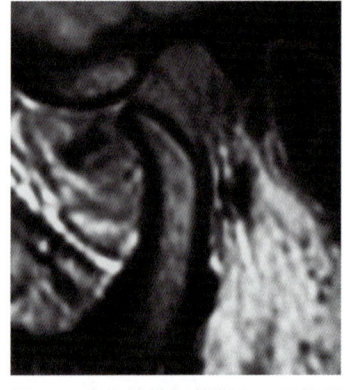

図46　非復位性矢状断 MR 画像閉口位　　　　図47　非復位性矢状断 MR 画像開口位

表9　非復位性顎関節円板障害の診断基準（日本顎関節学会 2018 年）

病歴：次の1と2の両方を認める。
　　　1．顎が引っかかって口が十分に開かなくなったことがある。
　　　2．開口が制限されて食事に支障をきたしたことがある。

診察：次の診察所見を認める。
　　　1．垂直被蓋を含んで強制最大開口距離が 40mm 未満である。

　　　注1）強制最大開口距離は臨床的に決定する。
　　　注2）関節雑音（開口時クリックなど）の存在は本診断を除外することにはならない。
　　　注3）強制最大開口距離が 40mm 以上であっても非復位性顎関節円板障害を否定できないため、開口制
　　　　　　限がある場合と同様に診察・検査を進める。

以上の診察の後に MRI 検査を利用できる場合は直ちに検査を行う。
MRI 検査を利用できない場合には、以下の診察を追加し、1つ以上陽性所見があることを確認する。陽性所見が
多くなるほど、正診率は増加する。
　　　1．クリックの消失に伴う開口制限の出現。
　　　2．触診による最大開口時の下顎頭の運動制限。
　　　3．開口路の患側への偏位。
　　　4．強制最大開口時の顎関節部の疼痛。
確定診断は、顎関節 MRI により行う。基準は次の両者を満たすこととする。
　　　1．咬頭嵌合位において関節円板後方肥厚部が 11：30 の位置より前方にあり、かつ関節円板中央狭窄部
　　　　　が下顎頭の前方に位置している。
　　　2．最大開口時に関節円板中央狭窄部が下顎頭の前方に位置している。

頭の前方に位置し、開口時にも復位しない（表9、図 46、47）。

（4）変形性顎関節症（Ⅳ型）

■病態

- 変形性顎関節症は骨関節症とも呼ばれ、顎関節構成組織の退行性病変を主徴候とした病態で、その主病変部位は関節軟骨、関節円板、滑膜、下顎頭、下顎窩にあり、その病理変化は軟骨破壊、瘢痕形成、骨吸収、骨添加、骨変性である。

- 非復位性関節円板前方転位を高頻度に認め、さらに関節円板に穿孔や断裂を伴うことも多い。画像所見では下顎頭、下顎窩、あるいは関節隆起は骨吸収や骨添加により変形し、骨辺縁部の局所的不透過性増生（辺縁性増生）、骨皮質の断裂を伴う吸収性骨変化、吸収性変化を伴う下顎頭の縮小化を呈する。

- また、変形性関節症は一般に一次性と二次性に大別され、変形性顎関節症では二次性が大部分を占める。なお、一次性変形性関節症は軟骨の退行性変化が発症の起点となり、軟骨や滑液の負荷受圧能力の低下が継続し、進行する病態であるのに比べ、二次性変形性関節症では、全身の系統疾患、関節外傷などの原疾患に継発して発症し、変形性顎関節症では関節円板転位が原疾患に該当する。

■主症状

- 関節雑音（特にクレピタス）、顎運動障害、顎関節部の疼痛（運動痛、圧痛）。

■診断基準

- 下顎頭と下顎窩・関節隆起の軟骨・骨変化を伴う顎関節組織の破壊を特徴とする退行性関節障害である（表 10）。

表10　変形性顎関節症の診断基準（日本顎関節学会 2018 年）

病歴：次のうち少なくとも 1 つの陽性所見がある。
　　　1．過去 30 日間に顎運動時あるいは顎機能時の顎関節部の雑音を認める。
　　　2．診察時に患者から雑音があることの報告がある。

診察：次の診察に陽性所見を認める。
　　　1．開口運動、左右側方運動、前方運動のうち少なくとも 1 つの顎運動時に触診によりクレピタスを認める。

クレピタスを認めなくても変形性顎関節症を否定できないため、クレピタスを認める場合と同様に検査を進める。
確定診断は、顎関節 CT あるいは MRI により行う。基準は以下の画像所見が 1 つ以上認められることとする。
subchondral cyst, erosion, generalized sclerosis, osteophyte, atrophy.
注：flattening, cortical sclerosis, concavity, calcified body は退行性関節病変（DJD）の決定的顎関節 CT あるいは
MRI を利用できない場合には、パノラマエックス線写真あるいは顎関節 CBCT による画像診断を行う。基準は顎
関節 CT あるいは MRI の基準と同様に以下の画像所見が 1 つ以上認められることとする。
subchondral cyst, erosion, generalized sclerosis, osteophyte, atrophy.

表11　顎関節症の治療法

保存的治療
　1．疾患教育（病態説明）とセルフケアの指導
　2．理学療法（咀嚼筋マッサージ、温罨法、マイオモニター通電療法〈図 48〉）、レーザー療法、運動咀
　　嚼療法（咀嚼筋の開口ストレッチ、顎関節可動域訓練、徒手的顎関節授動術〈マニピュレーション〉）
　3．薬物療法（消炎鎮痛法 NSAIDs、筋弛緩薬など）
　4．アプライアンス療法（スタビリゼーションアプライアンス〈図 49〉、前方整位アプライアンス）
　5．口腔機能回復治療（歯科補綴的、歯科矯正的、外科的）

外科的治療
　1．顎関節上関節腔洗浄療法
　2．パンピング・マニピュレーション
　3．関節鏡視下手術
　4．関節開放手術

■治療方針

- 治療対象：顎関節症と診断された患者が必ずしもすべて治療対象になるわけではなく、何らか
　の日常生活上の障害が認められることが必要条件となる。すなわち、疼痛を伴わずに 40 mm
　以上開口可能で、患者も気にならない関節雑音は治療対象にはならない。
- 治療目的：短期的には顎関節部および咀嚼筋部病態の改善により、各種臨床症状の緩解・消失
　を図る。さらに長期的には再発の防止とともに咬合の維持・安定を図ることにある
- 治療法（表 11）：非観血的治療法と観血的治療法とに大別される。非観血的治療法は、疾患
　教育とセルフケアの指導、理学療法、薬物療法、アプライアンス療法、口腔機能回復治療、な
　どからなる。一方、観血的治療法は、関節腔洗浄療法、パンピング・マニピュレーション、関
　節鏡視下手術、および関節開放手術（表 11）からなる。それらの侵襲の程度は、関節腔洗浄療
　法、パンピングマニピュレーション、関節鏡視下手術および関節開放手術の順で大きくなる

■顎関節症診療ガイドライン

- 診療ガイドラインでは医療従事者アンケート調査の結果、顎関節症に関する多くの治療法のう
　ち多くを寄せられた上顎型スタビリゼーションアプラインス治療、開口訓練、および咬合調整
　の 3 つの臨床上の疑問について診療ガイドラインが検討され、承認されている。

（1）上顎型スタビリゼーションアプラインス治療

- 咀嚼筋痛を主訴とする顎関節症患者において、上顎型スタビリゼーションアプラインス治療

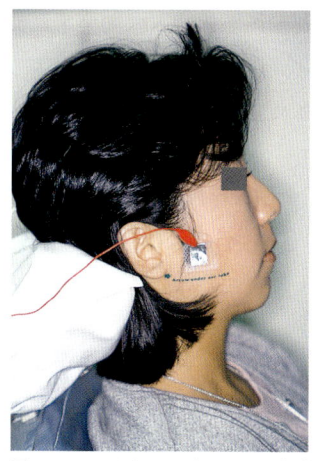
図48　マイオモニター通電療法

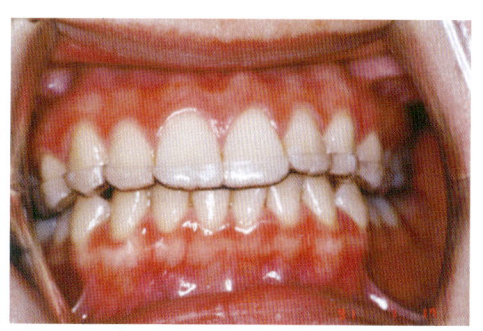
図49　アプライアンス療法

の有用性のエビデンスは、「低」の質のエビデンスであり、効果も小さかった。

- また、適切に使用すれば害は少ないことより、弱い推奨となった（GRADE 2C）。

（2）開口訓練

- 開口障害を主訴とする関節円板転位に起因すると考えられる顎関節症患者において、患者本人が徒手的に行う開口訓練の有用性のエビデンスは、「中」の質のエビデンスであり、効果も小さかった。
- また、害がほとんどないことより弱い推奨となった（GRADE 2B）。

（3）咬合調整

- 顎関節症患者において、症状改善を目的とした咬合調整のエビデンスは、「非常に低」の質のエビデンスであり、症状の改善効果はなかった。
- 論文としては数が少ないものの、重篤な害（因果関係はないとされるものの、説明もなく行われた咬合調整後にかみ合せの位置がわからなくなり、精神的に追い詰められてしまう）が報告されていることなどより、行わないことを推奨するという強い推奨となった（GRADE 1D）。

❻ 変形性顎関節症（osteoarthrosis of the temporomandibular joint）

■定義

- 関節軟骨、関節円板などの退行性変性から関節軟骨の破壊と同時に骨軟骨のリモデリングをきたし、関節形態が変化する疾患で、退行性関節疾患（DJD：degenerative joint disease）とも呼ばれる。

■病因

- 関節表面に加わる負荷（主に剪断力）と負荷に耐える能力やリモデリングによる代償との平衡関係が崩れるのが原因。
- 内因：加齢、ホルモン、軟骨細胞自体の代謝異常やコラーゲン遺伝子異常など。
- 外因：ブラキシズム、頸椎牽引、外傷など。

■分類

- 一次性：原疾患の明らかでないもの。

- 二次性：外傷性顎関節疾患、先天的ないし後天的関節形態異常、代謝異常、他の関節疾患などに続発するもの。
- 顎関節における変形性関節症ではほとんどが二次性である。

■疫学

- 性別では男性より女性に多く、特に閉経後の女性に高頻度に発症する。
- 四肢体幹の関節では肥満と変形性関節症との関連性が明らかとされている。

■病態

- 下顎頭の形態変化は軟骨に始まり、骨変化は二次的に生じる。
- 軟骨の変化：軟骨の変性、軟骨表層の粗造化および線維化、軟骨深層に至る裂溝、軟骨細胞の集簇化（コロニー形成）、軟骨の消失。
- 関節円板の変化：円板転位、円板変性、円板穿孔、円板断裂、円板石灰化。
- 骨の変化：吸収、象牙質化、エロージョン、囊胞形成、骨新生、関節腔内遊離体、離断性骨軟骨炎、関節ネズミ。

■症状

- 顎関節における変形性関節症の臨床症状は変形性顎関節症（Ⅳ型）と同様であるので p.235 を参照されたい。
- 全身では主として体重の加わる関節、膝関節、股関節に強い症状が発現し、関節痛、関節可動域制限、関節運動時の雑音を呈し、重篤になると歩行など日常生活動作（ADL）に障害をきたす。
- 関節軟骨が完全に破壊され消失した状態を、燃え尽きた状態（Burn out）ともいい、無症状となる。

■画像所見

- 関節裂隙の狭小化、軟骨下骨の硬化、骨皮質下囊胞、骨棘形成（図 50〜53）。

■診断

- 顎関節における変形性関節症の診断は変形性顎関節症（Ⅳ型）と同様であるので p.235 を参照されたい。

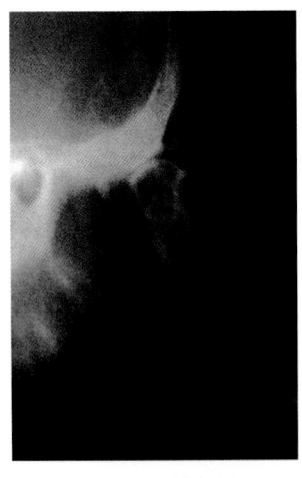

図50　顎関節矢状断断層エックス線像：骨棘形成

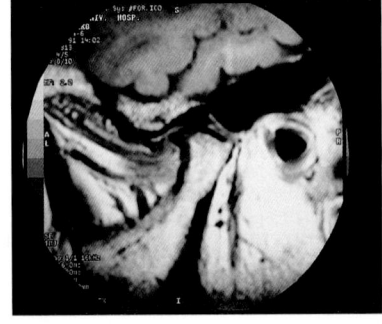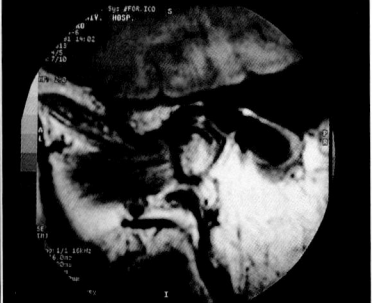

図51　顎関節矢状断 MR 画像（左：骨棘形成、右：エロージョン）

VII

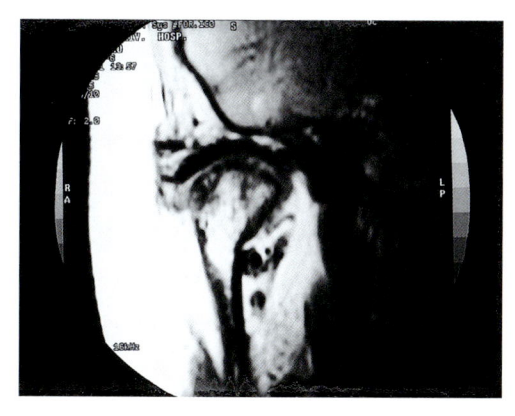

図52　顎関節前頭断 MR 画像。骨深部に至る裂溝

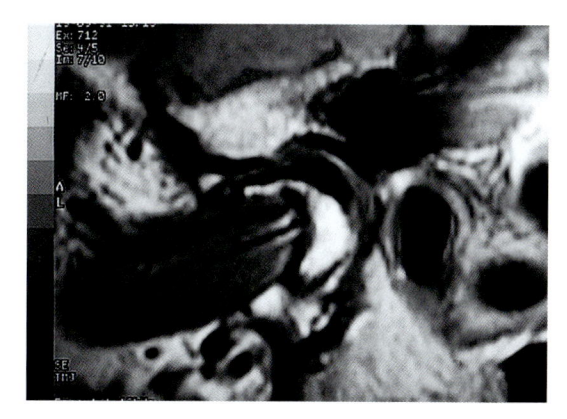

図53　顎関節矢状断 MR 画像。骨棘形成と関節ネズミ

■治療方針

- 顎関節における変形性関節症の治療方針は変形性顎関節症（IV型）と同様であるので p.235 を参照されたい。

■変形性顎関節症に対するヒアルロン酸注入療法

- 変形性関節症に限局する関節軟骨の修復を目的として単独あるいは局所麻酔薬とともにヒアルロン製剤を直接関節腔内に注入する治療法。
- 本剤は関節表面の被覆、保護、変性変化の抑制作用が報告されており、これが疼痛の緩解と可動域の改善をもたらすとされているが、顎関節においてはエビデンスがない。

■観血的治療法

- 手術法については顎関節症の手術と同様であるので付章Ⅲ．14．顎関節の手術：❷ 顎関節症の手術参照。

（柴田考典、永易裕樹）

❼ 顎関節強直症（ankylosis of the temporomandibular joint）（図54）

■定義

- 顎関節が器質的変化をきたし、運動が著しく抑制された状態である。
- 関節腔が線維性組織で癒着した場合（**線維性強直症**）と、線維組織が骨に完全に置換された場合（**骨性強直症**）とがある。

■原因

- 先天性と後天性に大別される。
- 後天性の原因：幼小児期の中耳炎、外耳炎、下顎頭骨髄炎、外傷、血行感染。医療の発達した先進国では炎症や外傷に起因する顎関節強直症の発症率は低下している。
- 全身的に関節強直症を起こす場合：関節リウマチ、血友病、膠原病。

■症状

1）重度開口障害

- 線維性癒着ではまだ多少の開口は可能であるが、骨性癒着になるとほとんど開口はできない。

2）顔貌変形

- 幼少時期に発症する場合には下顎の発育不全をきたし、両側顎関節が強直症となると小顎症を起こし**鳥貌（bird face）**を呈す。
- 片側顎関節のみが罹患すると下顎正中の患側偏位を起こす。

3）咬合異常

- 幼少時期に発症する場合には下顎前歯の唇側傾斜や著明な過蓋咬合などに不正咬合を引き起こす。
- 開口不能になるために口腔内は不潔になり、齲歯や歯肉炎を継発し、口臭がひどくなる。

■診断

1）エックス線診断

- 下顎頭は変形し、線維性癒着では関節隙が狭くなり、骨性癒着では関節隙が消失する。

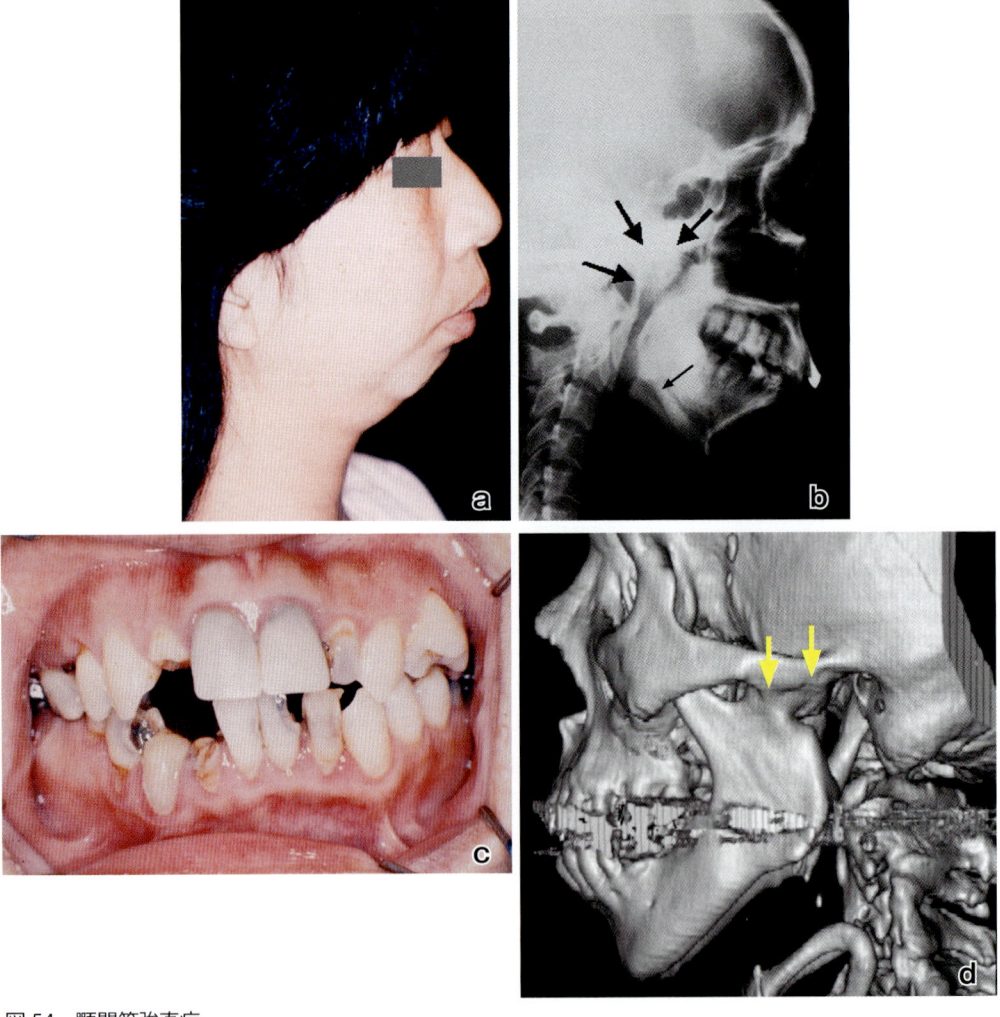

図 54　顎関節強直症
a：側貌
b：顎関節強直症の側貌エックス線像（太矢印：骨癒合部、細矢印：下顎前切痕の深化）痙攣
c：口腔内所見
d：顎関節骨性強直症の CT 画像（矢印：下顎頭が変形して下顎窩関節隆起に癒着している

- 長期経過例では筋突起が肥大延長し、周囲骨に癒着している場合もある。
- 下顎前切痕（antegonial notch）の深化。

■治療方針

1）外科的療法

- 癒着部を切除する顎関節授動術が行われる。切除範囲が大きい場合には肋軟骨、筋肉で再建する。
- 人工関節が用いられることもあるが、国内では一般的でない。

2）術後の開口練習

- 術直後には開口域の増大が得られても、積極的に開口練習を行わないと再発しやすい。

（栗田賢一）

3．咀嚼筋疾患

▶ 2014年に日本顎関節学会による「顎関節・咀嚼筋の疾患あるいは障害（2014年）」が改訂された。その分類のなかに「咀嚼筋の疾患あるいは障害」という旧分類にはない新たな項目が作られた（p.229：表3）。

▶ ここでは新しい咀嚼筋障害として最近注目を浴びている咀嚼筋腱・腱膜過形成症について取り上げる。

❶ 咀嚼筋腱・腱膜過形成症（masticatory muscle tendon-aponeurosis hyperplasia）

■定義

- 側頭筋の腱や咬筋の腱膜などが過形成することにより、筋の伸展障害が発現し、高度な開口障害を呈する疾患である。

■原因

- 直接的な原因は定かでない。口蓋隆起、下顎隆起などの骨隆起やブラキシズムの習癖があり後天的要因が考えうる。

■症状

- 緩徐に進行する無痛性の硬性開口障害を呈する。
- 顔貌は下顎角が張り出したsquare mandibleを呈することが多く（図55）、臨床的特徴として、クレンチングやブラキシズムのほか、咬筋肥大や口蓋および下顎隆起を有することもある。

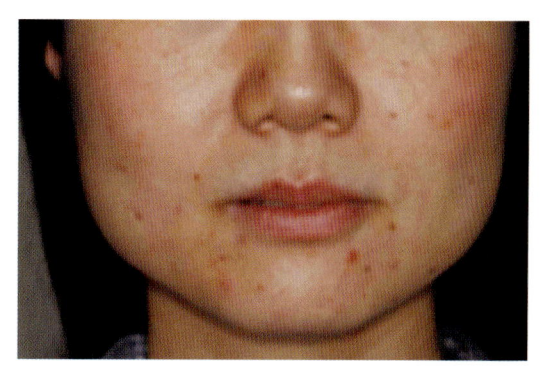

図55　下顎角が張り出した顔貌

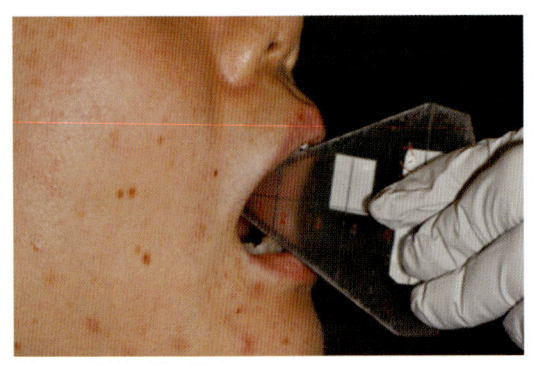

図 56　硬性の開口障害

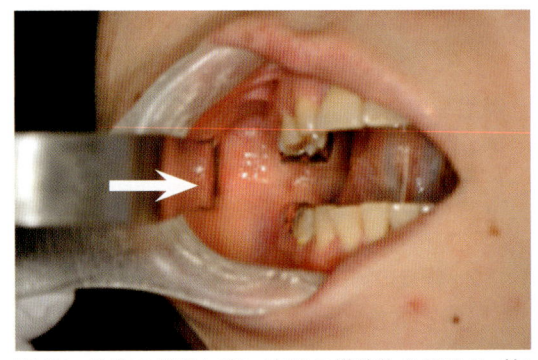

図 57　咬筋の前縁に硬い索状の構造物を認める（矢印）

■診断

1）臨床診断

- 開口器を用いて開口させても空回りするぐらいの硬性の開口障害を認める（図 56）。ほとんどが開口時に疼痛を伴わない。
- 開口時に咬筋の前縁に硬く突っ張る索状の構造物を触知する（図 57）。

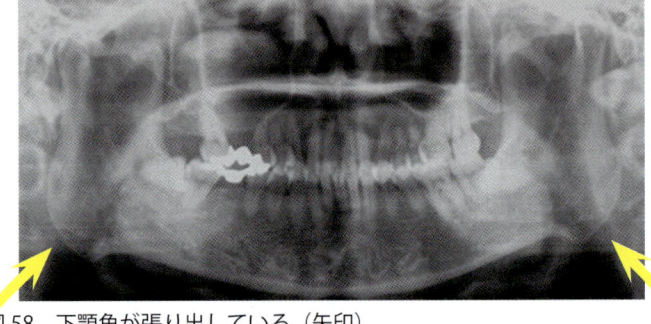

図 58　下顎角が張り出している（矢印）

顎関節疾患が合併しなければ、下顎限界運動では側方運動、前突運動には障害を認めない。

2）画像診断

- パノラマエックス線撮影により下顎角が外に張り出している（図 58）。
- MRI により咬筋前縁部に低信号領域として腱膜が存在し、かつ咬筋前縁に木の根状に陥入していることにより腱膜の過形成が確認できる（図 59）。

■治療方針

- 両側咬筋腱膜切除術および両側筋突起切除術による外科的治療を行い、術後に積極的な開口訓練を行う。

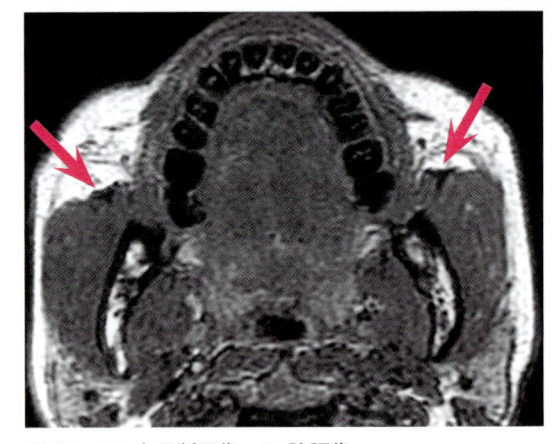

図 59　MR 水平断画像　T1 強調像
咬筋前縁部に木の根状に陥入する低信号領域を認める（矢印）

（覚道健治、大西祐一）

VIII 唾液腺疾患

1. 総論

- 唾液腺は、唾液を分泌する臓器であり、**大唾液腺（耳下腺、顎下腺、舌下腺）**と**小唾液腺**（口唇腺、頬腺、臼後腺、口蓋腺、前舌腺（Blandin-Nuhn 腺、Ebner 腺）からなる（図1）。
- 大唾液腺のマクロ構造は、腺体と導管からなり、腺体の位置として、耳下腺と顎下腺は口腔外に、舌下腺は口腔内に位置する。耳下腺と顎下腺は唾液分泌部位（導管開口部）と唾液産生部位（腺体）とが離れているため長い導管を有する。
- 耳下腺は耳介の前方から下方の皮下にあり、浅葉と深葉からなり、両葉の間に**顔面神経**が走行している。耳下腺の導管は **Stensen 管**（ステンセン管、ステノン管）と呼ばれ、咬筋の前面を走行して頬粘膜に開口する。顎下腺の腺体は顎下部皮下（顎下三角）にあり、口腔とは顎舌骨筋によって境されている。その導管は **Wharton 管**（ワルトン管）と呼ばれ、顎舌骨筋の上に回って口底部を後方から前方に走行し舌下小丘部に開口する。
- Wharton 管は口底粘膜下で**舌神経**と交差する。
- 舌下腺は、顎舌骨筋の上で口底粘膜直下（舌下ヒダ）に位置し、その導管は Wharton 管と合流するものと舌下ヒダに開口するものがある。舌神経に近接している。
- 小唾液腺はそれぞれの部位の粘膜下に存在し、その直上に唾液を分泌する（図2）。

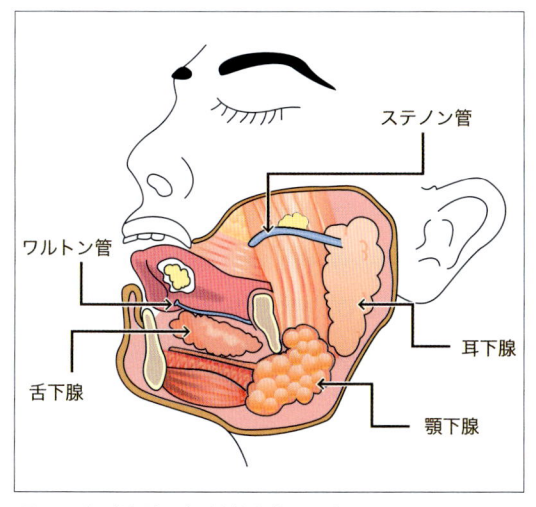

図1　大唾液腺の解剖学的位置関係

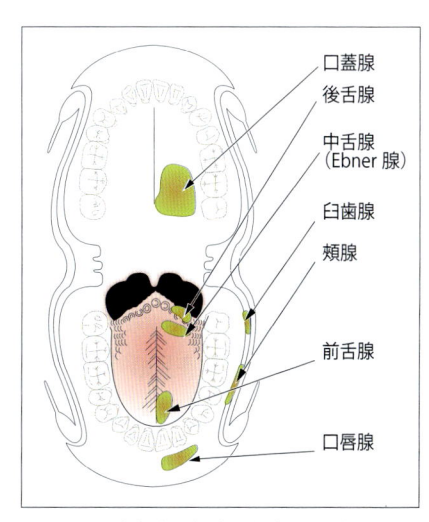

図2　小唾液腺の解剖学的位置関係

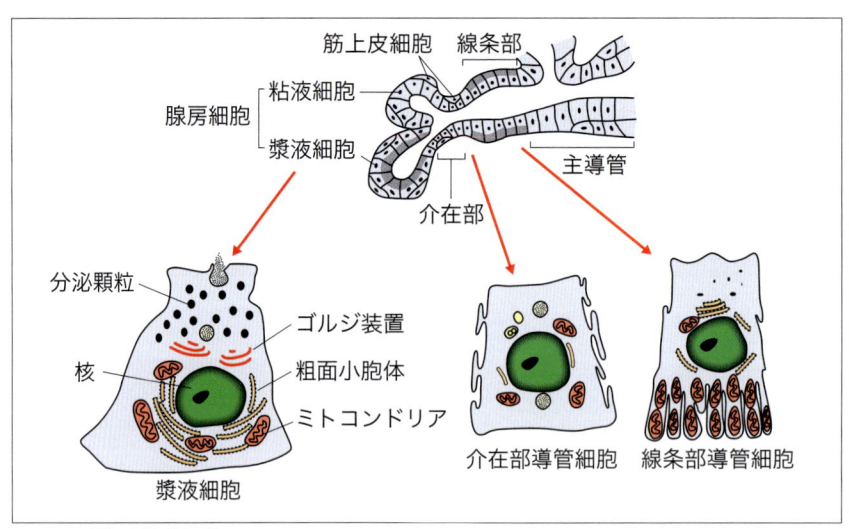

図3　唾液腺構成細胞

- 唾液腺の組織学的構造には、唾液を産生する腺房細胞、導管を構成する介在部導管細胞および線条部導管細胞、分泌に関与する筋上皮細胞がある。これらの細胞が唾液腺腫瘍の由来となる（図3）。
- 唾液の成分は99％が水であるが、ムチン、ラクトフェリン、アミラーゼ、リゾチーム、アルブミン、IgA、上皮成長因子などのタンパク成分も含まれ、抗菌、消化、粘膜保護、創傷治癒、免疫などの機能を担っている。
- 唾液腺の分泌は、副交感神経と交感神経の二重支配を受け、副交感神経が優位に働くと水分が多く、交感神経優位はタンパク成分が多く粘つく唾液となる。
- 耳下腺では**舌咽神経**（耳介側頭神経と併走）、顎下腺と舌下腺では**顔面神経**（舌神経と併走）が分泌神経であり、神経終末から放出される伝達物質アセチルコリンが、腺房のムスカリン受容体（M3受容体）に結合して分泌刺激が伝わる。

2. 形態および機能異常

❶ 発育異常

1）先天性唾液腺欠損症（無形成）（aplasia of salivary gland）

- 原因不明で、大唾液腺の先天性の欠損または形成不全が生じる。症状として、口腔乾燥感と唾液減少による多発齲蝕、歯周病、創傷治癒遅延などがみられる。

❷ 唾液瘻（salivary fistula）

- 本来、大唾液腺で産生される唾液は唾液腺開口部から分泌されるが、唾液腺が損傷を受けると、

開口部以外の部位から唾液が排出されることがある。このような異所的な唾液排出部位は唾液瘻と呼ばれ、皮膚に排出するものを**外唾液瘻**、口腔粘膜に排出されるものを**内唾液瘻**という。

■原因

- 損傷などの後天性の原因が多く、顔面皮膚の損傷によって、耳下腺表面の皮膚に外唾液瘻が形成されるのがその典型である。また、先天性の唾液瘻もある。

■治療方針

- 内唾液瘻は治療の必要はないが、外唾液瘻では瘻管の結紮や切除、口腔内への瘻管移設術が必要となる。なお、損傷部から漏出した唾液が組織内に貯留したものは唾腫と呼ばれる。

❸ 口腔乾燥症（xerostomia, dry mouth）

- 一般的に、患者が口の渇きや乾燥感を訴えると口腔乾燥症と診断される。口腔乾燥症は、①唾液分泌量が減少したものと、②唾液分泌量が正常なものと、大きく2つに分類される（表1）。
- 唾液分泌量が正常なものは、口呼吸などによる唾液の蒸泄による場合と口腔心身症による場合とがある。

表1　口腔乾燥症（ドライマウス）の分類

1. 唾液分泌減少によるもの
（1）全身性疾患あるいは代謝性のもの
1）全身性口腔乾燥症
（2）神経性・薬物性のもの
1）神経性口腔乾燥症
2）薬物性口腔乾燥症
（3）唾液腺自体の機能障害によるもの
1）シェーグレン症候群
2）放射線性口腔乾燥症
3）加齢性口腔乾燥症
4）移植片対宿主病（GVHD）
5）サルコイドーシス
6）後天性免疫不全症候群（AIDS）
7）悪性リンパ腫
8）特発性口腔乾燥症
2. 唾液分泌減少によらないもの
1）蒸発性口腔乾燥症
2）心因性口腔乾燥症

■原因

- 唾液分泌量の減少の原因には、①老化に伴う唾液腺の萎縮、②代謝性疾患に伴うもの（糖尿病など）、③唾液中枢（上唾液核、下唾液核）の異常（脳梗塞など）、④脱水に伴うもの（発熱、腎疾患）、⑤薬剤の副作用によるもの、⑥シェーグレン（Sjögren）症候群、⑦その他の疾患（GVHD、IgG4関連疾患〈Mikulicz病〉など）、がある。

■診断

- 唾液分泌量の検査には、安静時唾液量測定、刺激時唾液量測定、口腔粘膜表面の水分量の測定などがあるが、一般に、刺激時唾液量として、**ガム試験**（ガムを10分間噛んだ際の唾液量〈基準値：10mL以上〉）および **Saxon テスト**（ガーゼを2分間噛んだ際の唾液量〈基準値：2g以上〉）が、口腔粘膜表面の水分量として水分計による計測が用いられる。

■治療

- 原因疾患に対する治療のほか、対症療法として口腔粘膜保湿剤、人工唾液、含嗽剤の使用がある。

3．炎症性疾患

❶ 唾液腺炎（sialadenitis）

1）単純性唾液腺炎
■病態
- アレルギー性などの説があるが原因不明で、片側性および両側性に発症する。

■症状・症候
- 唾液腺の腫脹、疼痛が突然現れるが、発熱などの全身症状はなく、継時的に自然消褪する。
- 耳下腺の場合、開口部からフィブリン（線維素）様の小塊の排出が認められることがある。

2）化膿性唾液腺炎
■病態、症状・症候
- 細菌が口腔内から逆行性（上行性）に感染して、発熱、唾液腺の腫脹、疼痛、被覆皮膚の発赤、導管開口部からの排膿がみられる。

■原因
- 唾石による唾液排出量の低下がしばしば感染の原因となる。

■治療
- 抗菌薬の投与によって消炎する。

3）流行性耳下腺炎（mumps）
- ムンプス、おたふくかぜとも呼ばれる。

■原因
- ムンプスウイルス感染である。ムンプスウイルスは RNA ウイルスであり、飛沫感染による感染力が極めて強い５類感染症である。潜伏期は 18 日ほどで、症状が出現した後、１〜２週で獲得免疫により自然消褪する。通常３〜５歳の幼児期に感染することが多く、終生免疫が獲得されるが、成人期に初発感染することもある。

■症状・症候
- 両側の耳下腺が高度に腫脹し、疼痛を伴う。全身的にも高熱を発し、倦怠感、食欲不振など風邪症状がみられる。顎下腺が腫脹することもある。
- 合併症として、髄膜炎、脳膜炎、睾丸炎、卵巣炎、膵炎が生じることがある。

■診断
- 診断には、ムンプスウイルスの抗体価（ペア血清：初診時と約２週間後の２回抗体価を測定し、IgG 値の上昇度を判断する）を測定する。

■治療
- 根治的な原因療法はない。安静にして対症療法を行う。

4）慢性硬化性唾液腺炎（顎下腺炎）
■病態
- Küttner（キュットネル）腫瘍とも呼ばれる。

- 現在は、**IgG4 関連疾患**の一つと考えられている。

■症状・症候

- 主に顎下腺が片側性に、数年をかけて無痛性に硬く腫脹する疾患で、病理組織学所見では、腺組織が消失し、線維組織に置換されている。

■治療

- 根本的治療はないが、診断のために顎下腺摘出術が行われる。

4．放射線障害

■病態

- 放射線照射により唾液腺組織が萎縮し、唾液分泌量が減少する。
- 口腔癌を含む頭頸部悪性腫瘍の放射線治療（外照射および組織内照射）として耳下腺および顎下腺が照射野に入る際にしばしば問題となり、強い口腔乾燥感が生じる。60 Gy 以上の線量が照射されると唾液腺萎縮がみられる。また、小唾液腺も同様である。

■治療

- ムスカリン受容体を刺激するピロカルピン塩酸塩が唾液分泌刺激薬として用いられるが、根本的な治療とはならない。

5．フライ症候群（Frey's syndrome）

■病態および原因

- Frey 症候群とも表記される。
- 食事時に耳下腺からの唾液分泌が促される際に、耳下腺被覆皮膚に発赤および発汗がみられる病態のことで、食事が終わると症状は消失する。
- 耳下腺腫瘍などで耳下腺組織が切除された際に、行き場を失った耳下腺分泌神経（副交感神経）（耳介側頭神経）が、耳下腺に近接する毛細血管や汗腺に誤接続して生じる。耳下腺切除術の際に、切除部を胸鎖乳突筋の筋膜などで被覆するなどの予防策がとられる。

6. 異物

1）単純性唾液腺炎

■病態

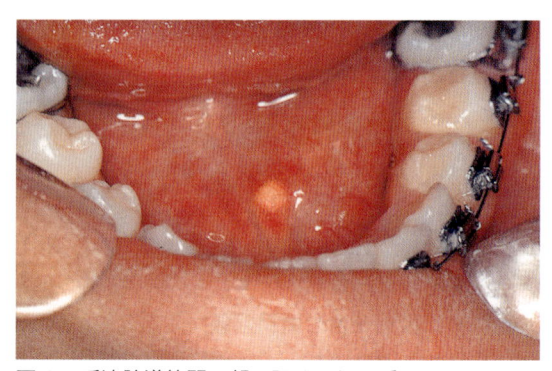

図4　唾液腺導管開口部に認められる唾石
（佐賀大学 医学部 久保田英朗 臨床教授 提供）

- 唾液腺の導管内または腺体内に石灰化物（結石）が生じる病態で、90％以上は顎下腺に生じる。
- しかし、耳下腺や小唾液腺（口唇腺など）に生じることもある。
- 特に顎下腺の場合、Wharton 管は腺体から出た直後に顎舌骨筋後方を回って前方に向きを変える部位（移行部）で湾曲が強いため、結石の核となる残渣や細菌が滞りやすいことが好発する原因と考えられる。
- 導管内に生じると導管内唾石、腺体に生じると腺体内唾石と呼ばれる（図4）。

■症状・症候

- 唾液が分泌される食事時に、唾液の排出障害により激痛（唾疝痛）および唾液腺の腫脹（唾腫）がみられる。
- 食事が終わると疼痛と腫脹が自然消退する。

■診断（図4～7）

- 顎下腺唾石の診断には、パノラマ、咬合法エックス線撮影にて石灰化物の存在を示すことが必要だが、唾石の位置（導管内か腺体内か）を特定するためには CT が重要である。
- また、片方の手で口腔外から顎下腺を押し上げ、もう片方の指で口底粘膜を触診して硬固物の有無を触診する双指診は必須の診察である。
- 双指診によって石を触知できれば、唾石は導管内に存在する可能性が高く、口腔内からの唾石摘出術の際に大いに役立つ。

■治療

- 口底部の触診で唾石を触知できれば導管内唾石とみなして、口腔内から唾石摘出術を行う。
- 顎下腺体内唾石であれば、口腔外から顎下腺摘出術（唾石とともに）を行う。

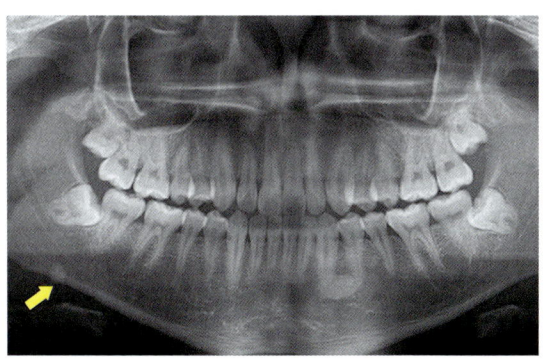

図5　顎下腺導管内唾石（パノラマ）
右側下顎面前方に不透過像がみられる（矢印）。

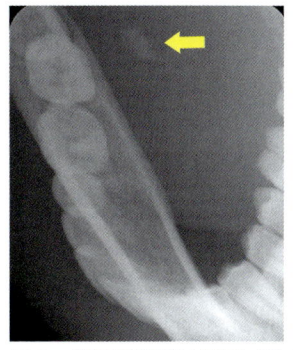

図6　顎下腺導管内唾石（咬合法）
右側口底部に不透過像がみられる
（矢印）。

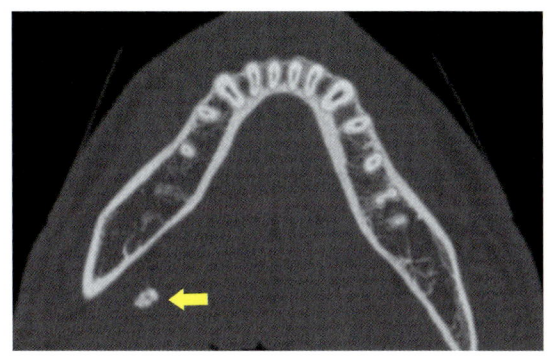

図7　顎下腺導管内唾石（CT）
右側口底部に不透過像がみられる（矢印）。

7．囊胞

❶ 粘液囊胞（mucous cyst）

■病態

- 小唾液腺が機械的損傷を受けて（誤咬など）、口腔粘膜下に唾液が漏出して貯留して生じる。上皮に覆われていない偽囊胞の一つである。

■症状・症候

- 口腔粘膜が類球形に膨隆し、透明感のある青白色を呈する（図8）。硬さは弾性軟で圧痛はない。口唇腺および頰腺から好発する。

■治療

- 切除術を行うが、再発を防ぐため囊胞近傍にある原因小唾液腺も一緒に摘出する。

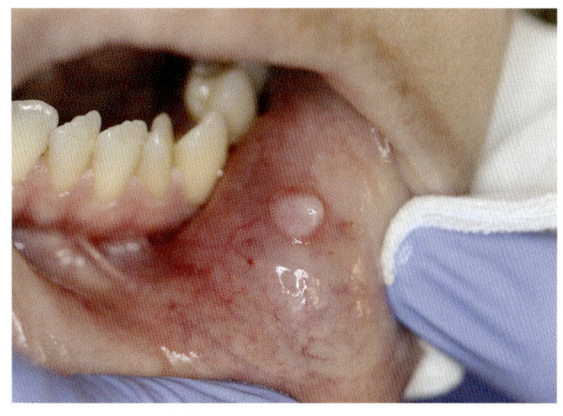

図8　下唇の粘液囊胞

❷ 前舌腺囊胞（ブランダン・ヌーン囊胞）（Blandin-Nühn cyst）

- 粘液囊胞が、**前舌腺（Blandin-Nuhn腺）** に生じたもので、舌下面の前方部が片側性に腫脹する（図9）。
- 境界明瞭な半球形の弾性軟の膨隆である。
- 摘出術を行う。

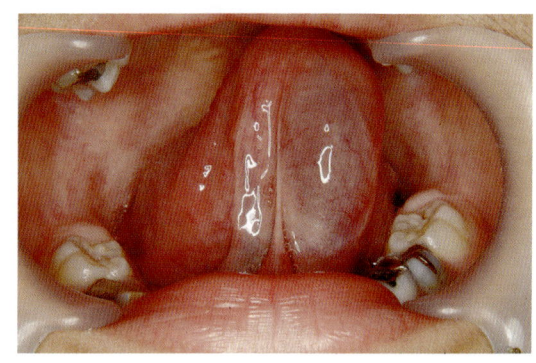

図9　ブランダン・ヌーン（Blandin-Nuhn）囊胞

❸ ラヌーラ（ranula）

■病態

- **ラヌーラ**（ガマ腫）は、舌下腺から生じた粘液囊胞であり、舌下腺由来の唾液が貯留したものである。
- 唾液が舌下腺外に漏れ出て貯留した場合は「溢出型」、腺体内または導管内に唾液が溜まった場合は「貯留型」と呼ばれることがあるが、臨床的にその鑑別は困難である。
- 舌下腺の唾液が貯留した部位が、口底部粘膜直下（顎舌骨筋上）であるものが「**舌下型ラヌーラ**」、顎下部（顎舌骨筋下）であるものが「**顎下型ラヌーラ**」plunging ranula である。舌下と顎下にまたがって発症することもある（図10）。

■症状・症候

- 舌下型ラヌーラでは、口底粘膜に透明感のある青紫色の半球形の膨隆がみられ（図11）、触診にて波動を触知できる。増大すると嚥下障害や言語障害を起こすことがある。

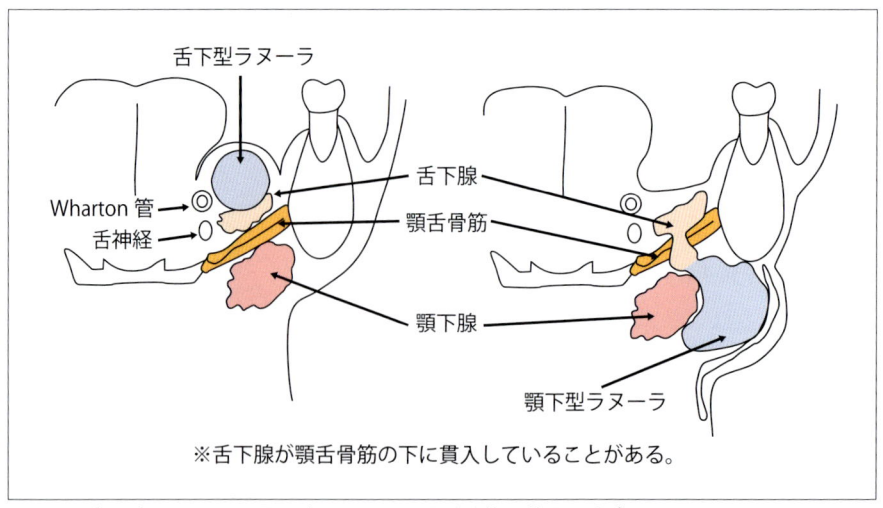

図10　舌下型ラヌーラと顎下型ラヌーラ。顎舌骨筋の位置に注意する

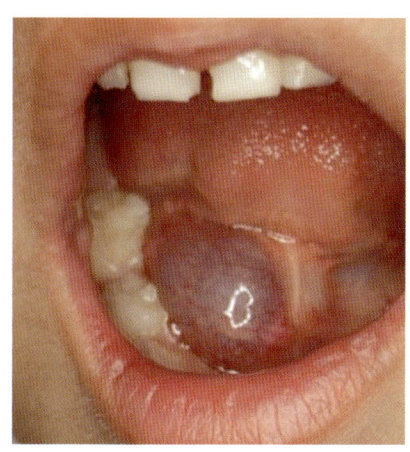

図11　舌下型ラヌーラ

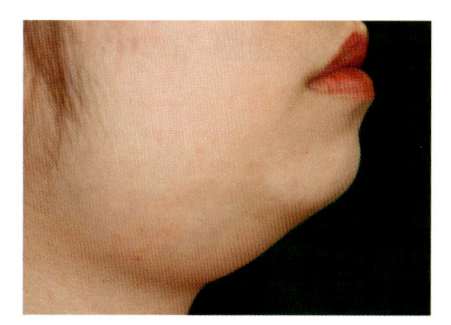

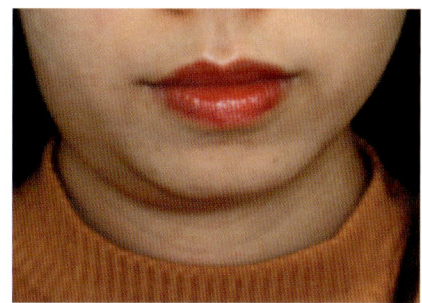

図12　顎下型ラヌーラ

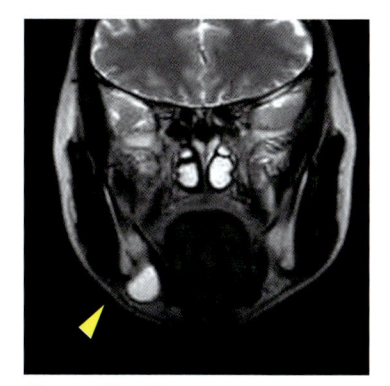

図13　顎下型ラヌーラのMRI

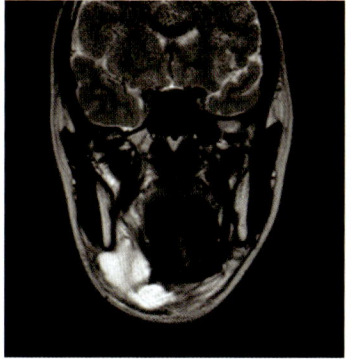
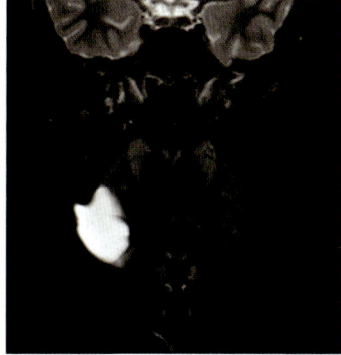

図14　顎下型ラヌーラのMRI（左：MRI T2強調像、右：MRI STIR）

- 顎下型ラヌーラでは、顎舌骨筋の下に嵌入した舌下腺からの唾液が顎下三角に貯留するため、顎下部皮膚が半球形に腫脹する（図12）。

■**診断**

- 診断にはMRIが有効で、T2強調像で明瞭に強調される（図13、14）。また、内容液が唾液であることを証明するためにアミラーゼの存在を調べる（**ヨードデンプン反応**）。

■**治療**

- 舌下型ラヌーラの治療法は、①**開窓術**と②**舌下腺摘出術**とがある（付章Ⅲ参照）。
- 開窓術では、表面の粘膜を切除し、唾液が排出した後の内腔にガーゼを塡入する。小児でも局所麻酔で可能であるが、再発しやすい。
- 通常、初回に開窓術を施し、再発を繰り返す場合に舌下腺摘出術を行う。
- 顎下型ラヌーラ（図12〜14）の治療法は、舌下腺摘出術のみで、開窓術は行わない。

❹ リンパ上皮性嚢胞（Lymphoepithelial Cyst）

■病態
- 胎生期に口腔内のリンパ組織内に迷入した口腔粘膜上皮または唾液腺上皮が嚢胞化したものと考えられている。

■症状・症候
- 口底や舌下面の粘膜表面に認められることが多く、通常1cm以下の境界明瞭な類球形の腫瘤で、黄色味がかっている。
- 嚢胞壁は扁平上皮で覆われ、周囲にリンパ組織が存在し、リンパ濾胞がみられることがある。

■治療
- 外科的に切除術が行われる。

8．腫瘍

■病態
- 唾液腺腫瘍は、大唾液腺だけでなく小唾液腺からも発生する。耳下腺由来が最も多いが、口腔内では小唾液腺に由来するものが多い。また、異所性唾液腺から発生することもあり、下顎骨内に発生する粘表皮癌はその典型である。その由来となる細胞も、腺房細胞、導管上皮細胞、筋上皮細胞などの上皮細胞が多く、非上皮性腫瘍は少ない。
- 良性腫瘍と悪性腫瘍の発症頻度では、耳下腺腫瘍には良性腫瘍が多く、顎下腺腫瘍では良性悪性の頻度が3：1ほどで耳下腺に比べて悪性の頻度が高くなる。しかし、舌下腺では悪性腫瘍が多い。

■症状・症候
- 良性腫瘍は発育が緩慢で、10数年経過して受診することもある。一般に、境界明瞭な類球形を呈し、無痛性で弾性硬であることが多い（粘液成分が多くなると弾性軟となる）。

■病理学的所見
- 組織学的には、母組織と類似した腺管構造と粘液（唾液様）（アルシャンブルー染色、ムチカルミン染色など粘液多糖類の染色性がある）の含有がみられ、正常な腺管と類似した2層性の細胞構築があることがある。
- 一方、悪性腫瘍は、高浸潤で神経症状（疼痛、麻痺）を呈するものがあり、扁平上皮癌と比べて放射線感受性は低い。

■診断
- 診断には、造影MRIが有用だが、生検による腫瘍細胞の播種を憂慮して、**穿刺吸引細胞診**（fine needle aspiration biopsy）が行われることが多い。

■治療
- 治療は良性腫瘍、悪性腫瘍とも周囲健常組織を含めた外科的切除が基本である。
- 悪性腫瘍は周囲への浸潤性が高いことがあるため、拡大切除も行われる。

- 耳下腺腫瘍であれば腫瘍を含めた耳下腺摘出術（浅葉切除、深葉切除）が行われ、顎下腺腫瘍では顎下腺摘出術が行われる。
- いずれも良性腫瘍では顔面神経を温存することが大切である。

■分類

- 唾液腺腫瘍は良悪性とも組織像が多様であり、表２の WHO の分類が用いられる

❶ 良性腫瘍（上皮性）

1）多形腺腫（pleomorphic adenoma）

■病態

- 組織像において、腺管様の上皮組織像と間葉様組織像とが混在するため、かつては混合腫瘍と呼ばれていたが、間葉様組織像も上皮細胞由来（筋上皮細胞）である。
- 症例によって多彩な組織像（軟骨様、骨様、粘液腫様、扁平上皮様）を示すためこの名称がある。

■症状・症候

- 唾液腺腫瘍で最も多く、耳下腺に好発するが、口腔内では口蓋腺由来が多い（図15）。

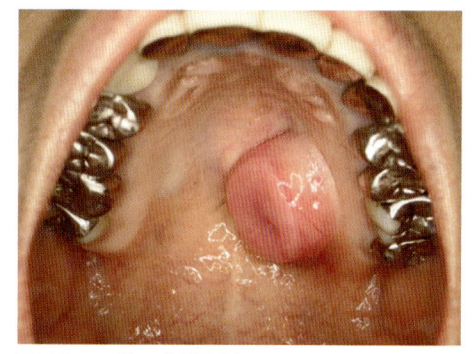

図15　口蓋の多形腺腫

- 片側性で境界明瞭な半球状、時に分葉状の無痛性腫瘤として認められ、弾性硬である。
- 耳下腺では下極に発生することが多く、口蓋では硬口蓋と軟口蓋の境界部に多く、口蓋骨を圧迫吸収することがある。

■診断

- 画像検査では MRI が有用だが（図16）、悪性腫瘍との鑑別には造影 MRI が行われる。確定診断には生検を行う。

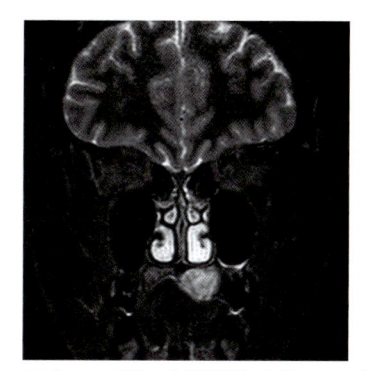

図16　口蓋の多形腺腫（MRI STIR）

■病理組織学的所見

- 病理組織像（図17）では、上皮成分と間葉様成分とが混在し、上皮成分は腺管状、索状、シート状を呈し、間葉様成分には軟骨様、粘液腫様の組織がみられることが多い。
- 被膜に被われているが、被膜内に腫瘍細胞が存在することがあり、再発の原因となる。

■治療

- 放置すると癌化して、多形腺腫由来癌（carcinoma ex pleomorphic adenoma）となることがあるので、周囲の健常組織を含めて外科的に切除する（図18）。

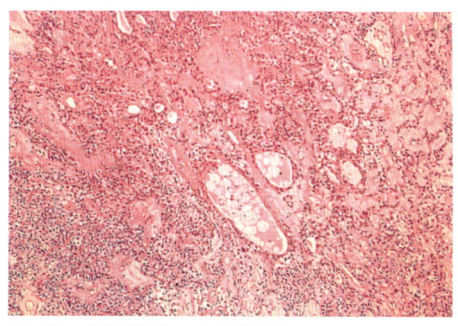

図17　多形腺腫の病理組織像

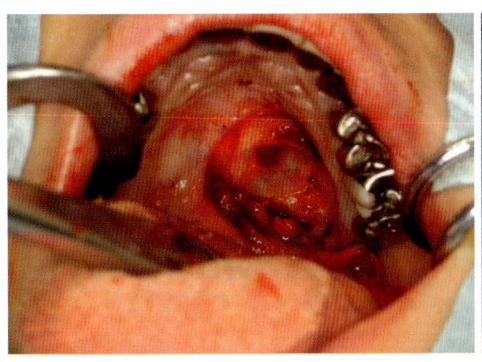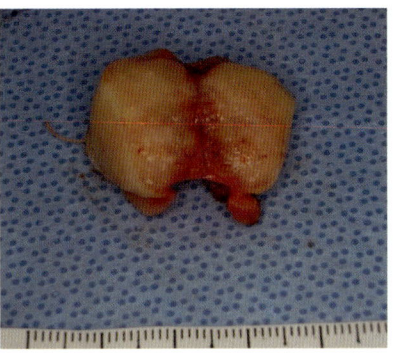

図 18　多形腺腫（術中写真と切除物の割面）

表 2　唾液腺腫瘍 2017 WHO 分類および細管状腺腫とその他の導管腺腫

Malignant tumours　悪性腫瘍	
Mucoepidermoid carcinoma	粘表皮癌
Adenoid cystic carcinoma	腺様囊胞癌
Acinic cell carcinoma	腺房細胞癌
Polymorphous adenocarcinoma	多型腺癌
Clear cell carcinoma	明細胞癌
Basal cell adenocarcinoma	基底細胞腺癌
Intraductal carcinoma	導管内癌
Adenocarcinoma, NOS	腺癌 NOS
Salivary duct carcinoma	唾液腺導管癌
Myoepithelial carcinoma	筋上皮癌
Epithelial-myoepithelial carcinoma	上皮筋上皮癌
Carcinoma ex pleomorphic adenoma	多形腺腫由来癌
Secretory carcinoma	分泌癌
Sebaceous adenocarcinoma	脂腺腺癌
Carcinosarcoma	癌肉腫
Poorly differentiated carcinoma	低分化癌
Undifferentiated carcinoma	未分化癌
Large cell neuroendocrine carcinoma	大細胞神経内分泌癌
Small cell neuroendocrine carcinoma	小細胞神経内分泌癌
Lymphoepithelial carcinoma	リンパ上皮癌
Squamous cell carcinoma	扁平上皮癌
Oncocytic carcinoma	オンコサイト癌
Uncertain malignant potential	境界悪性腫瘍
Sialoblastoma	唾液腺芽腫

Benign tumours　良性腫瘍	
Pleomorphic adenoma	多形腺腫
Myoepithelioma	筋上皮腫
Basal cell adenoma	基底細胞腺腫
Warthin tumour	ワルチン腫瘍
Oncocytoma	オンコサイトーマ
Lymphadenoma	リンパ腺腫
Cystadenoma	囊胞腺腫
Sialadenoma papilliferum	乳頭状唾液腺腺腫
Ductal papillomas	導管乳頭腫
Sebaceous adenoma	脂腺腺腫
Canalicular adenoma and other ductal adenomas	上皮筋上皮癌

Non-neoplastic epithelial lesions　非腫瘍性上皮病変	
Sclerosing polycystic adenosis	硬化性多囊胞腺症
Nodular oncocytic hyperplasia	結節性オンコサイト過形成
Lymphoepithelial sialadenitis	リンパ上皮性唾液腺炎
Intercalated duct hyperplasia	介在部導管過形成

Benign soft tissue lesions　良性軟部病変	
Haemagioma	血管腫
Lipoma/sialolipoma	脂肪腫 / 唾液腺脂肪腫
Nodular fasciitis	結節性筋膜炎

Haematolymphoid tumours　血液リンパ球系腫瘍	
Extranodal marginal zone lymphoma of MALT (MALT lymphoma)	MALT リンパ腫

2）ワルシン（Warthin）腫瘍（乳頭状嚢腺リンパ腫〈papillary cystadenolymphoma〉）

■病態

- ▪ 唾液腺組織がリンパ節内に封入されて発症すると考えられ、腺管構造とその周囲のリンパ組織からなる。リンパ組織にはリンパ濾胞が見られることがある。
- ▪ 男女比は６：１で男性に多く、ほとんど耳下腺に発症し、時に両側耳下腺に発症する。

■症状・症候

- ▪ 耳下腺下極に無痛性、境界明瞭な半球状の腫瘤として現れ、弾性硬だが、内部に粘液を貯留し波動を触れる症例もある（図19）。

■診断

- ▪ 診断において、MRIが有用だが、99mTcシンチグラフィで集積が見られるのが特徴である（99mTcの集積はオンコサイトーマの特徴でもある）。

（1）画像診断

- ▪ MRIでは、内部不均一な境界明瞭な腫瘤として描出される（図20）。

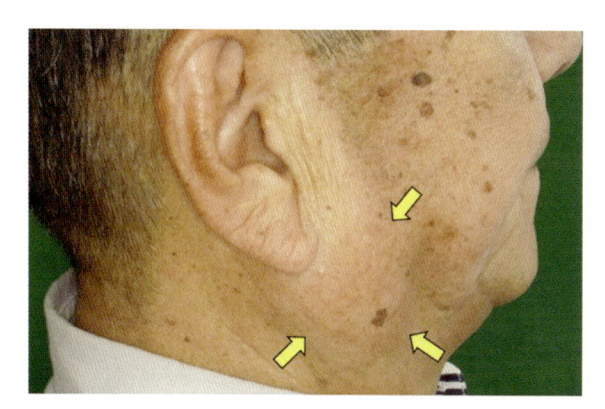

図19 耳下腺のワルシン（Warthin）腫瘍

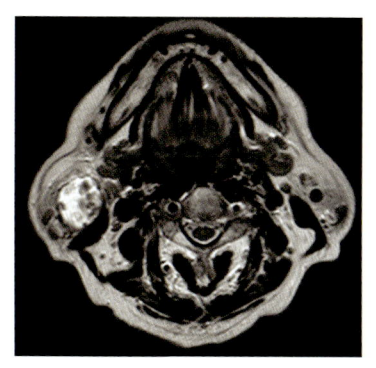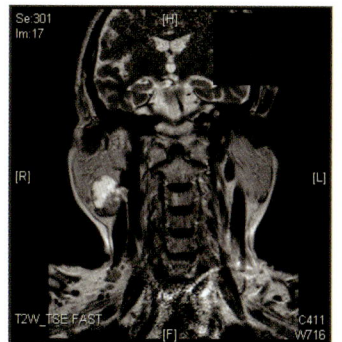

図20 耳下腺のワルシン（Warthin）腫瘍（MRI T2強調像）

■病理組織学的所見

- ▪ 腺上皮が粘液を貯留する嚢胞様の内腔に乳頭状に増殖し、その周囲にリンパ組織がみられる。腺上皮は好酸性で、円柱細胞と基底細胞の２層性構造をなす（図21）。

■治療

- ▪ 治療では、外科的に切除する（図22）。

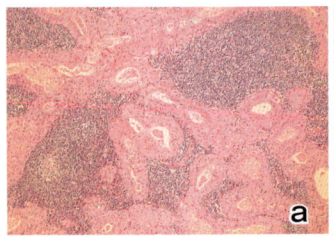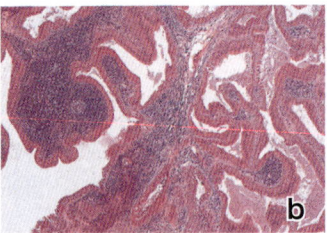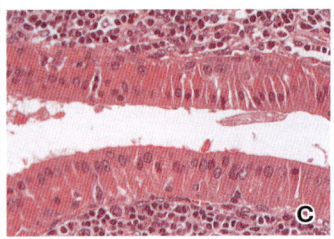

図21　ワルシン（Warthin）腫瘍（a：病理組織像、b：腺上組織像皮の乳頭状増殖、c：2層性構造）

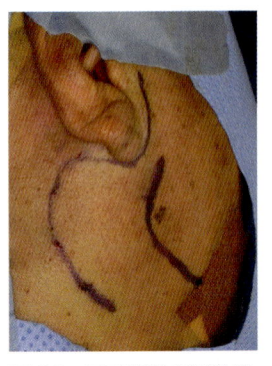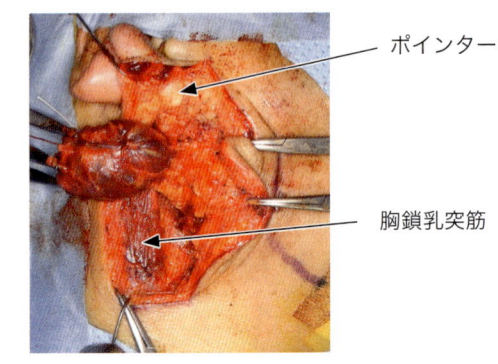

ポインター

胸鎖乳突筋

図22　耳下腺腫瘍切除術

❷ 悪性腫瘍（上皮性）

1）腺様嚢胞癌

■病態

- 唾液腺の筋上皮細胞由来の悪性腫瘍であり、全唾液腺腫瘍の5〜10％、唾液腺悪性腫瘍では最も多く、その30〜50％を占める。小唾液腺では口蓋腺に多い。

■症状・症候

- 耳下腺や口蓋に腫瘤として現れるが、類球形に近いが形が不整で、潰瘍を伴うこともある。悪性腫瘍の性質に反して発育は極めて緩慢だが、周囲への浸潤能が非常に強いため、切除しても局所再発しやすく、血行性に肺や骨への**遠隔転移**も多い（図23）。しかし、リンパ節転移は少ない。

- **神経浸潤**しやすく、疼痛や麻痺を生じやすいため、耳下腺に発症すると顔面神経麻痺、顎下腺に発症すると顔面神経下顎縁枝の麻痺、舌下腺に発症すると舌神経麻痺を呈することがある。また、周囲組織に癒着する。

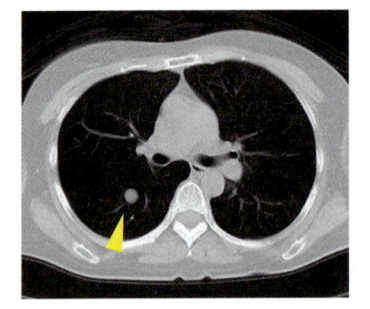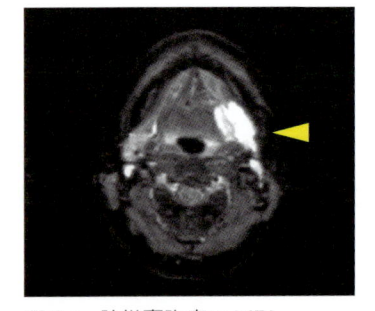

図23　腺様嚢胞癌の肺転移　　　図24　腺様嚢胞癌の MRI

■診断

- 造影 MRI が有用であるが、最終的には生検が必要である（図 24）。

■病理組織学的所見

- 篩状の小腺管構造が特徴的であり、時に充実性の索状構造を呈することがある（図 25）。

■治療

- 治療としては、外科的切除だが、浸潤しやすいので安全域を広くした拡大切除が必要である。放射線療法、化学療法は感受性が低い。

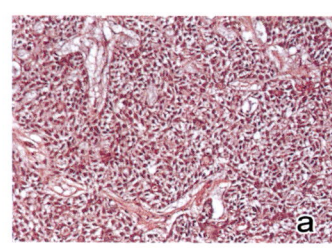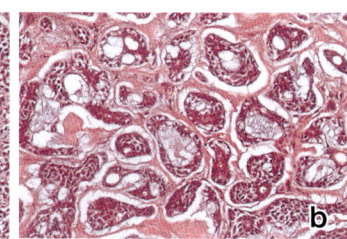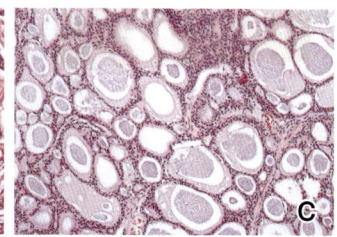

図 25　腺様嚢胞癌（a：充実型、b：管状型、c：篩状型）

2）粘表皮癌（mucoepidermoid carcinoma）

■病態

- 唾液腺導管由来で、耳下腺と口蓋腺に好発するが、顎骨中心性に発生することがある。

■症状・症候

- 無痛性の境界明瞭な腫瘤としてみとめられ、時に潰瘍を呈することがある（図 26）。

■病理組織学的所見

- 粘液産生細胞と扁平上皮細胞とその両者の中間細胞がみられることが特徴であり、粘液産生細胞の割合が多いと高分化型で低悪性型であり、扁平上皮細胞の割合が多いと低分化型で高悪性型である（図 27）。

■治療

- 治療は、外科的切除である。放射線療法、化学療法は感受性が低い。

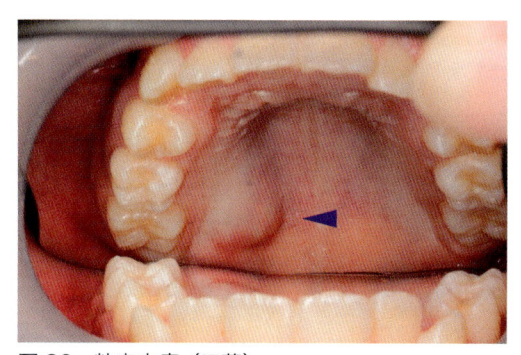

図 26　粘表皮癌（口蓋）

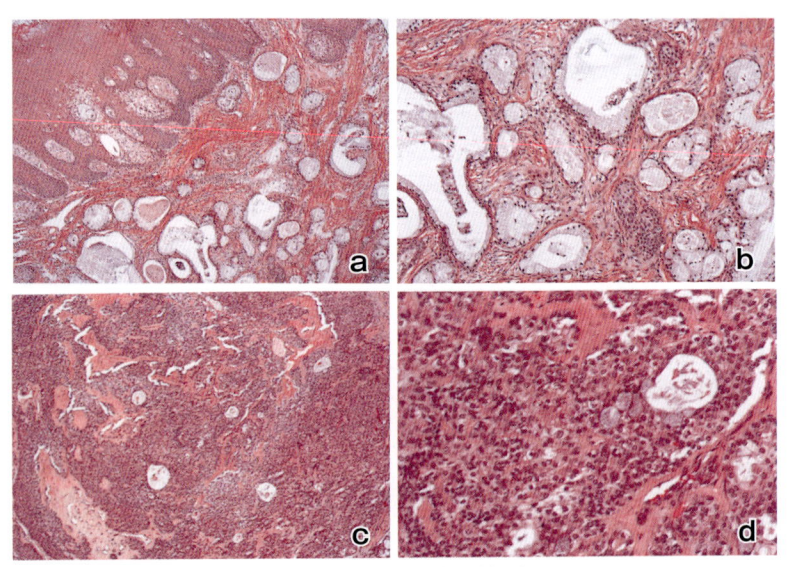

図27　粘表皮癌（a、b：低悪性型、c、d：高悪性型）

3）腺房細胞癌（acinic cell carcinoma）

■病態

- 腺房細胞に類似した腫瘍細胞からなり、介在部導管上皮細胞由来と考えられている。耳下腺に多い。

■症状・症候

- 発育は緩徐で、多形腺腫に類似した臨床所見（境界明瞭、半球状、弾性硬、無痛性）を示すが、症例によって高い増殖性と浸潤性を示す。

■病理学的所見

- 腫瘍実質は漿液性腺房細胞に類似した類円形の細胞からなり、その細胞質には好塩基性顆粒を含む（図28）。

■治療

- 治療は、外科的切除である。

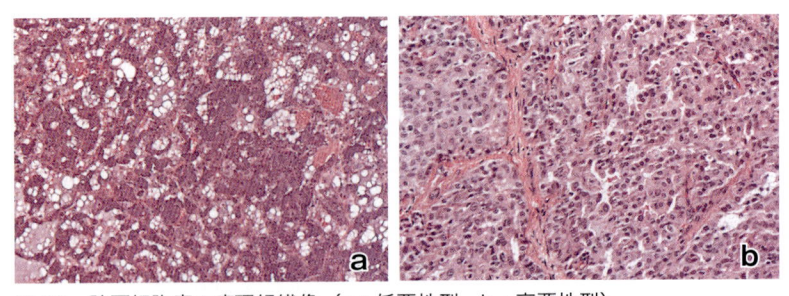

図28　腺房細胞癌の病理組織像（a：低悪性型、b：高悪性型）

9．全身疾患に関連する病変

❶ シェーグレン（Sjögren）症候群（Sjögren's syndrome）

■病態

- 唾液腺および涙腺に対する全身性の自己免疫疾患であり、唾液腺、涙腺が免疫機構によって破壊されるため、口腔乾燥（**ドライマウス**）、眼の乾燥（**ドライアイ**）を呈するのが特徴である。
- 唾液腺および涙腺のみに症状が出現する一次性 Sjögren 症候群と、同じ自己免疫疾患である慢性関節リウマチ（RA）や全身性エリテマトーデス（SLE）に合併する二次性 Sjögren 症候群とに分けられる。
- 厚生労働省の指定難病である。

■症状・症候

- 口腔乾燥、眼乾燥以外に、皮膚乾燥、膣乾燥、唾液腺。涙腺腫脹、関節症状（関節痛）、甲状腺症状、呼吸器症状（間質性肺炎）、消化管症状などがみられる。

■診断

- **シェーグレン症候群改定診断基準**（厚生労働省研究班、1999 年）（表 3）が用いられるが、その内容は、①病理組織学検査（唾液腺または涙腺の周囲にリンパ球が浸潤している）、②唾液腺検査（唾液腺の器質的変化〈図 29〉または分泌機能低下がある）、③涙腺検査（涙分泌量が

表 3　シェーグレン症候群の日本改訂診断基準（1999）

1. 生検病理組織検査で次のいずれかの陽性所見を認めること

A）口唇腺組織で 4 mm^2 あたり 1focus（導管周囲に 50 個以上の**リンパ球浸潤**）以上
B）涙腺組織で 4 mm^2 あたり 1focus（導管周囲に 50 個以上のリンパ球浸潤）以上

2. 口腔検査で次のいずれかの陽性所見を認めること

A）唾液腺造影で Stage 1 （直径 1 mm 未満の小点状陰影）以上の異常所見
B）唾液分泌量低下（**ガム試験**にて 10 分間 10mL 以下または**サクソンテスト**にて 2 分間 2 g 以下）があり、かつ**唾液腺シンチグラフィー**にて機能低下の所見

3. 眼科検査で次のいずれかの陽性所見を認めること

A）Schirmer（シルマー）試験で 5 分間に 5mm 以下で、かつ**ローズベンガル試験**（van Bijsterveld スコア）で 3 以上
B）Schirmer（シルマー）試験で 5 分間に 5mm 以下で、かつ**蛍光色素試験**で陽性

4. 血清検査で次のいずれかの陽性所見を認めること

A）**抗 Ro/SS-A 抗体**陽性
B）**抗 La/SS-B 抗体**陽性

[診断基準]
　上の 4 項目のうち、いずれか 2 項目以上を満たせばシェーグレン症候群と診断する。

（藤林他 , 1999）

低下している）、④血清学的検査（自己抗体が検出される）の４項目からなり、そのうち２項目以上を満たせば**シェーグレン症候群**と診断する。

- 口唇生検では、通常、下唇に５mm ほどの切開を加え、粘膜下に出現する口唇腺を３〜５個摘出し、病理組織検査に提出する（図 30）。
- **ガム試験**は、ガムを 10 分間噛ませ、その間分泌される唾液を全て喀出させてその量を測定する。10 分間で 10mL 以下で異常とする。
- **Saxon（サクソン）テスト**では、ガーゼを口に含ませ、２分間咀嚼させた後、ガーゼに染み込んだ唾液量をガーゼの重さとして測定する。２分間２ g 以下を異常とする。Saxon テストは義歯などガム試験ができない患者に適応する。
- 唾液腺シンチグラフィは、99mTcO4⁻を静脈注射し、左右の耳下腺、顎下腺に集積させた後、レモン汁を口に含ませると 99mTcO4⁻が唾液に混じって排出される現象によって唾液腺分泌機能を調べる検査である。Sjögren 症候群では 99mTcO4⁻が耳下腺・顎下腺に集積されない。

■治療

- 診断したうえで、膠原病内科に他の自己免疫疾患との関連性も含めて対診する。
- 現在のところ原因療法はなく、対症療法を行う。
- 唾液分泌低下に対して残存唾液腺から唾液分泌を促進するために、ムスカリン受容体刺激薬（セビメリン塩酸塩水和物、ピロカルピン塩酸塩）を投与する。
- 他に口腔粘膜局所の対症療法として、人工唾液、保湿剤、含嗽剤がある。

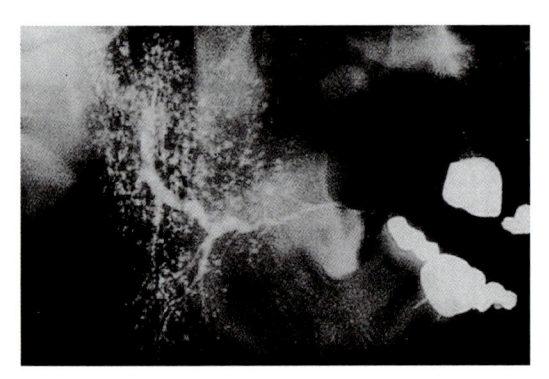

図 29　耳下腺造影写真
典型的な branchless fruits laden tree pattern を示すシェーグレン（Sjögren）症候群の唾液腺造影像

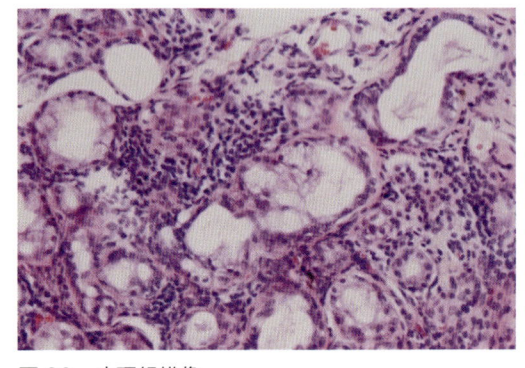

図 30　病理組織像
口唇腺の生検で導管周囲に 50 個以上のリンパ球浸潤が１フォーカス / 4 mm² 以上あり、シェーグレン（Sjögren）症候群の診断基準を満たす

❷ IgG4 関連疾患（IgG4-related disease）と Mikulicz 病

■病態

- かつて両側性に涙腺、耳下腺、顎下腺が無痛性に腫脹する病態に対して、Mikulicz 病という診断名が付けられていた。また、臨床所見と病理組織学的所見（唾液腺周囲へのリンパ球の浸潤など）の類似性から Sjögren 症候群の亜型とみなされてきた。
- 一方、2009 年頃から、血清中の IgG4 が高値となり、リンパ球と IgG4 陽性形質細胞の著しい浸潤と線維化により、全身諸臓器の腫大や結節・肥厚性病変などを認める原因不明の疾患として IgG4 関連疾患という新しい疾患概念が登場し、リーデル甲状腺炎、自己免疫性膵炎、硬

表4　IgG 関連疾患包括診断基準

以下の Definite、Probable を対象とする

1．臨床的に単一又は複数臓器に特徴的なびまん性あるいは限局性腫大、腫瘤、結節、肥厚性病変を認める。
2．血液学的に高 IgG4 血症（135mg/dL 以上）を認める。
3．病理組織学的に以下の 2 つを認める。
　a．組織所見：著明なリンパ球、形質細胞の浸潤と線維化を認める。
　b．IgG4 陽性形質細胞浸潤：IgG4/IgG 陽性細胞比 40％以上、かつ IgG4 陽性形質細胞が 10/HPF を超える。

診断のカテゴリー

Definite ：　1＋2＋3 を満たすもの
Probable ：1＋3 を満たすもの
Possible ：　1＋2 を満たすもの

（難病情報センター IgG4 関連疾患〈指定難病 300〉、Umehara 他、2012）

化性胆管炎、後腹膜線維症、縦隔線維症、炎症性偽腫瘍などとともに Mikulicz 病も IgG4 関連疾患の一つとみなされている（表4）。

- また、慢性硬化性唾液腺炎である Küttner 腫瘍も IgG4 関連疾患の一つとみなされている。
- IgG4 関連疾患は 60 歳代の男性に多いが、Mikulicz 病は女性の方が多い。Mikulicz 病と Sjögren 症候群との比較において、Mikulicz 病には、性差がなく（Sjögren 症候群は女性に多い）、口腔・眼の乾燥症状が少なく、抗 SS-A 抗体・抗 SS-B 抗体の陽性率が低い。

■治療

- 治療法は確立されていないが、ステロイド療法が有効である。

❸ 流涎症（sialorrhea）

- **唾液過多症**（ptyalism）とも呼ばれる。流涎症は唾液が多いと感じて苦痛を自覚するもので、唾液分泌が実際に増加する真性唾液過多と、嚥下障害や心因により口腔内に唾液が多いと感じる仮性唾液過多に分類される。1～1.5L／日の正常唾液分泌量が，流涎症では 3～4L／日になる。
- 仮性唾液過多の原因として、嚥下障害や閉口障害があり、真性唾液過多の原因として Parkinson 病、脳炎、てんかん、薬物（認知症治療薬 donepezil などのコリンエステラーゼ阻害薬、統合失調症治療薬 clozapine など）の副作用、水銀・ヒ素中毒などがある。治療として、抗ヒスタミン薬、抗コリン薬、アトロピン・ロートエキスがある。

（池邉哲郎）

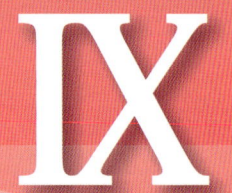

全身に関連する疾患

1. 口腔・顎・顔面に異常をきたす骨系統疾患・症候群

❶ 鎖骨頭蓋骨異形成症（cleidocranial dysostosis）（鎖骨頭蓋異骨症）（Scheutauer-Sainton 症候群）

第Ⅰ章. 先天異常・発育不全　2. 歯・口腔・顎・顔面の発育を障害する先天的疾患：
❸ 鎖骨頭蓋骨異形成症（p.14）を参照。

❷ 大理石骨病（osteopetrosis）（図1）

■特徴

- 全身の骨硬化を生ずる遺伝性疾患で、常染色体優性遺伝（遅発型）と常染色体劣性遺伝（先天型）を示す2つの型がある。
- 代表的な症状は易骨折性、骨髄腔狭窄による造血障害、脳神経症状である。
- 新生児期や乳児期に発症する先天型と小児期以降に発症する遅発型がある。
- 先天型は重症貧血、出血傾向、黄疸を呈し、感染症により出生後数か月以内に死亡することが多い。
- 遅発型では成長に伴って症状が出現し、全身の骨硬化による骨の脆弱化により病的骨折で偶然に発見される場合が多い。

■症状

1）顎口腔症状

- 歯周炎から難治性の顎骨骨髄炎を継発しやすく、顎骨の病的骨折を起こす。多数歯埋伏や歯の形成異常。

2）全身症状

- 軽度の貧血や肝・脾腫もみられる。

■その他

- エックス線写真所見でも全身の骨の骨梁構造が消失し、大理石様不透過像がみられる。特に頭蓋骨は全体的に大理石様となり、副鼻腔も不透過性となる。

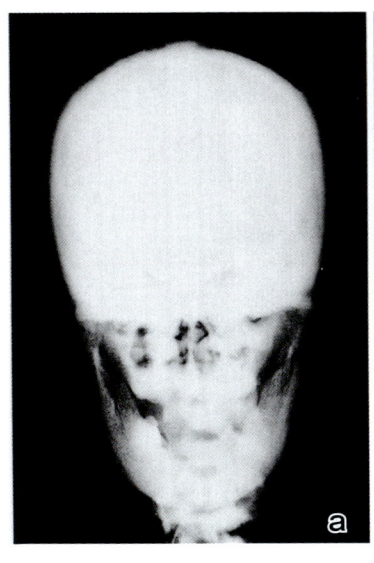
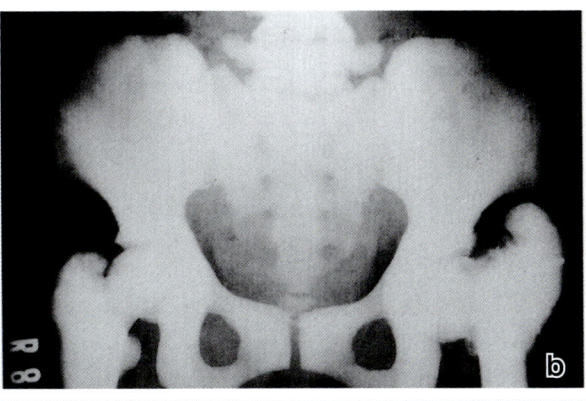
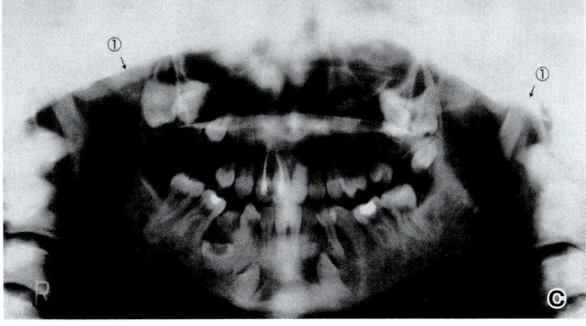

図1　大理石骨病
a：頭蓋骨は大理石様となり副鼻腔は不透過性
b：大理石骨病 。全身の骨の骨梁構造が消失
（図1a、b　愛知学院大学顎顔面外科学講座提供／高橋庄二郎ほか著：標準口腔外科学，医学書院，1994 より転載）
c：頭蓋底（①）、頸椎（矢印）の不透過性が著明。多数の埋伏歯を認める

❸ マッキューン・アルブライト症候群（多骨性線維性骨異形成症）（McCune-Albright syndrome）（図2）

■特徴

- 全身の骨に多発する**線維性異形成症**、**色素異常沈着**と早熟思春期を呈する症候群。
- 限局的に出現する線維性異形成症とは区別されている。
- 早熟思春期については成長早熟と**性早熟**がある。
- 成長早熟により、年少期では年齢に比して背が高いが、成長終了時には平均以下となる。
- 性早熟は以前には女性にのみ現れると考えられていたが、男性にも出現することがわかってきた。

■症状

1）顎口腔顔面症状

- 線維性異形成を起こしている部位は骨変形がみられる。

2）全身症状

- 皮膚、粘膜にはカフェオレ色の色素沈着を認める。

■その他

- エックス線像では骨梁構造の消失したすりガラス様構造所見がみられる。

263

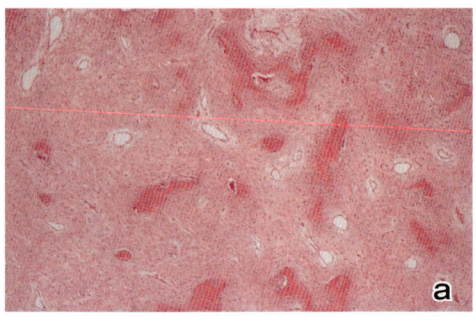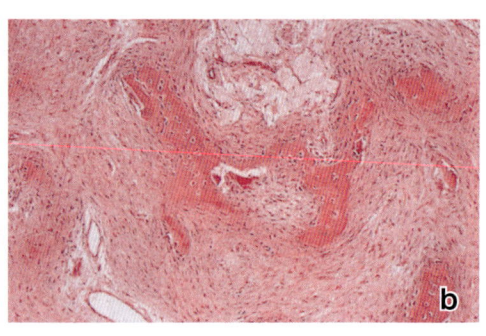

図2　線維性異形成症
a：線維性結合組織に骨形成がみられる
b：線維骨が線維性結合組織中にみられる

❹ 骨形成不全症

第Ⅰ章. 先天異常・発育不全　2. 歯・口腔・顎・顔面の発育を障害する先天的疾患：
❹ 骨形成不全症（p.15）を参照。

❺ トリーチャー・コリンズ症候群（下顎顔面異骨症）（Treacher-Collins syndrome）

第Ⅰ章ⅴ先天異常・発育不全　2. 歯・口腔・顎・顔面の発育を障害する先天的疾患：
❺ トリーチャー・コリンズ症候群（下顎顔面異骨症）（p.15）を参照。

❻ クルーゾン症候群（頭蓋顔面異骨症）（Crouzon syndrome、Craniofacial dysostosis）

第Ⅰ章. 先天異常・発育不全　2. 歯・口腔・顎・顔面の発育を障害する先天的疾患：
❻ クルーゾン症候群（頭蓋顔面異骨症）（p.16）を参照。

❼ 第一第二鰓弓症候群（first and second branchial arch syndrome）、ゴールデンハー症候群（Goldenhar syndrome）

第Ⅰ章. 先天異常・発育不全　2. 歯・口腔・顎・顔面の発育を障害する先天的疾患：
❾ 第一第二鰓弓症候群、ゴールデンハー症候群（p.18）を参照。

❽ 口腔・顔面・指趾症候群（oro-facial-digital syndrome）（OFD 症候群、Papillon-Leage and Psaume 症候群）（図3）

■特徴
- 口腔、顔面、指趾に異常をきたす伴性優性遺伝により女性に多く発生する疾患。
- OFD 1型から OFD 4型まで分類されているが、OFD 1型は男子で致死性であり、女子のみに出現する。OFD 2型では男女ともに出現。

■症状

1）顎口腔症状

- 口腔前庭部に多数の小帯の紐状肥厚、舌裂（分葉裂）、口蓋裂、正中上唇裂、下顎側切歯の先天欠如。

2）顔面症状

- **鼻翼軟骨形成不全、両眼隔離**、幅広い鼻根と鼻梁、二分鼻尖、頭蓋底部の形成不全。

3）指趾症状

- 短指趾症、合指趾症、多指趾症。

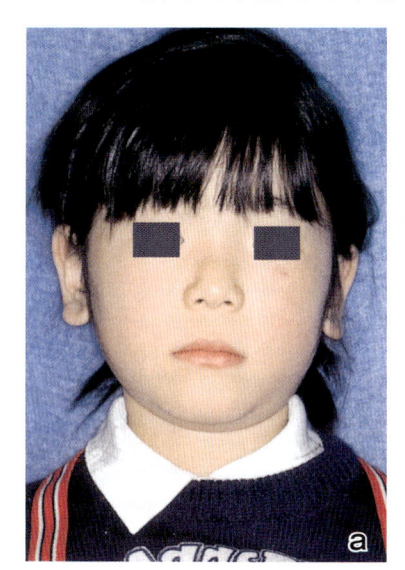
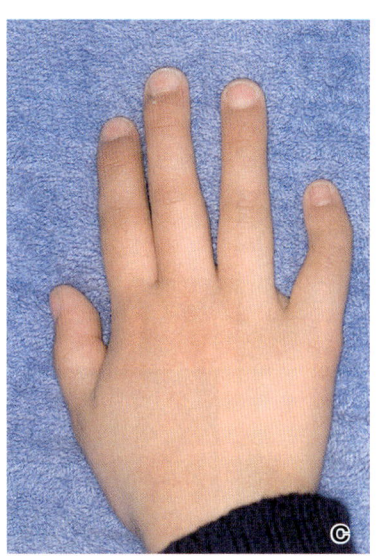
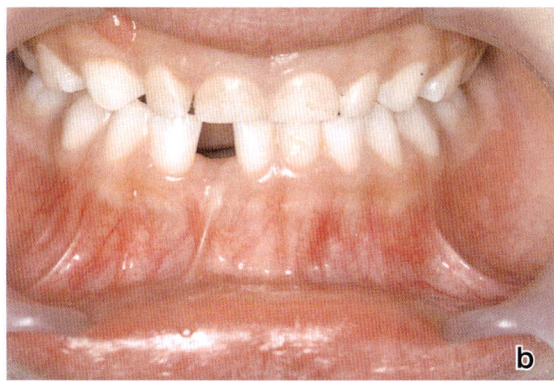

図3　口腔顔面指趾症候群
a：鼻翼軟骨形成不全、両眼隔離
b：口腔前庭部に多数の小帯の紐状肥厚と下顎側切歯の先天欠如
c：多指症術後
　　　（すべて愛知学院大学顎顔面外科学講座　提供）

❾ アペール症候群（Apert syndrome）（尖頭合指症）

Ⅰ章．先天異常・発育不全　2．歯・口腔・顎・顔面の発育を障害する先天的疾患：
❼ アペール症候群（尖頭合指症）（p.17）を参照。

❿ マルファン症候群（Marfan's syndrome）

Ⅰ章．先天異常・発育不全　2．歯・口腔・顎・顔面の発育を障害する先天的疾患：
❿ マルファン症候群（クモ様指趾症候群）（p.20）を参照。

⑪ 基底細胞母斑症候群（basal cell nevus syndrome）（Gorlin and Goltz 症候群）（図4）

■特徴

- 常染色体優性遺伝。

■症状

1）顎口腔症状

- 顎骨内の**多発性歯原性角化嚢胞**。

2）顔面症状

- 前頭部の突出、両眼隔離、鼻根の平坦化、下顎前突。

3）皮膚症状

- **多発性母斑**。

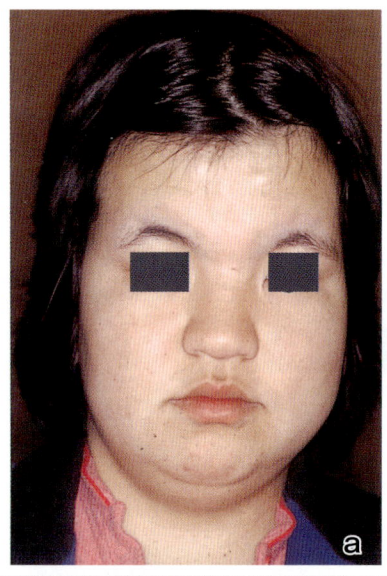
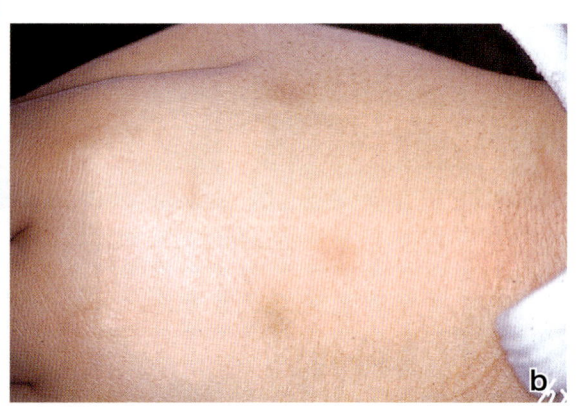
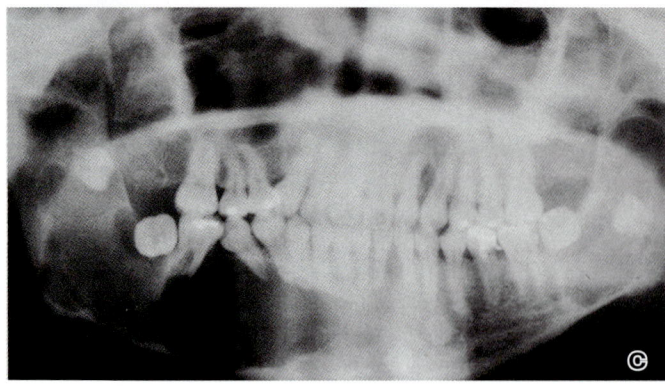
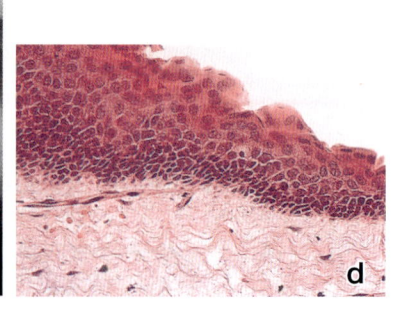

図4　基底細胞母斑症候群
a：前頭部の突出、鼻根の平坦化
b：手に現れた母斑
c：顎骨内の多発性歯原性角化嚢胞
（高橋庄二郎ほか著：標準口腔外科学, 医学書院, 東京, 1994 より転載）
d：摘出した歯原性角化嚢胞の病理組織所見

（すべて愛知学院大学顎顔面外科学講座　提供）

- 手掌や足底部に角質層を欠いた小窩（pit）。
- 母斑は癌への移行もある。

4）骨格系症状

- **二分肋骨、大脳鎌の石灰化、脊柱側彎**。

⑫ ポエツ・エーガー症候群（Peutz-Jeghers syndrome）

■特徴

- 常染色体優性遺伝。

■症状

- 口腔粘膜、顔面、皮膚の**多発性点状色素斑**。
- **多発性消化管ポリポーシス**。

⑬ ガードナー症候群（Gardner' s syndrome）

■特徴

- 常染色体優性遺伝にて下記の3症候を伴う。

■症状

- 消化管の多発性ポリポーシス（腺腫）。
- **多発性骨腫**。
- 軟部組織病変（類表皮嚢胞、線維腫）。

■その他

- 大腸腺腫は癌化率が高い。

⑭ ロバン・シークエンス (Robin Sequence)、ピエール・ロバン症候群 (Pierre-Robin Syndrome)

第Ⅰ章．先天異常・発育不全　2．歯・口腔・顎・顔面の発育を障害する先天的疾患：⑭ ロバン・シークエンス（p.21）を参照。

⑮ パピヨン・ルフェーベル症候群（Papillon-Lefèvre syndrome）

第Ⅰ章．先天異常・発育不全　2．歯・口腔・顎・顔面の発育を障害する先天的疾患：⑲ パピヨン・ルフェーベル症候群（p.24）を参照。

⑯ フォンレックリングハウゼン病（von Recklinghausen' s disease）（神経線維腫症）

■特徴

- **神経線維腫症Ⅰ型**。

IX

- 常染色体優性遺伝（No.17 染色体長腕）。
- 3,000 人に 1 人の割合で発症し、比較的頻度は高い。

■症状

- 色素斑（**カフェオレ斑**）。
- **多発性神経線維腫**。
- 頭蓋骨・顔面骨の骨欠損。

⑰ スタージ・ウェーバー症候群（Sturge-Weber syndrome）
（図 5）

■特徴

- 多くは片側性三叉神経領域と脳血管の先天性血管腫とそれに起因する脳神経症状を主徴とする。

■症状

①顔面症状

- **三叉神経領域血管腫**。

②全身症状

- 脳血管腫による石灰化と神経症状（てんかん、麻痺、知能低下）。
- 眼症状として**緑内障**。

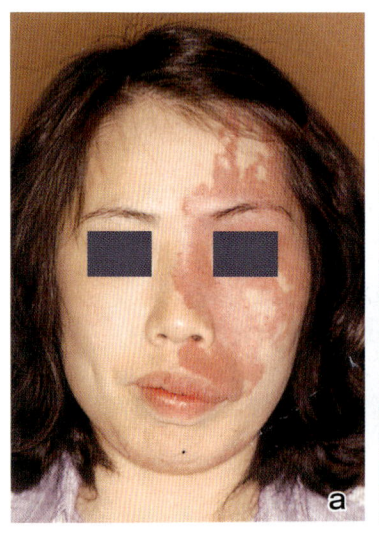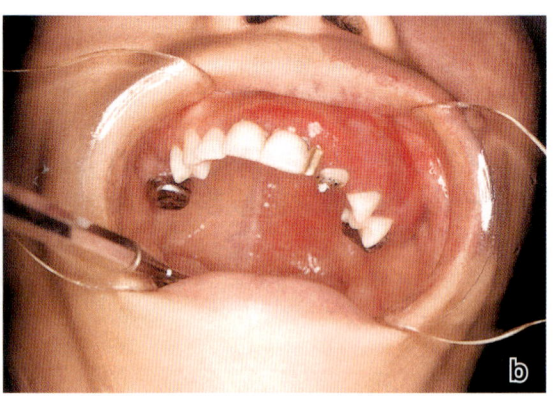

図5　スタージ・ウエーバー症候群
a：三叉神経第 1、第 2 枝領域血管腫
b：三叉神経第 2 枝領域血管腫

⑱ ラムゼイ・ハント症候群 (Ramsay-Hunt syndrome)（ハント症候群）

■特徴

- **水痘帯状疱疹ウイルス**の感染またはすでに水痘の感染を起こしたことのある人で、そのウイルスが何らかの機会に再び活性化したときに生じる。

■症状

- **顔面神経麻痺**。

- 平衡機能障害（耳鳴り、難聴、めまい）。
- 顔面、口腔内の発疹。
- 味覚障害。

⑲ ベックウィズ・ヴィーデマン症候群（Beckwith-Wideman syndrome）（EMG 症候群）

第Ⅰ章．先天異常・発育不全　2．歯・口腔・顎・顔面の発育を障害する先天的疾患：⓭ ベックウィズ・ヴィーデマン症候群（p.21）を参照。

⑳ メルカーソン・ローゼンタール症候群（Melkerson-Rosenthal syndrome）

■特徴
- 原因不明。

■3徴候
- **肉芽腫性口唇炎**：口唇の腫脹は消長を繰り返し慢性化する。
- **顔面神経麻痺**。
- **溝状舌**。

㉑ 18 トリソミー（18 trisomy, Edward syndrome）（エドワード症候群）

第Ⅰ章．先天異常・発育不全　2．歯・口腔・顎・顔面の発育を障害する先天的疾患：㉓ 18 トリソミー症候群（エドワード症候群）（p.26）を参照。

㉒ ダウン症候群（Down's syndrome, 21 trisomy）（21 トリソミー症候群、21 トリソミー）

第Ⅰ章．先天異常・発育不全　2．歯・口腔・顎・顔面の発育を障害する先天的疾患：㉑ ダウン症候群（p.24）を参照。

㉓ 骨パジェット病（Paget's disease of bone）

■特徴
- 1871 年に Paget が、骨変形に熱感を伴う疾患に対して変形性骨炎と名付けたのに由来。
- 発症頻度については 40 歳以上で多く、ヨーロッパでは多いが日本ではまれ。
- 病理組織学的には初期には破骨細胞による骨吸収がみられるが、後期では骨芽細胞による骨形成もみられる。また、骨髄には線維芽細胞や未分化間葉細胞がみられ、線維性骨炎の像を呈する。したがって後期のエックス線像では斑状の骨硬化像と透過像が混在した様相を呈する。

IX

- 本症では悪性骨腫瘍を続発しやすい。

■症状

顎口腔症状

- 顎骨では骨の膨隆や変形のほか、歯槽硬線の消失や歯根の吸収をみる。
- 歯性感染により骨髄炎や重症例では骨折をきたす。

㉔ カフィー・シルバーマン症候群（Caffey-Silverman's syndrome）

■特徴

- 生後6か月以内の乳児の骨皮質肥大を主徴とする疾患である。骨幹部の骨膜が肥厚し、層状に骨膜性骨新生を生じ、次第に層状構造から太い骨幹部を形成するようになる。
- 原因は不明であるが何らかの感染症であろうと推察されている。
- 急な熱発と興奮、骨を被覆する軟組織の腫脹、エックス線写真所見で罹患部骨皮質の肥厚をみるが、特に下顎骨に症状が現れることが多い。
- 血液検査で白血球の増加、貧血、赤血球沈降速度亢進、アルカリフォスファターゼの上昇がみられる。数か月で自然治癒する。
- 進行期には副腎皮質ホルモン薬の投与により急性症状は消退する。

㉕ 頭蓋骨幹端異形成症（craniometaphyseal dysplasia）（パイル病〈Pyle's disease〉）

■特徴

- 長管骨の骨幹端肥大と頭蓋先天異常を生ずる疾患。
- 常染色体劣性遺伝をするまれな疾患である。
- エックス線所見で骨幹端部の肥大がみられ、骨折を起こしやすい。

■症状

①顎口腔症状

- 歯の叢生と不正咬合。

②顔面症状

- 鼻背部が陥入し平坦となり、両眼隔離と眼窩上縁の突出、頬骨が張り出した特有の顔貌（獅子面）となり、鼻呼吸が障害されるために、開口状態。

③全身症状

- 肘の伸展制限、X脚。

㉖ ベル麻痺（Bell palsy）（図6）

■本態および原因

- 末梢性顔面神経麻痺。
- ヘルペスウイルスの関与も考えられている。

- 顔面神経が冷風刺激、手術損傷、炎症、外傷、腫瘍、帯状疱疹などの病変により侵されて起こり、多くは一側性である。

■症状

- **麻痺性兎眼**。
- **ベル症状**（現象）：眼を閉じようとすると、眼裂は閉鎖できず、眼球が上方に向き、白い強膜が現れる現象。
- **鼻唇溝消失**。
- **口笛不能**。
- **前額皺消失**。
- **口角下垂**。
- 流涎。

■治療

- 薬物療法：ビタミン B 複合薬の大量投与、ATP 薬、副腎皮質ステロイド薬、抗ウイルス薬、末梢血管拡張剤。
- 星状神経節ブロック。
- 手術療法：神経吻合術、神経移植術、口角挙上術、顔面神経管開放減圧術。

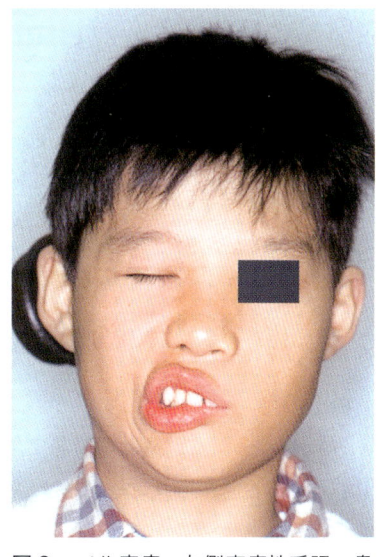

図6　ベル麻痺。左側麻痺性兎眼・鼻唇溝消失・口笛不能・前額皺消失・口角下垂

■その他

- 顔面神経がアブミ骨筋神経の分岐部と鼓索の分岐部の間で障害を受けると、さらに舌前方 2/3 部の味覚が消失する。また、橋とアブミ骨筋神経の間で侵されるとさらに聴覚過敏 hyperacusis（音が異常に大きく聞こえる）が起こる。
- 橋より上位中枢での障害による場合は中枢性顔面神経麻痺。
- 中枢性顔面神経麻痺では、反対側からの神経支配により前額部に麻痺を生じない。
- 重症例では顔面筋の拘縮を起こす。

㉗ フライ症候群（Frey's syndrome）

■特徴

- 耳下腺部手術や外傷などにより、耳下腺の唾液分泌を支配する副交感神経と皮膚汗腺を支配する交感神経の両方が切断され、神経再生時に副交感神経が皮膚の汗分泌を支配するようになるため。

■症状

- 味覚刺激により耳介側頭部に皮膚の発汗や発赤が起こる。

■治療

- スコポラミンクリーム局所塗布。
- 神経切断術。

■その他

- 検査として**ヨードデンプン反応**。
- ヨードデンプン反応：患部皮膚ヨードを塗布した後にデンプン末を塗布する。その後、唾液分泌を刺激させると発汗によりデンプン末が溶解し、暗青色となる。

㉘ ハンター舌炎（Hunter's glossitis）（図7）

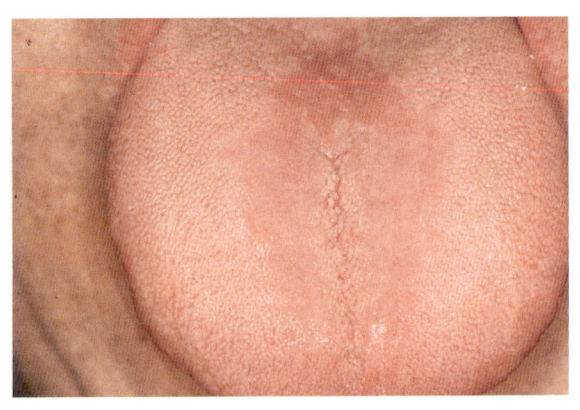

■特徴
- ビタミンB$_{12}$欠乏による悪性貧血による舌炎。

■症状
- 舌糸状乳頭萎縮による表面の平坦化。
- 炎症による発赤、灼熱感、潰瘍形成。
- **悪性貧血**。

■その他
- メーラー舌炎と同義語で用いられることがある（メーラー舌炎：更年期ホルモン変調による舌炎）。

図7　ハンター舌炎。舌糸状乳頭萎縮による表面の平坦化
（愛知学院大学顎顔面外科学講座 提供）

㉙ ハッチンソン症候群（Hutchinson syndrome）

■特徴
- **先天性梅毒**に起因。

■ハッチンソン3徴候
- **ハッチンソン歯**。
- **実質性角膜炎**。
- **内耳性難聴**。

■その他
- **フルニエ歯**。パロー凹溝。

㉚ プルマー・ビンソン症候群（Plummer-Vinson 症候群）（図8）

■特徴
- **鉄欠乏性貧血**による下咽頭・食道粘膜、皮膚の萎縮。

■症状
- 舌乳頭の消失、平滑舌、赤平舌。
- 口角炎。
- **嚥下困難**（下咽頭粘膜の萎縮と炎症による）。
- **鉄欠乏性貧血**。
- **スプーンネイル**。

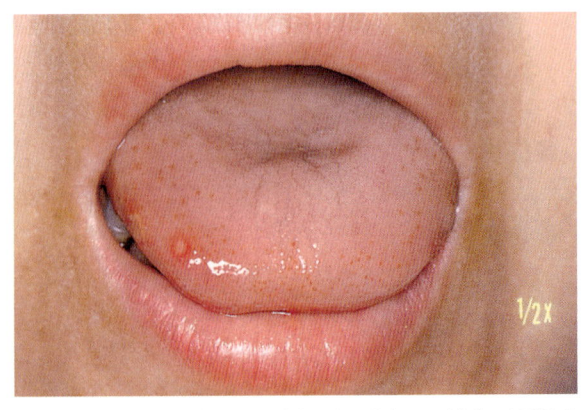

図8　プルマー・ビンソン症候群：舌乳頭の消失、平滑舌、赤平舌

㉛ リガ・フェーデ病（症候群）（Riga-Fede disease）

■特徴
- 哺乳児における先天性歯、早期萌出歯による舌下面の慢性外傷。

■症状
- 舌下面に外傷性潰瘍、肉芽腫。

■その他
- ベドナーアフタとの相違に注意。

2．感染症

❶ ウイルス感染症

1）ヒト免疫不全ウイルス（HIV）感染症

■特徴
- HIV 感染症とは、ヒト免疫不全ウイルス (Human immunodeficiency virus；**HIV**) に感染した状態。
- HIV 感染から 1 〜 3 か月は抗体ができないので、血液検査では陰性となる（ウインドウ期）。
- HIV は **CD4 陽性リンパ球**（ヘルパーT 細胞）に感染し、破壊し免疫力を低下させる。
- **後天性免疫不全症候群**（acquired immunodeficiency syndrome；AIDS，**エイズ**）は、HIV の感染によって免疫力が低下し、日和見感染症や悪性腫瘍を合併した状態。
- HIV に感染しても、すぐにエイズを発症するわけではなく、免疫機能が低下して、厚生労働省指定の 23 合併症が現れて、初めてエイズと診断される。

■感染経路
- 性的接触：HIV は口・性器などの粘膜から侵入。
- 血液による（輸血、臓器移植、医療事故、麻薬などの静脈注射など。皮膚の傷口からの侵入）。
- 母子感染（経胎盤、経産道、経母乳感染）。

■症状
- 感染初期（急性期）：HIV 感染後に発熱、咽頭痛、筋肉痛、皮疹、リンパ節腫脹、頭痛などのインフルエンザあるいは伝染性単核球症様の症状が出現する。
- 無症候期：平均 10 年程度。この間の患者を無症候キャリアという。
- 「エイズ関連症候群（AIDS-Related Complex：ARC）」といわれる状態になるとリンパ節の腫脹、発熱、下痢、体重減少、倦怠感や寝汗などが出現する。
- エイズ発症期：血中の CD4 陽性リンパ球数が 200/μL 以下になると日和見感染症（ニューモシスチス肺炎〈カリニ肺炎〉、カンジダ症、クリプトコッカス髄膜炎、サイトメガロウイルス感染症）、悪性腫瘍（カポジ肉腫など）、神経症状（HIV 脳症など）が出現し、エイズ発病と診断される。

IX

2）ウイルス性肝炎
（1）A型ウイルス肝炎
■特徴
- A型肝炎ウイルス（HAV）による。
- ワクチン接種により予防可能。

■感染経路
- 食物（かき、えび）による経口感染。

■症状、経過
- A型ウイルス肝炎はHAV感染後２～６週で発症。
- 抗体価は上昇するが、発症しない場合も多い（不顕性感染）。
- 確定診断は血清中抗体による。
- ２～６週で治癒。
- A型ウイルス肝炎は慢性化せず、肝硬変や肝癌には移行しない。

（2）B型ウイルス肝炎
■特徴
- B型肝炎ウイルス（HBV）による。
- 感染力はHIVやC型肝炎より強い。
- 血液中に入ったHBVは肝細胞に侵入し増殖する。
- 免疫反応により肝細胞が破壊され肝炎を起こす。

■感染経路
- 母子感染（垂直感染）：ワクチン接種により激減した。
- 輸血、血液製剤、針刺し事故などによる血液を介しての感染。
- 注射打ち回し、刺青、性行為や唾液を介しての感染もある。

■症状、経過
- 感染後、多くは黄疸を生ずることなく治癒（不顕性感染）。
- 20～30％は１～６か月の潜伏期間を経て、急性肝炎として発症し、１～２％は劇症肝炎となり、その80％は死亡）。
- 潜伏期：HBe抗原、HBs抗原が血液中にでる（HBc抗原は肝細胞核内にのみ存在し、血液中には出ない）。
- 病期：GOT、GPTが上昇し、黄疸が出る。HBc抗体が出現し、HBe抗原は肝炎の極期をすぎて消失し、HBe抗体が出現。
- HBs抗原消失で治癒となる。その後にHBs抗体が出現し持続する。
- HBs抗体（中和・防御抗体）を保有すれば感染することはない。
- **無症候性キャリア**：新生児、老人や免疫不全者ではHBV感染しても免疫反応が起こらずに肝炎を発症しない状態の人で、150万人程度。通常は加齢とともに肝炎を発症して治癒するが、肝炎を繰り返すと肝硬変・肝癌に移行する。
- 予防にはワクチンを注射する。必ず抗体ができるとは限らない。また、できたとしても永続的ではない。
- 針刺し事故時にはHBs抗原とHBs抗体が陰性であることを確認してHBs抗体価の高い抗HB免疫グロブリン（HBIG）を48時間内に注射する。

- 消毒にはグルタールアルデヒドや次亜塩素酸ナトリウムが有効（アルコールやヨードは無効）。

（3）C型ウイルス肝炎
■特徴
- C型肝炎ウイルス（HCV）による。
- 血液中に入った HCV は肝細胞に侵入し増殖する。
- 免疫反応により肝細胞が破壊されて肝炎が起こる。
- 臨床症状は B 型肝炎と比べると軽度であるが、約 70％が慢性化（キャリア）となり、20〜30 年で肝硬変や肝癌になりやすい。
- 日本では約 200 万人程度が感染者。

■感染経路
- 輸血、血液製剤、針刺し事故、刺青、覚醒剤注射の回し打ちなどによる血液を介しての感染。
- 血液中のウイルス量は HBV より少ないので、感染性も HBV より低い。
- B 型肝炎とは異なり、性行為ではほとんど感染しない。また、母子感染も少ない。

■症状、経過
- 多くは不顕性感染。
- ワクチンはない。
- 治療はインターフェロンが主流であったが、最近では効果の高い直接作用型抗ウイルス薬が用いられる。

3）風疹（三日麻疹、三日はしか）（rubella）
■特徴
- 発熱、発疹、リンパ節腫脹を三大主徴とする予後良好な小児の急性ウイルス性感染症。
- 病原体は風疹ウイルス。
- 妊娠 3 か月以内の妊婦が感染すると胎児にも感染を起こし、先天性風疹症候群の子どもを出産する危険性が高い。

■感染経路
- 感染は患児からの飛沫感染によって起こる。

■症状
- 発疹は淡紅色斑状丘疹で、顔から躯幹、四肢と拡がり、約 3 日間で消退。
- リンパ節腫脹は発疹出現数日前から出現。

4）麻疹（はしか）（measles）
■特徴
- 麻疹ウイルスによる。

■症状
- 高熱と全身皮膚発疹が特徴。
- 発症数日前に臼歯部頬粘膜に帯青白色の小斑点状隆起（コプリック〈Koplik〉斑）を生じる。
- 全身発疹を生じる頃にはコプリック斑は消失し、口腔粘膜に暗赤色斑が出現。

5）水痘（水ぼうそう）（varicella）
■特徴
- 水痘・帯状疱疹ウイルスによる感染。

IX

■**感染経路**

- 飛沫感染。

■**症状**

- 中等度の発熱とともに全身に散在性の発疹を生じる。

- 発疹は小紅斑から丘疹、水疱となる。水疱は破れ、黒褐色の痂皮を形成。

6) 帯状疱疹（herpes zoster）

第Ⅳ部．口腔粘膜疾患　1．水疱を主徴とする疾患（p.98 〜 99）を参照。

7) 手足口病（HFMD：hand, foot and mouth disease）

■**特徴**

- コクサッキーウイルスとエンテロウイルス。

■**症状**

- 口腔内に米粒大の水疱が形成され、まもなく破れて紅暈をもったアフタ性潰瘍となり疼痛を伴う。

- 皮疹は手掌、足蹠、指趾の腹側に出現し、丘疹ないし水疱を形成。

8) 猫ひっかき病（猫爪病）（cat scratch disease）

■**特徴**

- 猫に引っかかれた創からのオーム病ウイルスの感染による。

■**症状**

- 爪傷の所属リンパ節の腫脹。

- 次いで、発熱、感冒様症状。

9) 流行性耳下腺炎（おたふくかぜ）（mumps）（p.246 参照）

■**特徴**

- 流行性耳下腺炎ウイルスの飛沫感染による。

- 一度の感染により終生免疫を得る。

- 上気道粘膜に感染、血流を経て、耳下腺に至る。

- 現在、弱毒生ワクチンによる予防が可能である。

■**症状**

- 耳下腺腫脹は、通常片側だが、1〜2日後、他側に及ぶこともある。

- 自発痛および圧痛を伴い、3〜4日でピークに達し、その後約1週間で消失する。

- 無菌性髄膜炎の合併症が起こることがある。

- 治療は対症療法。

❷ 細菌感染症

1) 梅毒：第Ⅲ章．6．特異性炎：❸ 口腔梅毒（p.93 〜 94）を参照

2) 破傷風（tetanus）

■**原因**

- 破傷風菌（Clostridium tetani）による感染症。

- 挫創や刺創において土や木片などの異物が介在することで感染する。

■**症状**

- ２週間程の潜伏期を経て発症。
- 咬筋の痙攣（けいれん）による開口障害。
- 進行により呼吸困難、全身の痙攣（けいれん）に至る。

■**治療**

- 破傷風トキソイドの予防接種が有効。
- 外傷時に迅速な洗浄などの創傷処置を行う。
- 発症時には呼吸管理など、全身的な集中治療が必要である。

3）結核：第Ⅲ章．６．特異性炎：❷ 口腔結核（p.91～93）を参照

4）猩紅熱（scarlet fever）

■**特徴**

- Ａ群溶血性レンサ球菌（溶連菌）による感染症。
- 飛沫感染が主体である。高熱、咽頭痛で始まる。
- 診断は咽頭粘液培養による溶連菌の証明による。

■**症状**

- 初発症状は高熱、咽頭痛。
- 咽頭粘膜、扁桃は著明に発赤腫脹。その後、非融合性の紅色小丘疹が全身に出現。
- 口の周りには発疹をみず、口囲蒼白が特徴的。
- 舌乳頭の発赤腫大（イチゴ舌）。

5）MRSA（Methicillin Resistant Staphylococcus Aureus：メチシリン 耐性黄色ブドウ球菌）

■**特徴**

- 抗菌薬（第三世代セフェム系）の乱用により増加してきた。
- 院内感染が多く、乳幼児、高齢者、コンプロマイズトホストに多く発症する。

3．アレルギー、自己免疫疾患、免疫不全

❶ アレルギー疾患

- 体内にウイルス、細菌、異物（抗原）が侵入すると対抗する物質（抗体[注5]）が作られる。再び抗原が侵入すると生体は恒常性維持のために非自己と認識して抗原抗体反応により排除する。この機構を免疫という。
- アレルギーとはこの免疫反応が異常な形で起き、生体に障害をきたす反応である。
- アレルギーを起こす抗原をアレルゲンという。
- アレルギーは発現機序により４型に分けられる（Ⅰ～Ⅲ型は即時型、Ⅳ型は遅延型）。

アレルギーの分類

Ⅰ型アレルギー（即時型、アナフィラキシー型）

- 抗原により IgE 抗体が作られ、これが肥満細胞に付着する。再び抗原が侵入すると抗原抗体反

応を起こし、肥満細胞からヒスタミンなどの化学伝達物質やサイトカインが放出され、30分以内に血管透過性亢進や平滑筋収縮などを発現する。

- 例：アナフィラキシーや喘息、アトピー性皮膚炎、アレルギー性鼻炎、花粉症。

Ⅱ型アレルギー（細胞障害型、細胞溶解型）

- 赤血球や血小板などの細胞表面に抗原（薬剤など）が付着し、それに対して抗体（IgG, IgM）と補体が付き、抗原抗体反応が起き、細胞膜が破壊溶解される。
- 例：自己免疫性溶血性貧血、血小板減少性紫斑病、顆粒球減少症、新生児溶血性黄疸、異型輸血。

Ⅲ型アレルギー（免疫複合型）

- 抗原と抗体が結合した免疫複合体が組織に沈着し、補体の活性化が起こり、そこへマクロファージや好中球が遊走し、遊離されたタンパク分解酵素や活性物質により組織を損傷する。
- 例：関節リウマチなどの膠原病、シェーグレン症候群。

Ⅳ型アレルギー（遅延型）

- 抗原によりＴ細胞（リンパ球）が感作される。再び抗原が侵入するとＴ細胞（リンパ球）は直接抗原に作用したり、サイトカインを遊離してマクロファージ、好中球、リンパ球を集め炎症を起こす。
- 反応に1～2日かかるので遅延型といわれる。
- 例：接触性皮膚炎、結核、ツベルクリン反応、臓器移植後の拒絶反応、ベーチット病。

1）多形滲出性紅斑 （p.102 参照）
2）口腔扁平苔癬 （p.108 参照）

❷ 自己免疫疾患

- 自己の構成成分が抗原となり、免疫応答により生ずる疾患。

1）全身性エリテマトーデス （p.103 参照）
2）シェーグレン症候群（Sjögren's syndrome） （p.258 参照）

■特徴

- 唾液腺、涙腺、上顎洞内粘液腺、汗腺、胃分泌腺などの外分泌機能障害により全身に乾燥症候（sicca syndrome）を呈する。
- 病因は不明。発症に免疫機構が関与していることより自己免疫疾患として扱われる。
- 病理診断に口唇腺の生検を行う。

■症状

- 口腔乾燥症。
- 耳下腺、顎下腺の無痛性腫脹。
- 乾燥性角結膜炎。
- 多発性関節炎（慢性関節リウマチ）。

3）慢性関節リウマチ
4）ベーチェット病 （p.105 参照）

注5　抗体：抗体にはIgG、IgM、IgA、IgE、IgDの5種類があり、免疫グロブリンといわれる。

5）天疱瘡（p.100 参照）

6）類天疱瘡（p.101 参照）

❸ 免疫不全

- 原発性免疫不全症：小児伴性無ガンマ - グロブリン血症、胸腺低形成、重症複合免疫不全。
- 続発性免疫不全症：リンパ性白血病、ホジキン病、多発性骨髄腫。
- 感染の反復、日和見感染が起こる。
- 移植片対宿主病（graft versus host disease；GVHD）：移植片（輸血、骨髄移植による免疫組織）が受給者の臓器を攻撃することにより起こる症状（発熱、発疹、下痢、肝機能障害、顆粒球減少と感染症、血小板減少、貧血、多臓器不全）。一方、拒絶症状は移植片が攻撃されて起こす症状であり全く逆である。

4．内分泌障害

❶ 下垂体機能亢進症

- 原因は成長ホルモンを産生する下垂体腫瘍による。
- 成人（骨端線閉鎖後）に発症する場合は先端巨大症で、成長期（骨端線閉鎖前）に成長ホルモンの過剰分泌で発症するものを下垂体性巨人症と呼ぶ。

■症状
- 手足の増大、眉弓部膨隆、鼻や口唇肥大、下顎前突、巨大舌。

❷ 下垂体機能低下症

- 原因は成長ホルモンの分泌不足。
- 低身長を症状とするときは下垂体性小人症と呼称される。

❸ 甲状腺機能亢進症

- 甲状腺ホルモンは細胞の代謝を上昇させる。（記載内容追加）
- 典型例はバセドー病。

■症状
- 眼球突出、甲状腺肥大、心悸亢進、心身代謝亢進。

❹ 甲状腺機能低下症

- 甲状腺自体が損なわれる場合（原発性）と、甲状腺刺激ホルモン分泌低下による場合（続発性）

がある。

- 原発性で多いのが橋本病（慢性甲状腺炎）。

❺ 副甲状腺機能亢進症

- 副甲状腺ホルモンは血液中カルシウム濃度を上昇させる。
- 原因は副甲状腺の腫瘍、過形成。

■症状

- 高カルシウム血症、低リン血症、骨粗鬆症、尿路結石。

❻ 副腎低下症

- 副腎皮質ステロイドの産生低下を招く慢性原発性副腎皮質機能低下症（アジソン病）が代表的。
- 全身症状として、倦怠感、脱力感、体重減少、胃腸症状、低血圧、低血糖のほか、口腔顔面皮膚粘膜に色素沈着して色黒となる。

❼ クッシング病

■特徴

- 副腎皮質ステロイドホルモンの中でコルチゾールの分泌過剰による病態をクッシング症候群という。このなかで、下垂体に原因があり ACTH 産生過剰によるものをクッシング病と呼称する。

■症状

- 中心性肥満、満月様顔貌、高血圧、皮膚線条、筋肉低下、骨粗鬆症。

❽ アルドステロン症

■原因

- 副腎皮質からアルドステロン（鉱質コルチコイド）が血中に過剰分泌される。

■症状

- 高 Na 血症、低 K 血症、高血圧。

5．代謝疾患

❶ 糖尿病（diabetes mellitus）（図9）

■特徴

- Ⅰ型とⅡ型に大別される。
- 膵臓ランゲルハンス島の β 細胞より分泌されるインスリン欠乏による疾患。

- 持続的な血液中のブドウ糖濃度の上昇（高血糖）。

■症状

- 全身症状：口渇、倦怠感、多尿、体重減少、血管障害（心、脳、末梢動脈の硬化や閉塞、網膜症、腎症）。
- 口腔所見：歯周病、舌乾燥による発赤や舌苔。

■その他

- 創傷より出血しやすく、治癒遅延を起こし、易感染性である。

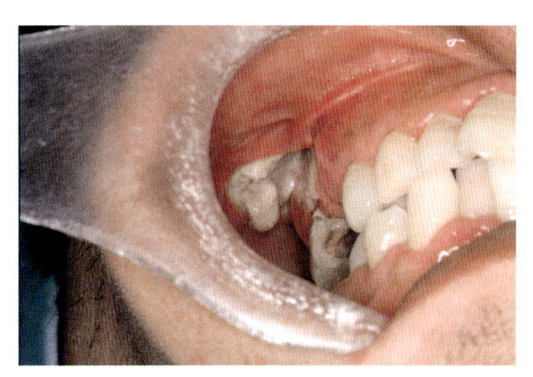
図9　糖尿病。膿瘍切開後の治癒不全

❷ 痛風（gout）

■特徴

- 組織内に尿酸結晶が沈着する疾患。尿酸代謝異常により、血液中の尿酸値が上昇することが多い。

■症状

- 通常は四肢関節が侵されるが、まれに顎関節が侵される。
- 痛風性関節炎（p.223）参照。

❸ レッシュ・ナイハン症候群（Lesch-Nyhan syndrome）（図10）

■特徴

- プリン代謝酵素ヒポキサンチン - グアニン - ホスホリボシルトランスフェラーゼの先天性欠損による高尿酸血症。

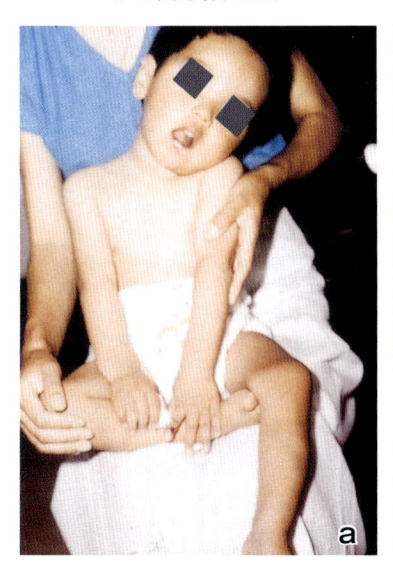

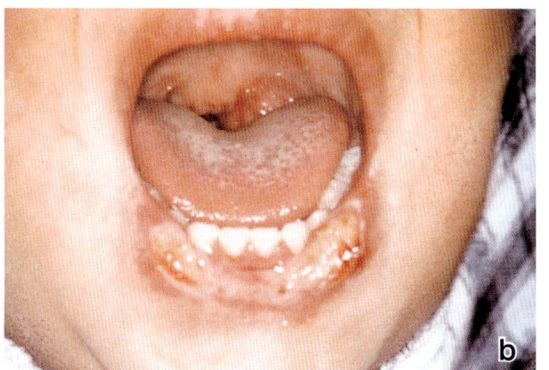

図10　レッシュ・ナイハン症候群
a：脳性小児麻痺
b：自傷行為による口唇裂傷
（愛知学院大学顎顔面外科学講座　提供／内田安信 , 他：顎口腔外科診断治療大系 , 講談社 , 東京 , 1992 より転載）

- 伴性劣性遺伝を示し、男児のみに発症する。

■症状

- 全身症状：脳性小児麻痺、知能障害、自傷行為。
- 局所症状：自傷行為による口唇裂傷。

❹ アミロイドーシス

■原因

- アミロイド（線維状異常タンパク）の血管、心臓、腎臓などの体内沈着。
- 関節リウマチ、長期に人工透析を受けている人に好発。

■症状

- 沈着した臓器の機能障害。手足のしびれ。

6．ビタミン欠乏症

❶ ビタミン A 欠乏症

- **夜盲症。**
- 口腔粘膜の角化。
- 骨、歯の形成異常。

❷ ビタミン B$_2$ 欠乏症

- **口角びらん。**
- 舌乳頭消失による赤平舌。
- 口唇亀裂、発赤。

❸ ビタミン B$_5$（ニコチン酸）欠乏症

- **ペラグラ。**
- 口腔粘膜の広範なカタル性炎。
- 赤平舌。
- 口唇亀裂、発赤。

❹ ビタミン B$_{12}$ 欠乏症

- **悪性貧血**を生じる。
- **ハンター舌炎**。

❺ ビタミン C（アスコルビン酸）欠乏症

- **壊血病**として知られている。
- 歯肉乳頭の腫脹、歯肉縁出血。
- 骨、歯形成障害。

❻ ビタミン D 欠乏症

- Ca と P 代謝障害による**くる病**。
- 骨の発育障害、骨軟化症。

7．薬物の副作用

❶ 薬物性口内炎（stomatitis medicamentosa）

■特徴
- 発現機序はアレルギー性と中毒性がある。

■症状
- 滲出性紅斑型が多いが、浮腫型、水疱形成型などさまざまである。

■その他
- **固定薬疹**：最初に薬疹が現れた部位に、同じ薬物を使用するたびに現れる薬疹。
- **誘発試験**、**皮内テスト**、**パッチテスト**、**掻爬・皮刺試験**により原因薬剤を確定する。
- 薬物再投与による生命にかかわるアナフィラキシーショックに注意を払う必要がある。
- Stevens-Johnson 症候群、中毒性表皮壊死剝離症（p.103 参照）。

❷ 局所麻酔薬中毒

■原因
- 局所麻酔薬の血中濃度上昇。

■症状
- 血中濃度の上昇に伴い、めまい。耳鳴り、多弁と興奮、意識消失、痙攣、昏睡、呼吸停止。

■治療

- 酸素投与と気道確保、抗痙攣対策、呼吸と循環管理。

❸ アナフィラキシーショック

■原因

- 投与後 30 秒〜10 分に起こる即時型アレルギー反応。

■症状

- 口内異常感、窒息感、嚥下困難、手足のしびれ、心悸亢進、悪心、胸部不快感、反射性せき反射、皮膚紅潮、じんま疹、口唇やまぶたのむくみ、急激な血圧低下、気道狭窄症状、呼吸困難、チアノーゼ、意識障害。

■治療

- 緊急気道確保と循環管理。

❹ メトヘモグロビン血症

■原因

- 赤血球内のヘモグロビンの二価鉄イオンが酸化されて三価鉄イオンになり、酸素結合運搬能力が失われた状態。解熱鎮痛剤で起きることがある。

■症状

- 皮膚粘膜の変色、不安、頭痛、呼吸困難、昏睡。

■治療

- 酸素投与と気道確保、呼吸と循環管理。

（栗田賢一）

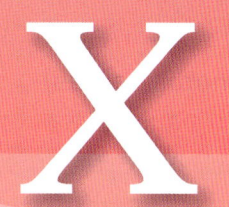

X 神経疾患

1. 総論

▶ 歯・口腔・顎・顔面領域を支配する神経は三叉神経、顔面神経、舌咽神経、迷走神経、舌下神経などの脳神経である。これら末梢神経の疾患ないし症状として主要なものは、知覚神経線維に関連する神経痛および知覚神経麻痺、運動神経線維に関連する運動麻痺と痙攣である。

▶ 口腔は知覚、触覚、痛覚、味覚などが高度に発達し、咀嚼、嚥下、構音、呼吸などの重要な諸機能を果たし、種々の侵襲が加わりやすい部位である。

❶ 末梢神経疾患の種類と病因

- 神経疾患は末梢神経疾患、脊髄疾患、脳疾患などに大別されるが、口腔外科の臨床で多くみられるものは末梢神経疾患である。
- 末梢神経疾患には神経炎、神経痛、知覚および運動神経麻痺痙攣、感染、腫瘍などがある。これらのうち神経に関わる感染である帯状疱疹や、神経組織から発生する腫瘍は第Ⅲ章、Ⅵ章を参照されたい。

1）神経炎（neuritis）

- 神経炎には間質性神経炎と、実質性神経炎とがある。
- 神経炎には単一の神経のみか、あるいは近接した神経に限局して病変のみられる単発性神経炎と、多くの神経が同時に侵される多発性神経炎とがある。
- 単発性神経炎は外傷や過働、局所栄養障害などに起因することが多く、多発性神経炎は、らい、梅毒、ジフテリアなどのような感染症、鉛、アルコール、二酸化炭素、ヒ素、水銀などの中毒、糖尿病、痛風などの代謝性障害によって発生する。
- 神経炎では機能亢進として疼痛、知覚異常、痙攣などが、また機能低下として知覚鈍麻または消失、運動麻痺などが現れる。ただし、神経炎は病理解剖的には診断が可能であるが、臨床的には他の末梢神経疾患との鑑別がしばしば困難である。また、神経炎は他の末梢神経疾患の原因として重要である。

2）神経痛（neuralgia）

- ①発作的に現れる疼痛、②神経の走向に沿う疼痛、③圧痛点の存在などを3大主徴とする疾患である。
- 本症の原因は明らかではないが、一般に神経炎疾患、神経中の血液循環障害、神経の外傷、圧

迫・牽引、ことに頭蓋内における血管による神経幹の圧迫が、その原因として挙げられている。

3）知覚神経および運動神経麻痺（paralysis of the sensory and motor nerves）

- 末梢神経における伝導路中断によって起こる。この中断は、主として神経の直接切断あるいは破壊、神経炎によって発生する。知覚神経では、**知覚鈍麻**（hypoesthesia）または完全脱失（anesthesia）をきたす。**運動麻痺**（motor paralysis）は弛緩性に麻痺した筋に属する反射が消失し、ときとして神経幹の圧痛や自発痛を伴う。

4）痙攣（convulsion）

- 筋肉の不随意性一過性収縮運動を痙攣といい、それが連続して発生するものを強直性痙攣（tonic convulsion）、短時間に攣縮と弛緩が交互に生ずるものを間代性痙攣（clonic convulsion）という。
- 痙攣は中枢神経と筋との間に起こる運動刺激や脳皮質の刺激によって起こる。
- **孤立的痙攣**は、しばしば知覚神経領域における刺激によって反射的に発生する。たとえば三叉神経における刺激が運動性三叉神経や、顔面神経の痙攣を起こす。また、神経麻痺を惹起する原因が、機能停止をきたすほど強くない場合には刺激状態となり、痙攣を惹起する。さらに神経の損傷、圧迫、神経炎などが痙攣を発生させることがある。
- 筋の過労、てんかんなどは痙攣発生と密接な関係がある。

2．神経痛および他の疼痛性疾患

❶ 三叉神経痛（trigeminal neuralgia）

■原因

- 原因不明の特発性と症候性がある。頭蓋内あるいはその末梢部位で、三叉神経が血管あるいは腫瘍により圧迫され発症する（図1a）。
- 発作性神経障害性疼痛としての**典型的三叉神経痛**
　【原因と責任血管】後頭蓋（三叉神経近傍）を走行する脳血管（表1）が、三叉神経の神経根基部 root entry zone（三叉神経が橋より出て数 mm 以内）を慢性的に圧迫することによる同部位の脱髄、それに引き続く神経線維間の ephapse[注1] の形成により電気的短絡（electrical cross-talk）が原因と考えられている。

■症状

- 顔面に軽く触れる、洗顔、髭剃り、会話、歯ブラシ、咀嚼などの非侵害刺激により発作的に生ずる。間欠的に反復する**電撃様疼痛**。発作は片側性で、第Ⅱ枝、第Ⅲ枝の分布領域にみられることが多い（図1b）。
- 疼痛は放散性で痛みの場所を正確に示すことは困難である。

■診断

- 三叉神経支配領域にみられる発作性の激痛。
- 発作誘発帯（**Patrick の発痛帯**）（図1c）や**バレーの圧痛点**（**Valleix pain point**）（図1d）

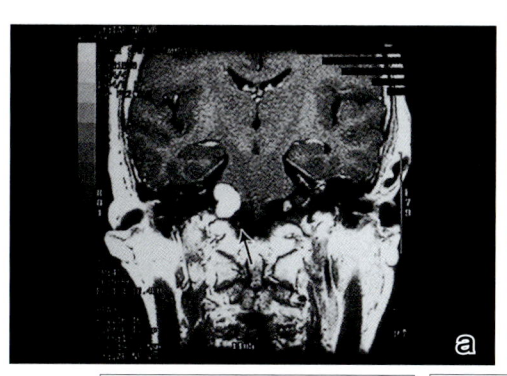
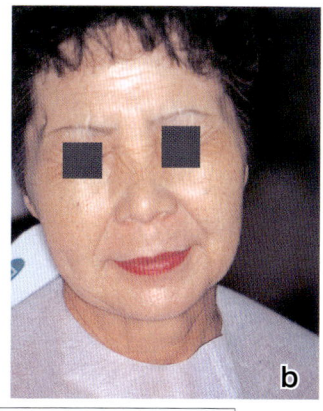
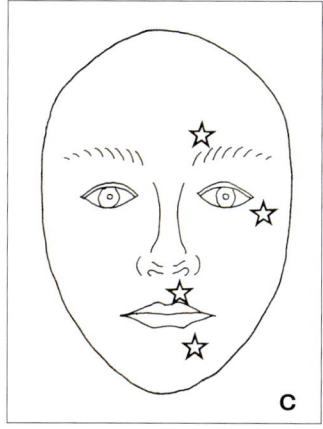
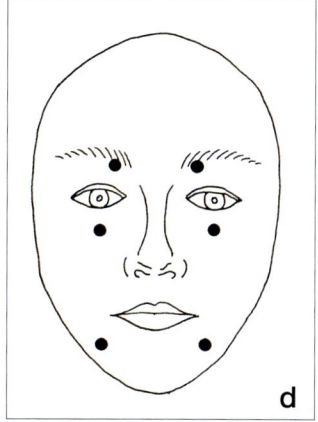
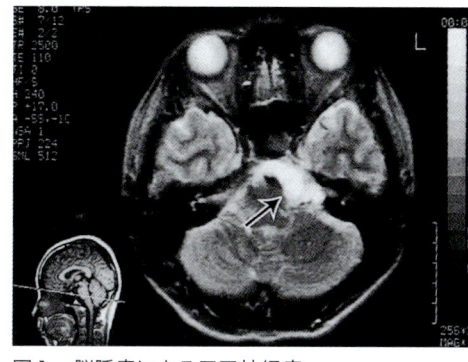
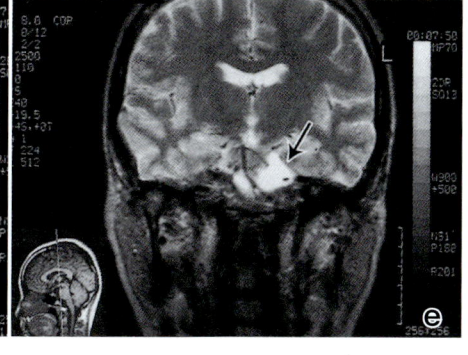

図1　脳腫瘍による三叉神経痛
a：頭蓋内腫瘍（髄膜腫）が原因と考えられる三叉神経痛患者の MRI 像
b：発作時の状態
c：Patrick の発痛帯
d：バレーの圧痛点
e：T2 強調 MR 画像で腫瘍の存在（矢印）が明らかである（左：軸位断、右：前頭断、29 歳、女性）

　の存在、また無痛期の存在がある。夜間就眠中には発症しない。

- CT、MRI により頭蓋内、副鼻腔病変などの検索を行い、症候性の有無を確認する（図1e）。

■診断基準 (国際頭痛分類 第 2 版 日本語版)

- A. 三叉神経分枝の支配領域の 1 つまたはそれ以上の部位の発作性の痛みが数分の 1 秒〜 2 分間持続し、かつ B および C を満たす。

注 1：ephapse：インパルスが乗り移る神経と神経との間の異所的接触部位。

- B. 痛みは以下の特徴のうち少なくとも1項目を有する。
  1 激痛、鋭い痛み、表在痛または刺痛
  2 トリガー域から発生するか、またはトリガー因子により発生する。
- C. 発作は個々の患者で定型化する。
- D. 臨床的に明白な神経障害は存在しない。
- E. その他の疾患によらない。

■治療方針

① 薬物療法

- 抗痙攣薬であるカルバマゼピン（carbamazepine, Tegretol®）が多く用いられ有効である。

② 神経ブロック

- 無水エタノール、フェノールを用い、神経幹、神経節の神経ブロックを行う。

③ 外科的療法

- 脳神経外科医により、小血管による神経の圧迫を除去する**微小血管減圧術**が行われる。

④ 放射線療法

- **ガンマーナイフ**

表1 典型的三叉神経痛の責任血管

責任血管	頻度
上小脳動脈	75%
前下小脳動脈	10%
後下小脳動脈	1%
椎骨または脳底動脈	3%
微小血管	15%
静脈	15%

（Barker FG：N Engl J Med , 1996 より引用）

❷ 舌咽神経痛（glossopharyngeal neuralgia）

■原因

- 三叉神経痛と同様である。

■症状

- 発生部位は舌根部、口峡部、咽頭および扁桃部などの舌咽神経支配領域である。また、痛みは外耳、耳介後部、下顎角部に放散する。

■診断

- 舌根部、口峡部、咽頭および扁桃部などの舌咽神経支配領域に、片側性の発作性激痛が出現する。
- 咳、くしゃみ、あくび、談話、咀嚼および嚥下運動が誘因となり、疼痛発作をきたす。
- 腫瘍疾患の検索を行い、症候性舌咽神経痛の除外を行う。

■治療方針

- 三叉神経痛に準ずる。

❸ 非歯原性歯痛（atypical odontalgia）

- 歯に原因がないにもかかわらず歯痛を発現する疾患のことで、口腔顔面痛学会では、原因ごとに8つの項目に分類している（表2）。
- 治療に関しては、それぞれの治療を担当する診療科（歯科、耳鼻咽喉科、ペインクリニック、神経内科、脳神経外科、循環器内科、精神科など）が異なり、複数の医療機関との連携が必要となる。

■原因、症状、診断

①筋・筋膜性歯痛

- 咬筋や側頭筋の関連痛として下顎臼歯や上顎小臼歯部に生じる痛みで、痛みが歯由来か筋由来かを鑑別するには、歯の診査とともに、筋の触診を行いトリガーポイントの有無を確認する。

②神経障害性歯痛

A.　発作性神経障害性歯痛：三叉神経痛、舌咽神経痛

B.　持続性神経障害性歯痛：帯状疱疹性神経痛、帯状疱疹後神経痛

- 三叉神経第 II 枝の神経痛を上顎の歯痛、三叉神経第 III 枝の神経痛を下顎臼歯の歯痛と誤診したり、顎運動や味刺激で起こる舌咽神経痛を顎関節症と誤診したりする。
- また、帯状疱疹感染に伴う疼痛を歯痛と誤診することもある。
- 特に帯状疱疹後神経痛は、皮膚や粘膜に生じた皮疹や水疱が消失した後、神経痛に似たヒリヒリ、ビリビリした痛みとして罹患部位に出現する。
- 治療には神経細胞内へのカルシウム流入を抑制し、グルタミン酸などの神経伝達物質の放出を抑え、疼痛信号の中枢への伝達を抑制するプレガバリンが有効である。

③神経血管性歯痛（片頭痛、群発頭痛など）

- 片頭痛や群発頭痛の発作時に激しい歯痛を感じることがある。
- 発作時以外の時に歯科を受診すると歯痛と誤診され治療を受けることがある。
- 診断には、頭痛の症状についての知識が必要である。

④上顎洞性歯痛

- 急性上顎洞炎の経過中に生じる歯痛で、患側の上顎小臼歯から大臼歯にかけて自発痛を覚え、歯の打診痛を伴う。
- 風邪をひいたり、鼻が詰まっているという症状があれば、診断の手がかりとなる。
- パノラマエックス線撮影、CT 画像などで確定診断を行う。

⑤心臓性歯痛

- 虚血性心疾患（狭心症や心筋梗塞）の患者が、関連痛として歯痛や下顎の痛みを訴えることがある。
- 循環器内科との連携が必要となる。

⑥精神疾患または心理社会的要因による歯痛

- うつ病や双極性障害、不安障害、統合失調症、パーソナリティ障害などの患者が、精神疾患の身体症状として歯痛や顔面痛を訴えることがある。
- 精神科と連携しながら原疾患である精神疾患のコントロールを行う。

⑦特発性歯痛（非定型歯痛を含む）

- 明らかな原疾患がはっきりしない歯痛で、原因不明の痛みといえる。
- 時間の経過によって症状が変化し、内容が明確になることがある。

表2　非歯原性歯痛の分類

①	筋・筋膜性歯痛
②	神経障害性歯痛
③	神経血管性歯痛
④	上顎洞性歯痛
⑤	心臓性歯痛
⑥	精神疾患または心理社会的要因による歯痛
⑦	特発性歯痛（非定型歯痛を含む）
⑧	その他のさまざまな疾患により生じる歯痛

X

❹ 外傷性神経障害（反射性交感神経萎縮症：カウザルギー）（reflex sympathetic dystrophy）（causalgia／カウザルギー）

■原因

- 外傷性の末梢神経損傷による。

■症状

- 損傷を受けた神経支配領域に灼熱性疼痛を覚える。
- また、外来刺激により疼痛が誘発される。
- 同部の血管拡張、発汗異常、知覚異常を認める。

■診断

- 外傷の既往、ならびに上記の症状から診断する。

■治療方針

- 交感神経ブロックや交感神経節切除術を行う。

❺ 軟口蓋麻痺

■原因

- 先天性鼻咽腔閉鎖機能不全症のような先天性のもの、球麻痺、側索硬化症のように中枢神経性のもの、末梢神経炎のように末梢神経性のもの、重症筋無力症、原因不明などがある。
- 軟口蓋麻痺は先天性あるいは後天性に、筋性もしくは神経性に、片方または両方に生じる。軟口蓋挙上筋として主に作用する口蓋帆挙筋は、顔面神経と舌咽・迷走神経の両者の支配を受けているが後者の障害が多い。

■症状（図2）

- 軟口蓋の動きが悪くなると開鼻声や言語障害（構音障害）を生ずる。また、嚥下時鼻腔内に逆流をきたし、食物が鼻に入る状態が続く。

■診断

- 麻痺したほうの口蓋縫線や口蓋帆挙筋は刺激により上がらないので、健側の口蓋縫線や口蓋帆挙筋が挙上し、あたかも健常なほうに口蓋垂が引っ張られているようにみえる。

■治療

- 原因がわかればその治療を行う。末梢神経炎では軟口蓋麻痺単独が多いながら、中枢性では咽頭、喉頭や舌の麻痺をみる。舌の運動障害や嚥下障害も起こることがある。パラタルリフトなどの口蓋挙上床を作製したり、咽頭弁形成術により、鼻咽腔閉鎖機能不全を改善する。

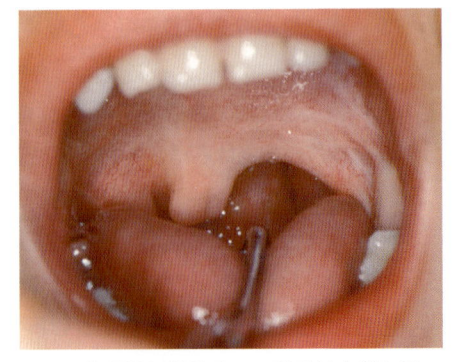

図2　左側軟口蓋麻痺。口蓋垂は右側に引っ張られている

3．神経麻痺

❶ 三叉神経麻痺（paralysis of the trigeminal nerve）

■原因

①中枢性

- 頭蓋底部の腫瘍、炎症、外傷、骨折などにより発現する。また、他の脳神経障害によっても発現する。

②末梢性

- 炎症、囊胞、腫瘍などによる神経の圧迫。外傷または手術時の神経損傷により発症する（図3）。

■症状

- 三叉神経支配領域の知覚および運動麻痺。
- 第Ⅰ枝：前額部皮膚の知覚麻痺、眼の炎症、潰瘍形成、毛髪の脱落、脱色。
- 第Ⅱ枝：眼窩下部から上顎部の皮膚、粘膜、歯髄の知覚麻痺、口内潰瘍、歯肉出血。
- 第Ⅲ枝：下顎からオトガイ部の皮膚、粘膜、歯髄の知覚麻痺、舌前方 2/3 の知覚および味覚障害、口内潰瘍、咀嚼筋の運動麻痺。

■診断

- 知覚麻痺の部位や咀嚼筋麻痺により三叉神経の障害部位を診断する。

■治療方針

- 原因を除去する。神経切断の場合、神経吻合術を行うこともある。
- 対症療法として、薬物療法（副腎皮質ホルモン薬、ビタミンB複合薬、ATP薬の投与）、星状神経節ブロックなどが行われる。

X

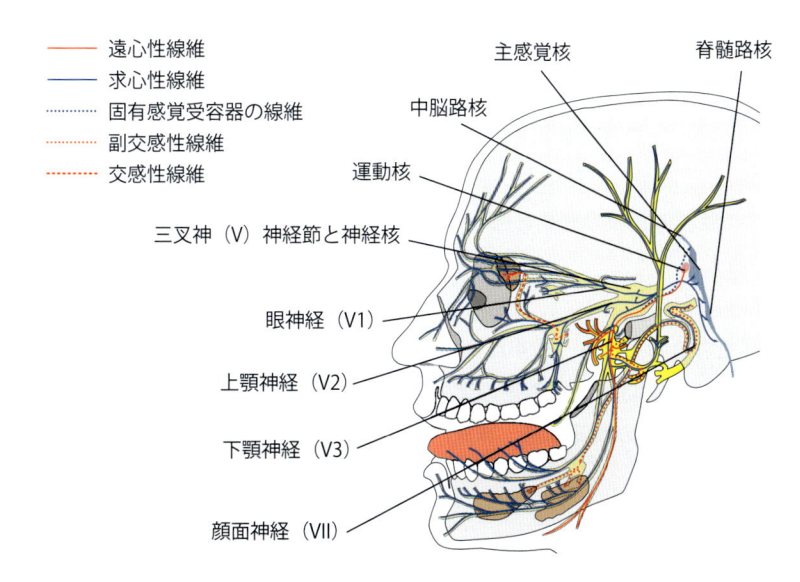

図3　三叉神経末梢枝の分布
（佐々木朗：運動麻痺をきたす神経疾患，山根源之，他編；口腔内科学．永末書店，京都，2016, p. 501 より引用）

❷ 舌神経麻痺 (paralysis of the lingual nerve)

■原因
- 三叉神経麻痺に準ずる。

■症状
- 三叉神経第Ⅲ枝（下顎神経）の終末枝で、舌の知覚をつかさどっているため、麻痺をきたすと片側の知覚、味覚が障害される。
- 診断、治療は三叉神経麻痺（前頁）を参照。

❸ 顔面神経麻痺 (facial palsy)

■原因
①中枢性
- 脳底部の出血、血栓、腫瘍、炎症など。

②末梢性
- 外傷や手術時の神経損傷、切断、中耳炎、顎関節部や耳下腺部の炎症および腫瘍など。その他、寒冷刺激により発症するものもある。
- ベル麻痺（Bell palsy）の別名がある。
- 約8割は、HSV-1 の再活性化に関連して発症すると考えられている。

■末梢性顔面神経麻痺の病態
- HSV-1 感染による顔面神経障害の病理像は、神経浮腫と炎症細胞浸潤、そして脱髄が主体であり、一部軸索変性が混在すると考えられる。また、神経炎によって生じる浮腫は顔面神経管内で神経の絞扼と虚血を生じ、二次的に神経損傷を生じる。

■症状
①中枢性
- 顔面下 2/3 に麻痺が認められる。顔面上 1/3 は両側性の皮質によって支配されているため、前額部には麻痺が認められない。片麻痺などの全身症状を伴っていることが多い。

②末梢性（ベル麻痺〈p.270〉参照）
- 麻痺性兎眼：下眼瞼の下垂により眼裂閉鎖不全をきたす。
- Bell 症状：無理に眼裂の閉鎖を強いると眼球は上転し、白眼状態となる。
- 鼻唇溝の消失
- 口笛不能

  などの4大症候がみられる（図4）。
- その他の症状としては、神経障害の発生部位により、顔面の非対称、患側前額部皺の消失、口角下垂、流涎、顔面の発汗障害、味覚、聴覚、涙分泌障害などをみる（図5〜9）。

■診断（図8、9、表3）
①中枢性
- 前額部には麻痺が認められないこと、他の脳神経症状を伴っていることが中枢性の特徴である。

②末梢性
- 症状の発現様式により神経障害部位の特定、程度を診断する。

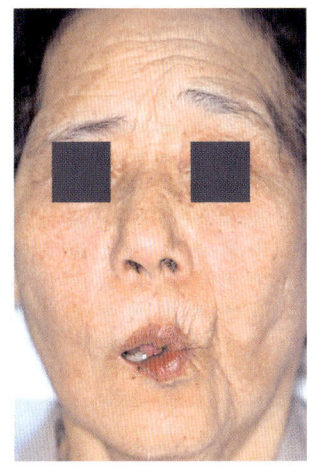

図4　末梢性顔面神経麻痺の顔貌

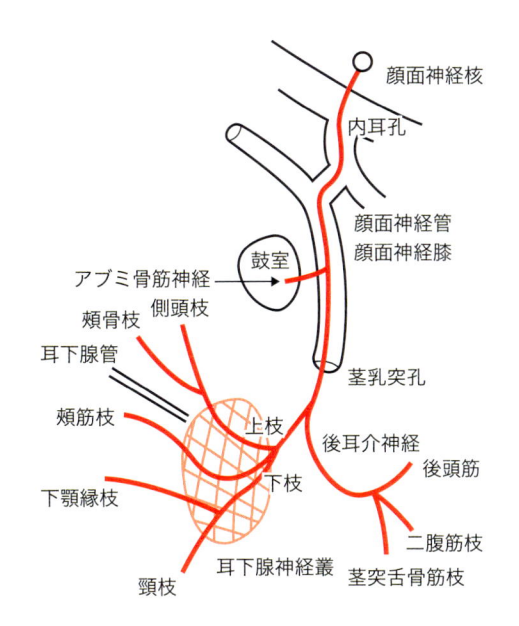

図5　狭義の顔面神経
顔面神経は運動を司る狭義の顔面神経と涙腺、鼻腺、口蓋腺の分泌と味覚を司る中間神経とからなる。狭義の顔面神経は運動神経で、顔面神経核から起こり、内耳孔から内耳道に入る内耳道の底で顔面神経管に入り、膝神経節でほぼ直角に曲がり、後下方に走行する。その後、茎乳突孔から頭蓋底外面に出て、耳下腺の中で、耳下腺神経叢を形成する。表情筋・顎二腹筋後腹・茎突舌骨筋・アブミ骨筋を支配する運動神経である

X

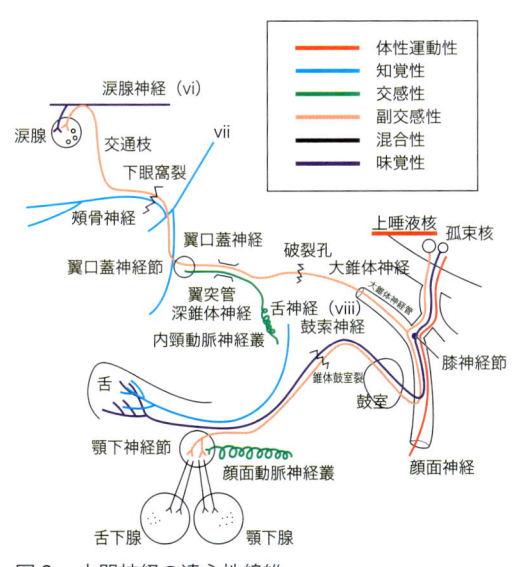

図6　中間神経の遠心性線維
遠心性線維は上唾液核から起こり、顎下腺、舌下腺、涙腺を支配する。これらの副交感線維には鼓索神経を通るもの（唾液腺に向かう）と大錐体神経を通るもの（涙腺に向かう）がある
①中間神経→鼓索神経→舌神経→顎下神経節（シナプス結合）→顎下腺と舌下腺
②中間神経→大錐体神経→翼口蓋神経節（シナプス結合）→涙腺神経→涙腺

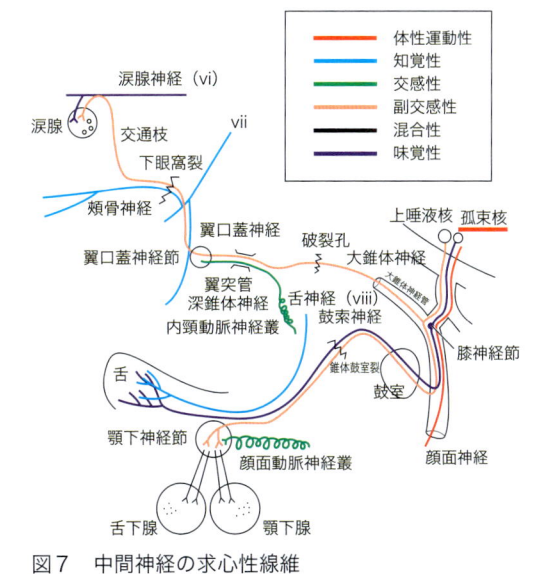

図7　中間神経の求心性線維
味覚を司る神経は舌の前方2／3の領域にある味蕾から始まり、まず舌神経、次いで鼓索神経に加わって顔面神経に達する。膝神経節の中間神経を通って走り、延髄の孤束に入り、孤束核でシナプス結合する

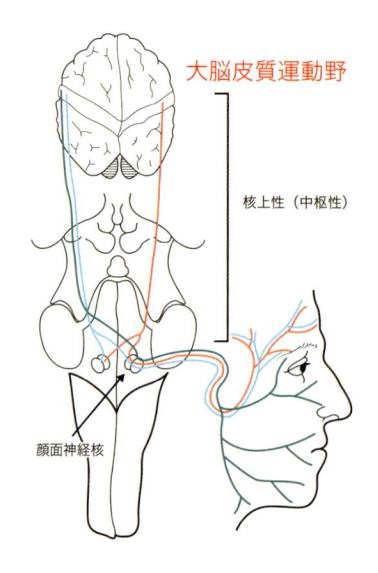

図8 上顔面（前額部）の両側大脳皮質支配
顔面神経は、大脳皮質の運動野から皮質延髄路を通り、同側または反対側の顔面神経（運動）核に伝えられる。核上性（中枢性）の支配に関しては、顔面上・下半分で異なる。すなわち、上顔面筋（前頭筋）は両側の大脳皮質より支配を受け（赤、青）、下顔面筋は対側、一側のみの支配を受けている（緑）。眼輪筋はその中間的支配となる。

損傷部位の鑑別

	涙分泌障害 軟口蓋の味覚障害	聴覚障害	唾液分泌障害 味覚障害	表情筋麻痺
①	●	●	●	●
②	×	●	●	●
③	×	×	●	●
④	×	×	×	●
			●：あり	×：なし

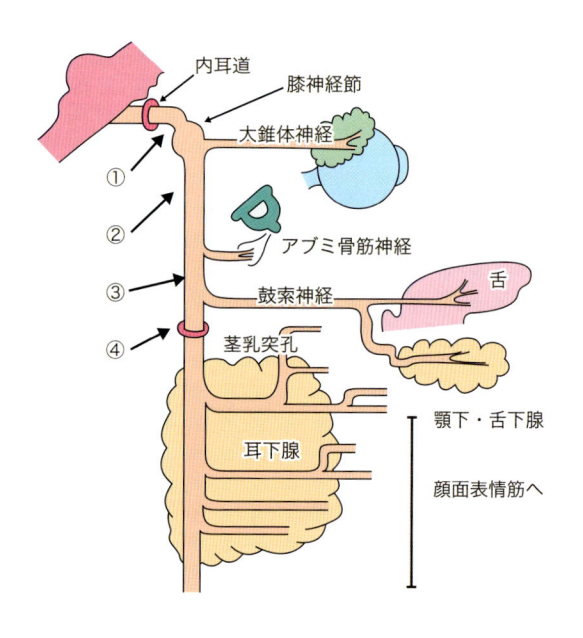

図9 損傷部位の鑑別

- ウイルス感染では、VZV（Ramsay Hunt 症候群）との鑑別診断が重要である。

■治療方針

- 中枢性の場合、原疾患の治療を行う。
- 末梢性の場合、原疾患の治療を行う。
- 対症療法として副腎皮質ホルモン薬、ビタミンB複合薬、ATP薬の投与、星状神経節ブロック、マッサージ、温罨法などの理学療法が行われる。
- Bell麻痺に対する副腎皮質ホルモン療法の作用機序については神経浮腫とそれに伴う神経内圧の軽減および二次的に得られる血流改善が推測されている。
- 発症早期の副腎皮質ホルモン投与が推奨されている。
- 末梢神経切断では神経吻合術や神経移植術が行われる。

表 3　損傷部位診断基準

病巣の部位	涙分泌障害 軟口蓋の味覚障害	聴覚異常	味覚障害 唾液分泌障害	表情筋運動障害
①膝神経節	＋	＋	＋	＋
②膝神経節からアブミ骨神経の出る間	－	＋	＋	＋
③アブミ骨神経の出る部から鼓索神経の出る間	－	－	＋	＋
④鼓索神経の出る部位より遠位	－	－	－	＋

❹ 舌下神経麻痺（paralysis of the hypoglossal nerve）

■原因

①中枢性

- 中枢性顔面神経麻痺に準ずる。

②末梢性

- 腫瘍、外傷や手術による神経損傷や切断。

■症状

- 一般に片側性に発症する場合が多い。舌を前方に突出させると、舌尖が麻痺側へ偏位する。このため、咀嚼、嚥下、構音障害が認められる。

■診断

- 随伴する全身症状、あるいは局所症状によって中枢性および末梢性を鑑別する。
- 他の神経疾患との鑑別は困難なことが多い。

■治療方針

原因が明らかであれば、原因療法を行うが、対症療法は顔面神経麻痺に準ずる。

4．神経痙攣

❶ 顔面神経痙攣（facial spasm）

■原因

- 不明とされているが、局所の有痛性疾患や、心因性疾患、血管による神経圧迫が考えられている。

■症状

- 片側性に顔面表情筋の一部が、瞬間的な間代性痙攣をきたす。特に、眼瞼や口唇の痙攣として認められる。

■診断

- 顔面表情筋の痙攣によって診断はつくが、原因の究明は困難である。

X

■治療方針

- 原因が明らかな場合、原因療法を行う。対症療法としては、鎮痙薬、筋弛緩薬の投与。精神心理学的療法を試みる。

❷ 三叉神経痙攣（spasm of the trigeminal nerve）

■原因

- 間代性痙攣：三叉神経の発作、疲労、精神的興奮、寒冷など。
- 強直性痙攣：脳性疾患、ヒステリー、てんかん、破傷風などの部分症状など。

■症状

- 咀嚼筋の痙攣による上下顎の断続的異常運動。咬筋、側頭筋の収縮による開口障害がみられ、触診により筋の膨隆と硬化が認められる。

■診断

- 炎症や腫瘍による開口障害との鑑別が必要である。

■治療方針

- 原疾患に対する治療。対症療法としては、精神安定薬、鎮痙薬、筋弛緩薬の投与。

5．癌性疼痛

■原因

- 癌細胞が増殖するために組織・臓器の圧迫、近隣組織・臓器への圧迫や浸潤により痛みを生じる。また、転移した組織・臓器でも同じことが起こり、転移部位が神経や骨組織であると、それだけで痛みの原因となる。

■治療

- 基本事項：早期除痛による難治性の痛みの生成防止のため、痛みの原因の評価と痛みの評価を行う。

  WHO などの癌性疼痛ガイドラインに準じて薬物療法を選択する（図 10、11）。

  癌性疼痛への鎮痛薬選択における基本 5 原則

  1）経口投与を基本とする。

  2）時間を決めて規則正しく。

  3）疼痛の強さに応じて。

  4）患者個人の特性に合わせて。

  5）そのうえで細かい配慮を。

  ①痛みの消失に必要な量は各患者において異なるので、比較的少量で投与を開始し、24 時間後に効果を判定し、痛みが残存していれば約 50％増量するという漸増法を用いる。

  ②痛みが除去されても副作用、ことに眠気が強ければ約 50％減量する。さらに、副作用対策の実施、患者の心への配慮などの細かい配慮を実施する。

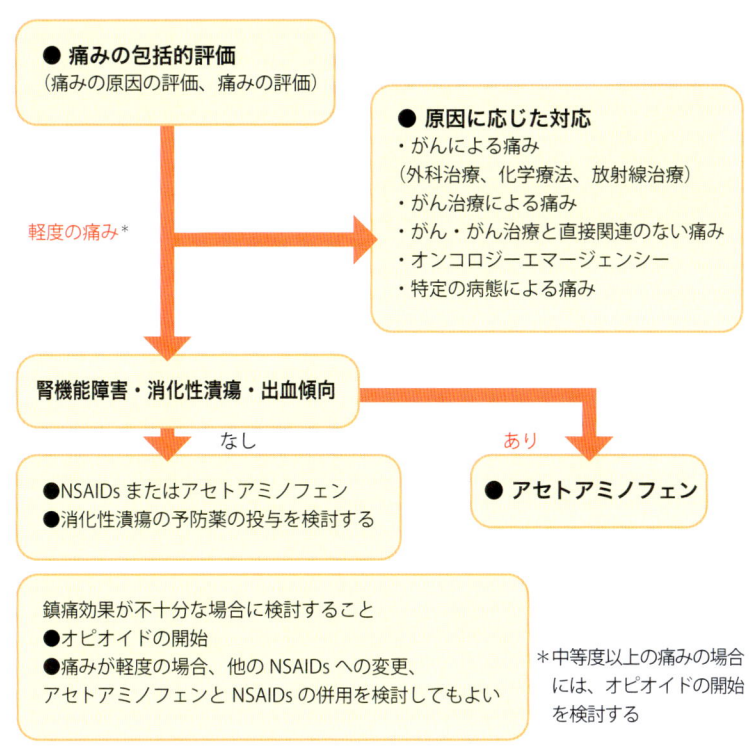

図10　鎮痛薬が投与されていない軽度の痛みのあるがん患者における疼痛緩和のフローチャート

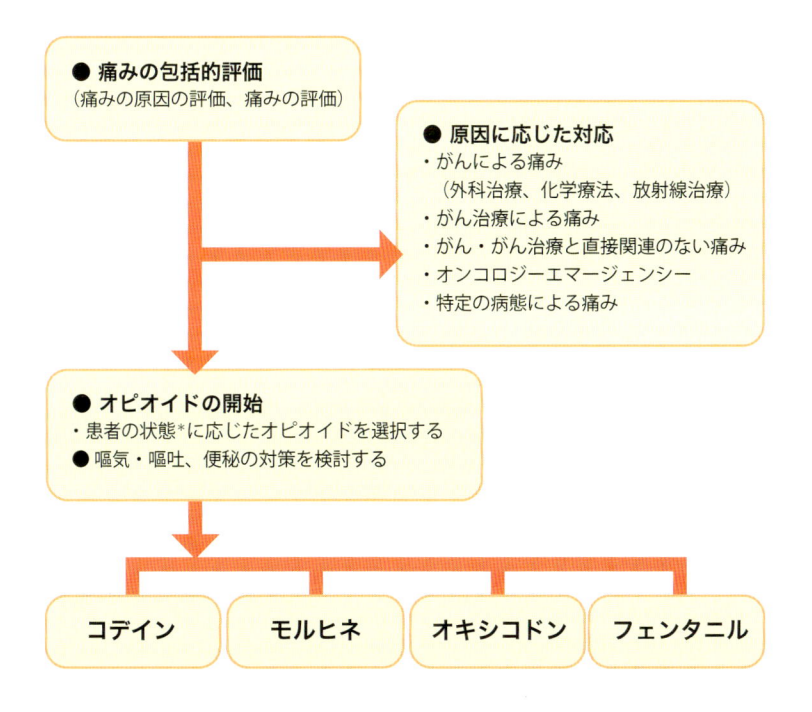

＊可能な投与経路、合併症、併存症状、痛みの強さなど

図11　非オピオイド鎮痛薬で十分な鎮痛効果が得られない、または、中等度以上の痛みのあるがん患者における疼痛緩和のフローチャート

（久保田英朗、柴田考典）

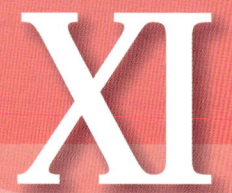

XI 精神的要因が関与する病態

▶ 本項で学習する疾患は、昨今の脳科学などの飛躍的進歩に伴いその医学概念が変更されてきている。本項ではこれまでの考え方も学習しながら新しい知見も学ぶこととする。

▶ 具体的には、これまで「心因性」と考えられていたものが、脳に何らかの変化が起こっていることが判明してきている（p.314：図4）。「身体疾患」と「精神疾患」は独立した別個のものではなく連続したスペクトラムでとらえられ始めた（p.314：図6）。

1．精神疾患

❶ 総論

- 厚生労働省は、国を挙げての重点対策が必要な "4大疾病（がん・脳卒中・心臓病・糖尿病）" に、2011年より新たに精神疾患を加えて "5大疾病" と位置づけている（2018年現在）。背景に精神疾患患者数の増加、うつ病などによる自殺・長期休職など看過できない社会的損失が挙げられる。
- 医師卒後臨床研修制度において、精神科は2010年度から選択必修科目に位置づけられているが、2020年度からは必修7科目のうちの一つとなる。

❷ 精神医学的診断の歴史的変遷と国際的分類・DSM

- かつては精神医学的診断も、病因によって内因（遺伝的原因）・心因（心理的原因）・外因（脳を含む身体病変や中毒物質が原因）と区分されていた【伝統的診断分類】。しかし、その分類は、①医学的根拠に乏しい、②医師によって、また文化や国によって診断が一致しない、など問題点も指摘されていた。
- 昨今、双生児研究や神経画像研究（MRI、PETなど）の進歩により、精神疾患は "心か脳か"（心因か外因か）あるいは "氏か育ちか"（遺伝か環境か）という二分論では解決できず、その両者が発症や経過に複雑に関与することが判明した。精神疾患は多因子疾患であり、病因による分類は困難である。
- そこで、病因ではなく、特定の症状が特定の期間に何項目存在するかなどの条件から診断する【操作的診断分類】が登場した。その代表が、世界保健機関（WHO）作成の**国際疾病分類（International Statistical Classification of Diseases and Related Health**

Problems, Tenth Revision：ICD-10）と米国精神医学会が作成した『DSM-5 精神疾患の診断・統計マニュアル』（Diagnostic and Statistical Manual of Mental Disorders, Fifth Edi-tion：DSM-5）である。

- 本項では、精神医学の進歩に伴い改訂が重ねられてきた DSM に従い精神障害を学習する。DSM の最新版は、2013 年に刊行された DSM-5 である。

❸ 精神疾患

1）自閉スペクトラム症／自閉症スペクトラム障害

■特徴

- ①社会的コミュニケーションおよび対人的相互反応における持続的な欠陥（相手の感情や場の雰囲気を感じ取ることが苦手、相手と視線を合わせない傾向がある）、②行動、興味、または活動の限局された反復的な様式（限られた対象に強い関心を抱き、こだわりが強い。予想外のことで混乱しやすい）を主症状とする。

- 診療場面では、聴覚や触覚など感覚過敏が問題になることが多い。具体的な対処として、患者には、（ⅰ）診療予定を事前に紙に書いて渡し、視覚的情報を用いて説明する、（ⅱ）手袋や処置用ペーストの味やにおいに配慮する、（ⅲ）顔にはできるだけ触れない（顔の感覚は特に敏感）、（ⅳ）治療時のサングラス着用を許可する、（ⅴ）デンタルチェアーはあらかじめ倒しておく（突然の椅子の動きを回避）、（ⅵ）イヤホンで音楽を聴いて治療を受けることを許可する、などが提唱されている。

- 有病率は約 1 ％で、男女比は 4：1。

- 社会問題となっている児童虐待の対象になることが多く、早期発見における歯科医師の役割が期待されている。歯磨きの習慣が認められない、食生活が不規則で絶えず何かを食べている、齲蝕が多いなどが育児放棄（ネグレクト）を疑うサインに、不自然に歯が折れている・口腔顔面が腫れているなどが身体的虐待を疑うサインになる。

- 被虐待児の児童相談所への通告義務は守秘義務よりも優先される。養育者には必ずしも通告告知しなくてもよい。また、医療機関側に虐待の立証責任はない。

2）統合失調症

■特徴

- 発症率はおよそ 120 人に 1 人で、男女差はほとんどない。本邦の患者数は約 70 万人。

- 代表的な精神疾患であり、青年期（15 〜 35 歳）に好発し、慢性に経過する。症状は、陽性症状（幻覚、被害妄想など）、陰性症状（感情の平板化、意欲の低下、自閉など）、認知機能障害に大別できる。急性期には陽性症状が目立つが、陽性症状の改善後も陰性症状や認知機能障害が長く残ることが少なくない。

- 早期発見・早期治療がきわめて重要で、薬物療法と精神療法の組み合わせにより経過の改善が期待でき、またリハビリテーションの意義も高い。犯罪率が高いわけではない。

- 薬物治療の中断により再発の可能性が高まるので、家族の理解・支援が重要である。

3）双極性障害（躁うつ病）

■特徴

- 本邦の生涯有病率は約 1 ％、年間患者数は約 20 万人で、男女差はない。平均発症年齢は約 18 歳。

XI

- "抑うつ状態" と "躁状態" の病相を繰り返す精神疾患である。躁状態では、多弁・無計画な浪費・睡眠欲求の減少・性的逸脱行為などが認められ、自己破産や離婚にいたることも珍しくない。家族が "ブレーキの効かないジェットコースターに一緒に乗せられている感覚" と比喩することもある。
- 発症時にはうつ病と診断されることもあるが、うつ病の約10％が後に双極性障害に診断修正される。双極性障害に対してうつ病と同じ治療を行っていると、気分変動が助長されて難治化していく可能性もあるため、鑑別が重要になる。
- なお、気分障害は DSM-IV-TR（第4版改訂版、2002年刊行）で使用されていた用語であり、DSM-5 のうつ病や双極性障害を合わせた疾患群に相当する。
- 再発率は高く、慢性経過をとることが多い。抗うつ薬ではなく気分安定薬の使用が基本であり、本人と家族への心理教育が欠かせない。すなわち、本人は躁病相では気分爽快で病識（病気であるという認識）を欠き、うつ病相のみを治療の対象と考え、逆に周囲は躁病相への治療を期待するので、各病相への場当たり的な対応に終始する傾向がある。長期的に気分の波を安定化させていく姿勢が大切である。

4）うつ病

■特徴

- 本邦での生涯有病率は約6％（米国では約17％）、患者数は約70万人。
- 男女比は1：2と女性に多い。周産期や更年期などに発症率が高まることから女性ホルモンの影響が考えられる。大雑把には、女性の約5人に1人、男性の約10人に1人が一生のうちで一度は罹患することとなり、決して珍しくない疾患である。
- 本邦では若年層に加えて中高年層での発症が多い。高齢者のうつ病では、①不安・焦燥（イライラ）感が強く、②心気的で身体愁訴が多く、③妄想を伴うことが多い。また、物忘れが増えて認知症と誤診されることもあり、認知症との鑑別が重要である。
- 基本症状は、①抑うつ気分、②興味または喜びの減退、である。不眠、食欲低下の併発が多い（表1）。
- 注意すべきは、本人が弱いからでも怠けているからでもないこと、健康的な判断力が失われて自殺念慮（死にたいと考える）や自殺企図（自殺を図る）が時に出現することである。
- 不安症／不安障害、パーソナリティ障害との合併が多い。
- 身体疾患にうつ病が合併することも多く、慢性疼痛との関連性も指摘されている。
- 発症には遺伝要因と環境要因の双方が関与し、養育体験と発症前のストレスになる出来事が大きな比重を占める。ものの見方が否定的になり、図1のような悪循環に陥る。
- 急性期では、無理に気晴らしを勧めることと「もっと頑張れ」と励ますことは禁忌である。脳が機能不全を起こしているので空回りしてさらに自分を追い詰め、重症化する可能性がある。
- 治療の基本は心理教育（表2）である。項目5に関連して、トラブル予防のためインプラントなど高額で不可逆的施術の決定はうつ病が回復してから検討した方がよい。
- 薬物療法の基本は抗うつ薬投与であるが、効果が現れるまでに1〜2週間を要する。早期に中止・減量すると再燃の危険性があり、寛解後6か月間は急性期と同量で維持する（図2）。
- 精神療法としては認知行動療法が有効である。
- うつ病を初発した患者の50〜60％が再発する。再発を繰り返すごとに再発率が上がり、再発の場合にはより長期の服薬が必要となる。

表1　うつ病（DSM-5）の診断基準

A. 以下の症状のうち5つ以上が同じ2週間に存在する。そのうち少なくとも1つは、基本症状である①抑うつ気分、あるいは②興味または喜びの喪失であること。
　　①抑うつ気分
　　②興味・関心や喜びの喪失
　　③体重あるいは食欲の変化
　　④睡眠の変化
　　　寝付きが悪い（入眠困難）、夜中に目が覚めて寝れない（中途覚醒）、早朝目が覚める（早朝覚醒）
　　⑤精神運動焦燥もしくは制止
　　⑥疲労感、気力の減退
　　⑦無価値感、罪責感
　　⑧思考力や集中力の減退あるいは決断困難
　　⑨死についての反復思考、自殺念慮、自殺企図

B. その症状が臨床的苦痛、社会的・職業的・他の重要な領域における機能障害を起こしている。

C. そのエピソードは、物質の生理学的作用、他の医学的疾患によるものではない。

D. 抑うつエピソードは、統合失調症など他の精神病性障害群によって説明できない。

E. 躁病エピソードが存在したことがない。

（高橋三郎, 他監訳：2014[1] より引用）

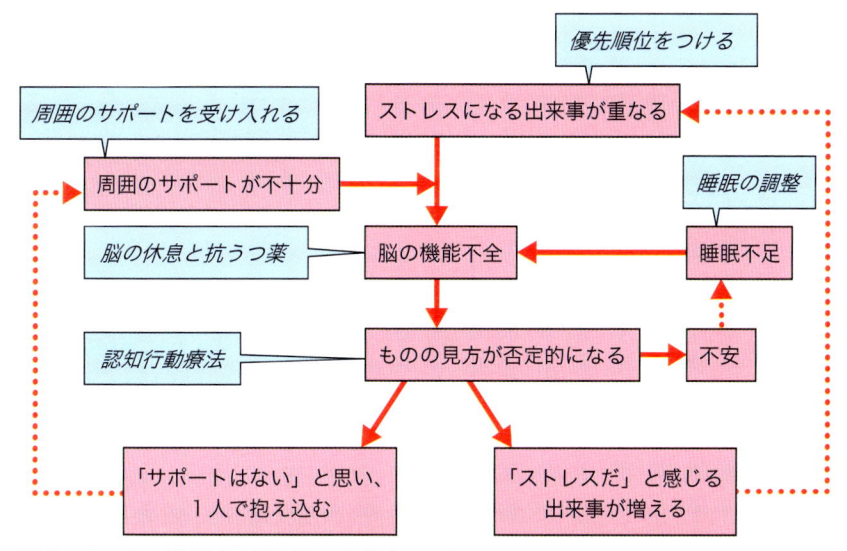

図1　うつ病を説明する際に用いる疾病モデル
発症メカニズムを赤色で、治療方針は青色斜体文字で示した。
（野村総一郎, 他監修. 尾崎紀夫, 他編集：2015[2] より引用）

5）不安症群／不安障害群

- 正常な不安は私たちの生命維持のために不可欠である。しかし、過剰で病的な不安を呈する精神疾患がある。不安症群／不安障害群とは、病的な不安・恐怖を呈する疾患群である。自律神経症状を中心とした身体症状（頻脈、動悸、発汗、顔面紅潮、下痢、過呼吸など）が生じる。ここではパニック症／パニック障害を学ぶ。

表2　笠原嘉のうつ病の患者説明7ヵ条

1.	病気であって、なまけではないことを医師が確認すること
2.	できるだけ早く、休息生活に入らせること
3.	予想される治癒の時点をはっきり述べること
4.	少なくとも治療中、自殺を絶対にしないことを誓約させること
5.	治療終了まで人生にかかわる大問題については決定を延期させること
6.	治療中、病状に一進一退があることを繰り返し伝えること
7.	服薬の重要性ならびに服薬によって生じる自律神経性の随伴症状をあらかじめ教えておくこと

（近藤三男：1991[3]）より引用）

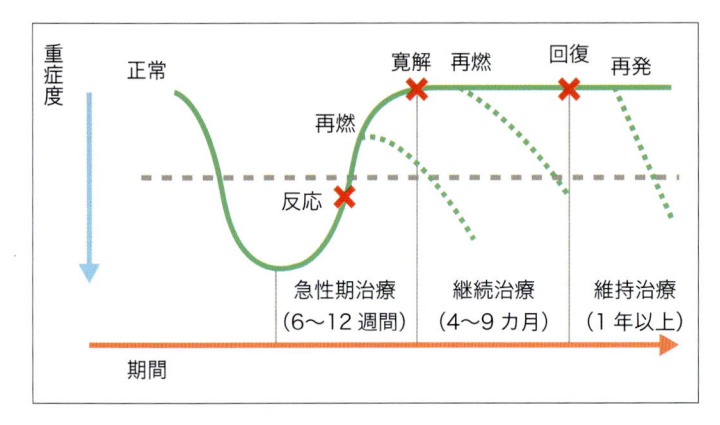

図2　うつ病の経過と治療段階
（Kupfer DJ：1991[4]）より引用）

（1）パニック症／パニック障害

■特徴

- 急性不安の代表。突然、予期しないパニック発作が出現する。
- パニック発作とは、数分以内に頂点に達する急性の激しい恐怖または強烈な不快感であり、通常20〜30分持続する。動悸・発汗・身震い・息切れ・窒息感・胸痛・嘔気・めまい・寒気あるいは熱感、異常感覚・現実感消失・抑制を失う恐怖・死への恐怖のうち、4つ以上の症状が揃えば診断される。
- 生涯有病率は約3.5%、20〜30代の発症が多く、男女比は1：2と女性に多い。
- 1/2にうつ病が合併し、1/3に広場恐怖を伴う。
- 広場恐怖とは、予期不安（パニック発作がまた起こるのではないかという不安）から生じる回避行動で、発作が起こっても助けを求められない状況や逃げ出せない場所（例：飛行機、歯科医院、行列に並ぶこと）を避け、行動範囲が狭まる。広場が怖いという意味ではない。
- 動悸を主訴として内科受診した患者の45%、救急外来受診患者の約30%がパニック症などの精神疾患であったというデータがある。その場しのぎでパニック発作のみに対処しても、予期不安は消えにくい。慢性化してうつ病を合併し、最悪、自殺にいたったケースもあるので要注意。
- ベンゾジアゼピン系抗不安薬が有効だが、依存性があるので漫然と投与すべきではなく、予期不安や慢性不安にはSSRI（後述）が第一選択薬となる。パニック発作で「死ぬことはない」と保証し、一方で、身体の異常がなくても医療の対象であることを説明し、発作と上手に付き合う方策を話し合う。認知行動療法や行動療法が有用である。

6）強迫症および関連症群

（1）強迫症／強迫性障害

■特徴

- 強迫観念と強迫行為を主体とする疾患である。
- 強迫観念とは、電車のつり革に触ったので手が細菌で汚染されたのではないか、玄関の鍵をかけ忘れたのではないか、などとある考えが繰り返し頭に浮かび、自分でも馬鹿馬鹿しいとは思うものの、止めようと思っても止められない特定の観念である。
- 強迫観念を拭い去ろうとして不合理な行為を繰り返すことを強迫行為と呼ぶ。手を何回も洗う、戸締りを何回も確認する、横断歩道の帯状白線部のみを踏み歩く、などがある。
- 誰でも戸締りなどが心配になることがあるが、通常は 1 ～ 2 回確認すれば安心できる。しかし、強迫症では、一度確認してもしばらくするとまた同じ強迫観念がわきあがり、戸締りを確認する強迫行為を繰り返す。強迫行為のために学校や会社に行くことができなくなり、社会生活に支障をきたすこともある。
- 生涯有病率は 2 ～ 3 ％、多くは 25 歳までに発症する。50％以上にうつ病を合併する。
- 治療は高用量の SSRI、あるいは認知行動療法（のうちの曝露・反応妨害法）の併用が有効である。

（2）醜形恐怖症／身体醜形障害

■特徴

- 身体的な外見に関する 1 つ以上の欠陥または欠点への過剰なとらわれを持つ。本人はそれを醜く見える、異常であると信じているが、他人にはわからないか、あってもごくわずか。
- 患者は、鏡を見たり、過剰に身繕いしたり、偽装したり（例：化粧、帽子、服、頭髪で隠す）、安心しようと保証を求めたり、他人の外見と比較したりする。
- 過剰なとらわれを認識しているレベルから、妄想的確信（誰が何と言おうと絶対おかしいと言い張る）レベルまでさまざまである。
- 最も訴えが多い部位は顔や頭で、髪の毛の薄さ、にきび・しわ・瘢痕、顔のバランス、鼻・眼・口・顎・歯・頬などの大きさや形などに固執する。
- 米国成人の時点有病率は約 2 ％、現有病率は皮膚科患者の 9 ～ 15％、美容形成外科患者の 7 ～ 8 ％、成人の歯科矯正患者の 8 ％、口腔・顎顔面外科患者の 10％とされる。
- 平均発症年齢は 16 ～ 17 歳、最好発年齢は 12 ～ 13 歳である。2/3 は 18 歳までに発症し、18 歳未満で発症した場合、成人発症と比して自殺企図が多い。
- 抗うつ薬などの薬物療法が有効とする報告がある。

7）解離症／解離性障害

■特徴

- 自分では対処できないほどつらい心的外傷（災害、戦争、虐待、性的暴行など）から自分自身を守るため、無意識にこころを切り離す（解離）、一種の防衛反応である。
- ①解離性同一症 / 解離性同一性障害、②解離性健忘、③離人感・現実感消失症／離人感・現実感消失障害の 3 種類がある。①は、かつて多重人格（障害）と呼ばれていた。

8）身体症状症および関連症群（身体表現性障害）

- 身体表現性障害は DSM-IV-TR で使用されていた用語であり、DSM-5 では身体症状症および関連症状群に相当する。
- 脳科学の進歩によって、①身体疾患と精神疾患には共に免疫情報伝達物質（サイトカインなど）

XI

や視床下部下垂体副腎系を介して、病態レベルでの共通点があること、②これまで「心因性」といわれてきたものに、脳に何らかの生物学的変化が起こっていることが判明して、身体疾患と精神疾患は境目がはっきりせずに移り変わり連続しており、身体疾患の有無は絶対的な条件ではなくなった。

（1）身体症状症

■特徴

- 1つ以上の身体症状のために苦痛を感じているか、日常生活が妨害され、その身体症状や健康不安に関連した過剰な考え・感情・行動が認められる。
- すなわち、身体症状の深刻さについての不釣り合いで持続的（6か月）な心配があり、不安レベルが高く、過剰なまでの時間とエネルギーを費やしている状態（たとえば、複数の病院受診を繰り返す）である。有病率は5〜7％。

（2）病気不安症

■特徴

- 診断が確定しない重篤な身体疾患にかかっている、またはかかりつつあるというとらわれが少なくとも6か月続く。身体症状は存在しないか、もしあったとしてもごく軽度であるが、その身体症状へのとらわれが過剰で不釣り合いである。健康および病気に対する強い不安が存在する。
- 検査結果に異常がないことや良好な経過を示していることを説明しても安心できず、病気への心配は患者の生活のなかで突出しており、日常生活に支障をきたす。
- とらわれている部位を自分で繰り返し観察し（例：鏡で口腔内をみる）、インターネットなどで病気を過度に調べる。家族・医療者に繰り返し保証を求めることも多く、周囲が振り回される。
- 一般身体科外来患者の6か月または1年有病率は3〜8％。男女差はない。
- 治療は、支持的精神療法を基本とし、不必要な検査やドクターショッピングを踏みとどまらせることが重要である。ただし、見過ごされてきた重篤な身体疾患が適切な検査で発見されることもあるので注意したい。
- 自分で診断する傾向があり、相手が医師でも耳を傾けない。精神科に紹介されることを嫌う。一般的に薬も嫌いで、副作用の発現を必要以上に警戒する。

（3）変換症／転換性障害（機能性神経症状症）

- 無意識下に抑圧した葛藤が、身体症状（随意運動・感覚機能）に変換されて現れるとされる。
- 運動症状（脱力、麻痺、振戦、ジストニア運動、歩行障害など）あるいは感覚症状（皮膚感覚、視覚・聴覚の変化、失声、咽頭塊感覚"ヒステリー球"、複視など）が現れる。
- 診断は、神経疾患の所見とは一致しないことを明確に示す臨床所見の存在を確認して行われる。
- 有病率は不明だが、神経内科外来に紹介された患者の5％と推測される。男女比は1：2〜1：3。

9）パーソナリティ障害群

- パーソナリティ障害の概念の原型とされる精神病質は、シュナイダーによって"自らが悩むまたは社会が苦しむ異常"と定義された。
- 口腔外科領域でも、医療スタッフへの激しい怒り・個人的付き合いの誘惑・自殺の脅し・緊急性に見合わない救急受診の繰り返しなど、パーソナリティ障害を疑う症例に遭遇する。医療機関側も対応に苦慮することが多い。
- パーソナリティ障害の基本的特徴は、その人の属する文化から期待されるものから著しく偏っ

た内的体験および行動の持続的様式であり、認知・感情性・対人関係機能・衝動の制御のうち少なくとも2つの領域に現れる。成人期早期までに発症する。

- 10種類の類型があるが、ここでは境界性パーソナリティ障害と自己愛性パーソナリティ障害を学習する。

（1）境界性パーソナリティ障害

■特徴

- BPD（Borderline Personality Disorder）と略すこともある。
- キーワードは「見捨てられ不安」。自分にとって重要である人物（恋人、家族、担当医など）から見捨てられるのを極度に恐れ、それを避けようと"なりふりかまわぬ努力"（自殺のそぶり、脅し、自傷行為の繰り返しなど）をする。
- 慢性的な空虚感を抱き、衝動的に、浪費、不特定多数との危険な性行為、物質乱用、無謀運転、過食をすることもある。
- 感情は不安定で、過去や現在のさまざまな感情がそのまま目の前の相手に吐き出される。たとえば、家族に対する怒りや落胆が、違う人間であるはずの精神科医師や歯科医師にそのまま向けられる。たまたま対応した当直医は、突然怒られ、どうして自分が責められるのか理解できないことがある。濡れ衣体験という。
- 人間関係を「理想化」と「こきおろし」の両極端でしかとらえられない。
- 有病率は約2％、パーソナリティ障害の30～60％はBPDとされる。男女比は1：3。
- 発症には、発達期における養育者の不在・喪失、虐待（身体的、性的、言語的、ネグレクト）などの関与が報告されており、昨今、生物学的要因についての知見が集積されつつある。

（2）自己愛性パーソナリティ障害

■特徴

- 自己誇大視、賞賛されたい欲求、傲慢な態度、他者への共感の欠如が特徴である。自分の目的達成のためには平気で他人を利用する。
- 特権意識をもち、自分は順番を待つ必要はなく、他の人が譲るべきだなどと考えている。自分は一流の人間とのみ交流するに値する人物だと考え、たとえば、教授や病院長クラスの医師こそが自分の担当医にふさわしいと考え、若い医師や歯科衛生士には冷ややかな言葉を浴びせる。
- 自己愛が傷つくと突然切れたように怒り出し、自己愛的憤怒と呼ばれる。医療の内容が適切であれば謝罪する必要はないが、感情を害したこと自体には謝罪の意を表するほうが円滑に対応できることも多い（表3）。
- 有病率は0～6％、男女比は1：1～3：1。

表3　自己愛的憤怒への対応の原則

1．8～9割はしばらくの傾聴で怒りが収まり、治療者ひとりでの対応が可能である。
2．あわてず、まず怒っている内容を把握する。
3．対応する時は、患者よりも低くてゆっくりとした声が望ましい。立ち話より座った方がベター。
4．医療者側に責任があるかどうかは別として患者を腹立たせてしまった状況については謝る。
5．怒りがエスカレートしたり、身の危険を感じる場合 ①立ったままで話し合わない。 ②一度に大人数で取り囲むようにするとかえって興奮を助長してしまうので配慮が必要。 ③プライバシーが保たれる個室で両者が座った状態で話し合う。 ④ただし、個室への移動を焦るとかえって怒りが増すこともあるため、移動の提案をするタイミングがポイントである（たとえば一通り怒り終えて、少し"間"が開いた時など）。

XI

2. 歯科心身症

❶ 心身症総論

1）心身症の定義と発症メカニズム

- 心身症は独立した疾患名ではない。身体疾患で、その発症や経過に心理社会的因子がかかわっている症例を、たとえば"過敏性腸症候群（心身症）"と記載し、その症例の治療に役立てる病態概念である。歯科心身症も独立した疾患名ではなく、歯科領域で心身症の病態を呈する身体疾患に対して、たとえば"アフタ性口内炎（歯科心身症）"などと表記する。

- 日本心身医学会は、1991年に心身症を「身体疾患の中で、その発症や経過に心理社会的な因子が密接に関与し、器質的ないし機能的障害が認められる病態をいう。ただし、神経症やうつ病など、他の精神障害に伴う身体症状は除外する」と定義した。ここで登場した「神経症（ノイローゼ）」とは、心理的原因によって惹起される精神症状（中核は不安）および身体症状（自律神経系の不定愁訴）で、機能性障害である。

- 国際的診断マニュアル（ICDとDSM-5）に医学用語としての心身症は存在しない。すべての身体疾患の経過に心理社会的因子が関与することは明白であり、心身症の定義は曖昧なためである。本項ではこの世界的潮流を踏まえたうえで、日本心身医学会の考え方を学習する。

- 心身症の定義における心理社会的な因子はストレッサー（ストレス因子）として働き、身体にさまざまな影響を与える。心身症は"ストレス関連疾患"と言い換えることもできる。

- ストレッサーは、心理社会的因子だけではなく、物理的（寒暖・騒音など）、化学的（化学物質など）、生理的（飢餓・感染など）因子が存在する。

- 心理社会的ストレッサー（人生で起こるさまざまな出来事）を点数化しストレス度を表したものに「ホームズ Holms TH とレイ Rahe RH の社会的再適応評価尺度」がある。国と時代により文化に差はあるが、配偶者の死が最も高いストレス値100点で表され、嬉しいはずの結婚（50点）や妊娠（40点）もストレッサーに挙げられているのは万国共通であろう。

- そもそもストレスは物理学・工学用語で、外部から加えられた力により物体に生じた歪みを意味する。セリエ Selye H は、人間もボールのように歪みストレス状態に陥ると考え、全身（汎）適応症候群を主題としたストレス学説を提唱した。全身適応症候群は本来有用な生理反応であるが、過剰になると心身症となり、時に死を招く。

- ストレス状態において、心身症の発症メカニズムは、"こころ"と"身体組織・器官の働きや状態"が互いに影響しあう心身相関で理解できる。心身相関は、自律神経系・内分泌系・免疫系で影響し合っており、その背景にはホメオスターシス（恒常性）理論がある。

- ストレッサーが加わったからといって、すべての人間が病気になるわけではない。ストレス耐性（ストレスに耐えうる能力）には個人差があり、パーソナリティや自我の強さが関係する。うまく気分転換を図るストレス対処行動も重要である。

- 性格特性と疾患（タイプA行動パターンと虚血性心疾患、アレキシサイミアと心身症など）の関連性の研究もある。

2）心身医学とその歴史

- 現代心身医学は以下の3つの時期を経て発展してきた。

  第1期：フロイト Freud S らによる神経症における心身相関の研究

  第2期：消化性潰瘍、気管支喘息、緊張型頭痛など典型的な心身症の研究

  第3期：神経症や心身症に限らず、臨床各科の疾患一般に対し心身両面から総合的・統合的に病状をとらえ、全人的医療を目指す時代。現在は第3期である。

- 心身医学は、病気のみを診るのではなく病人を診る医学、生物・心理・社会的医学モデル（エンゲル Engel GL, 1977 年）へと発展した。

- 全人的医療を目指す医学に、コンサルテーション・リエゾン精神医学もある。

3）コンサルテーション・リエゾン精神医学

- 身体科（内科、外科、歯科など身体を対象とする診療科）の臨床において、精神面で困った症例（事例性があるという。精神医学で用いられる概念で、社会の中で疾病ゆえに問題となるという意味）を精神科医師に相談（コンサルテーション・介入的）、あるいは、あらかじめ精神科医師が特定領域の医療チームメンバーとして連携診療に参加する（リエゾン・予防的）医学を意味する。

- 口腔外科領域におけるコンサルテーション・リエゾン医療の対象例をまとめる（表4）。

- 昨今の高齢化を受け、入院病棟からの依頼は、せん妄（軽度から中等度の意識混濁に、幻覚・妄想・興奮などの精神症状を伴う意識障害）が多い。

- がん診療施設から精神科医師のチーム医療参加を求める声も高まっている。精神科医師の参加は、緩和医療（がんを代表とする致死的な疾患に罹患した患者とその家族に対する全人的ケア）のみならず、従来軽視されがちであった「がんがこころに与える影響」と「こころや行動ががんの罹患や生存に与える影響」という2つの側面を科学的に明らかにしようというサイコオンコロジー（精神腫瘍学）の観点からも注目されている。

- 死にゆく患者の心理過程を理解する上で、キューブラー・ロス Kübler-Ross E が提唱した5段階モデル「否認・怒り・取引・抑うつ・死の受容」は重要である。また、患者はどの時期においても希望を持ち続けたいと思うものである。

XI

表4　口腔外科領域でのコンサルテーション・リエゾン医療の対象例

● **口腔外科領域の疾患に精神症状が加わった症例**

不安・焦燥、躁状態、不眠、幻覚・妄想、抑うつ状態、不穏・興奮、認知機能低下、心気症状、せん妄など

● **口腔外科領域の疾患に問題行動が加わった症例**

自殺念慮・自殺企図、病院への業務妨害（長時間の電話、スタッフへの不適切な要求など）、病棟のルールを守らない（無断外泊、患者間の喧嘩など）、特別扱いを求める　など

● **特別な領域**

慢性疼痛患者の診療
手術前後の患者のメンタルケア
緩和医療（がん患者とその家族のメンタルケア）
終末期医療（死を迎える患者とその家族のメンタルケア）
病院スタッフのメンタルケア　など

4）心身症の診断

- 心身症の病態メカニズムがあると診断するためには、（1）身体疾患の確定、（2）心身相関（ストレッサーの増減に呼応して変動する身体症状）の把握が必要条件となる。
- 心身相関の把握（表5）には、心身医学的医療面接と心理検査が有用である。

表5　心身相関の把握

1．ライフイベントや日常生活におけるストレッサーの存在
2．抑うつ・不安を代表とする情動上の変化の存在
3．性格傾向や行動上の問題（ストレッサーの受け止め方・対処法、生活習慣）の存在
4．生育歴上の人間関係の問題（親子関係など）の存在
5．心理・行動面へ影響を及ぼしている疾患の存在

（小牧　元，ほか編集：2006[5]）より引用　一部改変）

（1）心身医学的医療面接

- 心身医学的医療面接では、心理社会的因子に関する情報を収集するため、一般的な医療面接で聴取する患者の主訴・現病歴・既往歴・生活習慣以外にも、患者の心理状態・性格特性・生育歴（生活史）・家族歴・社会的立場・ストレス対応法などを丁寧に聴取することが重要である。
- 心身医学的医療面接に際しては、「○○さんが困っておられることを少し詳しくお聞かせください。日常生活やご家族のことなど、そんなことが病気に関係あるのかと気を悪くなさるかも知れませんが、その場合は遠慮なくおっしゃってください」などと前置きし、患者が話したがらない項目は無理に尋ねないようにする。その後の診察で明らかになることが多い。
- 心身症患者は、複数の医療機関を"たらい回し"にされ、「困った患者」「本物の病気ではない患者」とみなされて、身体医療から押し出されてしまうことがある。心因性という言葉に拒否感を示し、心を閉ざしてしまうことがあるので配慮する。
- 家族の付き添いがあった場合、「ご家族がご一緒ですね。一緒に話しますか。あるいは、あなたと先に話して、あとでご家族と会いましょうか」などと尋ね、患者が嫌がらなければ家族とも面接できると多くの情報が得られる。家族に対しても患者と同等の配慮を示す。しかし、疎外感を与えるので、患者抜きにして家族とだけは会わない。

（2）心理検査

- 心身医学領域で行う心理検査は一般的に人格検査である。人格検査には質問紙法と投映法がある。
- 質問紙法は質問紙に自己記入する方法のもので、実施は比較的簡単だが、本人が虚偽なく記載しないと結果が歪む。精神状態スクリーニングを目的とした「CMI健康調査表」、「GHQ：一般健康質問表」、「MAS：顕在性不安検査」、「SDS：自己評価式抑うつ性尺度」などと、性格傾向検査を目的とした「MMPI：ミネソタ多面人格目録」、「YGテスト：矢田部・ギルフォード性格検査」、「ECL：エゴグラム」、「TCI：気質・性格質問紙」などがある。
- 投映法は心理的な刺激を与えて得られる反応で性格特性などを知る方法のもので、「ロールシャッハ法」、「SCT：文章完成法テスト」、「P-Fスタディ：絵画欲求不満テスト」、「バウム・テスト」などがある。実施には習熟を要するが、意識・無意識下の幅広い心理状態を把握できる。
- 実施時の注意は、①物理的・精神的負担を考慮する、②検査の目的を説明し同意を得る、③結果をフィードバックする、④あくまでも補助手段と考える、⑤テスト・バッテリー（複数の検査）を組む、などである。

5）心身症の治療

・心身症の治療は、身体疾患の治療と心身医学的治療の二面から行う。心身医学的治療には、薬物療法と精神療法（心理療法）があるが、両者とも必ずしも必須ではない。

（1）薬物療法

・心身症患者の不安、焦燥、不眠、抑うつなどの症状に対して、抗不安薬、睡眠薬、抗うつ薬などが使用される。

①抗不安薬および睡眠薬

・抗不安薬および睡眠薬には、ベンゾジアゼピン受容体作動薬（BZD、ベンゾジアゼピン骨格を有する）が現在広く用いられている。

・BZDは、①抗不安作用、②鎮静・催眠作用、③抗痙攣作用、④筋弛緩作用を有する。①～④のどの作用を主に発揮するかによって、抗不安薬や睡眠薬に分類される。

・最近では、メラトニン受容体作動薬やオレキシン受容体拮抗薬など、依存性や耐性の生じない、BZD以外の新たな睡眠薬も用いられるようになってきている。

・主な抗不安薬と睡眠薬をまとめる（表6、表7）。

・睡眠障害には、①入眠障害（寝つきが悪い）、②熟眠障害（眠りが浅い）、③中途覚醒・早朝覚醒（朝早く目が覚めてしまい、再び眠れない）の3タイプがある。タイプと睡眠薬の作用時間を考慮して薬を選択する。②③には中間あるいは長時間型を使用する。

・注意すべきは、常用量依存（常用量でも長期服用で依存が生じる）と耐性（長期服用で徐々に効きにくくなる）およびふらつき・転倒による高齢者の骨折（最悪の場合、寝たきりになる）である。また、急激に中断すると退薬症状（不眠・焦燥・発汗・嘔吐など）が出現する。

・鎮静・催眠作用があるため、服薬中の自動車運転を伴う作業は禁止されている。相乗効果のためのアルコール類との併用も禁止である。

表6　主な抗不安薬

種類	一般名（代表的な商品名）
短・中時間型	エチゾラム（デパス） クロチアゼパム（リーゼ） ロラゼパム（ワイパックス） アルプラゾラム（ソラナックス） ブロマゼパム
長時間型	ジアゼパム（セルシン） ロフラゼプ酸エチル（メイラックス）

表7　主な睡眠薬

種類	一般名（代表的な商品名）
短時間型BZD	ゾルピデム（マイスリー） トリアゾラム（ハルシオン） ゾピクロン（アモバン） エスゾピクロン（ルネスタ） ブロチゾラム（レンドルミン） リルマザホン（リスミー） ロルメタゼパム（エバミール）
中間および長時間型BZD	フルニトラゼパム（サイレース・ロヒプノール） エスタゾラム（ユーロジン） ニトラゼパム（ベンザリン） クアゼパム（ドラール） フルラゼパム（ダルメート）
メラトニン受容体作動薬	ラメルテオン（ロゼレム）
オレキシン受容体拮抗薬	スボレキサント（ベルソムラ）

②抗うつ薬

- 基本的な作用は、①うつ病・うつ状態における抑うつ気分や意欲低下の改善であるが、昨今、一部の抗うつ薬において、②社交不安症、パニック症、強迫症の症状改善、③慢性疼痛（線維筋痛症・末梢性神経障害性疼痛など、後述）の症状改善にも有効と考えられ、適応疾患が広がりつつある。
- 現在、最も一般的な抗うつ薬は、選択的セロトニン再取り込み阻害薬（SSRI）、セロトニン・ノルアドレナリン再取り込み阻害薬（SNRI）、ノルアドレナリン作動性・特異的セロトニン作動性抗うつ薬（NaSSA）であるが、旧来の三環系抗うつ薬（TCA）、四環系抗うつ薬も使用されている。
- 2016 年、TCA のアミトリプチリンは「末梢性神経障害性疼痛」の保険病名で歯科医師による処方が認められた。
- 抗うつ薬の歴史的変遷と各種抗うつ薬模式図、作用・副作用をまとめておく（図3）。
- 主な副作用は口渇、便秘、羞明（かすみ目）、めまい、眠気、血圧低下である（図3）。重大な副作用は、三環系抗うつ薬大量服用による突然死（QT 延長・致死的不整脈）である。
- 主な抗うつ薬と処方時の注意事項をまとめる（表8、表9）。

（2）精神療法（心理療法）

- 心身症の患者に対する精神療法は、心身医学療法として「心身症の患者に対して、一定の治療計画に基づいて、身体的傷病と心理・社会的要因との関連を明らかにして、当該患者に対して心理的影響を与えることにより、症状の改善または傷病からの回復を図る治療方法であり、医療者と患者間に心的相互交流が生まれる」と定義されている。精神療法の種類は多数ある。

①支持的精神療法

- すべての医療関係者が患者に対して無意識に行っている「大丈夫ですよ」、「頑張りましょうよ」

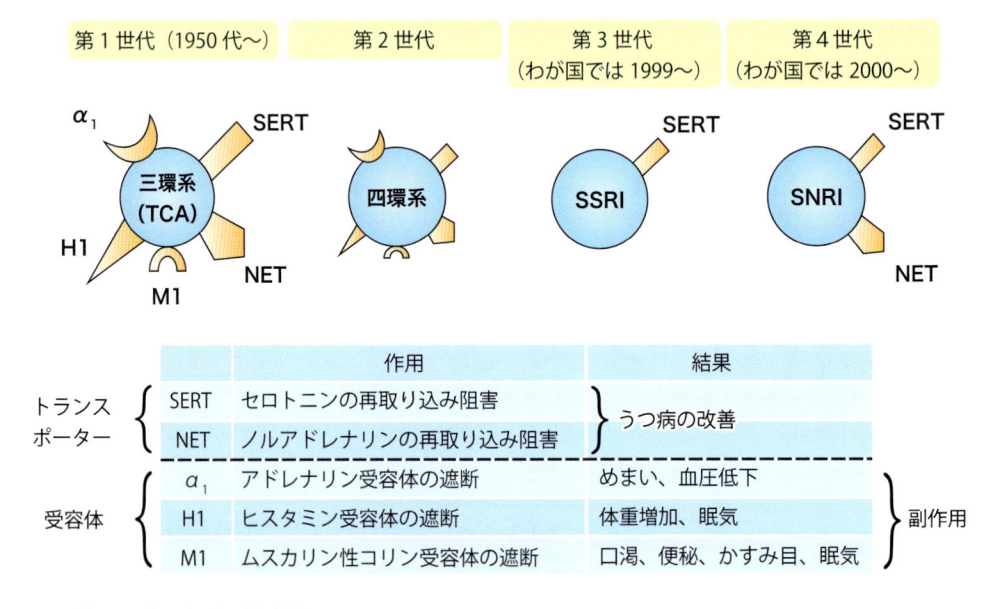

図3 抗うつ薬の変遷と模式図
SERT：セロトニントランスポーター、NET：ノルエピネフリントランスポーター（＊：ノルエピネフリンはノルアドレナリンと同一物質）

（スティーブン M ストール原著．仙波純一, 他監訳：2015[6] より引用改変）

表8　主な抗うつ薬

種類	一般名（代表的な商品名）	種類	一般名（代表的な商品名）
三環系	イミプラミン（トフラニール） クロミプラミン（アナフラニール） アミトリプチリン（トリプタノール） アモキサピン（アモキサン）	SNRI	ミルナシプラン（トレドミン） デュロキセチン（サインバルタ） ベンラファキシン（イフェクサー）
四環系	マプロチリン（ルジオミール） ミアンセリン（テトラミド） トラゾドン（レスリン、デジレル）	NaSSA	ミルタザピン（レメロン、リフレックス）
SSRI	フルボキサミン（デプロメール、ルボックス） パロキセチン（パキシル） セルトラリン（ジェイゾロフト） エスシタロプラム（レクサプロ）	ベンザミド	スルピリド（ドグマチール）

表9　抗うつ薬投与時の注意事項

1．処方は単剤が基本である。

2．効果が出始めるのは、服用開始約2週間後である。この間に、むしろ副作用が出現する可能性があるので、あらかじめ患者に説明しておくこと。

3．効果判定には2か月ほどを要し、効果不十分なら十分量まで増量する。十分量まで増量しても効果がない場合は他の抗うつ薬に変更を検討する。変更の場合は、急激に変えず、徐々に切り替える。

4．効果が出たからといって、すぐに投薬を中止せず、効果出現時の投薬量をさらに6か月以上継続投与する。再発防止のための維持期間である。

「もう少し○○してみませんか」などの声かけは、支持的精神療法の基本に含まれる。

- すなわち、温かく包み込むような受容的態度で患者に接し、熱心に患者の話に耳を傾け（傾聴）、患者の訴えに共感し、良好な医師・患者関係を構築したうえで、現実適応能力の向上を目指し励ますような助言を与え、患者が自ら症状を解決していく姿勢を支え（支持）、不安や緊張を和らげ安心させる（保証）方法に基づく精神療法の総称である。

②認知行動療法（認知療法）

- 人にはそれぞれ特有の"もののとらえ方（認知）"がある。100点満点の試験で得点が80点だったとする。「80点しかとれなかった。もうだめだ」と受け止める人と「80点はとれたから、不正解だった20点分を分析し課題を見つけ、次回頑張ろう」と受け止める人では、その時の感情もその後の行動も変わってくる。

- 認知行動療法は、患者が認知の歪み（くせ）に気づき、それを変化させることで、行動を変えていく精神療法の技法である。

- 昨今、さまざまな領域で証左が示されており、うつ病、パニック症、強迫症、社交不安症、睡眠障害、慢性疼痛などに有効とされる注目の精神療法である。

- 認知療法は、1950年代にベック Beck AT によって考案されたが、行動療法と融合して認知行動療法として普及している。認知行動療法と認知療法は、ほぼ同義で使われていることも多い。

- たとえば、週に1回の割合で15から20セッションを予定し、最初に思い浮かんだ考え「自動思考」を治療者と検討し「適応思考」に修正するトレーニングをする（表10）。

XI

表 10　認知行動療法「5 つのコラム法」

状況	不快な感情	自動思考	適応的思考	結果
いつ・どこで・誰と・何を	0 ～ 100%	最初に思い浮かんだ考え・イメージ	バランスのとれた考え	0 ～ 100%
X 月 Y 日、親友と食事をした。些細なことで喧嘩になり、気まずく別れた。帰宅後、メールを送ったが返事がこない。	不安（60%） 憂うつ（70%） 絶望感（40%）	やはり怒っている あんなこと言うんじゃなかった。 大切な友だちだったのに、あぁもうダメだ。 自分は何をしてもダメな人間だ。	眠くて寝てしまったのかもしれない。 よく考えれば自分が悪かったから、明日、誠心誠意謝ろう。 こんな深夜にこれ以上考えるのはやめよう。	不安（30%） 憂うつ（20%） 絶望感（10%）

③行動療法

- 行動そのものの変容を促す治療法である。
- ヒトを含む動物の行動はすべて学習によって獲得されたものであるという考えに基づいている。学習方法を条件づけという。
  - a．パブロフ Pavlov IP の古典的（レスポンデント）条件付け（誘発行動）
  - b．スキナーSkinner BF のオペラント条件付け（自発的行動）
- 代表的な行動療法をあげる。
  - **a) フラッディング法（除反応法）**
  - **b) 系統的脱感作法**
  - **c) 曝露（エクスポージャー）・反応妨害法**

④自律訓練法

- 1932 年にシュルツ Schultz JH によって公表された心理生理的治療法である。1950 年代に日本に紹介され、医療、スポーツや音楽活動などにおけるあがり対策、教育現場における集中力養成法などに活用されている。
- 簡潔に公式化（第 1 ～第 6 公式）された自己教示的語句（例：右腕が重たい〈温かい〉）を反復暗唱しながら、その内容に受動的注意集中することにより身体を緊張状態から弛緩状態へ変換させる一種の自己催眠である。

❷ 歯科心身医学領域の疼痛

- 歯科心身症としてアプローチすることが多い疼痛に、舌痛症（口腔内灼熱症候群、Burning Mouth Syndrome：BMS）と特発性歯痛（非定型歯痛）がある。
- 両者とも原因不明の慢性疼痛であり、肉眼的に器質的異常がないこと（非器質性）から心因性疼痛と考えられてきたが、昨今の研究で末梢のみでなく中枢が関与する神経障害性疼痛（表 11）である可能性が示唆されている。これまでの成書では依然として心因性疼痛と記載されていることがあるため、柔軟に対応してほしい。

表 11　疼痛用語の基本

痛みの定義＊	実際の組織損傷や潜在的な組織損傷に伴う、あるいはそのような損傷の際の言葉として表現される、不快な感覚かつ感情体験。
急性疼痛	持続が短く、時間がたつと消失する痛み。通常、組織損傷の回復または治癒に伴い消失する。
慢性疼痛	回復に要すると考えられる期間を過ぎても持続する痛み。
侵害受容性疼痛＊	神経組織以外の組織に対する実際の損傷、または損傷の危険性がある時に生じる痛みで、侵害受容器が活性化されることによって生じる痛み。
神経障害性疼痛	体性感覚神経系の病変や疾患によって引き起こされる痛み＊。すなわち、末梢神経から脊髄を経て脳にいたる求心性痛覚伝導路のどこかに障害が生じた後に出現する痛み。病的疼痛で、慢性化し Quality of life(QOL：生活の質)、Activities of daily living(ADL：日常生活動作) の著しい低下をもたらす。神経障害性疼痛は Neuropathic pain に対する邦訳用語（日本ペインクリニック学会、2009 年）である。
神経障害性疼痛の発症機序	大別すると、末梢性機序と中枢性機序に分類できるが、痛覚系ニューロンの感作、神経線維の発芽を含む神経再構築、脱抑制や疼痛抑制系の変化などによる。
中枢機能障害性疼痛	国際的には議論の余地はあるが、下行性疼痛抑制系（図 7）の機能減弱により、侵害受容性（炎症性）疼痛や神経障害性疼痛が慢性化し中枢機能障害性疼痛に進展する。心因性疼痛とは明らかに異なる概念である。
心因性疼痛と Social Pain	身体的な侵害刺激や痛覚伝達・抑制ニューロンの機能不全によって起こった痛みではなく、心理的原因で起こり、精神的な要素が強く影響する痛み。非器質性疼痛発痛メカニズムにおける新しい概念として Social Pain（社会的疎外感、死別、理不尽で不公平な待遇、嫉妬、罪悪感などで活性化される心の痛み、図 4）が注目されているが、非器質性であるからといって、簡単に心因性と診断すべきではない。
歯原性歯痛	歯または歯周靭帯の中で起こる深部体性痛。
非歯原性歯痛	歯痛を訴えるが、歯や歯周組織ではなくその他の原因による疼痛。
アロディニア（異痛症）	痛覚閾値が低下し、通常は疼痛を誘発しない刺激により生じる疼痛。衣擦れなど。
痛覚過敏	侵害刺激に比べ過大な疼痛が知覚される。
破局的思考	痛みに対する極端に悲観的な認知。疼痛の遅延化を引き起こす。

（＊：国際疼痛学会 International Association for the Study of Pain：IASP，2011[8]より引用）

XI

- 神経障害性疼痛は、米国の疫学研究で有病率が非常に高いことが判明している（図 5）。
- 真の心因性疼痛は非常にまれである。心理的因子は、患者が感じる痛みを修飾（たとえば増強）するが、心理的因子自体によって疼痛が発症することはまれである。
- うつ病と痛みには、サイトカインや視床下部下垂体副腎系を介した病態レベルでの共通点があることが着目されている。ストール Stahl SM は図 6 のスペクトラム上、一般的な鎮痛薬が奏効しない疼痛の治療薬は、SNRI と抗てんかん薬である電位依存性カルシウムチャネル $\alpha_2\delta$ サブユニットリガンド（ガバペンチン、プレガバリン）であると明言している。
- 慢性疼痛に抗うつ薬が奏効するのは、慢性疼痛の発生機序に下行性疼痛抑制系の機能不全が原因しているからと考えられている（図 7、図 8）。
- $\alpha_2\delta$ リガンドは、神経前シナプスにおける Ca^{2+} の流入を低下させ、グルタミンやサブスタンス P など興奮性神経伝達物質の過剰放出を抑制し、過剰興奮したニューロンを鎮め、鎮痛作用を

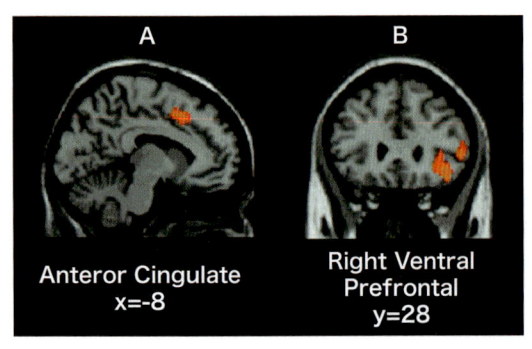

図4　心が痛む時と身体が痛む時とは同様の部位が反応した
最終的に仲間外れにされるボール投げゲームに参加した被験者の脳では、前帯状回（AAC）と右前頭前野腹側部（RVPFC）が活性化した。これは身体が痛い時と同様の反応であった。
（Science. 302: 290-292, 2003[10]）より引用）

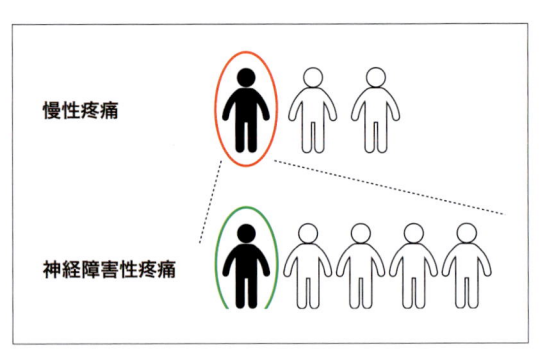

図5　慢性疼痛と神経障害性疼痛の有病率
米国では人口の 1/3 が慢性疼痛に苦しみ、慢性疼痛の 1/5 が神経障害性疼痛と診断されている。
（Cohen SP, et al : 2014[7]）を引用改変）

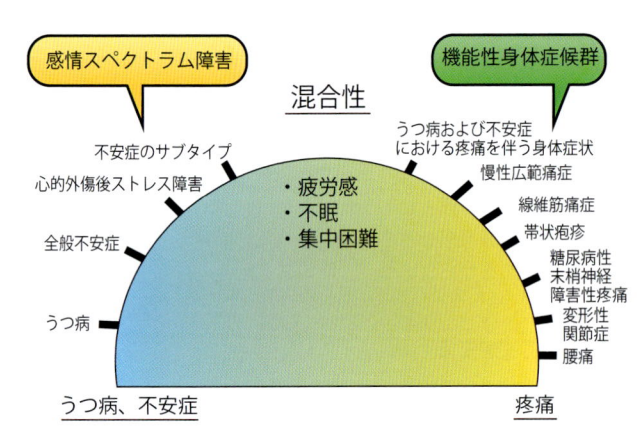

図6　うつ病および不安症から疼痛を伴う機能性身体症候群までのスペクトラム
感情スペクトラム障害と機能性身体症候群（Functional Somatic Syndrome : FSS、中枢機能障害性疼痛）は同じスペクトラム上にある一連の病態と考えられる。
（スティーブン M ストール原著 . 仙波純一, 他監訳 : 2015[6]）より引用改変）

発揮する。

- 疼痛の理解を深めるため、疼痛用語の基本と病態を整理しておく（表 11、図9、図 10）。

- 昨今、頭痛・神経痛・顎関節症（TMD）を含めた顎顔面領域の痛み全般を対象とする**口腔顔面痛**という領域が誕生している（図 11）。**非歯原性歯痛**（表 11）も含まれ、領域が広いので診断に際して一発診断では誤診を招く危険性がある。臨床診断推論（可能性は低くても考えられる鑑別診断をすべて挙げ、その中から診断を絞り込んでいく方法）が有用といわれている[12]。疼痛構造化問診票[13] を使って、痛みの①部位、②発現状況、③経過、④質、⑤程度、⑥頻度、⑦持続時間、⑧時間的特徴、⑨増悪因子、⑩緩解因子、⑪随伴症状、⑫疼痛時行動を把握することが鑑別診断（表 12）の有力なツールとなる。

- 国際頭痛学会は、BMS（表 13）と持続性特発性顔面痛（表 14）を『国際頭痛分類・第 3 版（The International Classification of Headache Disorders, 3rd Edition : ICHD-3）』の中で、有痛性脳神経ニューロパチーおよび他の顔面痛に位置づけている。

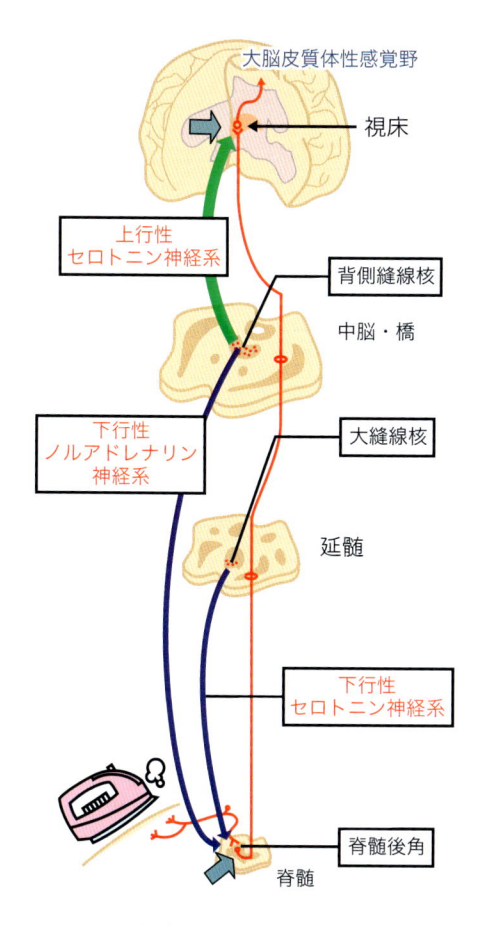

図7　下行性疼痛抑制系

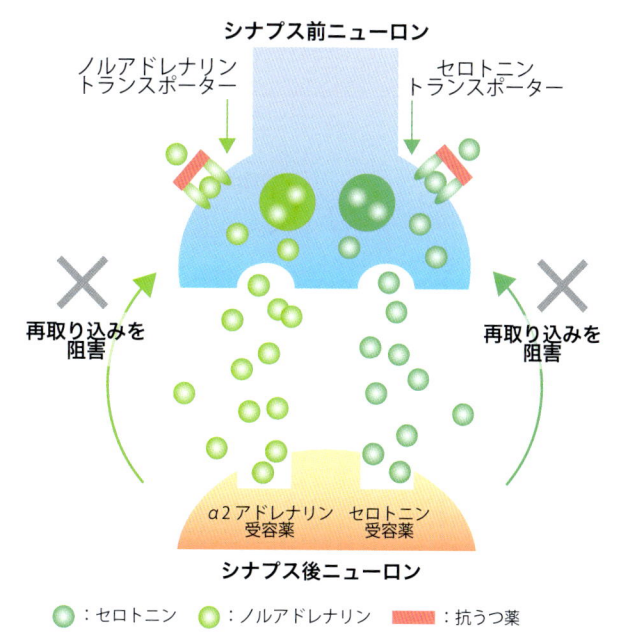

○：セロトニン　○：ノルアドレナリン　▬：抗うつ薬

図8　抗うつ薬の作用機序（抑制性神経系の活性化による鎮痛）
抗うつ薬がセロトニントランスポーターとノルアドレナリントランスポーターをブロックし、再取り込みを阻害するので、結果的にシナプス間隙のセロトニンとノルアドレナリンが増加する。

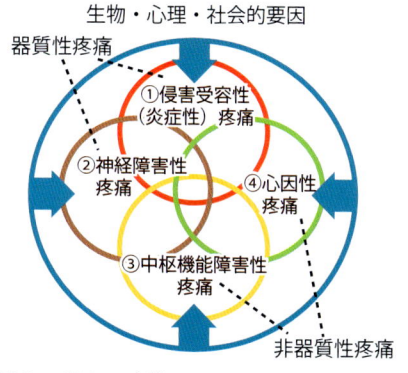

図9　痛みの病態
①②③④はオーバーラップする概念である。①〜④はすべて生物・心理・社会的要因に修飾されるので、心身医学的アプローチの対象となる。
（住谷昌彦：2013[9]）より引用改変）

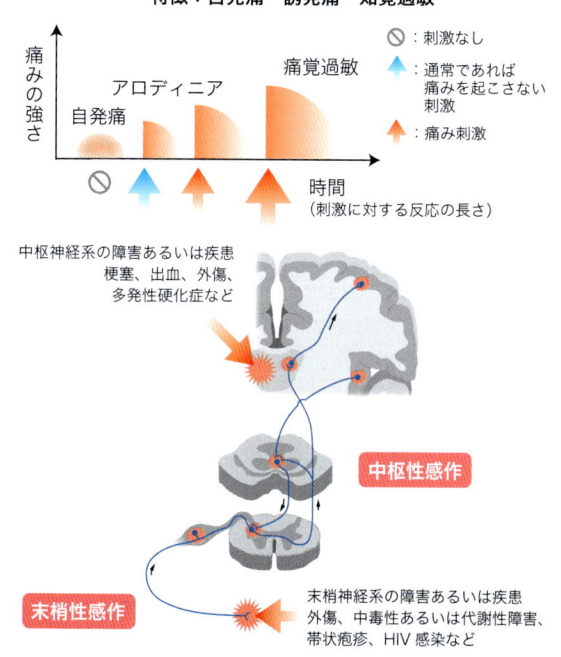

図10　神経障害性疼痛の発症機序と症状
（厚生労働省研究班：痛みの教育コンテンツ，2012より引用改変）

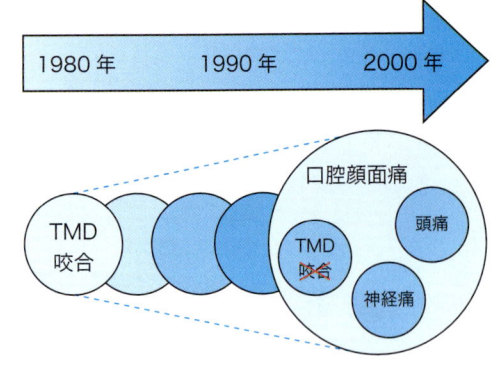

図11 口腔顔面痛（Orofacial Pain）領域の確立
TMD というカテゴリーから始まって、1990 年代、頭痛や神経痛を含む顎顔面領域の痛み全般を対象とする口腔顔面痛領域が確立された。TMD における咬合原因論は、科学的検証を経て否定された。
（安藤彰啓, 他：2014[11]）より引用）

表12　非歯原性歯痛のメカニズムとポイント

非歯原性歯痛	鑑別診断に有用なポイント
1.　関連痛のメカニズム	
1）筋・筋膜性歯痛	咬筋・側頭筋の圧痛と関連痛誘発
2）神経血管性歯痛	頭痛（片頭痛・群発頭痛）発作との一致
3）心臓性歯痛	運動、労作性歯痛、胸部痛、不快感
4）上顎洞性歯痛	鼻症状、上顎複数歯の打診痛、頭頸部前屈による増悪
2.　神経障害のメカニズム	
5）神経障害性歯痛ー持続性	疼痛部周囲歯肉・粘膜の感覚異常
6）神経障害性歯痛ー発作性	トリガーゾーン刺激による発作痛の誘発
3.　中枢機能障害のメカニズム	
7）特発性歯痛（非定形歯痛）	原因と考えられる要因がない
8）精神疾患・心理社会的要因による歯痛	精神疾患・心理社会的要因の存在

（松香芳三, 日本口腔顔面学会編：2016[14]）より引用改変）

表13　口腔内灼熱症候群（Burning Mouth Syndrome：BMS）

■ 診断基準

A．以下の B. と C. を満たす口腔内疼痛がある

B．1 日 2 時間以上の連日繰り返す症状が 3 か月以上続く

C．灼熱感のある痛みで、口腔粘膜表層に感じるという特徴がある

D．口腔粘膜は外見上正常で、感覚検査を含めた臨床所見は正常である

E．他に最適な診断がない

■コメント

- 痛みは通常両側性で、その程度は変動する。舌尖に好発する
- 主観的な口腔内乾燥感、異常感覚、味覚異常が存在することもある
- 閉経後の女性に多く発症する
- 精神疾患や心理社会的問題の合併を示す研究もある
- 中枢・末梢神経系の変化が示唆されている
- 局所疾患（カンジダ、扁平苔癬、唾液分泌低下）や全身疾患（薬剤性、貧血、ビタミン B12 ／葉酸欠乏、シェーグレン症候群、糖尿病）による二次性 BMS を独立疾患とするかは議論がある

（The International Classification of Headache Disordes, 3rd edition[15]）より抜粋、一部改変）

1）舌痛症（口腔内灼熱症候群、バーニングマウス症候群　Burning Mouth Syndrome：BMS）

■特徴

- 日本では主に 1970 年代から舌痛症という病名で報告されてきたが、病名に関する世界的潮流は、ICHD-3 に表記されている口腔内灼熱症候群（BMS）である（表13）。
- 臨床的に正常な口腔粘膜にヒリヒリ・ピリピリとした特発性の痛みあるいは灼熱感を訴えるが、

表 14　持続性特発性顔面痛（Persistent Idiopathic Facial Pain：PIFP）

■ 診断基準
A. 以下の B. と C. を満たす顔面痛および／または口腔内疼痛がある
B. 1 日 2 時間以上の連日繰り返す疼痛が 3 か月以上続く
C. 痛みは、局在が不明瞭で末梢神経の分布に一致しない。また、鈍い・疼くような・あるいはしつこいと表現される性質の痛み
D. 臨床的・神経学的所見は正常
E. 適切な検査によって歯原性は否定される
F. 他に最適な診断がない

■コメント
・女性に多い。ストレスで増悪する。精神疾患や心理社会的問題を高頻度に合併する。経過とともに疼痛が頭頸部に拡大していくこともある。慢性広範痛症や過敏性腸症候群を合併することもある ・口腔顔面領域の小手術や外傷を誘因に発症することもあるが、治癒後も疼痛は持続する。神経生理学的検査で異常を呈することもある ・外傷後有痛性三叉神経ニューロパチーと連続的な病態かもしれない ・AO は PIFP の亜型と考えられるが、より若年発症で、男女比もより均等である

(The International Classification of Headache Disorders, 3rd edition[15] より抜粋 一部改変)

医学的・歯学的原因が認められない慢性疼痛で、閉経期以後の中高年女性に好発する。

- 痛みの部位は舌が多いが、口唇・口蓋・その他の口腔粘膜にも現れる。
- いまだ原因は不明だが、昨今、末梢のみでなく中枢も関与する神経障害性疼痛である可能性が示唆され、多因子が関与して発症すると考えられる。
- 口腔乾燥感や味覚異常を併発することが多いが、食事中は痛みが消失・軽減する。
- 有病率の報告は 0.7 ～ 15％と幅があるが、おおむね 100 人に 1 人程度とされ、決して珍しい疾患ではない。
- 丁寧な医療面接により、舌がん恐怖が明らかになる症例も少なくない。

■診断と治療

- 局所的要因（口腔粘膜疾患、口腔カンジタ症、唾液分泌減少、口腔悪習癖など）、全身的要因（薬剤誘発性、貧血、ビタミン B_{12} および葉酸欠乏症、シェーグレン症候群、糖尿病など）を慎重に鑑別し、それらが存在すればその治療を優先する。局所的要因あるいは全身的要因が存在する場合を二次性、存在しない場合を一次性とする考え方もある。
- 慢性疼痛に対する非薬物的アプローチとして、認知行動療法の証左がある。
- 神経障害性疼痛の第一選択薬とされる三環系抗うつ薬、SNRI、抗てんかん薬の効果が報告されている。
- クロナゼパム（ベンゾジアゼピン系抗てんかん薬）の局所療法の効果報告もある。
- その他、証左は弱いが、漢方薬・理学療法などの報告がある。

2）特発性歯痛（非定型歯痛）

- 用語に混乱があるので、整理しておく（表 15）。

■特徴

- 臨床検査およびレントゲン検査で、器質的異常がまったく認められないにもかかわらず、歯また

XI

表 15　原因不明の歯痛に対する医学用語の歴史的変遷

● **非定型歯痛　Atypical Odontalgia：AO**

定型的な歯痛（歯髄炎、歯周炎など）ではない歯痛という意味での用語。1978 年に Harris M らが使用して以来、現在にいたっている。

● **特発性歯痛　Idiopathic Toothache**

原因不明の歯痛という意味で、1992 年 Graff-Radford SB らによって提案された用語。非歯原性歯痛（表 11、表 12）の中のひとつに分類されている（日本口腔顔面痛学会）。

● **持続性特発性顔面痛　Persistent Idiopathic Facial Pain：PIFP**

2014 年、国際頭痛学会は ICHD-3β で、歯による原因が否定される顔面および口腔の持続性疼痛として PIFP を明記し、非定型歯痛は PIFP のサブフォームと位置づけ改訂版 ICHD-3（2018 年）にいたっている（表 14）。

（井川雅子, 他：2005[16]）より引用改変）

は抜歯した部位に、ジンジンなどと表現される持続性疼痛が出現する非歯原性歯痛（表 11、表 12）である。

- 数か月から数年続く慢性疼痛であり、強い痛みを訴えるので QOL は著しく低下する。
- 閉経後の中高年女性に好発する。大臼歯・小臼歯部が好発部位であり、下顎より上顎に多いといわれている。
- 些細な歯科治療を契機に発症する症例が多いが、歯科医師に対して陰性感情（不安・怒り・恨み・憎しみなどの感情を意味する。喜び・楽しさ・愛情などの陽性感情の対極の感情である）を持っている症例報告が比較的多い。
- 根管治療の 3〜6％で出現するといわれている。
- 歯髄炎様疼痛を訴えるので、原因不明のまま抜髄・抜歯と進む症例も珍しくないが、抜歯しても痛みは軽減するどころか、抜歯した前の歯・反対側の歯などに飛び火し、顔面にまで拡大することも多い。歯科医師がよかれと思い、上顎洞根治術・骨掻爬など施術をすると症状はますます悪化する。

■診断・治療

- 歯髄起因の疼痛ではないので、歯髄に対する治療をしても症状は消失しない。歯髄由来の歯痛との鑑別診断がきわめて重要である（表 16）。診断に際して、表 16 の特徴以外に 4 か月以上の疼痛の存在と関連痛の欠如が追加されている。
- 一般的な消炎鎮痛薬は概して無効である。BMS 同様、神経障害性疼痛の第一選択薬である三環系抗うつ薬、SNRI による疼痛軽減が報告されている。薬物療法とともに認知行動療法が推奨されている。

表 16　特発性歯痛の特徴
特発性歯痛と歯髄由来の歯痛を鑑別することはきわめて重要である。

1. 局所的な病理が明白に存在しない歯に疼痛を訴える。
2. 当該歯への局所的疼痛誘発試験で痛みは変化しない。すなわち、温熱・冷・加圧刺激は疼痛にまったく影響しない。
3. 歯痛は数週間または数か月不変である。歯髄の痛みならば、時間とともに悪化するか改善する傾向がある。
4. 歯科治療を繰り返しても疼痛は改善しない。
5. 局所麻酔に対する反応はあいまいである。

（杉崎正志, 他監訳：2005[17]）より引用改変）

❸ 疼痛以外の歯科心身症

1）口腔異常感症（口腔セネストパチーを含む）

■特徴

- 口腔異常感症は、口腔に疼痛、灼熱感、麻痺感、搔痒感、異物感、味覚異常などを訴えるが、それに見合うだけの身体的病変が存在しない症例の総称である。その疾病学的位置づけは議論が多いが、精神医学的には、**心気症（DSM-IV）**、**セネストパチー**、うつ病の身体症状として理解可能な症例が多い。
- セネストパチー（体感異常症）とは、身体的原因がないにもかかわらず「舌を針で刺される」、「内性器をいじられる」、「背中に虫が這っている」、「脳が溶ける」などの奇妙で理解しにくい具体的な体感幻覚（体感異常）を主症状とし、他の精神症状はほとんど認めない病態像をさす。
- セネストパチーが出現する部位は、口腔周囲、陰部、性器、皮膚などが多い。「ねじれる」、「引っ張られる」など動きを伴うことも多く、苦痛を伴う。抗精神病薬、SNRI、SSRI、電気痙攣療法などの有効例報告がある。
- 「舌がざらざらする」、「ヌルヌルする」など理解可能な範囲の訴えから、「舌が風船のように膨らむ」、「手で持っていないと顎が落ちる」、「夜になると歯肉から虫が這いずり出て悪さをする」、「ガラス片や針金のようなものが出てくる」など理解しづらい範囲のものまで多岐にわたる。

2）口臭症

■特徴

- 人間が動物である以上、体臭・口臭など、においがあって当たり前である。口臭には日内変動があり、起床時に最も強く、朝食と歯磨きにより減弱し、昼食・夕食の前に再び強くなる。その他、ストレス状態（緊張、焦燥など）では、唾液の分泌が減少するので口臭は強くなる。
- 口臭は、「口あるいは鼻を通して出てくる気体のうち社会的容認限度を超える悪臭」と定義され、国際口臭学会では口臭症を真性口臭症・仮性口臭症・口臭恐怖症の3つに分類している。
- 口臭恐怖症は、対人的不安を「自分は口臭が強いから嫌われている。学校や会社でうまくいかなかったのは口臭のせいだ」などと妄想に近い訴えに置き換える病態で、精神科・心療内科などへの紹介が必要とされている。
- 精神医学領域では、肛門からの便臭、脇や足の裏などからの体臭・汗のにおいなどで他者に不快感を与えて他者から忌避されていると思い込む体臭恐怖（自己臭恐怖）と呼ばれる病態がある。医学的に問題ないと説明しても自分の考えを捨てられず、恐怖症というよりは妄想症と理解できる。精神科医師でさえ治療関係の維持が難しく治療が困難なことが多い。

3）咬合関連の愁訴（咬合違和感症候群、ファントム・バイト・シンドローム）

■特徴

- （公社）日本補綴歯科学会・診療ガイドライン委員会は客観的所見が確認できない"咬み合わせに関する異常感や違和感"に対する適切な呼称として、（狭義の）咬合違和感症候群を提唱している。
- 同委員会によると、患者が咬み合わせの異常感を訴えた場合、歯科医師は咬合接触状態を確認する。異常が認められなくても、患者が執拗に訴えると根負けして患者の指示通りの咬合調整を行ってしまう。結果は、症状が改善しないばかりかむしろ悪化し、医師・患者間の信頼関係は崩れ、思わぬトラブルに発展することもある。

XI

- 海外でファントム・バイト・シンドローム phantom bite syndrome（Marbach JJ, 1976）、国内で咬合感覚異常（症）（窪木、2006）などと呼ばれる病態にほぼ一致する。
- 病態機序は不明であるが、末梢から中枢神経系における情報伝達・情報処理機構における障害と高次脳機能障害とが推察されている。精神疾患の合併に関する報告もある。
- 治療法は、薬物療法（抗不安薬、SNRI、三環系抗うつ薬など）、認知行動療法の有効性報告がある。

4）歯科治療恐怖症

■特徴

- 歯科治療恐怖症とは、歯科治療に対して過剰な恐怖と不安を抱く病態で、DSM-5 では不安症群／不安障害群のうちの限局性恐怖症に位置付けられる。
- 歯科受診をしようとすると毎回、実際とは不釣り合いな恐怖または不安が誘発されて受診せずに終わるか、受診したとしても強い恐怖や不安を感じながら耐え忍び、途中で治療中断を余儀なくされる。
- 成人の約4％が歯科治療恐怖症に該当し、DSM-5 の限局性恐怖症の中では最も多い病態である。
- 限局性恐怖症の男女比は、動物・自然環境・状況の恐怖症では圧倒的に女性に多いとされるが、血液・注射・負傷の恐怖症ではおおむね同程度である。
- 治療は、鎮静法（鎮静薬または抗不安薬使用）と行動療法に大別されるが、行動療法の一種である曝露・反応妨害法の有効性が報告されている。

❹ 精神科への紹介

- 背景に精神疾患の存在が疑われた場合は精神科を紹介することになるが、その紹介についてのポイントをまとめる（表17）。

表17　精神科紹介のポイント

1．病的な体験を指摘したうえで受診を勧めると「頭がおかしいとレッテルを貼られた」と感じられてしまう。不眠・不安など誰しもが感じる症状に共感しつつ、その専門家として精神科を紹介する。
2．「心因性」「何ともない」という言葉は避ける。
3．家族だけが納得しそうな場合は、まずは家族相談に行ってもらうのもひとつの方法である。
4．一度に受診まで持って行こうすると強引に受診させられる感覚が生じることがあるので、「何度か（2・3回）勧めるうちに受診するであろう」程度の心づもりで勧める。
5．総合病院内で、家族も本人も受診の兆しがないが精神症状が悪いため本当に困る場合、そういう状況を率直に病院内の精神科医に相談してみる（電話コンサルテーション）

（伊藤幹子）

参考文献
1．高橋三郎，大野 裕（監訳）：DSM-5　精神疾患の診断・統計マニュアル，第 1 版．医学書院，東京，2014.
2．野村総一郎，樋口輝彦（監修），尾崎紀夫，朝田 隆，村井俊哉（編集）：標準精神医学，第 6 版．医学書院，東京，2015，p.344.
3．近藤三男：心身医学・診療に不可欠の精神医学の基本．心身医 31（5）：351-358，1991.
4．Kupfer DJ：Long-term treatment of depression. J Clin Psychiatry 52 Suppl：28-34,1991.
5．小牧 元，久保千春，福土 審（編集）：心身症　診断・治療ガイドライン 2006. 協和企画，東京，2006，p.2.
6．スティーブン M ストール（原著），仙波純一，松浦雅人，太田克也（監訳）：ストール精神薬理学エセンシャルズ．神経科学的基礎と応用，第 4 版．メディカル・サイエンス・インターナショナル，東京，2015，p.309-400, p.455-479.
7．Cohen SP, et al：Neuropathic pain：mechanisms and their clinical implications. BMJ 348（Feb 5）：f7656, 2014.
8．International Association for the Study of Pain：IASP. IASP Taxonomy. http://www.iasp-pain.org/Taxonomy：最終更新 2012 年 5 月 22 日（2016 年 2 月 29 日参照）
9．住谷昌彦：神経障害性疼痛とはなにか―定義とその臨床的意義．週刊・医学のあゆみ 247(4)：311-316, 2013.
10．Naomi I. E. et al：Does Rejection Hurt? An fMRI Study of Social Exclusion.　SCIENCE 302: 290-292, 2003.
11．安藤彰啓，馬場和美：Orofacial Pain の Classic Evidence―その歴史的・学術的背景から最新の研究成果を学ぶ―．別冊 the Quintessence TMD YEARBOOK 2014．アゴの痛みに対処する世界標準の新しい TMD 診断基準「DC/TMD」の全貌．クインテッセンス出版，東京，2014，p.84-93.
12．和嶋浩一：口腔顔面痛の分類と臨床診断推論．日本口腔顔面痛学会編；口腔顔面痛の診断と治療ガイドブック．第 2 版，医歯薬出版，東京，2016，p.84-88.
13．和嶋浩一：症例からわかる口腔顔面痛（orofacial pain）―歯痛診査と疼痛誘発試験．歯界展望 105: 765-769, 2005.
14．松香芳三：非歯原性歯痛．日本口腔顔面痛学会編；口腔顔面痛の診断と治療ガイドブック．第 2 版，医歯薬出版，東京，2016，p.157-164.
15．Headache classification committee of the international headache society (IHS). The international classification of headache disorders, 3rd edition. Cephalalgia 38(1): 178-179, 2018.
16．井川雅子，今井 昇，山田和夫：OFP を知る―痛みの患者で困ったときに―．クインテッセンス出版，東京，2005，p.126-139.
17．杉崎正志，今村佳樹（監訳）：口腔顎顔面痛の最新ガイドライン 改訂第 4 版，―米国 AAOP 学会による評価，診断，管理の指針―．クインテッセンス出版，東京，2009，p.106.

XI

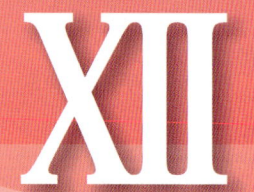

XII 血液疾患・出血性素因

1. 総論

❶ 造血機能とその病的変化（図1）

- 我々の血液は、血清、凝固因子、そして血球から構成される。血液と凝固因子が合わさったものが、血漿である。したがって、血液＝血漿〔血清＋凝固因子〕＋血球となる。本項では、血球と血漿に含まれる凝固因子の異常が病因の主役となる。
- 血球は、赤血球、白血球、血小板からなる。さらに白血球は、好中球、好酸球、好塩基球、リ

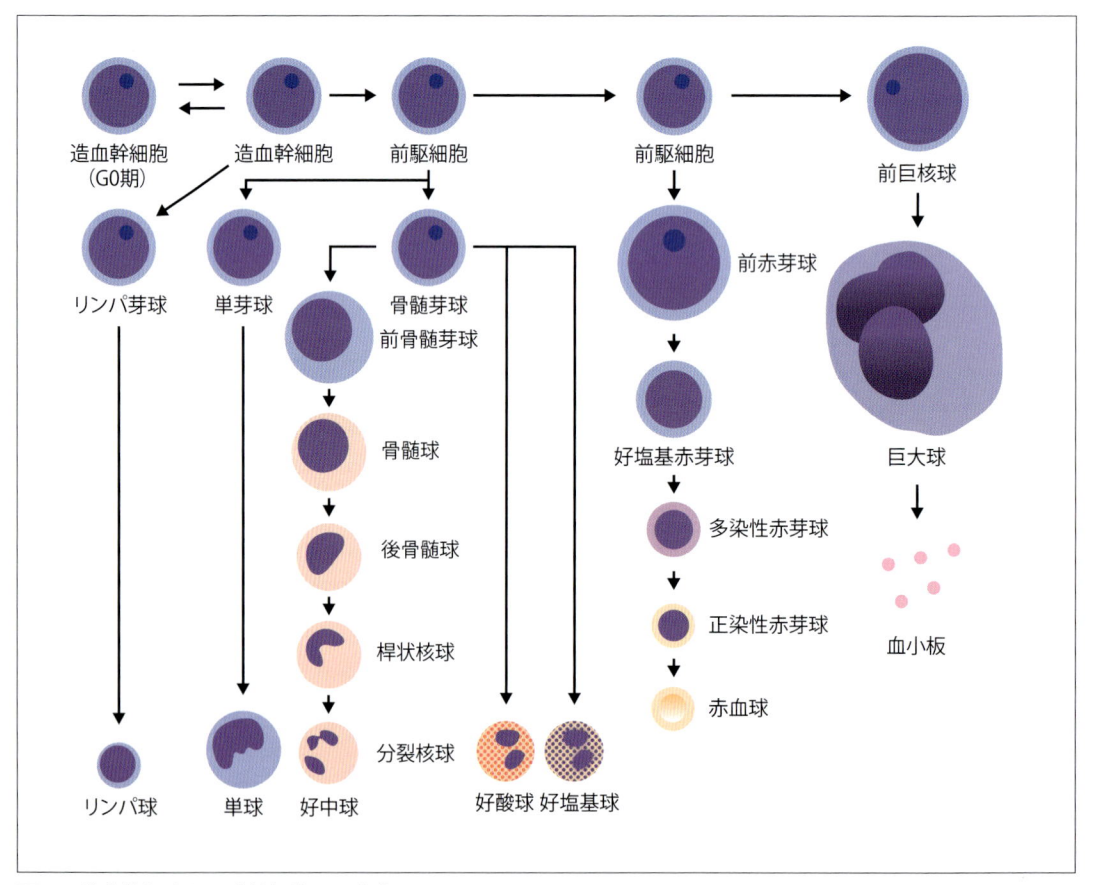

図1　造血管細胞から成熟細胞への分化

ンパ球、単球からなり、リンパ球には T 細胞、B 細胞、NK 細胞などが含まれ、単球が組織に遊走すると組織球・マクロファージと呼ばれる。免疫学では、リンパ球や単球は、CD（cluster designation）抗原と呼ばれる細胞表面に発現された抗原分子（表面マーカー）の種類によってさらに詳細に分類される。たとえば、CD4 はヘルパーT 細胞の表面マーカー（表面抗原）であり、CD8 は細胞傷害性 T 細胞の表面マーカー（表面抗原）である。

- 重要なことは、これらの血球は骨髄 bone marrow で産生されて末梢血に供給されるということである。骨髄にある造血幹細胞 hematopoietic stem cell から赤血球、白血球、血小板が段階を踏んで分化してくる。したがって、何らかの原因で骨髄が障害を受けると血球が減少し、さまざまな血液疾患が発症することになる。また、造血幹細胞から各種細胞への分化段階のどこかで分化が障害されても同様である。また、造血幹細胞から成熟細胞へ分化する過程のどこかで細胞ががん化することもあり、白血病などの病因となる。

- 骨髄病変と症候との関係から説明すると、① 赤血球の減少・分化障害→貧血、② 白血球の減少・分化障害→易感染性、③ 血小板の減少・機能異常→出血傾向、となる。

❷ 止血と血液凝固

- 抜歯をはじめとする外科的処置において、患者の出血性素因（出血傾向ともいう）を把握することは生命予後に関わる極めて重要な事である。そのために、出血はなぜ止まるのか、その止血機構を理解する必要がある。予想しない歯肉出血のような異常出血に遭遇した際に、その出血原因を診断することが重要である。

- 止血するためには、①血小板、②凝固因子、③血管強度、の３つの要素が必要である。

- 血小板は、骨髄において造血幹細胞から分化してきた巨核球からつくられる無核の細胞で、細胞内の顆粒にアデノシン二リン酸（ADP）、セロトニン、トロンボキサン A2 など止血に関わる多くの生理活性物質を含んでいる。血管損傷部位に粘着・凝集することによって一次止血を担う。（図２）。

- 血小板が止血効果をもたらすためには、血小板数と血小板機能（粘着能と凝集能）の両者が伴わなければならない。骨髄の障害は血小板数の減少を招き、出血傾向を呈することになる。

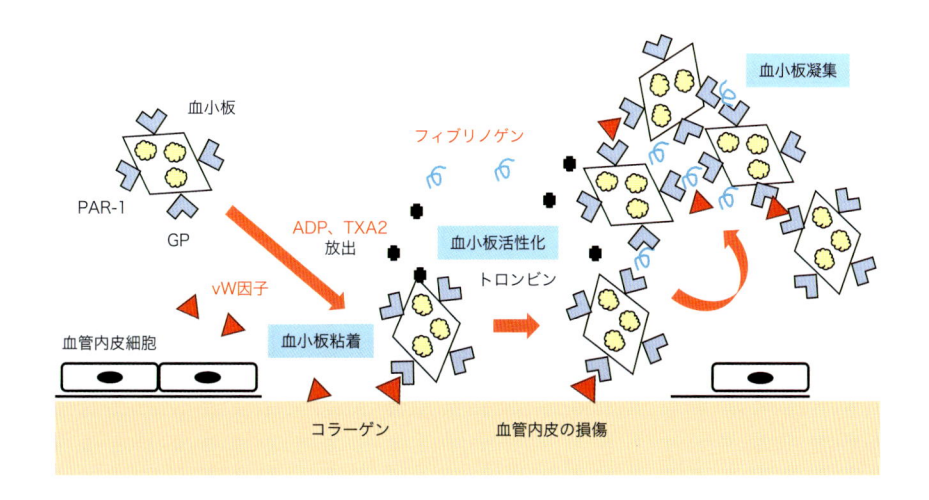

図２　血小板による血栓形成機序

- 凝固因子には 12 種類の因子（第 XIII 因子まであるがそのうち第 VI 因子は欠番）があるが、その多くがタンパク質であり主に肝臓で合成される。これらの凝固因子が連鎖反応を起こして、最終的にはフィブリン（線維素）が形成されて血液凝固が完成する。この凝固因子によるフィブリン網形成が二次止血である。

- 凝固因子カスケードの起点には 2 種類あって、血管外の細胞から放出される組織因子（第 III 因子）から始まるカスケードは外因凝固系、血管内皮細胞の損傷によって露呈したコラーゲンや異物によって始まるカスケードは内因凝固系と呼ばれる。外因凝固系の中心は第 VII 因子、内因凝固系の中心は第 XII 因子と第 VIII 因子（血友病 A の原因）である。外因凝固系と内因凝固系は最終的に共通経路に合流し、第 X 因子が活性化される。活性化された第 X 因子は、第 X a 因子（a は active の意味）と表記される。共通経路ではその後、プロトロンビンがトロンビンへと活性化され、トロンビンによってフィブリノーゲンがフィブリンへと変換、フィブリンモノマーは第 XIII 因子によって強固なフィブリンポリマーとなって血液凝固が完成する。

- 血友病 A は遺伝的に第 VIII 因子が欠失して出血傾向を招くが、肝機能障害ではタンパク質の凝固因子、たとえばフィブリンノーゲン、の産生が抑制されて出血傾向となる（図 3）。

- 血管が何らかの原因で脆弱化すると、軽度な刺激で血管壁が破綻して出血しやすくなる。血管構造の異常が原因となることが多い。例えば、血管壁の構成分子であるコラーゲンの合成異常による出血傾向が壊血病であり、血管内皮細胞の分化など血管形成に重要な TGF-β のシグナル伝達系の遺伝子異常によって生じるのが Osler 病である。

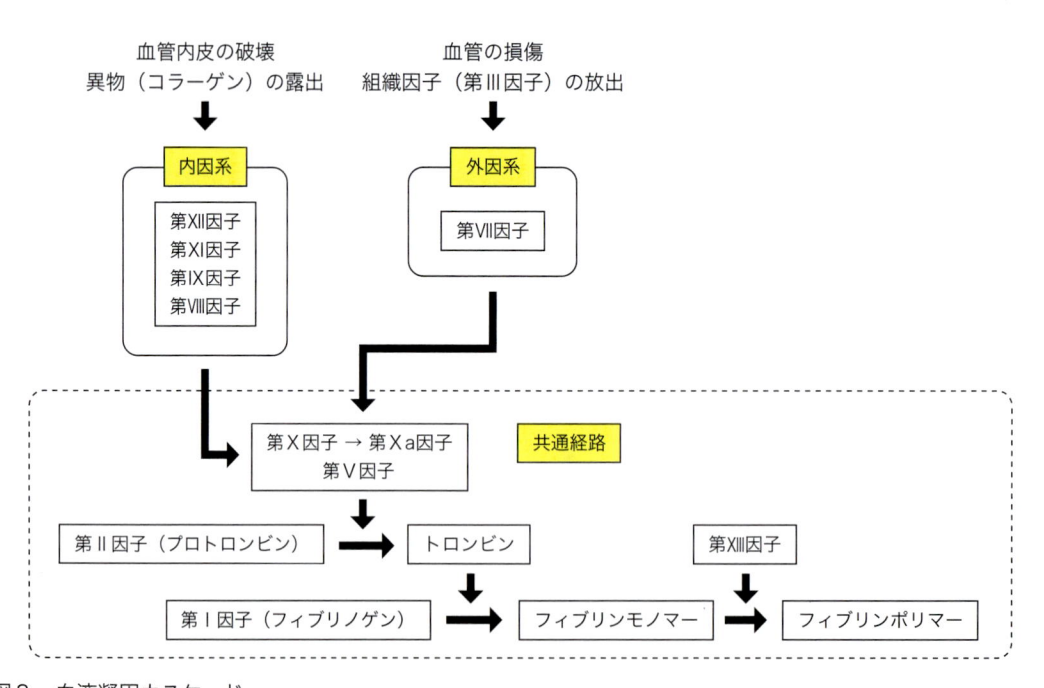

図 3　血液凝固カスケード

2．赤血球系疾患

❶ 貧血（anemia）

■概念

- 貧血 anemia とは、赤血球数が減少し、ヘモグロビン濃度が基準値よりも低下した状態である。ヘモグロビンは酸素を組織に運搬するため、ヘモグロビンの減少は組織の酸素低下をもたらす。
- 貧血の症状は、組織・臓器の酸素低下を反映するため、動悸、息切れ、めまい、頭痛、顔面蒼白、易疲労性などが見られる。また、爪甲や眼瞼結膜の蒼白も貧血の徴候である。

■診断（表1、2）

- ヘモグロビン濃度（血色素量）（Hb）が、男性 12.0 g/dL 以下、女性 11.0 g/dL 以下が基準となる。その他の血液検査として、赤血球数、ヘマトクリット（Ht）、平均赤血球容積（MCV）（赤血球1個の容積）、平均赤血球ヘモグロビン量（MCH）（赤血球1個の Hb 量）、平均赤血球ヘモグロビン濃度（MCHC）（赤血球中の Hb 濃度）、がある。
- 赤血球の大きさ、つまり**平均赤血球容積（MCV）**は、MCV ＝（ヘマトクリット〈%〉÷赤血球数の百万の単位）×10、で求められる。80fL ＜ MCV ならば**小球性貧血**、100fL ＞ MCV ならば**大球性貧血**となる。また、MCH が 26 pg 以下では**低色素性貧血**、26 pg より大きいと**正色素性貧血**と呼ばれる。
- 貧血はさまざまな原因で生じ、次のような種類がある。

表1　貧血の種類と原因

検査項目		基準値
赤血球数		男性 431 〜 565×10⁴/μL 女性 387 〜 497×10⁴/μL
ヘモグロビン濃度（Hb）		男性 13.7 〜 17.4 g/dL 女性 11.3 〜 14.9 g/dL
ヘマトクリット（Ht）		男性 40 〜 52 % 女性 33 〜 45 %
赤血球恒数	平均赤血球容積（MCV）	84 〜 99fL
	平均赤血球ヘモグロビン量（MCH）	26 〜 32 pg
	平均赤血球ヘモグロビン濃度（MCHC）	32 〜 36 %

表2　貧血の種類と原因

検査項目	基準値	評価
血清鉄	男性 70 〜 160μg/dL 女性 45 〜 140μg/dL	鉄欠乏で低下
総鉄結合能（TIBC）	男性 239 〜 367μg/dL 女性 276 〜 408μg/dL	鉄欠乏で増加
不飽和鉄結合能（UIBC）	男性 82 〜 294μg/dL 女性 159 〜 343μg/dL	鉄欠乏で増加
平均赤血球容積（MCV）	84 〜 99fL	鉄欠乏で低下
平均赤血球ヘモグロビン量（MCH）	26 〜 32 pg	鉄欠乏で低下

1）鉄欠乏性貧血（iron deficiency anemia）

- ヘモグロビンの合成には鉄原子（Fe）が必要であり、鉄原子が酸素を結合する。したがって、鉄が不足するとヘモグロビンが減少し、鉄欠乏性貧血となる。鉄が不足する原因として、①鉄摂取不足（鉄を多く含む食材として、レバー、いわし、わかめ、ほうれん草、ひじき、などがある）、②慢性出血（月経、消化管出血などが原因）が典型である。
- 鉄欠乏性貧血の診断には表2のような検査がある。
- 総鉄結合能（TIBC）＝不飽和鉄結合能（UIBC）＋血清鉄であり、血清鉄はすべてトランスフェリンと結合して存在する。不飽和鉄結合能とはトランスフェリンと結合していない鉄量である。血清鉄が減少すると、鉄の要求が高くなることを反映して、血中のトランスフェリン、つまりTIBC と UIBC は増加する。
- なお、血清鉄以外の鉄は貯蔵鉄として肝臓、脾臓、骨髄の細胞内に蓄えられるが、その際に鉄はフェリチンと結合して存在する。血清フェリチン濃度は貯蔵鉄量を反映し、鉄欠乏性貧血では血清フェリチン（基準値 25ng/mL 以上 250ng/mL 未満）も低下する。
- 鉄欠乏性貧血は、その赤血球の特徴から、**小球性低色素性貧血**に分類される。したがって、MCV と MCH が低下する。

2）Plummer-Vinson 症候群

- ①鉄欠乏性貧血、②平滑舌（萎縮性舌炎）、③匙状爪、④嚥下困難、⑤口角炎などの症状がそろうと Plummer-Vinson 症候群と呼ばれる。
- 鉄欠乏による粘膜萎縮が特徴で、平滑舌は舌乳頭の萎縮により、嚥下困難は下咽頭粘膜や食道粘膜の萎縮および狭窄が原因である。食道がんや下咽頭がんのリスクがあり、前がん状態に分類される。

3）巨赤芽球性貧血（megaloblastic anemia）（**悪性貧血〈pernicious anemia〉**）

- ビタミン B_{12} および葉酸が欠乏すると、赤芽球の DNA 合成が阻害されて、成熟赤血球への分化が抑制される結果、巨赤芽球が出現する貧血である。赤血球の特徴から、**大球性正色素性**（または**高色素性）貧血**となる。
- ビタミン B_{12} が腸管から吸収されるためには、胃壁細胞から分泌される内因子が必要である。ビタミン B_{12} が欠乏する原因として、①胃切除後のビタミン B_{12} の吸収障害、②内因子または胃壁細胞に対する自己抗体によるビタミン B_{12} の吸収障害（自己免疫疾患）、③萎縮性胃炎、があり、②のように自己免疫性の内因子抑制によるビタミン B_{12} 欠乏性の巨赤芽球性貧血は、「悪性貧血」と呼ばれる。
- 巨赤芽球性貧血の特徴的な口腔症状として、Hunter 舌炎がある。Hunter 舌炎とはビタミン B_{12} の欠乏に伴う舌乳頭の萎縮による平滑舌である。
- ビタミン B_{12} の欠乏に伴う全身症状として、末梢神経障害（痺れ、運動失調）がある。

4）再生不良性貧血（aplastic anemia）

- 造血幹細胞の異常により骨髄の造血能が低下して生じる貧血である。
- 骨髄では造血幹細胞から赤血球が分化してくるが、赤血球分化が抑制されて貧血となる。約90％が原因不明（特発性）だが、薬物投与がきっかけとなって発症することがあり、自己免疫性に造血幹細胞が傷害される機序が考えられている。また、抗がん剤の有害事象としての骨髄抑制で生じることがある。
- まれだが、常染色体劣性遺伝する先天性再生不良性貧血もあり、Fanconi（ファンコニ）貧血

と呼ばれる。

- 造血幹細胞から分化する赤血球、白血球（主に好中球）および血小板がすべて減少するため、汎血球減少と呼ばれる。症状は貧血だけでなく、白血球減少によって易感染性となり、血小板減少によって出血傾向となる。
- 重症度の診断として、網赤血球数（赤芽球から核が抜けたばかりの赤血球で、骨髄における赤血球産生の指標となる）、好中球数、血小板数を評価する。網赤血球数２万/μL 未満、好中球数 500/μL 未満、血小板数２万/μL 未満は重症と判定される。
- 治療として、免疫抑制療法（シクロスポリンや抗胸腺細胞グロブリン投与）や骨髄移植が行われる。

5）溶血性貧血（hemolytic anemia）

- 赤血球の破壊が亢進して生じる貧血で、その原因として、赤血球に対する自己抗体による赤血球の破壊（自己免疫性溶血性貧血）、赤血球の PIGA 遺伝子異常によって GPI アンカー型タンパクが欠如することによって補体による攻撃を受ける赤血球の破壊（発作性夜間ヘモグロビン尿症）、先天的に赤血球の膜タンパクの異常によって脾臓での赤血球の破壊（遺伝性球状赤血球症）、などの機序がある。
- 赤血球の減少、網赤血球の上昇、LDH の上昇などのほか、ヘモグロビンのヘムの代謝産物であるビリルビンが血中で増加して黄疸を呈する。
- サラセミアは、ヘモグロビンのグロビン遺伝子の異常によって生じる常染色体優性遺伝の疾患で、異常ヘモグロビンをもつ赤血球が脾臓で破壊される溶血性貧血を呈する。地中海地方に多いため地中海貧血とも呼ばれる。わが国では、九州、西日本に多い。

6）続発性貧血（二次性貧血）（secondary anemia）

- 別の原因のために二次的に生じる貧血という意味で、原因として、腎機能低下（エリスロポイエチン合成低下）、肝疾患（葉酸合成低下）、悪性腫瘍（骨髄転移）、感染（結核）、自己免疫疾患（慢性関節リウマチ、全身性エリテマトーデスなど）がある。

❷ 赤血球増加症（erythrocytosis）

- 赤血球数が純粋に増加した絶対的赤血球増加症と血漿が減少したため赤血球濃度が上昇した相対的赤血球増加症とに分けられる。
- 特発性に（背景に骨髄増殖性腫瘍があることがある）造血幹細胞からの血球分化増殖が亢進して赤血球数が増加する場合、真性多血症と呼ばれる。その際は、白血球や血小板の増加も伴うことがある。
- 赤血球増殖因子であるエリスロポイエチンの過剰産生による場合は、二次性赤血球増加症と呼ばれる。ヘモグロビン男性 18g/dL 以上、女性 16g/dL 以上、赤血球数が 600 万/μL 以上、ヘマトクリット 50％以上となる。
- 症状として、顔面紅潮、頭重感、めまい、耳鳴りなどがあり、血液粘度が上昇するため血栓症のリスクが高くなる。
- 近年、幹細胞におけるエリスロポイエチンの細胞内シグナル分子である JAK2 チロシンキナーゼの遺伝子変異が、真性多血症の原因と考えられている。

XII

3. 白血球系疾患

- 造血幹細胞から白血球が分化してくるが、白血球は、顆粒球（好中球、好酸球、好塩基球）、リンパ球（T細胞、B細胞、NK細胞など）および単球からなる（表3）。
- 造血幹細胞の腫瘍化から異常な白血球が生じる。中でも好中球は細菌感染における生体防御の中心であり、骨髄芽球→前骨髄球→骨髄球→後骨髄球→桿状核球（検査略語 Band）→分葉核球（検査略語 Seg）と成熟する（図4）。
- それぞれの分化段階の細胞数の分布が、細菌感染による「**核の左方移動**」、急性白血病における「**白血病裂孔**」の由来となっている。
- 白血球（好中球）の異常は、臨床的に細菌に対する抵抗力を反映し、その細胞数の減少や機能異常は「易感染性」をもたらす。

❶ 白血球減少症 (leukopenia, leukocytopenia)

- 末梢血中の白血球数が基準値（4,000 〜 9,000/μL）よりも減少する病態である。末梢血の白血球数が 3,000/μL 以下となると白血球減少症となる。白血球分画では、白血球の 40 〜 70 ％を顆粒球である好中球が占めるため、実質的には、顆粒球減少症、好中球減少症となり、

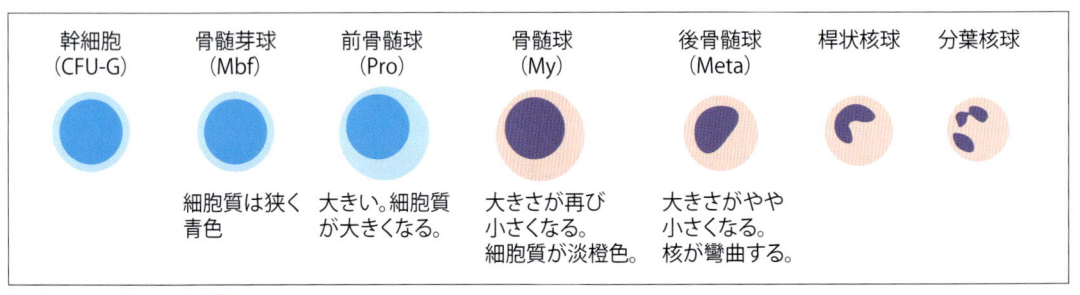

図4　白血球の分化段階

表3　白血球分画

白血球像		基準値（%）	細胞数
Baso	（好塩基球）	0 〜 2.0	0 〜 150/μL
Eosino	（好酸球）	0 〜 7.0	0 〜 700/μL
Neutro	（好中球）	42.0 〜 74.0	1,830 〜 7,250/μL
Stab	（桿状核球）	0 〜 19.0	100 〜 2,000/μL
Seg	（分葉核球）	27.0 〜 72.0	1,100 〜 6,050/μL
Lympho	（リンパ球）	18.0 〜 50.0	1,500 〜 4,000/μL
Mono	（単球）	1.0 〜 8.0	200 〜 950/μL
全白血球		100	4,000 〜 10,000/μL

重症となると無顆粒球症と呼ばれる。

- 好中球数の基準値の下限は 1,500/μL 程度だが、500/μL 以下になると常在菌による感染リスクが高くなる。

- 好中球の過剰消費もしくは破壊、または産生障害により生じる。骨髄細胞の内因性の異常による原因としては、再生不良性貧血、骨髄異形成症、周期性好中球減少症（常染色体優性遺伝）、などがあり、外因性の原因による二次性好中球減少症として、アルコール依存、AIDS、感染症、脾臓機能亢進、有害事象として骨髄抑制がある抗がん剤、放射線照射、薬剤性好中球減少症、などがある。薬剤性の機序として、好中球と結合した投与薬剤がハプテンとして作用して抗体産生を誘導し、免疫作用によって好中球が破壊されることが考えられる。通常は原因薬剤を中止した後も約 1 週間持続する。アミノフィリン、抗痙攣薬、抗甲状腺薬プロピルチオウラシル、ペニシリンその他の抗菌薬が原因となりうる。

- 感染症の徴候として発熱に注意する。また、口腔粘膜潰瘍、口内炎および顎下リンパ節腫脹がみられることがある。重篤になると肺炎や敗血症を招く。

- 治療として、G-CSF（顆粒球コロニー刺激因子）の投与を行う。二次感染予防のため抗菌薬投与を行う。

❷ 白血球増加症（leukocytosis）

- 末梢血中の白血球数が基準値よりも増加した病態で、11,000/μL を超える。通常は好中球の増加で、細菌感染症で反応性の増加が見られるほか、急性または慢性骨髄性白血病では腫瘍性に増加する。

- 好酸球増加は、アレルギー性疾患や寄生虫感染、好酸球肉芽腫などでみられ、リンパ球増加はウイルス感染症でみられる（表4）。

表4　好中球増加症がよくみられる疾患

1）腫瘍性増加
a. 急性骨髄性白血病
b. 慢性骨髄性白血病、真性赤血球増加症、骨髄線維症
2）反応性増加
a. 感染症（細菌、真菌、その他の病原体による）
b. 感染症（細菌、真菌、その他の病原体による）
c. リウマチ様関節炎、血管炎、膠原病
d. ケトアシドーシス、急性腎不全、中毒
e. 肺癌、胃癌、子宮癌、膵癌、脳腫瘍
f. G-CSF 産生腫瘍
g. 薬物（副腎皮質ステロイド、エピネフリン、G-CSF、GM-CSF、M-CSF など）

（橋本亮ら, 日内会誌, 96: 1352-1356, 2007）

XII

❸ 造血器腫瘍

1）白血病（leukemia）

- 白血病とは、造血幹細胞が遺伝子異常により腫瘍化して自律的に増殖する疾患である。増殖した腫瘍細胞（白血病細胞）は骨髄中から末梢血液を経て、リンパ節、脾臓、肝臓、全身臓器へ浸潤する。口腔粘膜にも浸潤することがある。

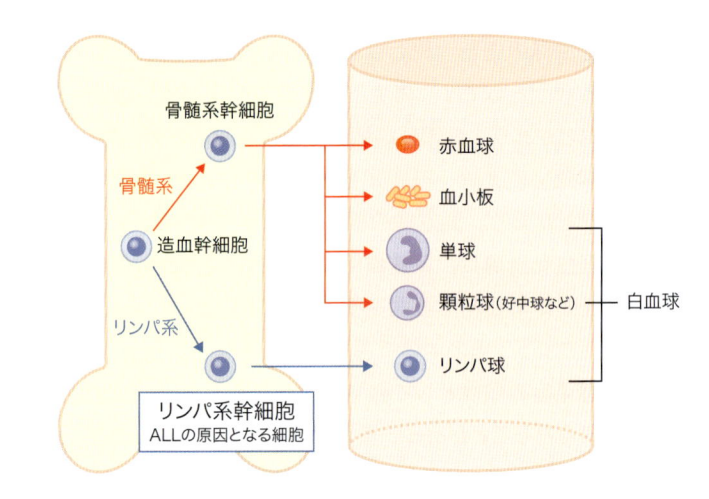

図5　骨髄造血幹細胞から赤血球、白血球、血小板の分化

- 急性白血病とは、白血球（白血病細胞）の分化が成熟の途中で停止し、幼弱な骨髄芽球が増殖した病態である。慢性白血病とは、白血球（白血病細胞）の分化能力が保たれて、骨髄芽球から成熟顆粒球までの細胞が増殖した病態である。
- 造血幹細胞からリンパ球に分化するリンパ系幹細胞ががん化すればリンパ性白血病、造血幹細胞から顆粒球、赤血球、血小板に分化する骨髄系幹細胞ががん化すると骨髄性白血病と呼ばれる（図5）。

①急性骨髄性白血病（acute myeloid leukemia：AML）

- 造血幹細胞から顆粒球へ成熟分化する過程で、未熟な段階の骨髄芽球に遺伝子変異が生じてがん化し増殖する疾患である。白血病細胞が骨髄を抑制するため、赤血球および血小板数が減少し、正常な白血球も減少する（汎血球減少）。しかし、血球検査レベルでは白血球と白血病細胞の区別がつかず、見かけの白血球数は増加する。骨髄から出て臓器や末梢組織に浸潤した腫瘍細胞が症状を引き起こす。腫瘍細胞が歯肉に浸潤すると歯肉腫脹が、リンパ節に浸潤するとリンパ節腫脹が見られる。
- 症状として、発熱、貧血（赤血球の減少による）、出血傾向（血小板の減少による）、易感染性（正常な白血球の減少による）が出現する。また、口腔所見として、歯肉出血、歯肉腫脹がみられる。
- 検査結果として、骨髄穿刺での芽球出現が30％以上、白血病裂孔（図6）、ペルオキシダーゼ陽性率3％以上、芽球内のアズール顆粒およびアウエル小体（ファゴット細胞）の出現が特徴的である（図6）。
- 治療法として、化学療法（抗がん剤シタラビン、ダウノルビシン）、分子標的治療薬、レチノイン酸による分化導入療法、**造血幹細胞移植**（**骨髄移植**）などが行われる。

②慢性骨髄性白血病（chronic myeloid leukemia：CML）

- がん化した白血球が正常の白血球と同じ機能を保持し、緩徐に進行するため、初期段階ではほとんど症状がない。そのため健康診断などで白血球数の増加を指摘され、偶然見つかることが多い。病気が進行すると、白血球数や血小板数の増加、貧血がみられ、白血球数が増加するに

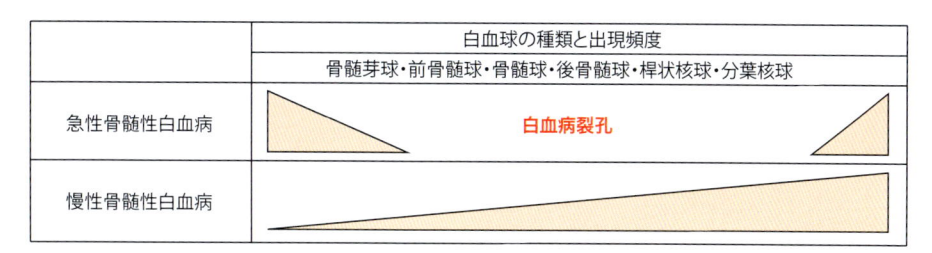

図6　白血病裂孔と白血球の分化段階

従って、倦怠感、夜間の寝汗、体重減少、脾臓の増大による腹部の膨満感などの症状があらわれる。急性転化すると予後が悪い。

- 染色体の9番と22番の一部が入れ替わることによるフィラデルフィア染色体（Ph染色体）が生じることが原因である。フィラデルフィア染色体上には異常なBCR-ABL融合遺伝子が形成され、その融合遺伝子からつくられるタンパク質が細胞を過剰に増殖させる。
- 治療として、分子標的治療薬（イマチニブ、ダサチニブ、ニロチニブ）が投与される。急性転化すると**造血幹細胞移植**が行われる。

③急性リンパ性白血病（acute lymphocytic leukemia：ALL）

- リンパ球が幼若な段階で悪性化したもので、6歳以下の小児に多い。急性リンパ性白血病全体ではB細胞系が多く約80～85％を占める。汎血球減少による貧血、出血傾向、易感染性のほか、特に中枢神経系（脳と脊髄）に浸潤しやすく、頭痛や悪心・嘔吐などの症状がみられることがある。

④慢性リンパ性白血病（chronic lymphocytic leukemia：CLL）

- リンパ球のうち成熟した小型のBリンパ球が悪性化したもので、50歳以降の中高年に多く、女性より男性に1.5～2倍程度多い。血中のリンパ球数が5,000/μL以上となる。緩徐に進行するため、初期段階ではほとんど症状がないが、多くの患者でリンパ節の腫脹がみられる。自己免疫性溶血性貧血が起こり、重度貧血となることがある。治療として、抗がん剤のほか、Bリンパ球表面マーカーであるCD20を標的とした分子標的薬リツキシマブが有効である。

⑤成人T細胞白血病（adult T cell leukemia：ATL）

- レトロウイルスであるHTLV-1（human T-cell leukemia virus）がT細胞に感染して発症する。母乳による垂直感染が多く、わが国では九州・沖縄地方沿岸部に多い。

❹ 悪性リンパ腫（malignant lymphoma）（図7）

- 悪性リンパ腫は、血液細胞に由来するがんの一つで、白血球の一種であるリンパ球が悪性化したものである。
- 全身のいずれの場所にも病変が発生する可能性があり、多くの場合は頸部、腋窩部、鼠径部などのリンパ節が腫脹することが多いが（節内性リンパ腫）、消化管、眼窩、肺、脳などリンパ節以外の臓器（節外性リンパ腫）にも発生することがあり、頭頸部領域では頸部リンパ節、Waldeyer輪、歯肉粘膜などに発生する。また、全身的な症状として、①発熱（38℃以上）、②体重の減少（10％以上減少）、③盗汗（寝汗）があり、B症状（Ann Arbor分類）と呼ばれる。

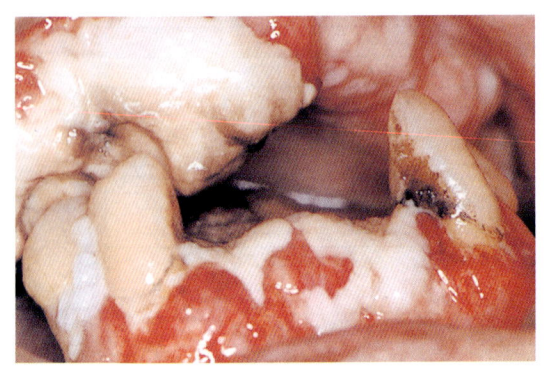

図7　慢性白血病患者に認められた歯肉壊死（佐賀大学医学部 久保田英朗臨床教授 提供）

表5　Ann Arbor 分類

Ⅰ期	リンパ腫がリンパ節・リンパ組織の1か所に限られている状態。または、リンパ外臓器にリンパ腫がある場合でも1か所に限られている状態
Ⅱ期	リンパ腫が2か所以上のリンパ節にあるが、横隔膜を境にして上半身か下半身のどちらかに限られている状態。または、リンパ外臓器に1か所とリンパ節にも1か所以上あるが、横隔膜を境にして上半身か下半身のどちらかに限られている状態
Ⅲ期	リンパ腫が2か所以上のリンパ節に、横隔膜を境にして上半身と下半身の両側にある状態
Ⅳ期	リンパ腫がリンパ外臓器にも広範に広がっている状態
A	無症状
B	①発熱（38℃以上）、②体重の減少（10％以上減少）、③盗汗（寝汗）のうち1つ以上を認める

- Hodgkin リンパ腫と非 Hodgkin リンパ腫に大別される。Hodgkin リンパ腫はリンパ節腫脹が主な症状で、日本人には少なく、Reed-Sternberg 巨細胞やホジキン細胞が出現するのが特徴である。
- 一方、非 Hodgkin リンパ腫は、発生由来となるリンパ球の種類によって、①前駆リンパ由来、②成熟 B 細胞由来、③成熟 T 細胞／NK 細胞由来に分類される。比較的予後が良い濾胞性リンパ腫、MALT リンパ腫、予後が悪いバーキットリンパ腫は B 細胞由来である。
- 悪性リンパ腫の臨床病期分類には Ann Arbor 分類（表5）がしばしば用いられる。
- 診断には CT、超音波検査、MRI、PET-CT などが用いられるが、血液検査として、乳酸脱水素酵素（LDH）、可溶性インターロイキン2（IL-2）受容体、CRP が上昇する。
- 治療は血液内科が行い、化学療法と放射線療法が主体となる。シクロホスファミド、ドキソルビシン、ビンクリスチン、プレドニゾロンによる多剤併用は CHOP 療法と呼ばれる。これに B 細胞の CD20 に対する抗体薬であるリツキシマブを加えた R-CHOP 療法（リツキシマブ、シクロホスファミド、ドキソルビシン、ビンクリスチン、プレドニゾロン）もよく用いられる。

❺ 多発性骨髄腫（multiple myeloma：MM）

- 多発性骨髄腫は、リンパ球の一つである B 細胞が分化した形質細胞のがんである。形質細胞は、免疫システムにおいて抗体を産生する細胞である。骨髄腫細胞は骨髄の中で増殖し、M タンパク（異物を攻撃する能力がない異常な免疫グロブリン、モノクローナル抗体）を産生する。無

症状でMタンパクが上昇した病態は、MGUS（monoclonal gammopathy of undetermined significance）（意義不明の単クローン性ガンマグロブリン血症）と呼ばれる。尿中に排出されたMタンパクが、Bence Jones（ベンスジョーンズ）タンパク（BJP）である。

- 異常に増加した骨髄腫細胞やMタンパクが症状を引き起こす。たとえば、血中のMタンパクが腎障害や血液循環の障害（過粘稠度症候群）の原因となる。また、破骨細胞が活性化されて全身の骨吸収が亢進し、骨痛、病的骨折、脊椎圧迫骨折、高カルシウム血症が生じる。頭蓋骨の**打ち抜き像**（punched-out lesion）も骨吸収による。

- また、骨髄中で増殖した骨髄腫細胞によって造血機能が妨げられるために（汎血球減少）、貧血、白血球減少に伴う感染症、血小板減少による出血傾向などが生じる。血清アルブミンの低下および $\beta2$ ミクログロブリンの高値は予後が良くない。

- 治療には放射線療法のほか、薬物療法としてMP療法（メルファラン、プレドニゾロン）、ボルテゾミブ（プロテアソーム阻害剤）やサリドマイドが用いられる。骨吸収に対してビスフォスフォネートやデノスマブが投与されるので顎骨壊死に注意する。

4．出血性素因

▶ 血液は血管内で血栓を作らないように制御を受けているが、血管が損傷を受けて出血が生じると、一連の血液凝固反応が作動して止血する。止血反応で中心的な役割を果たすのが、一次止血を担う血小板と二次止血を担う凝固因子である。

❶ 血小板の異常によるもの

- 血小板異常の病態には、血小板数の減少によるものと血小板の機能（粘着能と凝集能）異常によるものと2つを分けて捉える必要がある。

1）特発性（免疫性）血小板減少性紫斑病　idiopathic (immune) thrombocytopenic purpura（ITP）

- ITPは、血小板膜上の糖タンパクに対する自己抗体産生による自己免疫疾患であり、血小板数が異常に低下して出血傾向を呈する。

- 血小板に対する自己抗体が原因となる慢性ITPは、成人（20〜40歳）の女性に多く、経過が長く自然寛解はまれである。一方、急性ITPは主として乳幼児が罹患し、発症前にウイルスの先行感染があり、抗ウイルス抗体とウイルス抗原との複合体による血小板障害と考えられる。急性ITPは1〜3週で80％異常が寛解し予後は良い。また、中高年のITP患者ではピロリ菌（Helicobacter pylori）との関連性が認められ、ITP治療の中にピロリ菌除菌療法が含まれている。

- 血小板数が10万/μL未満に減少し、紫斑（点状および斑状の表在性出血）を主体とした出血症状が見られる。血小板数3万/μL以下で出血傾向があれば抜歯前に血小板を増加させるために内科と協議し、ステロイド療法や γ –グロブリン大量療法あるいは血小板輸血を依頼する必要がある。

XII

- 血小板数の減少と出血時間の延長がみられるが、PT と APTT は正常である。

2）血小板無力症（thrombasthenia）

- 血小板無力症は、先天性血小板機能異常症の一つで常染色体劣性遺伝形式をとる疾患で、血小板数は正常だが、血小板機能に障害があるため出血傾向を来たす疾患である。
- 血小板の機能異常は、先天性血小板機能異常症と、別の基礎疾患や薬剤により引き起こされる後天性血小板機能異常症に分類される。
- 先天性血小板機能異常症には、粘着能の異常である Bernard-Soulier 症候群、放出能の異常であるストレージプール病などがあるが、血小板無力症は凝集能の異常である。
- 血小板による一次血栓のプロセスは粘着、放出、凝集の 3 段階からなる。血管が破綻すると、露呈した血管内皮下組織に血小板が粘着する。その粘着には von Willebrand 因子（vW 因子）が必要で、血小板表面の糖タンパク（GPIb/IX/V 複合体）が vW 因子を介して血管破綻部位に粘着する。粘着した血小板は収縮して、血小板細胞の顆粒の中に貯蔵されていた活性化物質（ADP、セロトニン、フィブリノゲンなど）を放出する。これらの活性化物質は、血小板膜に存在する別の糖蛋白 GPIIb/IIIa 複合体）に作用し、血漿中のフィブリノゲンを接着剤として血小板同士が凝集するようにする。このように血小板が凝集して一次血栓を形成し、血管破綻部位からの出血を止める。この反応過程で、GPIIb/IIIa（別名インテグリン αIIb/β3）の遺伝的欠損により凝集能が障害されるのが血小板無力症である。
- 鼻粘膜や口腔粘膜、皮膚表層の出血が主体で、鼻出血や歯肉出血、紫斑を認める。
- 血小板機能を抑制する薬剤（NSAIDs など）を服用しないように指導する。圧迫止血が基本であるが、鼻出血や口腔内出血などの粘膜出血には抗プラスミン剤が有効である。重篤な出血時や外科的処置時には、血小板輸血が必要になる。
- 出血時間が延長する。リストセチン以外の血小板凝集能検査で凝集がみられない。

3）その他

- 急性白血病、多発性骨髄腫および再生不良性貧血は、汎血球減少により血小板数が減少して出血傾向をもたらす（急性白血病、多発性骨髄腫および再生不良性貧血の詳細について該当箇所を参照）。
- von Willebrand 病は、von Willebrand 因子の欠損により血小板の粘着能を阻害する（von Willebrand 病について該当箇所を参照）。

❷ 凝固因子の異常によるもの

1）血友病 A、血友病 B（hemophilia）

- 先天的に第VIII因子が欠乏した疾患が血友病 A、第IX因子が欠乏した疾患が血友病 B である。
- 伴性劣性遺伝の疾患であり、男性の性染色体は Y 染色体（父親由来）と X 染色体（母親由来）が 1 本ずつのため、母親由来の X 染色体に第VIII因子異常があれば発症する。一方、女性は X 染色体が 2 本あるため、片方の X 染色体異常のみでは発症せず（保因者と呼ばれる）、両方の X 染色体上の第VIII因子に異常があった場合に発症する。したがって一般的には男性に発症し、女性はまれである。発生頻度は血友病 A で 1 〜 1.5 万人に 1 人、血友病 B で 4 〜 6 万人に 1 人といわれ、血友病 A と B の比は 4：1 ほどである。
- それぞれの遺伝子異常の程度によって凝固因子の活性と出血傾向の重症度は多様であり、健康

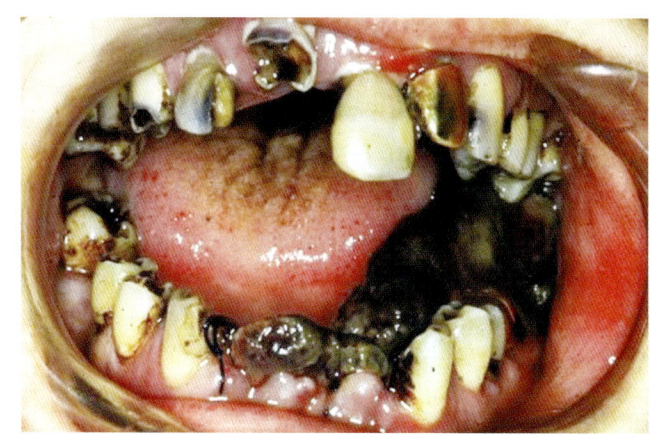

図8　血友病患者の口腔内写真
（大阪歯科大学 覚道健治名誉教授 提供）

成人の凝固因子活性の平均値を 100％とすると、1％以下を重症、1〜5％を中等症、5〜40％を軽症の血友病と分類する。

- 重症の血友病では、乳児期からわずかな外力により血腫を伴う皮下出血が反復し、幼児期には関節内や筋肉内の深部出血がみられるようになる。関節内出血は放置すると関節拘縮や変形をもたらす。軽症では健常者と同様に生活を送り、抜歯の止血困難（図8）で偶然血友病が発覚することがある。

- 血友病の止血治療は、第Ⅷ因子製剤または第Ⅸ因子製剤の補充療法が中心となる。　抜歯に際して、軽症血友病患者の普通抜歯では局所止血のみで対応可能で、中等症血友病では確実な局所止血（止血床の準備など）と場合によって補充療法を併用する。血友病患者の抜歯創では、一次止血は健常者とあまり変わらないが、翌日になっても血餅が柔らかく盛り上がり、わずかな刺激で血餅から再出血しやすい。

- 抜歯前には抗菌薬で消炎を十分に行う必要があり、抜歯後の鎮痛薬には NSAIDs よりもアセトアミノフェンが良い。血友病患者には日頃からのプラークコントロールによって歯肉出血を予防することが重要である。

- APTT は延長するが、PT と出血時間は正常である。

2）フォン・ヴィレブランド病（von Willebrand 病、vWD）

- von Willebrand 病は、常染色体優性遺伝の疾患で、von Willebrand 因子の異常によって出血傾向を呈する疾患である。血友病の次に多い遺伝性の出血性素因であり、男女ともに発症し、女性の遺伝性出血性素因の中では最も多い。

- von Willebrand 因子は高分子量の糖タンパク質であり、血管内皮細胞や骨髄巨核球から産生される。von Willebrand 因子は血管損傷部位において血小板を血管内皮下結合組織へ粘着させる機能があるため、血小板粘着に関与して一次止血において重要な役割を果たす。さらにvon Willebrand 因子は血液凝固第Ⅷ因子と結合し血漿中の第Ⅷ因子を安定化させる機能も有するため、第Ⅷ因子を介して二次止血（内因凝固系）にも貢献している。

- von Willebrand 因子の異常は、①血小板粘着能低下と②内因凝固系の異常によって出血傾向をもたらすため、APTT と出血時間が延長する。一方、PT は正常である。

- 治療には、第Ⅷ因子濃縮製剤の補充療法と、血管内皮細胞から von Willebrand 因子の放出を促すデスモプレシン（DDAVP）の静注が中心となる。抜歯時にはトラネキサム酸の併用が有効

である。

3）ビタミン K 欠乏症

- ビタミン K は、Gla（γ- カルボキシグルタミン酸残基）タンパクである４つの凝固因子（プロトロンビン〈第 II 因子〉、第 VII 因子、第 IX 因子、第 X 因子）（ビタミン K 依存性凝固因子）の合成に関与している γ- グルタミルカルボキシラーゼの補酵素である。ビタミン K は、食品（緑黄色野菜、海藻、納豆など）からの摂取と腸内細菌による産生によって供給される。したがって、ビタミン K の欠乏は凝固系、特に第 VII 因子の活性低下によって出血傾向をもたらす。
- 抗血栓薬ワルファリンはビタミン K に拮抗することによって抗凝固作用を示す。

❸ 血管および血管周囲の異常によるもの

1）オスラー病（Osler 病）（遺伝性出血性末梢血管拡張症）（ hereditary hemorrhagic telangiectasia: HHT）

- 常染色体優性遺伝の疾患で、鼻出血、末梢血管の拡張（舌、口腔粘膜、鼻粘膜、消化管など）、内臓の動静脈奇形（肺、肝、脳、脊髄など）が特徴である。拡張した毛細血管は、構造が脆弱で容易に破れて出血しやすい。特に鼻出血は若年時から反復性に生じる。
- 出血傾向は高齢になるに従い増悪することが多く、血管拡張部が血管腫様の腫瘤を形成し易出血性が増す。
- TGF-β のシグナル伝達系に関わる endoglin（ENG）、active receptor-liken kinase 1（ACVRL-1 または ALK1）、SMAD4 などが原因遺伝子として同定されている。
- 症状として、鼻出血、口腔粘膜出血のほか、胃腸の血管拡張からの出血による消化管出血、腹痛、脳の動静脈奇形による頭痛、めまい、肺の動静脈奇形による息切れなどがある。

2）壊血病

- 壊血病はビタミン C の欠乏によりコラーゲンを構成するアミノ酸の一つ、ヒドロキシプロリンの合成が低下し、異常なコラーゲンとなって血管壁が脆弱となる。Marfan 症候群は弾性線維を構成する fibrillin-1 の遺伝子（FBN1）や TGFBR2 の遺伝子異常による常染色体優性遺伝の疾患で、クモ状指、クモ肢、水晶体脱臼、心臓弁膜症などを呈する。
- Osler 病、壊血病ともに出血時間が延長する。毛細血管抵抗性試験（Rumpel-Leede 法：上腕部にマンシェットを巻いて最高血圧と最低血圧の中間圧を５分間加えうっ血させた後、マンシェットを外し２分後に圧迫帯の下部から肘窩部にかけての皮膚の出血斑を数える。５個以上が陽性となる）で陽性となる。

3）アレルギー性紫斑病（Henoch-Sjögren 紫斑病）

- 全身性のアレルギー性血管炎を背景とした出血性疾患で、小児に多い。
- ウイルス感染、扁桃炎などの細菌感染（特に溶血性レンサ球菌）や薬剤投与に続発することが多く、IgA が産生され、IgA 免疫複合体が血管壁に沈着して発症すると考えられ、IgA 血管炎とも呼ばれる。
- 血管壁が脆弱なため機械的刺激で破綻しやすく、下肢や臀部など関節付近に紫斑が生じる。また、紫斑病性腎炎が合併しやすく、関節炎や腹痛などの腹部症状もみられることがある。
- 毛細血管抵抗性試験（Rumpel-Leede 法）が陽性となるが、PT や APTT は正常である。
- 治療として、アレルゲンの除去、副腎皮質ステロイド薬の投与が行われる。

❹ 線溶系の異常によるもの

1）播種性血管内凝固症候群（disseminated intravascular coagulation syndrome : DIC）

- DIC は、敗血症などの重症感染症、固形癌、急性白血病、外傷、など重症疾患に合併する病態で、①全身の細小血管内で微小血栓が多発して臓器不全をもたらすとともに、②血小板や凝固因子が消耗されて出血傾向（消費性凝固障害）が生じる。また、血液凝固に引き続いて、③線溶系が活性化されて全身の血栓が溶解することによって血中のフィブリン・フィブリノゲン分解産物が上昇する。

- 歯科口腔外科領域では、口腔癌をはじめとする頭頸部癌の末期や歯性感染症が進展した頸部蜂窩織炎や敗血症に続発することがある。重症感染症では細菌のエンドトキシンがマクロファージや血管内皮細胞の組織因子（凝固因子第 III 因子）の発現を刺激することによって血液凝固反応が活性化されると考えられる。

表6　DIC の診断基準（旧厚生省　1988 年）

	厚生省（1988 年）
基礎疾患 臨床症状	有り：1 点 出血症状：1 点 臓器症状：1 点
血小板数（×10⁴/μL）	8 ～ 12：1 点 5 ～ 8：2 点 <5：3 点
FDP（μg/mL）	10 ～ 20：1 点 20 ～ 40：2 点 >40：3 点
フィブリノゲン (mg/dL)	100 ～ 150：1 点 <100：2 点
PT-INR	1.25 ～ 1.67：1 点 >1.67：2 点
DIC 診断	7 点以上

- DIC は、血小板数、FDP 濃度、フィブリノゲン濃度、PT-INR（被検血漿プロトロンビン時間／正常血漿のプロトロンビン時間）などの検査値を基にして診断される。旧厚生省の DIC 診断基準（1988 年度）を表6に示す。

- DIC の治療に用いられる薬剤には、亢進した血液凝固系を抑制するアンチトロンビン製剤、線溶系を抑制する合成抗トロンビン薬、両者に用いられるヘパリンなどがある。

❺ 抗血栓薬を使用している患者の管理

1）抗血小板薬

- 動脈血栓予防として、狭心症および心筋梗塞、脳梗塞（心原性脳梗塞は除く）、下肢閉塞性動脈硬化症などに投与される。

①アスピリン

- アスピリンは血小板のシクロオキシゲナーゼ（COX）-1、COX-2 を阻害し、プロスタグランジン G2 からトロンボキサン A2（TXA2）が生成されるのを阻害して、TXA2 による血小板の凝集を抑制する。血小板の寿命（約 10 日）から投与後 7 ～ 14 日は効果が持続する。

②その他の抗血小板薬

- 血小板は von Willebrand 因子と結合してアデノシン 2 リン酸（ADP）を放出して一次凝集を起こし、ADP はさらに cAMP の合成を阻害して二次凝集を促す。チクロピジンは、ADP 受容

体の拮抗薬で、ADP による血小板凝集を阻害する。クロピドグレルは肝臓でチトクローム p450（CYP）によって代謝されて効果を発揮するプロドラッグで、チクロピジンと同様に ADP 受容体の拮抗薬である。

- シロスタゾールは血小板のホスホジエステラーゼ（cAMP 分解酵素）を抑制して細胞内の cAMP 濃度を上昇させて血小板凝集を抑制する。シロスタゾールは半減期が短く 3 日の休薬で効果がなくなる。

2）抗凝固薬

- 静脈および心臓での血栓予防として、心房細動、静脈血栓、人工弁置換術後などに投与される。

① ワルファリン

- ワルファリンはビタミン K と拮抗し、ビタミン K 依存性凝固因子であるトロンビン（第 II 因子）、第VII因子、第IX因子、第 X 因子の肝臓での合成を阻害する。
- ワルファリンの効果は PT-INR にてモニターされるが、通常 PT-INR 2.0 ～ 3.5 の範囲で調整されている。
- 抜歯時は PT-INR ≦ 3.0 が適切である。服用を中止すると血栓症を起こしやすくなるので安易な中止は危険である。

② 直接経口抗凝固薬（direct oral anti-coagulants：DOAC）

- ワルファリンは調節が難しく、脳出血の合併症がまれに生じることから、その欠点を補うために、開発された。直接トロンビン阻害薬のダビガトラン、第 X a 因子阻害薬のリバーロキサバン、アピキサバン、エドキサバンがある（表 7）。

3）抗血栓薬療法中の患者への対応

- 抜歯のために安易にワルファリンを休薬すると、リバウンド現象として約 1 ％の頻度で重篤な血栓症が発症する可能性がある。そのためガイドラインでは、出血の程度を予測し、止血準備

表 7　抗血栓薬の種類

種類	一般名	商品名	特徴	
抗血栓薬	アスピリン	バイアスピリン®	COX 阻害	
	チクロピジン	パナルジン®	ADP 受容体拮抗薬第一世代	
	クロピドグレル	プラビックス®	ADP 受容体拮抗薬第二世代	
	プラスグレル	エフィエント®	ADP 受容体拮抗薬第三世代	
	チカグレロル	ブリリンタ®	ADP 受容体拮抗薬第四世代	
	シロスタゾール	プレタール®	ホスホジエステラーゼ阻害	
抗凝固薬	ワルファリン	ワーファリン®	第 II、VII、IX、X 因子抑制	
	ダビガトラン	プラザキサ®	トロンビン阻害薬	
	リバーロキサン	イグザレルト®	第 X a 因子阻害薬	DOAC
	アピキサバン	エリキュース®	第 X a 因子阻害薬	DOAC
	エドキサバン	リクシアナ®	第 X a 因子阻害薬	DOAC

表8　出血性素因の分類

血管壁の異常		Osler病、Ehlers-Danlos病、Marfan病、アレルギー性紫斑病（Henoch-Schönlein紫斑病、老人性紫斑病、壊血病）
血小板の異常	数の減少	特発性血小板減少性紫斑病（ITP）、血栓性血小板減少症（TTP）、薬剤性血小板減少症、急性白血病、再生不良性貧血
	機能の異常	血小板無力症、尿毒症、多発性骨髄腫、von Willebrand病
凝固因子の異常		血友病A、血友病B、von Willebrand病、ビタミンK欠乏症
線溶系の異常		プロテインC欠乏症、α2-プラスミンインヒビター欠乏症、アンチトロンビン欠乏症、前立腺疾患
複合的な異常		肝臓疾患、DIC
抗血栓薬の服用	抗血小板薬	アスピリン、チクロピジン、クロピドグレル、シロスタゾール
	抗凝固薬	ワルファリン、ダビガトラン、リバーロキサン、アピキサバン、エドキサバン

表9　出血性素因とスクリーニング検査

	血小板数	血小板機能	出血時間	PT	APTT
血小板減少性紫斑病	減少	正常	延長	正常	正常
再生不良性貧血	減少	正常	延長	正常	正常
白血病	減少	正常	延長	正常	正常
von Willebrand病	正常	異常	延長	正常	延長
血友病	正常	正常	正常	正常	延長
Osler病	正常	正常	延長	正常	正常
アスピリン服用	正常	異常	延長	正常	正常
ワルファリン服用	正常	正常	正常	延長	正常
DOAC服用	正常	正常	正常	第Xa因子阻害薬延長？	ダビガトラン延長？

をしたうえで、抗血栓薬を継続したまま抜歯を行うことが推奨されている。つまり抗血小板薬でも抗凝固薬（DOACを含む）でも休薬せずに抜歯することが基本である。ワルファリンの出血傾向については有効なモニター方法（**PT-INR**）があるため、抜歯当日のPT-INRが≦3.0であることを確認するべきである。

- 最も重要なことは、抗血栓療法を受けている原疾患の病状や抗血栓薬が至適量で投与されているか否か、医科の処方医と情報交換することである。

※　まとめとして、出血性素因の分類と鑑別のための一覧表を示す（表8、9）。

（池邉哲郎）

XII

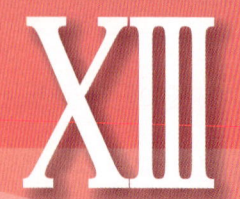

口腔顎顔面の機能障害

1. 咬合異常と咀嚼障害

❶ 咬合

■定義
- 上下顎の解剖学的対抗関係、顎関節の構造と下顎の生理学的運動メカニズムに基づいて生じる歯と歯あるいは人工歯、または歯列相互間の静的・動的な咬合面あるいは切縁部の位置関係。

❷ 咬合異常

■定義
- 顎・顔面・歯・歯周組織などが遺伝的もしくは環境的原因により、その発育・形態・機能に異常をきたし、上下顎の歯の静的・動的な位置関係が正常でなくなった異常な状態。

■分類
1）咬合を構成する解剖学的構造の疾患（歯・上下顎骨・顎関節・神経・筋・舌・歯肉・口腔粘膜など）
2）顎間関係の異常（前後的、水平的、垂直的関係など）
3）歯列弓関係の異常（反対咬合、切端咬合、交叉咬合、過蓋咬合、開咬など）
4）歯・歯列弓の異常（空隙歯列、叢生、高位、低位、転位、移転など）
5）咬合位の異常（咬合偏位、二態咬合、高位咬合、低位咬合など）
6）咬合接触の異常（咬合接触の不均衡、早期接触、咬頭干渉、非作業側接触など）
7）下顎運動の異常（神経筋機構の障害、顎運動域の異常、咀嚼運動の異常など）

■原因
- 歯・顎・顔面の先天的および後天的疾患および障害。

■検査
- 咬合異常の検査には、上下顎の歯の静的の位置関係の検査法として、セファログラムやエックス線 CT を用いた画像による形態分析法と、歯列弓模型を用いた形態分析や顎態分析とがある。
- 一方、上下顎の歯の動的の位置関係の検査法には咬合接触状態の検査法（表1）と顎機能検査法（表2）がある。

表1　咬合接触状態の検査法

1．咬合紙検査法 2．ワックス検査法 3．引き抜き試験検査法 4．シリコーンブラック検査法	5．咬合接触圧検査法 　1）T-Scan 検査法 　2）デンタルプレスケール検査法 6．咬合音検査法 7．顎運動検査法

表2　顎機能検査法

1．顎運動検査法 2．筋電図検査法

■治療方針

- 形態および機能障害を回復することを目的に歯科矯正学的、口腔外科的、歯科補綴学的治療などを組み合わせた集学的治療を行う。

❸ 咀嚼

■定義

- 口腔内の食物を上下の歯列間で切断、圧砕し、大量の唾液と混和させて1つの食塊を形成し、嚥下に引き継ぐまでの消化過程（医学大辞典：医学書院）。

■咀嚼機能障害

- 顎・顔面・歯・歯周組織などの先天的もしくは後天的疾患により、生理的な咀嚼機能が損なわれた状態。

■原因

- 歯・顎・顔面の先天的および後天的疾患あるいは障害。

■咀嚼機能の評価

- 咀嚼は食物を摂取してから食塊にし嚥下するまでの間に、摂食、咬断（切断）、粉砕、混合、食塊形成、嚥下などの諸機能があり、相互に関連しあっているため、各機能を個別に客観的に評価することは困難である。
- 咀嚼能率判定表（アンケート）を用いる主観的方法があるが、有歯顎者から無歯顎者までをカバーする食品判定表は存在せず、定量化が難しい。客観的咀嚼機能の検査法として**咀嚼能力検査法**（表3）がある。

表3　咀嚼能力検査法

1．咀嚼試料分析法	2．生体活動記録法
1）粉砕粒子検査法 　　篩分法（Manly 　　法、石原法）、沈 　　降法、光遮断法 　2）溶出量検査法 　3）穿孔検査方法 　4）混和度検査法	1）顎運動検査法 　2）筋活動検査法 　3）咬合接触状態検 　　査法 　4）咬合力検査法

■治療方針

- 形態および機能障害を回復することを目的に歯科矯正学的、口腔外科的、歯科補綴学的治療などを組み合わせた集学的治療を行う。

（柴田考典、永易裕樹）

2．摂食・嚥下障害

❶ 摂食・嚥下

- 摂食・嚥下障害は、摂食機能障害と嚥下障害を組み合わせたものであり、食物を認知して捕食すると摂食と口腔に入った食物を咽頭、食道から胃に送り込む嚥下に機能障害を生じた状態である。
- したがって、心因的要因で生じる摂食障害とは異なる。
- 摂食・嚥下障害で生じる問題には、食べる楽しみの喪失だけでなく、誤嚥性肺炎（誤嚥[注1]に起因する肺炎）、窒息、脱水、低栄養の危険がある。
- そのため、摂食・嚥下機能に関する診療を行うだけでなく、それらの危険を回避するように全身状態を把握して診療を行う必要がある。
- 本項では、摂食・嚥下を理解するために摂食・嚥下のメカニズム、嚥下障害の種類と5期モデル、嚥下障害の原因、評価診断方法、摂食・嚥下障害への介入について解説する。
- 本項目は概略を示しており、詳細を熟知したい場合は、摂食・嚥下障害の専門書を推奨する。

1）摂食・嚥下のメカニズム（解剖）（図1）

- 摂食・嚥下のメカニズムは、主に摂食・嚥下の5期モデルで説明されている（図2）。

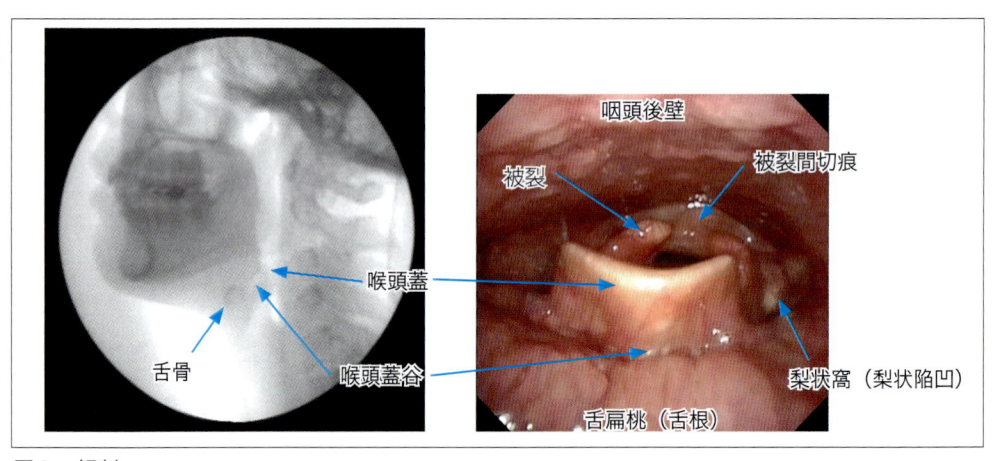

図1　解剖

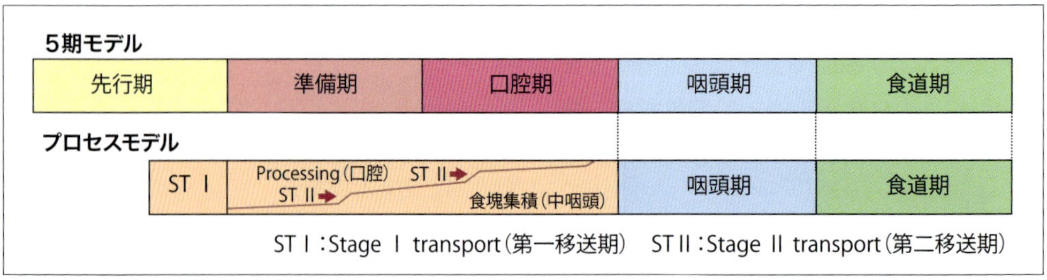

図2　5期モデルとプロセスモデルの比較
（才藤栄一，他監：摂食嚥下リハビリテーション第3版，医歯薬出版，東京，2016より引用改変）

- 5期モデルは、先行期（認知期）、準備期、口腔期、咽頭期、食道期に分類して、食物の動き（口腔→咽頭→食道）を解剖学的位置関係と対応させて説明し、摂食・嚥下を理解するために考えられた概念である。
- しかし、咀嚼を要する実際の食事の動きとは異なり、実は、健康成人が固形物を食べる場合、咀嚼時に食物は口腔内にあるが、一部は咽頭に達している（図3）。
- そのため、明確に口腔期と咽頭期を区別できず、5期モデルでは説明できないため、実際の食事に関連する動きを理解するために新たに考えられたのが、プロセスモデルという概念である。

（1）摂食・嚥下の5期モデル

①**先行期（認知期）**：食物を認知し、捕食する。

- 食物を視覚や嗅覚で感知し、食べ物と認識する。各個人が適量と考える量を手または食具を使用して捕食する。

【各器官の動きとそれに関連する筋】 開閉口して捕食する。

- 開口筋、閉口筋、口輪筋：口の開閉口

②**準備期**：食塊形成し、舌背に載せて保持する（送り込む準備）（図4a）。

- 固形物であれば咀嚼して粉砕し、唾液と混ぜて飲み込みやすい塊（食塊）を形成する。そして、各個人が飲み込みやすいと考える量を舌背に載せて咽頭に流入しないように保持する。液体やヨーグルトのような咀嚼を要しない食物は、適量を舌背に載せて保持する。

【各器官の動きとそれに関連する筋】 舌が食塊を保持しやすい形態を作り、軟口蓋と舌が密着することで咽頭に流入しないように保持する。

- 内舌筋：舌尖を動かして食塊をすくい上げる。舌の形を変え、舌背にくぼみを作り、食塊を置くスペースを作る。

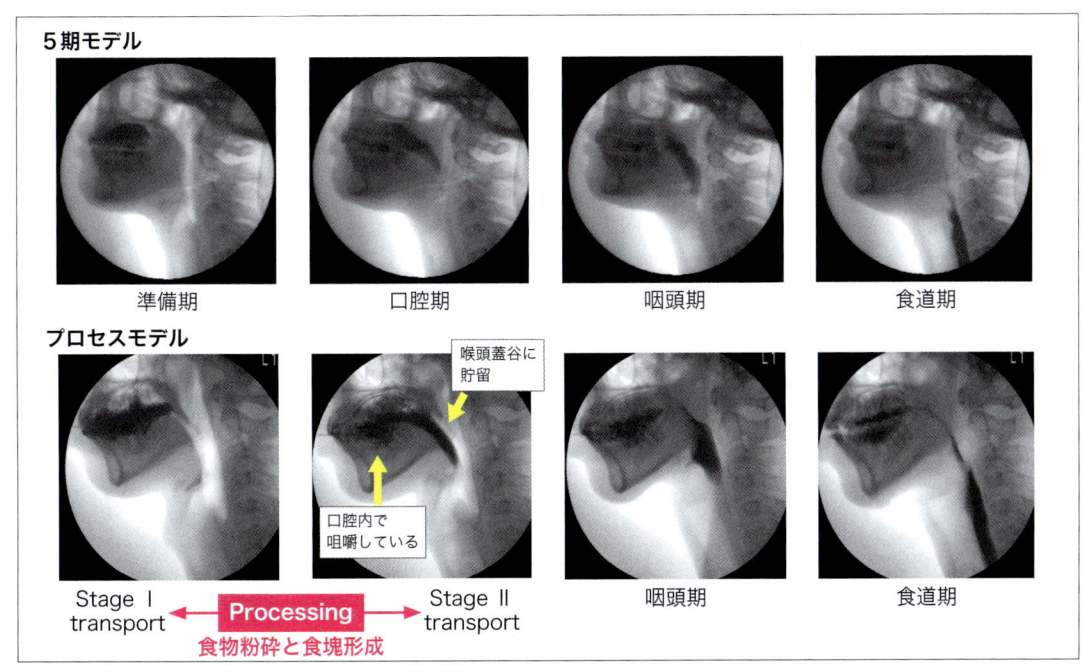

5期モデル

準備期　　口腔期　　咽頭期　　食道期

プロセスモデル

喉頭蓋谷に貯留

口腔内で咀嚼している

Stage I transport　← **Processing** →　Stage II transport
食物粉砕と食塊形成

咽頭期　　食道期

図3　5期モデルとプロセスモデル（VF画像）

注1　**誤嚥**：食物や液体、胃液などが声門を越えて気管や肺に入ること

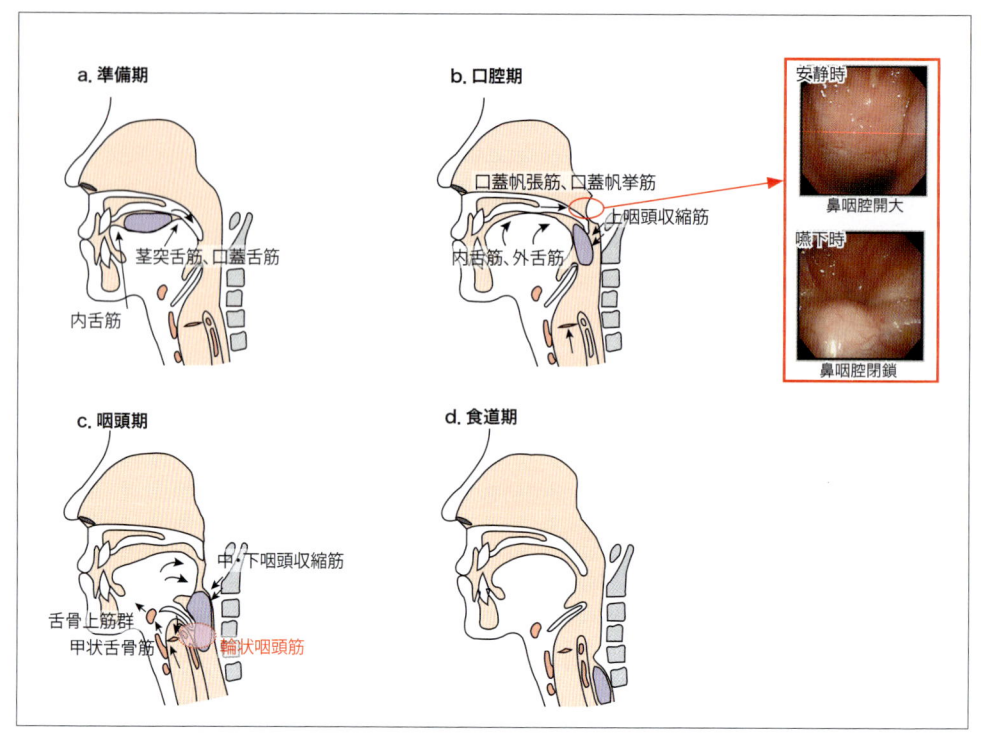

図4　5期モデル（植松 宏 , 監：セミナーわかる！摂食・嚥下リハビリテーションⅠ評価法と対処法 , 医歯薬出版 , 東京 , 2005 より引用改変）

- 茎突舌筋、口蓋舌筋：舌（茎突舌筋）と舌根部（口蓋舌筋）を持ち上げて軟口蓋と密着させ、食塊が咽頭流入しないように口腔内に保持。

③**口腔期**：咽頭に送り込む（図4b）。

- 舌背に載せた食塊を**随意的**に咽頭に送り込む。

【各器官の動きとそれに関連する筋】 下顎を固定して閉口し、舌を口蓋に押し付けながら、舌尖から舌後方へと波を打つようにして動いて、食塊を咽頭に送り込む。軟口蓋の挙上と上咽頭の一部が収縮することで、軟口蓋と咽頭が密着して、鼻咽腔を閉鎖し、鼻への逆流を防ぐ。

- 閉口筋：咬合させ、下顎を固定する。
- 内舌筋、外舌筋：舌は、2つの筋肉の動きにより、口蓋と密着しながら舌尖から舌後方へと波を打つようにして、送り込む動きを生じる。
- 口蓋帆張筋と口蓋帆挙筋：軟口蓋が挙上。
- 上咽頭収縮筋：咽頭を狭くし、挙上した軟口蓋と接触することで、鼻咽腔を閉鎖する。

④**咽頭期**：食道に送り込む（図4c）。

- 咽頭に達した食塊を**不随意的**に食道に送り込む。

【各器官の動きとそれに関連する筋】 口腔から送り込まれた食塊は、鼻咽腔閉鎖により上方は閉鎖され、中咽頭の後方にも壁があるため、下方に力が加わる。同時に咽頭が波を打つように収縮して食道に食塊を送り込む。喉頭が挙上し喉頭蓋が反転して喉頭口を覆い、声門が閉じることで誤嚥を防止する。さらに、食道入口部が開大することで、食塊が食道に送り込まれる。

- 中・下咽頭収縮筋：上方から下方に順序よく収縮することで、食塊を食道に移動させる。
- 舌骨上筋群：舌骨を挙上。

XⅢ

- 甲状舌骨筋：舌骨上筋群の作用により舌骨が挙上し、甲状舌骨筋の作用により喉頭が前上方へ移動して喉頭蓋が反転し、喉頭口を覆う。また、同時に声門が閉じることで、誤嚥を防いでいる。
- 輪状咽頭筋：安静時は収縮している筋肉。反射的に弛緩して食道入口部が開大する。

⑤**食道期**：胃に送り込む（図4d）。

- 食道に達した食塊が**不随意的**に食道蠕動で胃に送られる。

【各器官の動きとそれに関連する筋】 食道蠕動で食塊を胃に送る。

食道は、筋肉で構成された管で安静時には閉鎖している。

（2）プロセスモデル（咀嚼を必要とする嚥下）

- 咀嚼嚥下を第一移送期（stage Ⅰ transport）、processing と第二移送期（stage Ⅱ transport）による喉頭蓋谷への食塊集積、咽頭期、食道期の4つのプロセスに分けている。第一移送期（stage Ⅰ transport）、processing と第二移送期（stage Ⅱ transport）がキーワードである（図3）。

①**第一移送期**（stage Ⅰ transport）：食物を捕食し舌で臼歯まで運ぶ。

② **Processing**：食物を咀嚼して粉砕し唾液と混ぜて食塊を形成する。

③**第二移送期**（stage Ⅱ transport）：processing の途中で嚥下可能となった食塊を少量ずつ咽頭に送り込む。送り込まれた食塊は、喉頭蓋谷に集積され、最終的に口腔内でさらに咀嚼された食物と一緒になって嚥下される。

④**咽頭期**と**食道期**：概念は5期モデルと同様である。

❷ 嚥下障害の原因と種類（図5）

1）原因

- 嚥下障害は、先天的に出生直後から生じる場合と後天的に生じる場合がある。

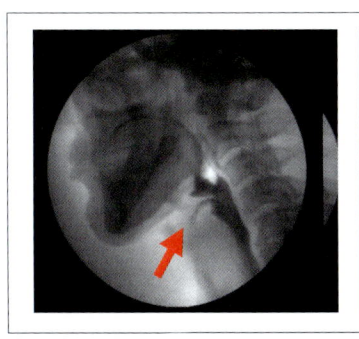 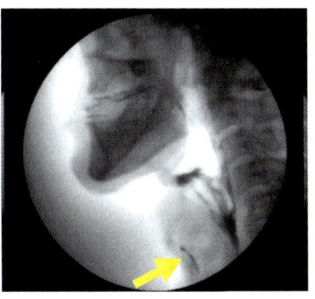 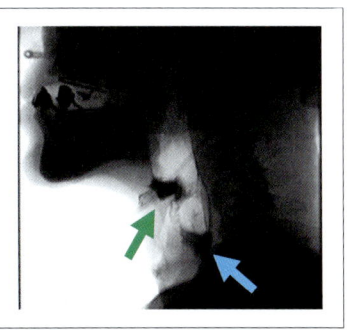

図5　嚥下障害の種類。左：喉頭侵入、赤矢印は喉頭侵入を示す、中央：誤嚥、黄矢印は気管前壁への誤嚥を示す、右：咽頭残留、緑矢印は喉頭蓋谷の残留を示し、青矢印は梨状窩の残留を示す

備考　**誤嚥をするタイミングによる分類**：誤嚥には、嚥下前誤嚥、嚥下中（時）誤嚥、嚥下後誤嚥がある。
（1）嚥下前誤嚥：嚥下反射が起こる前に誤嚥することで、口腔内保持ができない場合や嚥下反射惹起遅延がある場合に生じる。
（2）嚥下中（時）誤嚥：嚥下反射が起こっている最中に誤嚥することで、嚥下反射惹起のタイミングのズレや各器官の協調性が低下した際に生じやすい。
（3）嚥下後誤嚥：嚥下後に咽頭に残留した食塊を誤嚥すること。

表4　嚥下障害の原因

1．機能的障害（動的障害）―生理学的障害

- 脳血管疾患（脳梗塞、脳出血など）
- 外傷性脳損傷
- 神経・筋疾患（筋萎縮性側索硬化症〈ALS〉、重症筋無力症、筋ジストロフィーなど）
- 脱髄・変性疾患（パーキンソン病、多系統萎縮症、脊髄小脳変性症、多発性硬化症など）
- 末梢神経障害（ギラン・バレー症候群、ニューロパチーなど）
- 認知症（アルツハイマー型認知症、血管性認知症、レビー小体型認知症、前頭側頭型認知症）
- 加齢、廃用症候群
- 統合失調症などの精神疾患
- 薬剤性（抗痙攣薬、抗精神薬など）

2．器質的障害（静的障害）―解剖学的問題

- 嚥下関連器官の腫瘍（口腔がん）、炎症、外傷、手術後
- 食道憩室、狭窄
- 変形性頸椎症

- 主に、**機能的（動的）嚥下障害**と**器質的（静的）嚥下障害**に（表4）分けられる。
- 機能的（動的）嚥下障害は生理学的問題、器質的（静的）嚥下障害は解剖学的問題によって生じたものと考えるとわかりやすい。
- 機能的（動的）嚥下障害の代表的疾患は、脳血管障害（脳梗塞、脳出血など）や神経疾患（筋萎縮性側索硬化症、パーキンソン病など）があり、最近では認知症も問題となっている。
- 器質的（静的）嚥下障害は、口腔がん術後や咽頭がん術後などがある。
- 近年の超高齢化社会では、口腔がん術後患者に認知症やパーキンソン病を発症するケースもあり、複雑化し単純に2つに分けられないケースも出てきている。

2）種類

- 嚥下障害にはいろいろな種類があるが、理解すべき主な用語を説明する。

（1）誤嚥

- 食物や液体、胃液などが声門を越えて気管や肺に入ることである。
- 誤嚥は、さらに、顕性誤嚥（誤嚥すると咳をする健常人）と、②不顕性誤嚥（誤嚥しても咳をしない、気管の知覚低下や咳嗽反射の低下による）に分けることができる。

（2）喉頭侵入

- 食物や液体、胃液などが喉頭口を超えて喉頭腔に侵入することをいう。
- 声門を越えて気管に入ると誤嚥、声門を越えず気管に達しなければ喉頭侵入とする。

（3）口腔内残留

- 舌の動きが悪く口蓋と密着しないなどのために、完全に咽頭に送り込めず、口腔内に食塊が残留すること。

（4）咽頭残留

- 食塊は、喉頭蓋谷と梨状窩（梨状陥凹）に貯留しやすい。
- 嚥下したにもかかわらず、咽頭に残留することがあり、残留した部位により喉頭蓋谷の残留、梨状窩（梨状陥凹）の残留に分けられる。

（5）嚥下反射惹起（誘発）遅延

- 正常では、食物や液体が咽頭に入ってくると反射的に嚥下は惹起（誘発）される。しかし、反

射的な嚥下の惹起（誘発）が遅い場合をいう。

※ 上記を踏まえ、5 期モデルで生じるいくつかの問題を提示する。

【先行期】

- 重度認知症や脳血管障害などで認知機能が障害された場合、食物と認知できないため捕食できない。

【準備期】

- 口腔がん術後で組織が欠損している場合や認知機能が低下している場合、捕食した液体は保持されずにそのまま咽頭に達する。突然液体が咽頭に流入するため、嚥下反射惹起（誘発）遅延により誤嚥の原因になることがある。

【口腔期】

- 口腔がん術後で組織が欠損している場合や脳梗塞などで舌下神経が麻痺している場合では、舌と口蓋が密着しないために上手に送り込めず口腔内残留の原因となることがある。
- 随意的に送り込む必要があるため、認知症や脳血管障害により食べたいという気持ちがない場合、食塊を咽頭に送り込むことができない。

【咽頭期】

- 機能的・器質的疾患により咽頭の知覚低下や運動障害がある場合、嚥下反射の惹起されるタイミングが遅れて誤嚥や喉頭侵入を生じる。
- 筋力の低下や各器官の協調性の低下を生じて、食塊が咽頭に残留する。
- 残留した量が多いと、残留した食塊を嚥下後に誤嚥することがある。
- 嚥下圧が十分にかからない場合や食道入口部が開大しない場合、咽頭に食塊が残留し、嚥下後誤嚥の危険を生じる。
- 重篤な場合は、食道に入らないため、経口摂取ができない。

【食道期】

- 食道蠕動が不十分だと通過障害、下部食道括約筋の閉鎖が十分にされないと胃食道逆流症を生じる。

❸ 摂食・嚥下障害の診察・診断・評価

1）診察

（1）問診

- 摂食・嚥下障害の症状は、飲み込めない、飲み込みづらい、喉に残った感じがする、食事中にむせる、食事の時間が長くなったなど多岐にわたる。
- 患者の訴えがあり、主訴を把握できる場合もあるが、脳梗塞などで患者の訴えはないが、誤嚥性肺炎発症後の嚥下機能精査依頼や脳梗塞発症後の嚥下機能低下による精査依頼など受診理由は多岐にわたるため、受診理由をしっかりと把握する。
- 発症時期、随伴症状から、嚥下障害の重篤や原因疾患を予測することができるため、しっかりと問診を行う。

（2）全身所見

- 摂食・嚥下障害の患者は、脳梗塞や神経・筋疾患などを発症していることが多い。
- 意識レベルや認知機能は摂食・嚥下に大きく影響するためしっかりと把握する必要がある。

- 四肢の麻痺や安静度などは、食事介助必要性の判断や食事時の体位選択をする際に重要となる。

（3）局所所見

- 局所機能から、どのような摂食・嚥下障害を生じているか推測できるため、しっかりと所見をとる必要がある。

①顔面：顔面神経麻痺や三叉神経麻痺の有無など評価。

②口腔内：舌、歯肉、頬、口蓋、軟口蓋の知覚麻痺、舌下神経麻痺を評価。

③咽頭：咽頭反射、軟口蓋反射、絞扼反射や咽頭麻痺（カーテン徴候）などから咽頭機能を評価。

④鼻咽腔：鼻漏れなど鼻咽腔閉鎖不全の評価。

⑤頸部：前屈、回旋、傾斜など可動域や過緊張などの評価。

⑥構音：嗄声の有無、「パ」・「タ」・「カ」・「ラ」など。

2）評価・診断方法

- 摂食・嚥下障害の診療は、患者自ら嚥下障害があると訴えることは少ないため、摂食・嚥下障害を疑い、評価・診断や治療につなげることが重要である。
- 評価、診断では、簡便に誰でも行うことができるスクリーニングテストや簡易検査がある。
- それぞれ特徴があり、どれが最も良いということはいえないので、その特徴を理解して、複数の方法を組み合わせて総合的に判断することが大切である。
- また、特別な機器や専門家の判断を要する精密検査がある。
- 評価や検査は実際の食事とは異なるため、評価や検査結果のみで判断すべきではない。実際に、食事をしている様子を観察して問題点を抽出することが重要である。

（1）スクリーニング質問紙

- 質問紙票を用いて嚥下障害患者を抽出する方法である。**聖霊式嚥下質問紙、嚥下障害リスク評価尺度（改訂版）、EAT-10**（Eating Assessment Tool-10）などがある。

（2）スクリーニングテスト

①反復唾液嚥下テスト（repetitive saliva swallowing test：RSST）

- 30秒間に何回空嚥下（唾液を嚥下）できるかで評価する方法。
- 方法：験者が被験者の喉頭隆起と舌骨に指腹を当て、30秒間連続で唾液嚥下を繰り返させる。喉頭隆起が指腹を乗り越え、元に戻る運動回数を数える。2回以下を異常ありと判断する。
- 利点：特別な道具を必要とせず、簡便である。
- 欠点：評価者から指示を受けて行うため、指示動作ができない患者は実施できない。指示動作が完全にできない場合もあり、実施できたとしても正しい結果ではない可能性もある。口腔乾燥がある場合、嚥下しづらい。喉頭を触診して、嚥下したか判定するため、嚥下したか判断しづらいことがある。

②水飲みテスト

- 一般に、水は重力により一瞬で落ちていくので、嚥下反射惹起遅延のある嚥下障害患者では、最も嚥下しにくい食品形態である。
- 世界中で色々な量を用いた方法が開発されているが、日本で開発された方法を記載する。

a. 窪田の方法

- 30mLの水を飲ませる方法。
- 方法：常温の水30mLを椅座位の状態の患者に、いつものように飲むように指示。飲み終わるまでの様子と時間を観察する。むせずに5秒以内で飲めれば正常。

- 利点：準備が容易である。
- 欠点：評価者から指示を受けて行うため、指示動作ができない患者は実施できない。水の量が多いため誤嚥の可能性が高い患者では、危険を伴うため十分な注意が必要である。

b. 改定水飲みテスト（modified water swallowing test：MWST）

- 3mLの水を飲ませる方法。
- 方法：冷水3mLを口腔底に注ぎ嚥下を指示する。評価基準があり、それをもとに1〜5点に分類する（表5）。3点以下は異常と判断する。
- 利点：準備が比較的容易である。使用する水の量が少ないので、窪田の方法に比べ危険は少ない。
- 欠点：厳密に評価するためには、指示動作ができる必要がある。喉頭を触診して、嚥下したか判定するため、嚥下したか判断しづらいことがある。

③フードテスト（food test：FT）

- ティースプーン1杯のプリンを食べさせる方法。
- 方法：ティースプーン1杯のプリン（約4g）を舌背に置き嚥下を指示する。評価基準があり、それをもとに1〜5点に分類する（表6）。3点以下は異常と判断する。
- 利点：食品を使用するため、水とは異なり、食事の状態に近い。
- 欠点：プリンを用意する必要がある。厳密に評価するためには、指示動作ができる必要がある。喉頭を触診して、嚥下したか判定するため、嚥下したか判断しづらいことがある。

④着色水テスト（blue dye test）

- 気管切開患者に対するスクリーニング。
- 方法：メチレンブルーなどの色素を入れた液体を嚥下させ、気管孔からの流出を観察する。あるいは、カフ上を吸引して着色水の有無を観察する（図6）。気管孔やカフ上から着色水が検出されたら、誤嚥ありと判断する。
- 利点：着色水を使用するため、判断が容易。
- 欠点：気管カニューレが挿入されていると、喉頭挙上を障害していることがあるため、障害を

表5　改訂水飲みテスト（MWST）の判定基準

点数	症状
1	嚥下なし、むせる　および／または　呼吸切迫
2	嚥下あり、呼吸切迫（不顕性誤嚥の疑い）
3	嚥下あり、呼吸良好、むせる　and/or　湿性嗄声
4	嚥下あり、呼吸良好、むせない
5	4に加え、反復嚥下が30秒以内に2回可能

表6　フードテスト（FT）の判定基準

点数	症状
1	嚥下なし、むせる　および／または　呼吸切迫
2	嚥下あり、呼吸切迫（不顕性誤嚥の疑い）
3	嚥下あり、呼吸良好、むせる　and/or　湿性嗄声　口腔内残留中等度
4	嚥下あり、呼吸良好、むせない　口腔内残留ほぼなし
5	4に加え、反復嚥下が30秒以内に2回可能

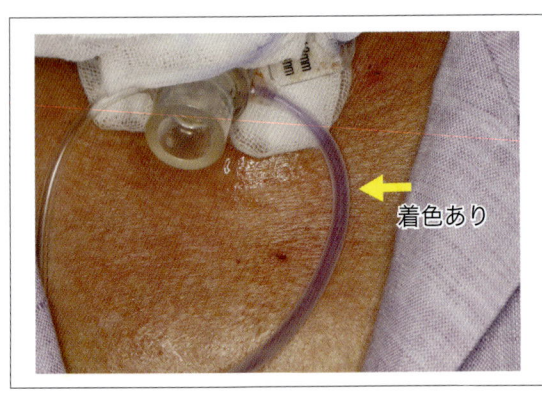 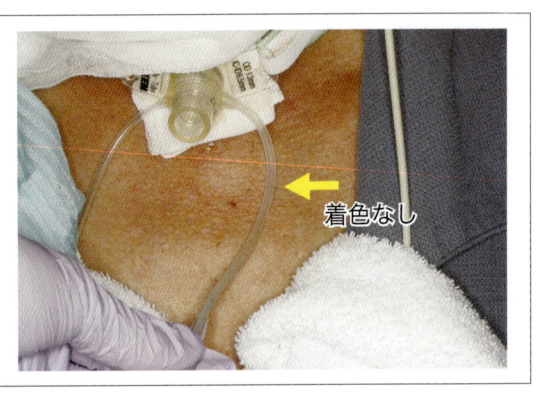

図6　着色水テスト（bliue dye test）。左：誤嚥あり、吸引で着色水が引けている、右：誤嚥なし、吸引しても着色水は引けない

考慮して判断する必要がある。また、カフがあっても、気管とカフの隙間から誤嚥することがあるため、十分に注意する必要がある。

（3）簡易検査

①咳テスト

- １％濃度のクエン酸を吸入させる方法。
- 不顕性誤嚥をスクリーニングするために開発された。
- 方法：ネブライザで１分間クエン酸を吸入させ、５回以上咳が出れば正常。咳が出なければ不顕性誤嚥の疑い。
- 利点：指示による嚥下をする必要がない。
- 欠点：嚥下を評価していないので、不顕性誤嚥しか評価できない。ネブライザやクエン酸の準備が必要。咳反射の有無を評価しているので、唾液誤嚥は検出できない。また、化学的・機械的刺激による咳誘発であるため、誤嚥時の咳を反映していない可能性がある。

②頸部聴診法

- 頸部に聴診器をあてて嚥下時の音を聴取する方法。
- 食塊を嚥下する際に咽頭部で生じる嚥下音ならびに嚥下前後の呼吸音を頸部より聴診し、嚥下音の性状や長さ、および呼吸音の性状や発生するタイミングを聴取して、主に咽頭相における嚥下障害を判定する。
- 方法：聴診器を頸部に当てる。液体や食品を口腔内に入れ、嚥下時に産生される嚥下音と呼気音を聴取する。嚥下機能に応じて、食品や一口量を調整する。
- 利点：指示動作はできなくても良い。聴診器があれば、特別な準備は不要。
- 欠点：スクリーニングとしては、最も実用的な方法とされているが、音の判断は評価者の主観であり経験が大きく影響する。

（4）精密検査（図７）

①嚥下造影検査（videofluorography：VF）

- 造影剤を嚥下させ、準備期、口腔期、咽頭期、食道期を評価する。
- 透視画像を録画し、繰り返し観察したり、静止画像にして評価・診断する方法。嚥下運動全体を把握するためには、現在のところ最も適した方法。
- 目的：①形態的・機能的異常、誤嚥、咽頭残留などの評価、②検査中に食物・体位・摂食方

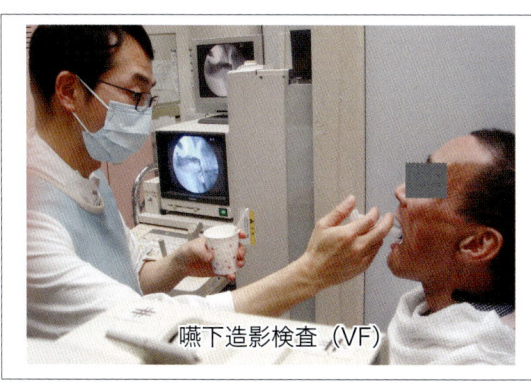
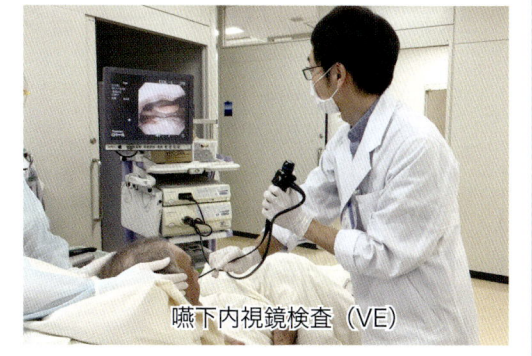

嚥下造影検査（VF）　　　　　　　嚥下内視鏡検査（VE）

図7　VFとVEの検査風景。左：画像を確認しながら、患者の嚥下機能に合わせて試料を口腔内に入れている様子、右：ベッド上で中咽頭を観察している様子

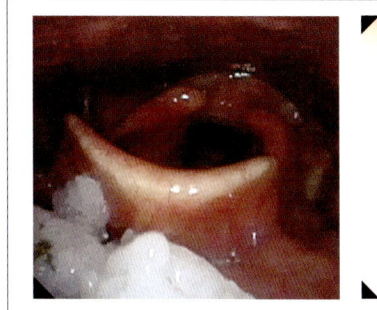

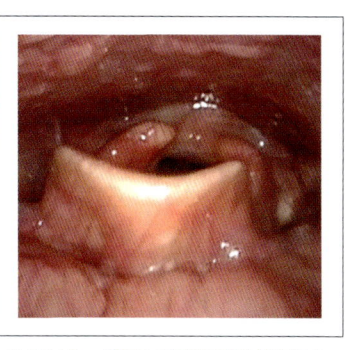

図8　ホワイトアウト。左：嚥下前、喉頭蓋に食物を認める、中央：ホワイトアウト、嚥下の瞬間咽頭が収縮して閉鎖されるため光が反射して白く見える、右：嚥下後、既に食物は食道に達しているため、健常者では嚥下後に食物は認めない

法などを調節し、患者に適した食物や体位などを判断して、治療に反映させる、③患者・家族・メディカルスタッフへの教育指導に使用。

- 利点：①準備期から食道期、障害部位、重症度の評価ができる、②画像なので、患者、家族へ説明しやすい、③不顕性誤嚥の評価が可能、④安全な姿勢・食物形態・量の検討が可能。

- 欠点：①験者、被験者が被曝する、②設備のある医療施設でしかできない。

②嚥下内視鏡検査（videoendoscopy：VE）

- 食物を嚥下させ、咽頭期を評価する。VFと並び摂食・嚥下障害の重要な評価・診断方法である。

- 目的：①咽頭期の機能的異常の診断、②器質的異常の評価（疑わしい場合は耳鼻咽喉科や頭頸部外科などの専門医を受診）、③安全な姿勢・食物形態・量の検討が可能、④画像なので、患者、家族へ説明が可能。

- 利点：①咽頭を直接視認できる、②ベットサイドや在宅でも評価できる。

- 欠点：①嚥下の瞬間はホワイトアウト（図8）のため観察できない（ホワイトアウト：咽頭が収縮して閉鎖するため、光が咽頭に反射して画面が真白になること）。そのため、誤嚥の瞬間は確認できず、気管に試料が付着しているかどうかで誤嚥の有無を判断する。気管に試料が付着していないと、誤嚥を見落とすことがある、②準備期、口腔期、食道期は観察できない、③ファイバーが挿入されており、実際の嚥下様式とは違う可能性がある、④異物感が強く、ファイバー挿入に協力を得られないことがある。

❹ 摂食・嚥下リハビリテーション

- リハビリテーションにはいろいろな方法があるが、はじめに可能であれば口腔管理（口腔ケア）を行い、そのうえで訓練を行う。これ以外にも、口腔内装置での対応や外科的対応もある。これらの介入には、多職種連携が重要となる。

1）口腔管理（口腔ケア）

- 摂食・嚥下障害患者で問題となる一つに、誤嚥性肺炎がある。
- 誤嚥性肺炎は、全身状態が悪く、免疫力の低下している患者が、細菌で汚染された物質を誤嚥することを契機に発症する。
- 汚染の原因は、口腔清掃不良である。
- したがって、口腔管理を行って口腔機能を維持し、口腔内を清掃して細菌が異常に増殖しない環境を作ることが重要である。

2）訓練

- 訓練には、間接訓練と直接訓練がある。

①間接訓練

- 食物を利用しない基礎訓練。
- 嚥下体操、アイスマッサージ、口唇・舌・頬の訓練、頭部挙上訓練（シャキア・エクササイズ）、バルーン拡張法、ブローイング、プッシングエキササイズ、喉頭挙上訓練などがある。

②直接訓練

- 食物を利用して行う訓練。
- 嚥下機能にあった食品性状（液体にトロミをつけるなど）や一口量の調整、姿勢調整（リクライニング位、頸部回旋、一側嚥下など）、飲み方の工夫（息こらえ嚥下、努力嚥下、交互嚥下など）がある。

3）口腔内装置（図9）

- 歯科特有の介入として口腔内装置の作成がある。
- 舌癌術後などで舌が欠損した場合や運動障害により舌と口蓋が密着しない場合などに、口蓋を

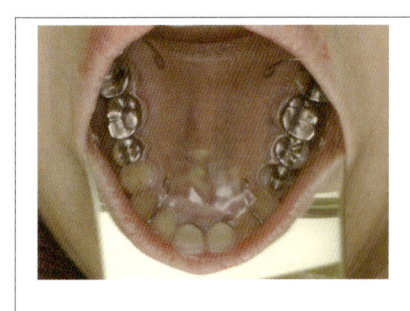
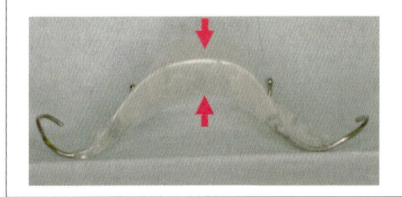
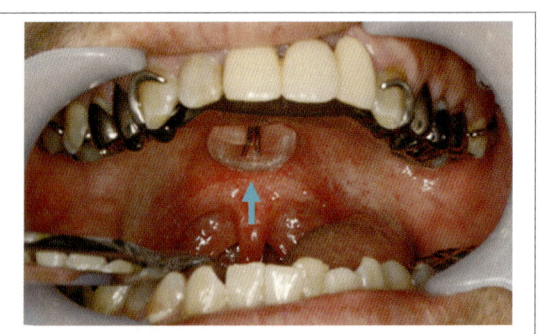
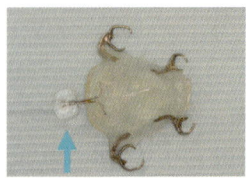

図9　舌接触補助床（PAP）（左）と、軟口蓋挙上床（PLP）（右）。PAP（左）は矢印で挟まれた部分が通常の義歯床より厚くなっている。PLP（右）の矢印は軟口蓋挙上子を示す

厚くすることで舌と口蓋の密着を補助する**舌接触補助床**（Palatal Augmentation Prosthesis：**PAP**）。

- 軟口蓋の運動障害により鼻咽腔閉鎖不全がある場合に、軟口蓋挙上子で軟口蓋を物理的に挙上し鼻咽腔閉鎖させる、**軟口蓋挙上床**（Palatal Lift Prosthesis：**PLP**）がある。

4）外科的対応

- 嚥下機能改善を目的に行う、輪状咽頭筋切除や喉頭挙上術。誤嚥防止を目的に行う喉頭摘出術や気管食道吻合術などがある。

❺ チームアプローチ

- 摂食・嚥下障害の原因は、脳血管障害や認知症など多岐にわたる。病態も急性期から慢性期までさまざまで、急性期病院に入院している患者から施設入所中患者や在宅患者まで多種多様である。したがって、医師、歯科医師、看護師、歯科衛生士、言語聴覚士、作業療法士、理学療法士、薬剤師、管理栄養士、介護福祉士、ケアマネージャーなど多職種が関わっている。
- それぞれの職種の仕事内容を理解した上で、多職種連携をとってチームアプローチを行うことが重要であり、歯科医師も積極的に参加することが望まれる。

（長尾　徹、渡邉　哲）

3．言語障害

❶ 発音と構音器官（図10）

- 発音動作は大脳言語中枢で構成された言語形式（文）を発声信号（音波）に変換したものである。
- 発声動作は次の3段階よりなる。①呼気調節：肺からの呼気送出、②喉頭調節：呼気流を声門で調節する。③構音：言語音をつくるために声道（喉頭腔、咽頭腔、口腔、鼻腔）の調節。
- 軟口蓋、舌、下顎、口唇は構音に用いられ、構音器官と呼ばれる。したがって、口腔領域の疾患は構音に大きな影響を与える。

❷ 構音器官の機能

- 鼻咽腔閉鎖機能：軟口蓋は主に、口蓋帆挙筋の動きにより呼気の口腔へと鼻腔との流れを鼻咽腔で調節している。呼吸時には鼻咽腔が開放しており、発声時には軟口蓋の後上方への動きと咽頭収縮により閉鎖する。閉鎖が十分であれば口腔内圧を高めて破裂音や摩擦音をつくることができる（図11、12）。閉鎖不全では**開鼻声**や**構音障害**を起こす。
- 舌は声道の形をつくり、口唇は開口端となり、下顎は舌と口唇の動作を助けて音をつくる（構音機能）。子音は構音器官の形を変え、呼気を操作することによりつくられる。音をつくる点を構音点といい、大部分は口腔内でつくられる（例：パ音は上下唇が閉鎖した状態から開放して

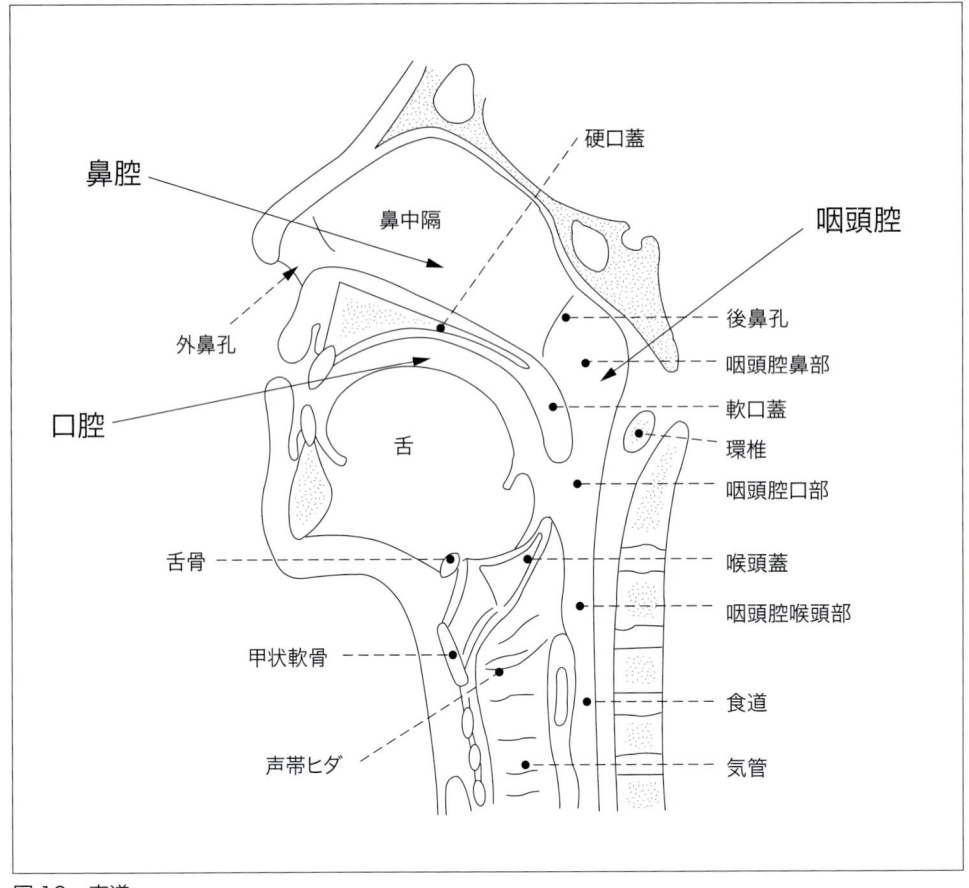

図 10　声道

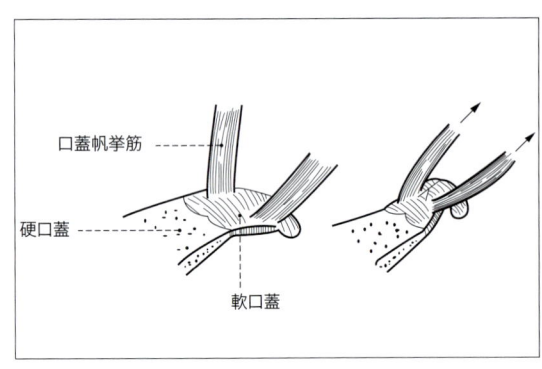

図 11　鼻咽腔の閉鎖

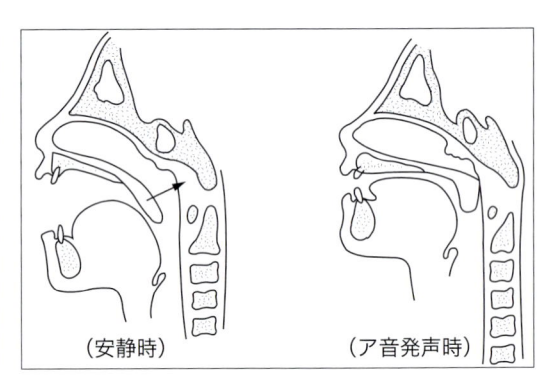

図 12　ア音発声時の鼻咽腔の閉鎖

　つくられ、破裂音といわれる。夕音は舌先と上顎前歯歯茎部でつくられ、歯茎音といわれる）。

- 母音は声道全体が共鳴腔となり、発声中には声道の形の変化はない。

❸ 言語（構音）障害と口腔疾患 （表7）

1）構音器官の形態異常によるもの

- 前歯歯槽部欠損（口唇顎裂、外傷や術後の欠損）、下顎前突、開咬。
  （注：口蓋化構音や側音化構音が多い）。

表7　代表的な構音障害

種類	特徴	なりやすい音
①声門破裂音	声門部の破裂音 鼻咽腔閉鎖機能不全に伴う代償構音として多発する。	破裂音、摩擦音破裂音、特に無声音
②咽頭摩擦音	舌根ならびに喉頭蓋と咽頭後壁とのせばめによってつくられる摩擦音。	s, ∫
③咽頭破裂音	舌根と咽頭後壁との破裂音①②と同様の代償構音。	ka, ko, kw, ga, go, gw
④口蓋化構音	舌先でつくられる歯音、歯茎音が、舌中央部と口蓋でつくられる音に変化した構音の誤り、鼻咽腔閉鎖不全のない口蓋裂術後症例に多発する。機能性構音障害にもみられる。	t, d, n, s, ts, dz, ∫ ,tt ∫ , dʒ, r
⑤鼻咽腔構音	軟口蓋と咽頭後壁で構音され、その際、舌が口蓋に密着し口腔化を妨げる。口蓋裂に多くみられるが、機能性構音障害にもみられる。早期にみられ、自然改善する場合もある。	i, w, i 音節 , w 音節 s, ts, dz ∫ , tt ∫ , dʒ
⑥側音化構音	舌が硬口蓋に幅広く接触し、構音は舌の側方部と臼歯部でなされる。口蓋裂にも機能性構音障害にもみられ、自然改善しにくい。	i, i 音節 ∫ , tt ∫ , dʒ, ŋ, ç, kj, gj, rj s, ts, dz

構音障害には鼻咽腔閉鎖不全に起因するもの（声門破裂音、咽頭摩擦音、咽頭破裂音）と、口蓋形態によるもの（口蓋化構音、側音化構音）がある。

（日本音声言語医学会監修：口蓋裂の構音障害参照／岡崎恵子ほか：口蓋裂の言語臨床, 医学書院, 東京,1997 より引用）

2）構音器官の運動障害によるもの

- 舌（舌小帯異常、舌腫瘍、外傷および術後欠損）。
- 下顎（骨折、脱臼、腫瘍、および術後欠損）。
- 口唇（腫瘍および術後欠損）。

3）口腔内圧の保持ができないもの

- 鼻咽腔閉鎖機能不全（口蓋裂、先天性鼻咽腔閉鎖不全症、軟口蓋麻痺あるいは欠損など）（図 13）。
- 開鼻声、呼気の鼻漏出による子音の歪み・弱音化、または鼻咽腔機能不全の代償としての声門破裂音、咽頭摩擦音、咽頭破裂音が出現する。
- 口蓋欠損（外傷、腫瘍の術後欠損）。

4）その他

- 口腔心身症、舌痛症など。

❹ 鼻咽腔閉鎖機能の検査法

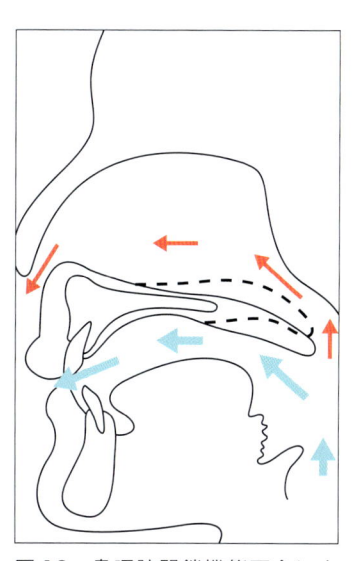

図 13　鼻咽腔閉鎖機能不全による開鼻声
（点線は発声時の軟口蓋挙上の状態を示す。鼻咽腔が閉鎖していないので、呼気が鼻腔へ漏れる〈赤矢印〉。）

1）音声言語の聴覚的判定：開鼻声の有無と程度を判定する。

2）口内視診：軟口蓋の長さ。「ア」音発声時の軟口蓋の動き。咽頭の深さを観察する。

3）**ブローイング検査**：ストローやラッパを吹かせ、鼻息鏡にて呼気の鼻漏出程度を判定する（図 14）。

4）エックス線検査：側方頭部エックス線規格写真で発声時の軟口蓋と咽頭後壁の動きを観察

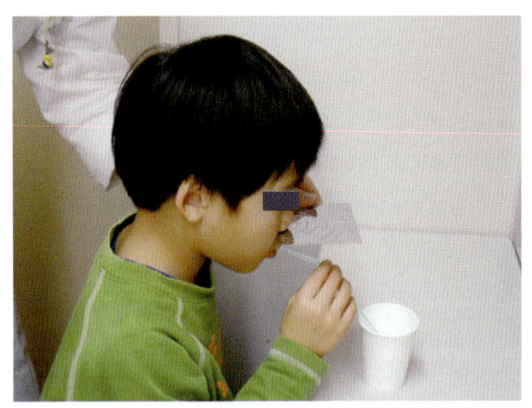

図14　ブローイング検査所見

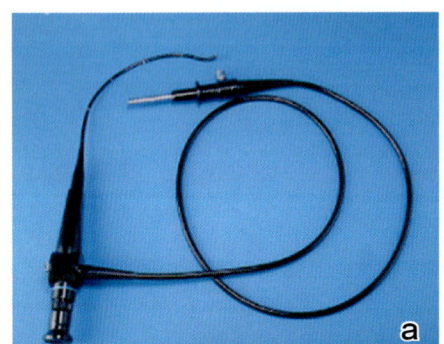
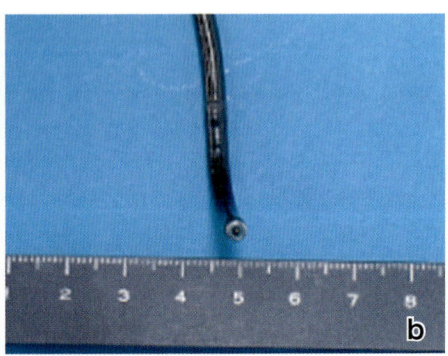
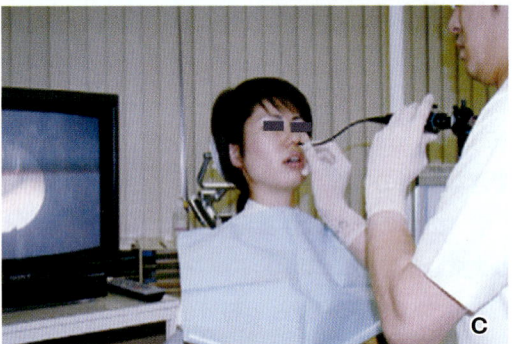

図15　鼻咽腔ファイバースコープ
a：鼻咽腔ファイバースコープ
b：先端部
c：内視鏡検査

する。

5）内視鏡検査：鼻咽腔ファイバースコープで実際に軟口蓋と咽頭の動きを観察する（図15）。

❺ 治療

- 障害を起こしている原疾患に対して治療を行う。
- 口蓋裂術後の鼻咽腔閉鎖不全には、鼻咽腔の賦活化を図ったり、**スピーチエイド**や**軟口蓋挙上装置**（**パラタルリフト**）を作製する（図16）。最終的には口蓋再形成術や咽頭弁移植術を行う。
- 腫瘍切除後の症例には欠損部の再建術や補綴治療により、口唇閉鎖運動や舌運動訓練を行う。

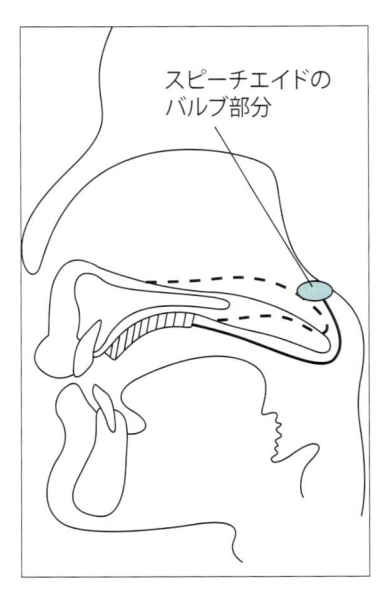

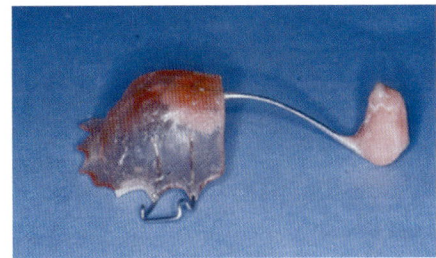

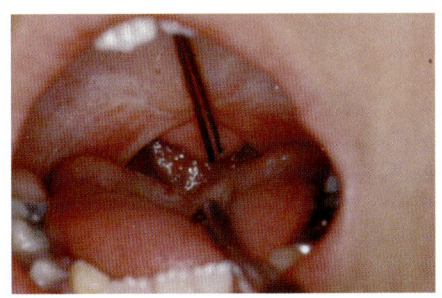

図16　バルブ型スピーチ
エイド

（栗田賢一）

4．味覚障害

■原因（図17）

- 味覚刺激は味蕾から鼓索神経（顔面神経）、舌咽神経、迷走神経を経て味覚中枢に達する。味覚障害は、それら受容器や伝導路の障害によって起こり、時には、それらの破壊や神経切断に

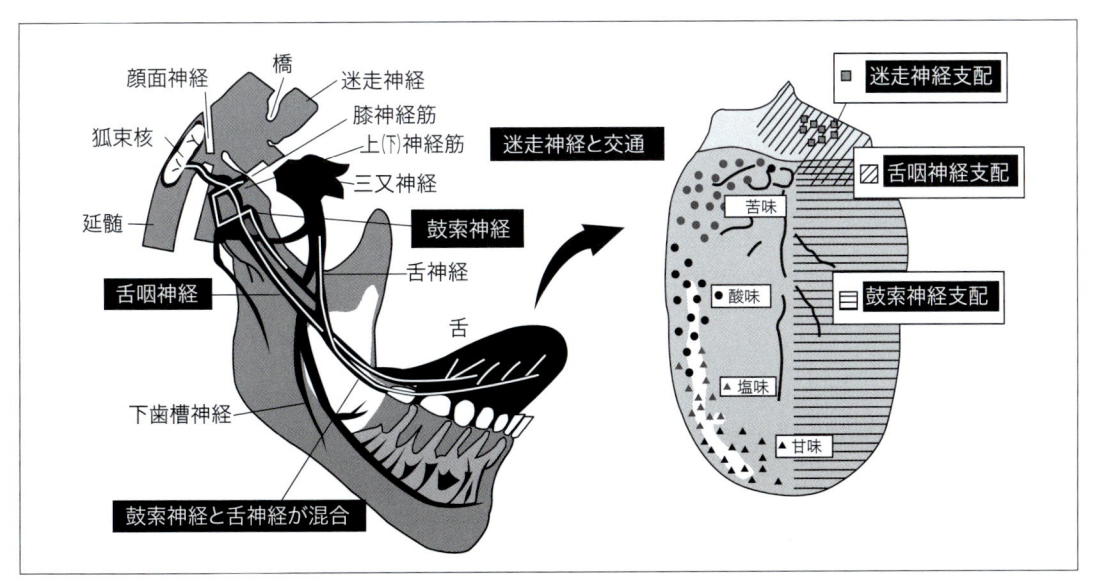

図17　味覚の伝導路と舌の味覚地図。味覚は味蕾という末梢受容器から鼓索神経（顔面神経）、舌咽神経、迷走神経などの伝導路を経て味覚中枢に達する。右の図はRein-Schneiderの味覚地図

表8　添付文書に味覚障害・味覚異常の記載がある薬物

薬効分類	一般名
催眠鎮静薬・抗不安薬	
ベンゾジアゼピン系睡眠導入薬	トリアゾラム、ロフラゼプ酸エチル、クアゼパム
抗てんかん薬	トピラマート、カルバマゼピン
消炎鎮痛薬	
フェニル酢酸系	ジクロフェナクナトリウム
インドール酢酸系	エトドラク、インドメタシン、プログロメタシンマレイン酸塩
イソキサゾール系	モフェゾラク
フェニルプロピオン酸系	イブプロフェン
チオフェン酢酸系	チアプロフェン酸
フェニルプロピオン酸系	アルミノプロフェン
興奮薬・覚せい薬	
アンフェタミン系	メタンフェタミン塩酸塩
抗パーキンソン薬	レボドパ、カルビドパ水和物、ペルゴリドメシル酸塩、セレギリン塩酸塩
精神神経用薬	
セロトニン・ノルアドレナリン再取込み阻害薬（SNRI）	ミルナシプラン塩酸塩
三環系抗うつ薬	アミトリプチリン塩酸塩、アモキサピン
選択的セロトニン再取り込み阻害薬（SSRI）	フルボキサミンマレイン酸塩、塩酸セルトラリン
四環系抗うつ薬	マプロチリン塩酸塩
鎮痙薬	
抗痙縮 GABA 誘導体	バクロフェン
不整脈治療薬	アミオダロン塩酸塩、プロパフェノン塩酸塩、フレカイニド酢酸塩
降圧薬	
ACE 阻害薬	ペリンドプリルエルブミン、カプトプリル、ベナゼプリル塩酸塩、アラセプリル、キナプリル塩酸塩、デラプリル塩酸塩、イミダプリル塩酸塩、テモカプリル塩酸塩、シラザプリル水和物、エナラプリルマレイン酸、リシノプリル水和物
アンジオテンシン -II 受容体拮抗薬	ロサルタンカリウム、カンデサルタンシレキセチル
ジヒドロピリジン系 Ca 拮抗薬	シルニジピン、マニジピン塩酸塩、アムロジピンベシル酸塩
血管拡張性 β1 遮断薬	セリプロロール塩酸塩
脂質異常症治療薬	フェノフィブラート、ベザフィブラート
消化性潰瘍薬	
プロトンポンプインヒビター	ラベプラゾールナトリウム、ランソプラゾール、オメプラゾール
胃炎・胃潰瘍治療薬	レバミピド
H_2 受容体拮抗薬	フェモチジン
抗血小板薬	シロスタゾール、チクロピジン塩酸塩、硫酸クロピドグレル
糖尿病薬	
ビグアナイド系血糖降下薬	メトホルミン塩酸塩
速効型食後血糖降下薬	ナテグリニド

表8　添付文書に味覚障害・味覚異常の記載がある薬物（つづき）

薬効分類	一般名
免疫抑制薬	メトトレキサート
殺細胞性抗悪性腫瘍薬	
ナイトロジェンマスタード系	シクロホスファミド水和物
抗悪性腫瘍薬	テモゾロミド、テガフール・ギメラシル・オテラシルカリウム、ネララビン、カペシタビン、フルダラビンリン酸エステル、ビンクリスチン硫酸塩、パクリタキセル、ビンデシン硫酸塩、エトポシド、ソブゾキサン、オキサリプラチン、ボルテゾミブ
アルキル化薬	ブスルファン、メルファラン、ビノレルビン酒石酸塩、ビンブラスチン硫酸塩
代謝拮抗薬	フルオロウラシル、ゲムシタビン塩酸塩、ペメトレキセドナトリウム水和物、カルモフール、ドキシフルリジン
アントラサイクリン系	塩酸ピラルビシン、ドキソルビシン塩酸塩、ミトキサントロン塩酸塩
タキソイド系	ドセタキセル水和物
白金錯化合物	カルボプラチン、ネダプラチン、シスプラチン
抗微生物用抗菌薬	
カルバペネム系	注射用イミペネム・シラスタチンナトリウム
セフェム系	セフピロム硫酸塩、セフェピム塩酸塩水和物、セフォジジムナトリウム
セファロスポリン系	セフタジジム水和物
合成ペニシリン製薬	アモキシシリン水和物
ケトライド系	テリスロマイシン
テトラサイクリン系	ミノサイクリン塩酸塩
マクロライド系	クラリスロマイシン、アジスロマイシン水和物、ロキシスロマイシン
ニューキノロン系	オフロキサシン、ガチフロキサシン水和物、トスフロキサシントシル酸塩水和物、モキシフロキサシン塩酸塩、レボフロキサシン水和物、シプロキサシン、メシル酸ガレノキサシン水和物、エノキサシン水和物
オキサゾリジノン系合成抗菌薬	リネゾリド
その他の抗生物質	
ヘリコバクター・ピロリ除菌用組み合わせ製薬	ランソプラゾール・アモキシシリン水和物・クラリスロマイシン
抗真菌薬	
深在性真菌症治療薬	ボリコナゾール
抗糸状菌性抗生物質	グリセオフルビン
ポリエンマクロライド系	アムホテリシンB
トリアゾール系	フルコナゾール、イトラコナゾール
フルコナゾールプロドラッグ	ホスフルコナゾール
フェネチルイミダゾール系	ミコナゾール
アリルアミン系	テルビナフィン塩酸塩
抗ウイルス薬	アシクロビル、リバビリン

XⅢ

表9　亜鉛キレート能を有する薬剤

利尿薬	チアジド系、フロセミド
降圧薬	メチルドパ、カプトプリル
抗パーキンソン薬	レボドパ
鎮吐薬	メトクロプラミド
抗菌薬	塩酸リンコマイシン、テトラサイクリン
抗結核薬	塩酸エタンブトール、イソニアジド、パラアミノサリチル酸カリウム
抗悪性腫瘍薬	フルオロウラシル
肝治療薬	チオプロニン、グルタチオン
抗リウマチ薬	ペニシラミン
抗甲状腺薬	チアマゾール

より発症する。

- 味覚障害には、全く味を感じない（**味覚脱出**）、濃い味でないと感じない（**味覚減退**）、異なった味に感じる（**錯味**）がある。

- 味覚障害の原因のなかで頻度が高いのは、**薬物性味覚障害**（drug-induced taste disturbance、drug-induced taste dysfunction）である。

- 原因となる薬には降圧薬、消化性潰瘍治療薬、抗うつ薬、抗菌薬、殺細胞性抗悪性腫瘍薬などがあり（表8）、亜鉛キレート作用のある薬（表9）や唾液分泌抑制薬に発症しやすい。

- 金属キレート剤として亜鉛、銅などの微量元素が尿中へ排泄されやすくなり、体内から欠乏してしまうことにあると考えられている。

- 薬物の服用後、ただちに発現することもあるが、多くは約2〜6週間以内に発症する。

■症状

- 薬物性味覚障害では、味覚脱出や一部味覚減退が生じる。

■診断

- デスク法、**電気味覚検査器**による味覚異常の測定。

- 血清亜鉛値の測定。

- 電気味覚検査（electrogustometry：EGM）：電気味覚検査器を使用し、陽極の直流電流で舌を刺激すると鉄クギをなめたような金属味や酸味を感じることにより判定する。

■治療方針

- 原因薬物の減量または中止。ただし、服用中止後も症状が長時間継続し、症状消失まで長期間を要する場合もある。特に高血圧症の治療に用いるアンジオテンシン変換酵素阻害薬（ACE阻害薬）は血清亜鉛値を低下させる。

（久保田英朗、柴田考典）

5. 閉塞性睡眠時無呼吸症（Obstructive Sleep Apnea）

❶ 健常者の睡眠

- 昼夜が規則的に交代する地球環境に適合し、生物は体内に「生物時計（概日時計・生体時計）」を設けている。睡眠は、脳が発達した動物の休息と活動の**概日リズム**（サーカディアン・リズム）を背景にした重要な生理機能である。高等脊椎動物の睡眠は**レム睡眠**と**ノンレム睡眠**に分けられる。

■レム睡眠

- 閉眼下で眼球が随時動いている急速眼球運動（rapid eye movement：REM）を伴う睡眠である。脳は覚醒に近い状態になっている。

■ノンレム睡眠

- レム睡眠でない状態。ヒトでは、脳波をもとに4段階に分類できる（図18、表10）。

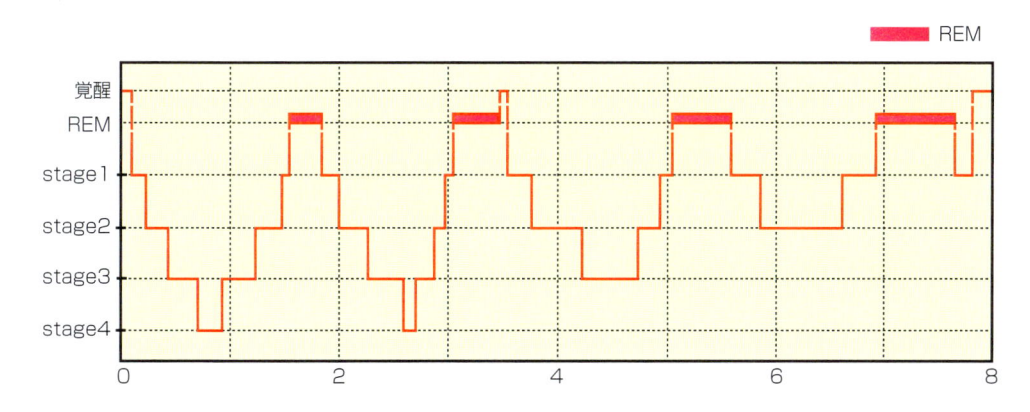

図18　健常者（成人）の睡眠段階（REM：rapid eye movement、**レム睡眠**）

表10　睡眠時脳波

睡眠段階		脳波
ノンレム睡眠	stage 1	4～8Hz、α波～θ波
	stage 2	8～15Hz θ波、瘤波、紡錘波、k-complexes
	stage 3	2～4Hz、θ波～δ波
	stage 4	0.5～2Hz、θ波～δ波
レム睡眠		>12Hz、β波
睡眠徐波		：0.2～2Hzで75μV以上の電位をもつ波

1）睡眠段階（図 18）

- 健常成人では、これらレム睡眠とノンレム睡眠との２種類の眠りの和（平均）が約 1.5 時間の単位をつくり、一夜の睡眠に何回か繰り返される。通常、最初の２単位つまり睡眠開始後の約３時間に、質の良い眠り（深いノンレム睡眠＝熟睡）が出現する。以後は、浅いノンレム睡眠とレム睡眠の組み合わせとなる。そして、各単位の終了時ごとに覚醒しやすくなる。

2）睡眠時脳波（表 10）

- 睡眠が深くなると周波数の低い（徐波）脳波が出現する。

❷ 睡眠障害（表 11）

- 睡眠障害は、睡眠障害国際分類（第３版）で７疾患群に分けられ、睡眠時無呼吸症は睡眠関連呼吸障害群に含まれている。

1）睡眠時無呼吸症

- 睡眠時無呼吸症は、睡眠中に繰り返し起こる完全な上気道閉塞（無呼吸）ないし部分的な上気道閉塞（低呼吸）により睡眠の中断が断続的に生じる疾患で、時には、日中の著しい眠気が惹起され、睡眠時無呼吸低呼吸症（sleep apnea-hypopnea：SAH）とも呼ばれる。
- 上気道の閉塞あるいは著しい狭窄による閉塞性睡眠時無呼吸症（obstructive sleep apnea：OSA）、呼吸筋による呼吸運動そのものが停止して起こる中枢型睡眠時無呼吸症（central sleep apnea：CSA）、および両者の合併型に分けられ、閉塞性睡眠時無呼吸症はそれらの約９割を占める。閉塞性睡眠時無呼吸症は成人ばかりでなく小児も罹患し、その病態が異なる。ここでは、まず成人の閉塞性睡眠時無呼吸症について述べる。

（1）閉塞性睡眠時無呼吸症（成人）

①診断基準（表 12）

- 米国睡眠学会（AASM）の基準によって「EDS（excessive daytime sleepiness：昼間の過度の眠気）もしくは閉塞性無呼吸に起因するさまざまな症候のいくつかを伴い、かつ無呼吸低呼吸指数（apnea hypopnea index：AHI）≧ 5」と定義される。表 12 に示す（A と B）または C で基準を満たすこと。

 a. **無呼吸**の定義：10 秒以上続く呼吸気流の完全停止または完全に近い停止（70％以上の呼吸気流減少）。

 b. **低呼吸**の定義：動脈血酸素飽和度の４％以上の低下を伴い、胸腹部の呼吸運動または鼻口

表 11 睡眠障害分類（国際分類第 3 版、ICSD-3）

Ⅰ	不眠症
Ⅱ	睡眠関連呼吸障害群
Ⅲ	中枢性過眠症群
Ⅳ	概日リズム睡眠・覚醒障害群
Ⅴ	睡眠時随伴症群
Ⅵ	睡眠関連運動障害群
Ⅶ	その他の睡眠障害

表 12　成人の閉塞性睡眠時無呼吸症の診断基準

（A と B）または C で基準を満たす。
A. 以下の最低 1 つが存在する。
ⅰ）患者は眠気、非回復性の睡眠、疲労感、あるいは不眠の症状を訴える。
ⅱ）患者は呼吸停止、喘ぎ、あるいは窒息感とともに目覚める。
ⅲ）ベッドパートナーや、他の観察者が患者の睡眠中に習慣性いびき、呼吸の中断、あるいはその両方を報告する。
ⅳ）患者が高血圧、気分障害、認知機能障害、冠動脈疾患、脳卒中、うっ血性心不全、心房細動、あるいは 2 型糖尿病と診断されている。
B. 睡眠ポリグラフ検査（PSG）、あるいは検査施設外睡眠検査（OCST）で以下を認める。
ⅰ）1 PSG では睡眠 1 時間あたり、OCST では記録時間 1 時間あたり、5 回以上の閉塞性優位な呼吸事象（閉塞性あるいは混合性無呼吸、低呼吸や呼吸努力関連覚醒反応〈REPA〉）が認められる。
ⅱ）各呼吸事象のすべて、または一部における呼吸努力のエビデンス（RERA は、食道内圧測定で確認するのが最も好ましい）
C. 睡眠ポ リグラフ検査、あるいは検査施設外睡眠検査で以下を認める。
ⅰ）1 PSG では睡眠 1 時間あたり、OCST では記録時間 1 時間あたり、15 回以上の閉塞性優位な呼吸事象（無呼吸、低呼吸や REPA）が認められる。

注 1）検査施設外睡眠検査（OCST）は睡眠ポリグラフ検査（PSG）と比較して、1 時間あたりの閉塞性呼吸事象を過小評価するのが一般的である。これは原則として、脳波により判定される実際の睡眠時間が OCST でしばしば記録されないためである。呼吸事象指数（REI）という用語を総睡眠時間ではなく、記録時間に基づいた事象の頻度を表すために使用してもよい。

注 2）呼吸事象は、米国睡眠医学会による睡眠と随伴事象判定手引きの最新版に従って定義される。

注 3）呼吸努力関連覚醒反応（RERA）と低呼吸事象は、睡眠からの覚醒反応に基づいており、OCST では脳波による覚醒反応を記録できないため、判定できない。

での気流の振幅が基準の 30 ％以上減少している状態。

c.　**無呼吸低呼吸指数（Apnea Hypopnea Index：AHI）**：無呼吸と低呼吸の合計回数を睡眠時間で割った数値（回／時）。

②原因

- 肥満による咽頭腔の狭小化、小下顎症、舌肥大、口蓋扁桃肥大、過長な軟口蓋（図 19）、高齢。
- 症状：無呼吸ないし低呼吸のほかに、不眠、夜間の窒息感、大きないびき、過度の日中傾眠、睡眠中の多動、夜間の頻尿および多尿、早朝の頭痛、性格の変化、そのほか性欲減退、寝汗、夜間の咳などがある。

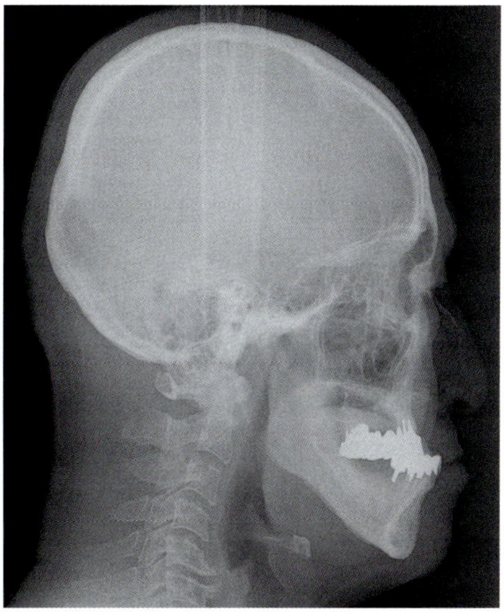

図 19　過長な軟口蓋

③有病率

- 男性 4 ％、女性 2 ％（男女比おおよそ 2：1）。

④診断に用いられる検査（表 13）

- **睡眠ポリグラフ検査（polysomnography〈ポリソムノグラフィー〉：PSG）** と検査施設外睡眠検査（out-of-center sleep testing：OCST）とがある。前者では、睡眠検査（脳波、眼球電図、オトガイ筋筋電図）、換気検査（鼻腔気流、口腔気流、胸腹壁運動）、循環器検査（心

表13 重篤な閉塞性睡眠時無呼吸症の検査結果

睡眠ポリグラフ検査結果	
病院名： 　診療科：内科 　担当医：	
患者名： 様 　身長： cm 　体重： kg 　ID：	
生年月日： 　年齢： 歳 　性別： 　ESS： 　解析者	

【SLEEP DATA】

検査日：	開始時間：18：26：22
睡眠潜時 116.5 分	終了時間：6：08：22
REM 潜時 154.0 分	総記録時間：11：42：00（702.0 分）
総臥床時間（Time In Bed：TIB）	701.0 分（Light off ⇒ Light on）
就寝時間（Sleep Period time：SPT）	572.0 分（Sleep onset ⇒ Last sleep Page）
総睡眠時間（Total Sleep Time：TST）	469.0 分（REM+NREM）
覚醒時間（Total Wake Time）	232.0 分（すべての記録時間での WK の時間）

覚醒状態（SPT － TST）	103.0 分／18.0%
睡眠段階　1	34.0 分／5.9%
睡眠段階　2	297.5 分／52.0%
睡眠段階　3	52.5 分／9.2%
睡眠段階　4	17.5 分／3.1%
睡眠段階　REM	67.5 分／11.8%
NREM　合計時間（睡眠段階　1＋2＋3＋4）	401.5 分
REM　合計時間	67.5 分
睡眠効率【（TST/TIB）×100】	66.9%
覚醒反応	合計回数 202 回：1 時間あたりの指数　25.8
いびきが発生した合計時間	179.0 分（38.2% of sleep）

【Respiration DATA】

無呼吸指数（AI）	総数 105 回　1 時間あたりの指数　13.4
低呼吸指数（HI）	総数 190 回　1 時間あたりの指数　24.3
無呼吸低呼吸指数（AHI）	**総数 295 回　1 時間あたりの指数　37.7**
中枢型無呼吸（Cen. AP）	総数 　1 回　1 時間あたりの指数　0.1
閉塞型無呼吸（Obs. AP）	総数 95 回　1 時間あたりの指数　12.2
混合型無呼吸（Mix. AP）	総数 　9 回　1 時間あたりの指数　1.2
無呼吸の最長継続時間	51.5 秒

【SpO$_2$ DATA】

呼吸イベントに伴う最低 SpO$_2$	81%
呼吸イベントに伴う最低 SpO$_2$ 値の平均	93%
SpO$_2$ ＜ 90%の時間	13.5 分（% TIB 　1.9）
SpO$_2$ ＜ 80%の時間	0.0 分（% TIB 　0.0）
SpO$_2$ ＜ 70%の時間	0.0 分（% TIB 　0.0）
SpO$_2$ ＜ 60%の時間	0.0 分（% TIB 　0.0）

【コメント】
AHI：37.7 と、重度の睡眠呼吸障害が疑われる。呼吸状態は、低呼吸が優位にみられ一部無呼吸の連発も確認した。無呼吸と低呼吸に伴う酸素飽和度の低下、脳波上の覚醒反応も多くみられ、睡眠の分断化や中途覚醒も認める。

電図、血圧、心拍数）、経皮
的酸素飽和度（パルスオキシ
メータ）、体位体動（仰臥位、
腹臥位、側臥位）、胸腔内圧（食
道内圧測定）などが測定される。

- 検査施設外睡眠検査
（OCST）：後者の OCST は睡
眠呼吸障害、特に閉塞性睡眠
時無呼吸（OSA）の睡眠ポリ
グラフ検査による診断、重症
度評価および治療効果安定の
結果を推定または補完するこ
とを目的として、検査施設外
へ容易に移動可能な携帯型生
体信号・行動記録装置（Portal
Monitor：PM）を用いて行う
検査室外検査である。

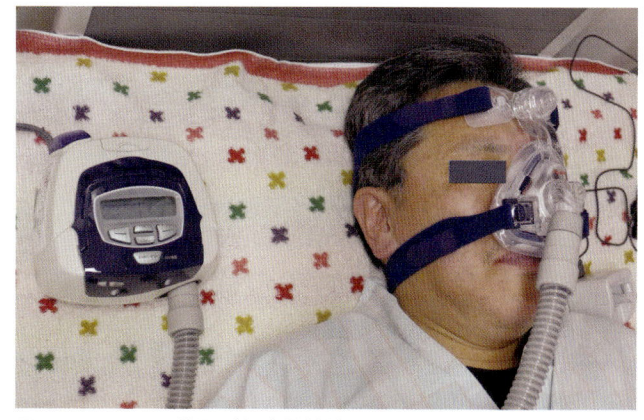

図20　n-CPAP 装置（経鼻的持続陽圧呼吸療法装置）

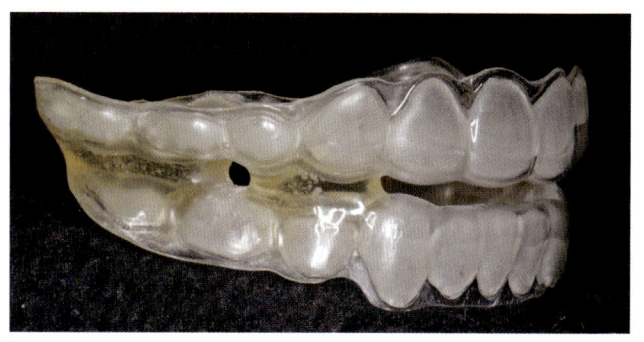

図21　sleep splint（オーラルアプライアンスとも呼ばれる。口内装置）

⑤継発症

- 無呼吸ないし低呼吸による低
酸素血症や高炭酸ガス血症に
よる高血圧、肺高血圧、不整
脈、狭心症、心筋梗塞、心不
全などの循環器系への負担がある。未治療の重症 SAS 患者では、健常者や治療を受けている
SAS 患者に比べて、致死的循環器疾患の発生率は約3倍、非致死的循環器疾患の発生率は数
倍に達するといわれている。

⑥治療法

- 治療には、**経鼻的持続陽圧呼吸療法（nasal continuous positive airway pressure：
n-CPAP）**（図20）、口内装置治療（sleep splint）、観血的療法などがある。
- n-CPAP は鼻マスクを介して、気道の閉塞を空気圧で気道に圧力を加え、強制的に呼吸路を
広げる方法である。ただし、鼻腔を経由して上気道を開大する装置なので、鼻閉は治療上の障
害にもなる。
- 口内装置治療は医師による閉塞性睡眠時無呼吸症の診断のもと、歯科医師が下顎を前方位に
誘導する口内装置（図21）で治療するもので、治療にあたっては閉塞性睡眠時無呼吸症に対す
る口腔内装置に関する診療ガイドラインを熟知する。
- 観血的療法には口蓋垂・軟口蓋咽頭形成術（uvulopalato-pharyngeal pasty：UPPP）、正
中舌根レーザー切除術（midline laser glossectomy：MLG）、アデノイド切除術、口蓋扁桃
切除術、下顎骨形成術をはじめとする顎変形症手術などがある。

2）小児の閉塞性睡眠時無呼吸症

■原因

- Treacher Collins 症候群や Robin sequence など先天異常、口蓋扁桃肥大、アデノイドなどが原因となる。
- 有病率 約2％

❸ 閉塞性睡眠時無呼吸症候群に対する口腔内装置に関する診療ガイドライン

1）対象患者

① 1999、2005、2014 年 の AASM（American Academy of Sleep Medicine）の診断基準にて OSA と診断された患者

②脳波を含む終夜睡眠ポリソムノグラフ検査により診断かつ治療評価が施行されている。

■除外基準

① 18 歳未満

2）口腔内装置の定義について

■必要な条件

①下顎が前方位で保持されることで効果を発揮する形態

②下顎前方移動量のタイトレーション（調整）がなされている

■除外する条件

①舌が前方位で保持されることで効果を発揮する形態

3）口腔内装置に関する推奨

- 閉塞性睡眠時無呼吸症患者において、口腔内装置で治療を行うことを弱く推奨する（GRADE 2B：弱い推奨／エビデンスの質「中」）。
- 閉塞性睡眠時無呼吸症患者に用いる口腔内装置は、下顎を前方移動させない口腔内装置より、下顎を前方移動させる口腔内装置を弱く推奨する（GRADE 2B：弱い推奨／エビデンスの質「中」）。

■下顎を前方に牽引する装置の害・副作用について

- 約３％程度で口腔内装置特有の副作用（顎関節痛・唾液過多など）、および長期的な使用における不可逆的な咬合の変化（臼歯部開咬）が報告されている。

（柴田考典、永易裕樹）

参考文献
1）日本睡眠学会：睡眠学 , 朝倉書店 , 東京 ,2009.
2）米国睡眠医学会：睡眠障害国際分類 第 3 版 . 監訳 日本睡眠学会診断分類委員会 , ライフ・サイエンス , 東京 ,2018.
3）日本睡眠学会 認定委員会 睡眠障害診療障害ガイド・ワーキンググループ：睡眠障害診療ガイド , 文光堂 , 東京 ,2011.
4）日本睡眠歯科学会：閉塞性睡眠時無呼吸症候群に対する口腔内装置に関する診療ガイドライン . 2017 年改訂版 2017.

付章 I 医療面接

1. 医療面接

▶ 医療者に求められる最も重要な能力は、コミュニケーション能力と内省的実践力である。医療面接には、このコミュニケーション能力が必須である。

▶ 医療面接には唯一の正解、あるいはマニュアルはない。

▶ 医療面接は実地で学ぶもので、良い先生の医療面接を見習うことも大切である。

❶ コミュニケーション

- コミュニケーションの目的：他者を知るとともに、自分の問題点に気づき、自分自身で改善していく（内省的実践）。
- コミュニケーション能力：患者という他者の生活と価値観を知ろうとする技能と能力。医療面接はその一部である。
- 他者：年齢、性別、出生地、生い立ち、家族および家庭環境、学歴、職業、収入、経済的環境、生活信条、宗教、健康観、人生観などほとんどが自分とは全く異なった存在である。

■コミュニケーションの技法

- コミュニケーションの種類（表1）：**言語的コミュニケーション、準言語的コミュニケーション、非言語的コミュニケーション**

- 2者間のコミュニケーション：言語的コミュニケーション（10%以下）、準言語的コミュニケーション（40%前後）、非言語的コミュニケーション（50%以上）

表1　コミュニケーションの種類

- 言語的コミュニケーション：言葉を用いた情報のやり取り
- 準言語的コミュニケーション：話すときの声の調子（声の高さ、音調、抑揚、速さ、リズム、ため息、沈黙など）
- 非言語的コミュニケーション：相手との距離、身体からの信号（身だしなみ、身体の位置関係、姿勢、しぐさ、表情、目線の高さ、アイコンタクト、手足の動きなど）

❷ 医療面接の役割ないし目的

- 患者のもっている**種々の問題についての正確な医療情報を把握**する。
- **良好な患者−歯科医師関係を築く（患者中心の医療）**。
- **患者の指導・教育と治療への動機付け**を図る。

❸ 医療面接の基本

- 患者に与える第一印象が大切である。
- 多種多様な患者に悪い印象を与えないよう全力を尽くす。

1）身だしなみを整える（図1〜4）

- 身だしなみの許容範囲は患者の年齢や生活環境により大きく異なる。
- 患者に悪い印象を与えない身だしなみ。不必要なものは身につけない。

2）態度

- あなたが患者を観察するように、患者もあなたを観察している。
- 「患者から学ぶ」という謙虚さが必要である。
- 誠心誠意、患者の問題を理解しようというあなたの気持ちが大切である。

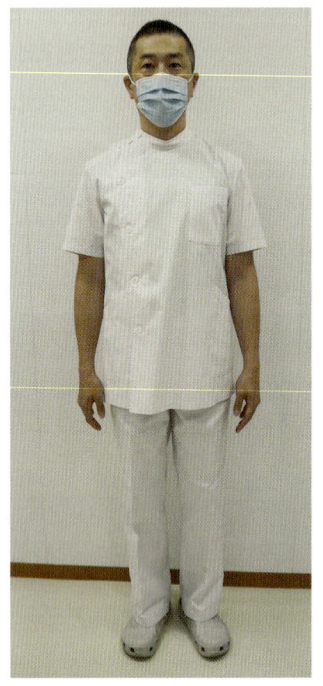
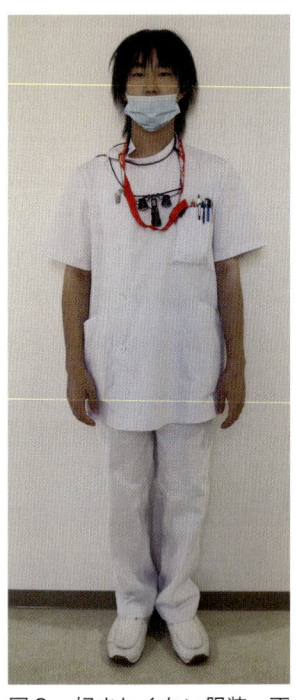

図1　整った服装

図2　好ましくない服装。不必要なものは身につけない

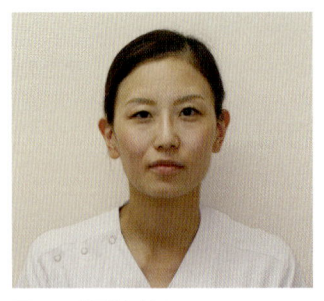
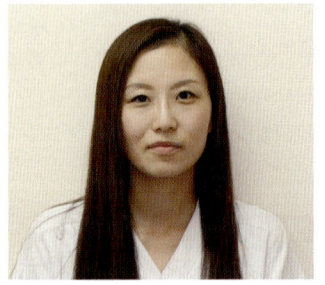

図3　髪型も整える

図4　診療にふさわしくない髪型

3）対話のマナー

- 適切な距離を保つ（図5、6）。
- 患者に関係のない他の仕事、気になる動作をしない。
- 発言を遮らない。
- 適当な**アイ・コンタクト**（図7）。
- 適切な姿勢・態度（図8）。
- わかりやすい言葉づかいと聞き取りやすい話し方。
- プライバシーの保護に配慮。

付章 I

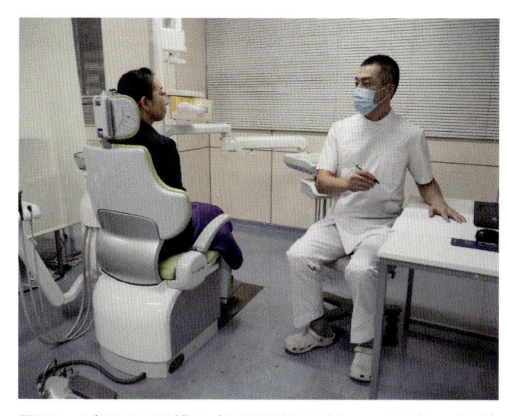

図5　適切な距離と位置関係を保つ。両者の目線の高さはほぼ同じとなるように配慮する

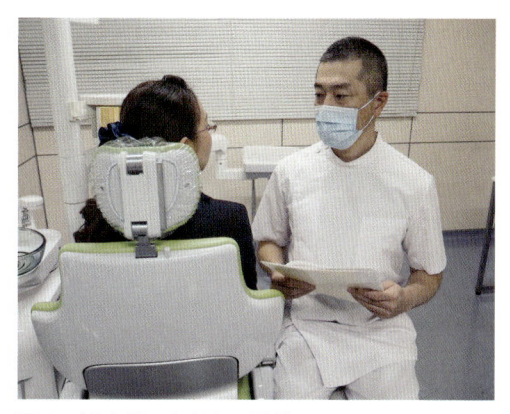

図6　近すぎる患者との距離

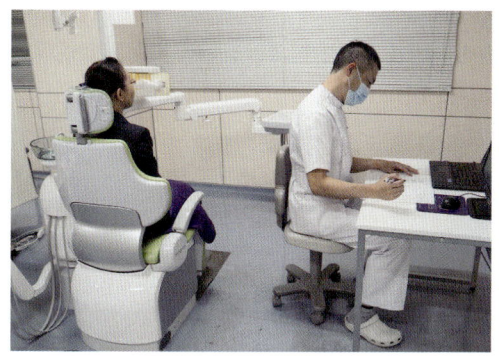

図7　アイ・コンタクトが少ないと、良好な患者－歯科医師関係を構築できない

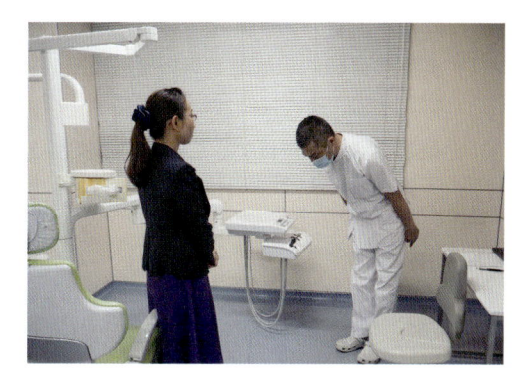

図8　挨拶は起立し、対面して行う

❹ 医療面接の導入部分（表2）

- 目的：患者の緊張感・警戒心を和らげ、良好な患者–歯科医師関係を築く第一歩となる。

❺ 患者から正確な医療情報を得るための態度、知識および技能

- 患者との面接で得た医療情報で、ほぼ8割の正確な診断ができる。
- 医療情報の聴取には十分時間をかける（患者には十分に考える余裕が必要）。

表2　医療面接に入るまでの流れ

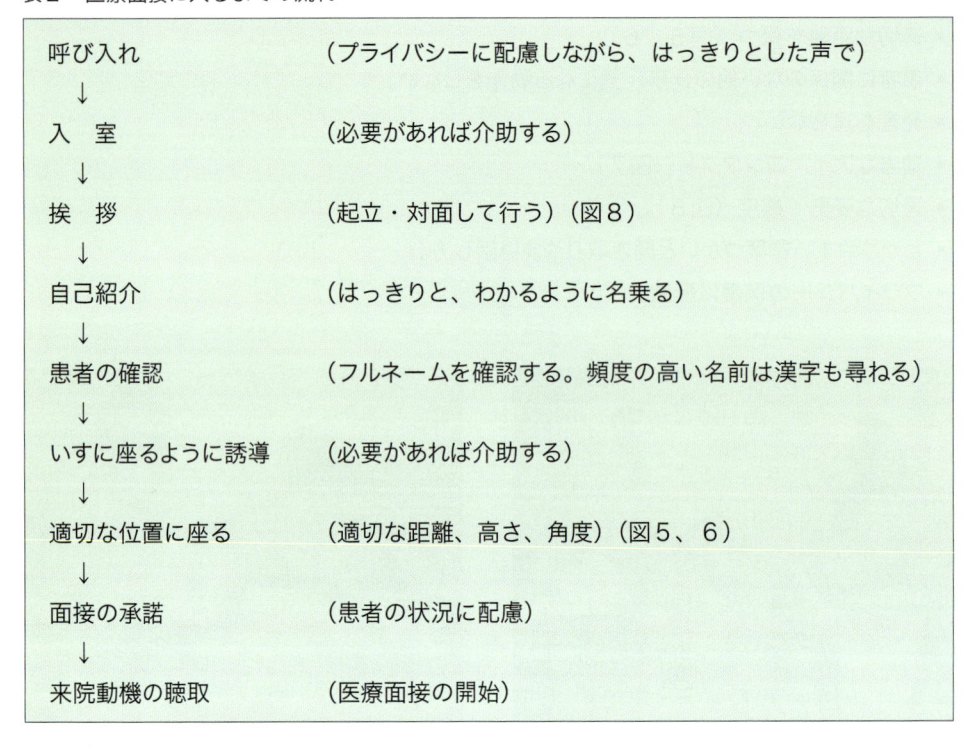

呼び入れ	（プライバシーに配慮しながら、はっきりとした声で）
↓	
入　室	（必要があれば介助する）
↓	
挨　拶	（起立・対面して行う）（図8）
↓	
自己紹介	（はっきりと、わかるように名乗る）
↓	
患者の確認	（フルネームを確認する。頻度の高い名前は漢字も尋ねる）
↓	
いすに座るように誘導	（必要があれば介助する）
↓	
適切な位置に座る	（適切な距離、高さ、角度）（図5、6）
↓	
面接の承諾	（患者の状況に配慮）
↓	
来院動機の聴取	（医療面接の開始）

1）質問の仕方と受け答え（表3）

- 上手に使うと患者が話したいことが話しやすくなる。
- 面接の当初は開放型や集中型、中立的質問法を多用する。中程では選択型、閉鎖型質問法で確認する。最後は開放型質問法、**open-close-open の原則**。
- 患者の話が冗長になったら方向づけも必要である。
- **積極的傾聴のため受け答え：**沈黙、相づち、促し、繰り返し、言い換え、要約。

表3　質問法の種類

閉鎖型質問法：	「はい」か「いいえ」で患者に応えさせる質問法。既に聞いた事項の確認などに使用する。
直接的質問法：	例：「痛いのは上あごの奥歯ですか？」　例：「口が渇くのですか？」
選択型質問法：	いくつかの選択肢から答えを選ばせる質問法。**多項目質問法。** 例：「痛いのは歯ですか、歯ぐきですか、それとも顎ですか？」
開放型質問法：	患者が自由に答える質問法。**自由質問法。**例：「どうなさいました？」 「具合はいかがですか？」　自由質問法の一種で、**集中型質問法**あるいは**重点的質問法**。例：「歯の痛みについて、もう少し詳しくお話ししていただけませんか？」
中立的質問法：	患者に話を促す質問法。患者の問題点に関連性のない質問。 例：「それで？」

2）収集すべき医学的情報（表4）

- 主訴、現病歴、既往歴、家族歴、患者背景、患者・家族の考え方や希望など。
- **LQQTSFA**：どこが（L：location）、どのように（Q：quality）、どの程度（Q：quantity）、いつから（T：time）、どんなときに（S：settings）、増悪・寛解させる因子（F：factors）、随伴症状（A：associated manifestations）。

表4　収集すべき医学的情報

主　訴：患者の受診動機あるいは最初の訴え。患者の言葉で簡潔に。

現病歴：受診の原因となった問題点について、7項目（**どこが**、**どのように**、**どの程度**、**いつから**、**どんなときに**、**増悪・寛解させる因子**、**随伴症状**）を中心に。睡眠、食欲、便通、体重変化、服用薬、薬・食物に対するアレルギー、月経についても聴取。

既往歴：これまで罹患した疾患と治療歴（特に、入院歴、手術歴、輸血歴）、妊娠および分娩歴などについての情報を時系列に整理。なお、治療を受けた医療機関名も聴取（POMRでは系統別病歴も聴取）。

家族歴：遺伝的素因が関与する疾患（糖尿病、高血圧、アレルギー、関節リウマチなど）。環境要因が関与する疾患（結核、ウイルス性肝炎など）の罹患状況と家系図。

患者背景：出生地、育った場所、学歴、職業、結婚歴、趣味、生活様式、習癖（飲酒、喫煙など）、海外渡航歴。（プライバシーに関わる質問もあるので、関連した話題のときに個別に聴取）。

患者の病気や医療に対する考え方：解釈モデル。問題点について、どう考えているのか？

患者・家族の希望：診断や治療方針の説明（癌の告知）や治療法への希望。

❻ 患者−歯科医師関係をよくするための態度、知識および技能

- 本章．❸ 医療面接の基本：2）態度および、3）対話のマナー（p.368）を参照。
- 患者と歯科医師との間での気持ちの通じ合い（ラポール）の確立（**共感「反映、正当化、個人的支持」、尊敬、誠実**）（表5）。
- 患者が話を理解できているかどうかを確認する。
- 患者が質問や希望を話しやすいように配慮する。
- 患者の心理状態の発露を見逃さない（仕草の意味を理解）。
- 医療面接終了時に、患者が「話を聞いてもらってよかった」という満足感が必要である。

表5　共感の例

反映	「痛みでとてもつらそうですね」
正当化	「顎の痛みのつらさは他の人にはなかなかわかってもらえませんね」
個人的支持	「できるだけ早く痛みが和らぐようにしましょう」

❼ 医療面接から診察への移行

- 目的：医療面接を終わらせ、診察へ円滑に移行する（表6）。

表6　医療面接の終わりに

> 聴取した情報の確認「お話しいただいたことを、まとめさせていただくと ......」
> 聞き漏らしや質問の確認「何か言い忘れたことがありますか？」
> 診察に移行することの同意を得る「では、これから診察させていただいてよろしいでしょうか？」
> 診察が終わったら、患者がいすから降りるのを誘導（必要なら介助）
> 挨拶「お大事になさってください。お気をつけてお帰りください」
> 退室を誘導（必要なら介助）

❽ 患者教育および治療への動機付けを図るための態度、知識および技能

- 一般に、患者への説明（診断結果と治療方針）は重要なポイント3点のみにしぼる（だらだらとした説明および情報過多の説明は理解されない）。
- 患者教育および治療への動機付けとは、患者の行動が変わる（**行動変容**）こと。
- 知識の伝授では患者の行動は変わらない（情報過多は学習意欲を損なう）。
- 患者の好ましい点を評価すること（責めることはプラスにならない）。
- 安易に安心させない（危機感を失い、治療意欲がなくなる）。
- 患者の状態（無関心期、関心期、準備期、実行期、維持期）に応じた指導。
- 具体的な行動目標の設定。
- 自己記録を活用。

❾ OSCE

- **OSCE**：objective structured clinical examination（**客観的〈構造化〉臨床能力試験**）の略。標準模擬患者（SP：standardized patient）を用い各種臨床的技能と態度を評価する方法。国内では2005年度から共用試験の一環として採用され、医療面接では急性疾患患者と慢性疾患患者に対する2条件が評価の対象となっている。

1）急性疾患患者に対する医療面接

- 歯科における急性疾患としては、智歯周囲炎、急性化膿性歯髄炎、急性根尖性歯周炎などが想定される。特徴は自発痛を呈し、炎症症状が著明な状態である。
- 限られた時間のなかで医療面接を行うため、評価の主たるポイントは以下の通りである。

①面接の導入にあたって、環境を整えることができる。

- これには「挨拶をする」、「これから行うこと を伝える」、「適切なポジショニングをとる」を含む。なお、服装、身だしなみはすべての課題で評価される。定められた臨床実習時の服装、身だしなみに従う。
- 適切な呼び入れをする（失礼でない声かけ、明確な発音。「次の方どうぞ」などではなく名前で

呼び入れる）。

- 患者さんが入室しやすいように配慮する（ドアを開ける、導く、荷物置き場を示すなど）。
- 患者さんにいすを勧める（必要があれば介助する）。
- 同じ目の高さで患者さんに対して挨拶をする。
- 患者さんに対して自己紹介をする（姓名ないしは姓のみ、明確な発音、難しい漢字は名札を示す）。
- 患者さんの姓名を確認する。患者さんに名乗ってもらう場合は、確認のためにという目的を告げる。
- 面接を行うことの了承を患者さんから得る。
- 面接を行うことが可能かどうかを患者さんに確認する。
- 適切な座り方をする（患者さんとの距離、体の向き、姿勢、メモの位置）。
- 面接の冒頭で患者さんの訴えを十分に聴く。

②病状や心理状態（自発痛による不安）に応じたコミュニケーションをとることができる。

③わかりやすい言葉づかいと聞き取りやすい話し方ができる。

- 患者さんと適切なアイ・コンタクトを保つ（質問するときだけではなく、患者さんの話を聴くときにも適切なアイ・コンタクトを保つ）。
- 患者さんにわかりやすい言葉で会話する。
- 患者さんに対して適切な姿勢・態度で接する。
- 聴いているときに、患者さんにとって気になる動作をしない。（時計を見る、ペンを回す、頬杖をつくなど）。
- 患者さんの状態にあった適切な声の大きさ、話のスピード、声の音調を保つ。

④病状や心理状態（自発痛による不安）に応じた質問をすることができる。

- 積極的な傾聴を心がける（冒頭以外でもできるだけ開放型質問を用いて患者さんが言いたいことを自由に話せるように配慮する）。
- コミュニケーションを促進させるような言葉がけ・うなずき・相づちを適切に使う。
- 患者さんが話しやすい聞き方をする。（遮らない、過剰な相づちをしないなど）。
- 患者さんの言葉を繰り返したり、適切に言い換え（パラフレーズ）たりする。
- 聞きながら、必要があれば適宜メモをとる。

⑤病状中心の病歴を聴取できる。急性症状では患者の症状を考慮して、面接の前半で主訴とその症状に関する項目を順序良く聴取する。

- 症状のある部位を聞く。
- 症状の性状を聞く（症状の性質、頻度、持続時間など）。
- 症状の程度を聞く（症状の強度、頻度、持続時間など）。
- 症状の経過を聞く（症状の発症時期、持続期間、頻度や程度の変化など）。
- 症状の起きる状況を聞く。
- 症状を増悪、寛解させる因子を聞く。
- 症状に随伴する他の症状を聞く。
- 症状に対する患者さんの対応を聞く（受診行動を含む）。
- 睡眠の状況を聞く。
- 食欲（食思）の状況を聞く。
- （女性の場合）月経歴を聞く。

- 症状が患者さんの日常生活に及ぼす程度を聞く。

⑥既往歴を聴取できる。

- 既往歴を聞く。
- 常用薬を聞く。
- 家族歴を聞く。
- アレルギー歴を聞く。
- 嗜好（飲酒、喫煙など）を聞く。
- 生活習慣（1日の過ごし方）を聞く。
- 社会歴（職歴、職場環境など）を聞く。
- 生活環境（衛生環境、人間関係など）・家庭環境（ペット、家族構成など）を聞く。
- 海外渡航歴を聞く。

⑦解釈モデルを聴取できる。

- 一般的に解釈モデルとは「病気の性質や原因についての考え」、「重症度や予後についての考え」、「治療への期待」、「病気への対処法についての信念」などのことを指す。急性症状では、特に患者の急性症状に応じた解釈モデルを聴取する。

⑧病状や心理状態に対する共感的理解の態度を示すことができる。

- 患者さんの気持ちや患者さんのおかれた状況に共感していることを、言葉と態度で患者さんに伝える（言葉がけの内容に態度が伴わない場合は不適切）。

⑨面接の終わりに患者の言い忘れがないかを確認できる。

- 聞き漏らしや質問がないか尋ねる（まだお聞きしていないことや、質問はございますか？ など）。

⑩面接の終わりに訴えの要約と再確認ができる。

- 患者さんの訴えや経過を患者さんの言葉を使って適切に要約する。
- 患者さんの訴えや経過の要約に間違いがないかを確認する。
- 面接終了後、患者さんが次にどうしたら良いかを適切に伝える（診察へ移行する場合）。
- 身体診察を始めることの同意を得る（クロージングする場合）。
- 患者さんが退室する際に配慮する（必要があれば介助する）。
- 挨拶をする（おだいじに、お気をつけて、など）。
- 何かあればいつでも連絡できることを患者さんに伝える。

面接者：「痛みによって睡眠が損なわれることはありませんか？」

患　者：「痛みがひどく眠れないので、痛み止めを飲んでから寝ましたが、夜中に目が覚め、それ以降眠れませんでした」

面接者：「痛みで眠れないのはつらいですね。何時くらいから起きてらっしゃいますか」

患　者：「朝4時からです」

面接者：「それでは睡眠時間があまりとれていませんね。痛み止めは何時間くらい効いていましたか」

患　者：「6時間くらいです」

面接者：「まず、痛みを早くとるよう努力します」

2）慢性疾患患者に対する医療面接

- 歯科における慢性疾患としては、慢性辺縁性歯周炎、慢性根尖性歯周炎などが想定される。
- 特徴は自発痛を伴わず、咀嚼時痛あるいは圧痛を呈し、遷延化した状態である。

  慢性疾患患者に対する医療面接でも、医療面接の基本は急性疾患患者に対する医療面接と同じである。ここでは慢性疾患患者に対する医療面接時に気をつける点のみを詳記する。

面接者：「歯肉の腫れが気になっていらしたとのことですが、同じ部位、あるいは他の部位が以前に腫れたことがありますか」

患　者：「1年前にも同じところが腫れましたが、放っておいたら自然と腫れがひきました」

面接者：「繰り返し腫れが出ているようですね。ご自分ではどんな病気だと考えていますか」

患　者：「繰り返すので歯槽膿漏ではないかと思って来院しました」

---

①病状中心の病歴を聴取できる。慢性症状では、面接の前半で主訴に関する開放的質問（自由質問）に重点をおいて聴取する。

②背景（心理的、社会的、経済的）を聴取できる。

- 患者さんの生活や仕事などの社会的状況を聞く。
- 患者さんの思いや不安などの心理的状況を聞く。
- 患者さんの病気や医療に関する考えや理解（「解釈モデル」）を聞く。
- 患者さんの検査や治療に関する希望や期待、好みなどを聞く。
- 患者さんの過去の「受療行動」を聞く。
- 患者さんの過去の「対処行動」を聞く。
- 患者さんの特に気になっていること、心配していることを詳しく聞く。
- 他医受診（代替医療も含む）の有無と処方内容を聞く。

コミュニケーションのチェックポイント		医療情報収集のチェックポイント	
▪ 身だしなみ	□	▪ 主訴	□
▪ 挨拶	□	▪ 現病歴（どこが）	□
▪ 自己紹介	□	▪ 現病歴（どんな具合）	□
▪ 名前の確認	□	▪ 現病歴（どの程度）	□
▪ 適切な距離、座り方	□	▪ 現病歴（いつから）	□
▪ アイ・コンタクト	□	▪ 現病歴（どんなときに）	□
▪ 適切な言葉づかい	□	▪ 現病歴（増悪・改善因子）	□
▪ わかりやすい言葉	□	▪ 現病歴（随伴症状）	□
▪ 患者に自由に話してもらう	□	▪ 既往歴	□
▪ 患者に話を促す	□	▪ 薬・食物アレルギー	□
▪ 思いやりあふれる態度で対応する	□	▪ 家族歴	□
▪ 患者の話を要約して示す	□	▪ 解釈モデル	□
▪ 言い忘れがないか尋ねる	□	▪ 希望・心配	□
		▪ 患者背景	□

2. 診療録

❶ 診療録の記載義務

- 歯科医師法・第4章　業務・第23条「歯科医師は、診療をしたときは、遅滞なく診療に関する事項を診療録に記載しなければならない」。
- 医療法第21条9項、医療法施行規則第20条10項、保険医療機関および保険医療養担当規則第22条にも記載。

❷ 診療録記載の原則

1）どんな場合でもすぐ書く

- 患者から採取した情報を整理して簡潔に書く。
- 患者や家族との対話・説明は正確に記載する。
- 事故が発生したときは、その経緯を正確に記録する。

2）公文書である

- 診療録の意義を理解する。
- 第三者が理解できる（日本語）。
- 文書開示に耐える。
- 記載年月日、記載者氏名を書く。
- 第三者が故意に訂正できない筆記用具を用いる。
- 医学用語は学会用語集に、略語は医学辞典に準拠。

❸ 診療録の意義

①法律上の義務
②診療の自己評価
③医療活動の証拠
④チーム医療の情報共有
⑤医療保険請求の根拠
⑥医療機関の管理・運営の資料
⑦臨床研究の資料
⑧医療関係職の共有資料
⑨地域医療計画の基礎資料
⑩第三者評価

❹ 問題志向型システム（POS：problem-oriented system）

- 患者のもっている問題点のそれぞれに着目してそれらの解消のために医療者が共同で対処する医療システム（ピーオーエスと読む）。

①**問題志向型診療録（POMR）** の作成（表 7 ）

②記録の監査

③記録の訂正

の 3 要素からなる。

■ POS の特徴

- 患者中心の良質な医療の実践
- 問題解決の手順を重視する論理的診療
- 臨床情報の合理的整理
- 相互評価による診療・教育内容の向上
- 診療録を介したチーム医療の推進
- 指導医による正確な研修医の診療内容と能力の把握
- 医療者の生涯教育の推進
- 質の高い臨床研究が可能

表 7 　問題解決の手順と POMR 構成要素との対応

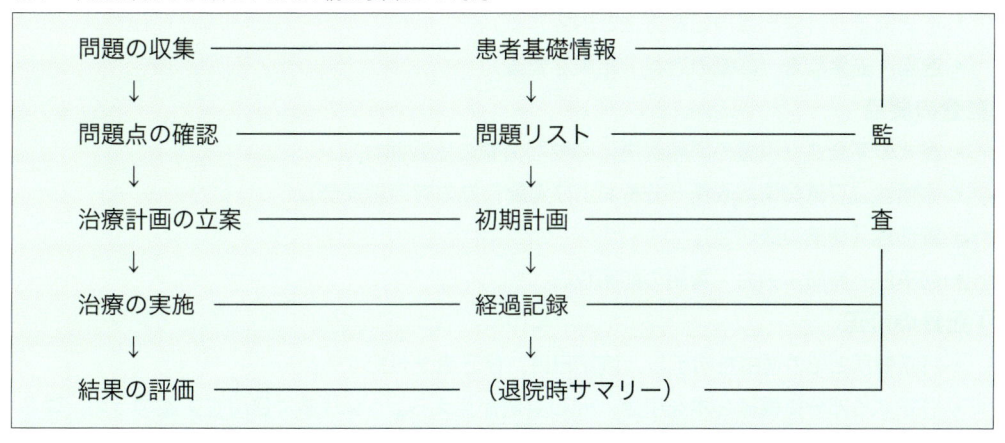

1 ）問題志向型診療録（POMR：problem-oriented medical record）

- POS のかなめ。
- 患者の問題ごとに症状、診察・検査所見、評価・考察、計画・方針・指示を記載するので、記録から記載者の考え方や理解の程度がよくわかる。
- POMR の 4 段階は、基礎データ、問題リスト（一覧表）、初期計画、経過記録である。入院患者の場合は、これらに退院時サマリー（要約）が加わる。

（ 1 ）基礎データ（病歴、生活歴、診察所見、臨床検査、画像所見）

- 主観的および客観的情報の整理分析による問題点を絞り込む過程の記録。
- 病歴には系統別病歴。

（ 2 ）問題リスト（一覧表）

- 医学的問題、心理的問題、家庭・経済問題・危険因子などについて箇条書きとする。

- 医学的問題には、確定している診断名、自覚症状・他覚所見、徴候を伴わない検査や画像の異常所見など。
- 活動性問題と非活動性問題とに分類。
- 活動性問題を緊急性や重要性に応じ優先順位（#1、#2）をつける。
- 問題ごとに発生日・解決日を記載。
- 診断の根拠も記載。

（3）初期計画

- 問題ごとに対応させた診断計画（Dx）・モニター計画（Mx）・治療計画（Tx）・看護計画（Cx）・教育計画（Ex）・インフォームドコンセントの予定など。

（4）経過記録

- 問題ごとに症状、診察・検査所見、評価・考察、計画・方針・指示を記載するので、記録から記載者の考え方や理解の程度がよくわかる。
- SOAP で記載：自覚症状（Subjective data）、診察・検査所見（Objective data）、評価・考察（Assessment）、計画・方針・指示（Plan）。

2）記録の監査
■監査の目的

- 記録から医療の質を評価する。

■監査の種類

- 形式監査（診療記録の記載方法と内容監査）。
- 過程・結果監査（診療の過程・結果を監査）。

■監査の要点

- 書式の完全性（患者の問題解決に必要な情報の記載漏れ）。
- 信頼性（正確な情報収集と分析および実施行為の有用度評価）。
- 論理性（理論の適切さ）。
- 効率性（時間・労力・費用の能率性）。

3）記録の訂正

- 訂正箇所とその理由を明示し、修正日時、修正者を付記する。
- 訂正する部分に横線２本を引き、元の記載が見えるような状態で日時を記載のうえ、署名ないし捺印する。
- 電子カルテでは、一定時間以内（24〜48 時間）の訂正を許可し、その後は訂正を不可とし、「追記」として訂正内容を記載。

3．他の医療機関への紹介

▶ 歯科医師が自らの知識、技能では対応できないような医療上の問題に遭遇し、他の医師や歯科医師の診察（対診）や意見（セカンドオピニオン）を求める必要がある場合には、患者の同意のもとに他の医療機関への速やかな紹介が求められる。

■歯科医師としての職業倫理

- 歯科医師として自らの知識・技能についての自己評価。
- 自らの知識・技能で患者の問題点を解決できるかどうかについての真摯な判断。

■紹介の目的

- 検査、診断、治療方針の立案、**セカンドオピニオン**、治療などの依頼。

■紹介の手順

1）紹介前

- 病態の正確な把握。
- 患者および家族への説明。
- 紹介先医療機関および専門医の選択。
- 紹介状の作成。

2）紹介後の対応

- 専門医受診の確認。
- 専門医からの返信への対応。
- 経過情報の収集。
- 受診後の通院先の相談。

■紹介状ないし診療情報提供書の記載事項

- 紹介先医療機関名、診療科名、医師あるいは歯科医師名、患者の氏名、性別、年齢、生年月日、住所、職業、電話番号、臨床診断（すべて記載）、紹介の目的とその該当する臨床症状ないし臨床診断名、依頼する理由、患者に資料を持参させている場合はそれらの種類と数（写真、各種画像、臨床検査結果、模型、プレパラート、病理検査報告書など）、紹介状記載年月日、紹介歯科医師名（署名）、医療機関名、所在地、電話番号、Fax 番号、E-mail アドレス。

■転医義務ないし転医説明義務が生じる場合

1）治療上必要な転医：患者の病態が他の医療機関へ転医させたうえで治療を要する場合

- 自らの診療能力を欠くとき。
- 物的・人的設備を欠くとき。
- より適切な診断および治療法があるとき。

2）自己決定権保障のための転医の説明

- 先進治療や特殊設備を要する治療法が他院でしかできない場合、患者の自己決定権を保障するため、転医しそれらの治療を受ける選択肢があることを説明するとき。

（永易裕樹、柴田考典）

付章 I

付章 II | 手術総論

1. 消毒・滅菌法

❶ 標準予防策（スタンダードプレコーション）と概念

- 「すべての人は感染・伝播する病原体を有している」を前提とした概念。
- すべての患者の血液、唾液などの体液（汗を除く）を感染性のあるものとして対応する。
- 傷のある皮膚および粘膜も感染性のあるものとして扱う。
- 患者間の交叉感染や患者と医療従事者間の交叉感染を防ぐ。
- 具体策として、器具器材の適切な消毒・滅菌、手指衛生、医療従事者の個人防護、医療器具のディスポーザブル化、医療廃棄物の適切な管理などが挙げられる。

❷ 洗浄

- 洗浄とは、対象物から体液や血液などのあらゆる有機物や汚れを物理的に除去すること。
- 消毒や滅菌前には確実な洗浄が行われていることが必須条件である。有機物が残存していると消毒滅菌の効果が不十分となる。
- 機械洗浄と用手洗浄がある。機械洗浄を第一選択とする。
- 機械洗浄の代表的なものとしては、噴射水による洗浄と熱水消毒を組み合わせた**ウォッシャーディスインフェクター**が挙げられる。
- 手術で使用した器具はタンパク質の変性や固着を防ぐためにも、できるだけ速やかに洗浄する。

❸ 消毒と滅菌

- **消毒**とは、生存する微生物の数を減らすこと。
- **滅菌**とは、すべての微生物を殺滅または除去すること。
- 手術器具の消毒と滅菌はスポルディングの分類に準じて対応する。

❹ スポルディングの分類（表1）

- **スポルディングの分類**では、医療器具を生体に与える感染の危険性を考慮して3つのカテゴリーに分け、適切な洗浄、消毒、滅菌方法を決定した。

表1　スポルディングの分類

器具の分類と定義		感染の危険性	処理法
クリティカル	直接体内に挿入あるいは刺入されるもの	高い	滅菌
セミクリティカル	粘膜や傷ついた皮膚に接触するもの	低い	高水準消毒・中水準消毒
ノンクリティカル	正常な皮膚に接触するもの	ほとんどない	低水準消毒・洗浄

- 手術に使用する器具はすべて滅菌の対象となる。耐熱性のあるものは高圧蒸気滅菌、耐熱性のないものでは酸化エチレンガス滅菌や過酸化水素低温ガスプラズマ滅菌を行う。

❺ スポルディングの分類に基づいた消毒剤の選択（表2、3）

1）高水準消毒剤

- 最も効果が強い。
- 細菌芽胞やB型肝炎ウイルスを含め、ほぼすべての微生物に有効である。

2）中水準消毒剤

付章Ⅱ

表2　消毒薬の適応対象

分類	消毒薬	環境	金属器具	非金属器具	手指皮膚	粘膜
高水準消毒薬	グルタラール	×	○	○	×	×
中水準消毒薬	次亜塩素酸ナトリウム	○	×	○	×	×
	ポビドンヨード	×	×	×	○	○
	消毒用エタノール	○	○	○	○	×
低水準消毒薬	ベンザルコニウム塩化物	○	○	○	○	○
	クロルヘキシジン酸塩	○	○	○	○	×

○：有効　×：無効

表3　消毒薬の抗菌スペクトラム

分類	消毒薬	一般細菌	真菌	結核菌	芽胞細菌	ウイルス	
						エンベロープがある	エンベロープがない
高水準消毒薬	グルタラール	○	○	○	○	○	○
	フタラール	○	○	○	○	○	○
中水準消毒薬	次亜塩素酸ナトリウム	○	○	○	○	○	○
	ポビドンヨード	○	○	○	×	○	○
	消毒用エタノール	○	○	○	×	△	×
低水準消毒薬	ベンザルコニウム塩化物	○	○	×	×	×	×
	クロルヘキシジン酸塩	○	○	×	×	×	×

○：有効　×：無効　△：効果が得られにくい

- 芽胞細菌には効果が期待できないが、結核菌、細菌、真菌に対して有効である。
- ウイルスは、脂質を含むエンベロープと呼ばれる膜で包まれているもの（例；HIV）と、エンベロープを持たない小型球形ウイルス（例；ノロウイルス）に分類できる。一般にエンベロープを有するウイルスは消毒薬に対して感受性がある（ただし、B型肝炎ウイルスなど一部のエンベロープを有するウイルスでは消毒液に抵抗性である）。
- ポビドンヨードを生体に使用する場合は過敏症に対し十分な注意が必要である。

3）低水準消毒剤

- 一般細菌には有効であるが、芽胞細菌や結核菌、ウイルスには無効である。
- MRSA、緑膿菌、セラチア、セパシアなどのブドウ糖非発酵性グラム陰性桿菌には十分な効果が得られないことがある。
- 日本では、クロルヘキシジングルコン酸塩の口腔粘膜への適用は禁忌である。

❻ 手術に用いる器具の滅菌

1）高圧蒸気滅菌

- 加熱した飽和水蒸気中で加熱する方法で、最も確実な滅菌法である。
- 滅菌条件は圧力と飽和水蒸気の温度と作用時間で決まる。
- 鋼製手術器具など高温・高湿に耐えうるものの滅菌で用いられる。処理時間やコストに優れ適応範囲が最も広い。
- 高圧蒸気滅菌器の種類には、重力加圧脱気式高圧蒸気滅菌器と真空脱気プリバキューム式高圧蒸気滅菌器がある。
- 手術器具の滅菌には、より高温条件が得られる真空脱気プリバキューム式高圧蒸気滅菌器が推奨される（温度134〜135℃、滅菌時間8〜10分間）。

2）酸化エチレンガス（EOG）滅菌

- ゴム、プラスチックなどの非耐熱、非耐湿器具の滅菌ができる。
- 器具への負荷が少なく、浸透性に優れている。
- エアレーションを含めた全体の処理時間が長い。
- 毒性、発癌性、環境汚染、可燃性などの欠点がある。

3）過酸化水素低温ガスプラズマ滅菌

- 非耐熱、非耐湿器具の滅菌ができる。
- 処理時間が短い。
- 滅菌には専用の包装材が必要で、他の滅菌に比べてランニングコストがかかる。

❼ 手術時の手指の消毒

- 手術時手洗いの目的は、手袋が破損したとしても、手術野が汚染される細菌数を最小限とすること。
- 手洗い前には爪を短く切り、ヤスリで滑らかにする。
- 手洗いでは滅菌水を用いる必要はなく、水道水でも同様の効果が得られる。
- 手洗いでは爪、指先、指のつけ根、拇指に洗い残しが起きやすい（図1、2）。

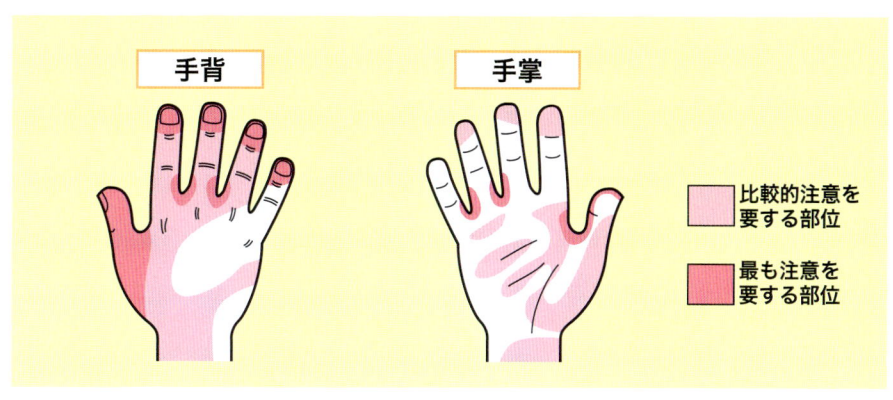

図1　手洗いで注意を要する部位

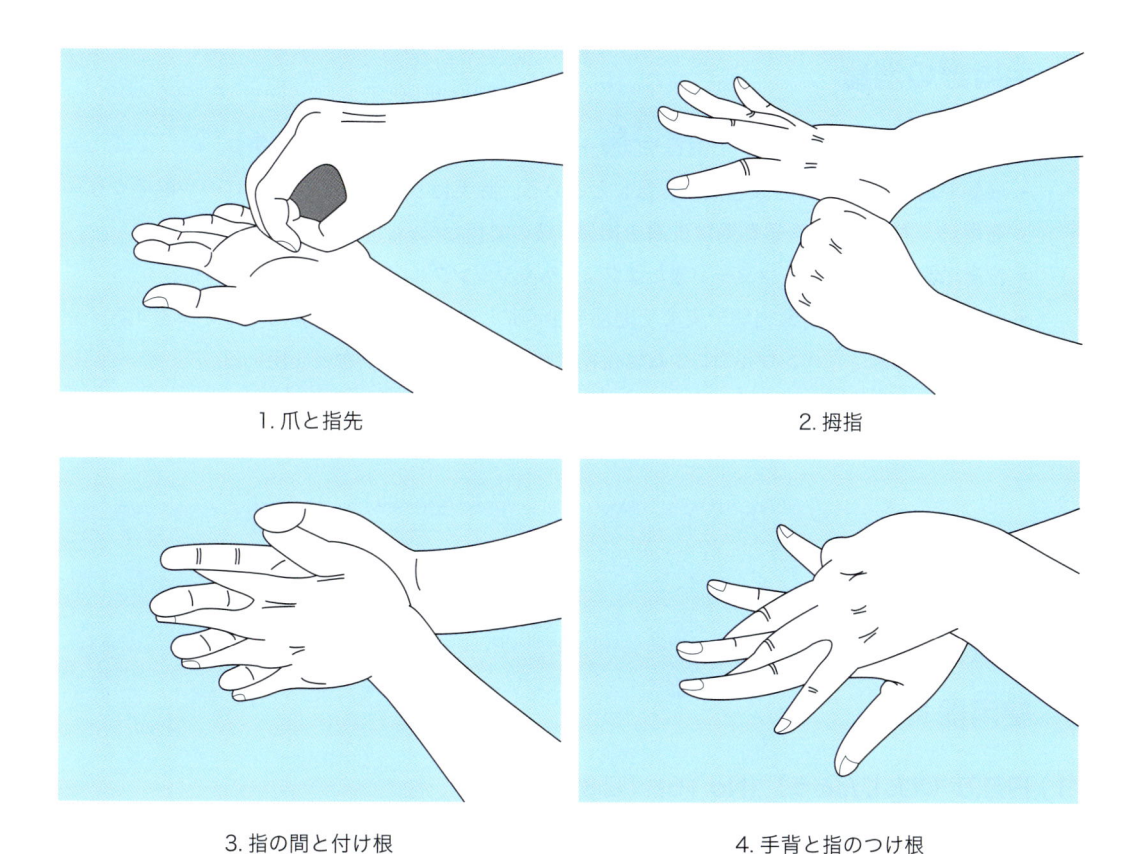

1. 爪と指先　　　　　　　　　　2. 拇指

3. 指の間と付け根　　　　　　　4. 手背と指のつけ根

図2　手洗いで注意を要する部位の洗い方

付章Ⅱ

1）ヒュールブリンガー変法（ブラシ法）

- 従来のスクラブ剤（抗菌性石けん）とブラシを用いた手洗い法。ブラシによる皮膚損傷が問題となる。

2）ツーステージ法

- ブラシを用いず（爪周囲のみ柔らかいブラシを使用）、スクラブ剤でもみ洗いを行った後に速乾性手指消毒剤で消毒する手洗い法。広く普及している。

3）ウォーターレス法（ラビング法）

- 普通石けんによる手洗いと速乾性手指消毒剤のみで行う手洗い法。ツーステージ法と比べても

消毒効果には差がなく、手洗い時間の短縮や費用の低減など利点が多いことから徐々に採用が増えている。

- ウォーターレス法（ラビング法）の手順

①指先から前腕、肘上まで普通石けんを用いて十分に洗浄する。

②非滅菌ペーパータオルで水をふき取り、確実に乾燥したことを確認する。

③1回目：速乾性手指消毒剤を手のひらにとり、片方の手の指先から前腕までまんべんなく薬液をすり込む。

④2回目：同様に反対側の手を行う。

⑤3回目：両手の指先から手首までを再度消毒する。

⑥薬液が完全に乾燥した後に、術衣、手袋の順で着用する。

❽ 手術野の消毒

- 手術前には専門的口腔ケアで歯石やプラークを除去し、口腔内を清潔に保つ。
- 頭髪や皮膚体毛の除毛は必要最小限にとどめる。除毛はサージカルクリッパーや除毛クリームを用い、カミソリによる剃毛は皮膚を損傷するので行わない。
- 皮膚の消毒は、ポビドンヨードまたはクロルヘキシジングルコン酸塩などを用いる。
- 皮膚の消毒では、消毒綿球で皮膚切開部を中心にして同心円状に外側に向けて消毒する。
- 口腔内の消毒は、ベンザルコニウム塩化物またはポビドンヨードなどを用いる。
- 日本では、クロルヘキシジングルコン酸塩の口腔粘膜への適用は禁忌である。

（水谷太尊）

2．切開法

❶ 使用器具

1）円刃刀（えんじんとう）（No.15）（図3）

- 刃先は丸味を帯びており、主に刃の腹の部分で切開や切離を行う。
- 皮膚、粘膜、骨膜、歯肉などの切開に用いる。

2）尖刃刀（せんじんとう）（No.11）（図3）

- 刃先は細く鋭利で、主に刃の先端部分で切開や切離を行う。
- 先端部は排膿時の切開または突き刺すときに用いる。
- 口唇形成術などの精密で微細な切開に用いる。

3）彎刃刀（わんじんとう）（No.12）（図3）

- 刃は鎌型に反り返り、主に刃の先端部分やアンダーカット部分で切開や切離を行う。

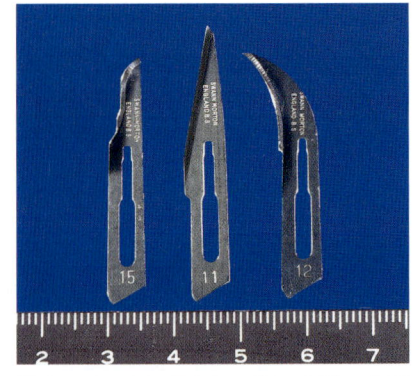

図3　メス刃。円刃刀（No. 15）、尖刃刀（No. 11）、彎刃刀（No. 12）*

- 上顎結節部の切開など円刃刀や尖刃刀が使用困難な部位に用いる。

4）電気メス（図4、5）

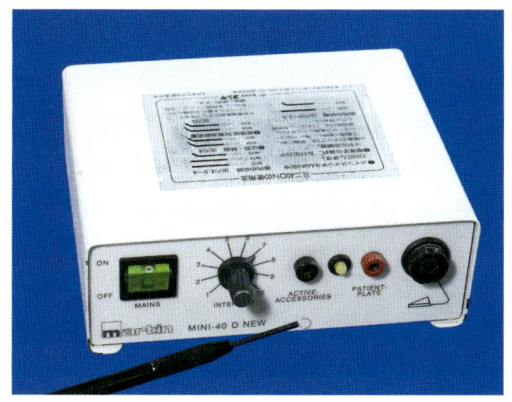

図4　電気メス*

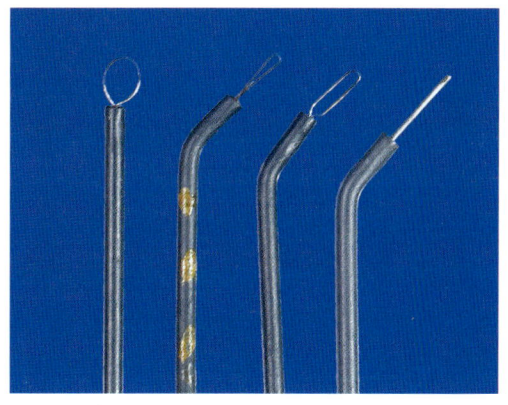

図5　電気メスチップ*

- 高周波電流により発生したジュール熱が細胞を加熱・爆発・蒸散することで組織を切開し、細胞の水分を蒸発させタンパク質を凝固させた止血操作にも使用できる。
- モノポーラー型、バイポーラー型を使用することが多い。
- 粘膜、皮下・粘膜下組織などの切開や切離に用いるが、皮膚の切開は避ける。
- 心臓ペースメーカー埋め込み患者への使用は禁忌である。

5）レーザーメス

- 光を増幅して放射するレーザー光は高エネルギーで指向性や収束性に優れており、これを組織に照射して、切開、凝固および焼却・気化を行う。
- 炭酸ガス、YAG などの種類があり、切開と止血を同時に行える利点がある。
- レーザー光が直進性のため、適応部位が限定される欠点がある。

❷ 口腔粘膜の切開

- 局所麻酔により切開部が膨隆、変形するため、局所麻酔前に切開線をピオクタニン（青い色素）などでマーキングするとよい。
- 口腔粘膜は、皮膚に比べて創の哆開[注1]、瘢痕形成は少ない。
- 口蓋部では大口蓋孔からの神経血管束、下顎臼歯部ではオトガイ孔からの神経血管束、口底・舌下面ではワルトン管や舌動静脈などを損傷しないように注意が必要である。

❸ 皮膚の切開（図6）

- 瘢痕形成防止のため、皮膚割線（Langer など）、皺線に沿って切開する。
- 顔面皮膚や顎下部の切開時には、特に顔面神経の走行に注意し損傷を避ける。

注1　**哆開**：しかい、傷が開くこと

付章 Ⅱ

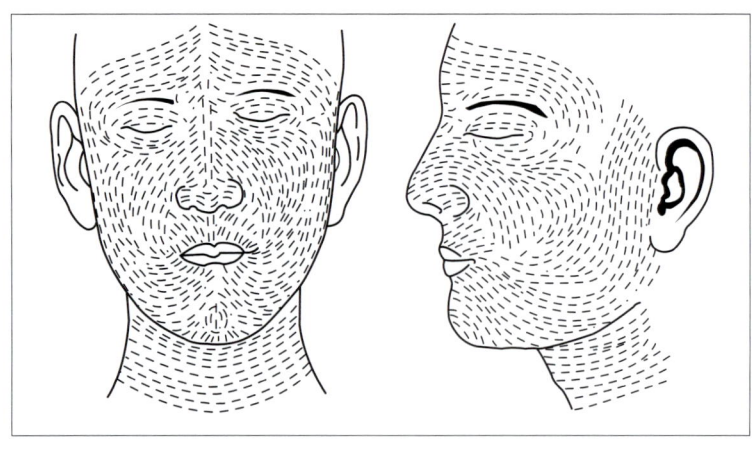

図6　顔面の皮膚割線（茂木克俊ほか，1978）

3．止血法

❶ 出血の種類

1）動脈性出血

- 出血は鮮紅色で、拍動性に噴出する。
- 自然止血はほとんどの場合、期待できない。
- 圧迫による一時止血の後、結紮、縫合などの永久止血を必要とする。

2）静脈性出血

- 出血は暗赤色で、持続的に流出する。
- 細い静脈は圧迫のみでも止血可能であるが、太い場合は結紮や縫合を必要とする。
- 内頸静脈の損傷では中枢側（心臓側）に陰圧が生じて、空気栓塞を生じることがある。

3）毛細血管性出血

- 毛細血管からの出血は湧出性で oozing と呼ばれる。
- 出血性素因などがなければ，圧迫により容易に止血可能である。
- 出血点がはっきりしない場合は周囲を含めた縫合（収束結紮）が必要になることもある。

4）実質性出血

- 肝臓などの実質臓器の損傷の際にみられる出血である。
- 動脈性、静脈性、毛細血管性出血が混在し止血困難な場合が多い。

❷ 止血法

1）一時的止血法

（1）直接圧迫法

- 出血部位を滅菌ガーゼなどで直接、用手的に圧迫する。

- 出血量が減少した時点で、結紮または電気凝固すれば永久止血が得られる。
- 抜歯後は、ガーゼを咬ませることにより、抜歯創からの出血を止めることがある。

（2）間接圧迫法・止血帯法

- 止血困難な四肢の出血の場合に、出血部の中枢側を縛り、動脈を圧迫することで出血を止める方法。

（3）塞栓法・タンポナーデ

- 凹んだ部位からの出血に対し、滅菌ガーゼなどを塡塞して出血を止める方法。
- ガーゼにエピネフリン、トロンビン、酸化セルロースなどの局所止血薬を併用すると効果的である。

2）永久止血法

（1）挫滅法（血管捻転法）

- 小血管の場合止血鉗子で挟み、血管壁を捻転・挫滅させて止血することができる。

（2）結紮法

a．血管結紮法（図7）

- 止血鉗子で血管断端をつまみ、これに縫合糸をかけて結紮する。

b．周囲結紮法

- 出血を血管が明示できない場合、その周囲の組織ごと結紮する。

c．側壁結紮法（血管壁縫合法）

- 太い血管から出血した場合、血管クランプを装着して血流を遮断して無傷針で血管壁を縫合・結紮する。

（3）創縫合法

- 出血している創縁を縫合、閉鎖して止血する。
- 術後も内出血に注意する。

（4）焼灼法（図8、9）

- 毛細血管や細い血管からの出血には効果的で、バイポーラー型やモノポーラー型電気メスを用いる。
- バイポーラー型では出血点を直接器具の先端で挟んで通電し凝固させる。
- モノポーラー型は切開と凝固の2つのボタンを使い分ける。
- モノポーラー型では出血点を鑷子などでつかみ、器具の先端を接触させて送電凝固させる。

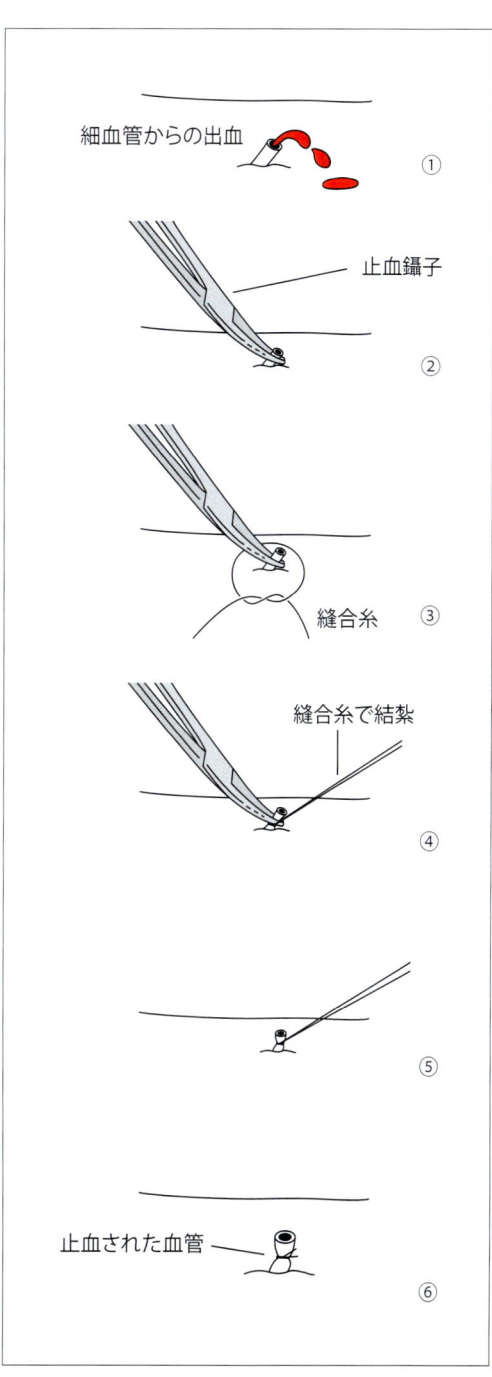

図7　血管結紮法手順。①：細血管からの出血、②：止血鉗子で止血、③：止血鉗子の元に縫合糸をかける、④：縫合糸で結紮、⑤：止血鉗子を外す、⑥：縫合糸を短く切る

付章Ⅱ

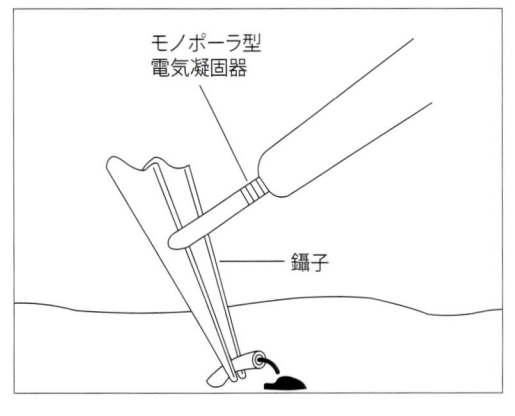

図8　電気凝固による止血

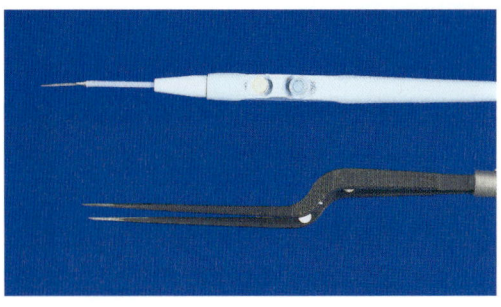

図9　電気凝固器。モノポーラ型（上）とバイポーラ型（下）＊

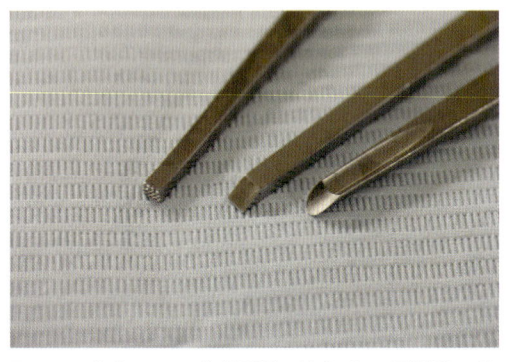

図10　止血ノミの先端形状（左）と、骨削除に使用する骨ノミ（平ノミ〈中〉、丸ノミ〈右〉）の尖端を比較すると、形状の違いがわかる＊

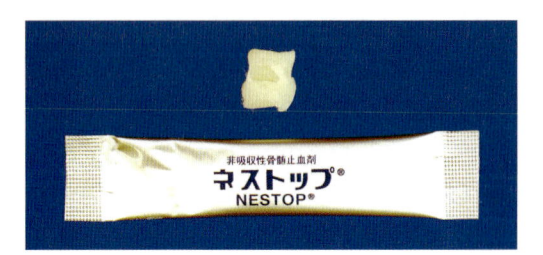

図11　骨ロウ＊

3）骨出血の止血法

（1）挫滅法

- 止血ノミで出血部を挫滅させる（図10）。

（2）栓塞法

- 骨ロウを出血部へ填入またはすり込む（図11）。

4）止血薬

（1）局所止血薬

a．アドレナリン

- 1,000～1万倍希釈のアドレナリンを粘膜面に塗布あるいはガーゼに浸み込ませて貼付し、出血を予防する。
- 10～20万倍希釈のアドレナリンを術野に注射し出血を予防する。
- 10～20万倍希釈のアドレナリンをガーゼに浸み込ませて出血部位を圧迫する。
- アドレナリンの効果がなくなると、血管が拡張し、再出血するので注意する。

b．トロンビン[1]

- 粉末のまま使用するか生理食塩液で20倍に希釈して使用する。
- ヒト血液を原料としていることに由来する感染症伝播のリスクを完全に排除することができないため、疾病の治療上の必要性を十分に検討のうえ、必要最小限の使用にとどめる。

- 血液を原料としていることによる感染症伝播のリスクを完全に排除することはできないことを、患者に対して説明し、理解を得るよう努める。

c．酸化セルロース、吸収性ゼラチンスポンジ（図12）

- 直接出血部位へ塡入または当てて圧迫する。

（2）全身的止血薬

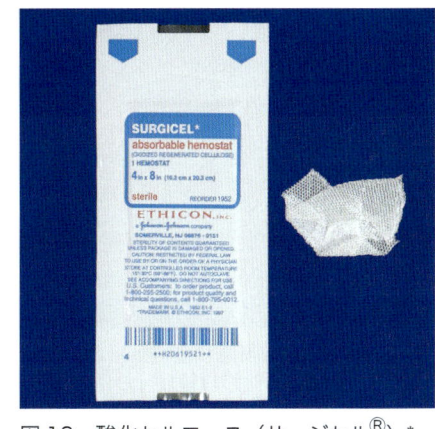

図12　酸化セルロース（サージセル®）＊

- カルバゾクロム（アドナ®）、トラネキサム酸（トランサミン®）などが用いられる。
- カルバゾクロムは毛細血管の透過性を減少させると考えられているが正確な作用機序はわかっていない。
- トラネキサム酸はプラスミノーゲンの活性すなわち線溶能を抑制し止血効果を現す。
- ビタミンKはワルファリンカリウムの過剰投与、ビタミンCは壊血病による出血にそれぞれ有効である。
- ビタミンK、ビタミンCなどの投与では、止血効果がでるまでに日数を要する。
- トラネキサム酸は線溶能亢進時に速やかに効果を示す。

5）その他

- 出血性素因に対して血液凝固因子（Ⅷ、Ⅸ因子）の投与や血小板輸注などを行う。

4．縫合法

❶ 材料、器具

1）持針器（図13）

- 縫合針の把持に用い、**マチュウ型**や**ヘガール型**などがある。
- 手結びと器械結びがある。
- 器械結びはヘガール型で行う。
- 使用する糸と針の大きさで、先端の形状が異なるので、適切な持針器を選択する。

2）組織ピンセット（鑷子〈せっし〉）（図14、15）

- 縫合時に組織や縫合針の把持に用い、**マッカンドー型**や**アドソン型**などがある。
- 尖端の形状が有鈎、無鈎、フック付があるが、組織の状態により使い分ける。
- 粘膜や皮膚の縫合時には、組織を強く摘まなくても保持できる尖端の形状が有鈎あるいはフック付が選択される。
- 使用時には、特に無鈎ピンセットで、組織を損傷しないように愛護的に使用する。

参考文献　1）　田辺三菱製薬：献血トロンビン経口▪外用5,000単位「ベネシス」製剤添付文書：2009年10月改訂（第12版）

付章Ⅱ

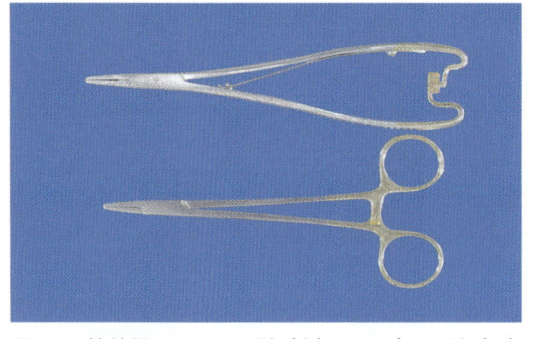

図13 持針器。マチュウ型（上）とヘガール型（下）*

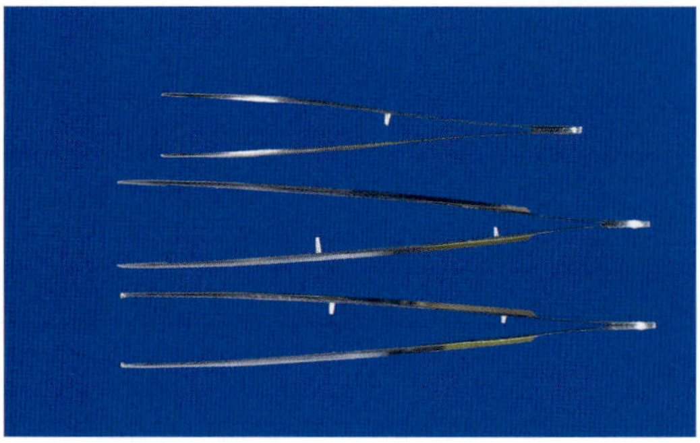

図14 組織ピンセット。アドソン型（上）とマッカンドー型（下）*

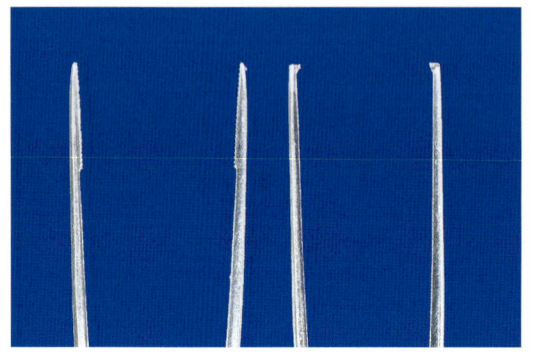
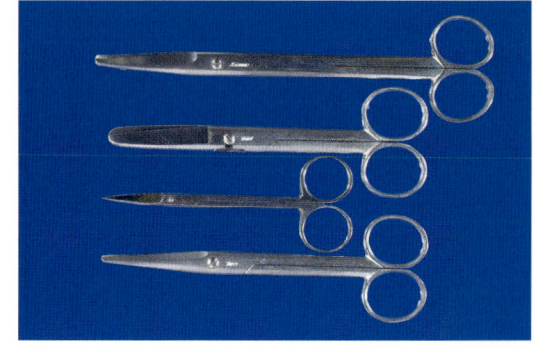

図15 ピンセットの先端。無鈎型（左）、有鈎型（右）*

図16 各種ハサミ*

3）ハサミ（剪刀〈せんとう〉）（図16）

- 刀部の形状で直、曲、反剪刀のもの、先端の形状で鋭、鈍など多種類がある。
- 糸を切るものと組織を切離・剥離するものとを区別して使用する。
- 長さ、先端の形状（刃の幅など）に多種類ある。

4）縫合針（図17〜22）

- 直針、強弯針（1/2 circle）、弱弯針（3/8 circle）、などがあり、縫合部位により使い分ける。
- 針の断面が円形の丸針は主に軟らかく脆い組織に、三角形の角針は皮膚などの硬くて裂けにくい組織に使用する。
- 糸と縫合針をつなぐ孔は、針の後方から糸を圧入する弾機孔（バネ穴）と裁縫の縫い針のように糸を通して使う普通孔がある。
- 弾機孔の組織通過痕は、普通孔の通過痕より組織損傷が少ない。
- 無傷針とは、あらかじめ縫合針に縫合糸が接続されたものである。
- 針と縫合糸が接合している無傷針は、弾機孔より組織損傷がさらに少ない。

5）縫合糸

（1）非吸収性縫合糸

- 口腔粘膜縫合では抜糸可能な部位に用いる。

a．天然素材

- 絹糸（図23）
- 丈夫でしっかりと結ぶことができるが、しばしば組織反応が強く出ることがある。
- 口腔内では、編み糸のためプラークがつきやすく、感染の原因となりえる。

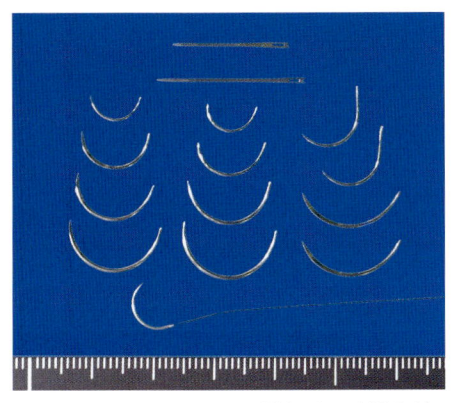

図17　縫合針。直針、強彎角針、強彎丸針、弱彎角針、無傷針*

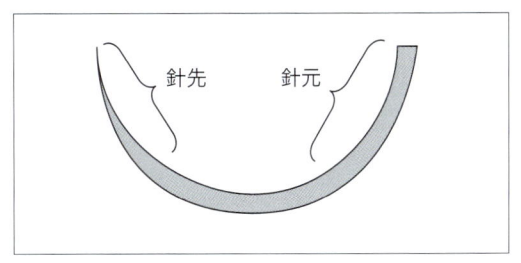

図18　弯針の部位（吉野肇一，古山信明，編．手術室研修医マニュアル．診断と治療社，東京，1999年より改変引用）

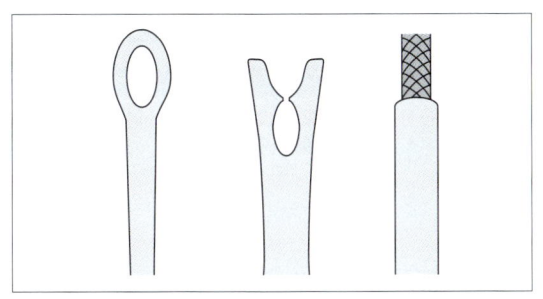

図19　針元の形状。左：普通孔、中：弾機孔、右：無傷針（吉野肇一，古山信明 編，手術室研修医マニュアル，診断と治療社，東京，1999年より改変引用）

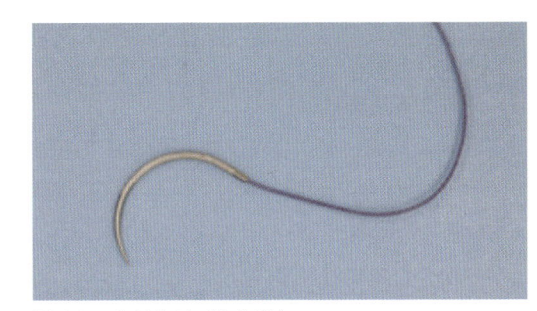

図20　糸付き針（無傷針）

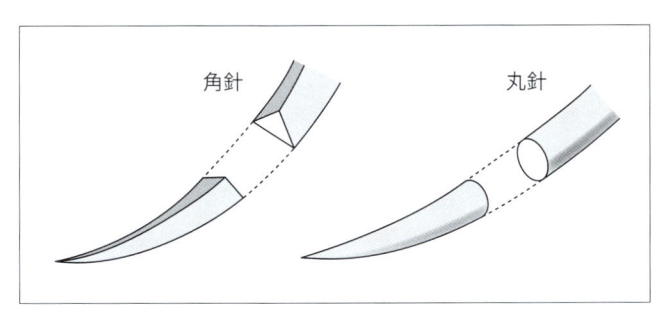

図21　針先の形状（吉野肇一，古山信明，編．手術室研修医マニュアル．診断と治療社，東京，1999年より改変引用）

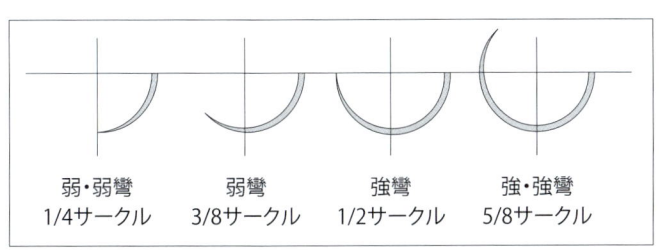

図22　針の彎曲度（吉野肇一，古山信明，編．手術室研修医マニュアル．診断と治療社，東京，1999年より改変引用）

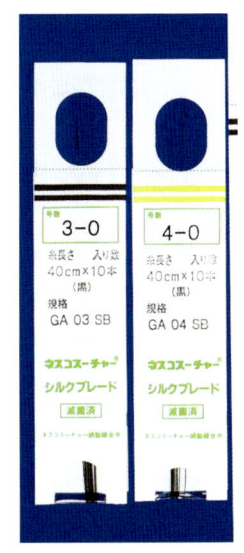

図23　3-0と4-0の絹糸*
通常、10本程度の組み合わせで滅菌包装されている

*図3〜5、図9〜17、図23は朝日大学歯学部 式森道夫 前教授 提供

付章Ⅱ

- 口腔粘膜の縫合には 3-0 または 4-0 絹糸を用いる。

b. 合成素材（図 24）

- 一般に、ナイロン糸と呼ぶ素材には、**ナイロン、ポリエステル、ポリプロピレン**などが用いられる。
- 単繊維（モノフィラメント）と編み糸の 2 種類がある。
- モノフィラメント糸で、縫合部の汚染の可能性が少なく、組織反応も少ない。
- 筋層縫合や血管吻合に適している。

2) 吸収性縫合糸

- 組織内縫合や、乳幼児などの抜糸が困難な症例に用いる。

a. 天然素材

- 以前はウシ、ヒツジの小腸粘膜下組織から作成されたものが販売されていたが、現在は使用されていない。

b. 合成素材（図 24）

- **ポリグリコール酸（PGA）** を主成分とする **PGA 糸**（デキソン®、バイクリル®）やポリジオキサノン（PDS Ⅱ®）が用いられる。
- 組織親和性があり、組織内で分解、吸収されるので抜糸の必要がない。
- 抗張力は約 2 〜 4 週間持続し、約 1 〜 2 か月で吸収され脱落する。
- 皮下組織、臓器の縫合に用いる。
- 口腔領域の手術においても術後に抜糸が困難な部位の縫合に用いる。

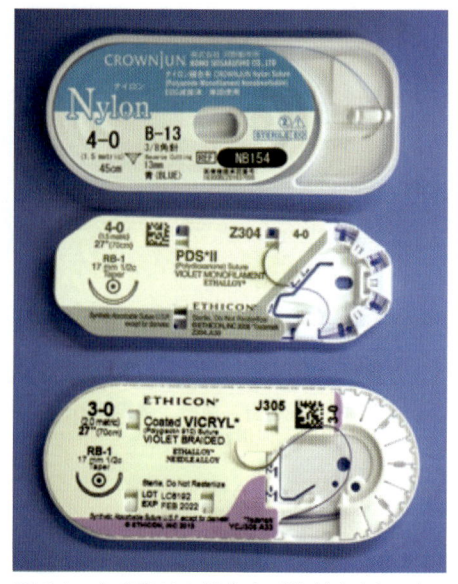

図 24　合成素材の縫合糸（針付き糸）。上：ナイロン糸、真ん中：PDS 糸、下：PGA 糸

❷ 糸結び（図 25）

1) 男結び（こま結び）

- 1 回目と 2 回目の結紮が逆方向になり、結んだ糸の先が元の糸と平行になる結び方。
- 最も頻用され、結び目がほどけにくい。

2) 女結び（縦結び）

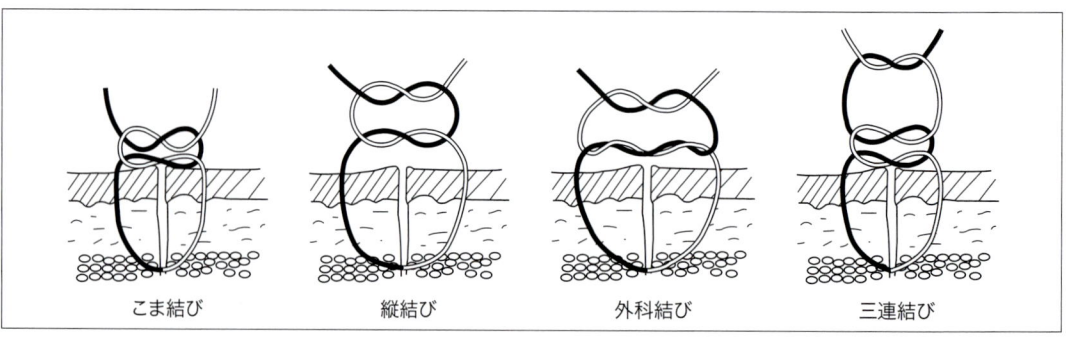

こま結び　　　縦結び　　　外科結び　　　三連結び

図 25　糸結び：男結び、女結び、外科結び、三重結び

- 同じ方向に結紮を2回繰り返し、結んだ糸の先が元の糸と十字になる結び方。
- 結びやすいが、結び目がほどけやすい。

3）外科結び
- 男結びの第一結紮で糸を2回絡ませる結び方。

4）三重結び
- 男結びにさらにもう1回結紮を重ねる方法で、合計3回結紮する結び方。
- 結び目が緩みやすい単線維ナイロン糸などによる縫合に用いる。

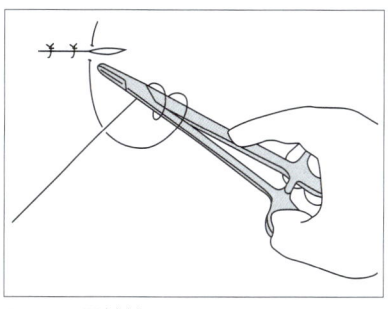

図26　器械結び

❸ 結紮手技

1）両手結び
- 両方の手で縫合糸を持ち、両手指を動かして糸結びを行う最も一般的な方法である。

2）片手結び
- 両方の手で縫合糸を持つが、片方の手指だけを動かして結紮を行う。

3）器械結び（図26）
- 片手結びの手の代りにヘガール型持針器を用い、無傷針使用時に行う。

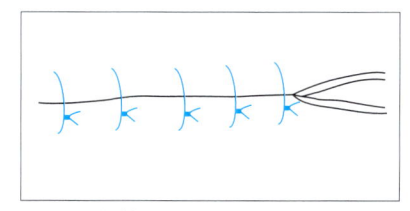

図27　結節縫合

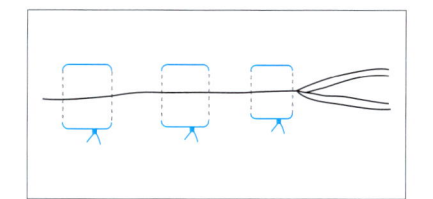

図28　水平マットレス縫合

❹ 縫合方法

1）結節縫合（図27、29）
- 1糸ごとに結紮して創を正確に閉鎖する最も一般的な方法である。

2）マットレス縫合（図28、29）
- 縫合糸をU字形に刺入する縫合。
- **（1）水平マットレス縫合**
- **（2）垂直マットレス縫合**

3）真皮縫合（埋没縫合）（図30）
- 皮下組織から真皮方向に糸をかけ、皮下組織側で結紮する。
- 縫合糸を皮膚表面に出さない縫合。
- 組織の縦方向のずれを修正し、死腔をなくす目的で行う。

4）連続縫合
- 創の一端で単一結節縫合後、同一の糸で連続して創の全長にわ

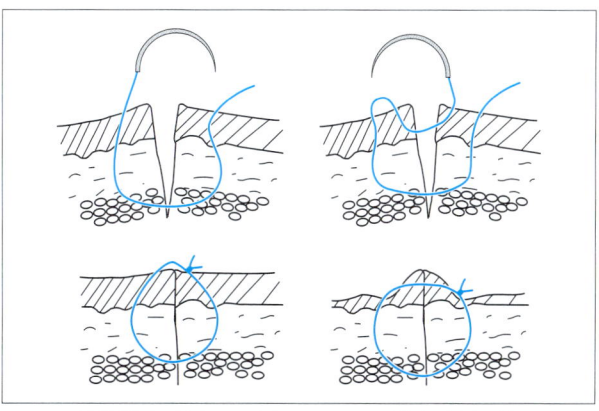

図29　結節縫合（左）と垂直マットレス縫合（右）（吉野肇一，古山信明 編，手術室研修医マニュアル，診断と治療社，東京，1999年より改変引用）

付章Ⅱ

たって縫合する。

- 縫合操作が短縮できるが、縫合が不均一になりやすく、創縁の密着が得られにくい。
- 部分抜糸することができず、1か所で糸が切れると創全体がシ哆開（離開）する。

（1）単純連続縫合（図 31）

- 創の一端で単一結節縫合後、同一の糸で連続して縫合する。

（2）連続かがり縫合（図 32）

- 創の一端で単一結節縫合後、次の刺入から、針を縫合糸の輪の内側に抜き出すよう操作を繰り返す。

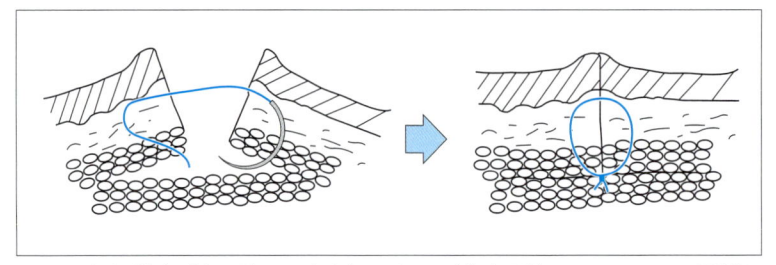

図 30　埋没縫合（吉野肇一, 古山信明 編, 手術室研修医マニュアル, 診断と治療社, 東京, 1999 年より改変引用）

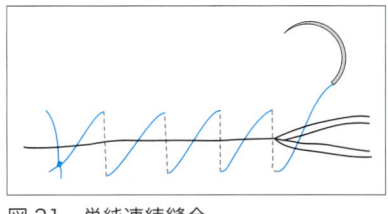

図 31　単純連続縫合

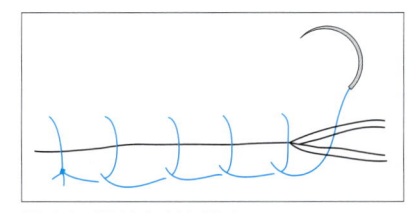

図 32　連続かがり縫合

（3）連続マットレス縫合

- 創の一端で単一結節縫合後、同一の糸で連続して U 字型のマットレス縫合を繰り返す。

❺ 組織の縫合

1）口腔粘膜縫合

- 主に丸針と 3-0 または 4-0 の絹糸、PGA 糸またはナイロン糸を用いる。
- 通常、単一結節縫合を行うが、テンションが強い部位ではマットレス縫合を併用する。

2）皮膚縫合

- 5-0 または 6-0 ナイロン糸付きの逆三角針（無傷針）を用いる。
- 緊密に真皮縫合した後に皮膚創面を縫合する。
- 単一結節縫合を行うが、テンションが強い部位ではマットレス縫合を併用する。
- 真皮縫合には、主に 3-0 または 4-0 の PGA 糸を用いる。

3）筋肉および筋膜縫合

- 縫合には 3-0 または 4-0 の PGA 糸、またはナイロン糸と丸針を用いる。
- 単一結節縫合またはマットレス縫合を行う。

4）神経縫合

- 神経上膜縫合と神経周膜縫合とがある。

- 顕微鏡下（マイクロサージェリー）で、主に 8-0 から 10-0 ナイロン糸付き丸針（無傷針）を用いる。

5）血管縫合

- 離断した血管の断端を縫合する血管吻合と、血管の側壁が破綻した場合に行う血管側壁縫合とがある。
- 顕微鏡下（マイクロサージェリー）で血管鉗子やクランプを用いて行う。
- 中小動静脈には 7-0 または 8-0、微小血管には 9-0 または 10-0 のナイロン糸付き丸針（無傷針）を用いる。

❻ 抜糸の基本

- 編糸型の縫合糸は、口腔内などで汚れやすく、抜糸の前に注意深く洗浄、消毒する。
- 抜糸には、汚染されていない組織内にあった糸の部分が組織内を通過するように配慮する。
- 縫合部の組織に食い込んでいない糸、緩みのある糸から順に抜糸する。
- 結紮部をピンセットで把持し、組織内にあった縫合糸を引き上げて、汚染されていない部分でハサミを用いて切断し、引き抜く。
- 部分抜糸とは創部の緊張を見ながら、一部を抜糸することで、翌日以降に残りを抜糸する。

5．注射法

❶ 注射とは

- 中空の針を用いて体内に薬剤を注入する投与法である。
- 薬剤の効果発現が早く安定しているのが特徴とされる。
- 副作用が早く発生するなど、安全性の点で注意が必要である。
- 薬剤投与後の血中濃度の上昇は、「静脈内投与＞直腸内投与＞筋肉内投与＞皮下注射＞皮内注射＞経口投与」の順に早い。

❷ 注射に用いる器具

1）注射器（図 33）

- 注射器は注射筒と注射針からなる。
- 歯科ではカートリッジ式注射器が局所麻酔に頻用される。

（1）注射針

- 薬物を投与するための中空の針である。
- 外径はゲージ（G）で、長さはインチで

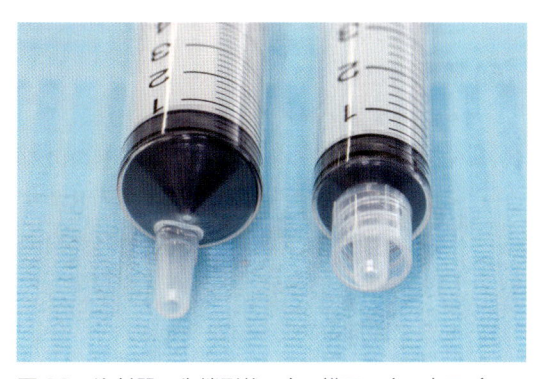

図 33　注射器の先端形状　左：横口、右：中口（ロック付き）（朝日大学歯学部 式守道夫 名誉教授 提供）

表され、分類される。

- 口腔粘膜への浸潤麻酔には極細の 30G が使用される。
- 輸血用には 18G 程度の太いものが用いられる。
- 針先の角度により RB（レギュラーベベル）、SB（ショートベベル）に分けられる。
- RB は皮下、筋肉注射に、SB は血管穿刺の際に用いられる。
- 通常の注射針に加え、固定を容易にする翼状針、内針と呼ばれる金属針と、外針と呼ばれるプラスチック製のカテーテルで構成される留置針などもある。

2）注射筒

- 円筒形の筒（シリンジ）と、可動式の押子（プランジャ）からなる。
- 筒先には横口と中口があり、注射針が誤って外れることのないロック式のものもある。

❸ 注射の種類

1）口腔内の注射

- 主に局所麻酔のために行われるのでこの項目の詳細は局所麻酔学に譲る。

2）皮内注射

- 表皮と真皮の間に薬液を投与する方法。
- ツベルクリン反応などの検査に用いられる。
- 1 mL 注射筒、26〜27G 針を用い、投与量は 0.1〜0.2 mL と少量。

3）皮下注射

- 皮下組織にワクチンなどの薬液を投与する方法。
- 針は皮膚に対して 10〜30°で刺入する。
- 2.5〜5 mL 注射筒、23〜27G 針を用い数 mL の薬液を投与できる。
- 主にリンパ管から吸収される。

4）筋肉内注射

- 筋肉内に薬液を投与する方法。
- 注射部位の筋肉を大きくつまみ筋の太さを確認し、針は皮膚に対して 45〜90°で約 2 cm の深さまで刺入する。
- 2.5〜5 mL 注射筒、23〜27G 針を用い数 mL の薬液を投与できる。
- 血管内刺入、神経損傷への注意が必要。
- 主に筋肉内の血管に吸収される。

5）静脈内注射

- 薬液を直接静脈内に投与する方法。
- 注射針は 20〜24G が使われ、容量の制限はなく、効果の発現も早い。
- 100 mL 以上で水分の投与を目的とするものは輸液と呼ばれ、栄養補給の目的で行う高カロリー輸液、血液を補充する輸血も静脈内注射に含まれる。

（1）手順（図 34）

- 注射部位の中枢で駆血帯を締めて、静脈を怒張させ、穿刺しやすい静脈を決める。
- 注射部位を消毒する
- 注射針のカット面を上方に向け、皮膚に対して 15〜20°の角度で皮膚を穿刺する。

- 穿刺の際、反対の手指で、静脈を末梢側に引くように固定すると血管が逃げにくい。
- 容量が多く時間をかけて行う場合には点滴静脈内注射を用いる。
- 皮膚を刺した次に静脈を穿刺する。針が血管を突き抜ける感触とともに逆血を認める。
- 針先が血管から抜けないように針をわずかに進める。
- 駆血帯を外し、手指で注射針を固定しながら薬液の注入状態を確認する。
- 点滴の場合には、注射針をテープで固定する。
- 薬液の注入は、ゆっくり行う。
- 注入が終わったら、素早く針を抜き、消毒綿でしばらく押さえて止血する。

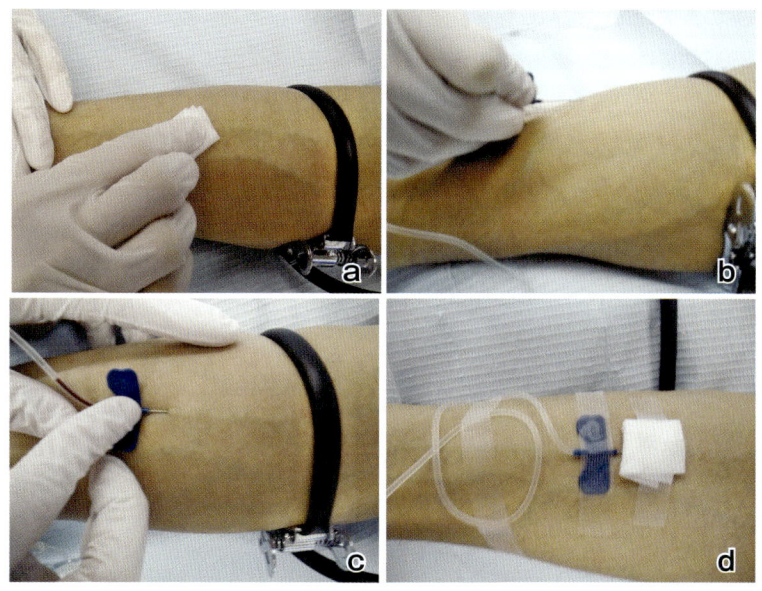

図 34　静脈路の確保（a：駆血して消毒、b：注射針の刺入、c：血管内に針が入ると血液の逆流を見る、d：針を周囲に固定する）

6）動脈内注射（図 35）

- 動脈内に注射針を刺入し、その動脈の支配領域に高濃度に薬剤を移行させる。
- 抗がん剤による化学療法で用いられることが多い（動注化学療法と呼ばれる）。
- 口腔がんの治療では浅側頭動脈から逆行性にカテーテルを挿入する方法や、大腿動脈からカテーテルを挿入し大動脈、総頸動脈を経て癌の栄養動脈に至る Seldinger（セルジンガー）法が用いられる。

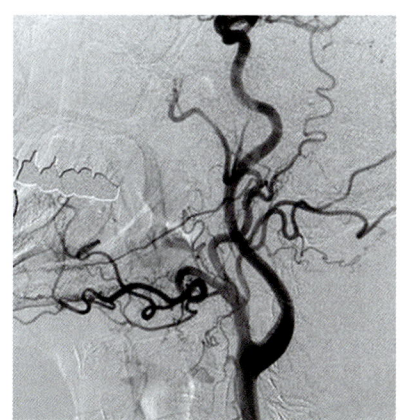

図 35　Seldinger 法で動脈の確認時の頭頸部の造影所見
動注化学療法では、鼠径部などからカテーテルを動脈内に挿入し、造影で栄養血管を確認後に、患部に抗癌剤を選択的に投与する。カテーテルの先端の位置で造影される範囲が変わる。図では、総頸動脈より造影剤を流しながら、外頸動脈・内頸動脈の分岐部、外頸動脈の末梢（上甲状腺動脈、舌動脈、顔面動脈、顎動脈、後頭動脈、浅側頭動脈など）を抽出している。
（朝日大学歯学部 式守道夫 名誉教授 提供）

付章 II

6．移植

❶ 歯の移植

- 自家移植が行われる。
- 第一大臼歯の抜去時に、智歯を移植することが多い。
- 歯の移植の成功には歯根膜細胞の生着が最も重要である。
- したがって、移植歯の歯根膜細胞に対して、極力、愛護的な操作を行う。
- 抜歯窩に根尖未完成歯を移植すると、歯髄の生着も期待できる。
- 根完成歯においては歯髄処置は必須であり、移植後の炎症が消退した後に行う。
- 移植歯は対合歯と咬合しないように低位に固定し、通常2～4週間固定する。

❷ 軟組織の移植

1）遊離移植
- 薄切された遊離皮膚片、または遊離粘膜片を移植する方法である。

（1）分層皮膚移植
- 表皮と真皮の一部を含む移植片を、口腔粘膜の欠損部位に移植する。

（2）全層皮膚移植
- 皮下脂肪を除去して、表皮と真皮の全層を含む移植片を欠損剖位に移植する。

（3）粘膜移植
- 口腔粘膜の比較的小さな欠損に対して頬粘膜、口蓋粘膜の移植を行う。
- 口腔前庭拡張術などに用いる。

2）有茎弁移植
- 皮弁・筋皮弁などの茎を通して血流を保持するもので、生着しやすいが、移動距離に制限がある。

（1）有茎皮弁法（図36）
- 皮膚と皮下組織を含めた皮弁を作成し、欠損部分を補填する。
- DP（deltopectoral）皮弁、前額有茎皮弁などがある。

（2）有茎筋皮弁法（図37）
- 骨格筋からの血管で栄養されている皮膚部分を、その下部にある筋肉と栄養血管をともに拳上、移植する。
- 頸部島状筋皮弁、胸鎖乳突筋皮弁、大胸筋皮弁、広背筋皮弁などがある。

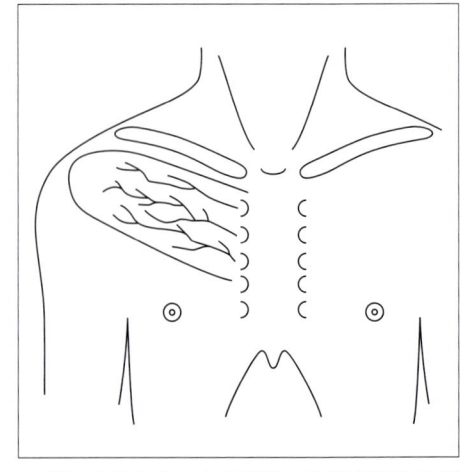

図36　DP皮弁：内胸動脈の肋間穿通枝を栄養動脈とする（口腔外科学会 編，イラストでみる口腔外科手術，第3巻，クインセッテンス，東京，2013年より改変引用）

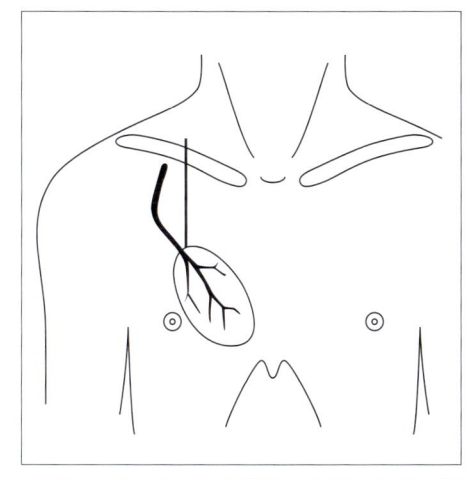

図37　DP皮弁：内胸動脈の肋間穿通枝を栄養動脈とする（口腔外科学会 編，イラストでみる口腔外科手術，第3巻，クインセッテンス，東京，2013年より改変引用）

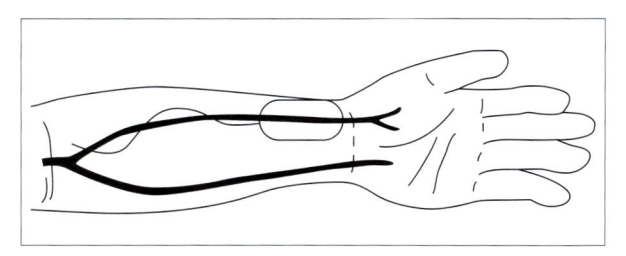

図38　前腕皮弁：橈骨動脈を栄養動脈とする（口腔外科学会編，イラストでみる口腔外科手術，第3巻，クインセッテンス，東京，2013年より改変引用）

3）血管柄付き遊離皮弁移植（遊離筋皮弁移植）（図38）

- 微小血管吻合術を応用して病巣と離れた剖位から皮膚や筋肉を移植する。
- 有茎皮弁に比較して、移植部位の自由度が高い。
- 遊離前腕皮弁、遊離外側大腿皮弁、遊離腹直筋皮弁などがある。

❸ 骨の移植

- 顎骨腫瘍の切除や外傷などにより、骨組織の欠損を生じた場合に行う。
- 患者自身の他剖位から採骨して、直ちに移植する新鮮自家骨移植が多用される。

1）遊離骨移植

- 比較的小範囲の骨欠損に応用される。
- 感染に弱く、生着後にも骨吸収が進行する場合がある。

（1）ブロック骨移植

- 採取骨をブロック状の骨片として用い欠損部を補塡する方法。
- 顎顔面領域の骨移植には腸骨、肋骨、腓骨、肩甲骨などを用いる。

（2）海綿骨移植

- 細片化した海綿骨で骨欠損部を補塡する方法、人工骨と併用することもある。
- ブロック骨移植に比べて、形態処理が自由で、感染に強く、骨形成が早いという利点がある。
- 機械的強度に劣り、形態保持ができないことが問題点となる。
- 腸骨から採骨する場合が多いが、少量であれば下顎骨オトガイ部などからも採骨できる。

2）有茎骨付き筋皮弁

- 筋皮弁の栄養血管で骨も栄養する方法、移動距離の制約がある。
- 鎖骨付き胸鎖乳突筋皮弁、胸骨・肋骨付き大胸筋皮弁などがある。

3）血管柄付き骨移植

- 微小血管吻合術を応用して病巣と離れた剖位から骨移植する方法。

- 大きな骨欠損にも対応可能で、分割や切込みにより折り曲げが可能で形態の回復にも有利である。
- 遊離腓骨皮弁、遊離肩甲骨皮弁などがある。

❹ 複合移植

- 2つ以上の組織複合体を同時に移植する方法。
- 血管柄付き筋皮弁、血管柄付き骨皮弁、有茎骨付き筋皮弁などが該当する。

❺ 人工生体材料

- 顎骨再建時の骨移植に代わる再建材料として、金属材料、有機高分子材料、無機材料などがある。
- 軟組織の欠損に対して、生体由来材料であるコラーゲンシートなどが使われる。
- 金属材料は生体親和性の高いチタン合金が主に使われる。
- 有機高分子材料であるポリメチルメタクリレートなどが骨補填材（骨セメント）として用いられる。
- 生体吸収性有機高分子材料であるポリ乳酸は骨接合用プレートやスクリューの主成分であり、ポリグリコール酸は吸収糸の主成分である。
- 無機材料にはヒドロキシアパタイト、β リン酸三カルシウム（β-TCP）などが人工骨として使用されている。

7．創傷の治癒

❶ 軟組織の治癒

- 口腔粘膜は血流が豊富で唾液による湿潤状態にあるために、皮膚に比較して創の治癒は早く、瘢痕形成も少ない。

1）創傷治癒過程

（1）第0期：止血期

- 受傷に伴う出血が凝固し、血餅を形成する。
- 組織の破壊により炎症性ケミカルメディエーターが放出され、白血球が遊走される。

（2）第1期：炎症反応期

- 好中球やマクロファージによる貪食作用で創の清浄化が進む。
- 各種成長因子が線維芽細胞や血管芽細胞を活性化する。

（3）第2期：増殖期（肉芽形成期）

- 活性化した線維芽細胞がコラーゲン線維を形成し、血管芽細胞が毛細血管の新生を促す。
- 肉芽組織の増生、創縁からの上皮化（上皮細胞の創腔への伸展）を認める。

（4）第3期：安定期（成熟期）

- コラーゲン線維や新生血管の再構成を認める。

- コラーゲン線維が緻密になるとともに創縁は収縮し、肉芽表面が完全に上皮で覆われる。

2）第1期癒合（一次的治癒）（図39）

- 手術創のように創面が密着して、哆開、組織壊死、細菌感染などがない順調な治癒をいう。
- 炎症反応は軽微で、速やかに増殖期に移行し、わずかな肉芽形成と上皮の増殖で創は癒合する。
- 5～7日で完了するが、癒合が強固になるのは10日以降である。

3）第2期癒合（二次的治癒）（図40）

- 組織欠損、壊死、細菌感染などがある場合の治癒である。
- 炎症が長引き、多量の肉芽組織が形成され緻密なコラーゲン線維で修復された状態を瘢痕と呼ぶ。
- 露出した肉芽が乾燥収縮した創面には上皮化が及ばず、肥厚性瘢痕や瘢痕拘縮となる。
- 瘢痕治癒を防止するために最近ではウエットドレッシングが推奨されている。

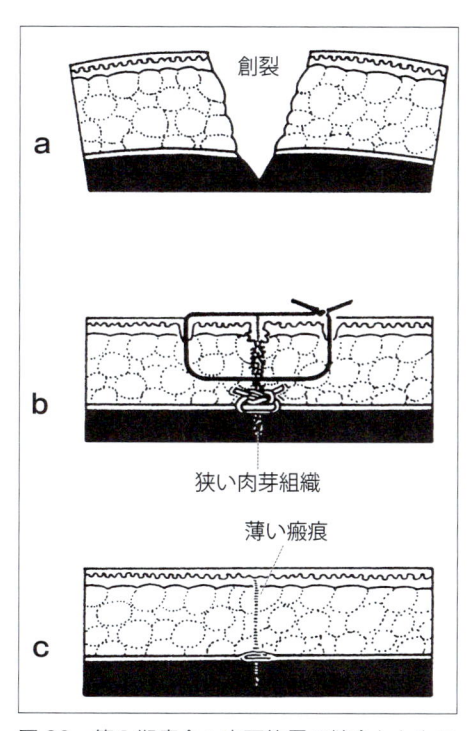

図39 第1期癒合；皮下筋層の縫合とともに、均一な深さで真皮に糸を通し、締結する。
（水戸廸郎，大平整爾，訳：イラストでみる外科手術のベース＆テクニック，医学書院，東京，1987より引用）

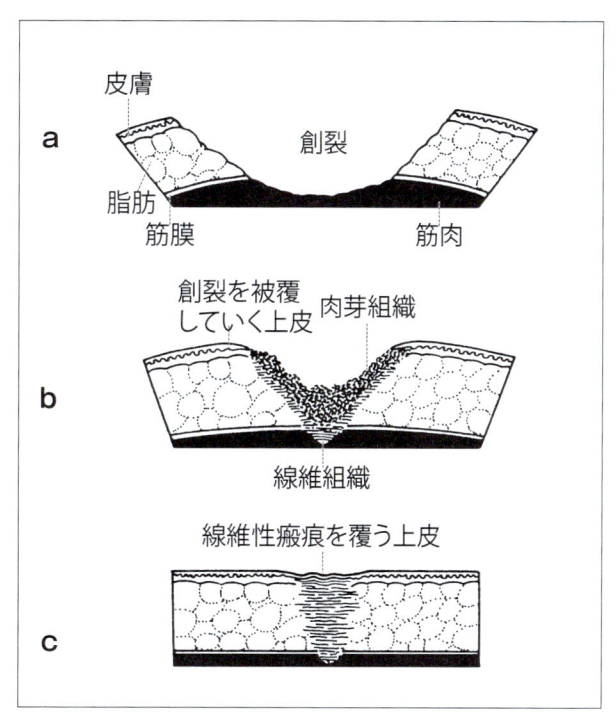

図40 第2期癒合
（水戸廸郎，大平整爾，訳：イラストでみる外科手術のベース＆テクニック，医学書院，東京，1987より引用）

❷ 骨折の治癒過程

1）一次的骨折治癒

- 骨折断端に肉芽組織を介さない、強固な内固定による圧迫骨接合行った場合にみられる。
- 肉芽の形成や骨吸収がほとんど見られない治癒形式である。
- 一次的骨折治癒を図る骨接合用プレート（AO osteosyntese®）も使用される。

2）二次的骨折治癒（図41）

- 通常の整復固定行った場合、骨折部は肉芽組織を介した治癒が起こる。

（1）炎症期（図41A、B）

- 骨折から数日で、骨折断端は凝血塊で覆われる。
- 種々の炎症性メディエータが凝血塊中に放出され最終的に肉芽が形成される。
- 線維芽細胞の増殖し、コラーゲン線維が形成され両骨折断端が線維性に結合する。

（2）仮骨新生期（図41C）

- 骨折断端の内外側では骨芽細胞の増殖、分化の活発化により仮骨が形成される。

（3）骨硬化期（図41D）

- 3〜4週後には、仮骨は線維性骨となる。

（4）骨の改変期（リモデリング）

- 線維性骨は層板骨に置換され、余剰な仮骨は破骨細胞により吸収され、元の骨の形態に修復される。
- 骨改造期間は数か月から数年を要する。

❸ 抜歯窩の治癒

1）血餅形成期

- 抜歯後2日で、抜歯窩は血餅で満たされ、表面はフィブリンで覆われる。

2）肉芽組織形成期

- 約1週間で周囲骨組織からの線維芽細胞と、毛細血管の増生により肉芽組織が形成される。
- 歯肉上皮は増殖し、抜歯窩を満たした肉芽組織を覆い、上皮化する。
- その後、コラーゲン線維は再構成され、緻密な線維性結合組織なってゆく（器質化）。

3）仮形成期

- 約2週間で器質化が完了し、仮骨形成が始まる。

4）成熟期

- 仮骨は改造現象により徐々に周囲歯構骨と同様になり、6〜12か月で成熟した骨組織となる。

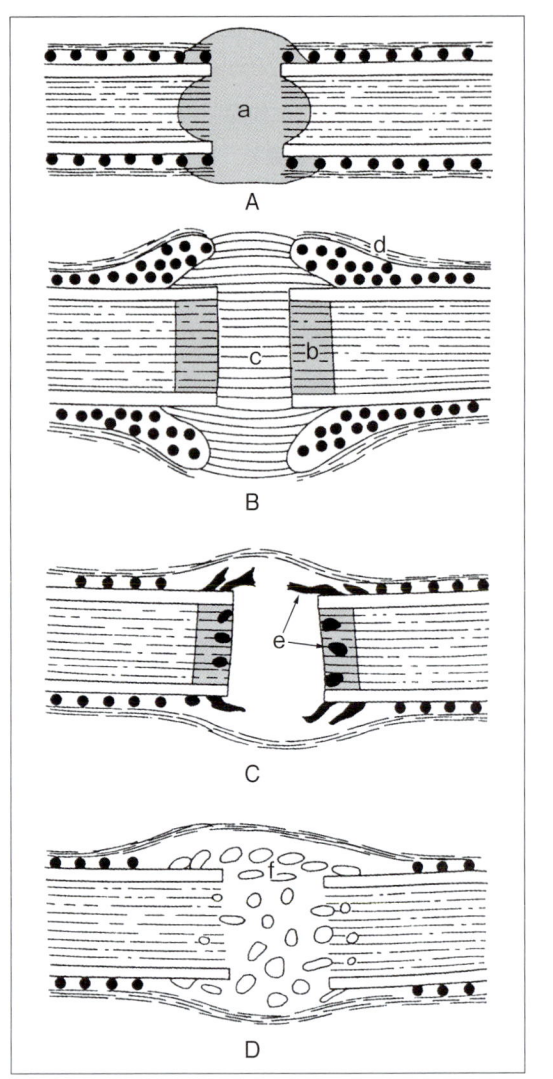

図41　二次的骨折治癒（a：血餅、b：壊死骨層、c：線維性結合、d：骨形成細胞増殖部、e：仮骨、f：線維性骨）
（三村 保：口腔外科学〈宮崎 正, 編〉, 医歯薬出版, 東京, 1997 より引用）

（笠井唯克、住友伸一郎）

付章 III 手術各論

1. 抜歯

❶ 抜歯の適応症

ⅰ. 高度な齲蝕にて保存不可能な歯。
ⅱ. 歯根 1/3 以上を占める根尖病巣があり、根管治療や歯根端切除によっても保存できない歯。
ⅲ. 高度の歯周炎を併発している歯。
ⅳ. 歯性感染症（顎炎、病巣感染など）の原因歯。
ⅴ. 骨折線上の歯（骨折線上の歯でも整復の邪魔にならなかったり、感染の原因とならなければ保存）
ⅵ. 悪性腫瘍に接触する対合歯。
ⅶ. 放射線照射予定範囲内で、歯周炎を起こす可能性のある歯（すでに放射線治療を受けた部位の動揺歯は顎骨が放射線骨壊死になるため抜歯しない）。
ⅷ. 晩期残存乳歯で後続永久歯の萌出障害となる歯。
ⅸ. 矯正歯科治療のために障害となる歯。
ⅹ. 補綴治療のために障害となる歯。
ⅺ. 口腔衛生に支障をきたす転位歯、過剰歯。
ⅻ. 外傷により、歯根破折や脱臼を起こし、保存できない歯。
ⅹⅲ. 埋伏歯で、感染を伴ったり、周囲組織に障害を及ぼしている歯。
（注）すべての智歯を抜歯する必要はない。

❷ 抜歯の禁忌症

1）全身的禁忌症
- 絶対的禁忌症はきわめて少ないが、全身疾患を有する患者への抜歯侵襲と抜歯のもたらす効果を比較して決定する。通常では全身疾患の状態が安定するまでは対症療法を行い、抜歯を避ける。

（1）循環器疾患
- 抜歯時のわずかな刺激により循環動態の変化が大きい。

- 先天性心疾患（Fallot 四徴候、中隔欠損、動静脈狭窄症）、弁疾患：抜歯時に血流中に入った菌により心内膜炎を起こすことがある。心疾患の術後には抗血栓薬が使用されているので止血が困難となることがある。
- 虚血性心疾患（狭心症、心筋梗塞）：発作後６か月は絶対禁忌。
- 高血圧症：心疾患を起こしていることが多いので、術前検査が必要。

(2) 血液疾患

- 白血病：急性白血病は絶対禁忌であり、寛解期に入るまで待つ。
- 血友病：凝固因子が欠乏しているので、抜歯前に補充する（補充療法）。
- 顆粒球減少症：感染に対しての抵抗力がないので抗菌薬を使用する。
- 血小板減少性紫斑病：血小板を補充する必要がある。
- 再生不良性貧血：出血傾向に注意。

(3) 糖尿病

- 感染に対する抵抗力が低く、抜歯後感染や治癒不全を起こしやすいので糖尿病がコントロールされるまで抜歯は控える。インシュリン投与を受けている患者では低血糖に注意を払う。

(4) 肝疾患

- 血液凝固障害を起こしていることがある。

(5) 薬剤長期投与患者

- 骨粗鬆症に対するビスフォスフォネートなどの骨吸収抑制剤や抗がん剤としての血管新生阻害剤を長期投与されていると抜歯を契機に骨露出、顎骨壊死、骨髄炎を発症する場合がある。
- 副腎皮質ホルモン薬長期投与により副腎機能低下を起こしているので、ショックを起こしやすい。

(6) 腎疾患

- 透析患者では抗血栓薬を使用しているので、透析日を避ける。易感染性である。腎からの薬物排出が悪いので腎毒性のある薬物を避け、投与量にも注意する。

(7) 妊娠

- 抜歯は妊娠中期に行うようにする。投薬については催奇性のないものを選ぶ。

(8) 脳血管障害

- 抗血栓薬が使用されているので止血が困難。

2）局所的禁忌症

(1) 急性炎症を起こしている歯：急性炎症拡大をきたす。

(2) 悪性腫瘍内に植立している歯：腫瘍細胞の播種や転移の原因となる。

(3) 血管腫内に植立している歯：大量出血を起こし、止血が困難となる。

(4) 放射線療法を受けた部位の歯：抜歯後感染を起こし、骨に放射線壊死、骨髄炎を併発する可能性が高い。

❸ 抜歯の前処置

1）全身状態の評価

- 全身状態（循環器疾患、糖尿病、血液疾患、肝疾患、喘息、妊娠など）を把握し、治療を受けていないならば専門医に対診する。

- 投与されている薬物（抗血栓薬、骨吸収抑制剤〈ビスフォスフォネート剤〉、抗がん剤、血管新生阻害剤、副腎皮質ホルモン剤）を把握し、投与量を変更したり、薬物作用時間を考慮し、抜歯による合併症に対応する。
- 原則として、抜歯に際しては抗血栓薬は中止しない。
- 全身疾患により、術前より薬物（抗菌薬、精神安定薬）を投与する。
- 抜歯時の体調（睡眠状態、精神緊張度、摂食状態）を把握する。

2）局所状態の評価

- 抜歯対象歯とその周囲組織の関係（下歯槽神経、上顎洞）や状態（病巣の位置や大きさ）を把握する。
- スケーリングやブラッシングにより口腔衛生状態を改善する。

3）患者へのインフォームドコンセント

- 抜歯の必要性、術中術後の注意事項と合併症について十分に説明し、同意を得る。

❹ 抜歯の術式

1）抜歯直前の準備

（1）患者にこれから行うことについて再度具体的に説明し、同意を確認する。

（2）患者の姿勢

- 基本的には水平位から上体を 45°までの位置。
- 抜歯部位が直視できるように頭部を伸展させたり左右へ動かす。

（3）術者の位置

- 抜歯部位が直視できるように患者の9時〜3時までが基本。

（4）手袋の着用

- 手袋の着用（p.382）参照

（5）術野の消毒

- 消毒の項（p.384）参照

（6）麻酔

2）単純抜歯

（1）歯頸部環状靱帯切除（図1）

- No12 のメスや探針で行う。

（2）鉗子による抜歯（図2〜13）

- 適応：歯冠部が残存し、把持できる場

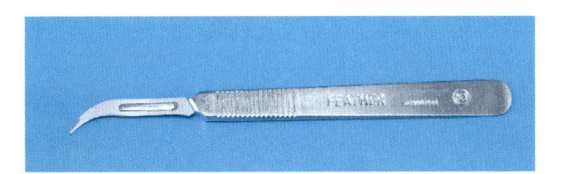

図1　No. 12 のメス

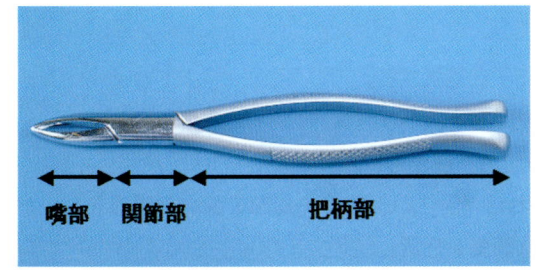

嘴部　関節部　把柄部

図2　抜歯鉗子各部名称

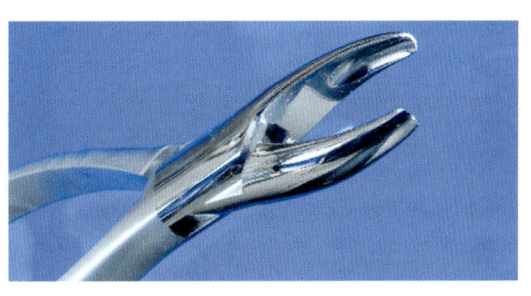

図3　上顎前歯用鉗子

付章Ⅲ

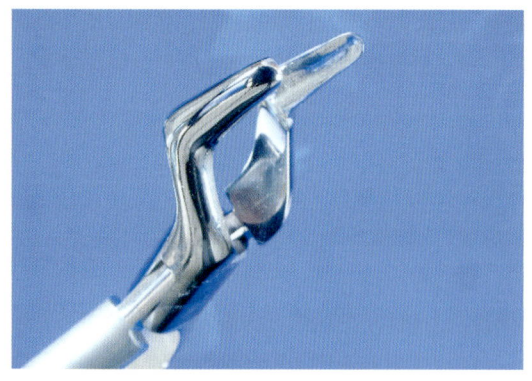

図4　上顎小臼歯用鉗子

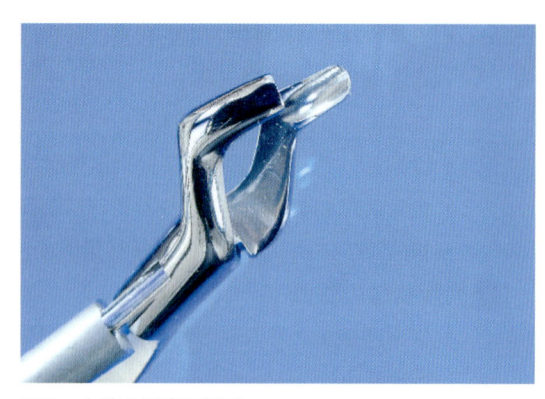

図5　上顎大臼歯用鉗子

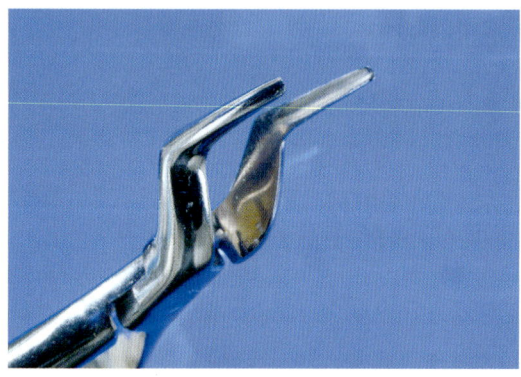

図6　上顎残根用鉗子

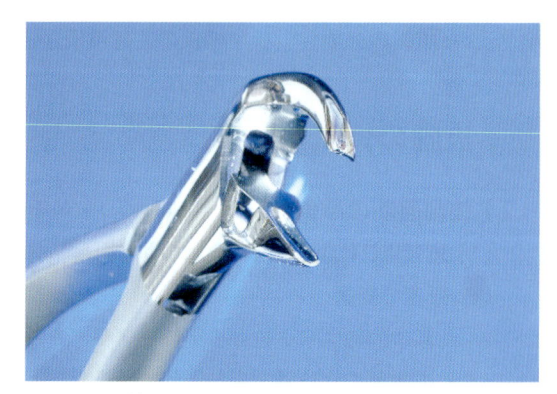

図7　下顎前歯用鉗子

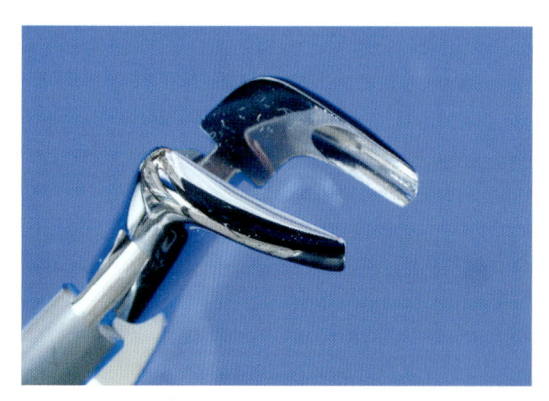

図8　下顎小臼歯用鉗子

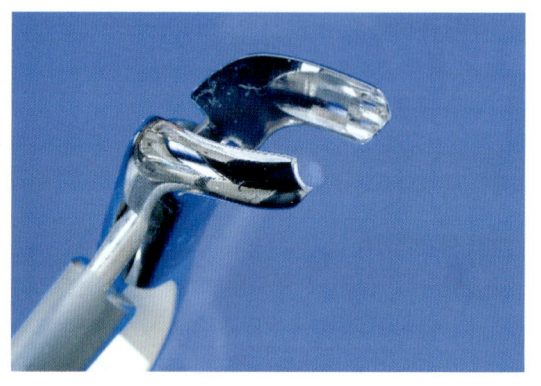

図9　下顎大臼歯用鉗子

　　合にはできるだけ鉗子を使用する。
- 鉗子の種類：抜歯する歯頸部形態にあった鉗子を選択する。
　　上顎（前歯用、小臼歯用、大臼歯用、残根用）
　　下顎（前歯用、小臼歯用、大臼歯用、智歯用、残根用）
- 歯の把持法：鉗子の嘴部の長軸を歯軸に合わせ（図12）、鉗子先端部で歯の歯頸部をしっかり把持する（最初は口蓋および舌側を、次に頰側を把持）。
- 反対指の役割：左親指と示指で歯槽歯肉部を頰舌的に挟み、抜歯する歯の動き、隣在歯や周

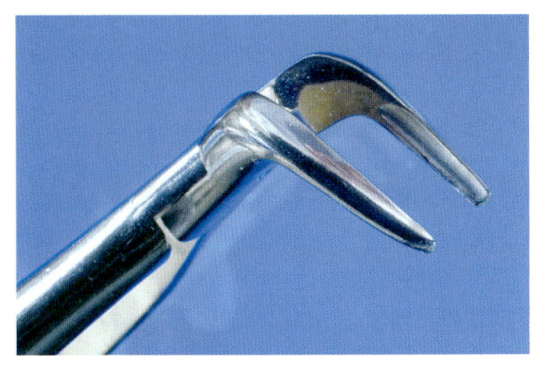

図10　下顎残根用鉗子

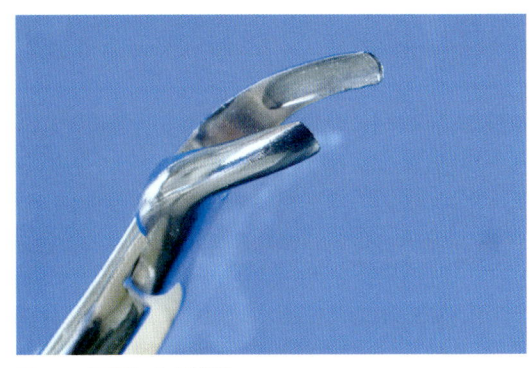

図11　下顎智歯用鉗子

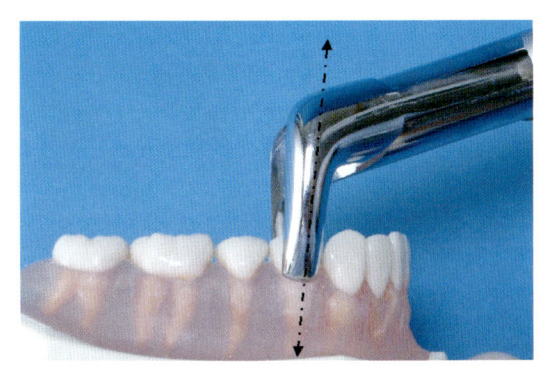

図12　抜歯鉗子の把持法

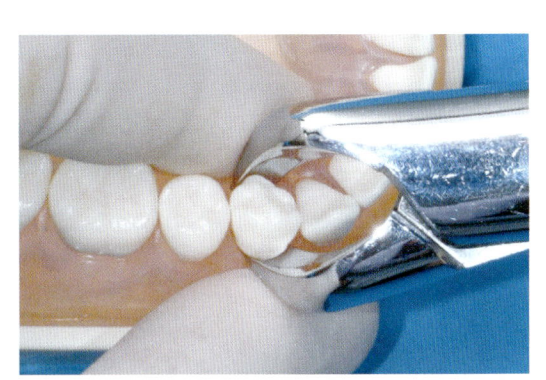

図13　抜歯鉗子の把持法

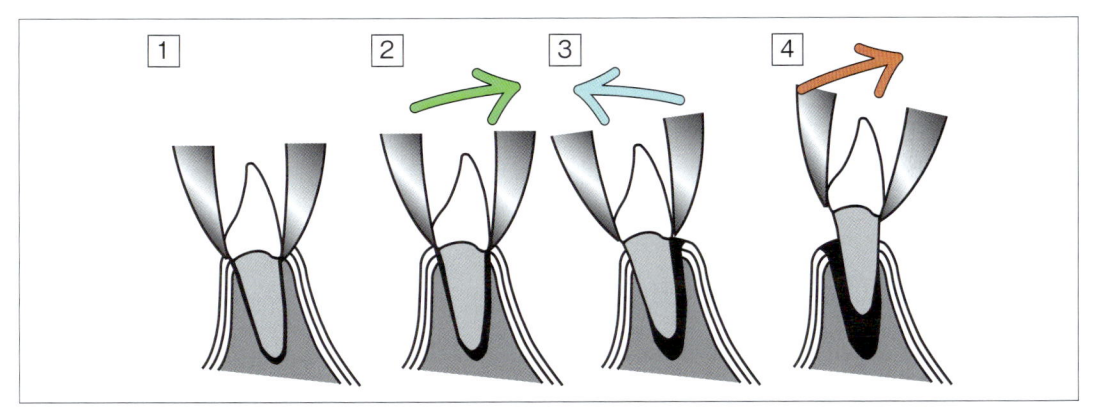

図14　抜歯鉗子の動かし方

囲組織への外力を触知できるようにする（図13）。

- 鉗子の動かし方：鉗子を頬舌的にゆっくりと振る（図14）。単根で断面が円形に近い前歯では鉗子を歯軸を中心に回転運動させる。

（3）挺子（エレベーター、ヘーベル）による抜歯（図15〜17）

- 適応：挺子は単根の残根歯および抜歯方向の特殊な単根の転位歯や智歯に用いる。
- 挺子の種類：嘴部形状（直線状、彎曲）や大きさにより分類される。
- 挺子の把持法：挺子の先端に示指をあて、ほかの指と手掌で把持する（図16）。
- 挺子の挿入場所：歯槽骨が挺子挿入に対して十分な抵抗力のある歯槽骨と歯との歯根膜腔（通

付章Ⅲ

407

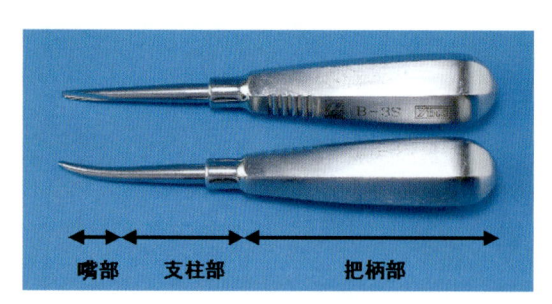

図15　挺子（エレベーター）各部名称

嘴部　支柱部　把柄部

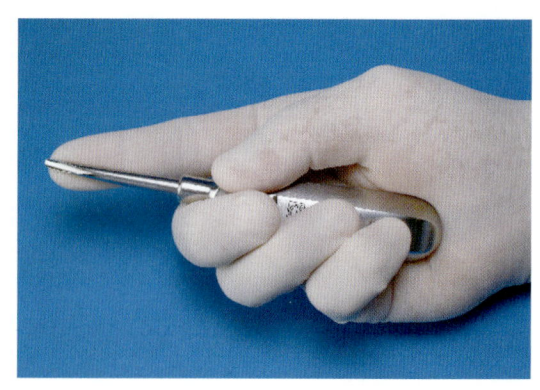

図16　挺子の把持法

常は頬側近心隅角部）。

- 反対指の役割：左手の親指と示指を頬舌的に患歯の歯肉部にあて、挺子先端部の動きと周囲組織への外力を触知する（図17）。
- 挺子の作用：楔作用（主作用）、軸回転作用、槓杆作用。
- 挺子の動かし方：少しずつ挺子を長軸にツイスト（軸回転）させながら、先端を歯根方向へ進める。無理な力を加えると挺子の滑脱、歯槽骨の挫滅損傷および周囲組織の損傷を招く。

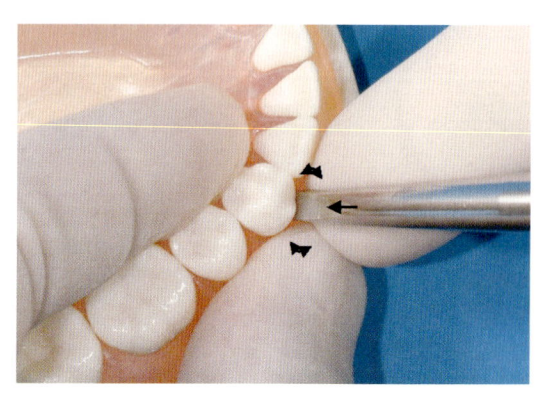

図17　挺子の使い方

（4）抜歯した歯の確認

- 根尖部が抜去されているかどうか確認する。

（5）掻爬

- 根尖部や歯肉部の不良肉芽を除去する。
- 便宜抜去の病巣がない場合には必要ない。

（6）歯槽骨鋭縁の削除

（7）抜歯窩の洗浄

（8）止血

- 小ガーゼを抜歯窩にあて、咬合させて圧迫止血を図る。

（9）その他の抜歯中の注意事項

- 「痛いですか？」、「少し押される感じがしますよ」などと患者に声をかけ、反応を見ながら抜歯操作を進める。
- 術野の清潔域に注意し、器械器具を不潔にしないようにする。
- 患者の不安を招くような態度や不必要な会話、器具がぶつかり合う音を立てないようにする。
- 患者の顔の上を器具が横ぎらないようにする。

3）難抜歯

■対象

- 歯根肥大、歯根彎曲、歯根離開、骨性癒着、萌出方向異常、臼歯残根。

■**術式**

- 周囲歯槽骨の削除を行い、歯根をバーで切離して、各々の根を抜去する。

4）埋伏抜歯

■**抜歯対象**

- 感染を起こしている歯。
- 周囲歯の圧迫や吸収を起こしたりしている歯。
- 歯列不正の原因歯。
- 三叉神経痛の原因歯。

（注）障害を起こしていない埋伏歯は抜歯する必要はない。

■**術式**

- メスにて粘膜骨膜を切開する。
- 骨膜起子にて粘膜骨膜弁を剥離し、埋伏歯上の骨を露出させる。
- バー、ノミを用いて骨を削除する。
- バーを用いて歯を分割し、抜歯する。
- 骨の鋭縁の削除。
- 抜歯窩の洗浄。
- 粘膜骨膜弁の縫合。

❺ 術後の処置

1）止血と血餅の確認
2）術後のバイタルサインの確認

- 抜歯時および直後には菌血症を起こす。

3）術後薬剤（抗菌薬、鎮痛薬）の投与

- 短時間で終わる単純抜歯では抗菌薬は投与しないことが多い。
- 抜歯侵襲が大きいとき、炎症があるとき、口腔内が不潔なとき、全身抵抗力が弱いときには術後に感染予防として抗菌薬を投与。

4）抜歯後注意事項の指示

- 冷罨法を長時間しない。
- 過度の含嗽は血餅を流失させる。

5）抜糸

- 術後5〜7日目頃に行う。

❻ 術後の臨床経過

- 局所麻酔の効果消失後に鎮痛薬の服用にて痛みはコントロールできる。
- 局所麻酔に含まれる血管収縮薬の効果消失後に出血があるときは、ガーゼにて圧迫止血させる。
- 粘膜骨膜を剥離した場合には術後腫脹が出現する。通常では腫脹は3〜4日で軽減する。
- 下顎智歯抜歯では、術後炎症により開口障害を起こしやすい。

❼ 抜歯創の治癒経過 （図 18）

- 直後：抜歯窩は血餅で満たされる。
- 1日目：血餅表面に淡黄白色のフィブリン膜ができる。
- 3日目：抜歯窩底部の血餅中に線維芽細胞が発現し、肉芽組織が増殖する。周囲からは上皮化が始まる。
- 7〜10日目：抜歯窩は肉芽組織で満たされる。抜歯窩を覆う上皮はほぼ形成される。新生骨の添加が窩底や窩壁より起こる。
- 1か月：新生骨で満たされる。
- 2〜3か月：周囲骨に似た組織になる。

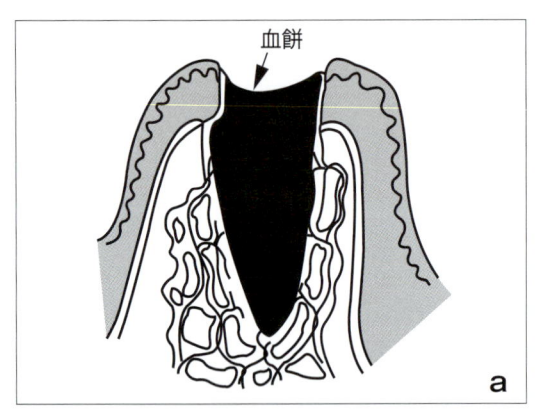
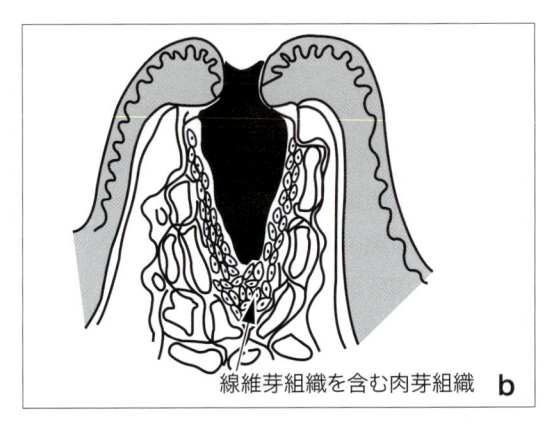
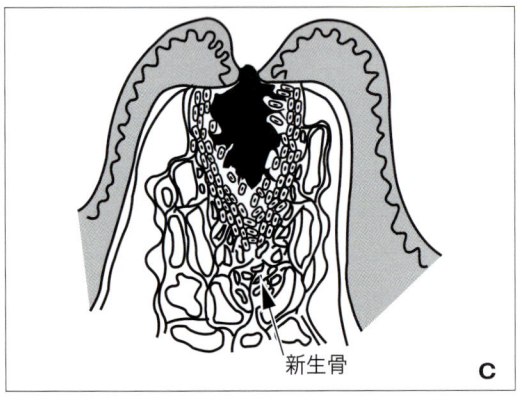

図 18　抜歯創の治癒経過
a：抜歯直後
b：抜歯後3日
c：抜歯後 10 日

❽ 抜歯時の併発症

1）抜歯する歯の破折

2）隣在歯の脱臼や破折

- 挺子や鉗子の誤操作による。

3）対合歯の損傷

- 暴力的操作に起因する。

4）軟組織の損傷

- 抜歯する歯の周囲軟組織や口唇を、不注意な抜歯操作で損傷する。

5）歯槽骨骨折

- 薄くて固い歯槽骨部（下顎智歯舌側、上顎前歯唇側、上顎智歯遠心）に起きやすい。

6）後継永久歯胚の損傷

- 乳歯抜歯時の暴力的操作や不注意な搔爬による。

7）神経損傷

- 伝達麻酔や不注意な抜歯や搔爬により神経（眼窩下神経、下歯槽神経、舌神経、頬神経）を損傷する。
- 根尖や病巣が下歯槽神経に接している場合には術前より患者に説明しておく必要がある。

8）顎骨骨折

- 顎骨に大きな病変がある場合には病的骨折を起こすことがある。

9）上顎洞穿孔

- 上顎洞へ最も穿孔しやすいのは上顎第一大臼歯口蓋根。
- 上顎洞穿孔を起こしても、洞内に炎症がなくて穿孔部が小さなものは自然閉鎖する。

10）歯の上顎洞内迷入（図 19）

- 挺子の不用意な使用で歯根を上顎洞に迷入させる。
- エックス線検査で迷入位置を確かめ、抜歯窩および犬歯窩から開洞し、迷入した歯をとる。

11）歯の組織内迷入（図 20）

- 下顎舌側で起きやすい。

12）顎関節炎、顎関節脱臼

- 術中の過剰な外力や大開口に起因。

13）器具の破折、組織内迷入（図 21）

- 注射針や使用器具の破折。
- 下顎孔伝達麻酔で起こしやすい。

14）抜去歯の誤嚥、誤飲

- エックス線検査で位置を確かめる。
- 誤飲の場合は数日で便とともに排出される。
- 気管に入った場合（誤嚥）には咳嗽により排出されることが多い。排出されない場合には内視鏡で摘出。

付章 III

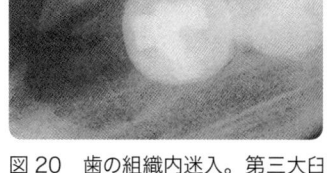

図 20　歯の組織内迷入。第三大臼歯の根尖が口腔底に迷入している

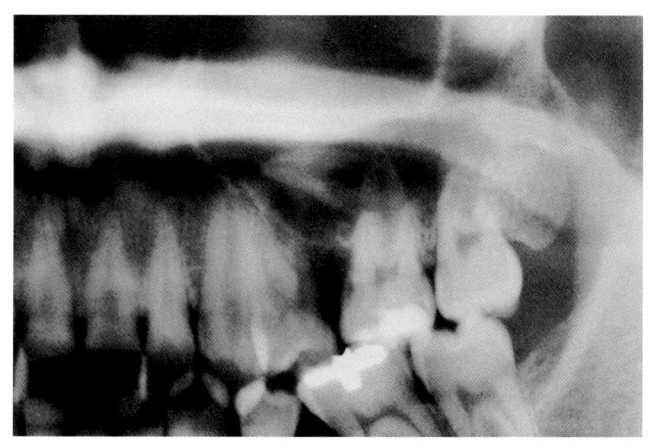

図 19　歯の上顎洞内迷入。上顎洞内に第二小臼歯の根尖が迷入している

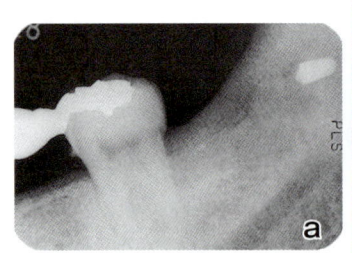
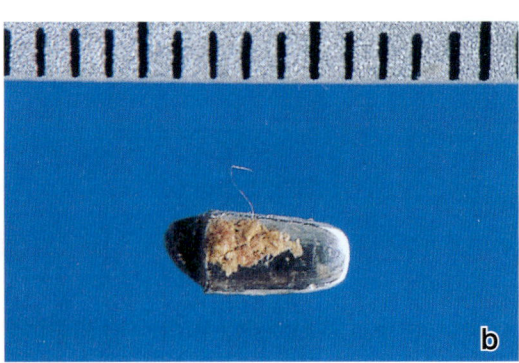

図21　器具の破折、組織内迷入
a：挺子が破損して組織内に迷入している
b：破損した挺子の先端

15) 気腫（図22）

- タービンの排気により起こる。
- 下顎臼歯部抜歯時に発生しやすい。
- 頸部、前胸部に拡大しやすい。
- 腫脹部分に捻髪音を伴う。
- 処置：感染予防

16) 血腫（図23）

- 血管損傷、抜歯後出血より粘膜下、皮下、上顎洞に起こる。
- 処置：感染予防

17) キューンの貧血帯

- 眼窩下孔、大口蓋孔への伝達麻酔後に奏効部位に貧血帯を生じる。
- 貧血帯は短時間で消失するが、紫斑を形成することもある。

18) 誤抜歯

19) 全身的併発症

- 神経原性ショック、過換気症候群、急性薬物中毒、アナフィラキシーショック。

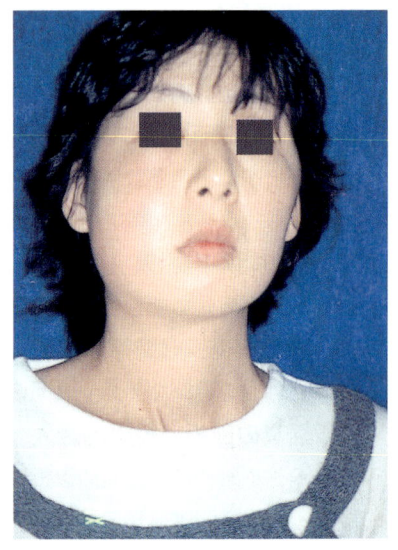

図22　皮下気腫。右顔面頸部に気腫によるび漫性腫脹を認める

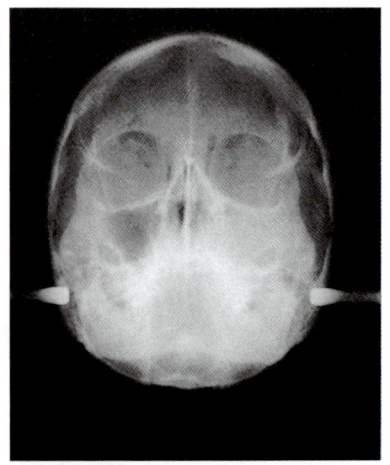

図23　上顎洞内血腫。左側上顎洞内に血腫による不透過像をみる

❾ 抜歯後の併発症

1）抜歯後出血（図24）

- 原因：不良肉芽、血管損傷、歯槽骨骨折、周囲軟組織損傷、過度の含嗽、全身疾患（出血性素因、肝機能障害）。
- 処置：出血部位の確認、原因除去、止血操作（ガーゼや床副子による圧迫止血、縫合止血）。

2）抜歯後疼痛

- 原因：抜歯後感染、治癒不全（ドライソケット）、不良肉芽、歯槽骨骨折、周囲軟組織損傷。

3）抜歯後感染

- 原因：周囲に炎症のある場合、不完全な術野の消毒、汚染された器械器具の使用。
- 処置：抗菌薬投与、安静。消炎後に原因となった不良肉芽や異物の除去。

4）ドライソケット

- 抜歯窩内に血餅がなく、骨が露出した状態。
- 抜歯後1〜3日で発症。
- 高度の自発痛（持続的拍動痛）、接触痛を伴う。
- 抜歯窩周囲の発赤や腫脹は軽度。
- 好発年齢はないが若年者に少なく、青壮年者で好発しやすい。
- 歯槽骨硬化をしている場合に多い。
- 下顎臼歯部、特に智歯部に多い。
- 腐骨形成することもある。
- 保存的療法：抜歯窩洗浄、麻酔薬や抗菌薬を含んだ軟膏注入。
- 外科的療法：緻密な骨を削除。

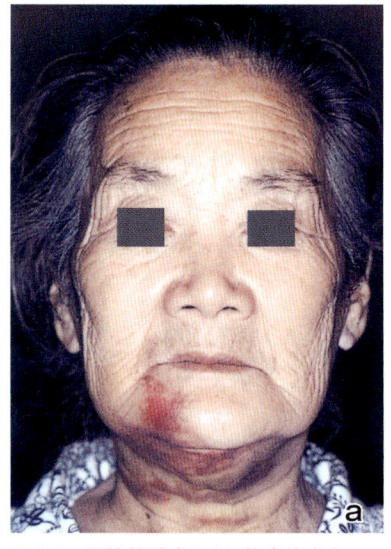
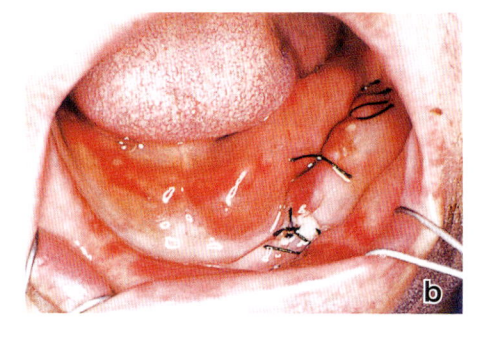

図24　肝機能障害による抜歯後出血
a：頸部まで皮下出血斑が広がっている
b：舌下粘膜下に出血を認める
（愛知学院大学顎顔面外科学講座　提供）

（栗田賢一）

付章Ⅲ

2．歯の移植および再植術、インプラント埋入術、骨造成

❶ 歯の移植術（transplantation of tooth）

1）目的

- 抜歯された歯槽窩に埋伏智歯や咬合に関与しない歯などを自家移植して、咬合機能や審美性などを回復させることを目的とする。

2）適応症

(1) 齲蝕などで保存不可能で抜歯された歯槽窩。

(2) 外傷によって歯を喪失した歯槽窩。

- 移植部位：下顎第一大臼歯が多い。
- 移植歯：下顎智歯（未完成歯）が多い。

3）術式

（1）移植床の準備

- 通法に従って患歯を抜去し、必要に応じて抜歯窩の根尖病巣などを除去する。次いで生理食塩液注水下で骨バーやインプラント用ドリルなどを用いて、移植歯の歯根形態に類似させたやや大きめの移植床を形成する。

（2）移植歯の抜去

- 可能な限り損傷を少なく抜去する（特に歯根膜）。抜去歯は歯根膜が乾燥しないよう生理食塩液に浸漬させておく。

（3）移植歯の植立と固定

- 準備された移植床に移植歯を植立する。対合歯と咬合干渉しないよう、1〜2 mm 低位となるように移植床の再形成あるいは移植歯を咬合調整する。移植歯は通常は絹糸で縫合して固定する。場合により、隣在歯と接着性レジンや矯正歯科用エラスティックなどで固定する。

4）術後経過

(1) 鎮痛薬と感染予防のため抗菌薬を投与する。

(2) 術後 7 日程度で抜糸する。

(3) 根完成歯の場合は術後 2〜3 週で歯内処置を行う。根尖未完成歯移植の場合は徐々に歯根が完成し、術後 6〜12 か月で歯髄反応が陽性となることが多い。

(4) 根尖完成移植歯の場合は生着しても、骨性癒着や歯根の外部吸収をきたし、数年後には脱落する場合もある（図 25）。

❷ 歯の再植術（replantation of tooth）

1）目的

- 外傷などにより歯がその歯槽から脱落あるいは脱臼したとき、元の歯槽内に整復し、咬合・咀嚼機能および審美性を回復させることを目的とする（図 26）。

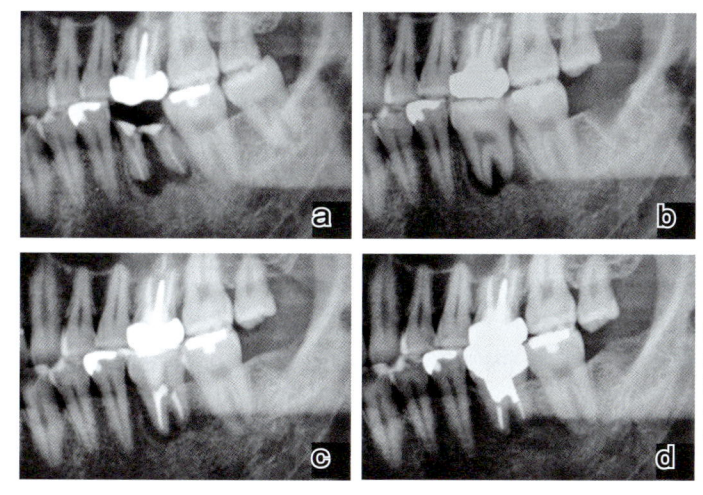

図 25　歯の移植術
a：術前
b：⎣8 を ⎣6 部に移植
c：⎣6 の歯内療法直後
d：術後 3 年

（大阪歯科大学口腔外科学第二講座 提供）

付章Ⅲ

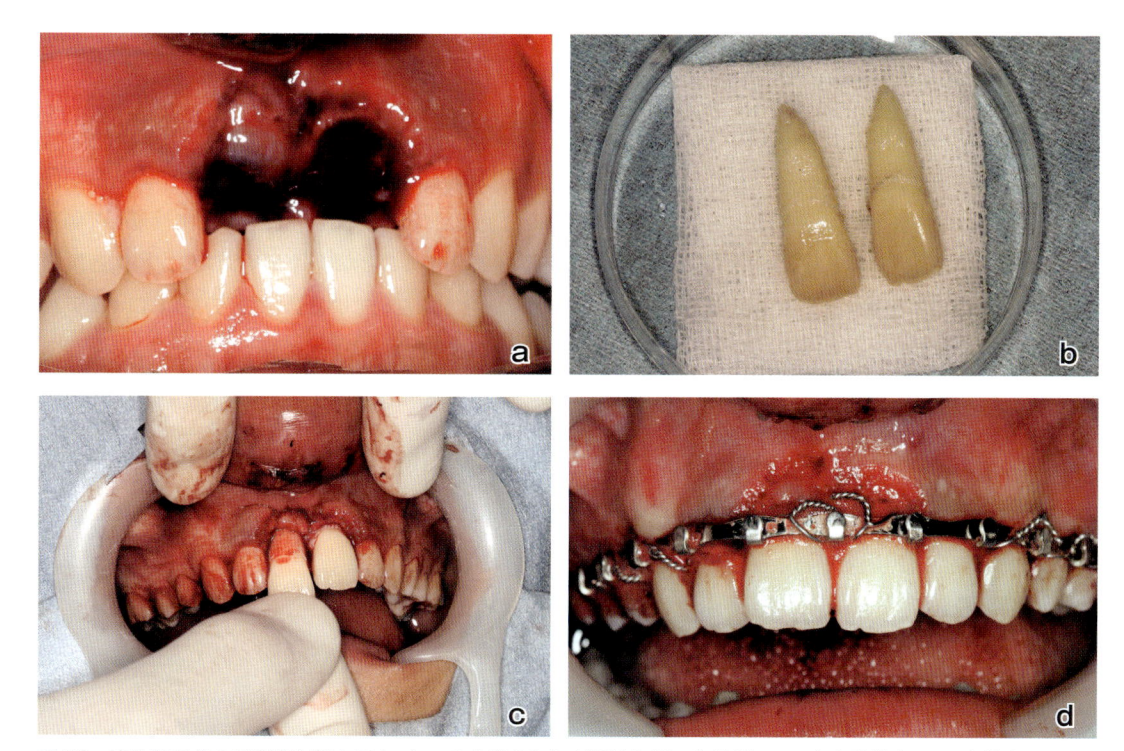

図 26　完全脱臼歯の再植術と顎内固定（a：完全脱臼した上顎前歯部の歯槽部、b：完全脱落歯、c：歯槽窩への脱落歯の再植、d：線副子による顎内固定）

2）適応症

　　（1）外傷（交通事故、転倒など）による脱臼歯。

　　（2）誤抜去の歯、抜歯時に誤って脱臼した隣在歯。

　　（3）根尖病巣を有し、根管治療や歯根端切除術が不可能な場合などに意図的に抜去した歯。

　▪ 完全脱臼歯をすぐに再植できない場合は、歯根膜が乾燥しないように牛乳などに浸漬、あるいは患者の舌下部に置いておく。

3）術式

　　（1）再植する歯槽窩に遊離した骨片、歯の破片、歯石など異物などがないことを確認し、生理

食塩液で洗浄しておく。

(2) 完全脱落歯あるいは嵌入や挺出など歯槽窩から転位した不完全脱臼歯の歯根膜を傷つけないように注意しながら元の位置に復位（再植）し、線副子や連続歯牙結紮あるいは接着性レジンなどで隣在歯と固定する。なお、対合歯と干渉しないよう咬合調整を行う。

(3) 根尖完成歯では再植歯が生着後に歯内処置を行う。根尖未完成歯は歯の移植術に準ずる。

4）術後経過

(1) 鎮痛薬と感染予防のため抗菌薬を投与する。

(2) 固定は1〜2週程度で除去する。

(3) 根完成歯の再植の場合は術後2〜3週で歯内処置を行う。根尖未完成歯を再植した場合は徐々に歯根が完成し、術後6〜12か月で歯髄反応が陽性となることが多い。

(4) 根尖完成歯の場合は生着しても、骨性癒着や歯根の外部吸収をきたし、数年後には脱落する場合もある。

❸ インプラント埋入術（implant placement）

1）インプラント体と骨および軟組織との界面

- 天然歯と骨との界面は、骨とセメント質の間に歯根膜線維が垂直に接合する生物学的結合が保たれている。また、歯肉はエナメル質との間の接合上皮がヘミデスモゾームを介して接着している。

- インプラント体と骨との界面は、線維性結合組織を介することなく骨がインプラント体と直接接合（オッセオインテグレーション）した物理的結合がなされている。なお、ハイドロキシアパタイトコーティングインプラントでは骨と結晶レベルで結合（バイオインテグレーション）してインプラント体が維持される。また、軟組織との界面は歯肉上皮がインプラント体あるいはアバットメントに直接接する。

2）目的

- 歯の欠損に対し、歯槽骨あるいは顎骨に生体適合性の高いインプラント体を埋入し、長期間の咬合・咀嚼機能および審美性を回復させることを目的とする。

3）適応症

(1) 歯の欠損部

(2) 外傷や腫瘍などによって生じた歯を含めた骨欠損部

4）診断

- 全身状態として、高血圧、糖尿病、骨粗鬆症、自己免疫疾患、抗血栓療法や喫煙の有無などを聴取し、必要に応じ原疾患の治療やコントロールを優先する。

- 局所状態として、顎機能、ブラキシズム、歯周組織、残存歯や咬合状態、口腔衛生状態などを診査し、術前にそれらの対応を済ませておく。

- エックス線検査では、パノラマエックス線とCTを撮影し、解剖学的診査や骨質、骨量などの精査が必要となる。なお、現在ではCTとインプラント専用のシミュレーションソフト（図27）からサージカルガイドの作製や最終補綴を含めた治療計画が立案できるようになっている。

5）術式

- インプラント体の埋入術式には、埋入時に粘膜貫通型のいわゆるヒーリングアバットメント（ヒーリングキャップ）を装着する1回法と、インプラント体を粘膜骨膜下に完全閉鎖創にす

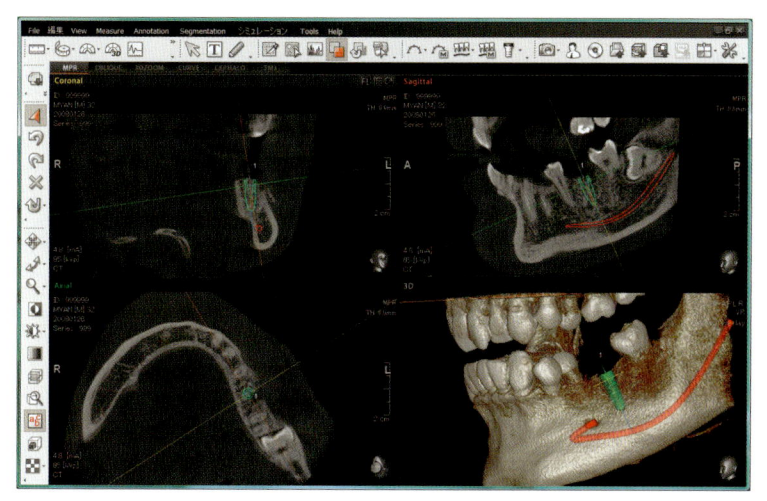

図 27　CBCT 上でのインプラント埋入のシミュレーション

＊図 27 は京セラメディカル（株）よりご提供

る 2 回法がある。

- ここでは基本的術式である 2 回法の手順を示す（図 28a〜h）。

（1）麻酔

- 局所麻酔下あるいは必要に応じ、静脈内鎮静法や全身麻酔下で行う。

（2）粘膜骨膜弁の形成

- 歯槽頂切開と口腔前庭部切開があるが、ほとんどが歯槽頂からのアプローチである。粘膜骨膜を切開・剝離し、粘膜骨膜弁を形成して、インプラント埋入部の骨面を十分に露出させる（図 30a）。なお、必要に応じて歯槽頂を骨バーなどで整形する。

（3）インプラント体埋入窩の形成

- 各インプラントシステムのマニュアルに従って行われるが、形成時の骨の熱傷を避けるため生理食塩液注水下で適正な回転数と圧でドリリングを進める。
  - （1）埋入位置をラウンドバーなどでマーキングする。
  - （2）パイロットドリルで埋入窩をドリリングして、埋入方向・深度、平行性などはガイドピンを挿入して確認する（図 28b）。
  - （3）埋入窩をファイナルドリルの径まで順次ドリリングして拡大していく（図 28c、d）。

（4）インプラント体の埋入

- 適切なトルクで所定の埋入深度までインプラント体を埋入し（図 28e）、カバーキャップを装着する（図 28f）。

（5）創の閉鎖、術後のエックス線撮影

- 粘膜骨膜弁を復位して、創部を緊密に完全閉鎖する（図 28g）。術後、インプラント埋入状態をエックス線像で確認する（図 28h）。

（6）二次手術

- 各インプラントシステムの治癒期間経過後（3 〜 6 か月程度）にインプラント体埋入部を再度露出させてカバーキャップをヒーリングキャップに交換して粘膜を貫通させる。

（7）補綴処置、メインテナンス

6）術後経過

- （1）鎮痛薬と感染予防のために抗菌薬を投与する。

付章 III

417

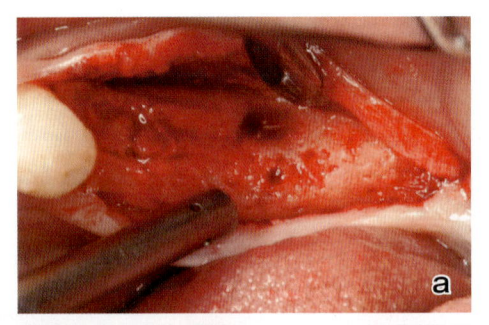

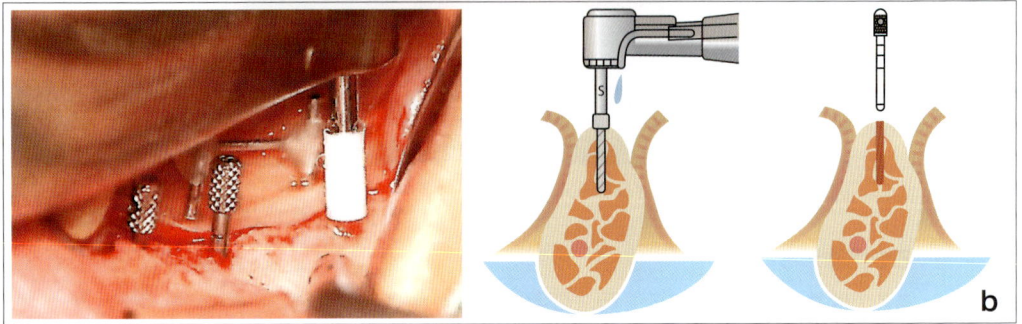

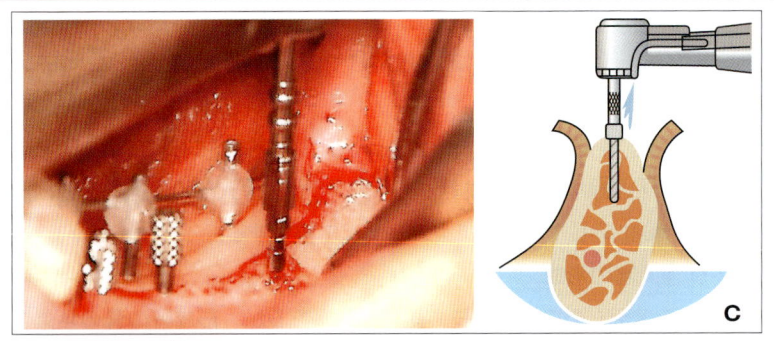

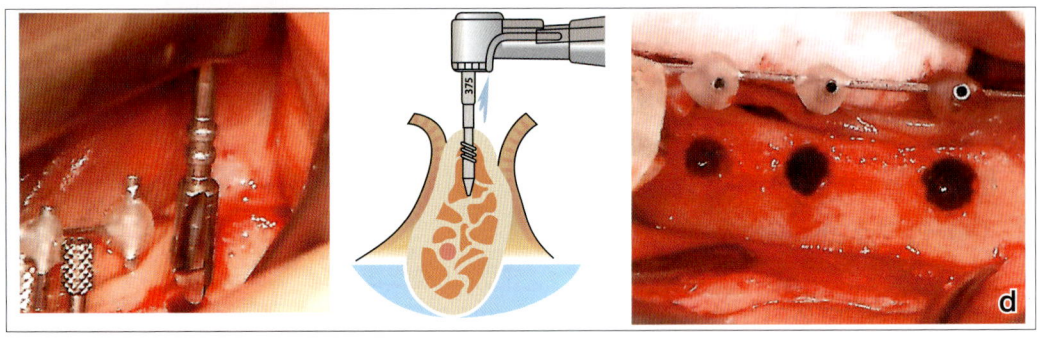

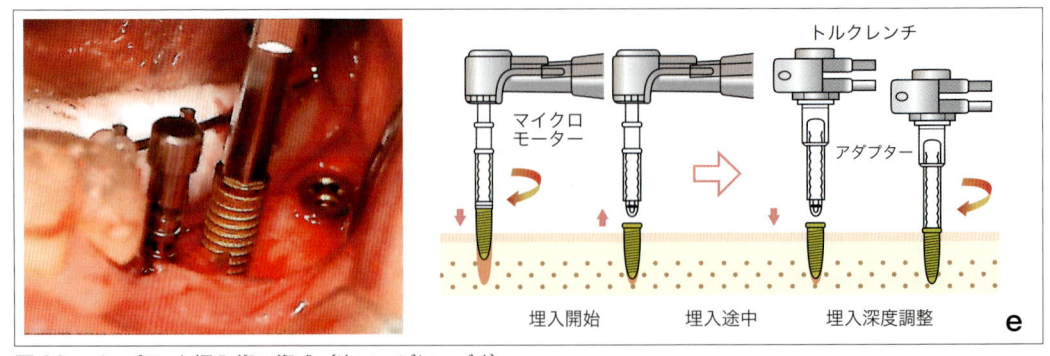

図28　インプラント埋入術の術式（次ページにつづく）

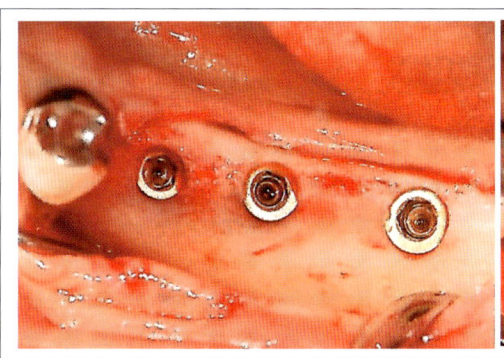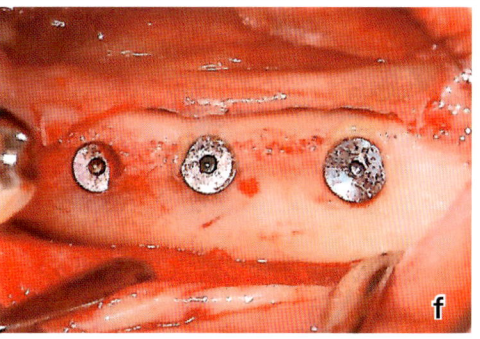

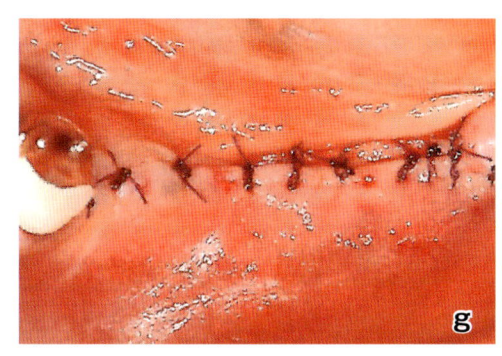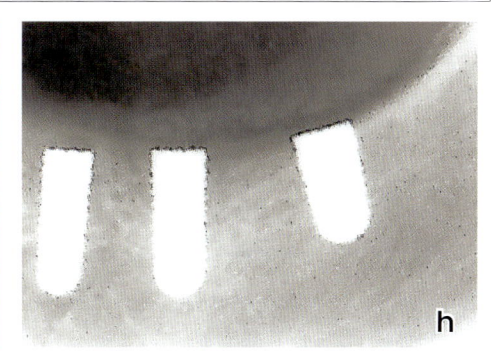

図28　インプラント埋入術の術式
a：歯槽頂への切開後の粘膜骨膜の剥離
b：パイロットドリルによるインプラント体埋入窩の形成とトライアルピンによる確認
c，d：ファイナルドリルの径までのドリリングと最終埋入窩
e：インプラント体の埋入
f：インプラント体が埋入され（右）、カバースクリューが装着された歯槽骨（左）
g：縫合して閉創された歯槽部（2回法）
h：インプラント体埋入後のエックス線像
（元　永三, 他：POI®-EX SYSTEMの臨床, クインテッセンス出版, 東京,2012より引用）

付章Ⅲ

　（2）抜糸は術後7日くらいに行う。

7）合併症

- インプラント埋入手術に関連して生じる局所の合併症は、術中に生じるものと術後経過時に生じるものに分けられる。

（1）術中の合併症

①神経損傷

- 下歯槽神経がドリリングによる損傷やインプラント体の圧迫などによって傷害されると、オトガイ部や下唇に知覚異常が生じる。また、オトガイ神経が不適切な切開・剥離操作で損傷すると同様な症状が現れる。

②異常出血

- 特に注意を要するのが、下顎前歯から小臼歯部へのドリリング時に舌側皮質骨を穿孔して生じる舌下動脈あるいはオトガイ下動脈からの出血である。止血が困難で、口底部に生じた血腫が気道を圧迫して呼吸困難となり、致死的状態を招くこともある。また、下歯槽動脈や後上歯槽動脈の損傷時も多量に出血することがある。

③インプラント体の上顎洞内突出、迷入

- 上顎臼歯部の歯槽頂から上顎洞底までの距離が短い場合や骨質が柔らかい場合に生じやすい。ドリリング時に洞底部と上顎洞粘膜を穿孔し、インプラント体が上顎洞内に突出した状態で

埋入される。あるいは埋入時にインプラント体が押し込まれて完全に上顎洞内に迷入する。迷入すると口腔上顎洞瘻となり上顎洞炎に移行しやすい。したがって、速やかに犬歯窩から除去することが必要である。

④その他

- ドリリング時に生じる埋入窩の熱傷、隣接歯の歯根の損傷、ドリルの破折、上顎洞底挙上術中の上顎洞粘膜穿孔など。

（2）術後の合併症

①術後感染

- 術前の全身状態・口腔環境の管理、使用する器具機材の滅菌と清潔な手術操作、術後感染予防のための適切な抗菌薬の選択などが必要である。

②上顎洞炎（図29）

- 上顎洞内へのインプラント体の穿孔突出や迷入、あるいは上顎洞底挙上術後に生じやすい。原因の除去とともに長期間・低用量のマクロライド系の抗菌薬療法、または経鼻的な内視鏡手術が必要となる。

③インプラント周囲炎

- インプラント周囲のプラークコントロール不良や不適切な咬合付与などで粘膜炎から骨吸収が生じ、インプラント体の脱落を招く。

④その他

- インプラント体やスクリューの破折、上部構造の緩みなど。

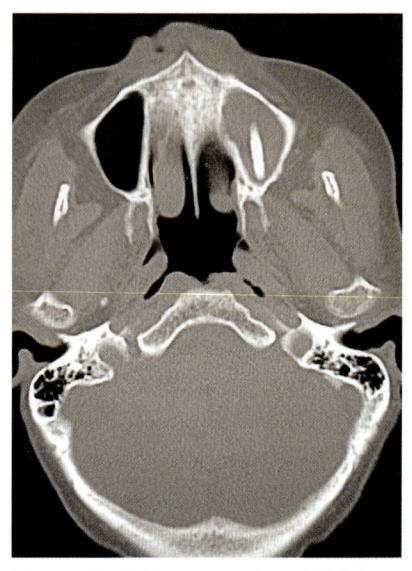

図29　上顎洞内へのインプラント迷入による上顎洞炎

❹ 骨造成

- インプラント埋入予定部の歯槽骨が水平的あるいは垂直的に不足している場合に行われる骨欠損部の骨増大法（図30）。
- 骨移植、骨移植材料（自家骨、骨補塡材など）を用いた骨誘導再生法（guided bone regeneration：GBR）、リッジエクスパンジョン、あるいは仮骨延長術などが行われている（図31）。
- また、上顎臼歯部で上顎洞までの骨の高さが不足している場合は歯槽頂アプローチ（tarnsalveolar technique）あるいは側方開窓術（lateral windouw technique）から上顎洞底挙上術（sinus floor elevation）が行われる（図31、32）。

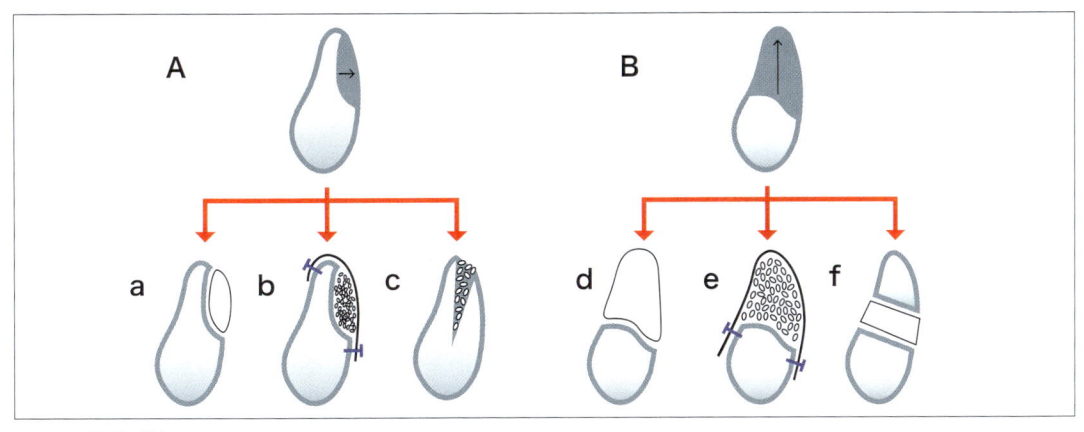

図30　骨造成法
A：水平的骨造成（a：ベニアグラフト、b：水平的骨誘導再生法、c：リッジエクスパンジョン）
B：垂直的骨造成（d：アンレーグラフト、e：垂直的骨誘導再生法、f：インレーグラフト）
※a, d, f：自家骨の移植、b, c, e：骨補塡材の応用

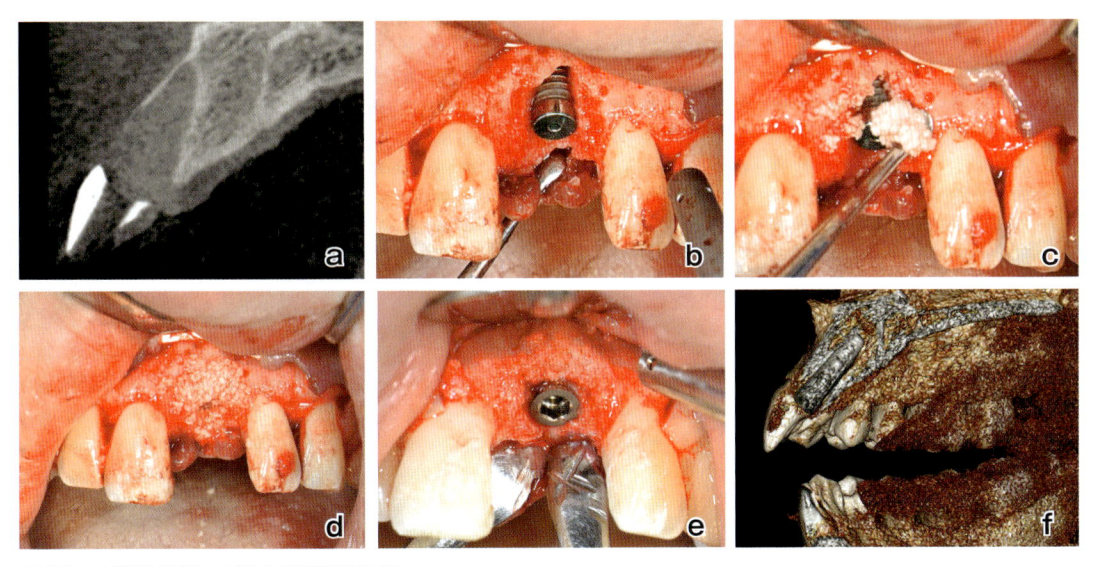

図31　上顎前歯部の水平的骨誘導再生法
a：抜歯直後のCT
b：インプラント埋入直後。唇側の骨欠損が認められる
c：骨補塡材（ハイドロキシアパタイト）を用いた骨誘導再生法による水平的骨造成
d：骨造成後の歯槽骨
e：GBR 4か月後の局所。骨補塡材は自家骨と一体化している
f：GBR 4か月後の3次元CT。自家骨と一体化した骨補塡材がインプラントと結合している。

（愛知県の丹羽 健先生よりご提供）

付章Ⅲ

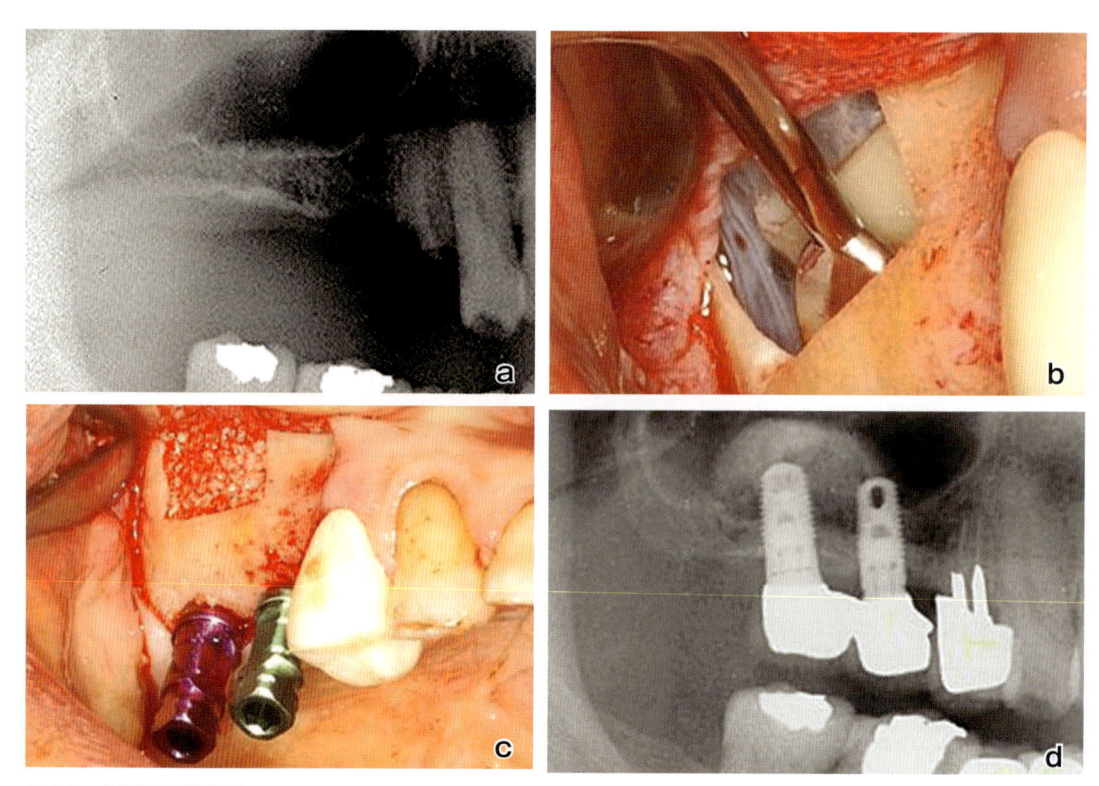

図32　上顎洞底挙上術
a：術前のエックス線写真。歯槽頂から上顎洞底までの骨量が不足している。
b：側方開窓術による上顎洞底挙上術中の口腔内写真。上顎洞前壁、上顎洞底からの上顎洞粘膜の剥離。
c：挙上した上顎洞底に骨補填材を填入し、インプラント体を埋入した直後の口腔内写真。
d：術後6か月のエックス線写真。石灰化した骨補填材が確認できる。

（松野智宣）

3．歯槽堤の手術

❶ 歯槽骨整形術（alveoplasty）

1）目的

- 抜歯後、歯槽堤の鋭縁により歯槽骨に鋭端部や骨隆起などの異常部位があるため、安定した義歯の装着の妨げや咀嚼の妨げになる場合、これを削除し、骨形態の整形を行うことにより義歯の安定を図り、咀嚼や発音などの口腔機能の回復を目的に行う。

2）適応症

　（1）抜歯後の歯槽骨吸収不全による歯槽骨の鋭端部

　（2）即時義歯を装着する場合

（3）上下歯槽堤間に義歯装着のための間隙が認められない場合

（4）下顎隆起あるいは口蓋隆起があり、義歯装着に妨げとなる場合

3）術式

（1）手術部位の消毒と局所浸潤麻酔後、メスにて粘膜骨膜切開

（2）粘膜骨膜弁を剥離・挙上して、骨鋭端部あるいは骨隆起部を露出

（3）生理食塩液で注水しながら鋭端部を骨バーで削除。骨隆起のような場合はフィッシャーバーで骨切りを行い、次いで平型ノミで骨体部と膨隆部とを分割除去し、その後、骨バーで鋭端部を削除する。

（4）手術野の洗浄後、粘膜骨膜弁を復位し、縫合閉鎖する。

（5）即時義歯装着の場合は、あらかじめ作製しておいたサージカルテンプレートを粘膜面に圧接して、歯槽堤の形態を確認しながら手術を進める。

4）術後処置と経過

（1）消炎鎮痛薬および感染予防のための抗菌薬の投与

（2）抜糸は術後7日目に施行

6）口蓋隆起

- 口蓋隆起（図33）は口蓋正中の縫合部に隆起状にできるので、結節状、分葉状を呈する外骨症で義歯を装着し障害が生じるようであれば除去する。

7）下顎隆起

- 下顎隆起（図34）は下顎小臼歯部舌側に好発し、義歯装着時に大きな障害となる。時に咀嚼・発音障害が生じることがあるので除去する必要がある。

8）術式（図35）

（1）浸潤麻酔後、メスにて粘膜骨膜切開（図36）を行うときは、下顎隆起を中心に歯槽頂に沿って十分に歯肉切開する。

（2）粘膜骨膜弁を剥離・挙上するが舌側粘膜は薄いので注意深く粘膜が裂けないように剥離し、歯牙がある場合は舌側歯肉歯頸部から剥離する。

（3）露出した骨隆起基部を丸ノミまたは片刃ノミで切除し、基部が不明瞭な場合は、バーを使って穿孔しておいてから骨ノミをあてて切除した後に、隣接する骨表面に合わせて骨バーで削除し平滑にする。

（4）手術野の洗浄後、粘膜骨膜弁を復位し、歯槽頂部で縫合する。

付章Ⅲ

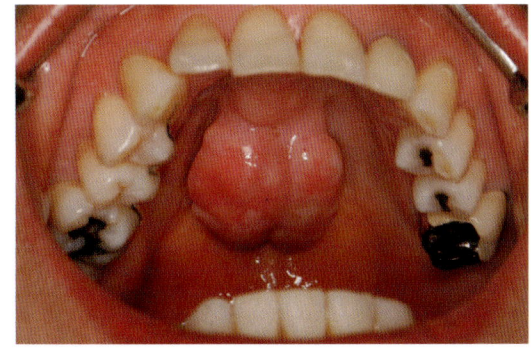

図33　口蓋隆起

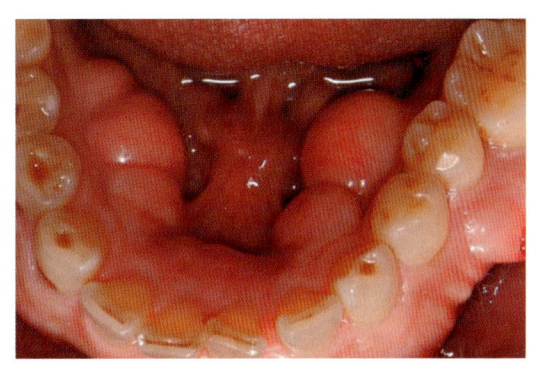

図34　下顎隆起

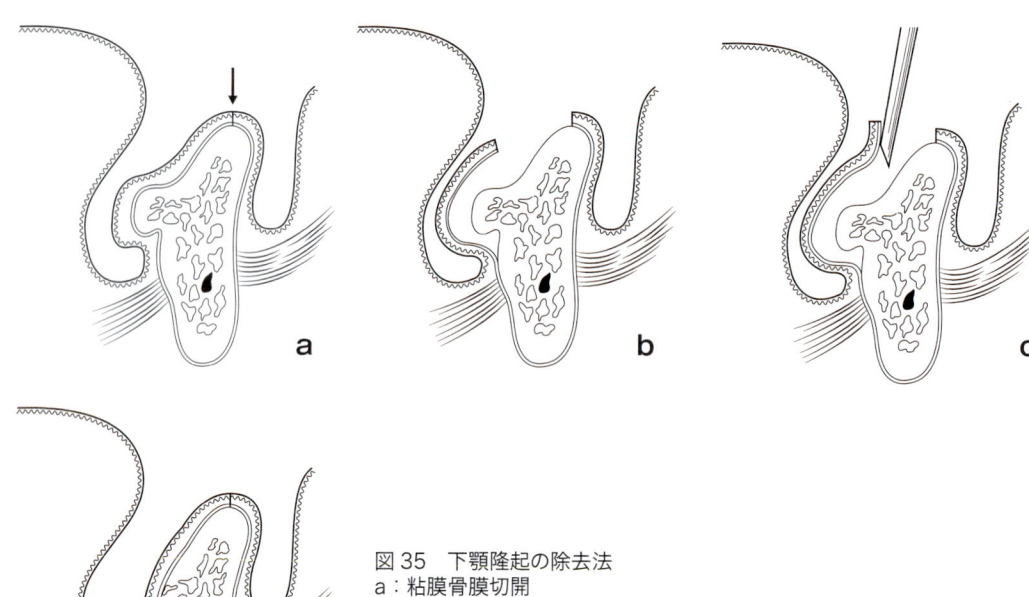

図35　下顎隆起の除去法
a：粘膜骨膜切開
b：粘膜骨膜弁剥離
c：骨ノミによる下顎隆起の除去
d：粘膜骨膜縫合
（大谷隆俊，園山　昇，高橋庄二郎：図説　口腔外科手術学（上巻）．医歯薬出版，東京，2000, p.237の図16-6より引用）

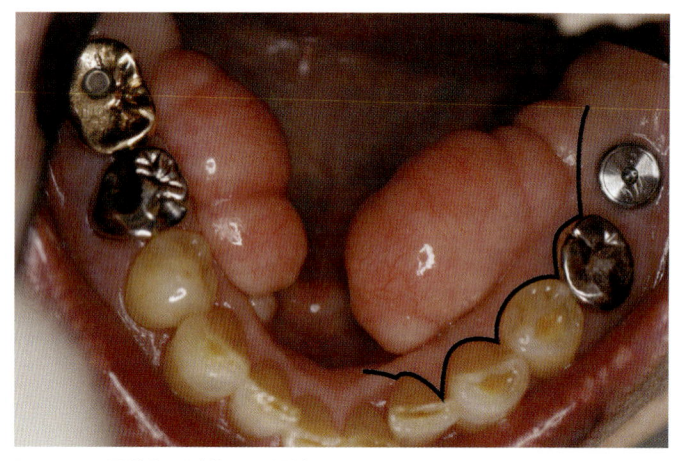

図36　下顎隆起形成術の切開線

❷ 歯槽堤形成術（alveoloplasty）

1）目的

- 歯槽骨が極度に吸収され、腫瘍切除や外傷で消失した場合、歯槽堤が低くなり義歯の安定が困難になった症例に義歯を安定保持するために行う。

2）適応症

（1）抜歯後の歯槽堤吸収が高度で、義歯の安定が得られない場合

（2）腫瘍切除や外傷で歯槽堤が消失し、義歯の安定が得られない場合

（3）骨結合性インプラント植立のための骨容積が確保されない場合

3）術式

（1）相対的歯槽堤形成術

（1）口腔前庭形成術

a．二次的上皮化法

- ワスムンド（Wassmund）法（図 37）、カザンジアン（Kazanjian）法（図 38）。

b．粘膜下剥離法

- オッベゲーザー（Obwegeser）法（図 39）。

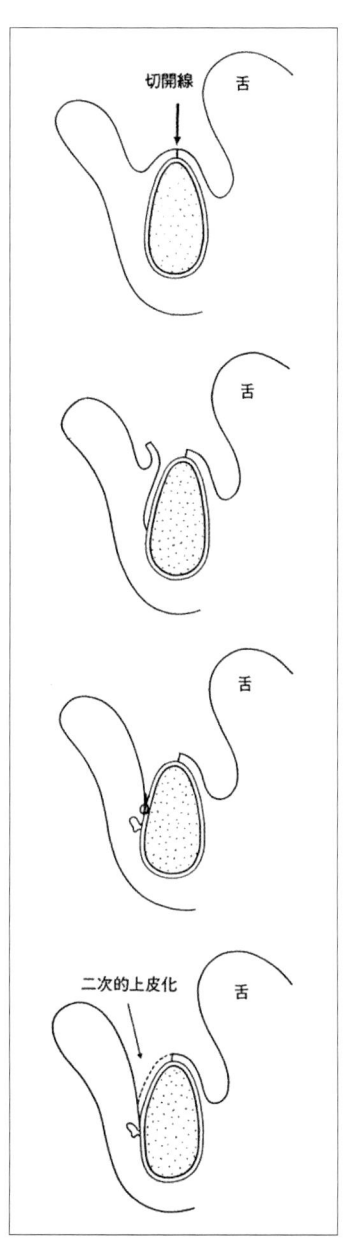

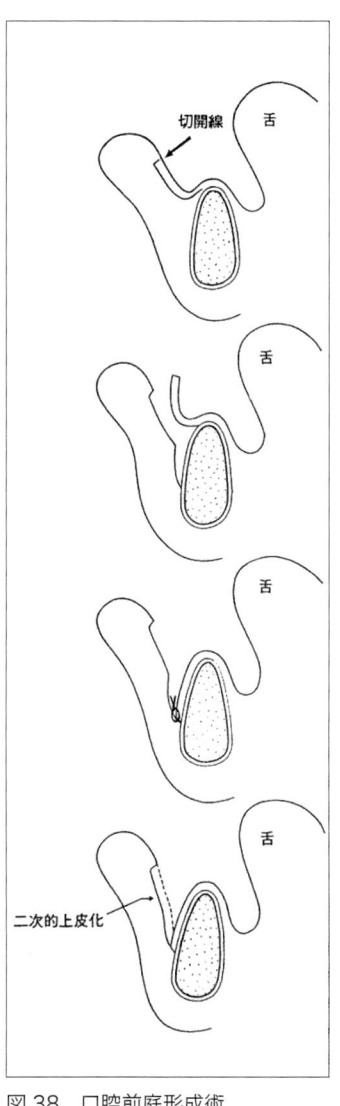

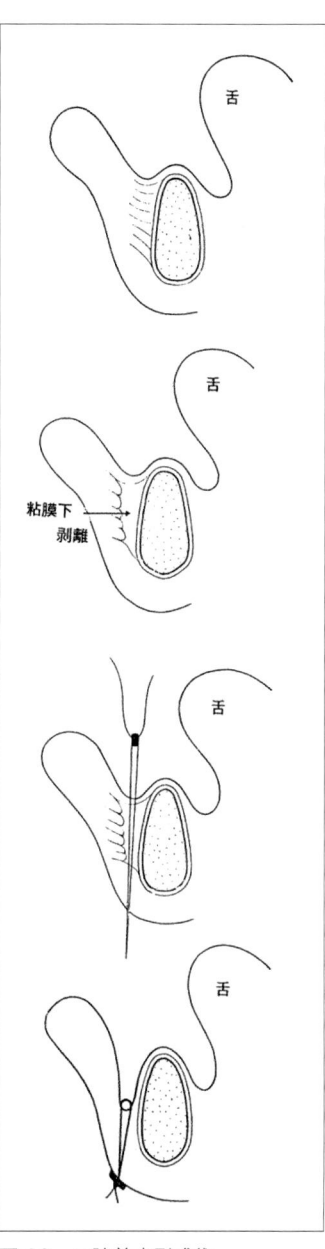

図 37　口腔前庭形成術
（ワスムンド法）

図 38　口腔前庭形成術
（カザンジアン法）

図 39　口腔前庭形成術
（オッベゲーザー法）

（図 37 〜 39：宇賀春雄、園山　昇：最新口腔外科小手術図説.
p.232, 236, 237, 図 2-1, 2-2, 2-3, 医歯薬出版 , 東京 , 1973 より引用改変）

付章 Ⅲ

（2）口底深形成術

    a.　二次的上皮化法：トラウナー（Trauner）法（図 40）

    b.　粘膜下剥離法：トラウナー・オッベゲーザー（Trauner-Obwegeser）法（図 41）

（3）全下顎堤形成術（皮膚移植による）

    ▪ オッベゲーザー（Obwegeser）法

（2）絶対的歯槽堤形成術

（1）自家骨（肋骨、腸骨）移植による方法

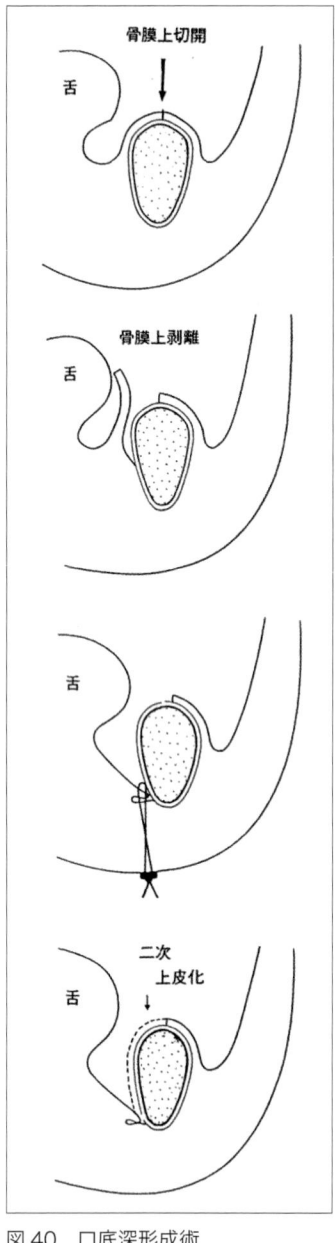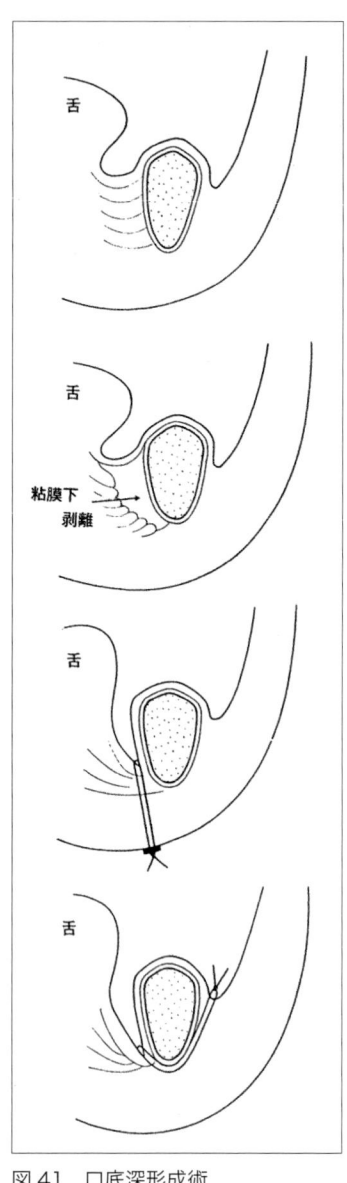

図 40　口底深形成術
（トラウナー法）

図 41　口底深形成術
（トラウナー・オッベゲーザー法）

（図 40、41：宇賀春雄、園山　昇：最新口腔外科小手術図説 . p.247, 246,
図 2-4, 医歯薬出版 , 東京 , 1973 より引用改変）

（2）骨切り術
- バイザー（Visor）テクニックによる下顎堤形成術（図42）
- サンドウィッチテクニックによる下顎堤形成術
- Le Fort Ⅰ型骨切りとサンドウィッチテクニックによる上顎歯槽堤形成術
- 骨口蓋圧迫術（図43）
- 上顎結節形成術

（3）生体材料（ハイドロキシアパタイトなど）移植法

（4）骨延長術による方法（p.478 参照）

4）術後経過
- （1）消炎鎮痛薬および感染予防のための抗菌薬の投与
- （2）植皮片固定のための床やタイオーバーの除去は術後 10 日
- （3）骨切り術の際の骨ネジ、マイクロプレートの除去は術後 6〜12 か月
- （4）新義歯作製は術後 1〜2 か月
- （5）二次的上皮化の後戻り（術後 5 年で 50%）

5）併発症
- （1）術後血腫、術後感染
- （2）移植された粘膜、皮膚の壊死
- （3）移植骨、生体材料の露出

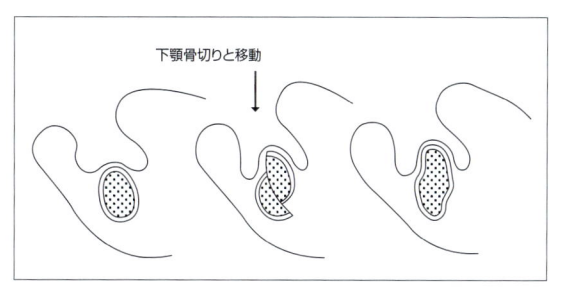

図 42　バイザーテクニックによる下顎堤形成術

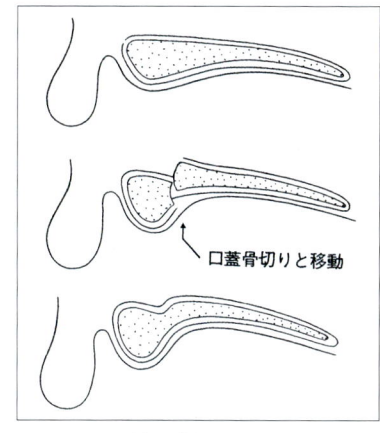

図 43　骨口蓋圧迫術

付章Ⅲ

4．小帯の手術

1）目的
- 口腔には上唇小帯、下唇小帯、上下顎左右頰小帯および舌小帯（図 44）などの小帯があり、形態、位置、数などの異常があると、前歯正中離開や歯周疾患を引き起こすのみならず、幼児期では口唇、舌の運動を阻害し、哺乳、構音、咀嚼などの機能障害を引き起こす。また、義歯装着時に床縁付近に存在すると、義歯の安定性を阻害する。そこで小帯を切除し機能回復を図ることを目的に手術を行う。

2）適応症
- 上唇小帯異常、舌強直症（舌小帯異常）、義歯の安定を妨げる頰小帯異常

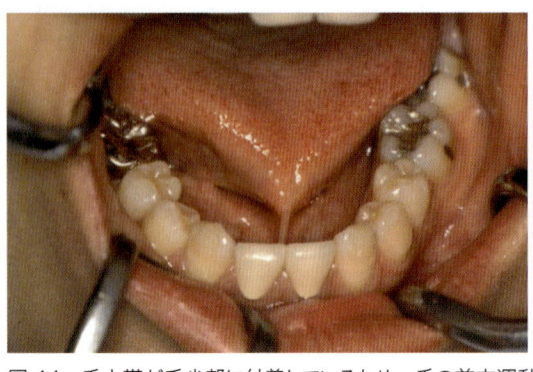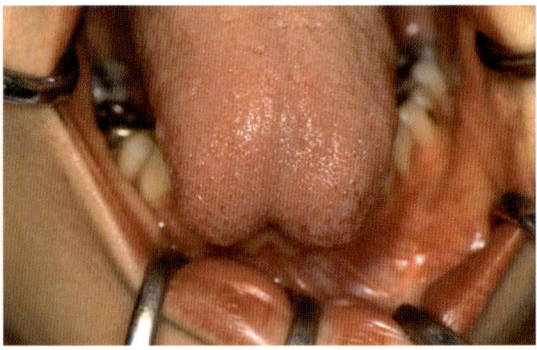

図44　舌小帯が舌尖部に付着しているため、舌の前方運動が不良になっている。

3）術式（図45）

- 局所麻酔後、単純に小帯部を横切開し、切離する。創面は細長い菱形となる。可動域が十分拡大すれば、創縁を縦に縫合する。上唇小帯では歯肉側は縫合が困難なため露出骨膜面となるので、サージカルパックなどで保護する。小帯部の伸展をさらに十分図るためには、V-Y型切離移動術やZ型切離移動術を施行する。

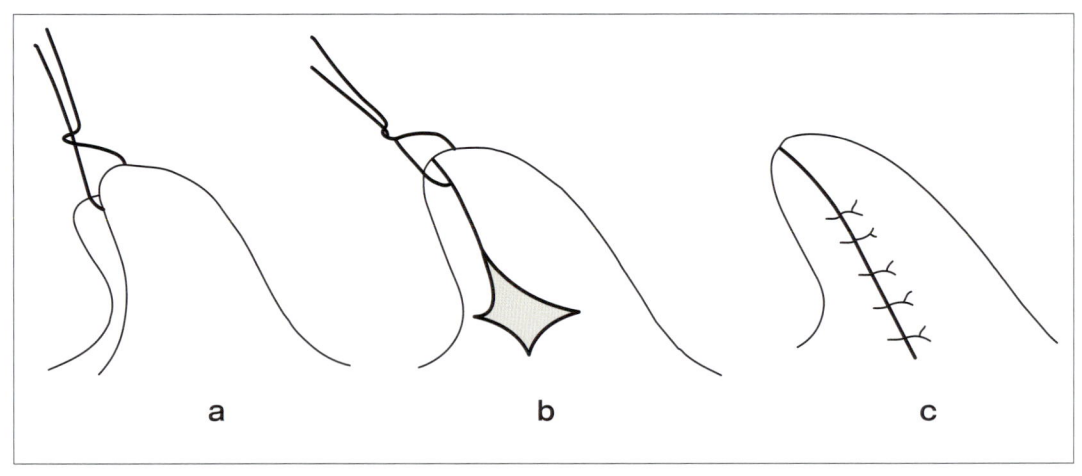

図45　舌小帯切除術
a：舌尖部に絹糸を通して舌を上方に引き上げ、舌を把持する。矢印は舌の切離部位を示す。
b：切離によってできた菱形の創面
c：切離縁の縫合：縫合後、舌尖部に通した絹糸を除去する。
（園山 昇：臨床医に必要な保存・補綴・矯正と関係ある口腔外科, 医歯薬出版, 東京, 1992, p.170, 図170, より）

5．浮動粘膜切除術（義歯性線維腫切除術）

1）目的

- 不適合な義歯を長期間装着していることによって、歯槽骨が吸収して粘膜下の線維組織が肥厚する。また、上顎が総義歯で下顎臼歯の支持関係が悪く、かつ下顎前歯が残存しているような咬合関係では、歯槽堤の骨を被覆する軟組織は咬合に伴う不自然な慢性刺激を長期間受

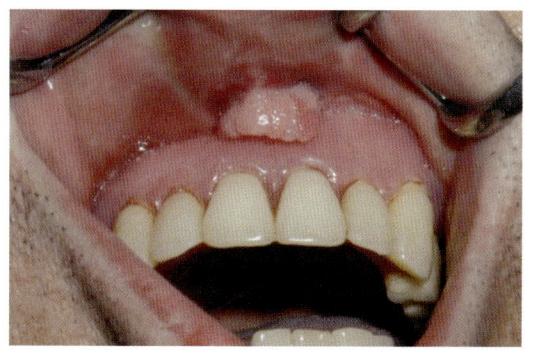

図46　上顎義歯床縁に沿って義歯性線維腫を認める。

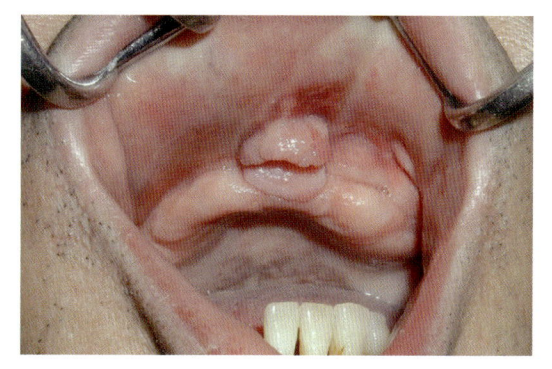

図47　上顎義歯装を外したときの義歯性線維腫

けることになり、反応性歯肉増殖をきたすことになる。一般にこのような増殖物を義歯性線維腫症（図46、47）と呼ぶ。義歯の安定のために、切除を行う。

2）術式

- 臼歯の支持関係を補綴的に改善するとともに、切除することが肝要である。通常、増殖部の切除のみならず、粘膜下組織の切除も同時に行い、適切な顎堤形態を整える。

（宮坂孝弘、里見貴史）

6．唾液腺の手術

① 舌下型ラヌーラの開窓術（図48）

■目的

- 腫脹部の被覆粘膜を切除して、貯留唾液を排出させるとともに、新たな唾液の排出口を切除部に設けることである。再発することがある。

■術式

- 口底部の半球形の腫脹部において被覆粘膜とその下部にあるラヌーラの線維性被膜を一緒に大きく切除する。
- 貯留唾液が流出した後の内腔にガーゼを塡入し、ガーゼと開窓周囲粘膜とを縫合してガーゼを固定させる。ガーゼは1週間後に抜糸とともに除去する。ガーゼを塡入するのは、開窓口を維持するためと炎症を惹起して舌下腺漏洩部の癒着閉鎖を目的としている。
- 簡便なため小児にも局所麻酔で可能である。

■説明すべき合併症

- 口底粘膜の表層のみを扱うため深部の血管や神経を損傷する可能性は低いが、解剖学上、ワルトン（Wharton）管および舌神経に注意する。

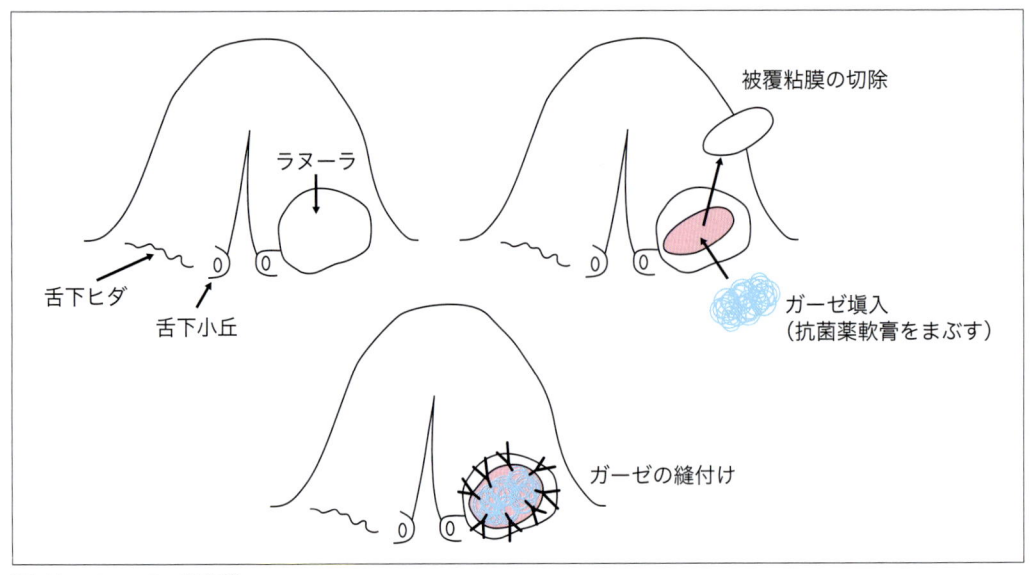

図 48　ラヌーラの開窓術

■その他

- 再発を繰り返すようであれば舌下腺摘出術が必要となる。
- 顎下型ラヌーラには開窓術は困難であり、最初から舌下腺摘出術を選択する。

❷ 舌下腺摘出術（図 49〜51）

■目的

- 舌下型および顎下型ラヌーラおよび舌下腺腫瘍の治療を目的に行われる。舌下腺を被膜とともに摘出する。

■術式

- 舌下腺は左右の口底粘膜の舌下ヒダの粘膜と顎舌骨筋の間に存在する。注意すべき解剖学的

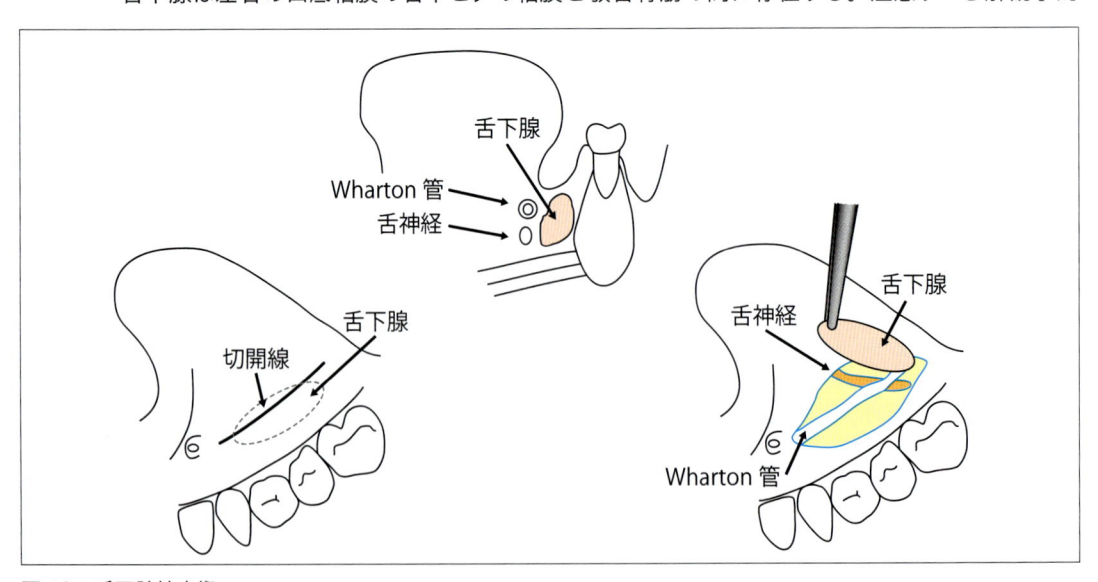

図 49　舌下腺摘出術

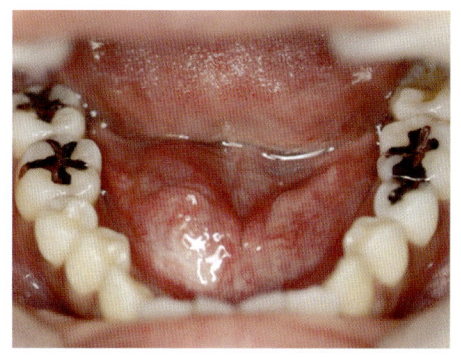

図 50　舌下型ラヌーラ

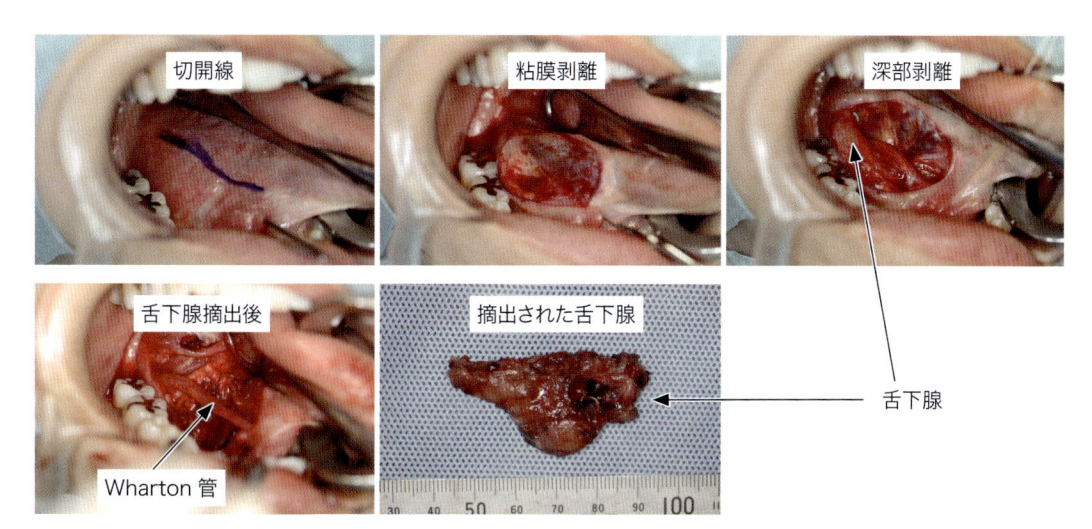

図 51　舌下腺摘出術の術中写真

指標は、Wharton 管、舌神経および顎舌骨筋で、それらを損傷しないように剝離する。舌下小丘の Wharton 管開口部から導管内に涙管ブジーを挿入し、Wharton 管の走行を確認した上で、口底粘膜に切開を施し、舌下腺を舌神経と Wharton 管から分離し、顎舌骨筋上で摘出する。

■説明すべき合併症

- 舌神経損傷による舌知覚障害と味覚障害のリスクを説明する。Wharton 管の損傷リスクもあるが、後遺症をほとんどもたらさない。

❸ 唾石摘出術（図 52〜54）

■目的

- 口腔内（口底粘膜）から Wharton 管内の唾石のみを摘出する手術。

■術式

- 舌下小丘の Wharton 管開口部から導管内に涙管ブジーを挿入し、Wharton 管の走行を確認したうえで、口底粘膜に切開を施し、Wharton 管を探索する。
- Wharton 管内の唾石の位置を触診（**双指診**）で特定することが大切である。

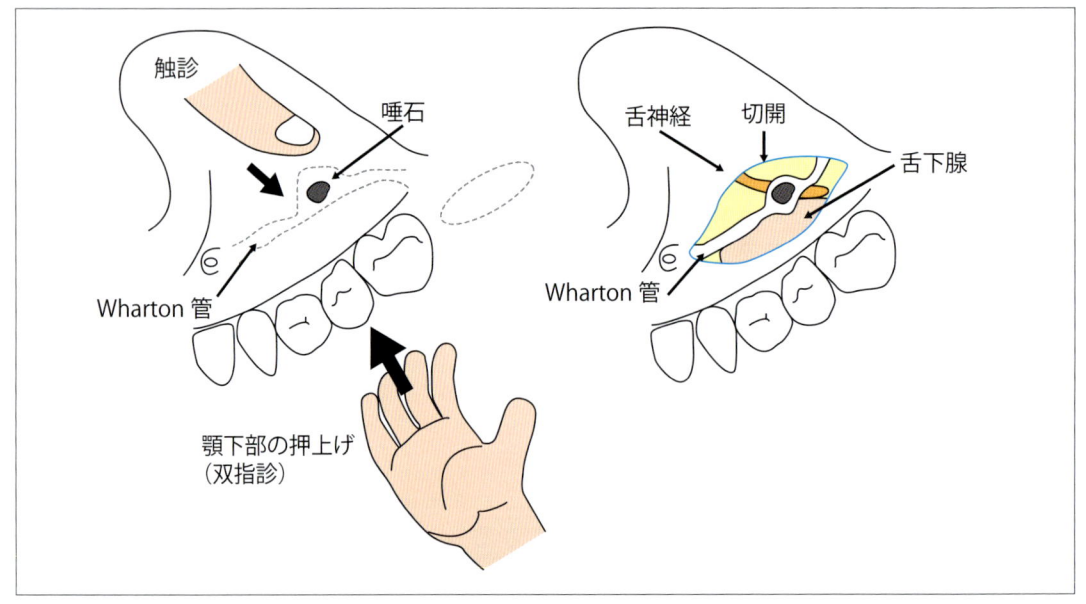

図 52　唾石摘出術

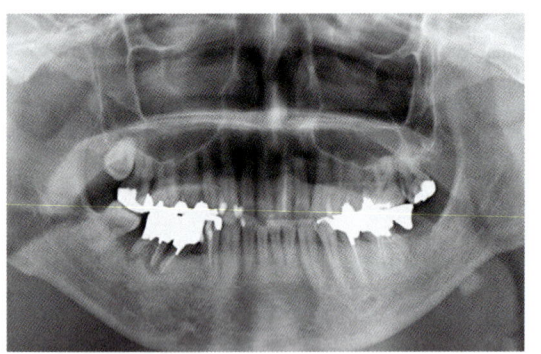

図 53　顎下腺導管内唾石（パノラマ）

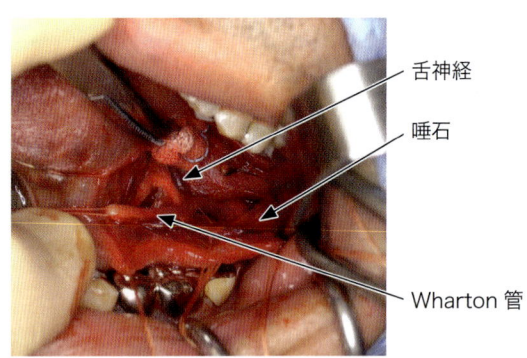

図 54　唾石摘出術の術中写真

- Wharton 管探索の際に、舌下腺を下顎側に押しのけ、舌側で舌神経の走行を確認する（舌神経は、下顎第 1 ないし第 2 大臼歯部で Wharton 管の下をくぐって舌側に走行する）。
- 唾石の直上で Wharton 管に縦切開を施し唾石を摘出する。
- 内部を生理食塩水で十分洗浄する。摘出後はドレーンを留置して創を縫合閉鎖する。

■説明すべき合併症

- 舌神経損傷による舌知覚障害と味覚障害のリスクを説明する。

④ 顎下腺摘出術（図 55〜57）

■目的

- 顎下腺体内の唾石症および顎下腺腫瘍に適応される。
- 顎下腺体内唾石症の場合は、顎下腺と一緒に唾石を摘出することになる。
- 顎下腺多形腺腫の際は、腫瘍が顎下腺の一部であっても確実に腫瘍を切除するため顎下腺被膜を破らないように摘出する。

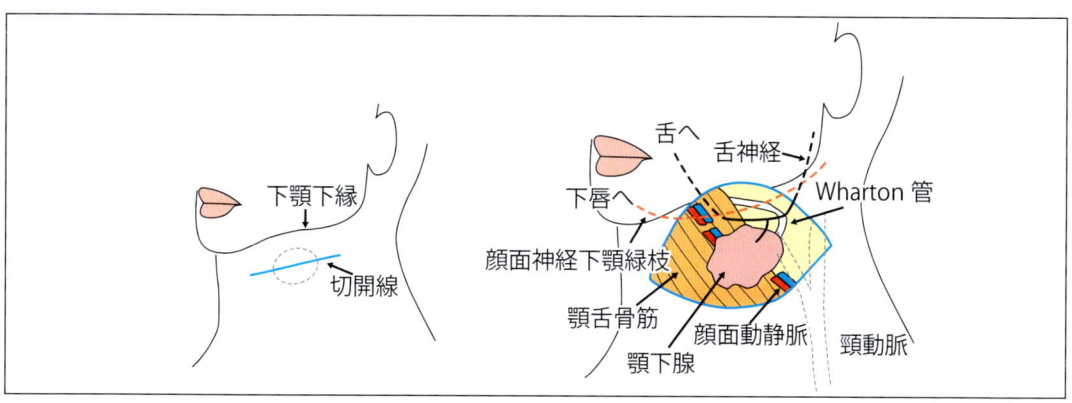

図55　顎下腺摘出術

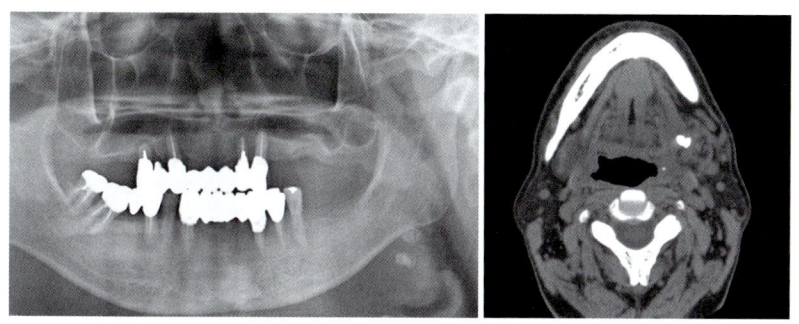

図56　顎下腺体内唾石

付章Ⅲ

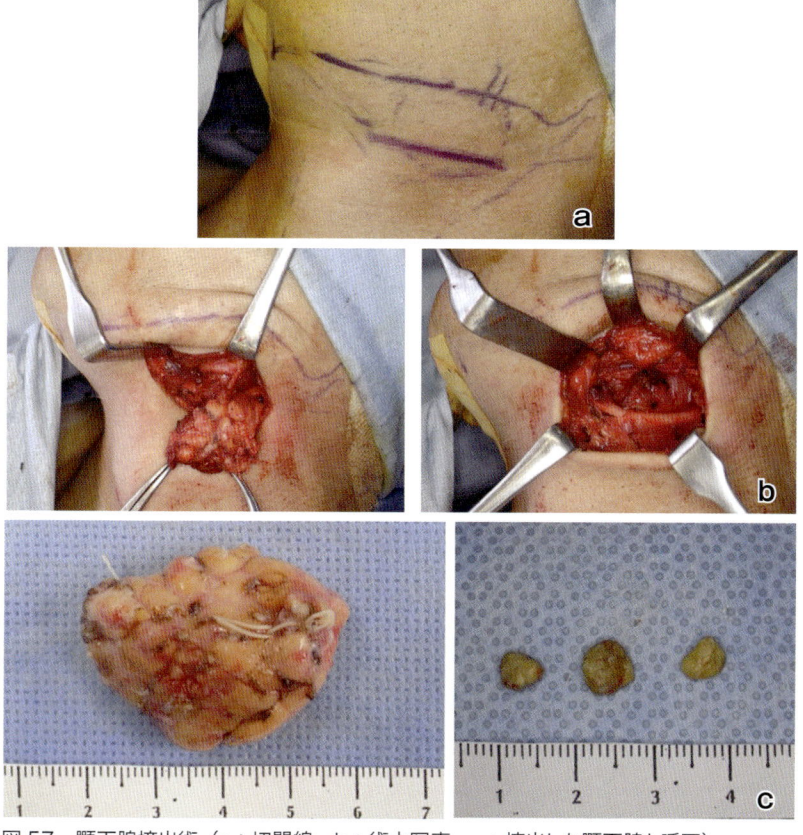

図57　顎下腺摘出術（a：切開線、b：術中写真、c：摘出した顎下腺と唾石）

■術式

- 顎下部皮膚に下顎下縁から２横指（１〜２cm）下に、下顎下縁と平行に横切開（５〜６cm）を行い、皮下組織下の広頸筋を同様に横切開して顎下腺被膜に達する。
- 顎下腺を顔面動静脈が貫くため、顎下腺の上下で顔面動静脈を結紮切断するが、顎下腺の上方で顔面神経下顎縁枝が顔面動静脈と交差するため、顔面神経下顎縁枝の温存に注意する。
- 顎舌骨筋下で顎下腺を剝離するが、顎舌骨筋後端で舌神経本幹から顎下神経節を介して顎下腺に枝が入るため、舌神経本幹を損傷しないように顎下腺枝のみを切離する。
- 最後に Wharton 管を結紮切断して摘出する。摘出後はドレーンを留置して創を閉鎖する。

■説明すべき合併症

- 顔面神経下顎縁枝を損傷すると下唇の運動麻痺が生じる（口笛不能、口唇閉鎖不全）。舌神経を損傷すると同側の舌前方 2/3 の知覚と味覚が麻痺する。

❺ 粘液囊胞切除術、口唇生検（図 58）

■目的

- 粘液囊胞切除術では、唾液貯留部を被覆粘膜とともに切除するが、その際に原因となっている小唾液腺を一緒に摘出する。
- Sjögren 症候群の病理組織学的診断のために、下唇から同様の手技で口唇腺を摘出する。

■術式

- 下唇について説明する。出血を抑えるために下唇の両側を指で挟んで口唇動脈を圧迫し、下唇粘膜に緊張を与え、縦（唇の皺の方向）に紡錘形に切開を加え、被覆粘膜と一緒に囊胞を鈍的に剝離して摘出する。囊胞を破らないように愛護的に操作する。また、術野に現れる口唇腺は原因唾液腺とみなして一緒に摘出することが再発防止に大切である。
- 口唇生検の場合は、同様の操作で、口唇粘膜下で口輪筋上にある口唇腺を既出する。

■説明すべき合併症

- 一時的な口唇粘膜の知覚鈍麻の可能性を説明する。

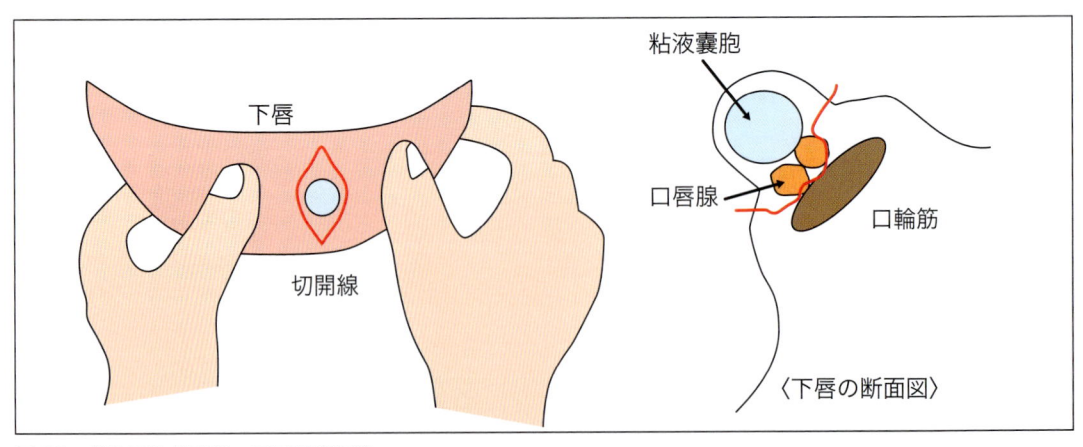

図 58　粘液囊胞摘出術・口唇腺摘出術

（池邉哲郎）

7. 消炎療法

① 全身療法

- 起炎菌に対し感受性がある抗菌薬の投与（原因菌の検出や感受性検査には時間を要するので、まずは広域抗菌薬を投与する）。
- 炎症症状緩和のために消炎鎮痛薬や消炎酵素薬の投与。
- 発熱には解熱薬の投与。
- 輸液や経管栄養による栄養状態の改善。
- 安静。
- 重篤な場合にはヒト免疫グロブリン製剤の投与。

② 局所療法

1）切開排膿手術

原則

- 切開により膿瘍に貯留した膿汁を排膿することにより、炎症拡大を防ぎ、経過を短縮する。
- 膿瘍は発生部位により、歯肉膿瘍、口蓋膿瘍、骨膜下膿瘍、口底膿瘍、皮下膿瘍と呼称される。
- 膿瘍の位置を触診（波動の触知）、試験穿刺、画像により正確に診断した後に切開する。
- 局所麻酔下の切開では局所麻酔剤を膿瘍周囲に注射するが、麻酔薬を膿瘍内部に注入して膿瘍を拡大しないように配慮する（図 59）。
- 局所麻酔時に注射針が膿瘍を貫いて、炎症が拡大しないように注意する。
- 局所麻酔で十分な麻酔効果が得られないときは全身麻酔下で行う。
- メスは盲目的に深く入れないで深部の血管、神経や実質臓器の損傷を防ぐ（図 60）。
- 切開は膿瘍中心部に行い、膿汁が十分に排出できる大きさとする（図 61）。
- 膿瘍が軟組織の深部に位置する場合には、止血鉗子で鈍的に膿瘍腔に到達する。
- 膿瘍内の膿汁は生理食塩液で十分に洗い流す。
- 持続的な排膿路を確保するために膿瘍腔内にドレーンを挿入する。
- 急性炎症消退後に原因となった歯、病巣、異物を除去する。
- 急性上顎洞炎や急性骨髄炎では原因歯を抜歯により排膿を図ることがある。

（1）口腔内切開（図 62）

原則：

- 歯肉膿瘍や歯肉頬移行部骨膜下膿瘍には、膿瘍中心を近遠心方向に切開する（図 62a）。
- 骨膜下膿瘍では骨膜を切開して排膿路を確保する。
- 下顎隅角部では顔面動静脈、頤部ではオトガイ動脈や神経を傷つけないように注意する（図 62b）。
- 口蓋膿瘍では大口蓋孔や切歯孔からの神経血管束の走行に注意する。

- 口底膿瘍に対しては、血管、神経、唾液腺（管）に注意する。
- 扁桃周囲膿瘍には口蓋舌弓に沿って粘膜切開後に止血鉗子で鈍的に膿瘍腔に到達する。
- 膿瘍腔内を十分に洗浄する（図 62c）。
- ラバードレーンで持続的に排膿路を確保する（図 62d）。

（2）口腔外切開

原則：

- 口底では顎舌骨筋より下方の顎下隙膿瘍やオトガイ下隙膿瘍が口腔外切開の対象。顔面では頬部膿瘍および側頭部膿瘍が対象。
- 膿瘍の位置を試験穿刺や画像で診断し、膿瘍に近接する皮膚を切開する（図 63b）。
- ランガー（Langer）皮膚割線や顔面皺に沿って切開して、術後の瘢痕を目立たなくする（図 63c）。
- 皮下組織から膿瘍腔までは止血鉗子を用いて鈍的に進め、血管、神経、臓器の損傷を避ける（図 63d）。
- 貯留した膿汁を洗い流す（図 63e）。
- 広範な膿瘍には皮膚切開を数カ所加え、ドレーンを留置して持続的排膿路を確保する（図 63f）。

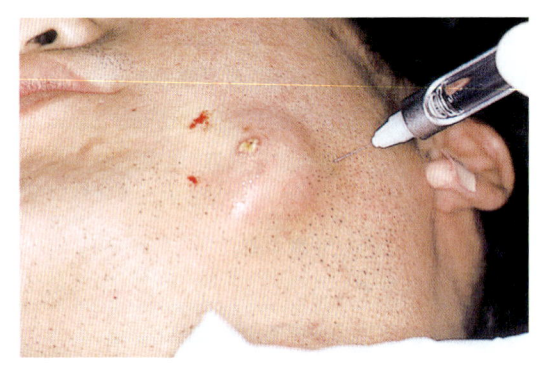

図 59　頬部皮下膿瘍周囲への局所麻酔

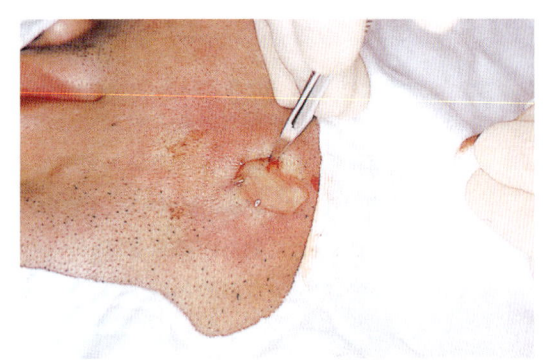

図 60　膿瘍切開

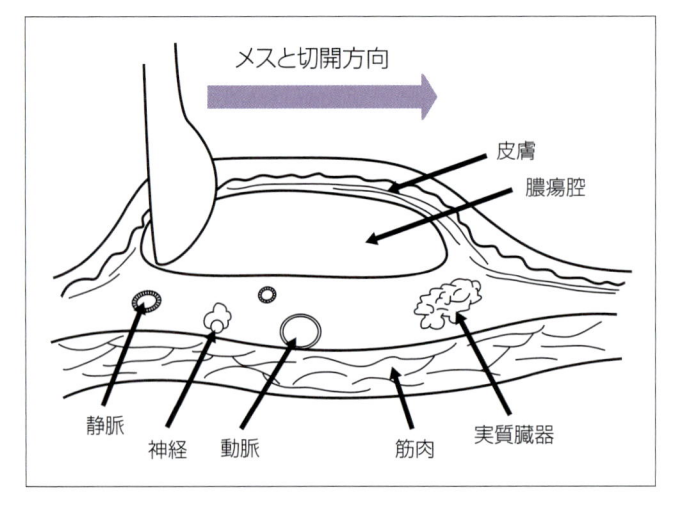

図 61　膿瘍切開図

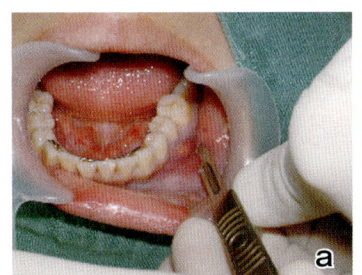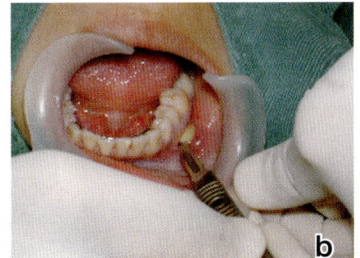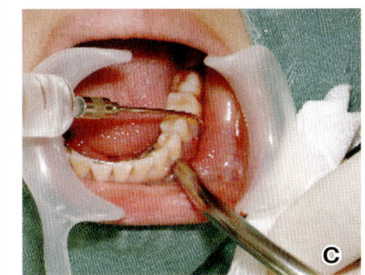
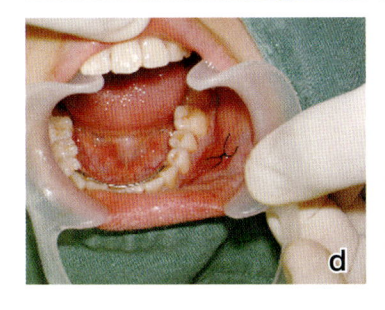

図 62　口腔内切開
a：膿瘍の中心部を切開
b：メスがオトガイ孔に向かわないように注意する
c：膿瘍腔内を洗浄
d：ラバードレーンを留置

2）腐骨除去術

- 骨髄炎にて腐骨を認める場合には摘出する（第Ⅲ章．p.74 〜 75 参照）。
- 腐骨が分離していない場合には周囲骨を 1 層掻爬する。

3）骨髄炎に対するその他の療法

- **皿状（杯状、盃状）形成術**：骨開窓部を皿状（杯状、盃状）として、病変を大きく削除する。
- **皮質骨切除術**：骨髄炎部を覆う皮質骨を除去して骨髄炎部を掻爬する（図 64）。
- **顎骨切除術**：骨髄炎が骨の頬舌側全体に広がった場合に行う。
- **動脈内抗菌薬持続投与**：顎骨骨髄炎の支配動脈にカニュレーションして患部に持続的かつ高濃度に抗菌薬を投与する（図 65）。
- **高気圧酸素療法**：特に嫌気性菌に対して骨髄炎部の酸素濃度を上昇させる。

付章Ⅲ

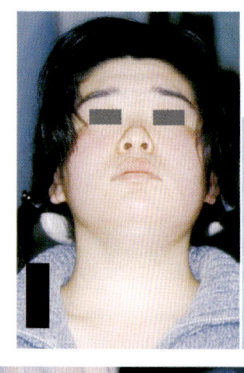
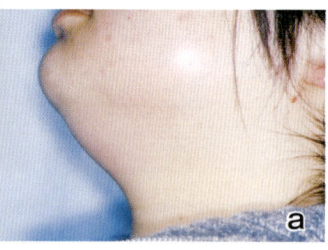
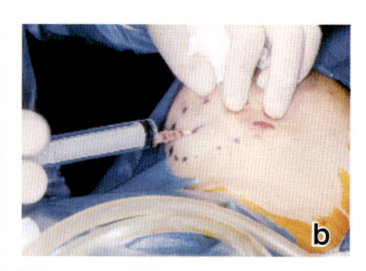
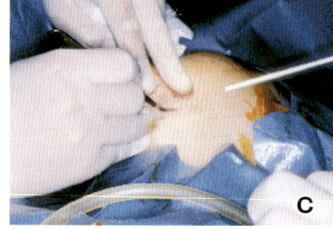
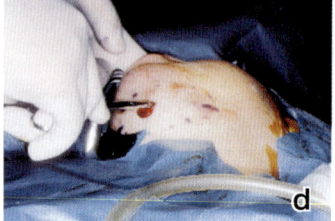
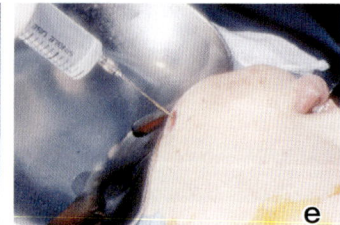
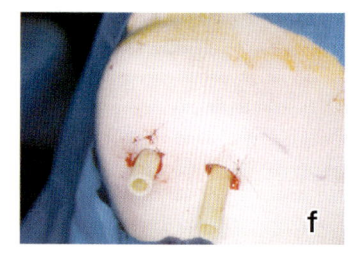

図63　口腔外切開
a：口底蜂窩織炎
b：試験穿刺で膿瘍腔の位置確認
c：皮膚切開
d：ペアン止血鉗子で鈍的に膿瘍腔に到達
e：膿瘍腔の洗浄
f：チューブラバードレーンを留置

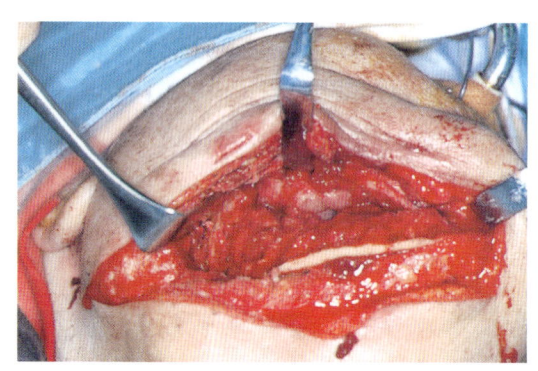

図64　広範な下顎骨骨髄炎に対する皮質骨除去と病巣の掻爬（第Ⅲ章．図14a、bと同症例）

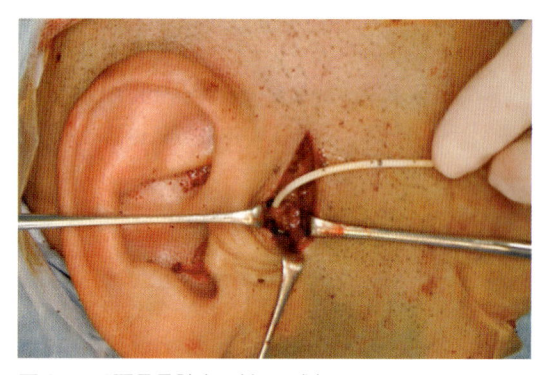

図65　下顎骨骨髄炎に対して浅側頭動脈からカニューレを逆行性に顎動脈分岐部まで入れ、抗菌薬を注入する

（栗田賢一）

8．歯根端切除術、囊胞の手術

❶ 歯根端切除術（歯根尖切除術）（apicoectomy）

通常の根管治療では保存が困難な歯の根尖病変およびその感染源となった根尖部を摘出することによって歯を可及的に保存させる方法である。従来、歯根端切除術は上下顎前歯が適応部位とされ、局所麻酔下にて肉眼で行われてきた。しかし、最近は手術用顕微鏡を用いた術式が行われるようになり、前歯部のみならず臼歯部においても、その治療成績の向上が報告されている。

1）適応症

- 根管治療では治癒が得られないが、根尖部を摘出することで歯の保存が期待できる症例が適応となる。具体的には下記のような症例が該当する。
  (1) 歯根囊胞など、根管治療では治癒が得られない根尖病変が存在する症例。
  (2) 根管の彎曲や狭窄などのために根管治療を根尖まで行えない症例。
  (3) 隣接する顎囊胞などの病変を摘出する際に、根尖が損傷する症例。
  (4) 根尖部でリーマーやファイルなどによる穿孔が生じた症例。
  (5) 根尖部の根管内でリーマーなどの器具が破折し、根管治療が行えない症例。
  (6) 根尖部で水平的に歯根破折をきたした症例。
  (7) 補綴装置やポストの除去が困難で、根管治療が行えない症例。

2）禁忌症

- 全身状態が観血的手術に適さない場合や局所に急性炎症が存在する場合以外に下記のものが該当する。
  (1) 根尖病変が大きく、切除する歯根が歯根長の 1/3 を超える症例。
  (2) 歯周ポケットが根尖病変と交通しているなど、歯周病が重度の症例。
  (3) 垂直性の歯根破折をきたした症例。
  (4) 著しい歯の動揺をきたした症例。
  (5) 歯根がオトガイ孔や下顎管に近接している症例。

3）術式

- 麻酔
  (1) 十分な麻酔効果と止血効果を得るために、アドレナリン含有の局所麻酔薬を用いて浸潤麻酔を行う。
- 切開と歯肉弁の形成
  (1) 切開線の設定は、十分な術野が確保でき、縫合する際に切開線の下に歯槽骨が存在するように行う。
  (2) 代表的な歯肉切開の方法は歯肉溝を切開するものとしないものに大別される。
  (3) 大きな根尖病変が存在する症例、歯周ポケットが深い症例、あるいは歯周外科処置を同時に行う症例などに対しては歯肉溝を切開する術式を選択する。
  (4) 補綴装置が装着されていて歯肉退縮による審美的な問題が危惧される場合には歯肉溝の切

開を避ける方法を選択する（図66）。

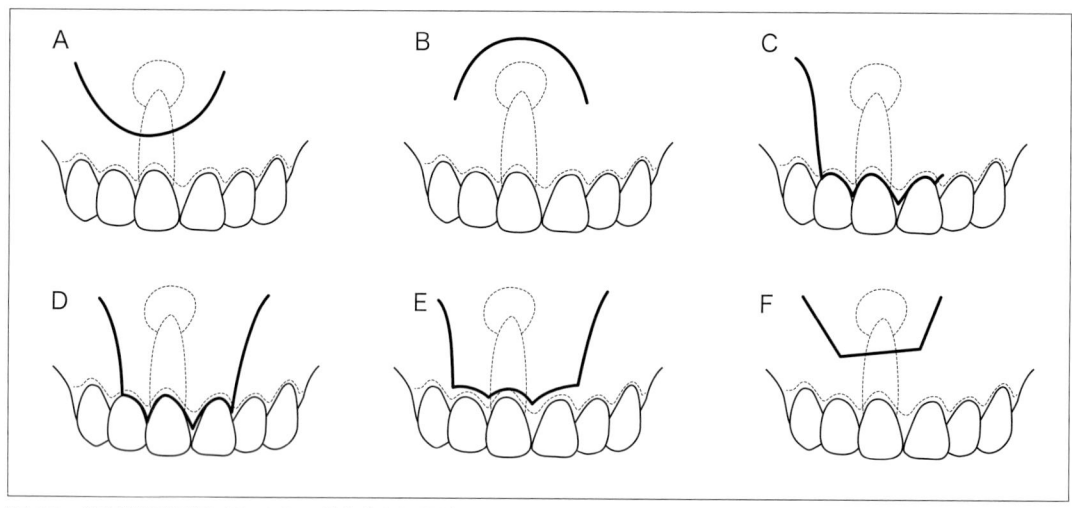

図66 歯根端切除術に用いられる基本的な切開法。A：パルチュ(Partsch)切開法、B：ピヒラー（Pichler）切開法、C：三角形切開法、D：ワスムンド（Wassmund）切開法、E：オクセンバインーリュプケ（Ochsenbein-Luebke）切開法、F：ラインメラー（Reinöller）切開法

- ■ 歯根端切除
  - （1）粘膜骨膜弁を剥離・翻転して歯槽骨面を露出させ、生理食塩水の注水下にラウンドバーなどで骨を削除する。
  - （2）根尖病巣を明示し、鋭匙や粘膜剥離子を用いて病的組織を摘出する。
  - （3）根尖部には感染した側枝や根尖分枝が存在するため、歯根尖は3mm切除する。歯根尖の切除にはカーバイトバーなどを用いる。切除の際に歯軸に対して角度を付けると汚染した象牙細管が露出するため、切断面の角度は歯軸に対してできるだけ小さくする（図67）。

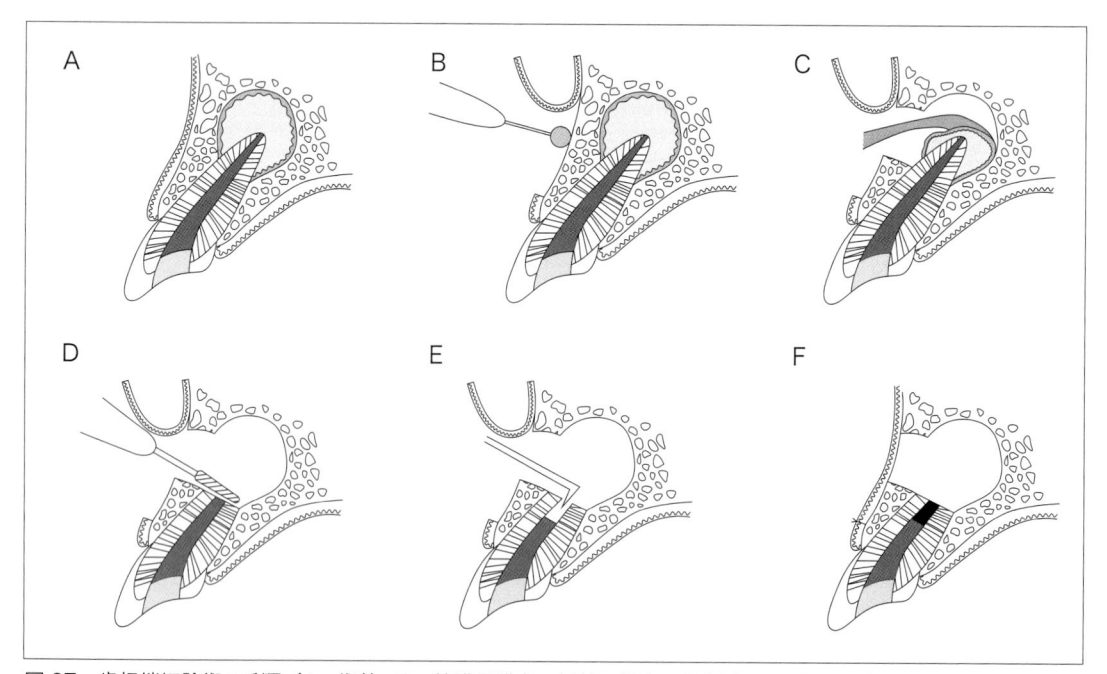

図67 歯根端切除術の手順（A：術前、B：粘膜骨膜弁の剥離・挙上、骨削除、C：根尖病巣の摘出、D：歯根端切除、E：逆根管充塡窩洞の形成、F：逆根管充塡後閉創）

- 根管充塡

根管充塡の方法によって以下に示す３通りの方法がある。

（1）術前根管充塡

術前に根管充塡のみを行い、術中は根尖切除のみを行う。

（2）術中根管充塡

根尖を切除した後で根管を拡大して根管充塡を行う。その後、歯根から出た余剰の根充材を除去する。

（3）逆根管充塡

補綴装置やポストの除去が困難な症例が適応となる。顕微鏡下で超音波レトロチップを用いて根管に沿った窩洞形成を行い根管充塡する。逆根管充塡の充塡材料としてアルミナを配合した強化型酸化亜鉛ユージノールセメントなどが使用されている。

- 縫合

（1）創部を生理食塩水で十分に洗浄した後で歯肉粘膜骨膜弁を復位し、絹糸あるいはナイロン糸で縫合・閉鎖する。

- 予後

（1）根尖病変が摘出され、また根管の封鎖性が良好であれば、術後６か月から１年程度で骨欠損部は新生骨によって満たされる。骨欠損が大きい場合には欠損部には骨だけでなく瘢痕組織も形成されるため、エックス線透過像が残存する場合もある（図68）。

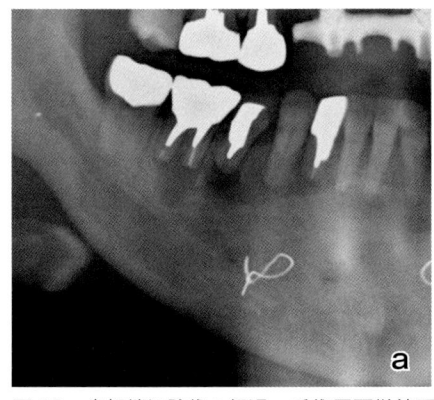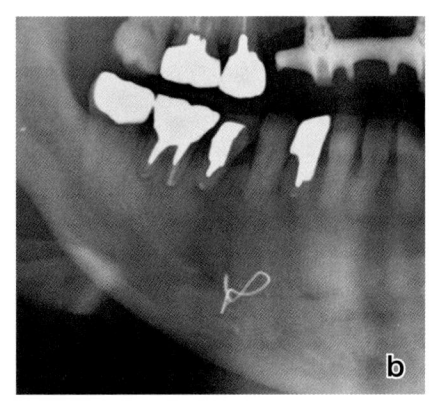

図68　歯根端切除術の経過。手術用顕微鏡下で歯根端切除術および逆根管充塡を行ったところ、良好な結果が得られた症例である
a：術前のエックス線写真。右側下顎第一大臼歯および第二小臼歯歯根尖部に境界明瞭で類円形を呈するエックス線透過性病変を認める
b：歯根端切除術後約１年経過時のエックス線写真。術前に認められたエックス線透過像はほぼ消失している

（代田達夫）

❷ 顎骨嚢胞の手術

- 顎骨嚢胞の手術は大別すると摘出術と開窓術に分かれる。嚢胞の大きさ、歯と嚢胞の位置関係、歯の保存の適否、周囲軟組織と嚢胞壁の骨の吸収程度などにより術式を選択する。

1）摘出術

（1）摘出閉鎖術（**パルチュ〈Partsch〉Ⅱ法**）（図 69）

- 嚢胞を摘出し、創を一次閉鎖する方法で、通常、桜桃大の大きさまでの嚢胞に適応する。これより大きい場合に適応すると、摘出後の死腔に貯留した滲出液や血餅への感染の機会が多くなる。

（2）摘出開放術（**パックドオープン〈packed open〉法**）（図 70、71）

- 一次閉鎖できない大きい嚢胞に適応する方法で、嚢胞を摘出後、嚢胞を被覆していた口腔粘膜で創面の一部を被覆し、残りの露出骨面を含む創面に抗生物質軟膏を塗布したタンポン用ガーゼで保護し、肉芽形成と二次的上皮化、さらには骨増生を図る。創面は約 7 〜 10 日でフ

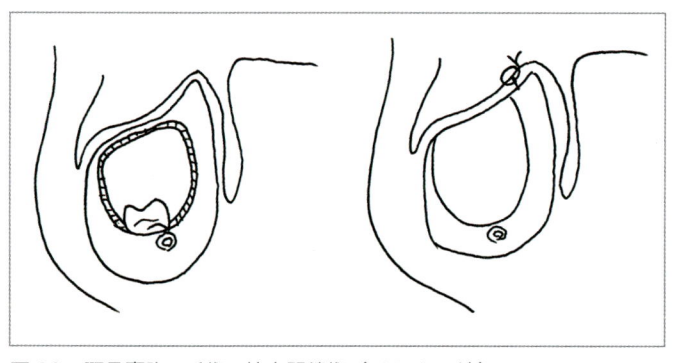

図 69　顎骨嚢胞の手術、摘出閉鎖術（パルチュⅡ法）

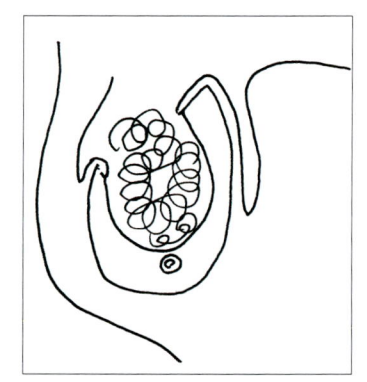

図 70　顎骨嚢胞の手術、摘出開放術（パックドオープン法）

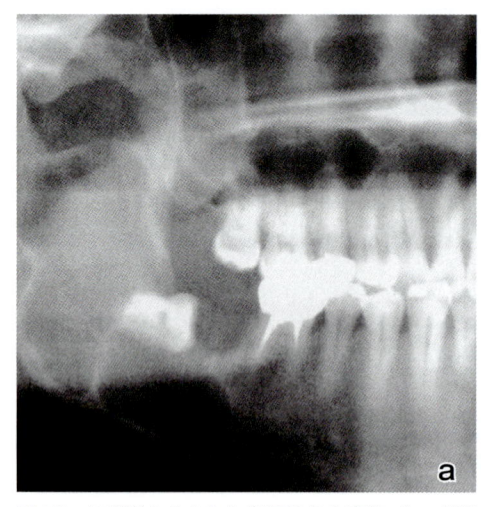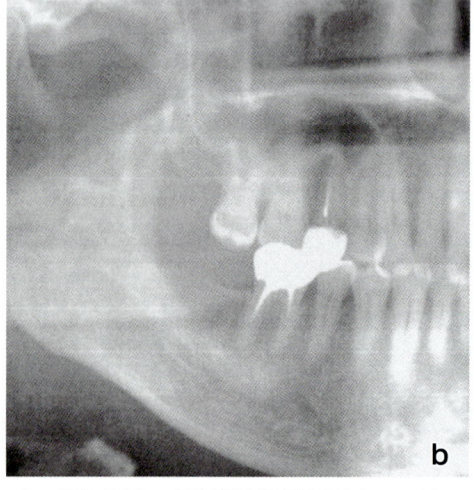

図 71　下顎枝にみられた歯原性角化嚢胞（a：術前、b：術後 10 年で摘出開放術が施行されている）

ィブリン膜に覆われ、上皮化が始まる。口腔側に大きく陥凹した創面となるため、食滓が残留すると術後感染の原因となる。

- これを防止するため塞栓子を術後作製し装用させるとよい。術後性上顎囊胞の摘出術＋対孔形成術はこの術式の鼻腔側への摘出開放術に相当する。

2）開窓術（副腔形成術、パルチュ〈Partsch〉Ⅰ法）（図 72）

- 口腔側の囊胞を被覆している口腔粘膜と骨のみを切除し、囊胞の残部を保存して、断端を縫合し、口腔の副腔を形成する方法。摘出開放術と同様一次閉鎖ができない大きな囊胞に用いる。通常は、含歯性囊胞で埋伏歯の萌出誘導を図るときに用いる場合が多い（図 73）。また、術後性上顎囊胞で上顎洞後壁の骨が吸収しているような大きい囊胞に鼻腔側への開窓術（対孔形成術）としても用いる。

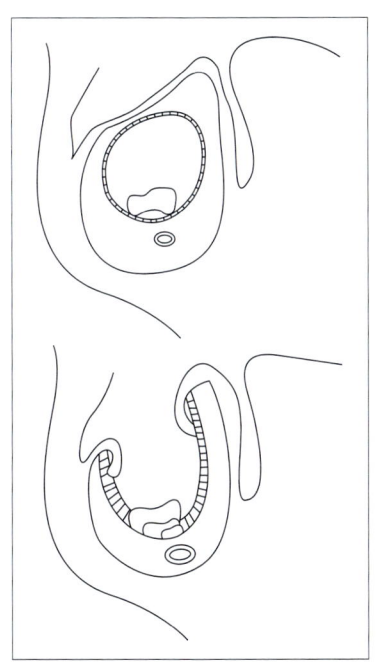

図 72　顎骨囊胞の手術、開窓術（パルチュⅠ法）

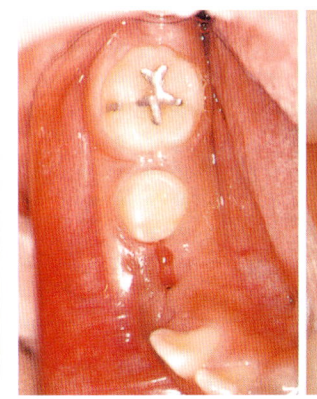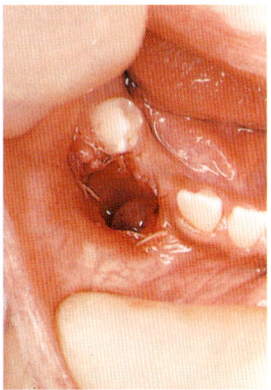

図 73　含歯性囊胞の開窓術（左：術前、右：術後）

付章Ⅲ

❸ 顎口腔領域の軟組織の囊胞の手術

1）粘液貯留囊胞

- 粘液貯留囊胞は周囲の小唾液腺とともに摘出術を行う（図 74）。舌下型ラヌーラは開窓術（図 75）。顎下型ラヌーラは舌下腺摘出術。

2）鼻歯槽囊胞

- 摘出術。

3）類皮および類上皮囊胞

- 摘出術（舌下型のものは口腔内から（図 75e）、オトガイ下型のものは口腔外からアプローチする）。

4）甲状舌管嚢胞

- 摘出術。

5）鰓嚢胞

- 摘出術。

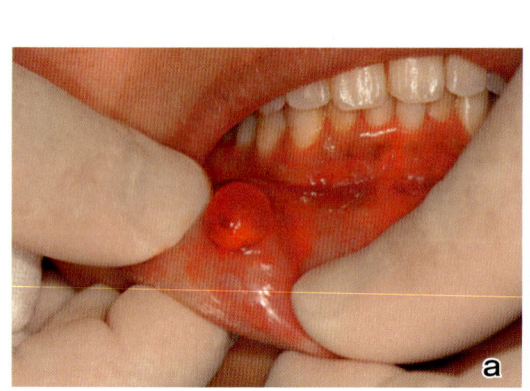
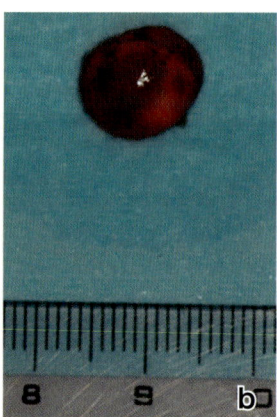

図 74　粘液嚢胞（a：摘出術、b：摘出物）

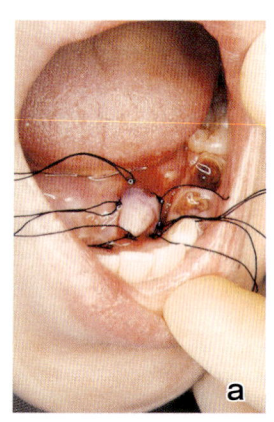
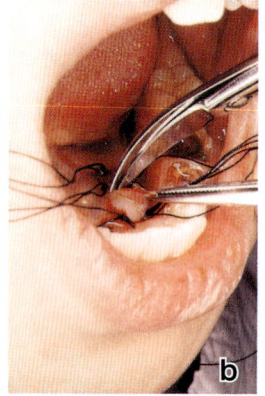
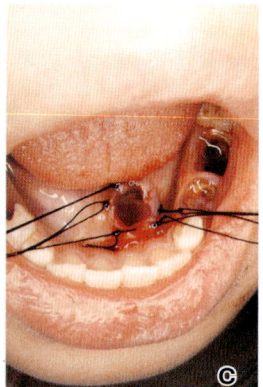
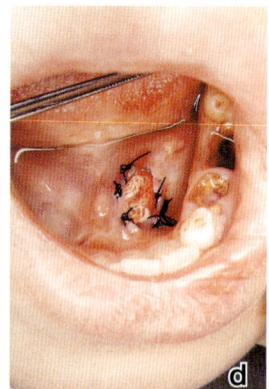

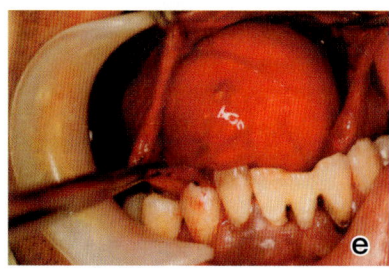

図 75　舌下型ラヌーラ
a〜d：舌下型ラヌーラの開窓術
e：類皮嚢胞の摘出術（舌下型）：切開線は舌小帯に沿って行い、粘膜下に嚢胞壁を確認し、周囲組織と嚢胞壁を鈍的に剥離し、嚢胞を一塊に摘出する

9．腫瘍の手術

▶ 腫瘤や腫瘍をその周囲組織から切離あるいは剥離して除去する場合と、健康組織を含めて、器官あるいは臓器ごと除去する場合があり、前者を一括して摘出術（extirpation, enucleation）、後者を切除術（excision, 〜ectomy）と呼ぶ（図76）^{（注1）}。

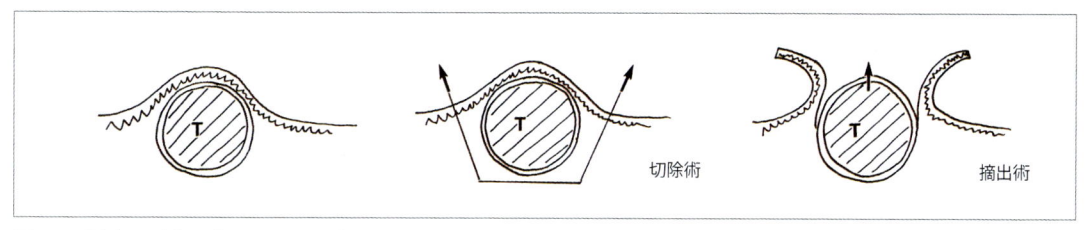

図76　腫瘍の手術の術式。Tは腫瘍を示す

❶ 良性腫瘍の手術

1）顎骨の手術

（1）下顎骨への手術（図77a）

■適応症

- 充実型／多嚢胞型エナメル上皮腫、歯原性粘液腫、石灰化上皮性歯原性腫瘍、骨形成線維腫、中心性血管腫など。

■術式

①**下顎骨辺縁切除術**（marginal mandibuloectomy）（図78 〜 82）

　下顎骨下縁を保存し、下顎骨体を離断しない部分切除をいう。

②**下顎骨区域切除術**（segmental mandibuloectomy）（図83 〜 87）

　下顎骨の一部を節状に切除し、下顎体が部分的に欠損する切除をいう。

③**下顎骨半側切除術**（hemimandibulectomy）

　一側の関節突起を含めた下顎骨の半側切除をいう。

④**下顎骨亜全摘出術**

（subtotal mandibulectomy）

　下顎の半側を越える切除をいう

＊辺縁切除術以外は術後の顔貌の変形が著しいため。骨移植を含む顎骨再建法が適用される。

注1　用語の整理

incision：**切開術**、excision：**切除術**（器官を切除すること）、〜ectomy：**〜切除術**〔例、mandibloectomy；下顎切除術〕（器官またはその一部を切除する接尾語）、extirpation：摘出術（器官または組織を完全に除去すること）、enucleation：**摘出術**（腫瘍をその周囲から摘出あるいは核出すること）

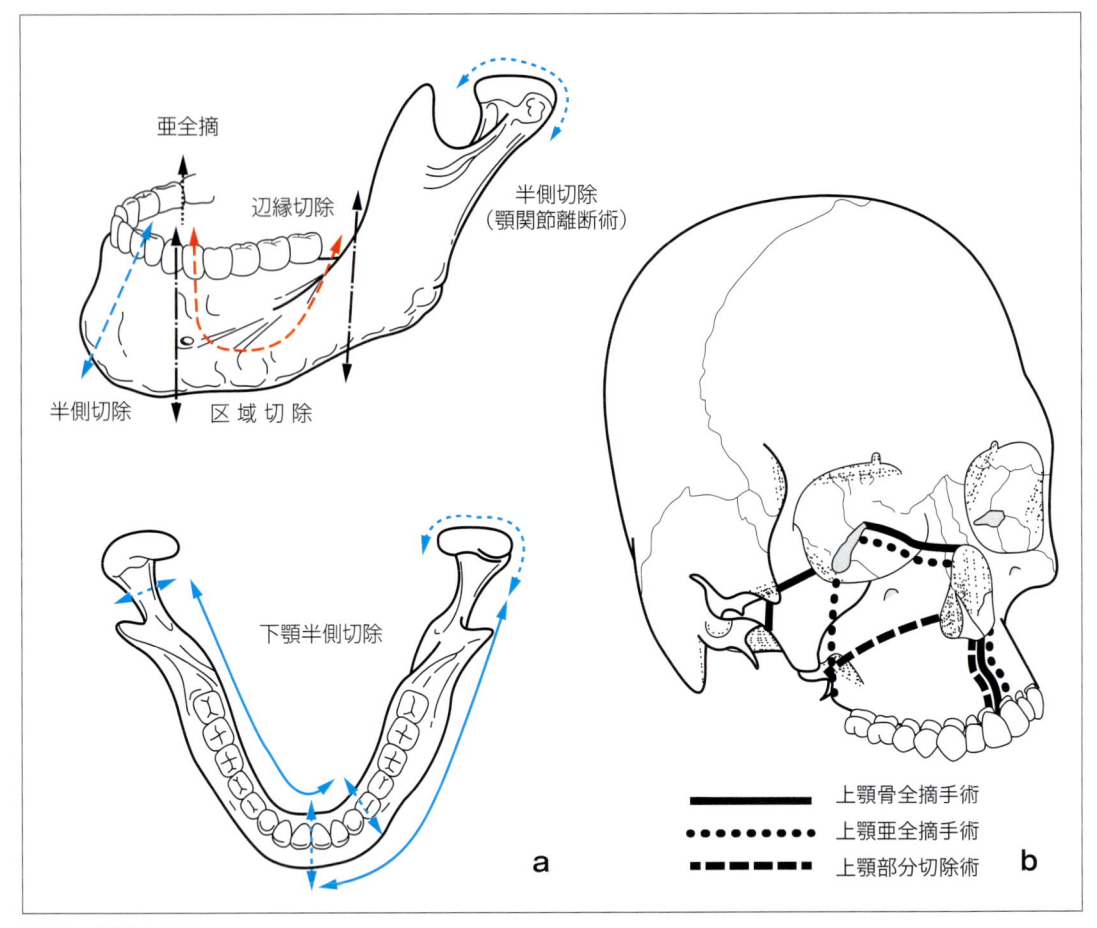

図 77　顎骨の手術
ａ：下顎骨の手術術式（日本口腔腫瘍学会編：口腔癌取り扱い規約，金原出版，東京，2010 より引用）
ｂ：上顎骨の手術（日本口腔腫瘍学会編：口腔癌取り扱い規約，金原出版，東京，2010 より引用）

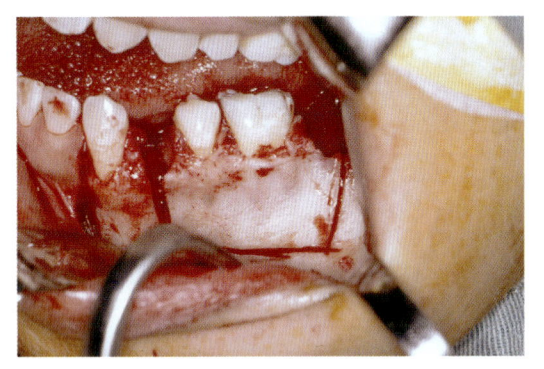

図 78　エナメル上皮腫の下顎骨辺縁切除術

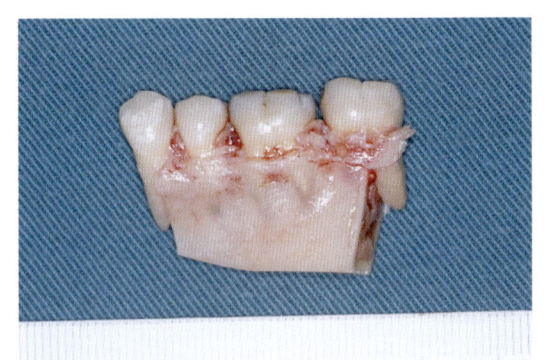

図 79　切除下顎骨

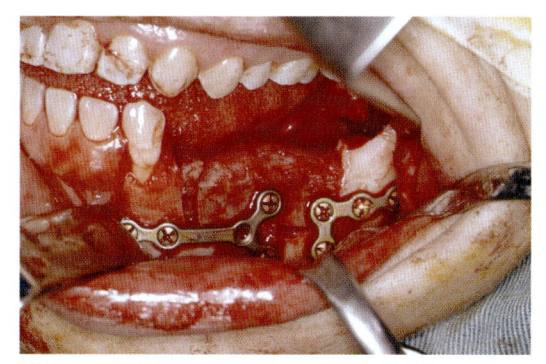

図80　腸骨移植術とチタンミニプレート固定術

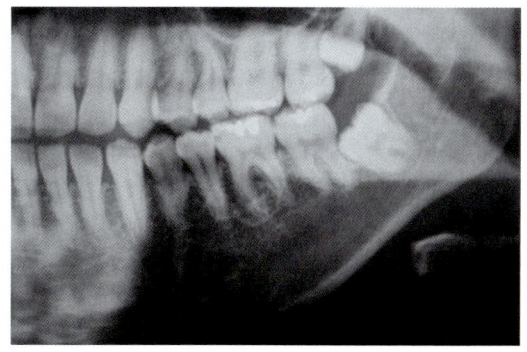

図81　「5〜7 部エナメル上皮腫エックス線像（術前）

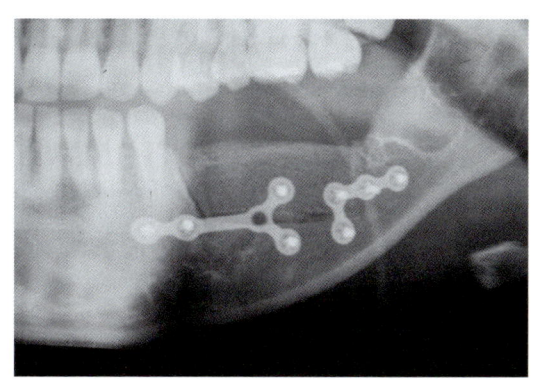

図82　「5〜7 部エナメル上皮腫エックス線像（術後）。
下顎骨辺縁切除術後、腸骨移植術とチタンミニプレート
固定術が施行されている

付章Ⅲ

（2）上顎骨への手術（図 77b）

■適応症

- 充実型／多嚢胞型エナメル上皮腫、歯原性粘液腫、石灰化上皮性歯原性腫瘍、骨形成線維腫、中心性血管腫、軟骨腫、骨腫など。

■術式

①上顎骨部分切除術

（partial maxillectomy）

　上顎歯肉部、上顎洞の一部、上顎洞正中部、固有鼻腔の一部など、上顎骨の一部分を切除すること。

②上顎亜全摘出術（subtotal maxillectomy）

　眼窩底のみを温存し上顎骨を切除する。

③上顎骨全摘出術（total maxillectomy）

　上顎骨全体に加え、頬骨・骨周囲に付着する咀嚼筋群・鼻骨・固有鼻腔内容などの一部を含めて切除すること。

④上顎拡大全摘出術（extended total maxillectomy）

　上顎骨全摘術と同時に眼窩内容や頭蓋底を合併切除する。

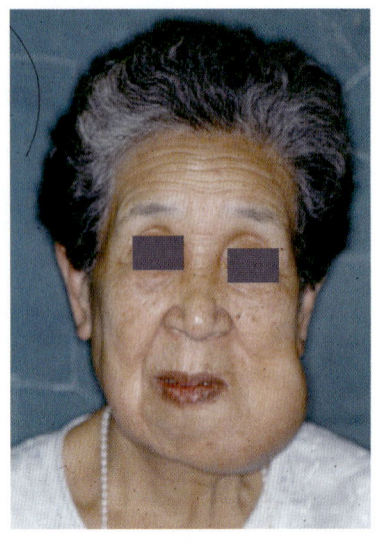

図 83　エナメル上皮腫（術前）

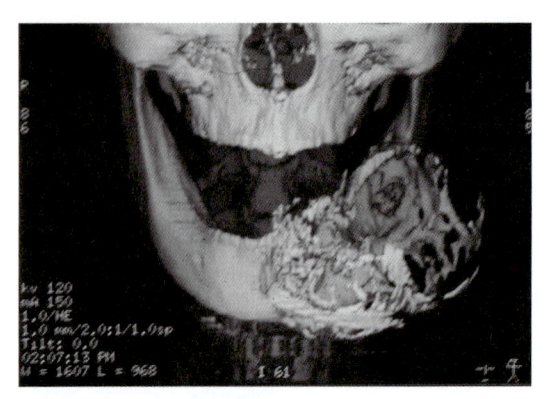

図 84　エナメル上皮腫の三次元 CT 画像（術前）

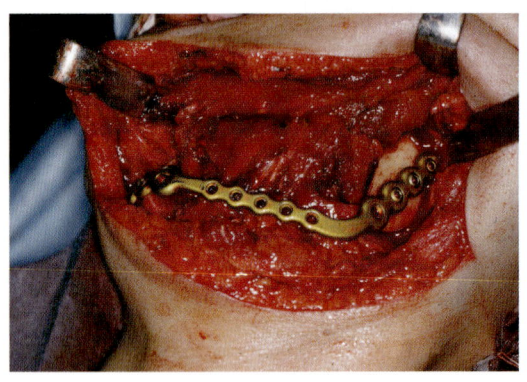

図 85　エナメル上皮腫の下顎骨区域切除術とチタン再建
用プレートによる下顎再建（術中）

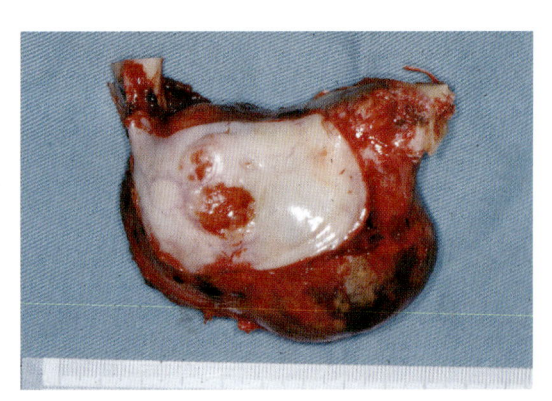

図 86　切除下顎骨

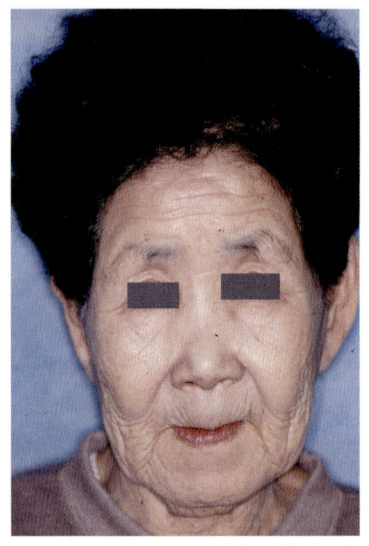

図 87　エナメル上皮腫（術後）。チタ
ン下顎再建用プレートにより下顎再建
されている

（3）腫瘍摘出術（図76、88参照）

■**適応症**

- 単嚢胞型エナメル上皮腫、歯牙腫、腺腫様歯原性腫瘍、石灰化嚢胞性歯原性腫瘍、エナメル上皮線維腫、セメント芽細胞腫など。

■**術式**

- 腫瘍は被膜に覆われているため、粘膜骨膜弁を剝離挙上後、腫瘍周囲の被覆している骨を除去し、周囲の骨面と被膜との間を鈍的に剝離し腫瘍を摘出する。

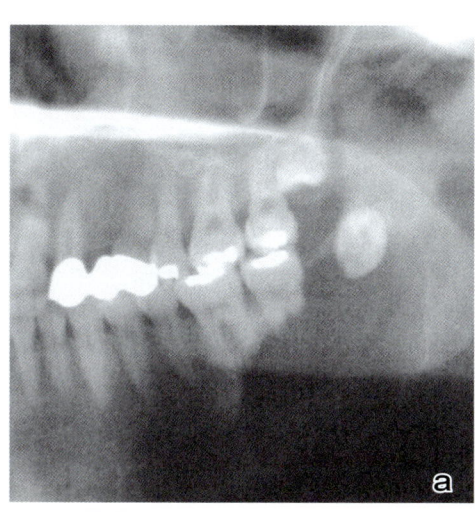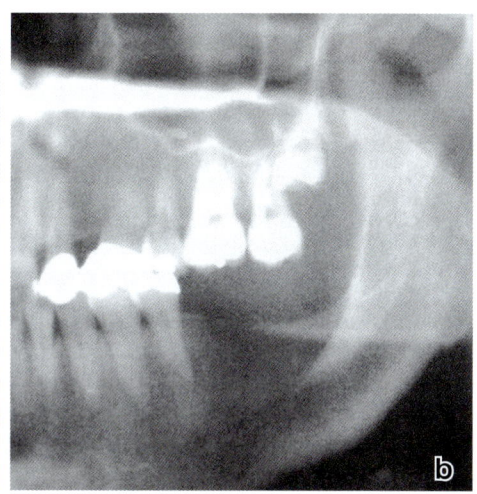

図88 └6〜8┘部単嚢胞型エナメル上皮腫（a：術前で└7┘歯根吸収がみられる、b：術後10年で摘出開放術が施行された）

2）軟組織の手術

（1）切除術

■**適応症**

- 多形腺腫、乳頭腫、線維腫、血管腫、リンパ管腫、エプーリス、神経鞘腫など。

■**術式**

- 腫瘍とともに腫瘍周囲の健康組織を含めて切除する。創面は通常一次的に縫合閉鎖する。口蓋部の多形腺腫では二次治癒を図る。

（2）摘出術

■**適応症**

- 神経線維腫、腺腫、脂肪腫、筋腫など。

■**術式**

- 腫瘍は被膜に覆われているため、腫瘍直上で皮膚または口腔粘膜に切開を加え、被膜を確認後、鈍的に腫瘍周囲を剝離し、摘出する。創面は通常一次的に縫合閉鎖する。

❷ 悪性腫瘍の手術

- 顎口腔領域の悪性腫瘍（口腔癌、口唇癌、上顎洞癌、中咽頭癌など）の手術の原則は腫瘍そのものにメスを入れず、健常組織に包まれたまま一塊（en block）に切除することであり、その進展部位により臓器あるいは器官の切除にとどまらず、領域リンパ節である頸部リンパ節の

付章Ⅲ

郭清とともに行うことが多い。

1）舌の切除（図 89a、b）

(1) 舌部分切除術

- 舌可動部の半側に満たない切除をいう。

(2) 舌可動部半側切除術

- 舌可動部のみの半側切除をいう。

(3) 舌可動部（亜）全摘出術

- 舌可動部の半側を越えた（亜全摘）あるいは全部の切除をいう。

(4) 舌半側切除術

- 舌根部をも含めた半側切除をいう。

(5) 舌（亜）全摘出術

- 舌根部をも含め半側以上の切除（亜全摘）あるいは全部の切除をいう。

■ T 分類と切除法の原則

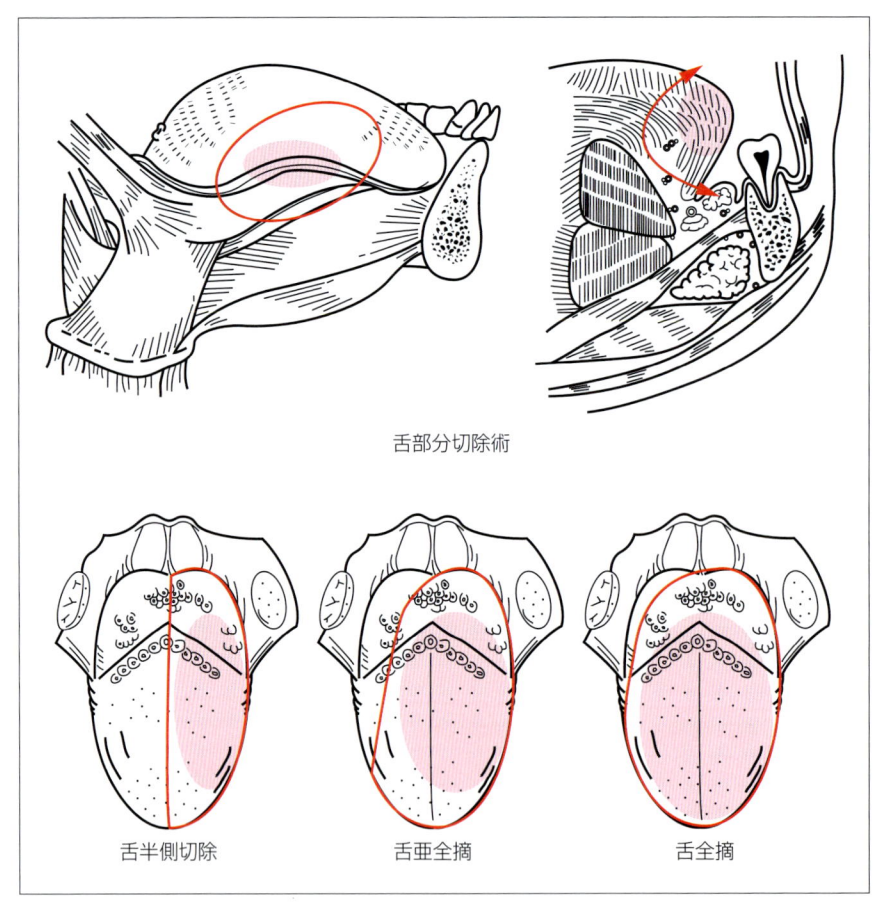

舌部分切除術

舌半側切除　　　　　舌亜全摘　　　　　舌全摘

図 89a　**舌癌の手術術式**
（日本口腔腫瘍学会編：口腔癌取り扱い規約, 金原出版, 東京, 2010 より引用）

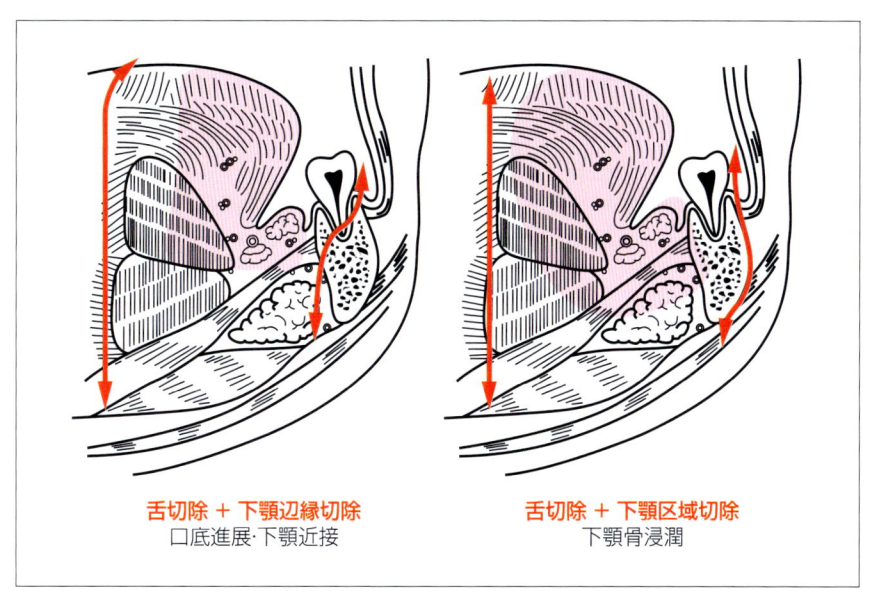

舌切除 ＋ 下顎辺縁切除
口底進展・下顎近接

舌切除 ＋ 下顎区域切除
下顎骨浸潤

図 89b　舌癌（口底・下顎骨進展）の手術術式
（日本口腔腫瘍学会編：口腔癌取り扱い規約, 金原出版, 東京, 2010 より引用）

- T1：舌部分切除。
- earlyT2：舌部分切除。ただし深部浸潤の程度によっては舌可動部半側切除を適用。
- lateT2：表在型は舌部分切除。腫瘍浸潤の深い症例は舌可動部半側切除。
- T3：表在型は舌部分切除術、腫瘍浸潤の深い症例は舌（可動部）半側切除術、さらに深い症例は舌（可動部）亜全摘出術を行う。
- T4：舌（可動部）亜全摘出術あるいは全摘出術を行う

■口底・下顎骨進展に対する切除術（図 89b）

- 舌癌の下顎骨進展あるいは口底に進展し下顎骨に接している症例は、口底・下顎骨を同時に切除して、安全域を確保する。腫瘍が顎舌骨筋に達していなければ、下顎辺縁切除を行う。腫瘍が顎舌骨筋を越える場合は、切除を確実にするために下顎区域切除を行う（図 89b）。

2）下顎の切除（図 90～95）

（1）下顎歯肉癌の切除方法

- 下顎歯肉癌の外科療法は原則的に下顎骨切除であり、切除範囲によって基本術式は（図 77a、89a、b）のように分類される。その適応は腫瘍の進展範囲によって決定される。T1 では辺縁切除が行われ、骨吸収が下顎管にまで及んだ場合（下顎管分類：T4）や深部軟組織進展症例では区域切除が適応とされる。T2、T3 においては、特に骨吸収の深達度と骨吸収型との関連ならびに下記に示す選択基準により、下顎骨の辺縁切除か区域切除かが選択される。

（2）切除範囲の選択基準

①腫瘍の軟組織への進展

- 原発巣再発が切除後の骨断端よりも軟組織断端から起こっている症例が多く、特に顎舌骨筋や咽頭側へ進展した症例では、辺縁切除では軟組織の切除が不十分となる可能性がある。したがって、下顎骨周囲の深部組織への進展症例に対しては、周囲組織を含めた区域切除が選択される。

②骨吸収の深達度

- 下顎管に達した腫瘍は、下歯槽神経血管束に沿って進展していくため、オトガイ孔、下顎管

付章Ⅲ

を含めた区域切除が必要である。エックス線学的に下顎管に至らない症例の辺縁切除か区域切除かの適応においては、下顎管および骨髄腔内への組織学的浸潤が問題とされる。エックス線学的に骨吸収が認められた下顎骨の手術標本の組織学的検索では、エックス線像で骨吸収を認める部位から1cm離れた部位には腫瘍を認めないことから、骨吸収部位から最低1cmの安全域をとる必要性が報告されており、安全域が下顎管を越える場合には、一般的に区域切除が適応される。

③骨吸収型

- エックス線的な骨吸収型（平滑型、虫喰い型）は予後因子とされていることから、この2つの吸収様式は骨浸潤の深さと関連して考慮すべきである。エックス線的に平滑型では、組織学的な骨浸潤範囲とエックス線的な浸潤範囲が一致するが、虫喰い型では、エックス線の骨吸収像から腫瘍の組織学的骨浸潤を予測することは難しく、切除範囲を大きく設定する必要性がある。歯槽骨内に限局した症例では辺縁切除を選択すべきであるが、歯槽骨の一部に限局した場合を除けば、虫喰い型の骨吸収像を示す場合や、平滑型であっても下顎管に近接あるいは達する骨吸収を示す症例では、区域切除が選択される。

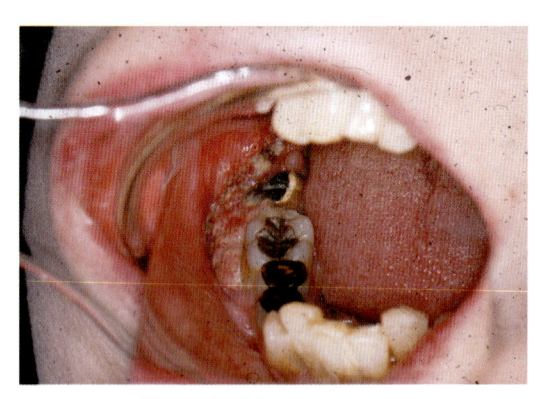

図90　下顎歯肉癌（術前）

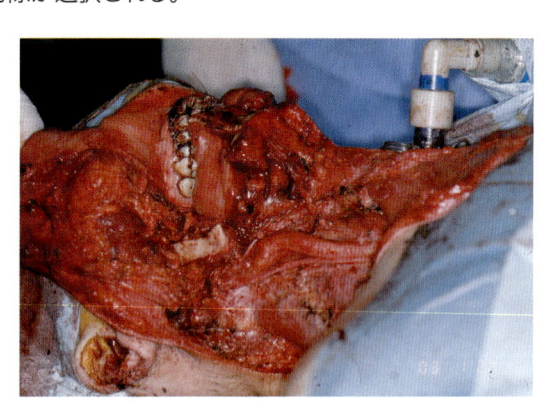

図91　下顎歯肉癌進展例に対する下顎骨区域切除術＋頸部郭清術

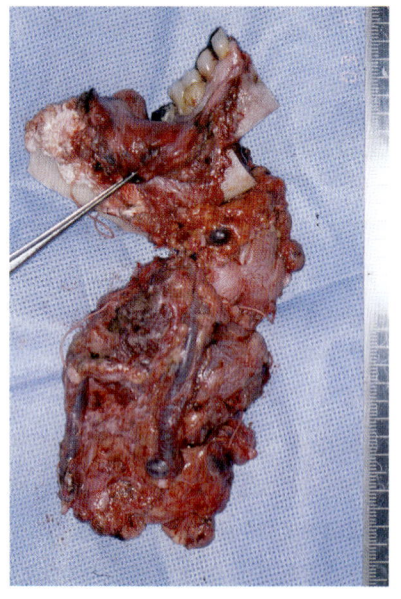

図92　下顎歯肉癌進展例の切除物

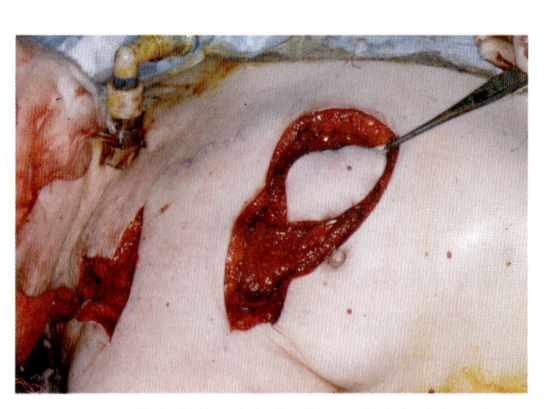

図93　下顎歯肉癌進展例の切除術の大胸筋皮弁による口腔再建

④下顎骨の垂直的高さ

- 辺縁切除では下顎下縁の皮質骨を最低1cm残さないと骨折の可能性があることが指摘されており、無歯顎萎縮骨の場合では垂直的高さの点で区域切除が選択される場合が多い。

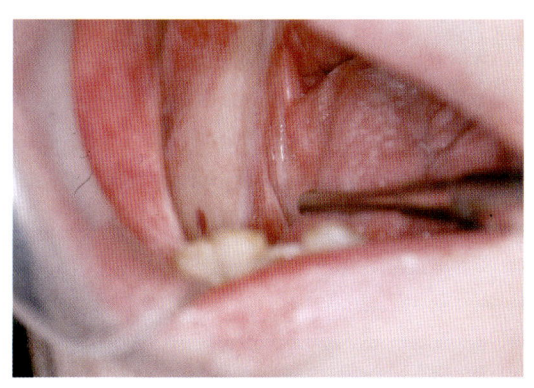

図94　下顎歯肉癌進展例（術後）。大胸筋皮弁とチタン再建用プレートで再建されている

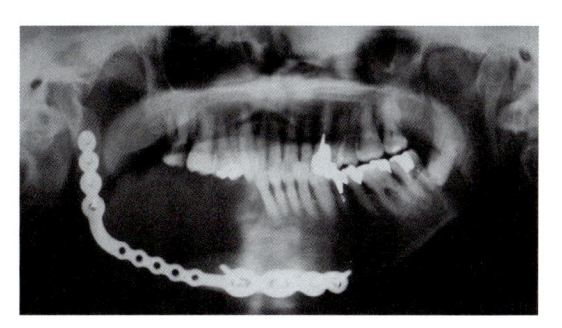

図95　下顎歯肉癌進展例に対するチタン再建用プレートによる下顎再建

3）上顎の切除（図96〜101）

- 良性腫瘍の上顎骨への手術の項を参照。

- 上顎歯肉癌は、下顎歯肉癌と比較して発生頻度は低く、硬口蓋癌はさらにその頻度は低いとされる。上顎歯肉癌（硬口蓋癌を含む）は、下顎歯肉癌と同様に、速やかに骨への浸潤をきたしやすい。解剖学的な特徴として、上方へは、上顎洞、鼻腔など空洞部への進展があり、後方では翼状突起、翼口蓋窩、側方では頬粘膜に進展する。硬口蓋癌では軟口蓋、咽頭へ進展することから、切除による口腔機能への影響が大きい。また、他の口腔癌と異なり、原発巣と頸部リンパ節転移巣の一塊切除ができないという解剖学的特徴を有しているが、頸部リンパ節転移の頻度は下顎歯肉癌より低いとされる。進行癌では、審美的障害の点からも外科療法単独ではなく、放射線療法や浅側頭動脈からの超選択的動注などの化学療法を併用した集学的治療が用いられることが多い。切除範囲の決定には、解剖学的に複雑な構造をしているために画像診断による顎骨への浸潤、鼻腔、上顎洞、翼口蓋窩など周囲組織への進展範囲の精査が重要である。外科的療法では、外向性の早期癌に対して骨膜を含めた局所切除がなされる場合もあるが、多くは口内法による上顎部分切除や上顎亜全摘出術が行われる。切除によって、上顎洞や鼻腔が開洞される場合が多い。上顎洞内に大きく進行した場合には、上顎洞癌に準じた上顎全摘出術や拡大上顎全摘出術が適応となる。欠損部に対しては審美的障害ならびに言語、摂食障害の点から、顎補綴や遊離組織移植による再建術が行われる。

4）その他の器官の切除

（1）頬粘膜切除（図102a）

- 頬粘膜癌の亜部位は（1）上・下唇粘膜部、（2）頬粘膜部、（3）臼後部、（4）上・下頬歯槽溝に分類される。頬粘膜癌の外方進展は頬筋、皮下および皮膚浸潤である。内方進展は上・下顎歯肉、上・下顎骨浸潤。前方進展は口角。臼後部からの後方進展は粘膜下に沿って下顎骨・翼突下顎隙への浸潤を起こす。同様に、上方進展は上顎結節や翼口蓋窩へ至り、内方進展は軟口蓋、舌根への浸潤をきたす。

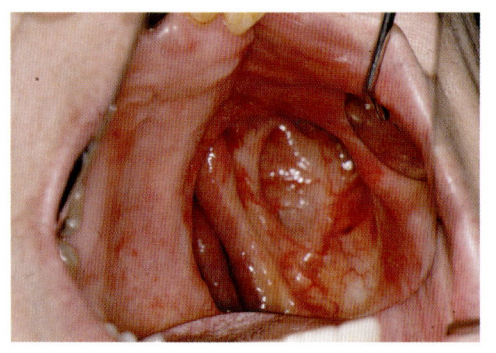

図 96　上顎歯肉癌に対して上顎骨部分切除術施行後の口腔内。上顎洞上面が認められる

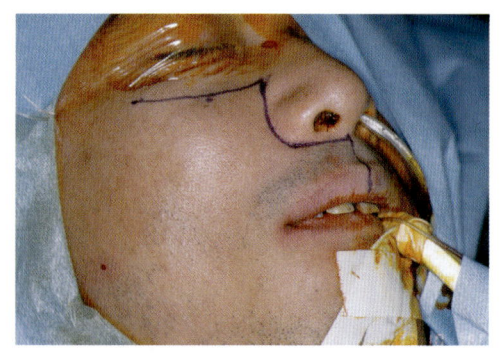

図 97　上顎歯肉癌進展例に対する上顎骨全摘出術、皮膚切開線

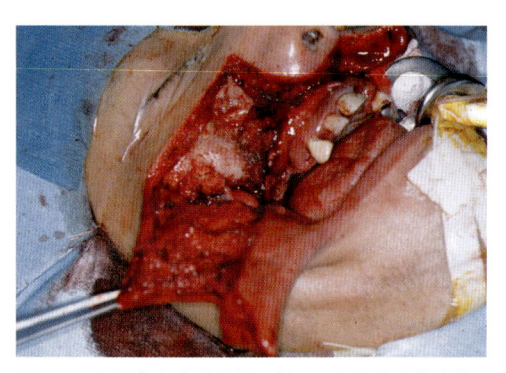

図 98　上顎歯肉癌進展例に対する上顎骨全摘出術、上顎骨の明示

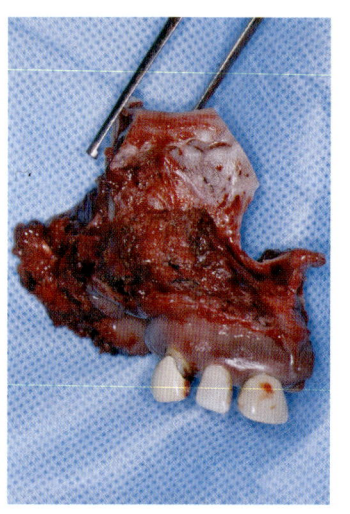

図 99　上顎歯肉癌進展例に対する上顎骨全摘出術、摘出上顎骨

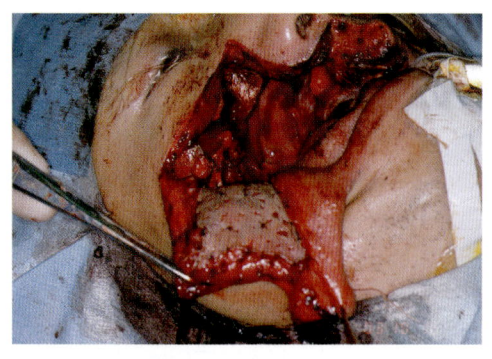

図 100　上顎歯肉癌進展例に対する上顎骨全摘出術、頬部への植皮術

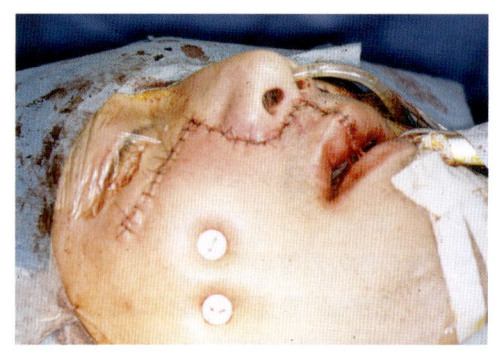

図 101　上顎歯肉癌進展例に対する上顎骨全摘出術、皮膚縫合

- 初期癌では頬粘膜切除術。T3、T4 では頬粘膜切除、下顎骨合併切除、上顎骨合併切除、皮膚切除、あるいは臼後三角部より上・後方の拡大切除などがある。

（2）口底切除（図 102b）

- 口底癌の T1N0、earlyT2N0 症例には口底部分切除（口内法）を行う。lateT2、T3、T4 症例は原発巣切除（口底全切除）と頸部郭清手術を同時に行う場合がある。また、舌や下顎骨に浸潤したものでは、舌や下顎骨の合併切除を行う。

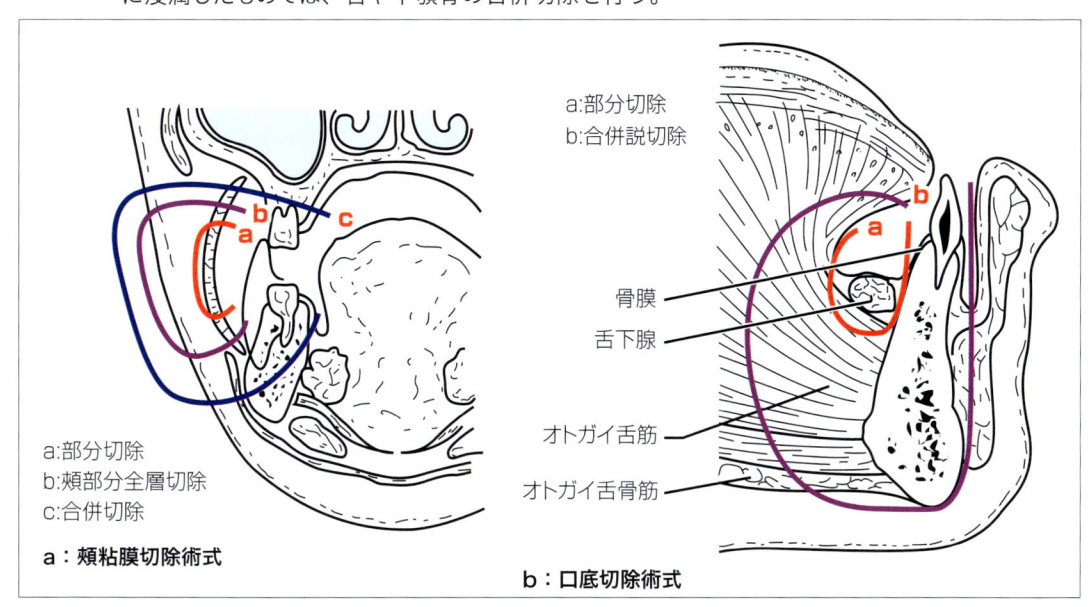

図 102　頬粘膜癌および口底癌の切除術式（a：頬粘膜切除術式、b：口底切除術式）
（日本口腔腫瘍学会編：口腔癌取り扱い規約, 金原出版, 東京, 2010 より引用）

（3）軟口蓋切除

（4）口唇切除

（5）皮膚合併切除

5）頸部郭清術（neck dissection）

- 頸部郭清術は、顎口腔悪性腫瘍の頸部リンパ節転移に対する最も確実な手術法である。頸部リンパ節は深頸筋膜と浅頸筋膜の間に存在するため、筋膜に包まれた状態で摘出すれば一塊切除を行い得る。

（1）郭清範囲（根治的頸部郭清術の場合）

- 上部は下顎骨、下部は鎖骨、外側は僧帽筋前縁、正中側は肩甲舌骨筋および顎二腹筋前腹に囲まれた範囲（図 103）で、外頸動脈、内頸動脈、迷走神経を残し、深頸筋膜の深さで、胸鎖乳突筋、肩甲舌骨筋、内頸静脈、外頸静脈、顔面動静脈、副神経、顎下腺、耳下腺下極、およびそれに含まれたリンパ節と脂肪組織を一塊として郭清する。

- 頸部リンパ節はその部位により、Level Ⅰ～Ⅵに分類される。さらに Level Ⅰ、ⅡおよびⅤは A、B に分けられている。（図 103、104、表 1）。

Level Ⅰ：オトガイ下リンパ節（Level Ⅰ A）、顎下リンパ節（Level Ⅰ B）。

Level Ⅱ：上内頸静脈リンパ節（Level Ⅱ A：副神経より前方、Level Ⅱ B：副神経より頭側）

Level Ⅲ：中内頸静脈リンパ節

Level Ⅳ：下内頸静脈リンパ節

付章Ⅲ

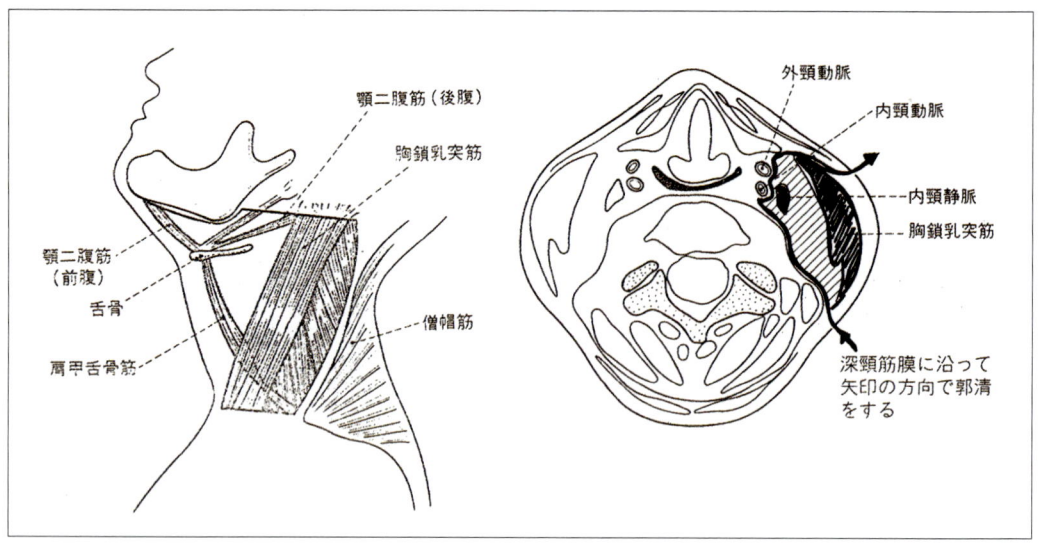

図 103　根治的頸部郭清術の郭清範囲　　　　　　　（鎌田信悦：耳喉頭頸 68（11）：145-151, 1996 より引用）

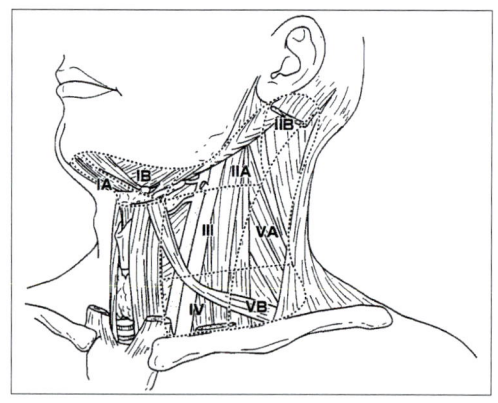

図 104　頸部リンパ節レベル（亜レベル）分類
（日本口腔腫瘍学会編：口腔癌取扱い規約, 金原
出版, 東京, 2010 より引用）

表1　頸部 Level と Sublevel の境界を想定する解剖学的構造

Level	境界			
	上　方	下　方	前方（内側）	後方（外側）
IA	舌顎正中	舌骨体	対側顎二腹筋前腹	同側顎二腹筋前腹
IB	下顎体	顎二腹筋後腹	顎二腹筋前腹	茎突舌骨筋
IIA	頭蓋底	舌骨体下縁に一致した水平面	茎突舌骨筋	副神経に一致した垂直面
IIB	頭蓋底	舌骨体下縁に一致した水平面	副神経に一致した垂直面	胸鎖乳突筋外側縁
III	舌骨体下縁に一致した水平面	輪状軟骨下縁に一致した水平面	胸骨舌骨筋外側縁	胸鎖乳突筋外側縁または頸神経叢知覚枝
IV	輪状軟骨下縁に一致した水平面	鎖骨	胸骨舌骨筋外側縁	胸鎖乳突筋外側縁または頸神経叢知覚枝
VA	胸鎖乳突筋と僧帽筋の交点	輪状軟骨下縁に一致した水平面	胸鎖乳突筋外側縁または頸神経叢知覚枝	僧帽筋前縁
VB	輪状軟骨下縁に一致した水平面	鎖骨	胸鎖乳突筋外側縁または頸神経叢知覚枝	僧帽筋前縁

（日本口腔腫瘍学会編：口腔癌取扱い規約, 金原出版, 東京, 2010 より引用）

Level Ⅴ：副神経リンパ節（Level Ⅴ A）、頸横リンパ節、鎖骨上窩リンパ節（Level Ⅴ B）

Level Ⅵ：前頸部リンパ節

（2）ACHNSO（1991）の分類

- 従来、頸部郭清術は内頸静脈、胸鎖乳突筋、副神経を切除する根治的頸部郭清術（RND）が行われてきたが、術後の機能障害が大きい。そこで、RND の根治性を損なうことなくより低侵襲の術式が検討され、根治的頸部郭清術変法が行われてきた。さらに原発部位とレベル別のリンパ節転移頻度が検討され、Level Ⅰ〜Ⅲの転移頻度が高いことが示された。そのため、治療的頸部郭清術の一部や予防的頸部郭清術においては、肩甲舌骨筋上頸部郭清術のような選択的頸部郭清術が行われるようになっている。

①根治的頸部郭清術（radical neck dissection）（図 105）

- 前述

②根治的頸部郭清術変法（modified radical neck dissection）（図 106）

- 根治的頸部郭清術の術式のうち、胸鎖乳突筋、内頸静脈、副神経のいずれか１つは保存する方法。保存的頸部郭清術あるいは機能的頸部郭清術とも表現される。

③選択的頸部郭清術（selective neck dissection）

- 郭清領域が限定された範囲でのリンパ節郭清術で３つに分けられる。

  a．肩甲舌骨筋上頸部郭清術（supraomohyoid neck dissection）。

  Level Ⅰ〜Ⅲのリンパ節・組織を郭清する。

  b．拡大肩甲舌骨筋上頸部郭清術（extended supraomohyoid neck dissection）。

  Level Ⅰ〜Ⅳのリンパ節・組織を郭清する。

  c．その他。

  ⅰ）舌骨上頸部郭清術（suprahyoid neck dissection）。

  Level Ⅰ、Ⅱのリンパ節・組織を郭清する。

  ⅱ）顎下部郭清術（submandibular neck dissection）。

付章Ⅲ

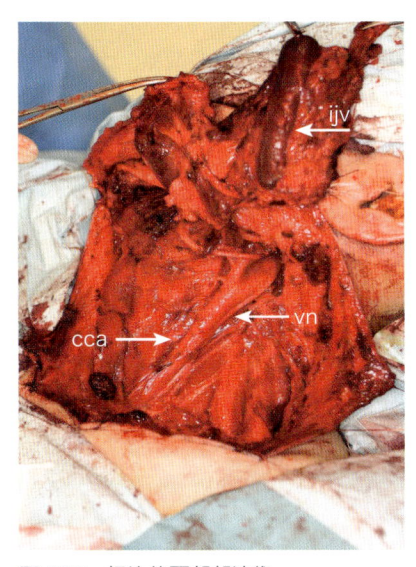

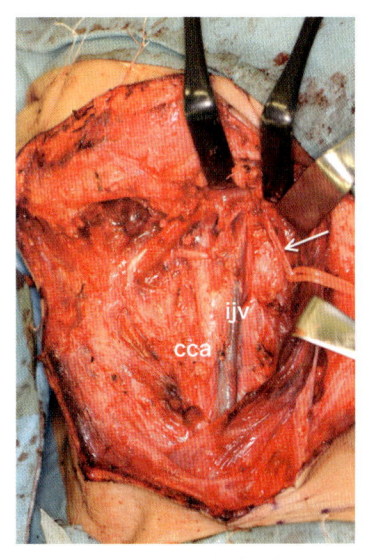

図 105　根治的頸部郭清術
cca：総頸動脈
vn：迷走神経
ijv：内頸静脈

図 106　根治的頸部郭清術変法
矢印：副神経

Level Ⅰのリンパ節・組織を郭清する。

④**拡大頸部郭清術（extended radical neck dissection）**

（3）術式（根治的頸部郭清術）

①**皮膚切開**（図107、108a）

②**皮弁の挙上**

- 広頸筋直下でかつ浅頸筋膜上で皮弁を挙上する（図108b）。

③**外頸静脈の剝離切断と胸鎖乳突筋、肩甲舌骨筋の切断**

④**内頸静脈の切断と頸動脈鞘の切開**

- 胸鎖乳突筋を頭側に挙上し、内頸静脈周囲を剝離し、頸動脈鞘を切開すると、迷走神経を確認する。内頸静脈を中枢側で切断する。

⑤**鎖骨上窩の郭清**

- 鎖骨上窩の脂肪組織を深頸筋膜から引き上げながら剝離する。鎖骨に平行して走行する頸横動脈と総頸動脈に平行して走行する横隔神経を保存する。

⑥**後頸部の郭清**

- 僧帽筋前縁に沿って、下方から上方の乳様突起に向けて、深頸筋膜上の脂肪組織を剝離する。頸神経、副神経は切断する。

⑦**胸鎖乳突筋の切断**

- 乳様突起直下で胸鎖乳突筋を切断する。耳下腺下極、後頭動脈を切断する。

⑧**内頸静脈の切断**

- 総頸動脈が内頸動脈と外頸動脈に分岐する上方で舌下神経と顎二腹筋前腹、後腹を確認する。舌下神経の高さより上方で内頸静脈を結紮切断する。

⑨**顔面神経の保存と顔面動静脈の切断**

⑩**顎下部、オトガイ下部の郭清**（図108c）

- 顎下腺を周囲脂肪組織とともに下顎骨より剝離し、リンパ節とともに郭清する。

⑪**止血、ドレーンチューブ挿入、皮膚縫合**

- 十分止血し、持続吸引用ドレーンチューブを挿入し、2層縫合（吸収糸、ナイロン糸）を行う。

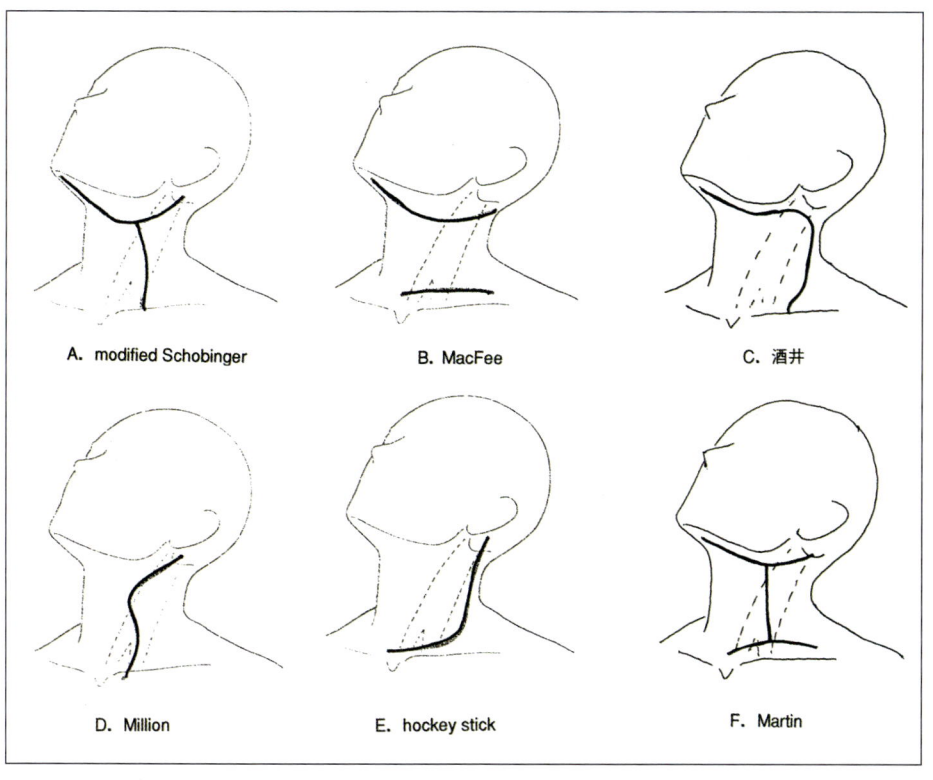

図107　頸部郭清術の切膚切開法（鎌田信悦：耳喉頭頸 68（11）：145-151，1996より一部改変）

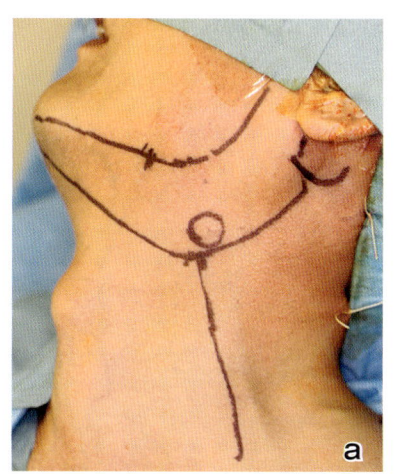

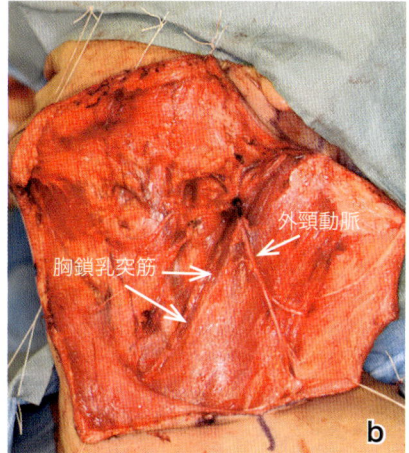

胸鎖乳突筋
外頸動脈

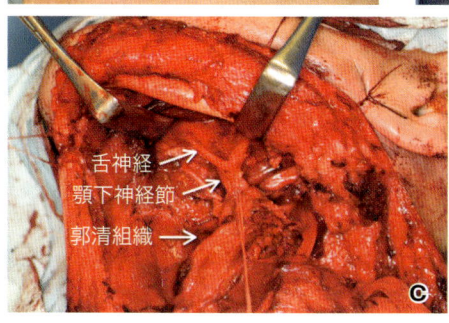

舌神経
顎下神経節
郭清組織

図108　頸部郭清術の切膚切開法
a：皮膚切開線（Modifide Schobinger）
b：皮弁の挙上
c：顎下部の処理

（覚道健治、大西祐一）

付章Ⅲ

459

10. 先天性・後天性異常の手術

❶ 口唇裂の手術

1）口唇裂の手術時期

- 一次（初回）手術は生後3〜6か月で、体重6kgを目安に全身麻酔下にて行う。
- 両側性口唇裂では2回に分けて行うこともある。
- 出生後数週間の早期に口唇形成手術が行われることもあるが、一般的ではない。
- 成長とともに口唇鼻翼の変形が大きくなる場合には修正術を行う。
- 皮膚の設計法により下記のように分類されているが、術者により変法が多い。
- 皮膚表面の設計ばかりでなく、断裂している皮下の口輪筋の再建が重要である（図109）。

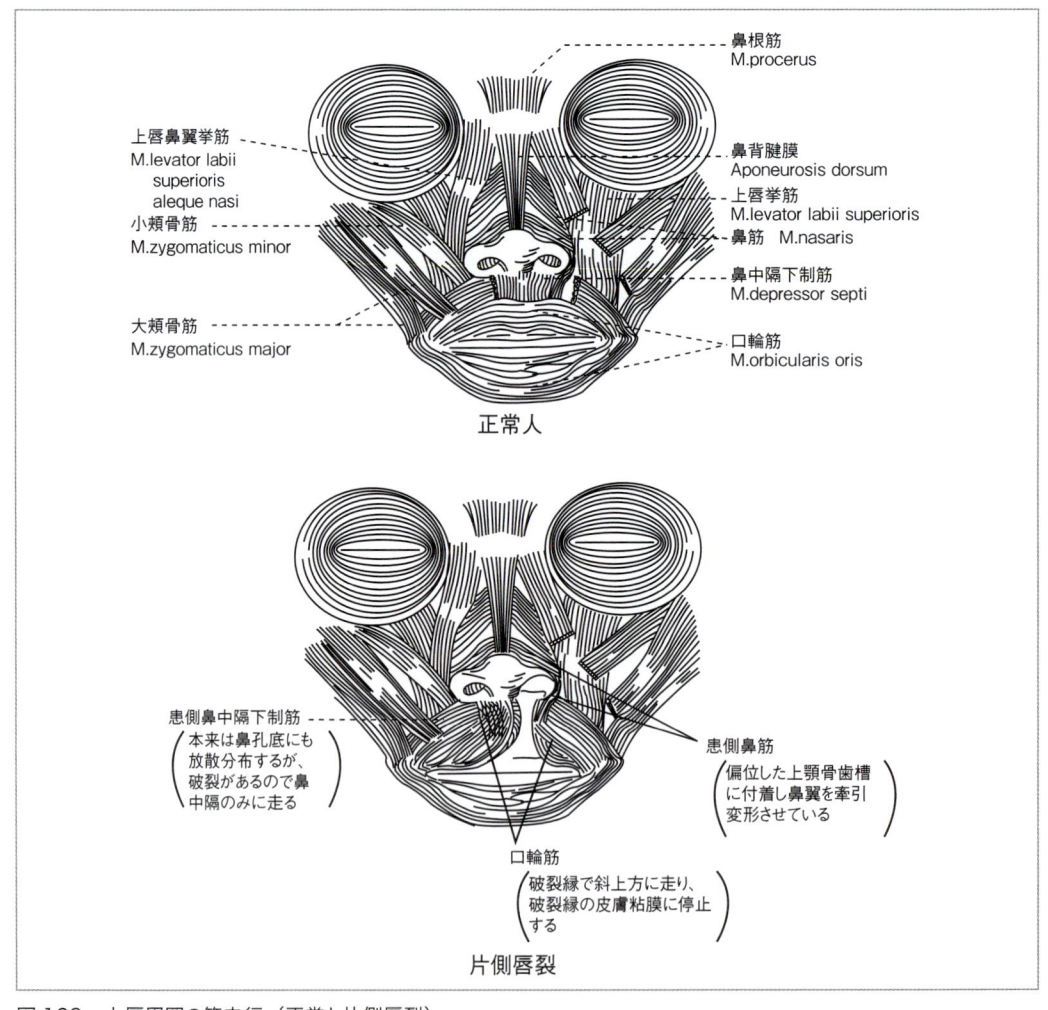

図109　上唇周囲の筋走行（正常と片側唇裂）

（大谷隆俊, 他編：図説口腔外科手術学. 医歯薬出版, 東京, 1988より引用）

2）口唇裂の手術方法

（1）片側性口唇裂の初回手術方法

①四角弁法（方形弁法）（図110）

- 披裂外側に四角弁を作り、披裂正中側に挿入する。
- ルムズリエ（LeMesurier）法が代表的であるが、口唇横切開が目立つことから現在では用いられていない。
- 本法から次に記載する三角弁法が考案された。

②三角弁法

- 披裂側キューピッド弓から正中に向けて皮膚切開を入れることにより、左右のキューピッド弓の高さを合わせる。この切開により生じた三角形の欠損部に、披裂外側口唇に設計した三角弁を挿入する。
- テニソン（Tennison）法が原法である。ランダル（Randall）法（図111、112）では三角弁がさらに小さくするように改良された。クローニン（Cronin）法により三角弁基部を赤唇縁上1mmにして赤唇縁の連続性を形成しやすくなった。

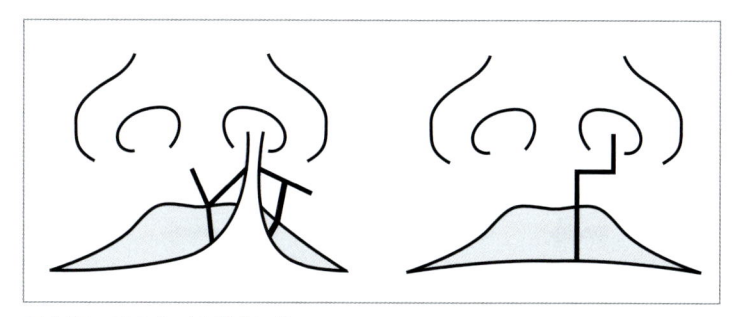

図110　四角弁（方形弁）法

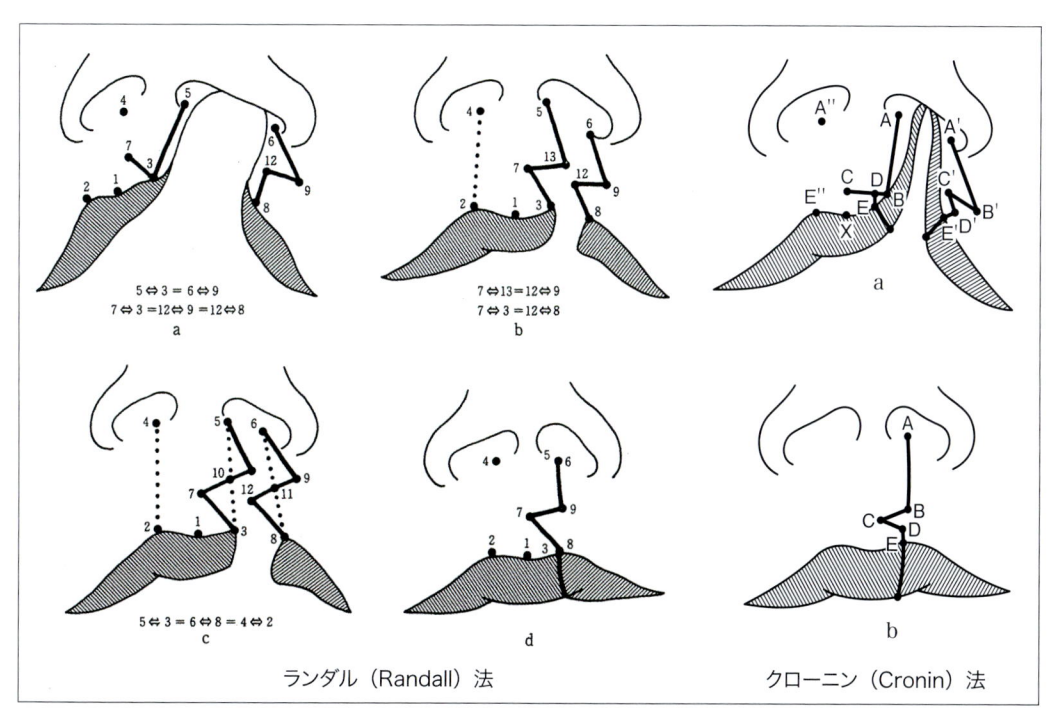

ランダル（Randall）法　　　クローニン（Cronin）法

図111　三角弁法

付章Ⅲ

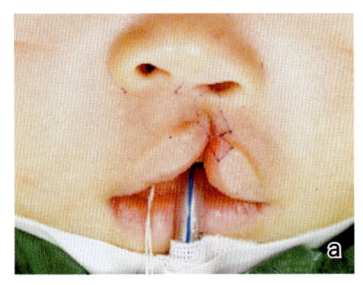 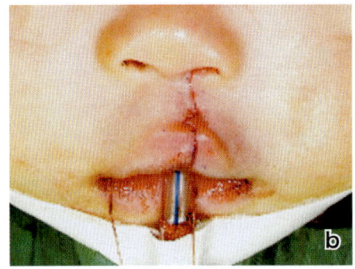 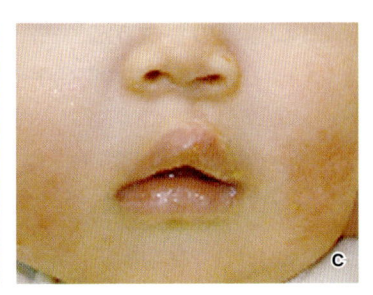

図 112　ランダル（Randall）法（a：術前、b：皮膚縫合直前、c：術後8日目）

③ローテーション・アドバンスメント（rotation advancement）法：ミラード（Millard）法（図 113）

- 披裂側キューピッド弓から鼻柱基部に弧状皮膚切開を入れ、下方にローテンションし、左右のキューピッド弓の高さを合わせる。そこにできた欠損に対して、披裂外側口唇に欠損に合わせた皮膚をアドバンスして引き込む。
- 弧状切開が人中稜に相当し切開線が目立ちにくい。また、患側鼻翼基部が正中方向に牽引された鼻翼形態が良好となる。

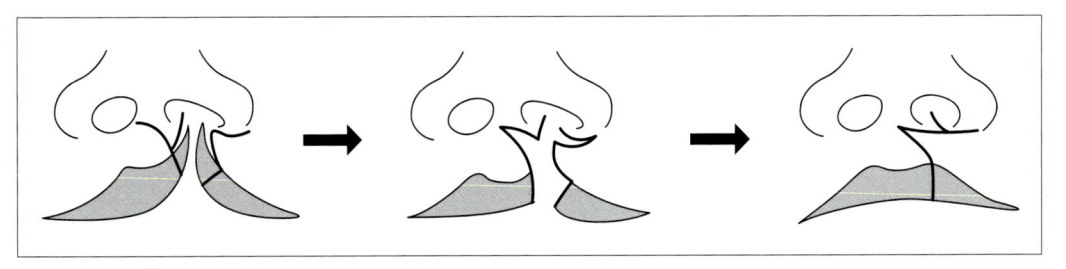

図 113　ミラード（Millard）法

（2）両側性口唇裂の初回手術方法

①1回法

- 左右の裂を同時に閉鎖する方法
- ボウ（Veau）法（図 114）、マンチェスター（Manchester）法がある。

②2回法

- 左右を分けて手術する。間隔は3〜4か月とする。
- 片側性口唇裂の手術方法に準ずる。

（3）口唇裂の二次修正術（図 115、116）

- 口唇の瘢痕除去と鼻翼の形成が目的となる。
- 両側裂で上唇部の組織が足らない場合にはアッベ（Abbe）法により下唇を回転させて用いる（図 117）。
- 侵襲が大きくなる場合には成長の目処がついてから行う。

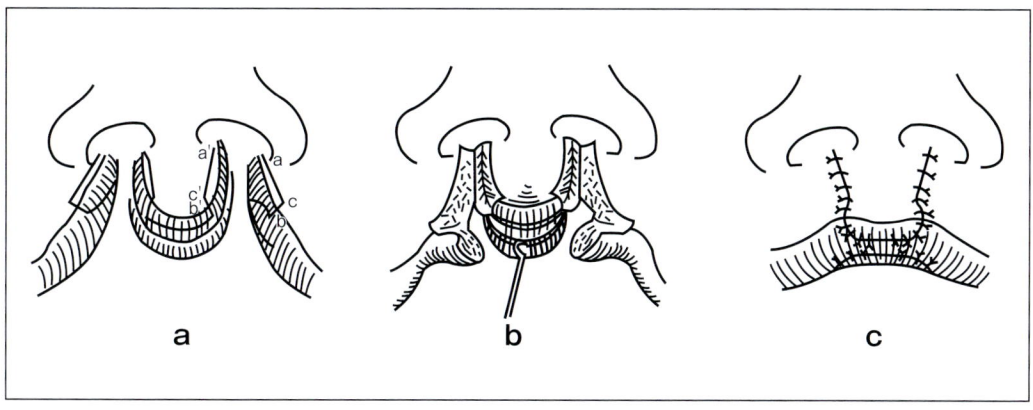

図114 両側裂の手術ボウ（Veau）法

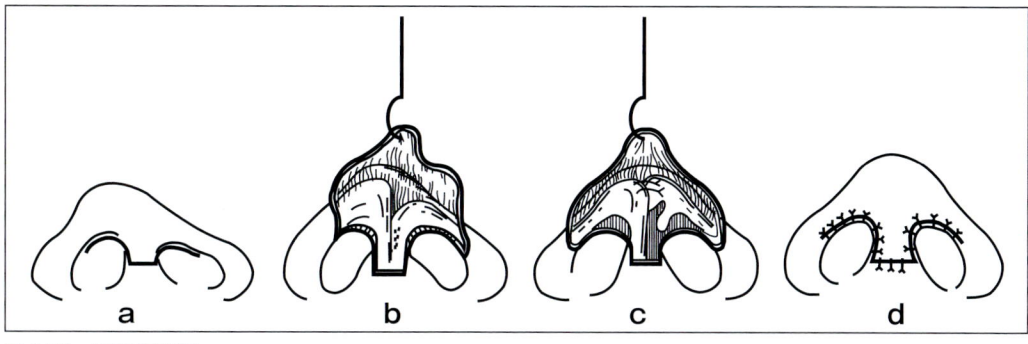

図115 二次修正術

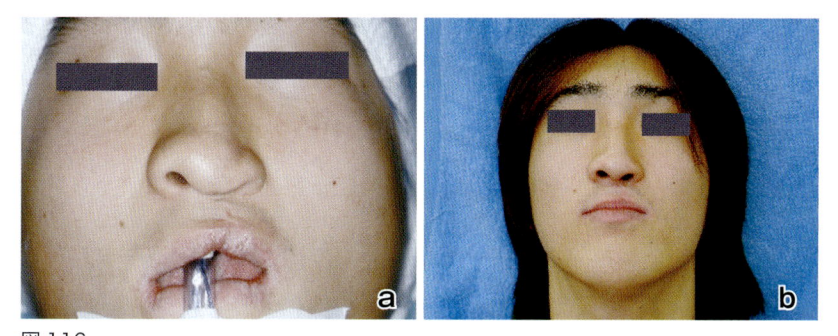

図116
a：口唇裂二次修正　術前　b：術後

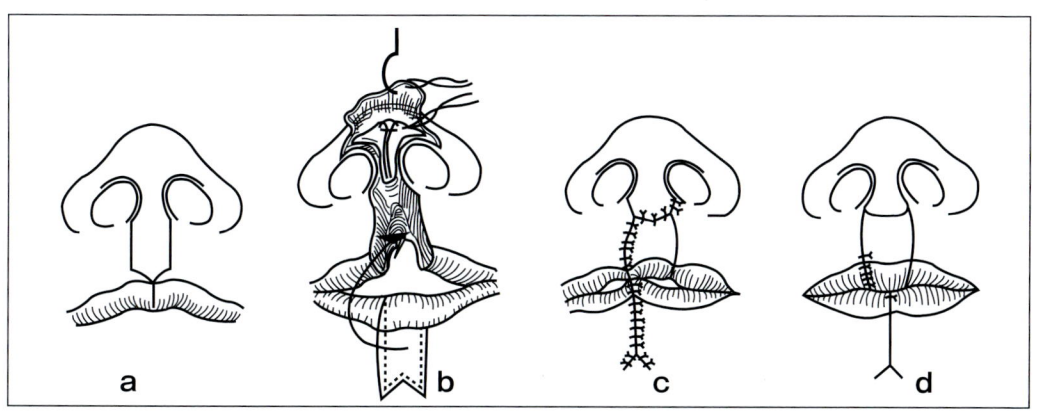

図117 アッベ（Abbe）法

付章Ⅲ

❷ 口蓋裂の手術

1）口蓋裂の手術目的

- 左右に分かれている**口蓋帆挙筋**を連続させること（筋輪形成）により軟口蓋が十分に挙上し、鼻咽腔閉鎖機能を改善する（第 XIII 章 3. 言語障害〈p.353〉参照）（図 118）。

2）口蓋裂の手術時期

- 生後 1.5〜2 歳で、体重 10kg 以上の時期を目安に全身麻酔下にて行う。

3）口蓋裂の手術方法

（1）粘膜骨膜弁後方移動術（プッシュ・バック〈push back〉法）（図 119）

- 口蓋粘膜骨膜弁を左右側で作成し、後方に移動する。
- 左右の口蓋帆挙筋を連続させること（筋輪形成）により軟口蓋が十分に挙上し、鼻咽腔閉鎖機能を得るようにする。
- 口蓋裂を 1 回の手術で前方まで閉鎖できるが、広い骨膜剥離による顎発育障害を起こす。

（2）粘膜弁法

- 口蓋より粘膜弁のみを起こし、プッシュバック法と同様に後方に移動する。ただし、粘膜弁

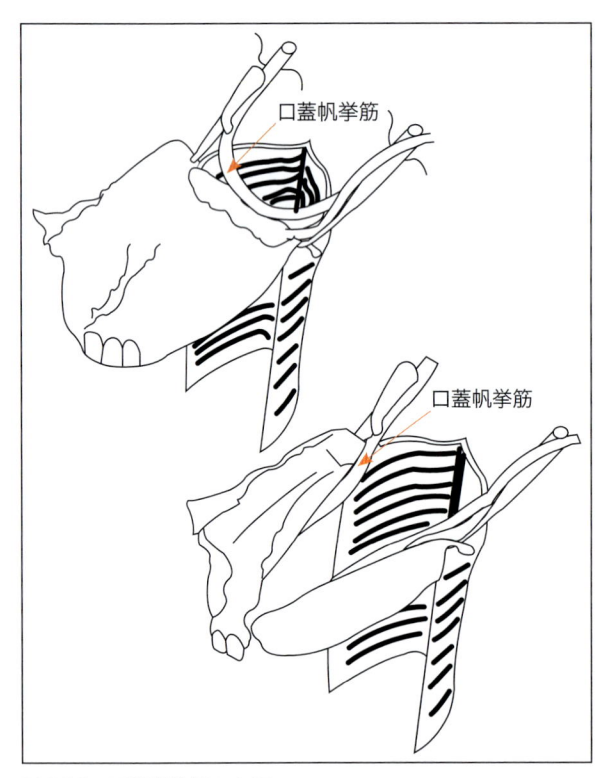

図 118　口蓋帆挙筋の走行
上：正常
下：口蓋裂

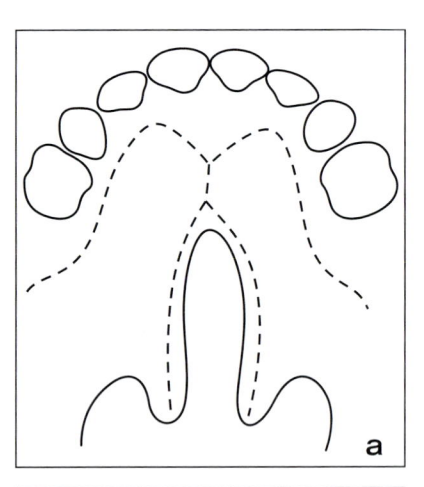
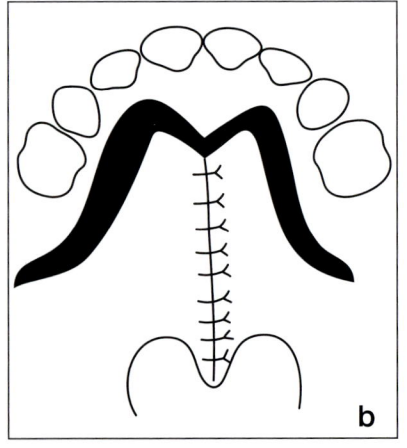

図 119　口蓋粘膜骨膜弁後方移動術
a：破線は切開線を表す
b：黒く塗りつぶした部分は露出した口蓋骨を示す

は骨膜弁に比べ血流が悪いので、弁は前方へ長くすることができない。

- 口蓋帆挙筋の筋輪形成は十分に行う。

- 骨表面を露出しないので（骨表面は骨膜に覆われたまま）、顎発育に悪影響を及ぼさない。

- **ペルコ**（Perko）**法**（図 120、121）：口蓋形成を 2 回に分け、最初は粘膜弁で軟口蓋部を閉

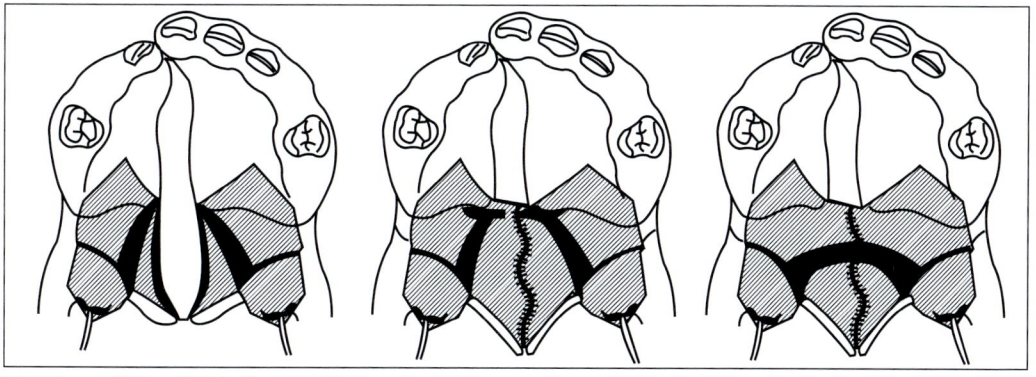

図 120　口蓋裂の手術法（Perko 法）

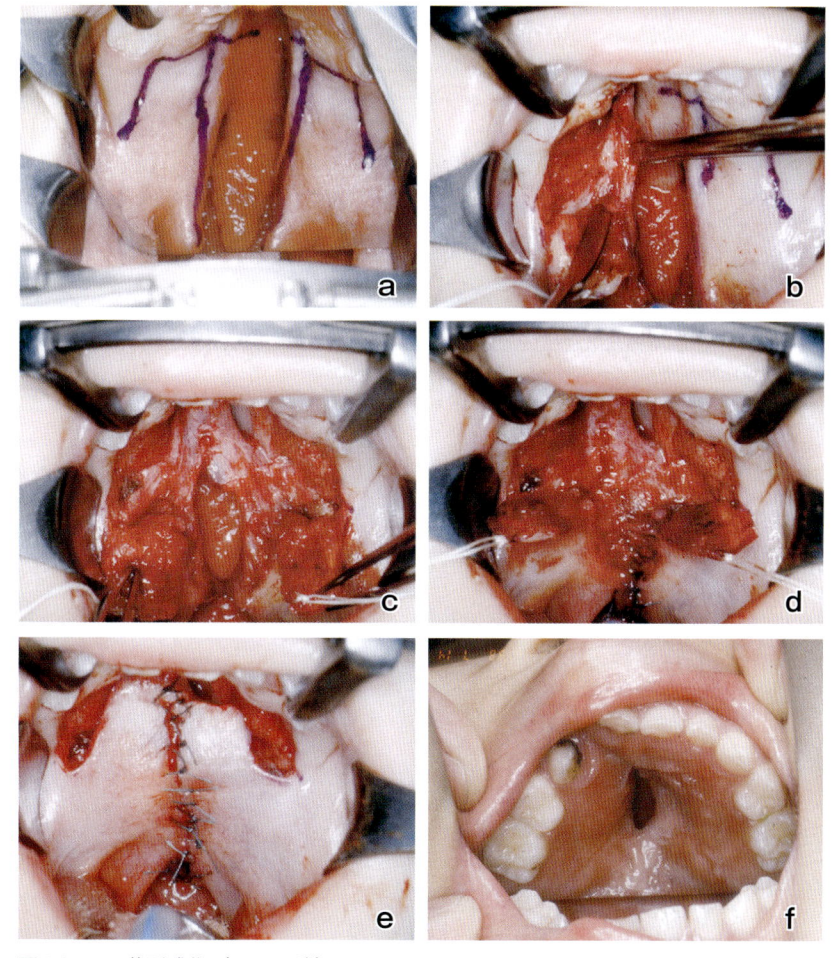

図 121　口蓋形成術（Perko 法）
a：設計線（青紫色）
b：口蓋粘膜の剥離
c：鼻腔側の縫合
d：左右口蓋帆挙筋の縫合
e：縫合終了
f：術後（5 歳時）

付章Ⅲ

鎖し、5歳以後に硬口蓋部に残存した裂を閉鎖する。

（3）ファーロー（Furlow）法：軟口蓋の口腔側と鼻腔側に大きな2つのZ形成を行う（図122）。

（4）咽頭弁移植術（咽頭弁形成術）（図123、124）

- 口蓋裂初回手術にて鼻咽腔閉鎖機能が得られない場合（鼻咽腔閉鎖不全症）に用いる。
- 咽頭後壁よりの粘膜筋弁にて鼻咽腔の縮小を図る。
- 気道からの呼気は咽頭弁の両側から鼻腔へ抜ける。
- 咽頭弁基部を上方に置くことが一般的である（上茎法）。

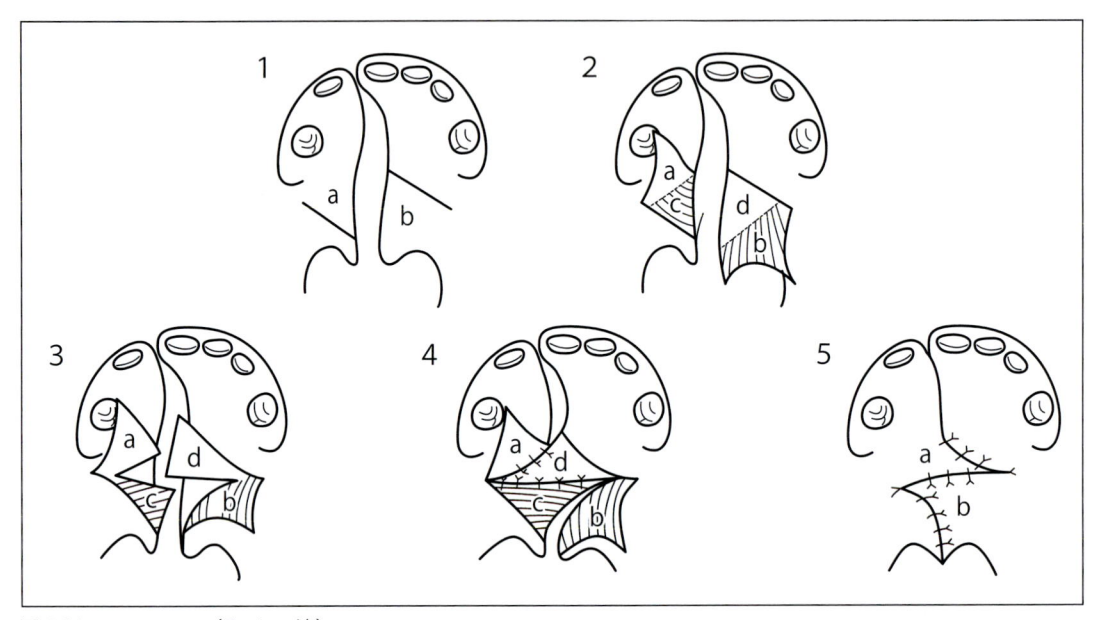

図122　ファーロー（Furlow 法）
1. 口腔側Z形成（実線は切開線）、a: 口腔側粘膜弁、b: 口腔側粘膜筋弁
2. 鼻腔側Z形成（点線は切開線）、c: 鼻腔側粘膜筋弁、d 鼻腔側粘膜弁
3. 鼻腔側切開終了時
4. 鼻腔側縫合途中
5. 縫合終了時

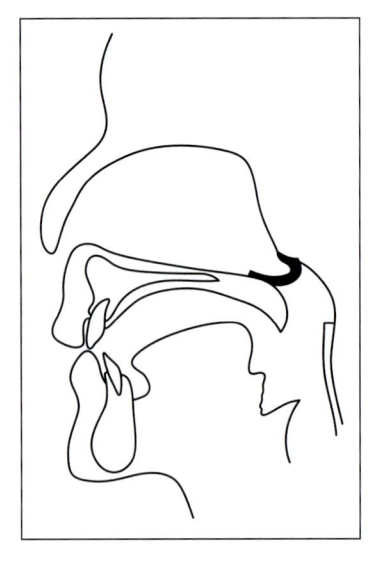

図123　咽頭弁移植術。黒い部分は咽頭弁を示す

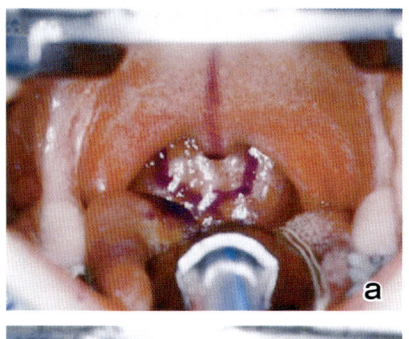 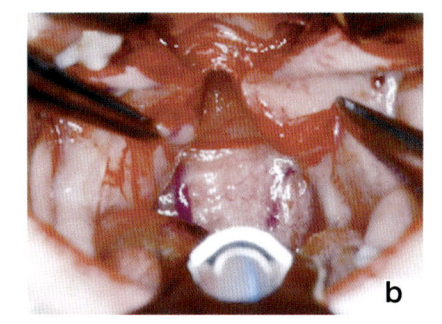
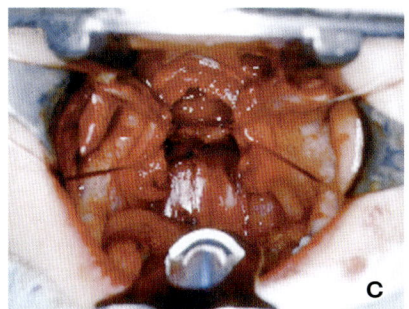 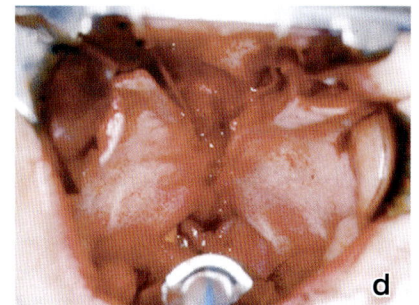

図124　咽頭弁移植術
a：青紫色は切開線を示す
b：軟口蓋の切開
c：咽頭弁の挙上
d：咽頭弁の縫合終了

❸ 顎裂の手術

- 以前は粘膜骨膜弁で顎裂部を閉鎖するのみであったが、近年では歯槽骨の連続性を骨移植により再建し、その部分に歯を誘導して自然な歯槽歯列形態の回復を行う。

1）顎裂部骨移植術（図125）

- 自家海綿骨を移植することが多い。
- 出生後早期に行うと手術侵襲によりむしろ顎発育障害を招く。
- 顎裂部の隣在歯や犬歯を誘導する場合は8〜12歳頃を目安とする。
- 近年では顎裂部再建にデンタルインプラントを用いることが増えてきている。

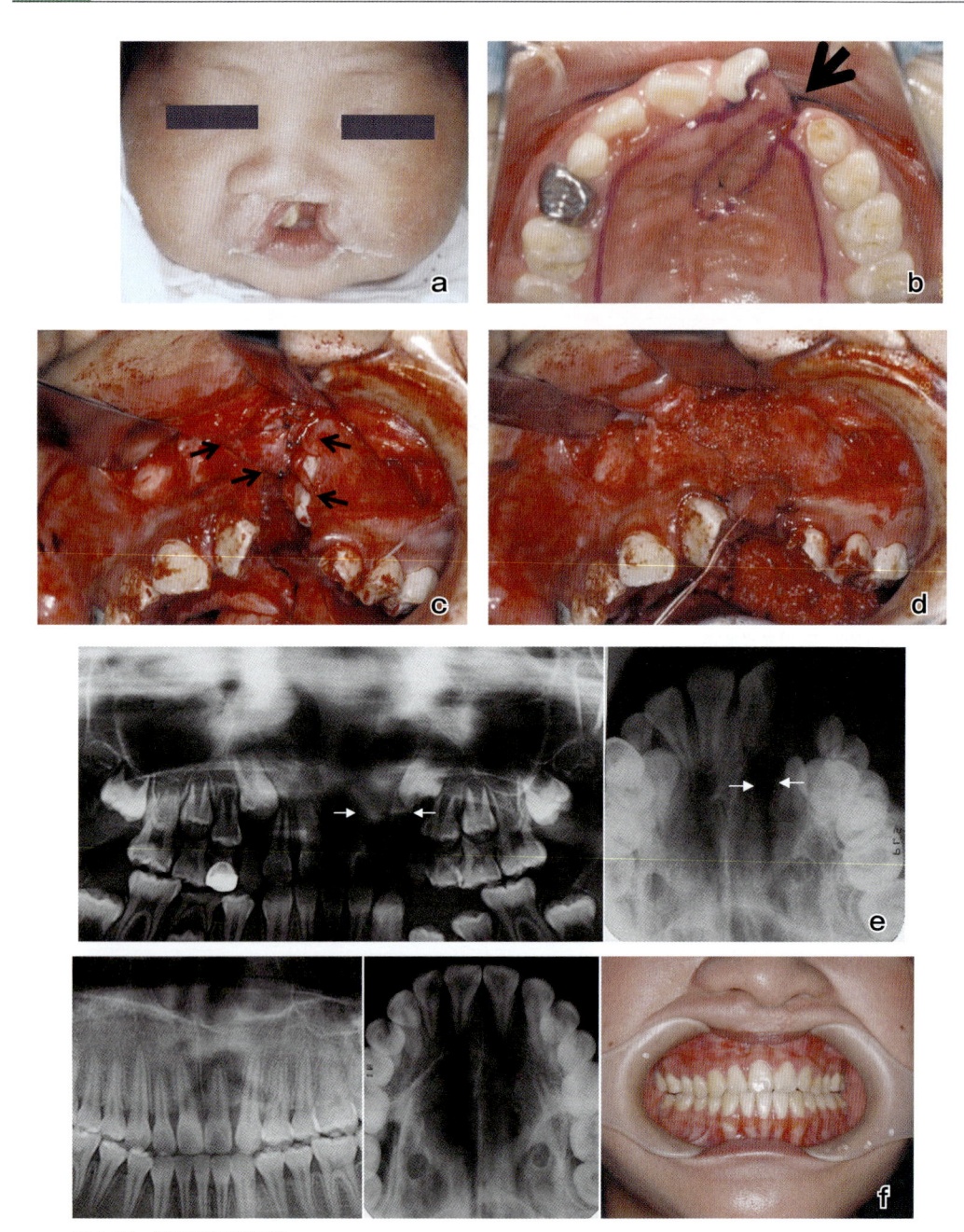

図 125　顎裂部骨移植術
a　初診時（左側完全唇顎口蓋裂）
b　8歳時：顎裂部（矢印）
c：顎裂部骨欠損（矢印間）
d：顎裂部自家骨移植
e：顎裂部骨移植術前（8歳時：矢印は顎裂部）
f：顎裂部骨移植術後 12 年（20 歳時：顎裂部に骨は生着し、犬歯が誘導されている）

（栗田賢一）

❹ 顎変形症の手術

1）上顎骨切り術（maxillary osteotomy）

（1）上顎骨皮質骨切り術（maxillary corticotomy）

- 矯正歯科治療と同時併用し、口唇口蓋裂術後の歯列弓狭窄に対する拡大術（SRME：surgically assisted rapid maxillary expansion）や、上顎前歯の前方突出あるいは歯間離開の修正術に用いる。

（2）上顎前歯部歯槽骨切り術（anterior maxillary osteotomy）

- 上顎前突症、前歯部開咬症、咬合平面異常（上顎逆スピー彎曲）に用いる。上顎第一小臼歯を抜去し、その幅で骨切りと切除を行い、骨片を後方あるいは上方に移動させる。

①ブンデラー（Wunderer）法（図 126、127）

- 口蓋粘膜を切開し、口蓋骨を直視で骨切りする方法で、小骨片への血液供給は唇側から行われる。

②ワスムンド（Wassmund）法

- 口蓋粘膜の正中部のみ切開し、トンネル状で骨切りを行う方法。

③ダウンフラクチャー（Down fracture）法

- 唇側粘膜を切開し、鼻腔底を明示し骨切り後、ダウンフラクチャーさせて、骨切除を完成させる方法で、小骨片への血液供給は口蓋側から行われる。

（3）上顎臼歯部歯槽骨切り術（posterior maxillary osteotomy）

- 前歯部開咬症、交叉咬合（上顎臼歯部舌側転位）、上顎臼歯部頰側転位、臼歯部開咬に用いる、シューハルト（Schuchardt）法、ペルコ・ベル（Perko-Bell）法がある。

（4）ルフォー（Le Fort）Ⅰ型骨切り術（図 128）

- 上顎後退症、上顎の高径の大きいもの、咬合平面異常（上顎非対称）、また、過度な下顎前突症、開咬症、上下顎の非対称に用いる。ほとんどにおいて下顎骨切り術と同時に行われる。

付章Ⅲ

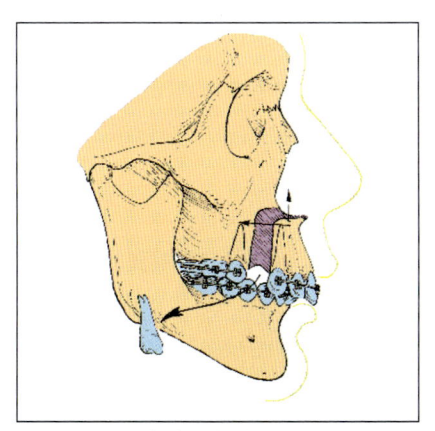

図 126　上顎前歯部歯槽骨切り術

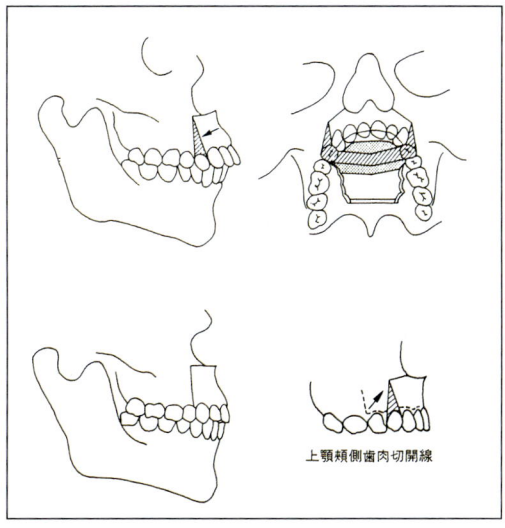

上顎頰側歯肉切開線

図 127　上顎前歯部歯槽骨切り術（ブンデラー法）
（小野尊睦, 飯塚忠彦, 吉武一貞：MINOR TEXT-BOOK　口腔外科学改訂版, 金芳堂, 京都, 1994, p.99 図 6-16 より引用）

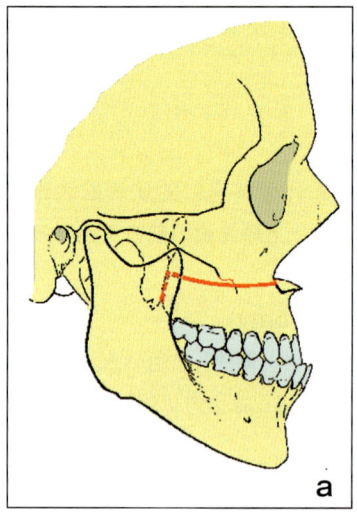
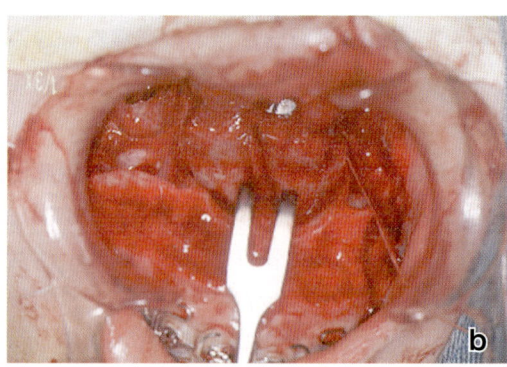
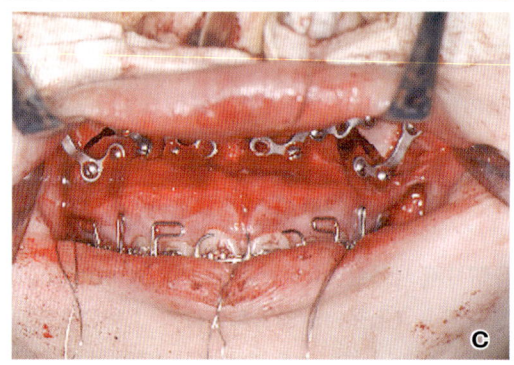

図128　LeFort Ⅰ型骨切り術
a：ルフォーⅠ型骨切り術の骨切り線
b：ダウンフラクチャーをして上顎を可動し、下方に牽引している
c：上顎再位置づけを行い、ミニプレートによる内固定がなされている

（5）ルフォー（Le Fort）Ⅱ型骨切り術

- 上顎後退症で中顔面の陥凹が著しい場合に適応される。

（6）ルフォー（Le Fort）Ⅲ型骨切り術

- クルーゾン（Crouzon）症候群などに適応される。

2）下顎骨切り術（mandibular osteotomy）（図129）

- 顎変形症症例は下顎の変形が多くを占め、下顎骨切り術が最も多用されている。現在ではほぼすべて口内法による術式がとられている。大別すると、解剖学的に下顎頸部、下顎枝、下顎体および歯槽部に対する骨切り術に分類される。

（1）下顎頸部に対する骨切り術

- 古典的な方法であり、骨の接触面積や、骨切りされた後の、小骨片（下顎頭部）の転位などが生じるため、現在では特別な場合以外施行されない。

（2）下顎枝に対する骨切り術

①下顎枝矢状分割術（sagittal splitting ramus osteotomy：SSRO）（図130〜135）

- 下顎枝内側骨切り、前縁骨切りおよび外側骨切りを行い、下顎枝の前方部より内外に下顎枝後縁まで下顎枝の骨片を分割し、下顎体部を移動させる方法。下顎に対して最も多く用いられており、下顎体部を短縮、回転、延長の3つの様式で移動できる。

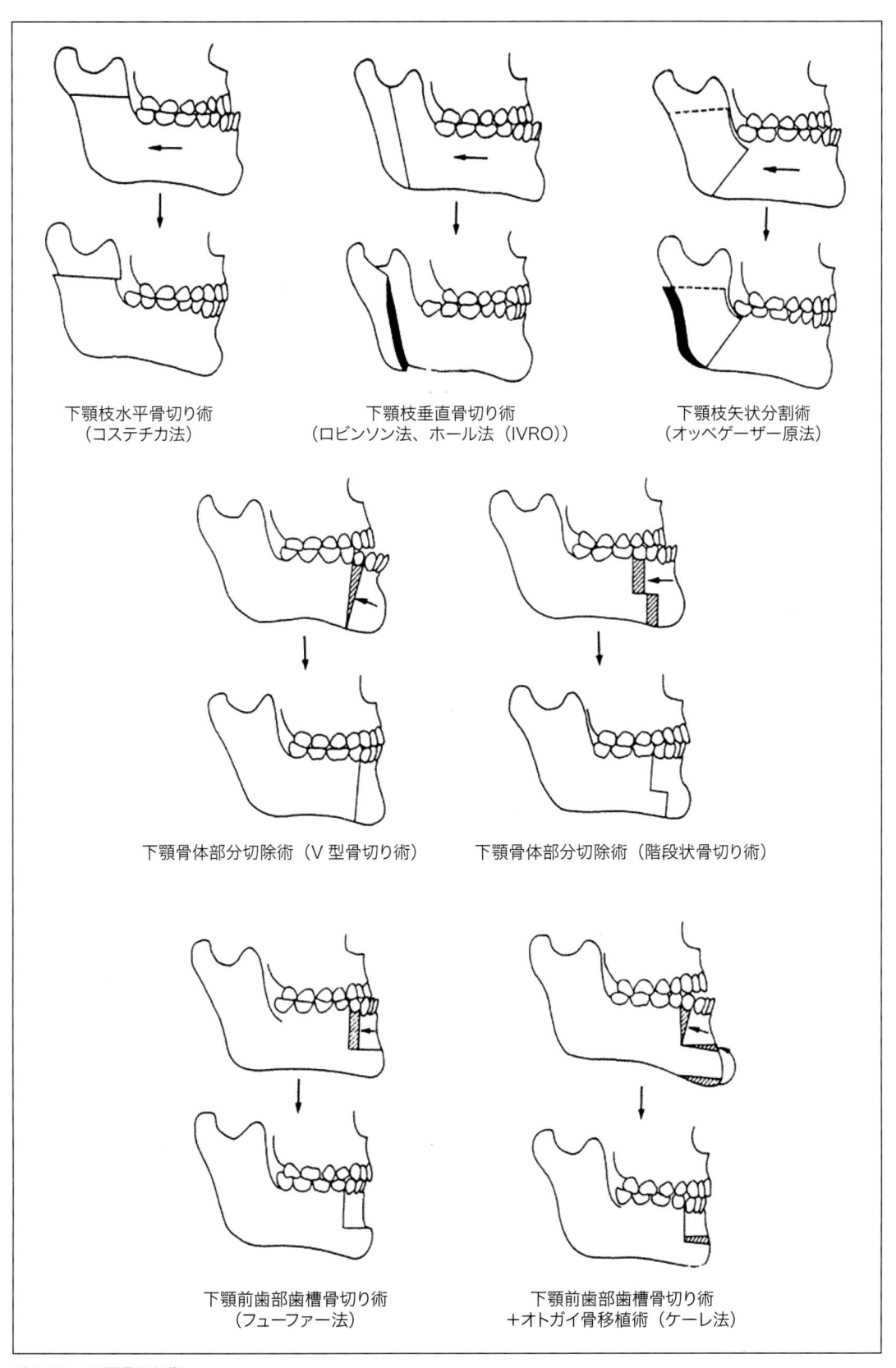

下顎枝水平骨切り術
（コステチカ法）

下顎枝垂直骨切り術
（ロビンソン法、ホール法（IVRO））

下顎枝矢状分割術
（オッベゲーザー原法）

下顎骨体部分切除術（V型骨切り術）

下顎骨体部分切除術（階段状骨切り術）

下顎前歯部歯槽骨切り術
（フューファー法）

下顎前歯部歯槽骨切り術
＋オトガイ骨移植術（ケーレ法）

図 129 下顎骨切り術
（小野尊睦, 飯塚忠彦, 吉武一貞：MINOR TEXTBOOK 口腔外科学 改訂版, 金芳堂, 京都, 1994, p99, 図6-9より引用）

付章Ⅲ

- **オッベゲーザー（Obwegeser）原法**、オッベゲーザー・ダルポン（Obwegeser-Dal Pont）法、**オッベゲーザー（Obwegeser）Ⅱ法**、などがある。

- 下顎前突症、下顎後退症、開咬症、下顎非対称などに適応する。現在最も多く用いられている手術術式である。下顎前突症、開咬症、下顎非対称にはオッベゲーザー法が、下顎後退症には骨接触面積の大きいオッベゲーザー・ダルポン法が用いられる。

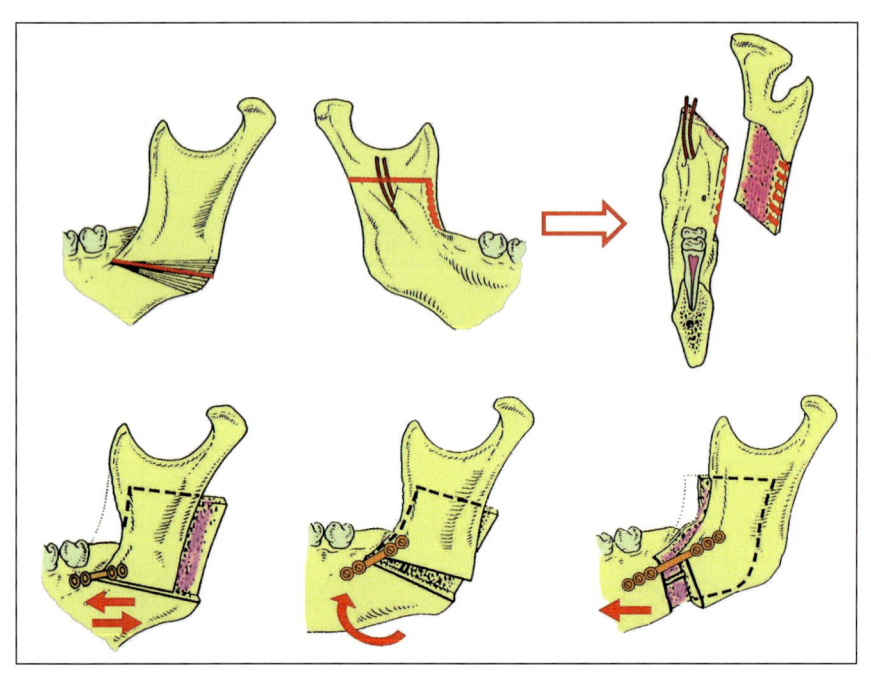

図130　SSRO の骨切り線と分割の模式図。短縮、回転、延長（オッベゲーザー・ダルポン法）の3つの移動様式がある

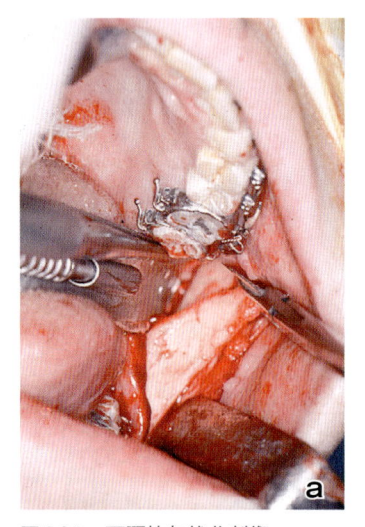
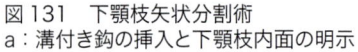
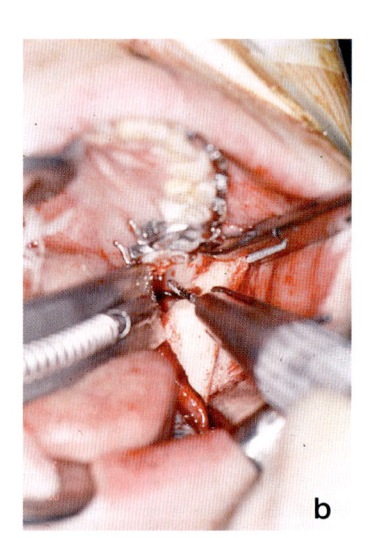

図131　下顎枝矢状分割術
a：溝付き鈎の挿入と下顎枝内面の明示
b：バーによる内側骨切り

472

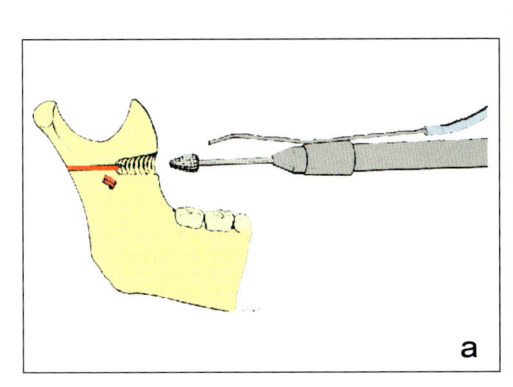

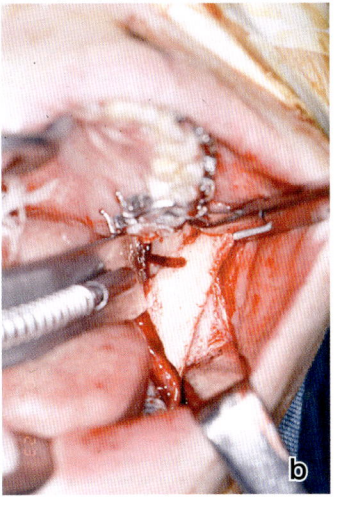

図132　下顎枝矢状分割術
a：内側骨切り（シェーマ）
b：内側骨切り

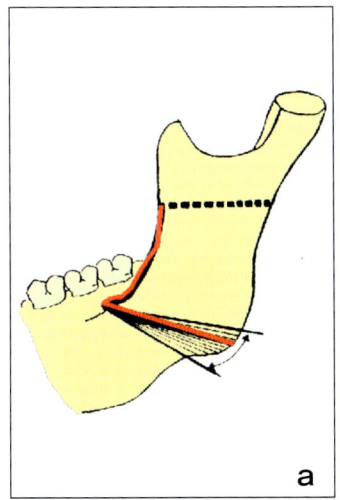

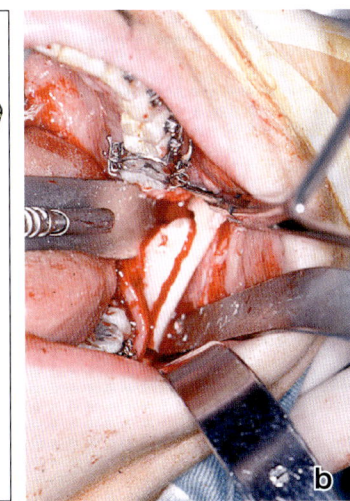

図133　下顎枝矢状分割術
a：外側骨切り線（シェーマ）
b：下顎枝前縁および外側骨切り

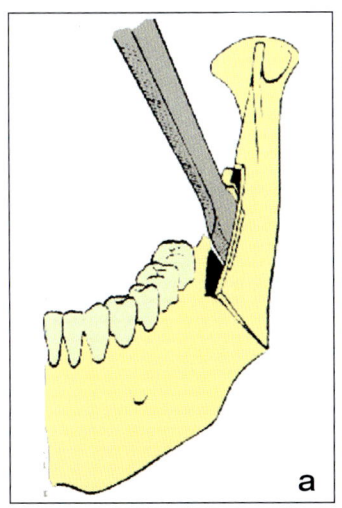

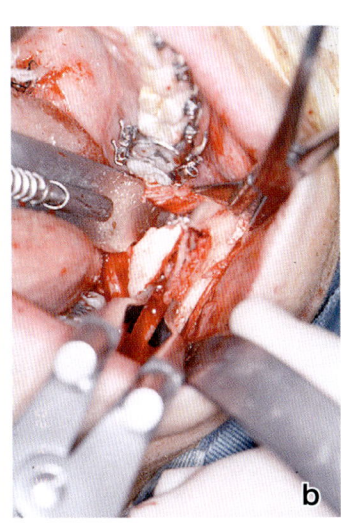

図134　下顎枝矢状分割術
a：下顎枝分割（シェーマ）
b：下顎枝分割

付章Ⅲ

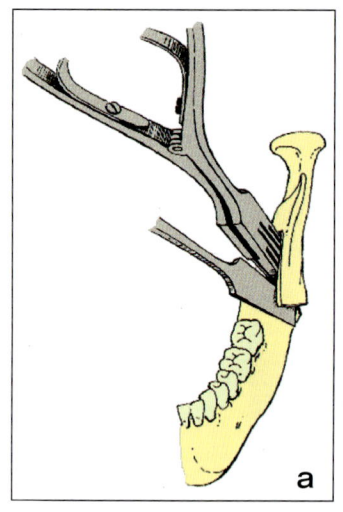
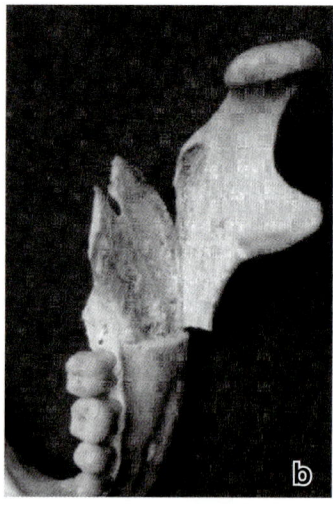

図 135　下顎枝の分割
a：ボーンスプレッダーを用いた分割（シェーマ）
b：分割完了

②下顎枝垂直骨切り術（intraoral vertical ramus osteotomy：IVRO）（図 136 ～ 138）

- 口外法によるロビンソン（Robinson）法にはじまり、口内法でかつオッシレーティング鋸を用いるホール（Hall）らの方法に発展した。口内式下顎枝垂直骨切り術（IVRO）は、現在、下顎枝矢状分割術に次いで多く用いられている。下顎前突症、顎関節症（復位性関節円板前方転位）を伴った顎変形症（下顎頭が外側翼突筋により前方に牽引される効果を利用し、円板を整位させる）に適応する。

③下顎枝水平骨切り術（horizontal ramus osteotomy）

- 盲目的に線鋸で下顎枝を水平切断するコステチカ（Kostecka）法が代表である。術後、側頭筋による小骨片の転位が著しく、骨接触面積も少なく、欠点が多いため現在は用いられていない。

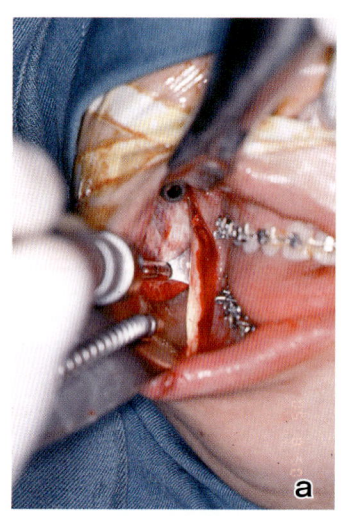
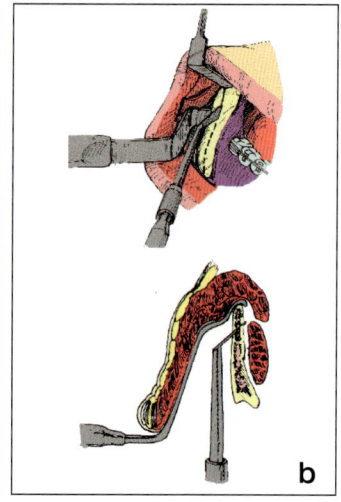

図 137　下顎枝垂直骨切り術
a：オッシレーティング鋸による下顎枝の骨切り
b：120°の角度をもつオッシレーティング鋸が特徴

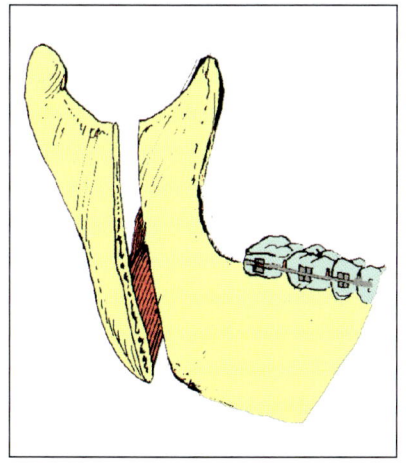

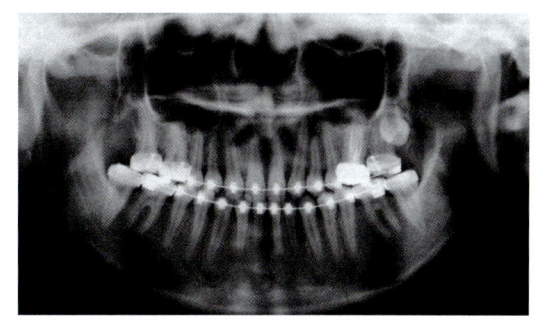

図 137　下顎枝の垂直骨切り術（シェーマ）　　図 138　両側 IVRO 後のパノラマエックス線像

（3）下顎体に対する骨切り術

- 下顎骨体部分切除術（図 139）
- 口腔外と口腔内から 2 段階で抜歯とともに抜歯部位の下顎体を切除する**ディングマン（Dingman）法**から、口内法によるバーク（Burch）らの方法に発展した。垂直骨切り術、階段状骨切り術、V 型骨切り術などが行われる。下顎前突症、開咬症、下顎非対称に適応される。歯を犠牲にしなければならない点と咬合面を整えるため後方骨片を内方に傾斜しなければならない点が欠点である。

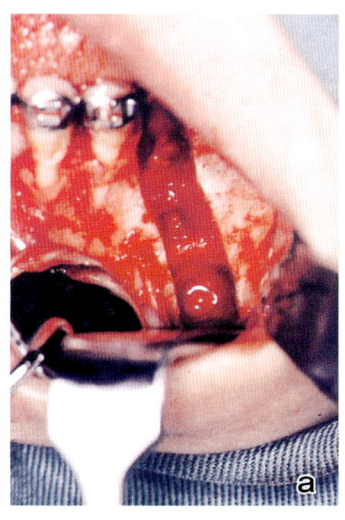

図 139　下顎骨体部分切除術
a：垂直骨切り術、b：階段状骨切り術

（4）歯槽部に対する骨切り術

- **下顎前歯部歯槽骨切り術（anterior mandibular osteotomy）**（図 140）
- 下顎前突症、前歯部開咬症に適応する。下顎第一小臼歯を抜去し、歯槽部で水平骨切りを行い移動させる（図 140）。開咬症に適応し、移動させた小骨片と骨体との間にオトガイ部から採取した骨片を挿入する方法を**ケーレ（Köle）法**という。

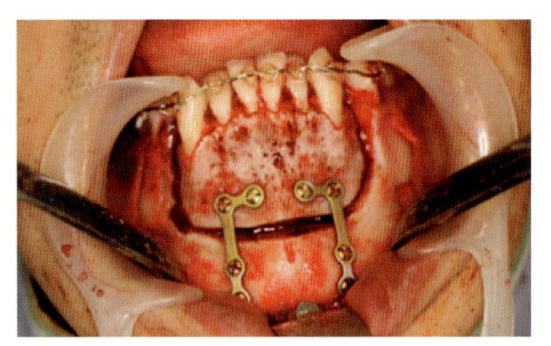

図 140　下顎前歯部歯槽骨切り術

（5）オトガイ形成術（genioplasty）（図 141a、b）

- 顔面の審美性を整えるため、ほかの骨切り術と併用する。
- 特に下顎非対称の症例にオトガイの正中を顔面の正中と一致させる目的で骨切りを行い、ミニプレートなどで固定する。

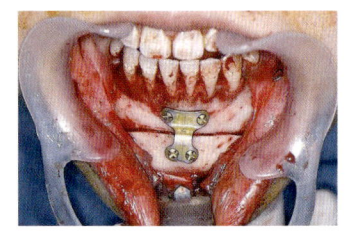
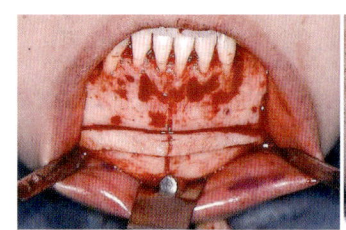
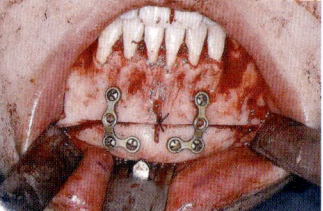

図 141a　下顎後退症に対する下顎枝矢状分割術と併用したオトガイ形成術

図 141b　オトガイ過長症例に対するオトガイ形成術

3）上下顎移動術（図 142）

- 歯列弓全体を移動させる、上下顎同時移動術と、上下顎前歯部歯槽骨切り術の組み合わせによる部分上下顎同時移動術がある。移動の自由度が大きい利点がある。出血量の増大と手術侵襲が大きい欠点がある。自己血輸血を行う。
- 下顎前突症、上下顎前突症、開咬症、上下顎非対称、下顎非対称、咬合平面異常などに適応される。

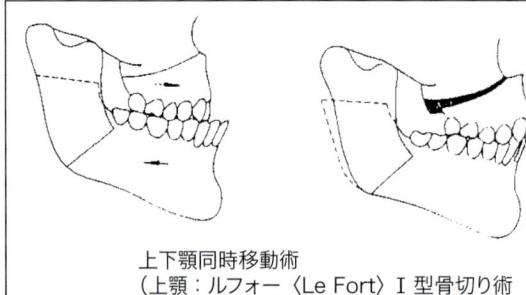

上下顎同時移動術
（上顎：ルフォー〈Le Fort〉Ⅰ型骨切り術
下顎：下顎枝矢状分割術）

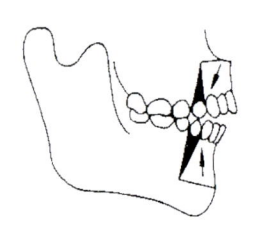

部分上下顎同時移動術
（上下顎前歯部歯槽骨切り術）

図 142　上下顎移動術
（小野尊睦、飯塚忠彦、吉武一貞：MINOR TEXTBOOK 口腔外科学 改訂版 , 金芳堂 , 京都 , 1994, p.102 , 図 6-20, p.103, 図 6-22 より引用）

（1）全上下顎同時移動術（図143〜145）

- ▪ ルフォー（Le Fort）I型骨切り術＋下顎枝矢状分割術（SSRO）

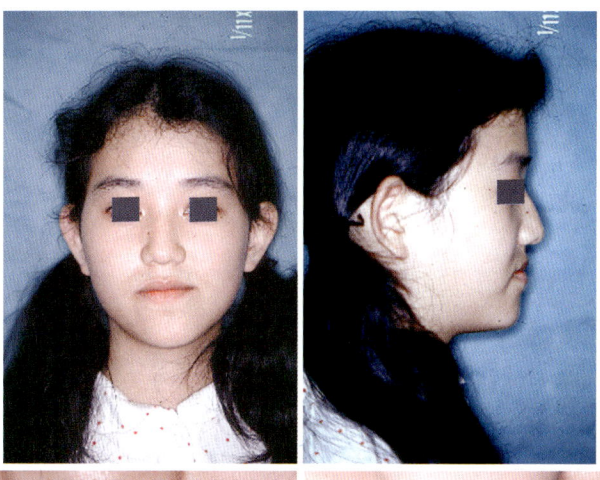

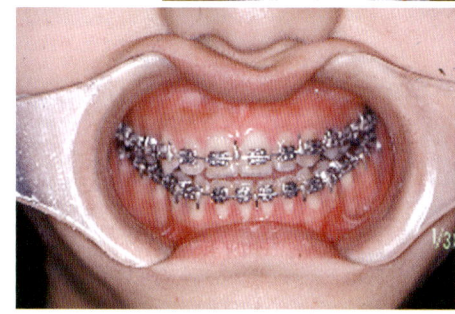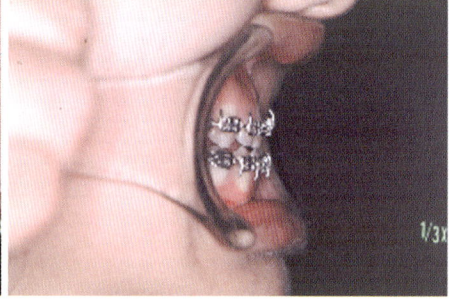

図143　下顎非対称を伴う下顎前突症（術前）

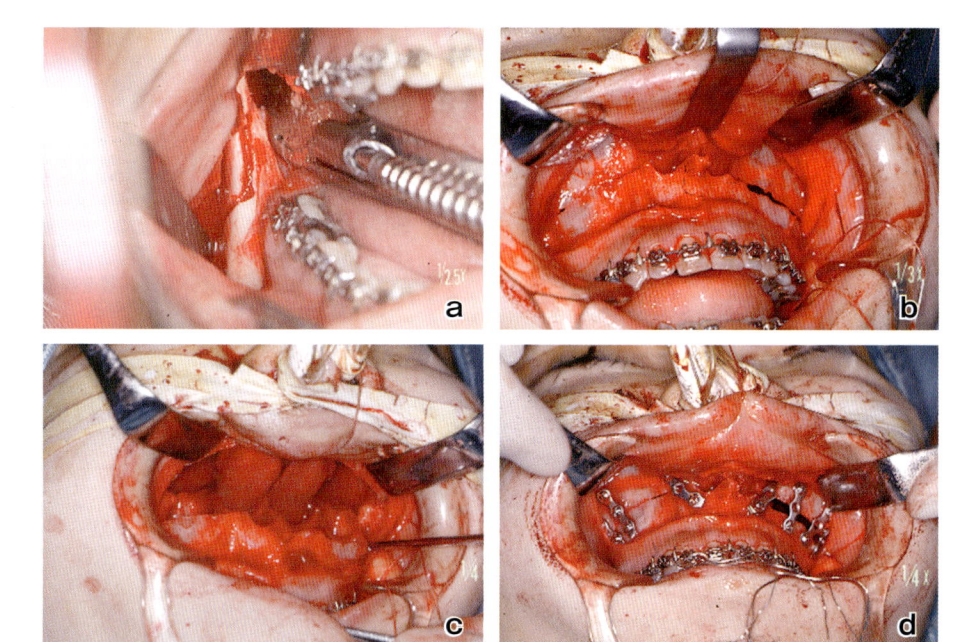

図144　上下顎同時移動術
a：下顎枝矢状分割術（SSRO）
b：ルフォー（Le Fort）I型骨切り術
c：ダウンフラクチャー直後
d：上顎の移動とミニプレートによる固定

付章 III

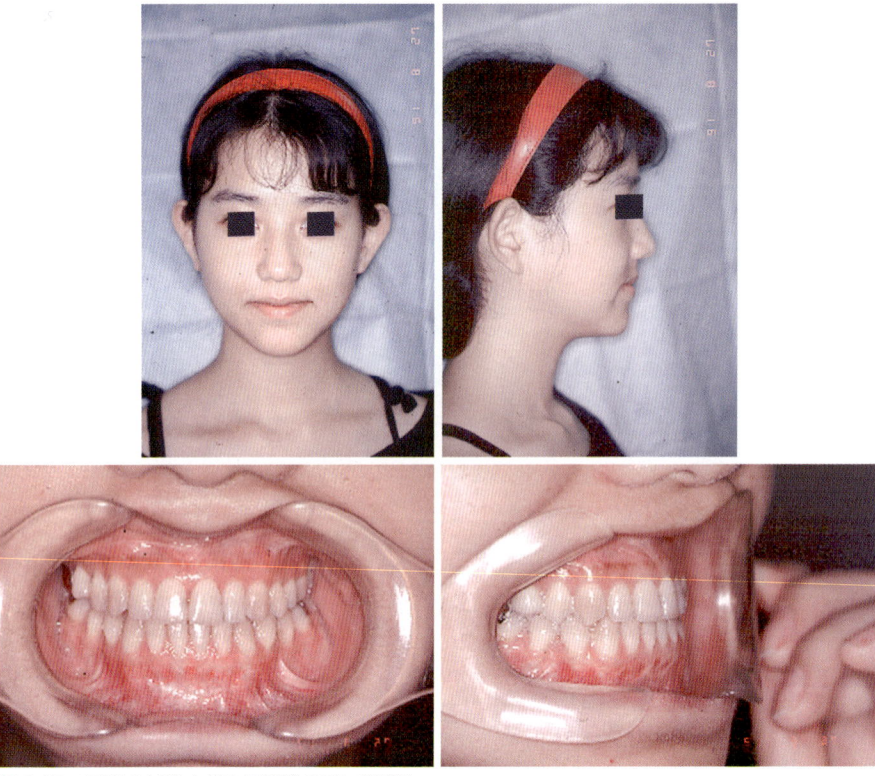

図145　下顎非対称を伴う下顎前突症（術後）

4）骨延長術（図146〜152）

- 顎骨の骨延長術は口唇口蓋裂術後の上顎劣成長や第一第二鰓弓症候群などの hemifacial macrosomia、小下顎症の睡眠時無呼吸患者などに用いられる。骨延長の利点は骨の延長のみでなく、皮膚、筋肉、神経および血管などの軟組織も拡張する利点がある。

- 下顎骨では舌側骨膜を温存して、下顎骨体を骨切りし、上顎骨では口蓋骨膜を温存してルフォー（Le Fort）Ⅰ型骨切りを行い、骨延長装置を設置して、5〜7日間の待機期間の後、1日1mm（1日2回0.5mm ずつ）の延長速度で延長する。

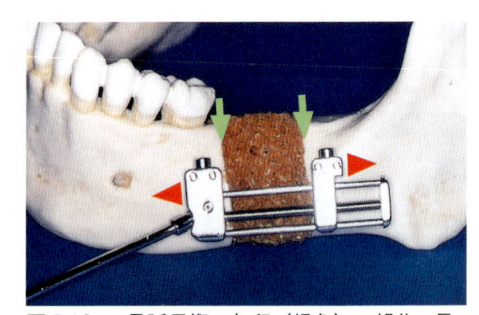

図146a　骨延長術。矢印（緑色）の部分で骨皮質を骨切りし、口内式骨延長装置を設置した後、矢頭（赤色）の方向へ骨延長させる

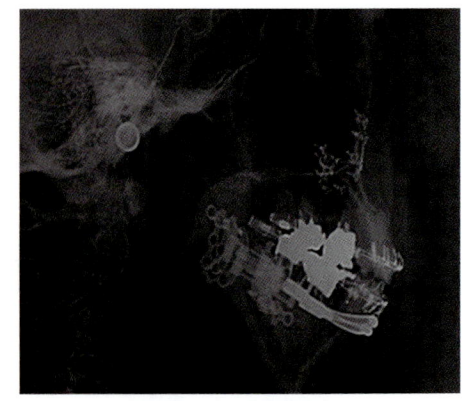

図146b　骨延長エックス線画像

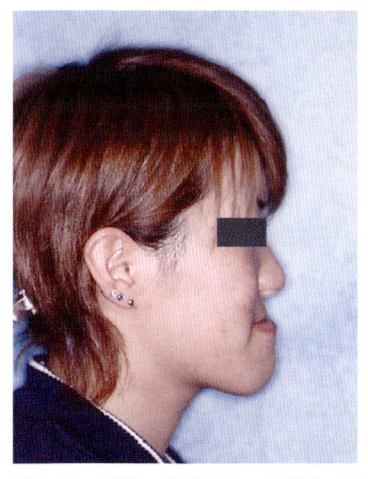
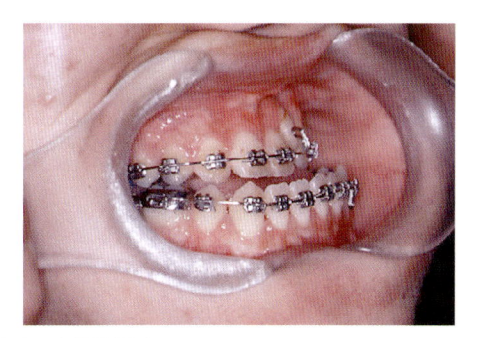

図 147　唇顎口蓋裂術後の上顎劣成長による上顎後退症

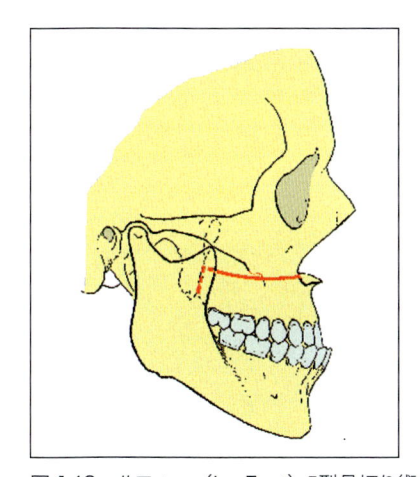
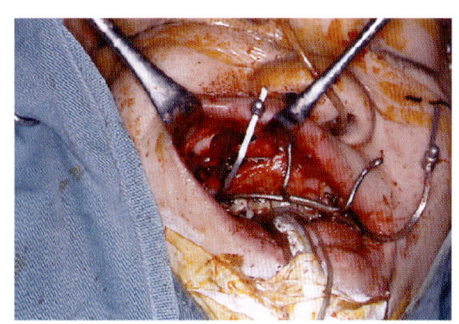

図 148　ルフォー（Le Fort）I型骨切り術と骨延長装置の設置

付章Ⅲ

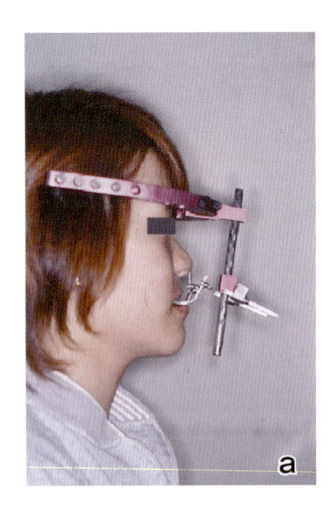
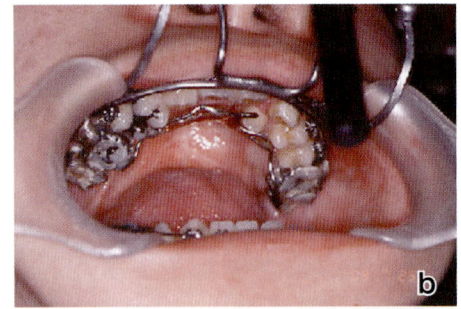
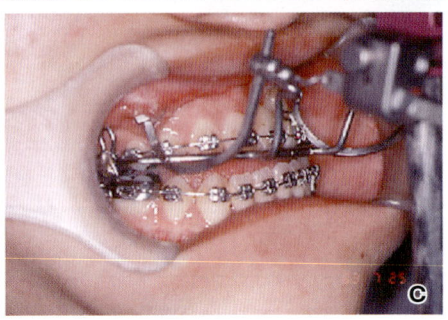

図 149　骨延長装置（RED システム）による骨延長
a、b：骨延長装置（RED システム）による上顎の延長開始
c：骨延長装置（RED システム）による上顎の延長中

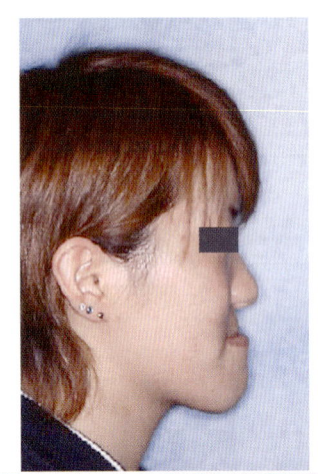
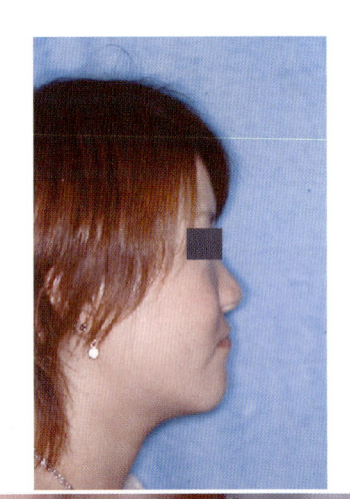
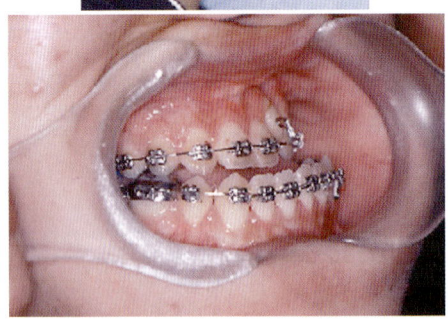
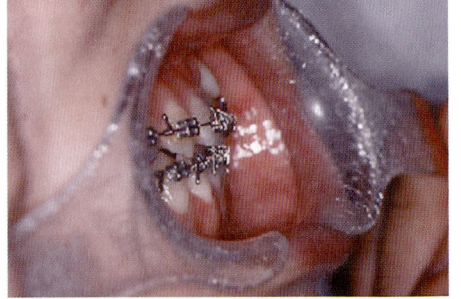

図 150　RED システムによる骨延長術（左：術前、右：術後）

5）矯正歯科治療用アンカースクリュー

- 近年、矯正歯科治療において歯を移動する際の矯正力の固定源として、矯正歯科治療用アンカースクリューあるいは矯正歯科治療用ミニプレートとスクリューで構成される（SAS）を顎骨に埋め込み、歯に強い力をかけられるようになった。顎骨に固定源があるため今まで困難であった大臼歯の圧下や近遠心移動が可能である。また矯正歯科治療期間の短縮をはかれるだけでなく、症例によっては骨格性不正咬合の術前歯科矯正治療にも用いられるようになった。ただし埋入手術時の歯根への接触、埋入後の感染、またアンカースクリューの動揺や脱離に注意する必要がある。埋入部位は確実な固定が得られる上顎臼歯部頬側歯槽部、上顎臼歯部口蓋歯槽部、口蓋正中部、下顎臼歯部頬側歯槽部などの付着歯肉領域への植立が多い（図151）。

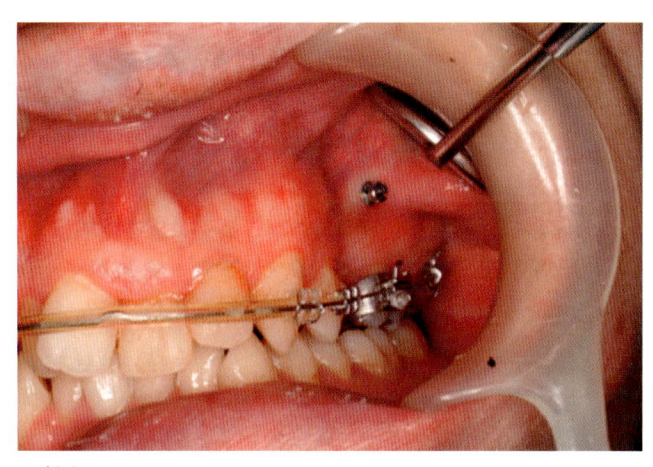

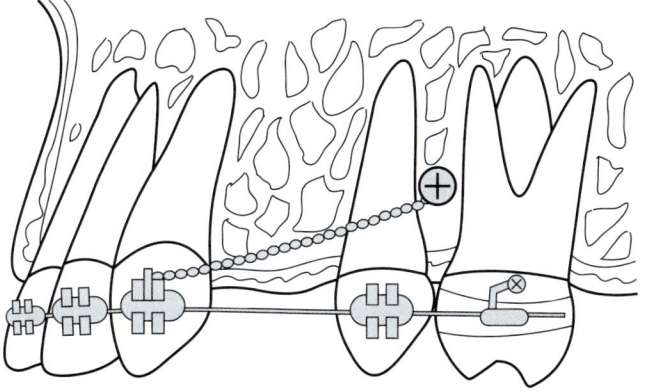

図151　矯正治療歯科用アンカースクリュー

（中嶋正博、覚道健治、大西祐一）

付章Ⅲ

11．再建手術

❶ 口腔・顔面の軟組織の再建術

1）移植と再建

- 細胞、組織あるいは臓器を同一個体内または異なった個体間で注入あるいは移入、補塡することを移植（transplantation）といい、手術や外傷などで失った本来あった組織形態や機能を戻すことを再建（reconstruction）という。移植材料の種類によって自分の組織を他の部位に移植する自家移植（autogenous graft）、他人の臓器を生きたままあるいは死体の組織を移植する他家移植（allogenic graft）、動物など異種の組織を移植することを異種移植（xenograft）などに分類されている。他家移植や異種移植では拒絶反応が生じると生着が難しい。

- 顎口腔領域における移植や再建が必要な場合は、外傷による組織損傷や先天性疾患による顎顔面変形症、腫瘍切除後の組織欠損などがあり、咀嚼、構音、嚥下などの機能障害をしばしば残遺し、これら諸問題を解決するためにさまざまな再建法が報告されている。

- 口腔悪性腫瘍切除後の再建の要点は、癌の根治性が最も優先され、健常組織を含めた拡大全摘と即時再建が行われている。形態的には顔面形態の再建と審美性の向上、機能的には摂食・嚥下、構音、咀嚼機能の改善が目的で、社会復帰や生活の質の改善さらには患者の満足を得ることが最終目標である。

2）口腔再建の特殊性

- 口腔は唾液や口腔内常在菌（oral flora）によって恒常性が保たれている。一方抗菌薬や抗癌薬の投与や再建などによって口腔内環境の恒常性が失われると口腔カンジダ症が発症し、高齢者においては、特に術後に嚥下性肺炎を生じることがある。周術期における口腔のケアが重要である。特に自家骨片による顎骨再建においては口腔と連続すると、唾液や口腔内常在菌の混入によって生着が阻害されることがある。

（1）軟組織の再建（reconstruction of soft tissue defect）（表2、3、図152）

- 口腔顎顔面領域における軟組織欠損に対しては、欠損の大きさや深さによりその再建方法が異なる。

表2　口腔軟組織欠損の再建方法

（1）上皮化・縫縮および局所粘膜弁
（2）人工生体材料および加工材料：人工皮膚、人工硬膜、豚皮、再生皮膚、人工粘膜
（3）皮膚および粘膜移植・皮膚片：分層皮膚、全層皮膚、口腔粘膜片、腟粘膜、大腿筋膜（fascia lata）、組織拡張術（tissue expansion）
（4）有茎弁・有茎皮弁：頬脂肪体移植、前額皮弁、D-P 皮弁、側頸皮弁
（5）有茎筋皮弁：頸部島状皮弁、広頸筋皮弁、僧帽筋皮弁、胸鎖乳突筋皮弁、　大胸筋皮弁、広背筋皮弁
（6）血管柄付き皮弁（遊離皮弁）：前腕皮弁、腹直筋皮弁、前外側大腿皮弁、空腸移植、連合皮弁、キメラ型皮弁

表3 粘膜組織欠損に対する被覆移植材料

	口腔粘膜	頬粘膜	分層皮膚	全層皮膚	人工真皮
上皮表皮	角化（多）	角化（少）	角質	角質	シリコン膜とアテロコラーゲン
厚さ	比較的厚い	薄い	薄い	厚い	厚い
適応	歯槽歯肉部	口腔前庭	任意	任意	任意
生着	比較的容易	比較的容易	容易	比較的容易	容易
最大採取量	50×50mm	30×20mm	任意	任意	任意
生着後の性状	やや硬い	軟らかい	硬い	軟らかい	組織瘢痕
特徴と所見					

付章Ⅲ

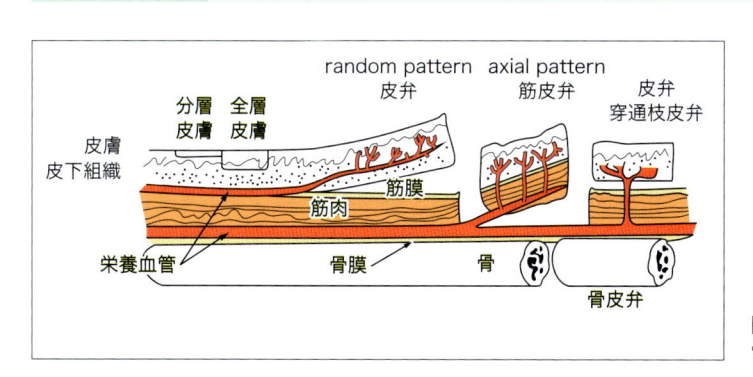

図152 分層皮膚、全層皮膚、皮弁、骨皮弁シェーマ

①上皮化、縫縮および局所粘膜弁（raw surface epithelization, closure, local advanced flaps）

- 組織欠損状態（raw surface）のまま再建しないで上皮化を待つ方法である。いずれも組織欠損が浅いか小さい場合に用いられる。術後出血や疼痛を防止し上皮化するまでの期間、人工生体材料や軟膏ガーゼによる被覆が行われる。上皮化後時に術後瘢痕を生じることがある。切除後周囲組織を寄せて縫合することを縫縮といい、縫い縮めるだけの周囲組織の余裕が必要であるので、周囲組織を剝離して寄せる undermine を行って縫縮する方法がとられることが多い。切除組織周囲の口腔粘膜や皮膚組織を弁状にして回転あるいは Z-plasty を用いて被覆することを局所粘膜弁あるいは局所皮弁（lotation flap）という。口唇癌の腫瘍切除後には局所粘膜弁や局所皮弁が多く用いられる。切除範囲が広い場合で局所粘膜弁や局所皮弁による再建が困難な場合は、有茎皮弁や血管柄付き皮弁などの大型の遠隔皮弁によって再建を行う。
- tissue expansion 法はあらかじめシリコン製の tissue expander を埋入させ、これに生理食塩液を注入して組織を伸展させる方法である。

②人工生体材料および加工材料（artificial materials）

人工皮膚（artificial dermis）、人工硬膜（artificial dura）があり、異種移植（xenograft）として豚皮（porcine skin）などがある。近年再生皮膚・粘膜（recombinant dermis,mucosa）の研究が進められ、術前に自己粘膜や皮膚を採取して組織培養し再建に用いられている。

③皮膚および粘膜移植（autogenous skin and mucosa graft）（表4）

- 自家移植として皮膚および粘膜移植があり、皮膚移植は採皮する層の厚さによって分層皮膚移植（split-skin graft）、全層皮膚移植（full thickness skin graft）に分けられる（図153）。

分層皮膚移植（split-skin graft）

a. 分層皮膚の採取はデルマトーム（dermatome）によって厚さを調節した皮膚組織片である。デルマトームには電動式と手動式があり、分層組織片の厚さは薄めの分層（厚さ0.3mm以下）、普通の分層（厚さ0.4〜0.6mm）、厚めの分層（厚さ0.75〜1.25mm）である。主な採皮部は大腿部である。採皮後創部は露出した状態（raw surface）とし、副腎皮質ホルモン薬付きメッシュや抗菌薬軟膏ガーゼで圧迫し上皮化を待つ。

b.　全層皮膚移植（full thickness skin graft）

- 採皮部（donor site）の皮膚をNo.15あるいはNo.10のメスを用いて深さは皮下組織を含めて全層採皮する。皮下脂肪は生着を阻害するため極力除去する。採皮部は採皮後の縫縮と審美性の理由から腹部が選ばれることが多く、周囲皮下組織まで剥離（undermine）して縫縮する。含皮下血管網全層まで含めて植皮したほうが生着しやすいと言われていたが、採皮の段階で血流が遮断されるため現在ではあまり用いられていない。

- 分層皮膚は薄く延ばすことができて広範囲の移植が可能であり生着が容易であるが、採皮用の器械が必要で、生着後の瘢痕、色調が不良であるなどの欠点がある。一方、全層は分層皮膚に比べ生着の確実性が劣るが、生着後の組織は柔らかく色調も良い。いずれも植皮後皮膚移植片の間に生じる血腫は生着を阻害するため、移植皮膚全体を圧迫するタイオーバードレッ

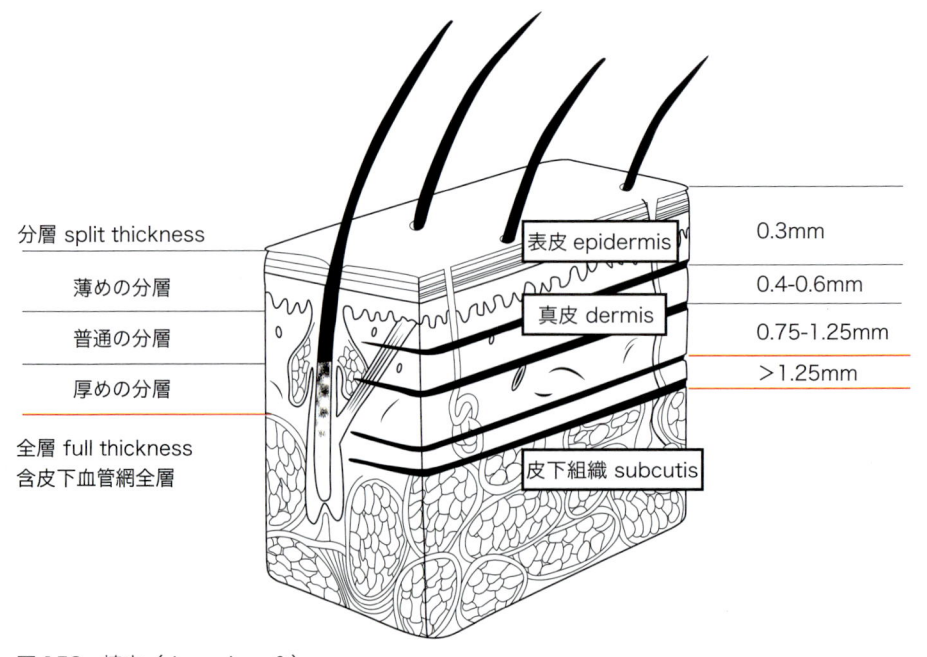

図153　植皮（dermal graft）

表4　口腔組織欠損に用いられている主な自家組織移植

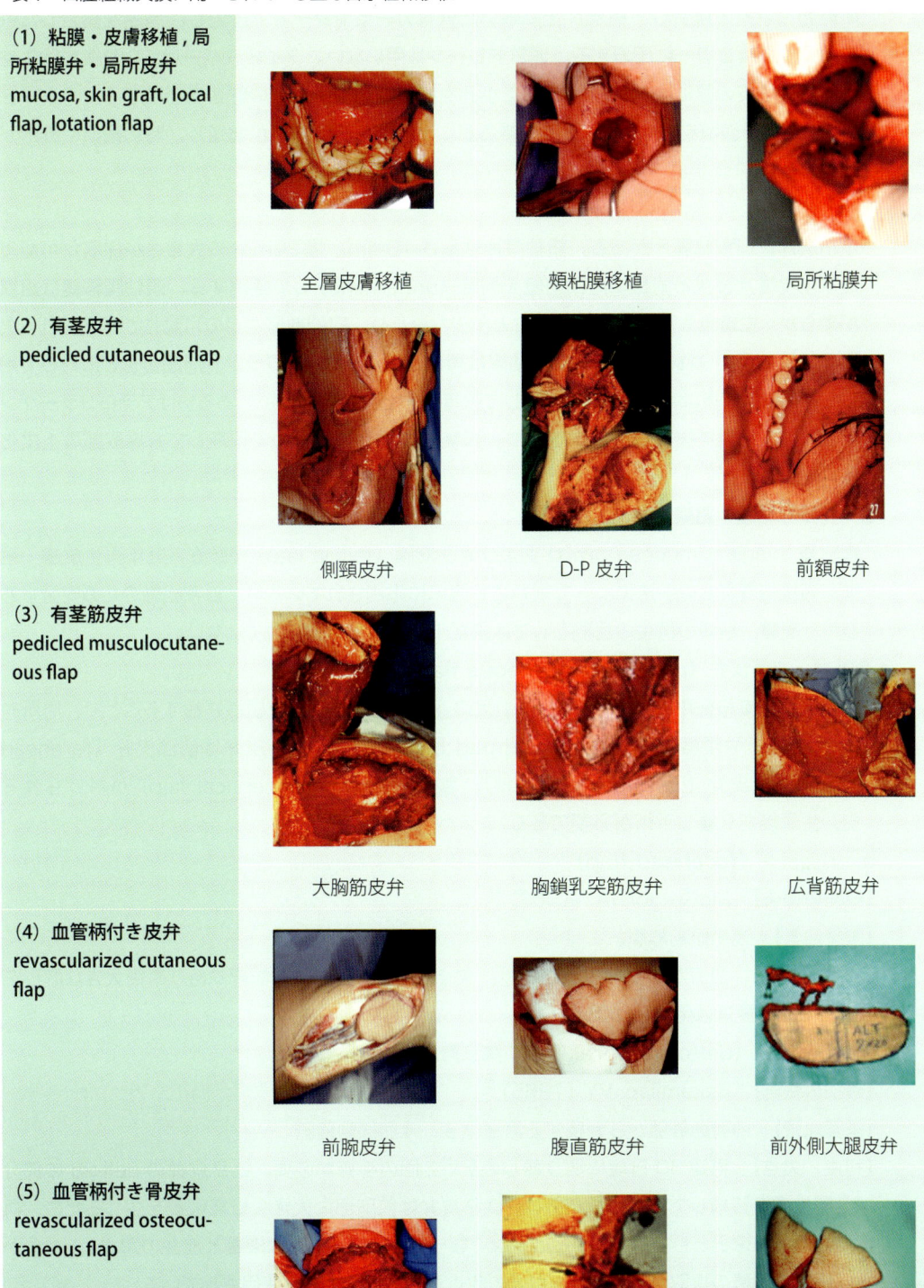

（1）粘膜・皮膚移植, 局所粘膜弁・局所皮弁 mucosa, skin graft, local flap, lotation flap	全層皮膚移植	頬粘膜移植	局所粘膜弁
（2）有茎皮弁 pedicled cutaneous flap	側頸皮弁	D-P 皮弁	前額皮弁
（3）有茎筋皮弁 pedicled musculocutaneous flap	大胸筋皮弁	胸鎖乳突筋皮弁	広背筋皮弁
（4）血管柄付き皮弁 revascularized cutaneous flap	前腕皮弁	腹直筋皮弁	前外側大腿皮弁
（5）血管柄付き骨皮弁 revascularized osteocutaneous flap	腸骨皮弁	肩甲骨皮弁	腓骨皮弁

付章 III

シング（tie-over dressing）が必要である。タイオーバーは均一な圧を加えるために植皮片の周囲を絹糸で縫合し、植皮片上に敷いた軟膏ガーゼやシートで圧迫し、周囲を縫合した糸を用いて結紮し均一に圧迫する。通常ドレーンは用いない。タイオーバーは 10 日後に除去する。分層植皮の際には No.11 メスにて小孔を開け血腫や滲出液の貯留を予防する。メッシュにすると移植面積を拡大することができるが、小孔から新生肉芽が増殖し、時に瘢痕や醜形が残遺する。

c. 粘膜移植

- 頬粘膜片、口蓋粘膜片がある。頬粘膜片は高さ 10mm、幅 20mm の大きさが採取が可能で、採取後皮膚片移植と同様に周囲組織を剥離（undermine）して縫縮する。頬粘膜移植は組織が柔らかく生着後も瘢痕を残遺することが少ないため、口腔前庭などの可動性が求められる欠損の移植に用いられる。一方、口蓋粘膜は角層が厚いためインプラント周囲炎などに対して用いられる。採取後は raw surface にして軟膏ガーゼで圧排するか、あるいはアテロコラーゲンなどの人工材料で被覆し上皮化を待つ。口蓋粘膜は骨膜を含めて採取しても採取部の上皮化は可能である。

d. 特殊な粘膜・組織片移植

- 腟粘膜（vaginal mucosa graft）および大腿筋膜（fascia lata）がある。近年再生皮膚・粘膜が組織培養などの手法によって増殖させ臨床に応用されているが、自家組織のため安全であるが、皮膚、粘膜の再生の目的としては未だ十分な成果は得られていない。

④有茎弁・有茎皮弁（pedicled cutaneous flaps）（図 154）

- 有茎弁とは皮弁を弁状にデザインし、血流の連続性を保ったまま組織移植することで、局所弁（local flap）や頬脂肪体移植（buccal pad flap）がある。有茎皮弁は前額皮弁（forehead flap）、D-P 皮弁（delto-pectoral flap）、側頸皮弁（lateral cervical flap）が挙げられる。皮弁生着後切り離し手術が必要である。

a. 前額皮弁（forehead flap）

【最初の報告】　McGregor, IA（1963）[1]

【栄養血管】　浅側頭動静脈。

【利点・欠点】　血流が豊富で生着が容易。欠点としてドナーが前額部であり術後大きな醜形を残遺するため最近は用いられない。

b. D-P 皮弁（delto-pectoral flap：胸三角皮弁）

【最初の報告】　Bakamjian, VY（1965）[2]

【栄養血管】　内胸動静脈から分枝する第 2、3、4 肋間動静脈

【利点・欠点】　再建 30 日後に切り離しのため 2 回の手術が必要。D-P 皮弁の deltoid の部分は全層皮膚を移植しておく必要がある。D-P 皮弁は前胸部に大きな組織瘢痕を生じるため、再建皮弁の第一選択として用いることは少なくなってきたが、確実な栄養と皮弁の薄さとしなやかさ、任意の面積の採取が可能なことなどの利点もあり、今日でも使用されている。

MEMO；
　遊離移植（free graft）、遊離皮弁（free flap）の「遊離」の用語は英語の free を直訳して用いられることが多いが、動静脈を血管吻合して組織移植することである。時にこの遊離という用語が組織移植の際に混乱して用いられている。遊離腸骨移植（free iliac bone graft）は腸骨片や海綿骨を用いた移植で、この場合遊離という用語を用いるのではなく「腸骨片移植」と記載すべきで、遊離腸骨皮弁は血管吻合手術を用いた腸骨の移植であり、正確には「血管柄付き腸骨皮弁（revascularized iliac osteocutaneous flap）」の用語が適切である。

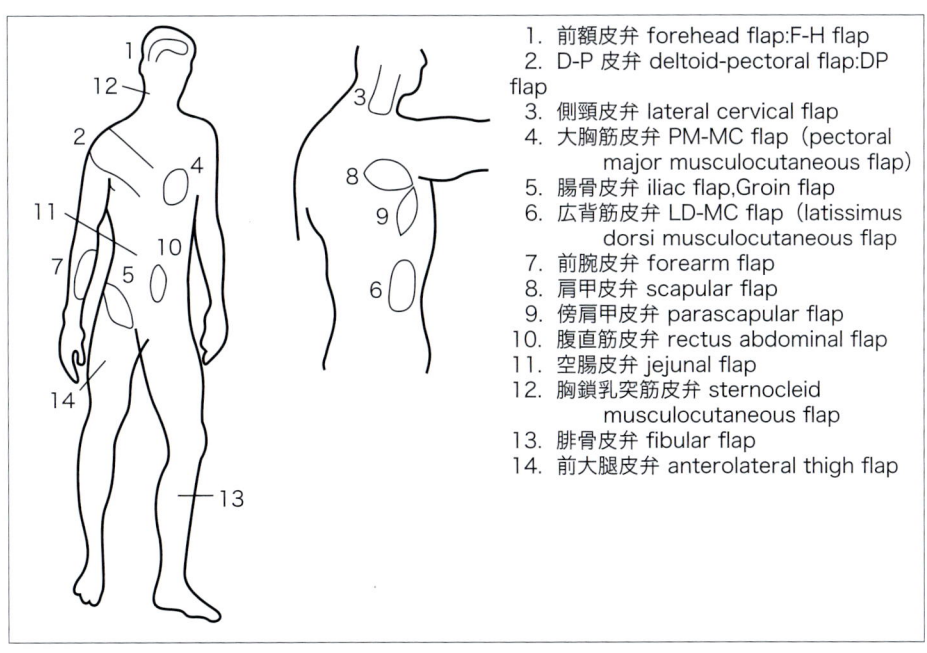

1. 前額皮弁 forehead flap:F-H flap
2. D-P 皮弁 deltoid-pectoral flap:DP flap
3. 側頸皮弁 lateral cervical flap
4. 大胸筋皮弁 PM-MC flap（pectoral major musculocutaneous flap）
5. 腸骨皮弁 iliac flap,Groin flap
6. 広背筋皮弁 LD-MC flap（latissimus dorsi musculocutaneous flap
7. 前腕皮弁 forearm flap
8. 肩甲皮弁 scapular flap
9. 傍肩甲皮弁 parascapular flap
10. 腹直筋皮弁 rectus abdominal flap
11. 空腸皮弁 jejunal flap
12. 胸鎖乳突筋皮弁 sternocleid musculocutaneous flap
13. 腓骨皮弁 fibular flap
14. 前大腿皮弁 anterolateral thigh flap

図155　口腔再建に用いられる皮弁

⑤有茎筋皮弁（pedicled musculocutaneous flap）

- 広頸筋皮弁（platismal musculocutaneous flap）、僧帽筋皮弁（trapezius musculocutaneous flap）、胸鎖乳突筋皮弁（sternocleidmastoid musculocutaneous flap）、大胸筋皮弁（pectoral major musculocutaneous flap）、広背筋皮弁（latissimus dorsi musculocutaneous flap）がある。筋膜下に太い栄養血管があり、これを軸にして筋皮弁を回転する有茎筋皮弁であるが、血管柄付き筋皮弁としても用いられている。

a.　広頸筋皮弁（platysmal flap）

【最初の報告】　Futrell, JW（1978）[3]

【栄養血管】　栄養動脈は顔面動脈のオトガイ下枝であるが、広頸筋皮弁の血流は多軸支配であり、顔面動脈以外にも上甲状腺動脈や頸横動脈などからの血流もある。解剖学的血流により、オトガイ下島状皮弁（submental island flap）と鎖骨上部島状皮弁（supraclavicular island flap）に分けられる。

【利点・欠点】　本皮弁の特徴は、口腔という原発腫瘍の切除後の欠損を頸部という近隣組織によって再建できる利点があるが、原発巣の欠損サイズには限界がある。手技が容易で、隣接皮弁として使われる利点があるが、頸部郭清側では栄養動脈の温存が難しく、血行が不安定などの理由から、頸部郭清を行わない口腔、咽頭の小範囲欠損の再建症例においてのみ適応が制限されている（波利井清紀、1992）。

b.　大胸筋皮弁（pectoral major musculocutaneous flap：PM-MC flap）

【最初の報告】　Ariyan, S（1980）[4]

【栄養血管】　鎖骨の外側1/3を走行する胸肩峰動静脈（thoraco-acromialis a.& v.）。

【利点・欠点】　栄養血管の剥出が容易で皮弁への血流も豊富なため、頭頸部領域の再建にD-P皮弁とともに最も多く利用されている有茎皮弁である。有茎の筋皮弁であるため、頸部郭清を併用した手術後の口腔再建に適応が限られる。欠点は前胸部に瘢痕を残し、特に女性の場合は

付章Ⅲ

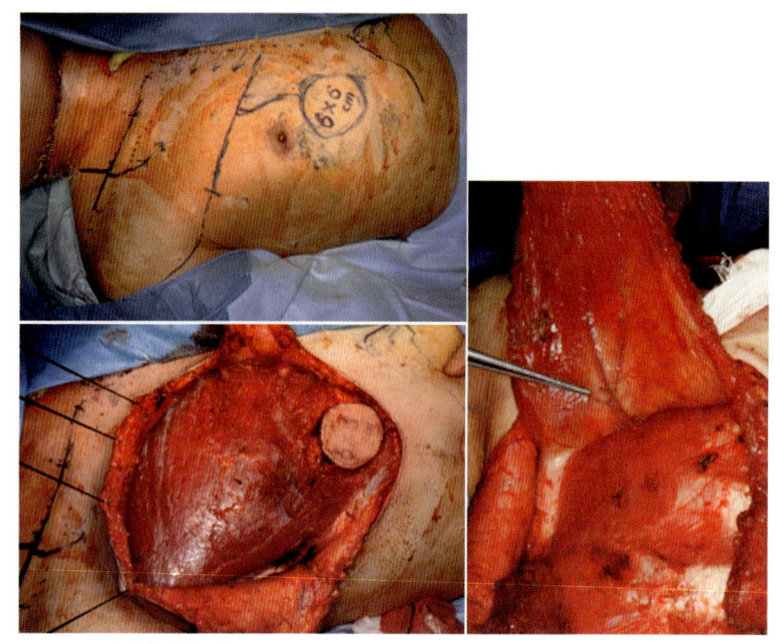

図155　大胸筋皮弁（pectoralis major musculocutaneous flap）とその栄養
血管である胸肩峰動脈（thoraco-acromialis artery）。この症例ではD-P皮弁を
温存している。

皮下脂肪が厚くかつ乳房の変形を残遺する（図155）。

c.　広背筋皮弁（latissimus dorsi musculocutaneous flap；LD-MC flap）

【最初の報告】Quillen, CD（1978）[5]

【栄養血管】　胸背動静脈

【利点・欠点】　本皮弁の特徴は、広い面積の皮弁（skin paddle）が採取できること、ドナー
（donor）が腋下から前胸部側壁で上腕によって瘢痕が隠れるため、審美的に良好である。有茎
筋皮弁としてだけでなく、血管吻合を用いた血管柄付き皮弁として利用できる。

d.　胸鎖乳突筋皮弁（sternocleid musculocutaneous flap）

【最初の報告】　Owens（1955）。

【栄養血管】　Ariyan, S（1979）[6]によって皮弁を鎖骨上に設置すれば栄養血管が後頭動脈、
頸横動脈であることが報告された。近隣皮弁として小範囲の下顎歯肉、舌、口底欠損に用いら
れる。

【利点・欠点】　頸部郭清と同時に利用できる。胸鎖乳突筋皮弁の上方を茎とすると血行のバリ
エーションが多く血流供給が乏しくなることがある。

⑥血管柄付き皮弁（revascularized flaps）（図156）

- 血管柄付き皮弁は遊離皮弁（free flaps）とも呼称され、動静脈の血管柄付きで皮弁を採取し、
  その動静脈を微小血管手術（microvascular surgery）を用いて頸部の動脈静脈と血管吻合
  する皮弁をいう。再建直後から移植組織に血流が与えられるため組織修復能や再建後の萎縮
  が少ないなどの利点があるが、顕微鏡を用いた微小手術（マイクロサージェリー；
  microsurgery）の技術的習得が必要である。ドナー（donor：移植側）とレシピーエント
  （recipient：被移植側）の動静脈血管を端々および端側吻合が行われ、血管柄の長さが足りな
  い場合は血管移植による延長手術が行われる。頭頸部の再建においては血管口径の大きさが

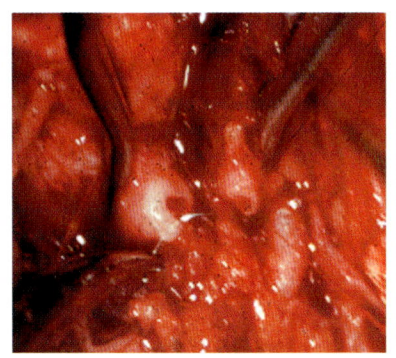
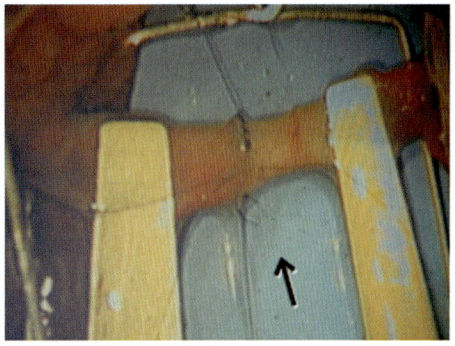
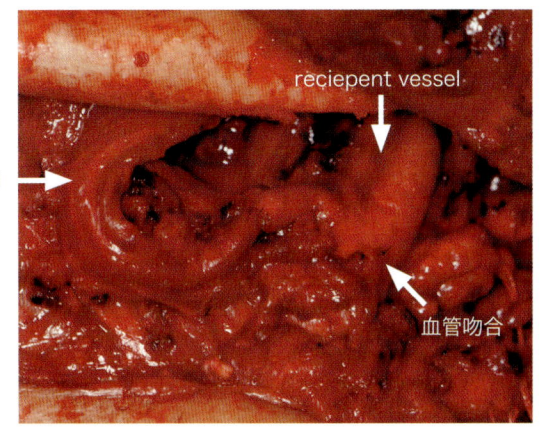

図156　血管吻合手術（microvascular anastomosis）

類似している大伏在静脈（great saphenous vein）が用いられ、時に神経移植では腓腹神経（sural nerve）や大耳介神経（great auricular nerve）を用いた神経移植が行われる（図157）。

a. 頭頸部欠損に対して用いられる主な血管柄付き皮弁は、前腕皮弁（forearm flap）、腹直筋皮弁（rectus abdominis flap）、前外側大腿皮弁（antero lateral thigh（ALT）flap）、空腸移植（jejunal flap）、があり、穿通枝皮弁（perforator flap）、連

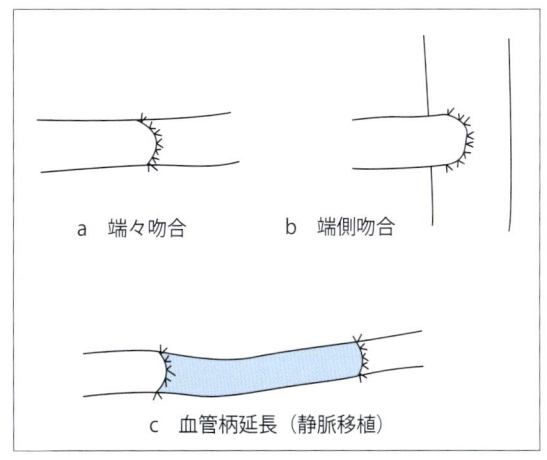

図157　血管吻合および静脈移植による血管柄延長のシェーマ

合皮弁（combination flap）、キメラ型連合皮弁（chimeric fashion）がある。

b. 前腕皮弁（forearm flap）

【最初の報告】　中国の Yang, G（1981）[7] により報告され Chinese flap とも呼ばれている。

【栄養血管】　橈骨動脈（radial artery）で、静脈は橈側皮静脈（cephalic vein）および橈骨静脈（伴走静脈 radial comitant vein）の2本がある。ドナー部は、小さい皮弁であれば縫縮が可能であるが、多くは全層皮膚移植が行われる。

付章III

489

【利点・欠点】　血管柄が長く採取でき、皮弁は血行に富んでしなやかで柔らかく、生着後の瘢痕が少ないため残存組織の機能を阻害することが少なく、舌を中心に頭頸部の組織欠損の再建にしばしば用いられている（図158、159）。

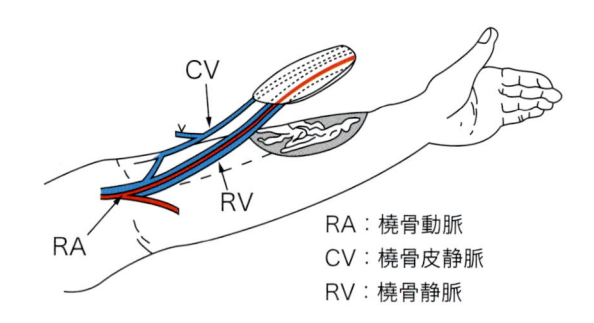

RA：橈骨動脈
CV：橈骨皮静脈
RV：橈骨静脈

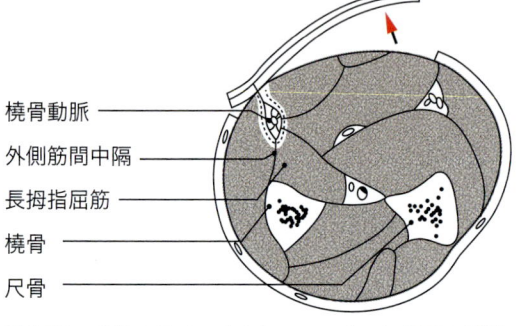

橈骨動脈
外側筋間中隔
長拇指屈筋
橈骨
尺骨

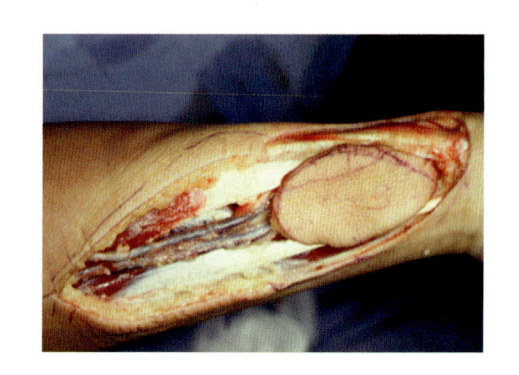

図158　前腕皮弁（radial forearm flap）周囲の解剖

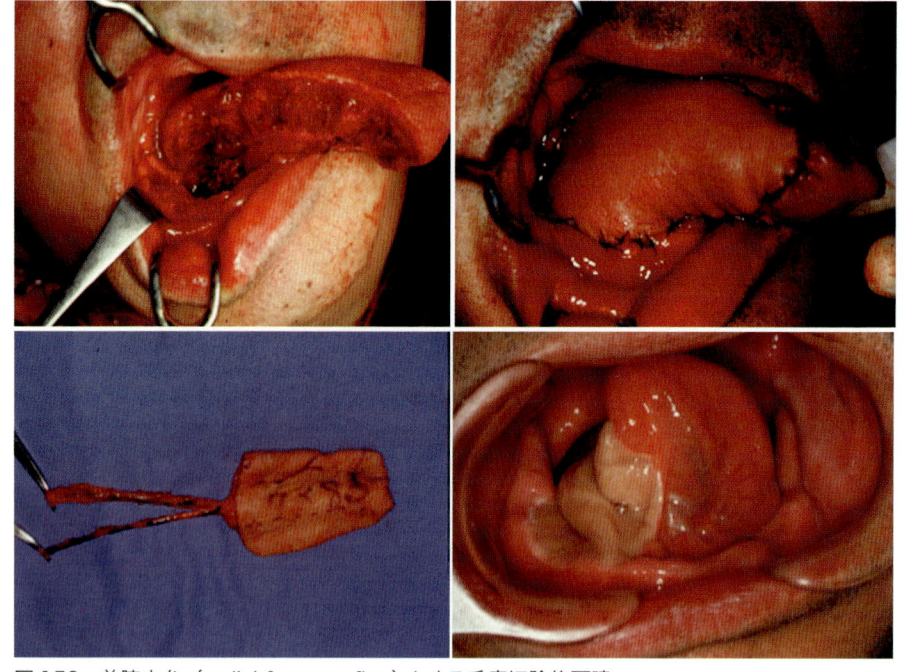

図159　前腕皮弁（radial forearm flap）による舌癌切除後再建

c. 腹直筋皮弁 （rectus abdominis flap）

【最初の報告】 Drever, JM（1977）[8]

【栄養血管】 上腹壁動脈（superior epigastric artery）あるいは下腹壁動脈（inferior epigastric artery）

【利点・欠点】 皮下脂肪層が厚く皮弁容量が豊富なため垂直的な組織欠損が大きいものに用いられる。また、再建後の組織吸収が少ないため、舌亜全摘などの三次元的再建が必要な場合に用いられ、皮弁の厚さの調節は可能である。欠点として採取後腹壁瘢痕ヘルニアを合併することがあり、この術後に腹帯を装着して予防処置が行われる（図 160、161）。

d. 前外側大腿皮弁 （anterolateral thigh flap）

【最初の報告】 Song, YG（1984）ら[9]によって報告された穿通枝皮弁の一つ。

【栄養血管】 外側大腿回旋動静脈

【利点・欠点】 皮弁は前腕皮弁同様に薄くしなやかで、血管柄がかなり長く採れ、舌の再建などに使用されている。ドナー部が大腿部で、前腕部と異なって瘢痕が見えにくいなどの利点があり、最近は前腕皮弁に代わる皮弁として頻用されている。

e. 空腸弁 （Jejunal flap）

【最初の報告】 Black, PW ら（1971）によって口腔再建で報告された。

【栄養血管】 空腸動静脈を栄養動脈とする空腸弁。

【利点・欠点】 基本的な適応は切除後の全周性の消化管粘膜欠損の再建で、同じような血管内径を有する下咽頭・頸部食道の再建に主に用いられ、粘膜の蠕動運動が有利とも報告されているが、開腹手術が必要で日本では口腔の再建に用いられることはほとんどない。

付章Ⅲ

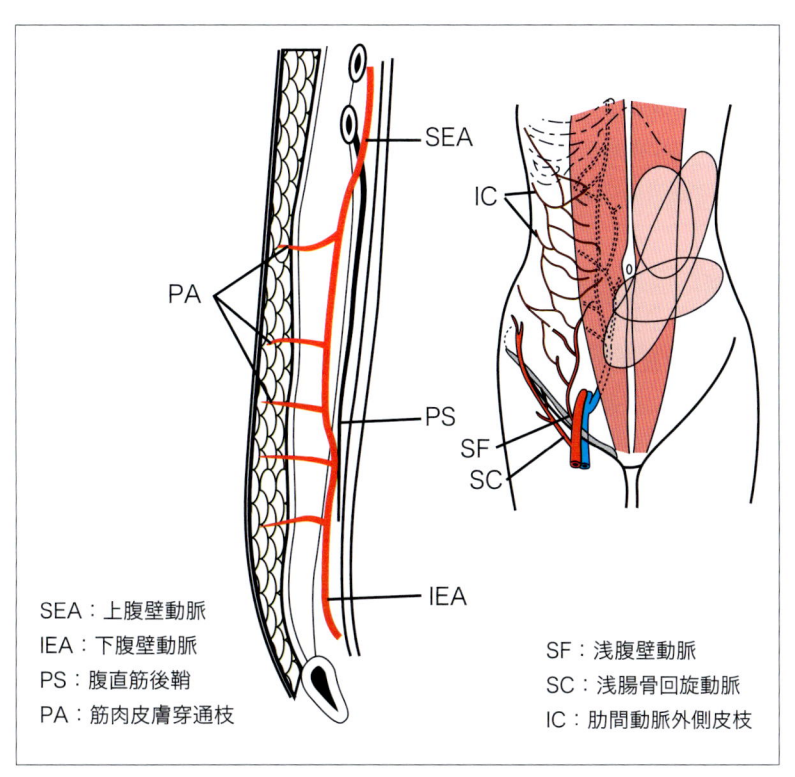

SEA：上腹壁動脈
IEA：下腹壁動脈
PS：腹直筋後鞘
PA：筋肉皮膚穿通枝

SF：浅腹壁動脈
SC：浅腸骨回旋動脈
IC：肋間動脈外側皮枝

図 160 腹直筋皮弁（rectus abdominis flap）周囲の解剖

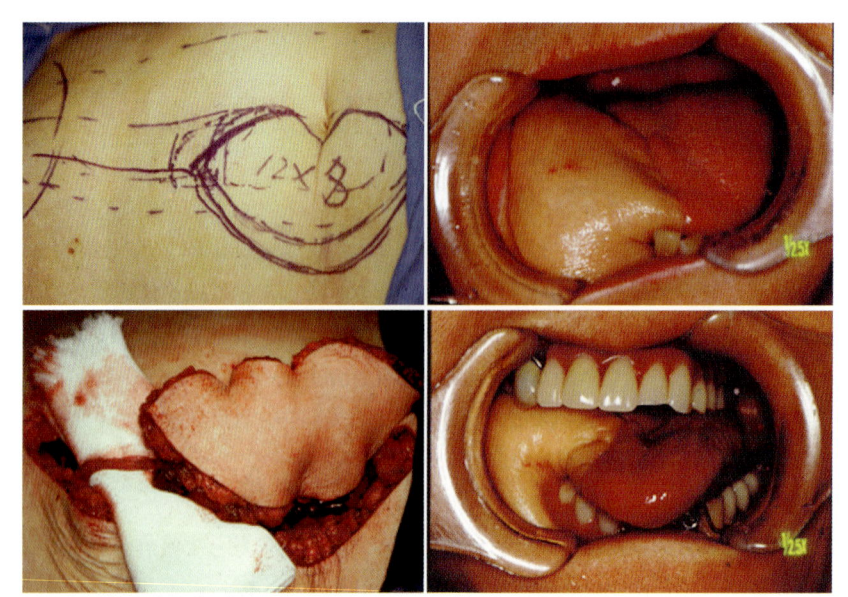

図 161　腹直筋皮弁（rectus abdominis flap）による舌再建

f.　連合皮弁（combination flap）

- 2つ以上の複数の皮弁を組み合わせたものとして連合皮弁がある。主に口腔内外の2側の同時再建などに用いられている。キメラ型連合皮弁（chimeric fashion）は2つの皮弁の血管柄を直列で吻合するものをいう。

d.　穿通枝皮弁（perforator flap）

- 従来の筋皮弁と異なり、筋肉を穿通して皮膚に至る血管を利用した皮弁で筋肉を損傷させることなく皮弁が採取できる利点がある。筋肉あるいは深筋膜を穿通して出る血管は2～3mm程度の太さしかなく、個々の動静脈に至っては0.8mmの太さしかないため、吻合に技術を要するが、筋膜下より2～3mmの太さは確保出来る。前外側大腿皮弁（anterolateral thigh flap）は代表的な穿通枝皮弁で、外側大腿回旋動静脈を栄養血管として血管柄が長く、ドナーが大腿部で採皮後の審美性がよく、頭頸部再建、四肢の再建に多用されている。

❷　顎骨再建術

- 顎骨は頬骨や頭蓋骨などの顔面骨とともに顔面を構成し軟組織を支持する。顎骨が失われると審美性とともに咀嚼・構音・嚥下などの機能が損なわれる。特に口腔原発の悪性腫瘍に対する根治的手術を行うためには、臨床所見や画像所見によって原発腫瘍とともに浸潤が確認あるいは予想される顎骨や骨膜を含めた拡大切除が必要な場合があり、切除後には顎骨などの硬組織と軟組織の再建が必要である。咀嚼筋も切除され、顎骨の連続性が失われると顎骨再建と同時に咬合関係の整復が必要である。

1）顎骨再建の適応

（1）奇形、先天異常：外胚葉性異形成症などの先天性形成異常。口蓋裂。

（2）外傷：外傷による歯・顎骨骨折や骨欠損。

（3）顎骨骨髄炎：慢性顎骨骨髄炎、乾性顎骨骨髄炎、ビスフォスフォネート系薬剤による顎骨壊死（BRONJ あるいは MRONJ）。

（4）良性腫瘍：エナメル上皮腫などの歯原性腫瘍

（5）口腔原発悪性腫瘍：拡大切除即時再建手術、顎骨辺縁切除、区域切除、半側切除、亜全摘、全摘。

（6）放射線性顎骨壊死（osteoradionecrosis：ORN）

2）顎骨再建の時期

（1）一期再建（一次再建、即時再建）：顎骨切除と同時に行われる顎骨再建。

（2）二期再建（二次再建）：顎骨切除後、数か月～数年後に行われる顎骨再建。

- 二期再建は軟組織欠損の再建が優先される場合や欠損範囲が大きい場合、顎骨切除後に金属プレートなどで固定し、二次的に自家骨で再建する方法である。

3）口内法と口外法による顎骨再建

- 良性腫瘍など口腔内から切除即時再建が可能な場合に用いられる再建法。
- この場合、再建に用いた移植組織と口腔との連続性は避ける。唾液の混入や口腔常在菌によって移植組織が汚染され生着が阻害されるためである。

4）顎骨再建方法（表5）

- 顎骨再建方法は、A：金属プレートなどの血流を与えない材料による再建方法と、B：自家骨組織を有茎骨皮弁として、また血管柄付き骨皮弁として血流を与えた材料を用いた大きく2つの再建方法に分けられる。

■ A：血流を与えない材料による再建法（reconstruction by non-vascularized materials）

①組織保存、骨増生（preservation of bone and periosteum, bone growth factors）

- 顎骨辺縁切除は顎骨の連続性を残して温存して切除する方法である。歯原性腫瘍や顎骨内良性腫瘍の切除の際に骨膜を温存すると、骨膜から化骨化することが知られている。近年では人工培養組織などの再生医学を導入する方法が試みられている

②骨切り移動手術（osteotomy, sliding techniques and distraction osteogenesis）

- 骨切り移動手術法は区域切除後の下顎骨欠損に対して、下顎骨下縁を水平に切断して寄せる下顎水平離断移動手術、下顎枝を垂直に離断して関節突起の再建に応用される下顎枝垂直移動手術に、骨延長器を用いて骨の延長を図る骨延長手術がある。骨延長手術は垂直延長と水平延長がある。

表5　顎骨再建法（材料と方法）

(1) 非生物材料による再建：
  a. 金属：Ti、Co-Cr、stainless steel、
  b. 合成樹脂：シリコン、ダクロン・ウレタン
(2) 組織保存：骨膜の保存
(3) 骨切り移動（sliding technique）：下顎骨前方部欠損再建
(4) 自家骨移植：
  a. 腸骨片（海綿骨；PCBM）、肋骨、頭蓋骨
  b. 処理自家骨：凍結乾燥、煮沸、オートクレーブ
(5) 他家骨：　乾燥凍結骨
(6) 複合移植：　金属トレー＋腸骨片（PCBM）
(7) 移植骨梱包有茎皮弁
(8) 有茎骨皮弁：鎖骨付胸鎖乳突筋皮弁、頭蓋骨付前額皮弁、肩甲骨付広背筋皮弁
(9) 血管柄付き骨皮弁：腸骨皮弁、肩甲骨皮弁、腓骨皮弁、肋骨皮弁、橈骨皮弁、尺骨皮弁、中足骨皮弁

付章 Ⅲ

③非生物材料による再建（reconstruction by non-living materials）

- 非生物材料による顎骨再建あるいは固定法は金属材料や合成樹脂を用いた方法。

- 金属材料（metal materials）：コバルトクロム（Co-Cr）、ステンレス鋼線、キルシュナー鋼線、AO プレート、チタンミニプレートおよびチタンリコンストラクションプレートなどがある。固定後再建用プレートの破折やスクリューが緩んで固定力が弱くなり、口腔粘膜側あるいは皮膚側に露出することがある。このような場合にはプレートを除去して自家骨による顎骨再建が理想的である。金属による再建は、再建とは呼称せず、顎骨欠損の暫間的固定法として扱われることも多い。

- 合成樹脂材料（artificial materials）にはシリコン（silicone）やテフロン（tefrone）、ダクロン・ウレタン（Dacron-Urethane）、アルミナセラミック人工骨（alminus ceramics）などがあるが、再建には合成樹脂材料を単独として用いるのではなく、多くはトレーとして自家骨と組み合わせて再建に用いられる。単独で用いても強度や組織生着性に劣り、再建後歯科インプラントの埋入ができないなどの欠点がある。

- 一方、ポリ -L- 乳酸製材（poly-L-lactide related materials）などを素材とした合成樹脂材は経年的に吸収されるため、固定ネジおよびプレート（bioresorbable devices for internal bone fixation）として用いられている。加温によって軟化して形状を合わせて用いる。吸収材料であるため固定に用いた金属材料を除去しなくてもよい利点がある。

a.　自家骨移植（autogenous bone graft）（図 162）

- 骨片、骨髄組織（autogenous bone block, bone marrow）

- 自家骨移植には移植材料に直接血流を与えない自家骨片移植と、有茎皮弁や血管柄付き骨皮弁など移植骨に血流を与えた方法がある。前者での再建材料として自家骨片および骨髄組織があり、移植骨の形状はブロック状骨と粉砕骨片や海綿骨による再建方法がある。粉砕骨片や海綿骨を再建材料として用いる場合はトレーが必要である。

- 自家骨の主な採取部位（ドナー）には、腸骨（iliac bone, block and PCBM：particulated

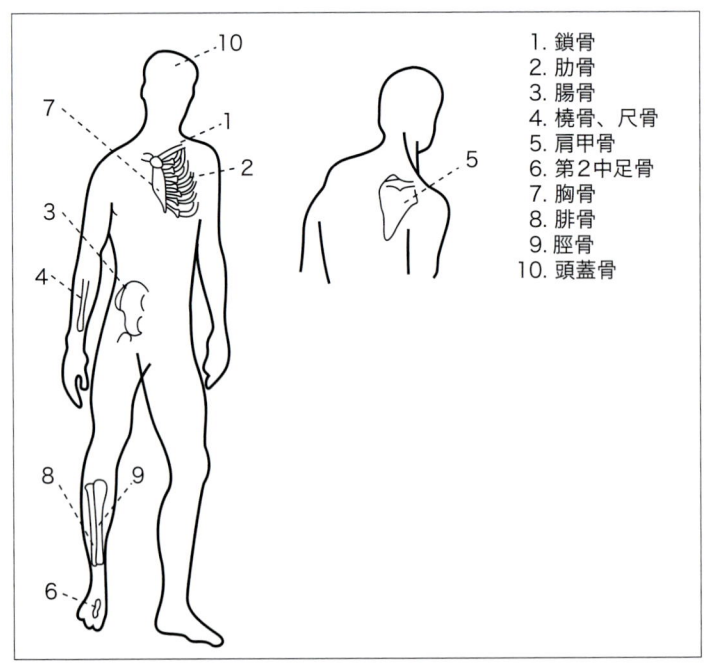

1. 鎖骨
2. 肋骨
3. 腸骨
4. 橈骨、尺骨
5. 肩甲骨
6. 第2中足骨
7. 胸骨
8. 腓骨
9. 脛骨
10. 頭蓋骨

図 162　自家骨採取部位

cancellous bone marrow）、肋骨（rib bone）、頭蓋骨（calvarial bone）、脛骨近位骨頭（tibial bone, proximal tibial metaphysis）などがある。腸骨採取は前腸骨稜と後腸骨稜が用いられるが、骨量は後腸骨稜からのほうがより多く採取できる。

- 処理自家骨（Reimplantation of treated bone）
- 処理自家骨による再建方法は、根治的に軟組織を含んで顎骨とともに腫瘍を拡大全摘（en bloc excision）した後に腫瘍組織を除去し、残存している可能性のある腫瘍細胞の生物学的活性を処理して顎骨のみを復位する方法である。処理方法には凍結、煮沸、オートクレーブ、放射線照射などがある。切除した骨を用いるため、再建後の形態も良好できわめて簡便な手法であるが、再建後骨質が脆弱化し骨吸収が生じる危険性がある。

b．他家骨移植（allogenic bone graft）

- 他家骨材料はヒト死体骨を凍結乾燥して抗原性を失わせた骨（human freezed dry bone）を用いて再建する方法であるが、単独で用いられることはない。処理骨と同様に再建後ヒト乾燥凍結骨自体は経時的に吸収し線維化することが知られているため、多くはヒト乾燥凍結骨の骨皮質を残してトレーとし、そこに腸骨から海綿骨（PCBM）などの自家骨を採取して圧入する複合移植（combination graft）として用いられてきた。

c．複合移植（combination graft）

- チタンメッシュトレー内に腸骨海綿骨であるPCBMを塡入する再建方法で、術式が単純なため好んで再建に用いられているが、欠損の幅が大きいものや、根治線量の放射線治療を受けた患者には適応が制限される。

■B　血流を与えた材料による再建方法（reconstruction by vascularized materials）

①有茎皮弁梱包有茎皮弁（bone graft wrapped in pedicled cutaneous/musclocutaneous flap）

- 腸骨片などを採取し、D-P皮弁などの有茎皮弁で骨を梱包する方法（bone graft wrapped in flaps）。しかし、有茎皮弁で梱包しても移植骨への直接的血行は得られない。

②有茎骨皮弁（pedicled osteocutaneous/osteomusculocutaneous flaps）

- 有茎骨皮弁あるいは骨付き有茎皮弁には、鎖骨付き僧帽筋皮弁、肩甲骨付僧帽筋皮弁、鎖骨付胸鎖乳突筋皮弁、頭蓋骨付前額皮弁、肋骨付き大胸筋皮弁、肋骨付き広背筋皮弁、胸骨付き大胸筋皮弁、肋骨付き前鋸筋皮弁、腸骨付き大腿筋膜皮弁などがある。いずれも有茎皮弁や有茎筋皮弁の先端に移植骨を連続的に皮弁や筋皮弁で梱包し、移植骨に血流を与えようとする再建方法である。しかし、その後の解剖学的研究では移植骨へ十分な血流が得ることが困難であることが報告されている。

③血管柄付き骨皮弁（revascularized osteocutaneous/osteoseptocutaneous flaps）

- 血管柄付き骨皮弁は、採取した骨皮弁の動脈と静脈を顕微鏡下で移植床（recipient）の動・静脈と端々あるいは端側で血管吻合し、吻合直後から直接移植骨に血流を与えられるため、"生きた骨（living bone）"と呼ばれる[10]。
- この方法には、血管柄付き腸骨皮弁（revascularized iliac osteocutaneous flap）[11]、血管柄付き肩甲骨皮弁（revascularized scapular osteocutaneous flap）[12]、血管柄付き腓骨皮弁（revascularized fibular osteoseptocutaneous flap）[13]、血管柄付き橈骨皮弁および血管柄付き橈骨付き前腕皮弁（radial forearm osteocutaneous flap）、血管柄付き尺骨皮弁（ulnar osteocutaneous flap）、血管柄付き足背皮弁（dorsalis pedis flap）、血管柄付

付章Ⅲ

表6　主な血管柄付き骨皮弁の比較と特徴

	腸骨皮弁	肩甲骨皮弁	腓骨皮弁
最初の報告年	Taylor GI（1982）	Teot L（1981）	Taylor GI（1975）
移植骨			
長さ（cm）	10 〜 14	10 〜 14	22 〜 26
厚み × 幅	2.0×5.0	1.5×3.0	2.0×2.0
強度	強い	強い	きわめて強い
骨形状	海綿骨多い	海綿骨多い	皮質骨多い
骨切り	外側骨皮質にキザミ	容易	容易
骨への血行	栄養動脈、骨膜	穿通枝、骨膜	栄養動脈、穿通枝
動脈	（深腸骨回旋動脈）	（肩甲回旋動脈）	（腓骨動脈）
血管柄			
直径（mm）	1.5 〜 2.5	2.0 〜 3.0	1.5 〜 2.5
長さ（cm）	5 〜 10	5 〜 8	3 〜 5
皮弁（cm）	30×20	8 ×14	10×20

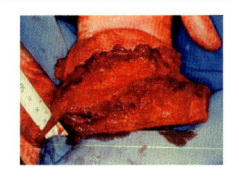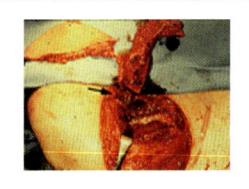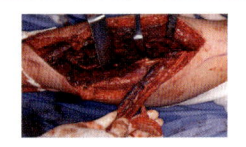

き中足骨皮弁（second metatarsal and toe osteocutaneous flap）などがあげられている。現在、血管柄付き腸骨皮弁、肩甲骨皮弁、腓骨皮弁が国際的に広く用いられていて、それぞれの骨皮弁の利点、欠点に基づいて再建に用いられている（表6）。血管柄付き骨皮弁は骨膜周囲組織への血流がきわめて豊富で、骨膜から小さな穿通枝が骨髄側へ入り込んでいることが考えられる。したがって、骨の形態は、この骨膜の連続性を温存して骨切り（osteotomy）を行って顎骨の形態を再現することが可能である。

④連合皮弁（combination flap）

- 連合皮弁は2つ以上の複数の皮弁の組み合わせで、有茎皮弁と有茎筋皮弁（D-P 皮弁と大胸筋皮弁）や血管柄付き皮弁と血管柄付き骨皮弁の組み合わせ（血管柄付き腓骨皮弁と前腕皮弁）が行われている。その理由の多くは骨皮弁だけでは軟組織の再建が組織量として不足と判断された場合である。

5）再建方法の選択

- 血管柄付き骨皮弁による顎骨再建の利点は、（1）広範囲の顎骨および軟組織の再建が同時に可能、（2）10cm 以上の幅の大きい顎骨欠損の再建が可能、（3）血流が豊富なため生着が確実である、（4）移植骨にキザミ（osteotomy）を入れることで顎骨の形態再現が可能である、（5）移植後の骨吸収がみられない、（6）60Gy 以上の照射や複数の手術による被移植側の条件が不良でも再建が可能である、（7）移植骨に歯科インプラントの埋入が可能などである。特に 10cm を越える幅広い顎骨欠損や放射線性骨髄炎の顎骨再建は絶対的適応である。

6）顎骨再建と歯科インプラントの応用

- 再建後の移植骨あるいは残存顎骨に歯科インプラントを用いた機能的再建が試みられ成果を上げている（図163）。歯科インプラント埋入の時期は再建と同時に行われる即時埋入法（一次的埋入）と、再建後数か月観察後に二次的埋入法が行われている。

- 移植骨の固定は上下に複数のミニプレートで固定するか、あるいは再建用プレート（reconstruction plate）に沿って骨を並べる２つの方法が用いられている。

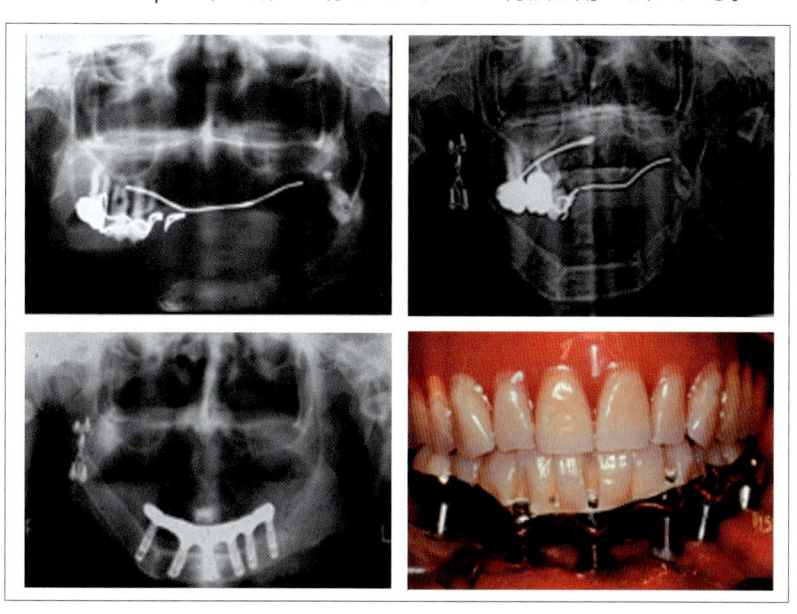

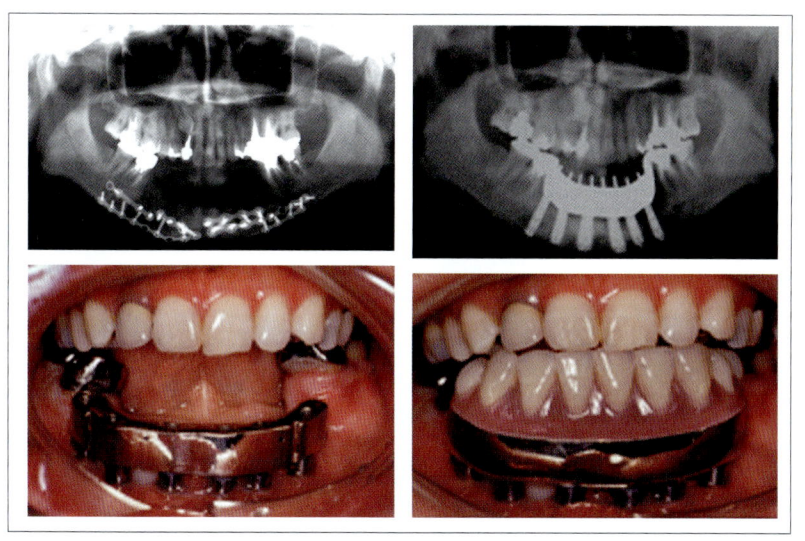

図163　血管柄付き腓骨皮弁による顎骨再建と歯科インプラントの併用
上部構造体の種類。上：術者可撤式義歯、下：患者可撤式義歯

7）上顎の再建

- 上顎悪性腫瘍に対する切除後の欠損は、上顎部分切除および上顎全摘出手術では、上顎骨が失われ鼻腔や上顎洞と連続する。拡大上顎全摘手術では眼球が切除範囲に含まれる。これらの上顎欠損に対しては義顎やエピテーゼなどの補綴学的手法によって作製されていた。特に上

付章Ⅲ

顎無歯顎の場合は上顎の歯槽堤と切除後の欠損部に固定源を求めた顎義歯が作製されていたため、上顎の欠損腔を再建することはできなかった。しかし、歯科インプラントを埋入してその上部構造にアタッチメントを装着して義歯の固定源にする治療法が行われている。補綴学的手法では、義歯・義顎裏面が不潔になり、組織間隙に水や食品が迷入し、空気の漏洩によって構音機能も不十分で、形態的にも前歯部では前鼻棘の骨や軟組織の喪失により、上唇が内転して顔貌が陥凹し審美的にも満足な結果が得られなかった。そこで近年、皮弁や骨皮弁によって上顎を再建して固有口腔をつくることが試みられ、特に上顎の骨および軟組織欠損の再建には、血管柄付き骨皮弁が有利であり、さらに残存骨および移植骨にインプラントを埋入してこれを義歯の固定源にして咀嚼、構音機能の回復が試みられている（図164）。血管吻合は顔面動静脈あるいは浅側頭動静脈と端端吻合する。

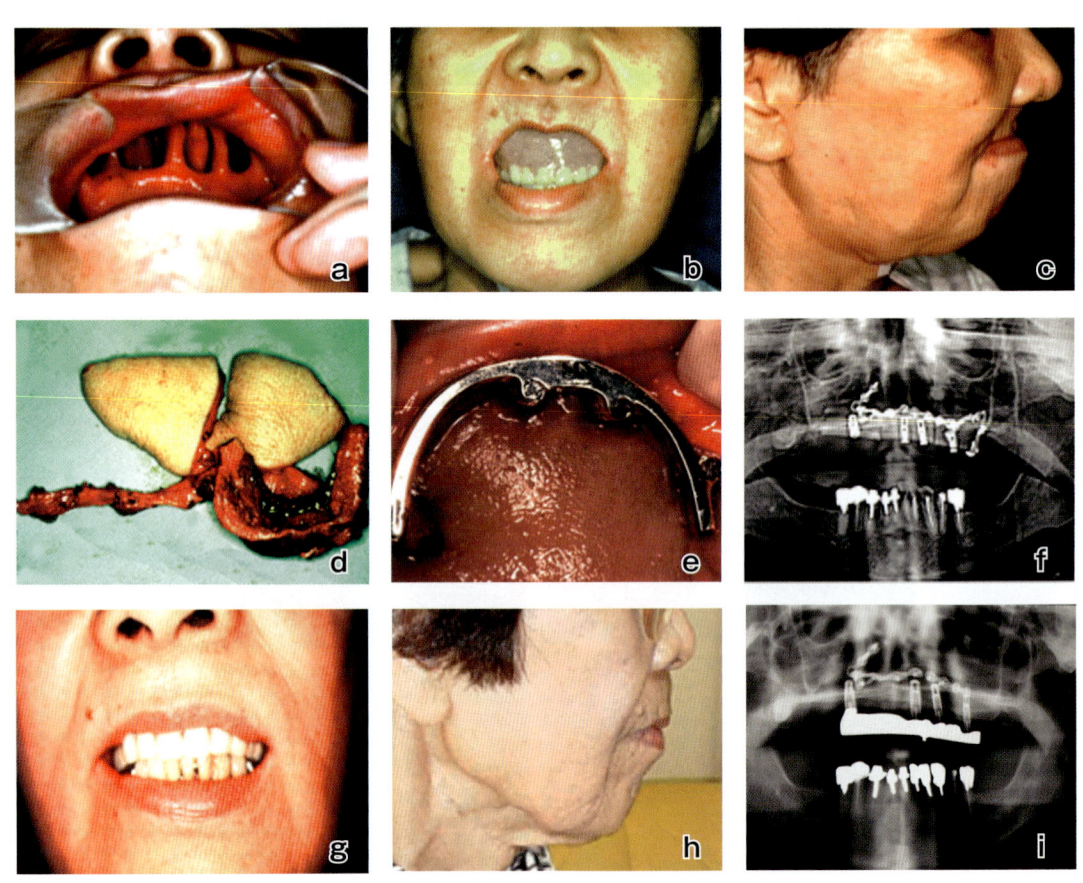

図164 上顎癌切除再建症例
a：上顎切除後欠損。
b：顎義歯が安定しない
c：再建前の側貌
d：血管柄付き腓骨皮弁による上顎再建
e：再建と同時に腓骨内にインプラントを埋入
f：直後の画像所見
g：再建後20年の経過時。インプラント支持により義歯は安定し機能的にも良好
h：再建後の側貌
i：血管柄付き腓骨の吸収は少ない。

（又賀　泉）

参考文献

❶ 口腔・顔面の軟組織の再建術

1）McGregor JC, McLean NR：Reconstruction of a large nasal defect using a bilobed forehead flap. Ann Plast Surg 9：419-424,1982.

2）Bakamjian VY：A two-stage method for pharyngoesophageal reconstruction with primary pectoral skin flap.Plast Reconstr Surg 36：173-184, 1965.

3）Futrell JW, Johns ME, Edgerton MT, et al：Platysma myocutaneous flap for intraoral reconstruction. Am J Surg 136：504-507, 1978.

4）Ariyan S, Cuono CB：Myocutaneous flaps for head and neck reconstruction. Head & Neck Surg 2：321-345, 1980.

5）Quillen CG, Shearing JG：Use of latissimus dorsi myocutaneous island flap for reconstruction in the head and neck area. Plast Reconstr Surg 62：113-117, 1978.

6）Ariyan S：The sternocleidmastoid myocutaneous flap.Laryngoscope 90：676-679, 1980.

7）Yang G, Chen B, Gao Y：The forearm free skin flap transplantation. Natl Med J China 1981；61：139.

8）Drever JM：The epigastric island flap. Plast Reconstr Surg 59：343-246, 1977.

9）Song YG, Chen GZ, Song YL：The free thigh flap：a new free flap concept based on the septocutaneous artery. Br J Plast Surg 37：149-159,1984.

❷ 顎骨再建術

10）Ostrup LT , Fredrickson JM：Distant transfer of a free, living bone graft by microvascular anastomoses. An experimental study. Plast Reconstr Surg 54：274-285, 1974.

11）Taylor GI：Reconstruction of the mandible with free composite iliac graft. Ann Plast Surg 9：361-376, 1982.（血管柄付き腸骨皮弁）

12）Teot L, Bosse JPl：The scapular crest peduculated bone graft. Int J Microsurgery 3：257-262,1981.（血管柄付き肩甲骨皮弁）

13）Taylor GI, Miller GD, Ham FJ：The free vascularized bone graft：a clinical extension of microvascular techniques. Plast Reconstr Surg 55：533-544, 1975.（血管柄付き腓骨皮弁：最初の報告）

12. 補綴的修復

付章III

❶ 顎顔面補綴の目的

- 腫瘍、外傷、炎症、先天奇形などが原因で顔面または顎骨とその周囲組織に生じた欠損部を非観血的に、人工物で補填、修復し、失われた機能と形態の改善を図る。

❷ 顎顔面補綴の適応症

- 良性、悪性腫瘍切除後の顎顔面組織の実質欠損。
- 顎顔面組織の実質欠損を伴う外傷、炎症ならびに奇形。

❸ 顎補綴

- 本来の歯列にとどまらず、顎骨と、その周囲組織まで含んだ口腔内の広範な欠損を補填修復することをいい、スピーチエイドやオブチュレーター（図165）などの補助装置も含まれる。

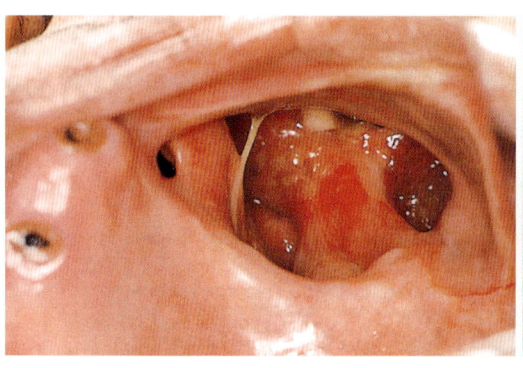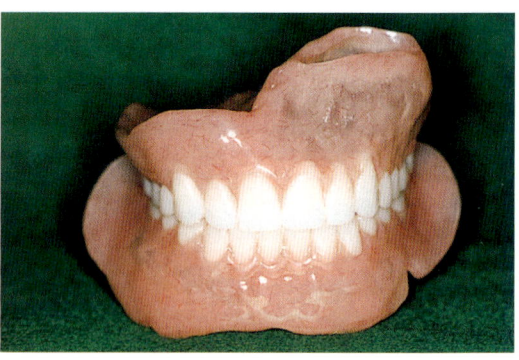

図165　顎補綴（左：上顎歯肉癌術後の上顎欠損、右：作製された顎補綴物）

❹ 顔面補綴

- 顔面に生じた欠損部を人工物で補塡修復することをいい、その補綴物を**エピテーゼ**（Epithese）と呼ぶ（図166a～i）。多くが眼球を含む眼窩上顎欠損に対して作製される。材料としてはシリコン樹脂、塩化ビニール樹脂、ポリウレタン樹脂、アクリル樹脂などがある。
- エピテーゼの維持には、テープ、接着材、眼鏡などが用いられてきたが、最近では頭蓋骨に埋入したチタンインプラントを維持装置として利用する方法が試みられている。

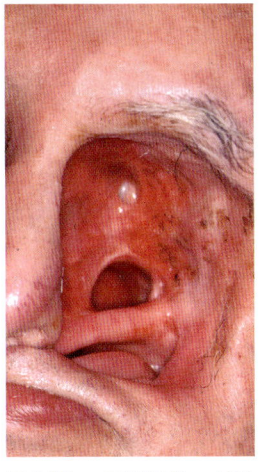

図166a　左側眼球・上顎欠損に対するエピテーゼの作製、術前の状態

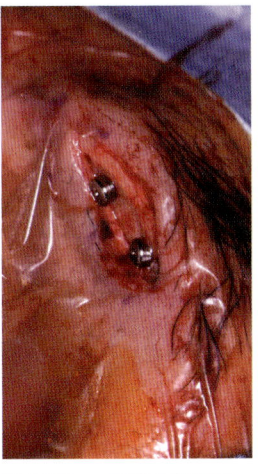

図166b　眼窩上縁にフィクスチャーを埋入

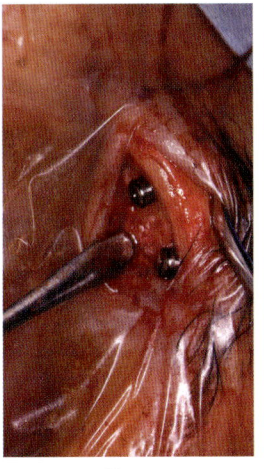

図166c　前頭骨にフィクスチャーを埋入（拡大）

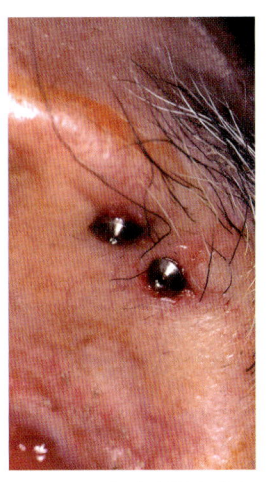

図166d　眼窩上縁皮膚上に露出したカバースクリュー（拡大）

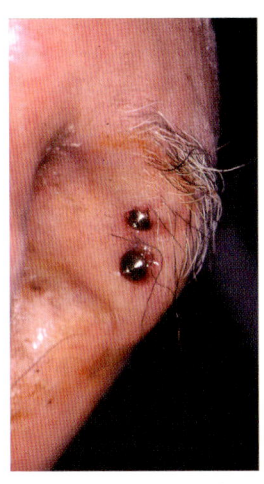

図166e　眼窩上縁皮膚上に露出したカバースクリュー

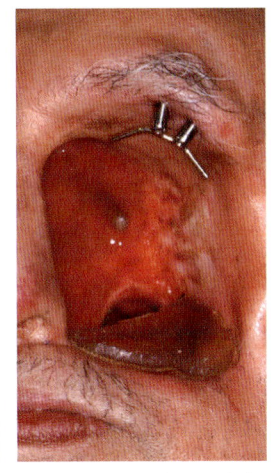

図166f　インプラントを支台とするドルダーバー維持装置の雄部分

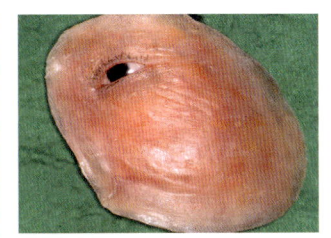
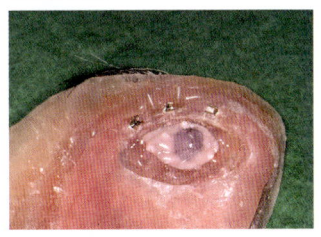

図166g
上：シリコン製のエピテーゼ表面
下：エピテーゼ裏面（金属はドルダーバー維持装置の雌部分）

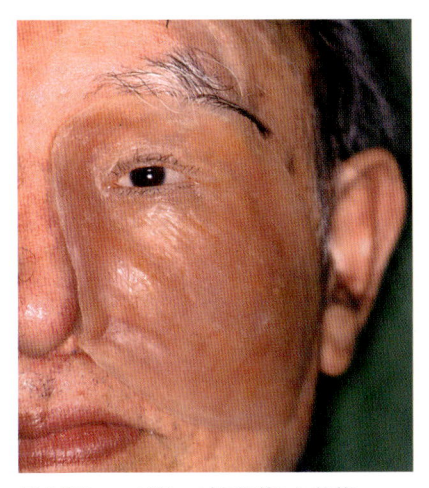

図166h　エピテーゼを装着した状態

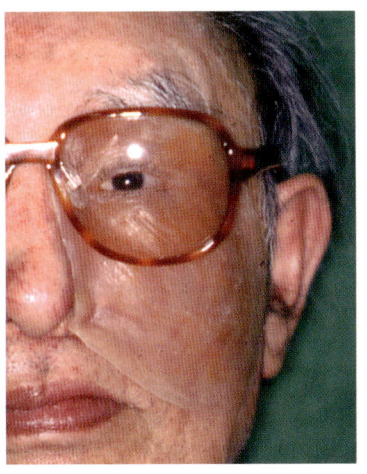

図166i　カモフラージュのために眼鏡をかけ、エピテーゼを装着した状態

（久保田英朗、柴田考典）

付章Ⅲ

13. 顎骨骨折の手術

❶ 下顎骨骨折の非観血的整復・固定法（closed reduction and fixation）（図 167〜169）

- 非観血的整復・固定は、骨折部を手術的に開放することなく整復固定する方法である。徒手あるいはゴム牽引などで整復し、歯あるいは副子を利用して固定する。
- 顎骨骨折の治療原則は、①救急・救命処置、②中枢損傷の有無の確認（中枢損傷があれば、その処置を優先する）、③咬合を基準とした整復、④強固な固定、⑤感染予防（開放骨折が多い）、⑥十分な栄養補給である。受傷時に意識の消失があれば、中枢損傷を疑う。
- 下顎骨は骨折すると付着する開閉口筋群の作用で骨折片の偏位をきたす。したがって、治療は受傷前の咬合を基準として整復を行い、その位置で骨折部の癒合が得られるように強固に固定する。不十分な固定では、骨性癒合が得られずに偽関節を形成する。

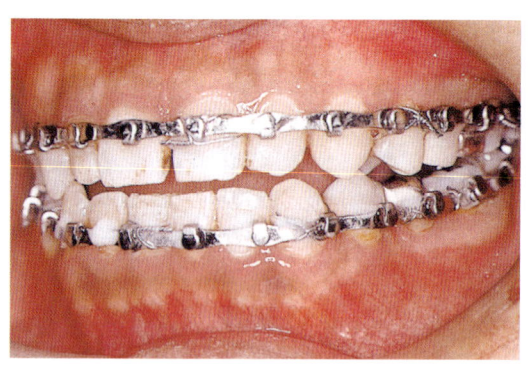

図 167　上下顎歯列の線副子固定（整復前）
上下顎歯列に線副子を金属線およびレジンを併用して固定する。整復前であり骨折片の偏位により咬合不全（開咬）を呈している

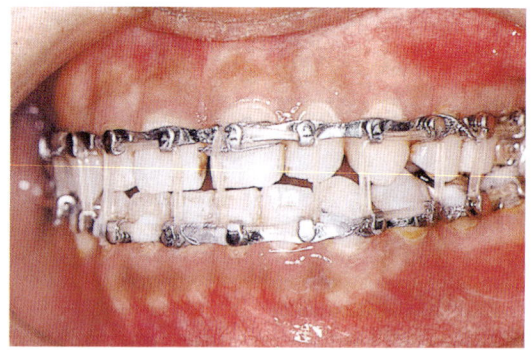

図 168　顎間牽引整復
上下顎線副子のフックにエラスティックバンドをかけて牽引する。本来の中心咬合位が得られれば骨折片は正常に復位したことになる

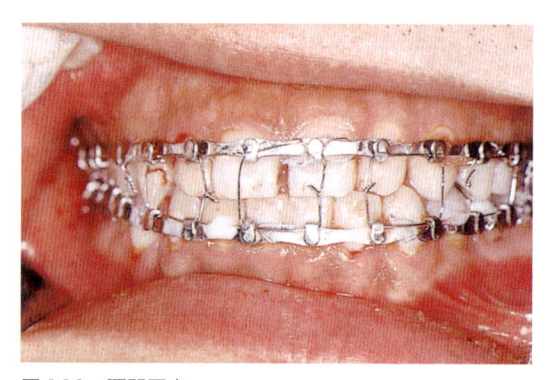

図 169　顎間固定
緊密な咬合状態が得られた時点で、金属線による顎間固定を行う

- 非観血的整復・固定は、新鮮骨折で比較的偏位の少ない歯列内の単線骨折が適応となる。皮膚や粘膜に手術瘢痕を作らないのが利点であるが、固定期間が長い、歯列外の骨折片の偏位は是正できないなどの欠点がある。現在は観血的整復固定が主であり、何らかの理由で手術ができない、あるいは望まない場合や小児や高齢者で床副子を用いる場合などで非観血的整復固定が行われる。

1）歯牙結紮法

（1）2歯結紮法（Ivy loop）

- 隣接する2本の歯の歯頸部を金属線で結紮し、さらに上下顎の金属線を締結して顎間固定を行う（図170〜172）。簡便なので応急的な顎間固定、一時的な顎間固定法として有用であるが固定力は弱い。
- 上下中切歯部1か所の顎間固定も可能であるが、上下左右臼歯部（45部あるいは56部）の2歯結紮を行い、それぞれ左右の顎間固定を行うと比較的緊密な中心咬合位を得やすい。

（2）連続歯牙結紮法（Stout wiring）

- 金属線で歯列を連続的に結紮する方法である。骨折線を挟んで両側を別々に結紮した後に、ゴムによる顎間牽引を行って整復し、そのまま金属線を締結して顎間固定に移行できる利点がある。
- 現在はほとんど行われない。

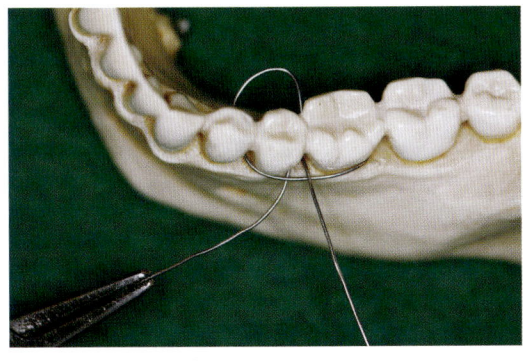

図170　2歯結紮（1）
1本の金属線で2歯の歯頸部を回すように通し、頬側の金属線の上下を挟むように両端を頬側に出す

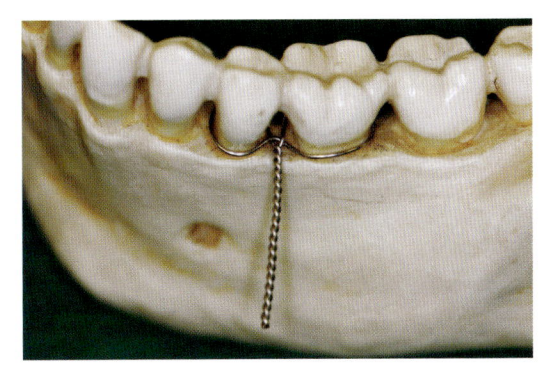

図171　2歯結紮（2）
頬側に出ている金属線の両端を、鉗子で捻り締結する

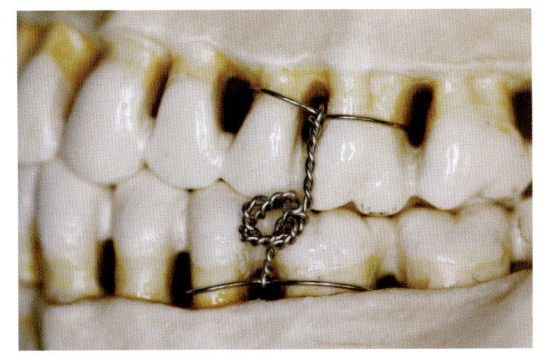

図172　2歯結紮（3）
上顎、下顎それぞれに締結した金属線を締結して顎間固定を行う

付章Ⅲ

（3）線副子結紮法（arch bar fixation）

- 歯列弓に適合させた主線（線副子）を金属線で1歯ずつ歯に結紮することにより片顎の固定を行う。主線にはフックがついており、このフックを利用して上下顎のゴムによる牽引整復や金属線による顎間固定を行うことができる。
- 比較的強固な固定が得られる。
- 歯槽骨骨折では、上顎あるいは下顎の片顎のみの固定で十分である。

（4）床副子（stent fixation）

- 歯槽突起を被覆するレジン床、咬合床、既存義歯などが床副子として用いられる。
- 多数歯欠損例、動揺著しい歯周疾患を有する例、乳歯列例などの骨折で用いられる。
- 印象採得により模型を作製するが、骨折片の偏位があれば骨折部で模型を切断し、正しい歯列を再現した模型を作製する。再現模型上で舌側歯面から歯槽突起を覆うレジン床を作製し、これを歯に結紮して固定する。
- 萌出している歯の部分をくり貫いて歯槽突起を頬舌的に被覆するように作製したレジン床や咬合床、既存義歯は下顎骨体部に囲繞結紮して固定する。
- 囲繞結紮は、突錐（Awl）を用いて、顎下部から口底に先端を出し、金属線を通して一度引き戻し、下顎下縁を回って頬側歯肉頬移行部から再び口腔内に金属線とともに刺出する。これにより金属線は下顎体を囲繞するので、この金属線を締結して床副子を下顎体部に固定する（図173）（p.53の図17参照）。
- 上顎では、頬骨弓への囲繞結紮と梨状口あるいは眼窩下への牽引固定によって床副子を上顎骨に固定することができる（図174）。

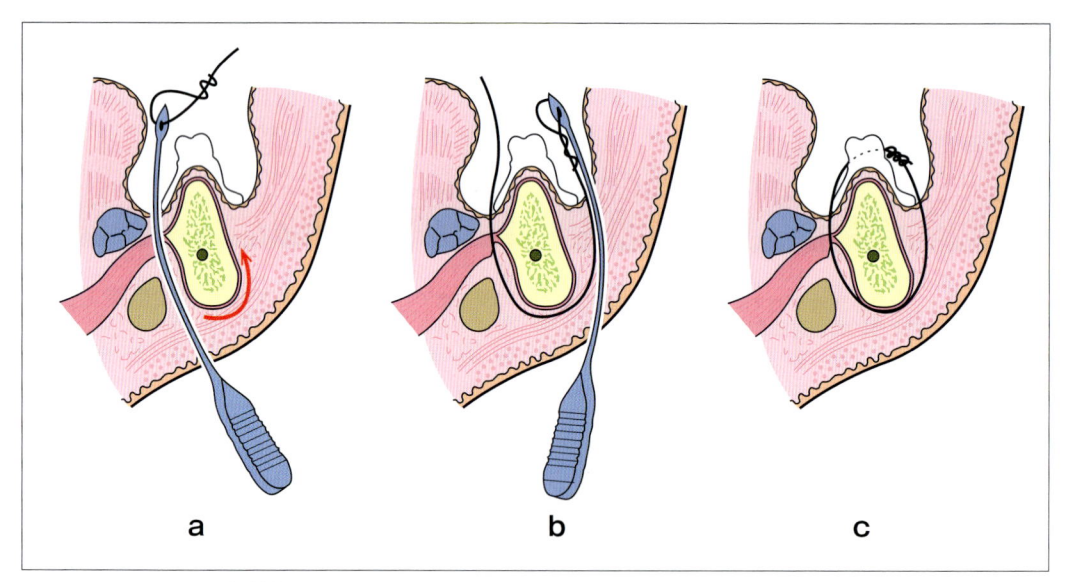

図173　下顎骨への囲繞結紮
a：顎下部から口底側に突錐（Awl）を刺入し、突錐の孔に金属線を締結する
b：下顎骨に沿うように下顎下縁を回って頬側に向かい、歯肉頬移行部に刺出する
c：下顎骨を囲繞して頬舌側に出ている金属線を床副子に締結して固定する

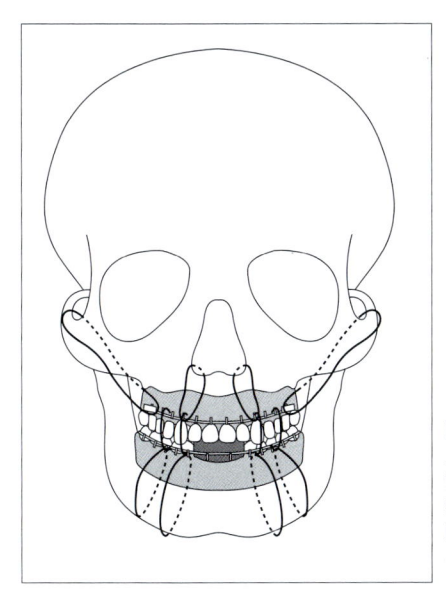

図 174　上顎の囲繞結紮
上顎では、側頭部皮膚から頬骨弓内面を通して上顎
歯肉頬移行部に刺入して誘導針に金属線を締結し、
頬骨弓内面から頬骨弓上縁および外面を回って再び歯
肉頬移行部に刺出することにより、頬骨弓を囲繞する
ことができる

（5）顎間固定（intermaxillary fixation：IMF）

- 上顎および下顎に線副子あるいは床副子を装着して、上下顎間を金属線で結紮して固定することを顎間固定という。
- 固定期間は成人で4〜6週、小児2〜3週、高齢者6〜8週を目安とする。

❷ 観血的整復・固定法

- 口腔内あるいは口腔外から切開を加え、手術的に骨折部を露出して直接骨折片の整復固定を行う方法である。現在では下顎骨骨折の多くで観血的整復固定が適応される。
- 陳旧性骨折では、骨折片間に形成された瘢痕や腐骨を除去し、新鮮な骨面で接合する。すでに不正癒合している場合は、再離断して整復固定を行う。腐骨除去や再離断に伴う骨欠損が大きな場合は、骨移植が必要となる。

1）骨縫合（trans-osseous wiring）

- 骨折片に孔を開け、骨折片と骨折片を金属線で結紮固定する方法である。骨折片の偏位防止と保持に有効であるが、固定力は弱く、多くの場合で顎間固定の併用が必要となる。

2）金属プレート・スクリュー固定（plate and screw fixation）（図 175〜179）

- 骨折部の下顎骨外側面に適合させた金属プレートをスクリューで固定する方法である。プレートおよびスクリューの素材には、チタン合金、ステンレス鋼、コバルトクロム合金などがあるが、現在は生体親和性の良いチタン合金が主流である。また、最近は高分子材料のプレートで、加水分解により自然吸収を受ける吸収性プレートとスクリューもあり、これらは骨折部癒合後の除去の必要がない（図 180）。
- 咬合を基準として整復した後、一時的な顎間固定を行い、骨折線にほぼ直交するように金属プレートを屈曲適合し、スクリュー孔を形成しスクリュー固定する。
- スクリュー固定には、唇頬側の皮質骨のみの固定法（monocortical screw fixation）と唇頬側皮質骨から骨髄を貫通して舌側皮質骨まで締結する方法（bicortical screw fixation）とが

付章 Ⅲ

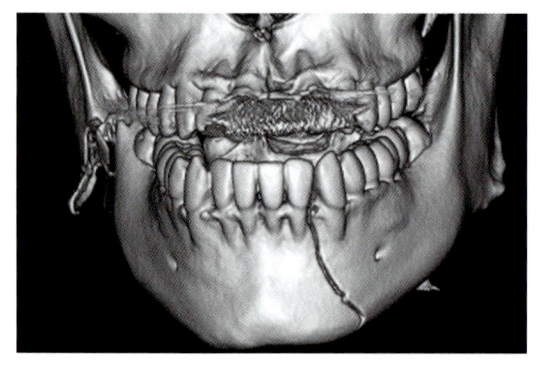

図175　下顎骨骨折の3D-CT写真
右側下顎角部および左側下顎前歯部に骨折線が認められる

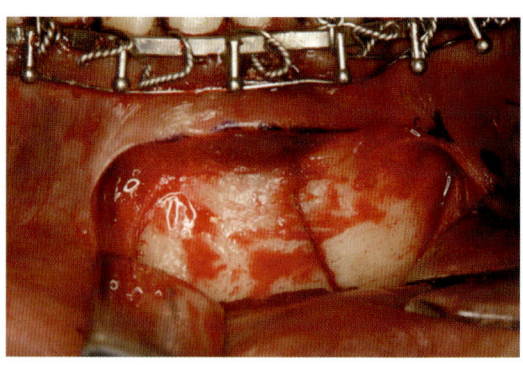

図176　前方部の骨折線（口腔内）
口腔切開により骨折部を露出した

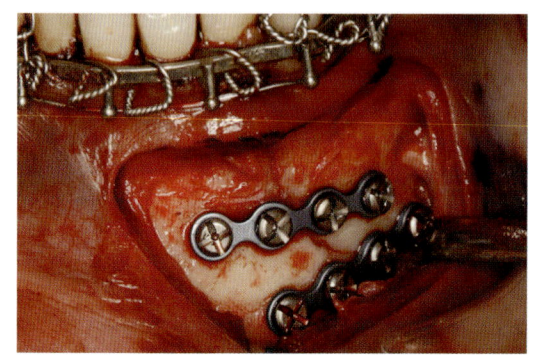

図177　前方部の金属プレート固定
前歯部骨折に対し、2枚の金属プレート（チタン製ミニプレート）をスクリューで固定（monocortical）した

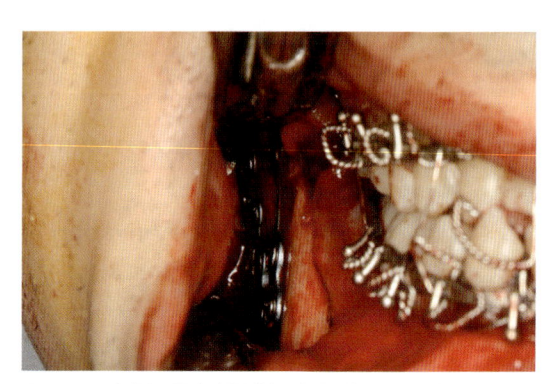

図178　右側下顎角部骨折の金属プレート固定
右側下顎角部も2枚の金属プレートで固定した

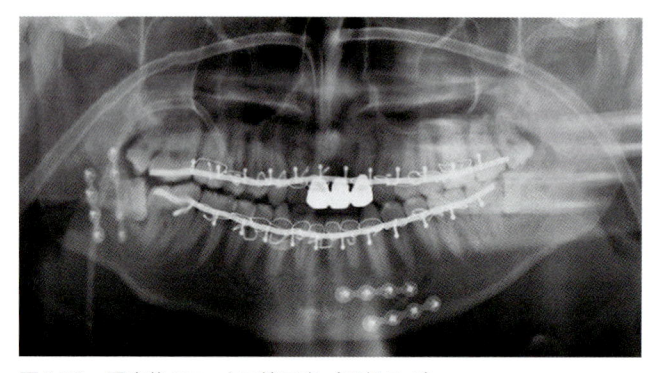

図179　固定後のエックス線写真（頭部 P-A）
下顎角部2枚、前歯部2枚の金属プレート固定が行われている

ある。前者は、歯根や神経、血管の損傷を回避できる利点を有し、歯や下顎管に近接する部分にも適応できることから頻繁に使用される。下顎骨に加わる応力をもとに Champy の ideal line[1] が提唱されており、これに沿って固定を行うと牽引力に対する抵抗性があると考えられている（図181）。後者は、下顎下縁などに用いられ、より強固な固定力が期待できる。

- スクリュー固定は、骨折線を挟んで片側2〜3個を必要とする。1個のみでは下顎運動に伴ってスクリューの緩みや脱落を生じる。また、小さな骨折片に過多のスクリュー固定を行うと血行を阻害し骨吸収を招くことがある。

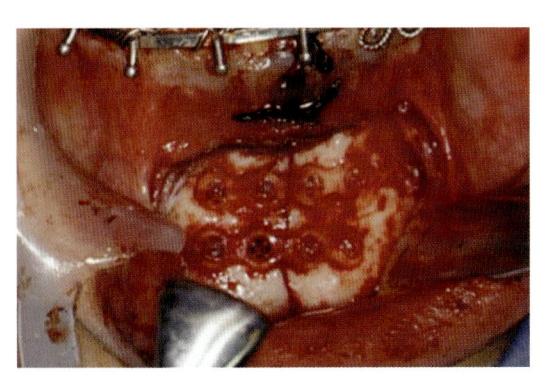

図 180　吸収性プレートによる固定
ポリ -L- 乳酸（PLLA）性プレートおよびスクリューによる固定。加水分解により生体内で吸収されるため、骨折部治癒後のプレート除去の必要がない。ただし、金属プレートに比較して強度が低いため適応部位に制限がある

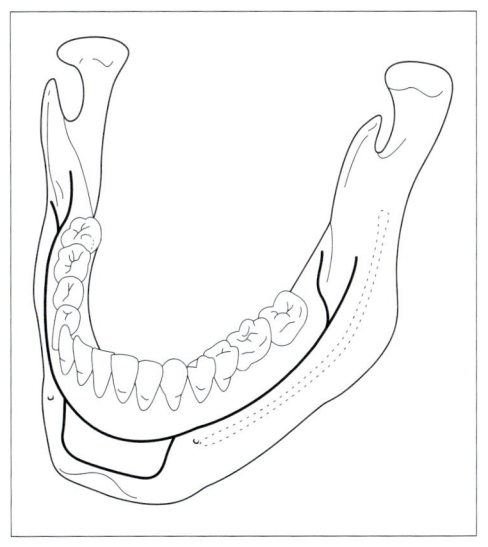

図 181　Champy の ideal line
下顎骨に加わる圧縮力や牽引力などの応力をもとにした応力線。この線に沿った固定を行うことにより牽引力に抵抗できる。ただし、圧縮力は下顎骨が負担することになる

❸ 特殊な下顎骨骨折の処置

1）下顎頸部（関節突起部）骨折

- 片側性骨折あるいは転位骨折などで下顎枝高（長さ）の変化の少ない場合は、一般に非観血的整復固定が選択される。下顎の偏位、咬合不全がある場合は、線副子とエラスティックバンドで整復を行い、早期（2週後）に開口訓練を行う。食事や開口訓練時以外はエラスティックバンドを継続し咬合の安定を図る場合もある。

- 両側性骨折や偏位・脱臼骨折などで下顎枝高が短縮し下顎の偏位が著しい場合、開口障害など機能障害が著しい場合は観血的整復固定の適応となる。手術は、高位骨折では耳前切開（preauricular approach）や耳前側頭切開（temporal approach）が、基底部骨折では顎下部切開（submandibular approach）が用いられることが多い。固定法は、金属プレートとスクリュー、**キルシュナー鋼線**、**ラグスクリュー**などが用いられる。術後は積極的な開口訓練を行い、関節強直（癒着）の防止に努める。

- キルシュナー鋼線およびラグスクリューは、骨折片を整復した状態で下顎角部から骨髄を貫通して小骨折片を固定する方法である（図 182）。

- 発育期にある小児の下顎頸部骨折は、下顎骨の発育に影響を与え、小下顎症や顎関節強直症を招きやすい。関節包内の骨折で疼痛も少なく咬合偏位がなければ、顎間固定を避け、早期に開口訓練を開始し経過観察を継続する。

2）筋突起骨折

- 筋突起骨折では下顎の偏位や咬合不全をきたさないため、通常は経過観察を行う。小骨折片が転位して頬骨弓内側に接触し、開口障害をきたしている場合は、観血的整復固定の適応となる。

付章Ⅲ

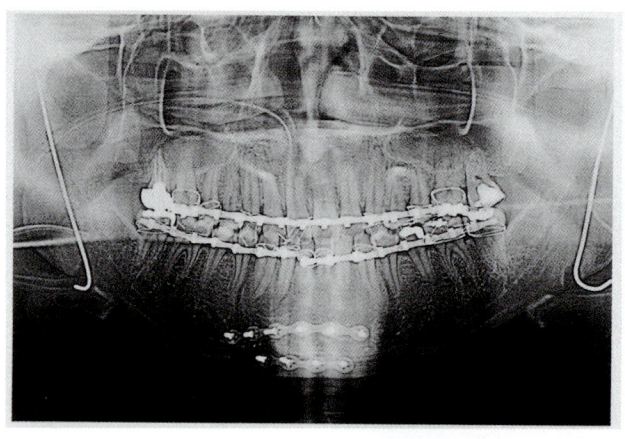

図 182　キルシュナー鋼線による固定（下顎関節突起骨折）
両側下顎関節突起部骨折に対する観血的整復固定。下顎角部から下
顎枝骨内を貫通して関節突起がキルシュナー鋼線で固定されている。
治癒後は、顎下部に小切開を加え、キルシュナー鋼線を除去する

❹ 下顎骨折の固定期間

- 成人の新鮮骨折の顎間固定期間（非観血的整復固定）は、通常 4 〜 6 週である。若年者では短く 3 週前後、高齢者では 8 週程度を目安とする。これは、骨折部の一次化骨が完了して二次化骨に移行する時期と考えられている。しかし、陳旧例、感染例、骨移植例、粉砕骨折などでは、より長期の固定を必要とし、画像検査により骨折部の癒合状況を確認する。
- 観血的整復固定では、顎間固定を必要としないか短期間（1 〜 2 週）の安静のための固定を行う。金属プレートやスクリューなどの組織内副子固定材は、術後 6 か月から 1 年の間に除去を行う。

（山口　晃）

参考文献
1 ）Champy M, Wilk A, et al：Die Bhandlung von Mandibularfrakturen mittels Osteosynthese ohne intermaxillare Ruhigstellung nach der Technik von F X Michelet. Zahn Mund Kifer-heilk 63：339, 1975.

❺ 上顎骨骨折（Le Fort；ルフォー型骨折）の観血的整復固定術（図183）

1）全身麻酔

Le Fort Ⅰ型骨折：経鼻挿管、気管切開のこともある。

Le Fort Ⅱ・Ⅲ型骨折：気管切開。

2）アプローチ法

- 皮膚・口腔粘膜切開する。
- ・Le Fort Ⅰ型骨折：上顎口腔前庭切開
- ・Le Fort Ⅱ・Ⅲ型骨折：上顎口腔前庭切開、睫毛下切開もしくは経結膜切開（＋外眼角切開）、眉毛外側切開、両側内眼角切開、冠状切開などの切開を組み合わせて行う。
- 骨膜を剥離し骨折線を明示する。

3）整復固定・顎間固定

- 左右の鼻腔底粘膜を剥離後、上顎骨授動用鉗子である Rowe 鉗子（図184）で、左右の鼻腔底と口蓋を挟み、転位した骨片を整復する（図185）。
- 術前に作製した bite splint を用いて習慣性咬合位で顎間固定を行う。
- ＊下顎歯列弓に合わせた良好な咬合位で顎間固定することで咬合面を基準とした上顎の位置が決定する。
- 骨片の粉砕や骨欠損によって骨量不足が発生した場合は、腸骨や頭蓋骨外板による骨移植を

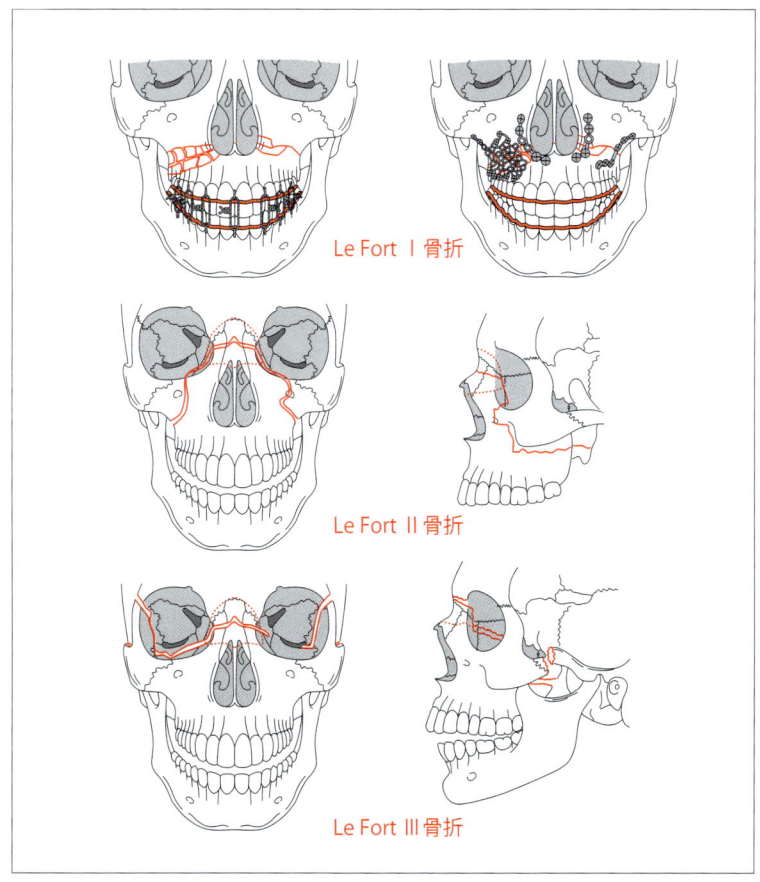

Le Fort Ⅰ骨折

Le Fort Ⅱ骨折

Le Fort Ⅲ骨折

図183　Le Fort 型骨折の分類

付章Ⅲ

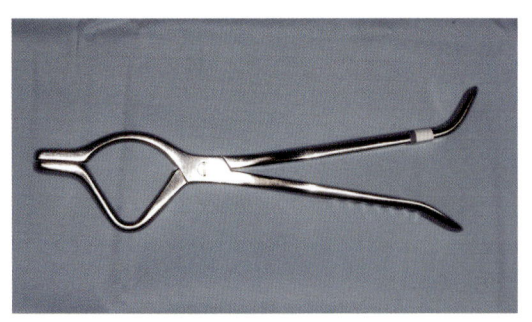

図 184　Rowe 鉗子

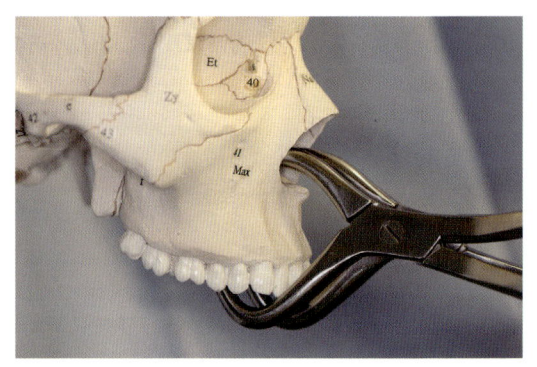

図 185　Rowe 鉗子による整復

行う。

- 骨固定（以下の部位にチタン製金属プレート・スクリュー固定あるいは、吸収性プレート・スクリュー固定を行う）。
  - ・Le Fort Ⅰ型骨折：梨状口側縁部と上顎洞前壁〜頬骨下稜部
  - ・Le Fort Ⅱ型骨折：鼻根部、眼窩下縁部、頬骨上顎縫合部〜頬骨下稜部
  - ・Le Fort Ⅲ型骨折：鼻根部、前頭頬骨縫合部、側頭頬骨縫合部〜頬骨弓
  - ＊鼻骨篩骨合併骨折、眼窩壁骨折などの合併骨折も同時に治療する。
- 術後の顎間固定は、強固にプレート固定されていれば 1 〜 2 週間でよい。

【注意事項】

- Le Fort Ⅱ型骨折では、眼窩下神経が圧迫されていないかを確認し、必要により圧迫骨の削合を行う。
- 髄液瘻がある場合、脳神経外科を対診し、脳脊髄液ドレナージ（腰椎ドレナージ）を留置しておく。また、前頭蓋底に損傷が及ぶことがあり、頭蓋内気腫の有無にも注意する。
- Le Fort Ⅱ・Ⅲ型骨折では、整復固定後、術後の複視を予防する目的で、眼球運動障害 "引っかかり" の有無を traction test で確認する。

【主な術後合併症】

- Le Fort Ⅱ・Ⅲ型骨折：眼球運動障害、複視、眼球陥凹（原因：眼窩容積拡大、外傷による眼窩内容の萎縮）、結膜下出血、嗅覚脱失など。

❻ 頬骨および頬骨弓骨折の観血的整復固定術 （図 186）

- 受傷後の経過や骨片変位の程度、各種障害の有無などにより観血的整復固定術を行う。整復のみを行い、骨固定を行わないことがある。
- 骨片の変位が少なく、障害がない場合は、保存的に経過観察を行う。

1）全身麻酔

- 通常、経口挿管。

2）アプローチ法

骨折部位と病態に応じた最良のアプローチ法を選択する

- 皮膚・口腔粘膜切開する。上顎口腔前庭切開、睫毛下切開もしくは経結膜切開（＋外眼角切開）、上眼瞼切開もしくは眉毛外側切開、両側内眼角切開、場合によっては冠状切開を組み

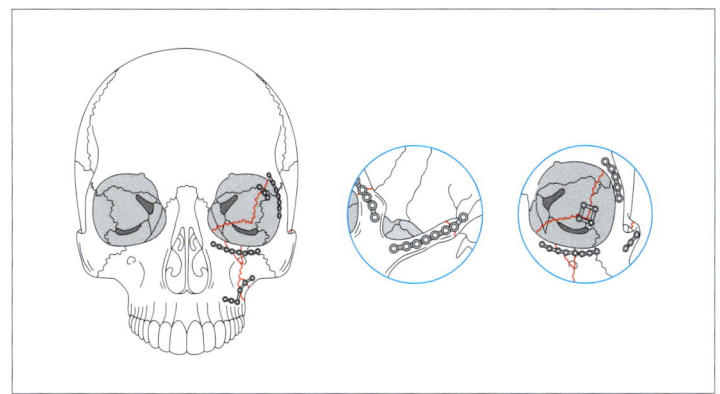

図 186　頬骨骨折の観血的整復固定術

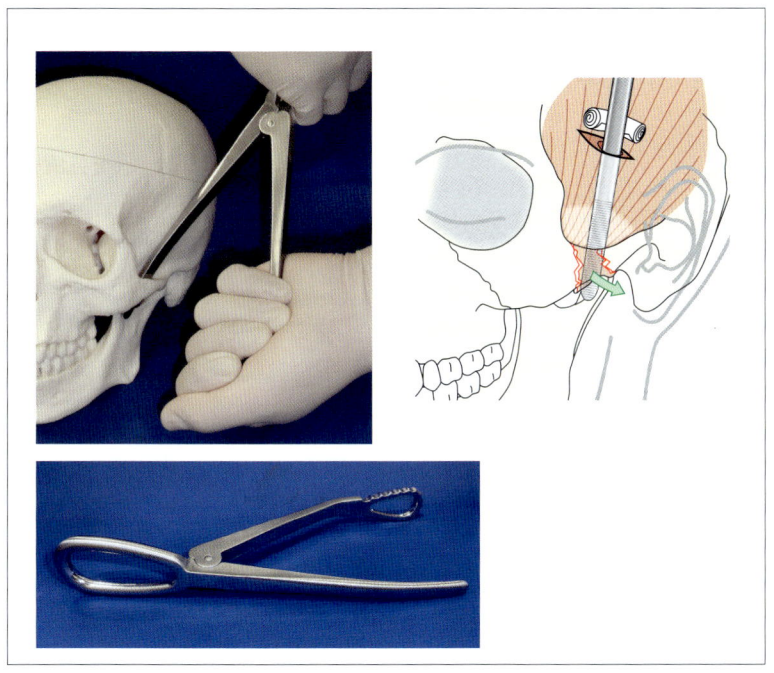

図 187　Gillies の temporal approach と Rowe エレベーター

　　　　合わせて行う。

- 骨膜を剥離し骨折線を明示する。

3）整復固定

- 側頭アプローチ（図 187）もしくは上顎口腔前庭アプローチ（図 188）から頬骨裏面へと整復子（図 187、188）を進め、頬骨体部骨片を整復する。
- 骨固定（以下の部位をチタン製金属プレート・スクリュー固定あるいは、吸収性プレート・スクリュー固定を行う。
- ・前頭頬骨縫合部、眼窩下縁、頬骨下稜部、側頭頬骨縫合部～頬骨弓など。
- ・眼窩底骨折を合併する場合は同時に治療する。

【注意事項】

- 眼窩下神経が圧迫されていないかを確認し、必要により圧迫骨の削合を行う。
- 眼窩底骨折を合併する場合では、整復固定後、術後の複視を予防する目的で、眼球運動障害 "引っかかり" の有無を traction test で確認する。

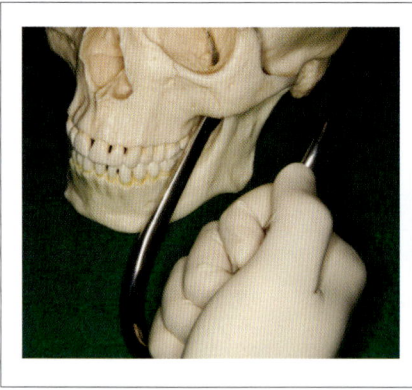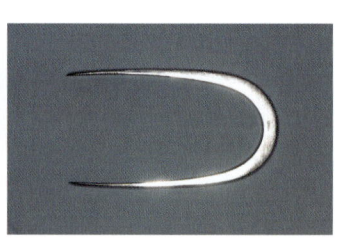

図 188　U 字型起子による整復

【主な術後合併症】

- 眼窩底骨折を合併する場合では、眼球運動障害、複視、眼球陥凹（原因：眼窩容積拡大、外傷による眼窩内容の萎縮）など。

（里見貴史）

14. 顎関節の手術

❶ 習慣性顎関節脱臼の手術

■定義

- 日常生活上の生理的な開口運動で、頻繁に下顎頭の前方脱臼をきたす状態。
- 自己整復可能な場合と不可能な場合がある。

■適応症

- 咬合治療など非観血的治療法を試みても奏効しない場合、自己整復が不可能な場合は、頻繁に脱臼を繰り返す場合。

■難易度が高い症例

- 錐体外路系障害、脳血管障害やパーキンソン病などの中枢性疾患により不随意開口運動が著しい場合、ヒステリー、その他の神経筋異常患者。

■術式分類

1）下顎頭前方滑走運動抑制法：下顎頭の前方脱臼を起こしにくくする方法

- 前方滑走運動の抑制の仕方により以下のような方法がある。

（1）関節構造の改造による方法

①関節隆起形成法

- 関節隆起を骨切りし、より高く形成する方法（図 189、190）。

（2）頬骨突起形成法

- 関節隆起直前で頬骨突起を骨切りし、頬骨弓後端を下方に押し下げる方法（**ルクレーク〈Leclerc〉法、ダウトレイ〈Dautrey〉変法**〈図 191、192〉）。

- 高齢者では骨の弾性が低下するため、頬骨弓後端を下方に押し下げる際に頬骨側頭突起基部の骨折を起こし、遊離骨片となることがあるので注意を要する。
- 術後の長期観察で脱臼の再発や関節雑音や関節痛の発生の報告もあるので、長期にわたる注意深い経過観察が必要である。

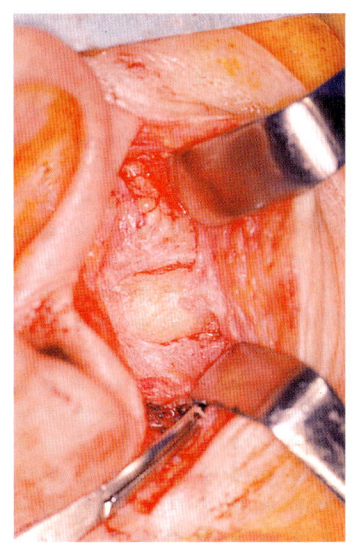

図189　関節隆起形成法。関節結節部の削出

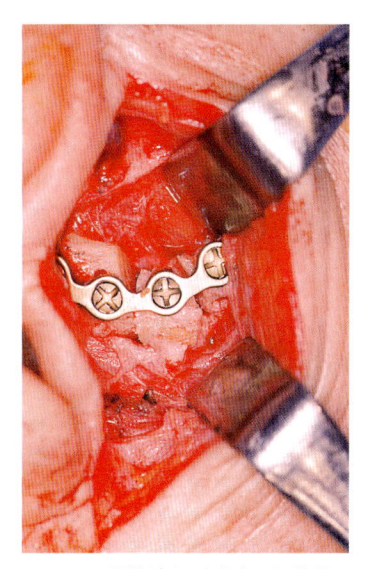

図190　関節隆起形成法。関節結節前後で骨切りし、下方へ移動しチタンミニプレートとスクリューにて固定

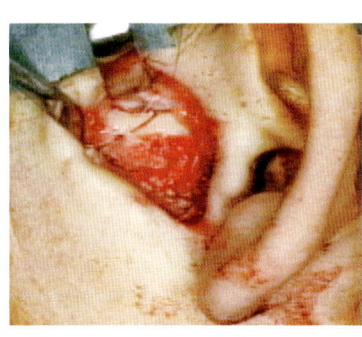

図191　ダウトレイ変法（関節隆起前方での骨切り）

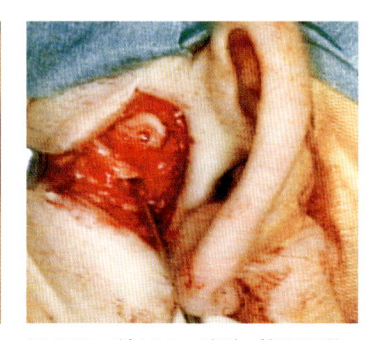

図192　ダウトレイ変法（頬骨弓後端を下方へ移動）

（2）移植・埋入物を障害物とする方法

①関節隆起前方骨移植法

- 関節隆起前方に自家骨ブロックを移植し固定する方法。

②関節隆起前方ハイドロキシアパタイト埋入法

- 自家骨ブロックは吸収するため、埋入材としてハイドロキシアパタイト・ブロックを用いる方法。

③関節隆起前方チタンプレート埋入法

- Ｔ字型チタンミニプレートを関節隆起前方外側に固定し、縦の部分を内側に屈曲し障害する方法（図193、194）。ただし、術後にチタンミニプレート破折が1/3以上の患者でみられたという報告があるので、長期にわたる注意深い経過観察が必要である。

（3）瘢痕拘縮を利用する方法

①口腔粘膜・側頭腱膜短縮術

②関節包縫縮術

③関節円板縫合固定術

④外側翼突筋切除術

付章Ⅲ

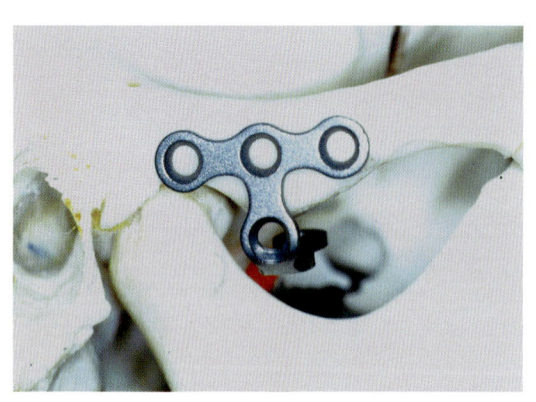

図193 関節結節前方チタンプレート埋入法（屈曲したチタンプレートの位置を示す模型写真）

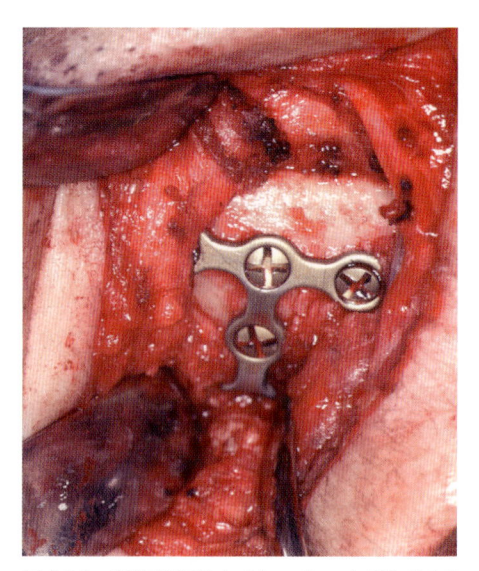

図194 関節結節前方チタンプレート埋入法（チタンプレートの固定）

2）下顎頭整復容易化法：脱臼した下顎頭が整復しやすくする方法

①関節円板切除法

②関節隆起切除法

③下顎頭切除法

■術式選択の考え方（表7）

- 習慣性脱臼の防止が目的であることから、顎運動機能を著しく損なう可能性のある関節包内に侵襲が加わる手術、術後の制御が難しいことから瘢痕拘縮利用法、身体他部に移植片を取るための侵襲を加えざるを得ない手術は第一選択とならない。

表7　習慣性顎関節脱臼の手術

1）下顎頭前方運動抑制法
　（1）関節構造改造法
　　①関節隆起形成法
　　②頬骨突起形成法
　（2）障害物移植・埋入法
　　①関節隆起前方骨移植法
　　②関節結節前方ハイドロキシアパタイト埋入法
　　③関節結節前方チタンプレート埋入法
　（3）瘢痕拘縮法
　　①口腔粘膜・側頭腱膜短縮術
　　②関節包縫縮術
　　③関節円板縫合固定術
　　④外側翼突筋切除術
2）下顎頭整復容易化法
　　①関節円板切除法
　　②関節隆起切除法
　　③下顎頭切除法

■手術成績

- いずれの治療法も短期間の経過観察では良好な成績を示しているが、長期にわたる経過観察では脱臼の再発、移植物の吸収、埋入物の破損などの報告がみられる。さらに、多数例における手術成績の比較報告はないので、各手術法の優劣ないし選択基準は不明である。

❷ 顎関節症の手術（洗浄療法、パンピングマニピュレーション、鏡視下手術、開放手術）

1）顎関節症の外科的治療

■分類

- 顎関節症の外科的治療は、関節腔洗浄療法、パンピングマニピュレーション、関節鏡視下手術、

および関節開放手術に大別される。それらの侵襲の程度は、関節腔洗浄療法、パンピングマニ
ピュレーション、関節鏡視下手術および関節開放手術の順で大きくなる。

■**適応症**

- 非復位性円板前方転位例（Ⅲ b 型）あるいは変形性顎関節症（Ⅳ型）のうち、保存的療法、特に関節負荷軽減療法を数か月以上実施しても、疼痛および開口制限に改善のみられない症例。
- 適応を決定するためには MRI および顎関節腔造影エックス線検査が必要不可欠である。
- 現状では外科的治療の奏効機序が不明である。よって、積極的に外科的治療を選択する根拠はない。そのため保存的療法が奏効せず、かつ、患者の事情から治療に長期間を費やすことができない場合に、やむをえず選択する治療法である。
- どの外科的手法を適応するかに関しては、独立した基準があるわけでなく、侵襲の少ない順に術式を選択する。
- 外科的治療の第一選択は、最も侵襲の少ない顎関節腔洗浄療法とパンピングマニピュレーションであり、顎関節腔洗浄療法やパンピングマニピュレーションを行っても十分な効果が得られなかった症例に、関節鏡視下手術が適応される。さらに、関節鏡視下手術の効果が不十分であった症例に関節開放手術が施行される。
- 通常、関節鏡視下手術および関節開放手術を合わせた手術症例は全患者数の３％を超えることは少なく、５％を超えるようであればきわめて高い手術適応率といえる。

■**外科的治療を行うにあたってのインフォームドコンセント**

- 外科的治療を患者に勧める場合には、十分なインフォ–ムドコンセントが必要である。
- インフォームドコンセントは、外科的治療に対する患者の理解を助け、誤解や過度の期待を予防するばかりでなく、患者自身が納得することにより術後療法への積極的な協力や自己管理への動機づけを行うためにも必須である。施療者の自己防衛が目的ではない。
- 外科的治療を成功に導くためには、厳密な適応症の選択（診断）、的確な手術手技、術後療法における患者の持続的な協力の３点が必要不可欠であることを、患者に十分理解していただく。
- 医療機関によって外科的治療の適応が標準化されていないので、セカンドオピニオンの聴取を患者に勧めることが必要である（付章Ⅰ．3.他の医療機関への紹介：2）自己決定権保障のための転医の説明〈p.379〉参照）。

■**外科療法の治療成績**

- 各外科的治療法ともそれぞれ 80〜90％程度の奏効率が報告されている。
- いずれも自然経過例を対照群とした比較試験により評価した報告はない。

■**手術法の特徴：**

①関節腔洗浄療法

- 目的：上関節腔に関節腔内や滑膜組織内に貯留している炎症性物質や組織破壊産物を洗浄・回収し、関節痛の寛解と滑膜組織の賦活化を図る。
- 適応症：非復位性円板前方転位例（Ⅲ b 型）あるいは変形性顎関節症（Ⅳ型）のうち、顎関節部に自発痛を呈し、非ステロイド性消炎鎮痛薬（NSAIDs）で制御できない症例。
- 手技：上関節腔に局所麻酔薬を注入し、十分に除痛を図った後、21G 注射針を２本（流入針と流出針）刺入し、まず、200 mL 以上の生理食塩液ないし乳酸加リンゲル液を用いて灌流する（図 195）。
- 後療法：洗浄後、関節腔に副腎皮質ステロイド薬ないしヒアルロン製剤を投与し、術後疼痛に

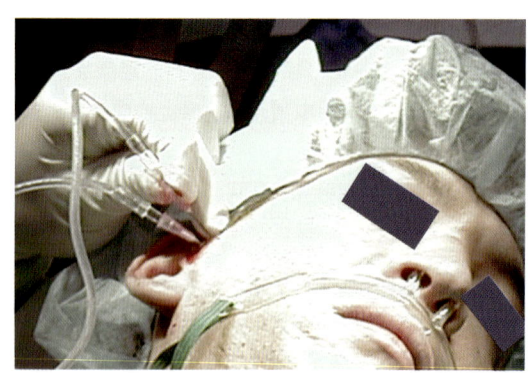
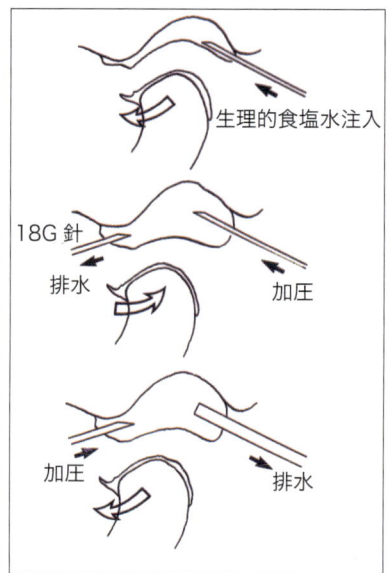

図195　関節洗浄療法（流入針と流出針を上関節腔に穿刺する）

ついては NSAIDs を内服させる。

②パンピングマニピュレーション

- 目的：手指にて矯正力を加え、下顎頭の運動域を拡張させる。
- 適応症：非復位性円板前方転位例（Ⅲ b 型）のうち、保存的療法とくに関節負荷軽減療法を数か月以上実施しても、開口制限が改善しない症例。
- 手技：上関節腔に局所麻酔薬を注入し十分に除痛を図るとともに、関節腔を十分に拡張させた後（図196）、術者は両手で両側大臼歯部下顎骨を把持し、

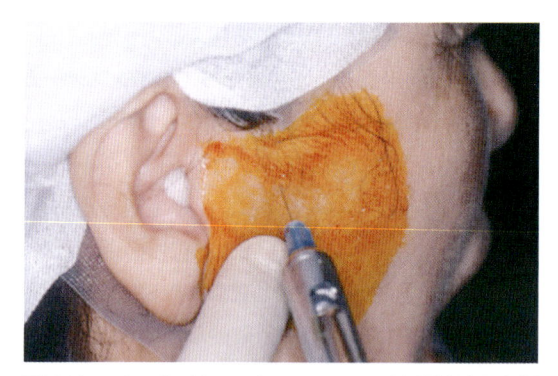

図196　パンピングマニピュレーション（上関節腔を穿刺し、局所麻酔薬を注入し、関節腔を十分に拡張させた後にマニピュレーションを行う）

下顎頭を前下方に誘導するように矯正力を加える。奏効した場合は、クリック音の発現と共に開口距離が増大する。
- 後療法：術後疼痛については NSAIDs を内服させる。

③関節鏡視下手術

- 目的：関節鏡を用いて顎関節における疼痛および運動障害を改善させる（図197）。
- 適応症：非復位性円板前方転位例（Ⅲ b 型）あるいは変形性顎関節症（Ⅳ型）のうち、数か月以上の保存的療法、関節洗浄療法、およびパンピングマニピュレーションが奏効しなかった症例。
- 術式の分類：関節鏡視下手術には、鏡視下剥離授動術、鏡視下円板固定術、鏡視下関節形成術、鏡視下円板切除術などがあり、この順で侵襲の程度が大きくなる。鏡視下剥離授動術と鏡視下円板固定術は関節包ないし滑膜組織の一部破綻をきたすが、関節洗浄療法に近似した侵襲度といえる。鏡視下関節形成術と鏡視下円板切除術は関節隆起部組織や関節円板の切除を行

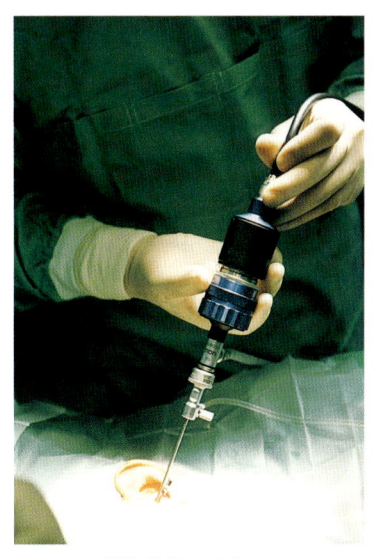

図 197　関節鏡視下手術

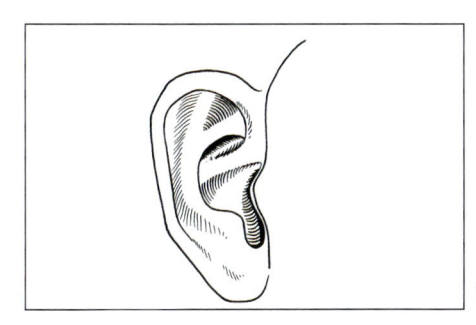

図 198　耳前切開法における切開線（模式図）

う療法であるから侵襲度は前2者より大きいが、関節包ないし滑膜組織の破綻は一部に限局されるため、ほぼ血液・滑膜関門が損なわれることなく維持されると考えられる。

④関節開放手術

- 目的：手術により関節腔を開放し、顎関節における疼痛を軽減ないし消失させ、顎運動範囲の拡大を図る。
- 適応症：非復位性円板前方転位例（Ⅲ b 型）あるいは変形性顎関節症（Ⅳ型）のうち、数か月以上の保存的療法、関節洗浄療法、パンピングマニピュレーション、および関節鏡視下手術が奏効しなかった症例。
- 皮膚切開の種類：耳後切開法、耳内切開法、耳前切開法があり、耳前切開法が繁用される（図 198）。
- 術式の分類：転位ないし変形した関節円板を保存する関節円板形成術とそれら関節円板を切除する関節円板切除術などがある。

（1）関節円板形成術には以下の術式が含まれる.

関節円板整位術：関節円板を解剖学的にほぼ正常位置に整位する（図 199〜202）。

注：血液・滑膜関門とは、Hamanishi によって提唱された概念で、健常関節では関節腔内にグリコーゲン、カタラーゼ、フィブリノーゲンなどの高分子は存在しない。これは血管内皮細胞、血管外基底膜および表層の貪食細胞の3種類のバリヤーが存在するためである。すなわち健常な関節腔内では血液凝固機転が作用しない。

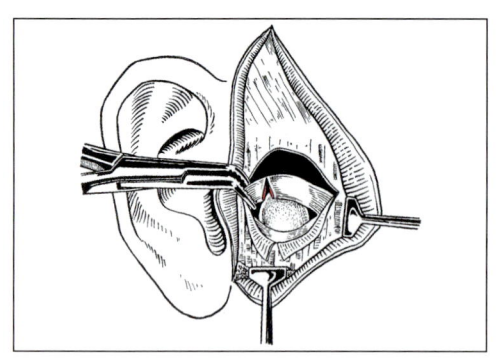

図199 関節円板整位術（クサビ状切除、模式図）

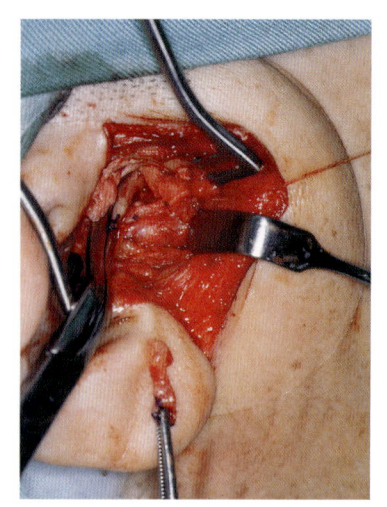

図200 関節円板整位術（クサビ状切除）

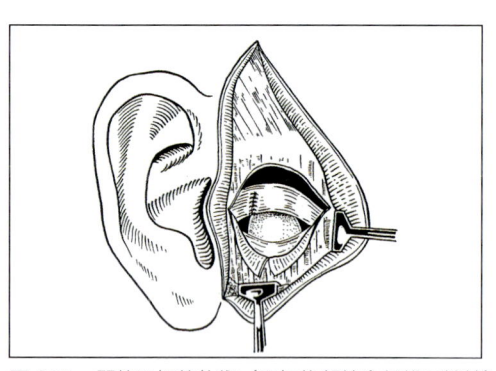

図201 関節円板整位術（円板後部結合組織の縫縮）

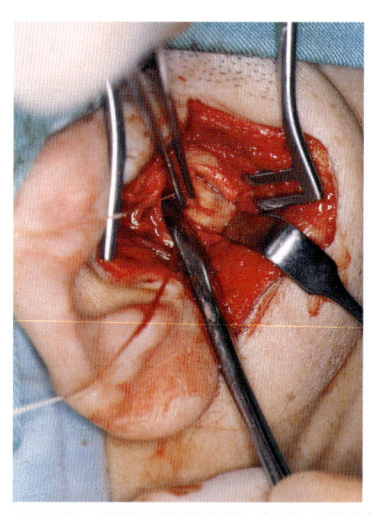

図202 関節円板整位術（円板の整位）

円板後部結合組織縫縮術：前方転位し伸展した円板後部結合組織を楔（くさび）型に切除・縫縮する（図203、204）。

円板固定術：関節円板の外側縁を下顎頭外側極の下方に縫合・固定する。

関節円板修正術：肥厚した関節円板の形態を修正する（図205、206）。

関節円板修復術：穿孔部を切除・縫縮することにより修復する。

（2）**関節円板切除術**は、円板切除術単独と円板切除後中間挿入物を使用する術式とに分けられ、後者はさらに中間挿入物を暫間的に使用する術式とそれらを永久的に使用する術式とに細分される。

（3）関節開放手術では下顎窩、関節隆起および下顎頭の硬組織変形を削除・修正する**下顎窩形成術**、**関節隆起形成術**および**下顎頭形成術**（図207）があり、適宜併用される（表8）。変形性顎関節症における形成術においては、上関節腔開放後にまず変形部位を削除・修正する下顎窩形成術および関節隆起形成術を行い、削片など除去した後に下関節腔を開放し下顎頭形成術（図207）を実施する。なお、関節円板切除術を併用する場合は以上の手順によらない。

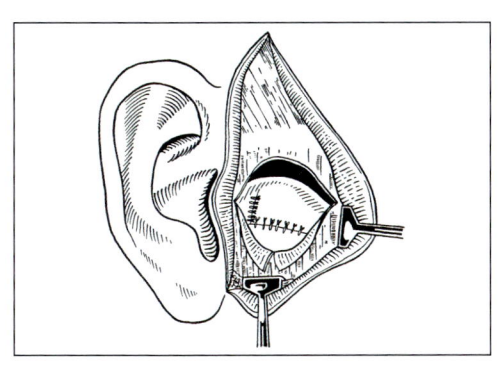

図 203　関節円板整位術（円板縫縮、模式図）

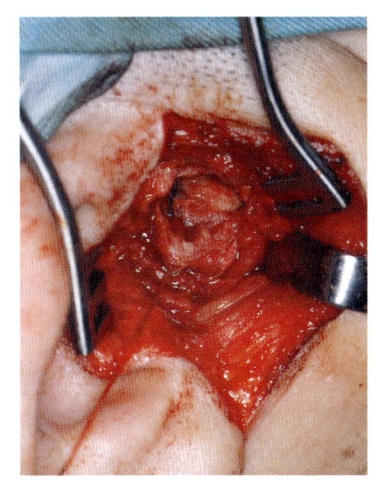

図 204　関節円板整位術（円板縫縮）

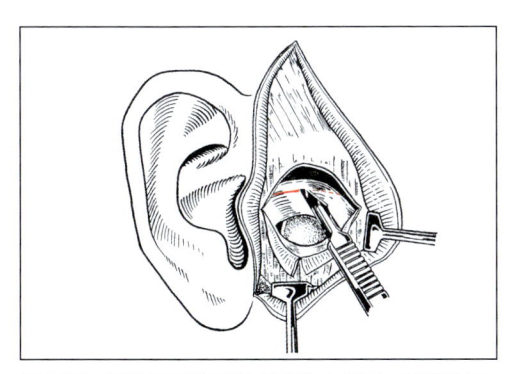

図 205　関節円板修正術（肥厚した円板の形態修正、模式図）

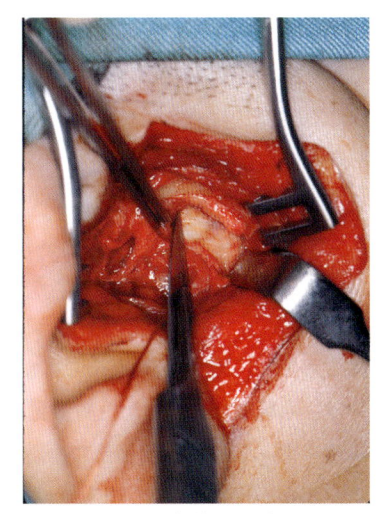

図 206　関節円板修正術（肥厚した円板の形態修正）

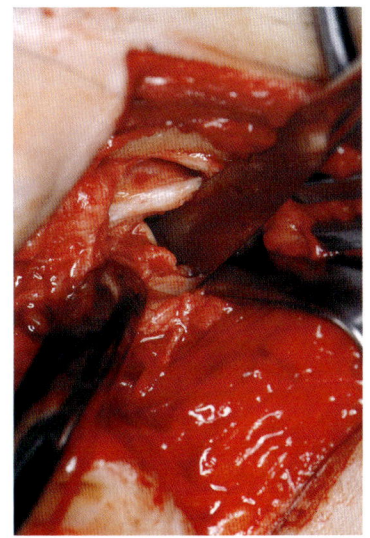

図 207　下顎頭形成術（下顎頭外側極付近の骨棘を削除する）

表8　**顎関節開放手術の分類**

（Ⅰ）顎関節部軟組織に対する術式
　1．関節円板形成術 meniscoplasty
　　1）関節円板整位術 Surgical disc repositioning
　　　i）円板後部結合組織縫縮術
　　　ii）円板固定術
　　2）関節円板修正術 Disc recontouring
　　3）関節円板修復術 Disc repair
　2．関節円板切除術 meniscectomy, discectomy
　　1）円板切除術単独
　　2）円板切除後中間挿入物を使用する術式
　　　i）暫間的に使用する術式
　　　ii）永久的に使用する術式
（Ⅱ）顎関節部硬組織に対する術式
　1．下顎窩形成術
　2．関節隆起形成術
　3．下顎頭形成術

付章Ⅲ

術後療法：関節開放手術は外側の関節包ないし滑膜組織に大きな侵襲を与え、血液・滑膜関門を破壊するため、適切な術後療法を実施しなければ関節癒着をきたすおそれがある。以下の各種療法を少なくとも 3 ～ 4 か月間継続する必要がある。

a. 軟食摂取を中心とする生活指導。

b. バイトスプリントによる関節負荷軽減療法。

c. 薬物療法（NSAIDs、筋弛緩薬、精神安定薬などの投与）。

d. 理学的療法（バイオフィードバック療法、経皮的電気刺激療法（TENS）、顎運動訓練ないし咀嚼筋訓練、温熱療法など）。

e. 治療成績：術後 2 年間以上経過した症例での改善率は 95% 前後、術後 1 年以上 2 年未満の症例では有効率 85% 前後である。

（柴田考典、永易裕樹）

❸ 顎関節強直症の手術 （図 208～215）

1）顎関節授動術

■皮膚切開：

- 耳前側頭アプローチ（temporal approach）：通常は広範な骨癒着があるので、それを切除するのに十分な術野を得るために側頭部より患部に至る。
- リスドン（Risdon）法：低位手術を行う際に下顎角下縁よりのアプローチ方法。

■骨切除

- 低位手術：関節周囲で広範に骨が癒着している場合には周囲の血管や神経走行に異常があるので、頭蓋底から離れた位置で骨を切除する。
- 高位手術：本来の顎関節部で癒着線維や骨を切除する。
- 筋突起が肥大延長しているときは切除する。

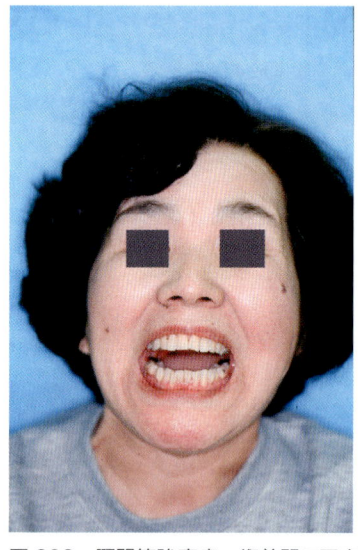

図 208　顎関節強直症、術前開口写真

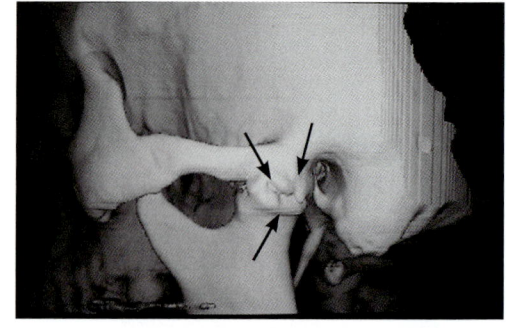

図 209　三次元 CT 画像、左側顎関節が骨性に癒着している（矢印）

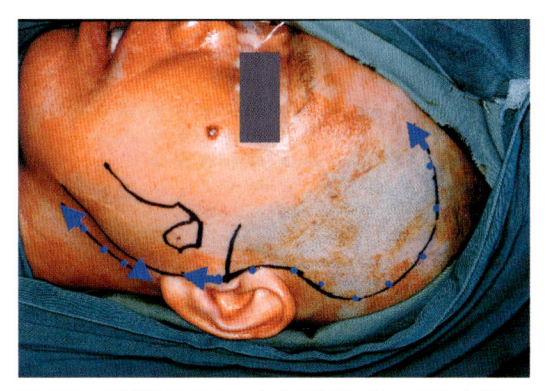

図210　顎関節強直症、皮膚切開線（青矢印と点線）

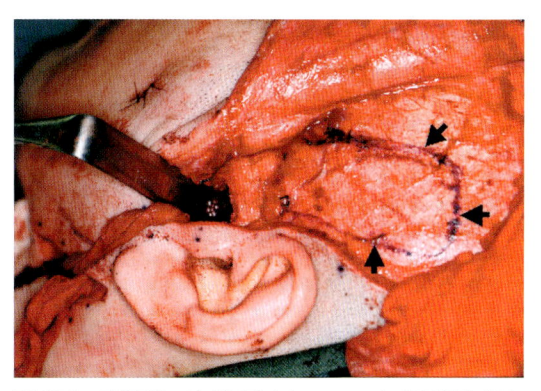

図211　関節部の骨が切除されている。矢印は関節部中間挿入物としての側頭筋

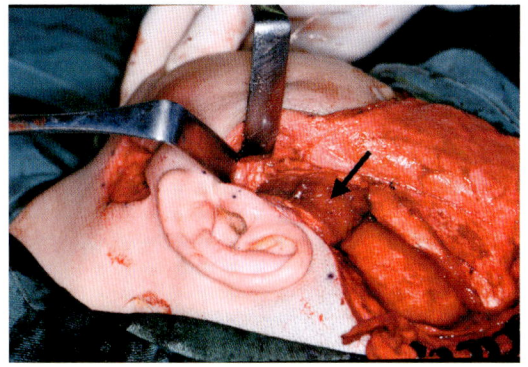

図212　側頭筋（矢印）が頬骨弓上で反転されて切除部に挿入されている

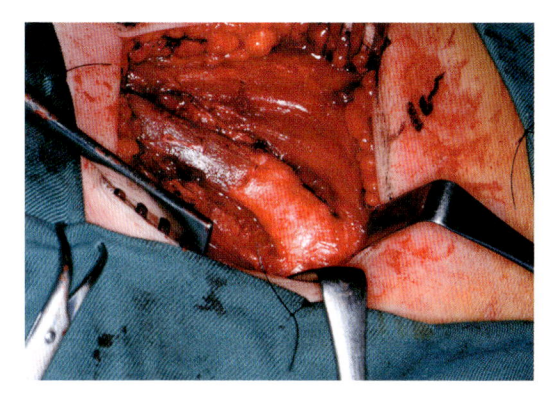

図213　関節突起の代わりとなる肋骨肋軟骨の採取

付章Ⅲ

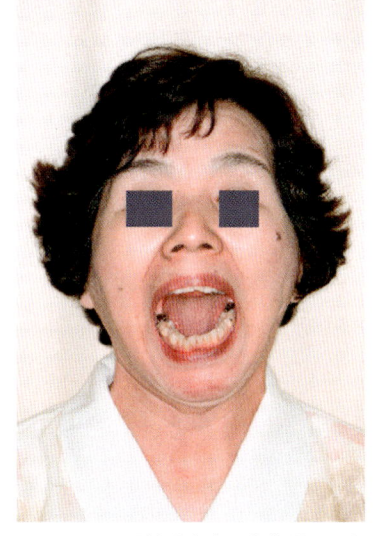

図214　顎関節強直症、術後開口写真

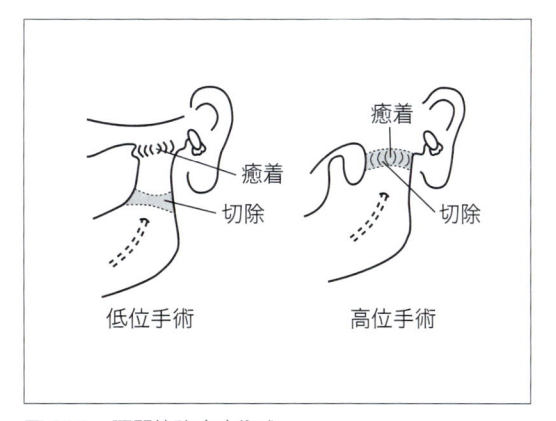

図215　顎関節強直症術式
顎関節授動術：癒着部を1〜2cm削除し、必要に応じて中間挿入物を挿入する

■顎関節の再建

- 広範な切除後、顎関節再建を行わないと咬合不全を招く。
- 下顎頭再建には肋骨肋軟骨が用いられることがある（下顎頭形成）。
- 中間挿入物としては、側頭筋膜、側頭筋および脂肪組織が用いられる。
- 以前はシリコンが用いられたが、現在では使用されない。
- 人工関節が用いられることもあるが、国内では一般的でない。

■術後の開口練習

- 術直後には開口域の増大が得られても、積極的に開口練習を行わないと再発をきたしやすい。

（栗田賢一）

❹ 咀嚼筋腱腱膜過形成症の手術 （図216〜219）

1）両側咬筋腱膜切除術および両側筋突起切除術

(1) アプローチ

- 口腔内アプローチ：通常は咬筋前縁相当部の粘膜切開後、頬筋を確認し、切離後脂肪被膜を正中側から外側に排除展開し、白色板状の咬筋腱膜に到達する。

(2) 咬筋腱膜切除術

- 板状の咬筋腱膜を台形状に切除する。反対側も同様に切除する。

(3) 筋突起切除術

- 下顎枝前縁を確認後、骨膜を切開し、下顎枝前縁部まで進展している白色の側頭筋腱を剥離し、筋突起前縁に骨孔を形成し、矯正用ワイヤーを挿入し、レシプロケーティング鋸で筋突起を骨切りし、切除する。

(4) 術後の開口訓練

- 術直後から冷罨法を施行し、約1週目から開口器による積極的な開口訓練を行う。

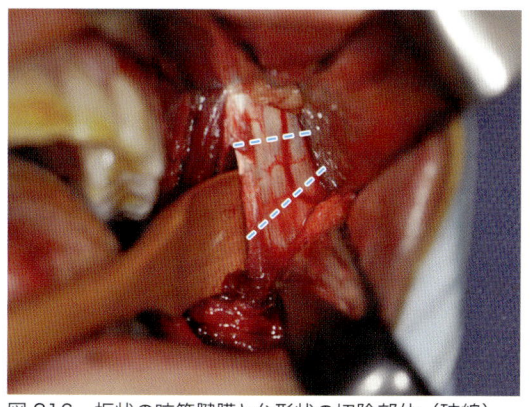

図 216　板状の咬筋腱膜と台形状の切除部位（破線）

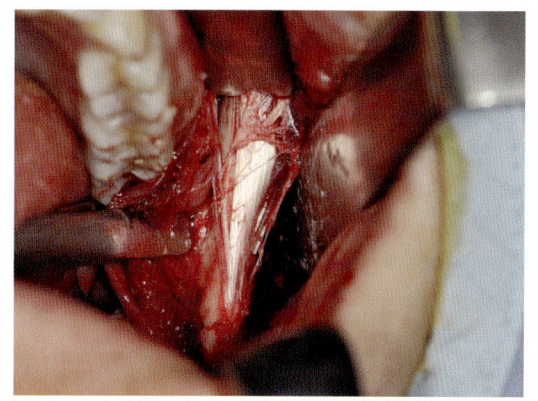

図 217　下顎枝前縁まで進展している側頭筋腱

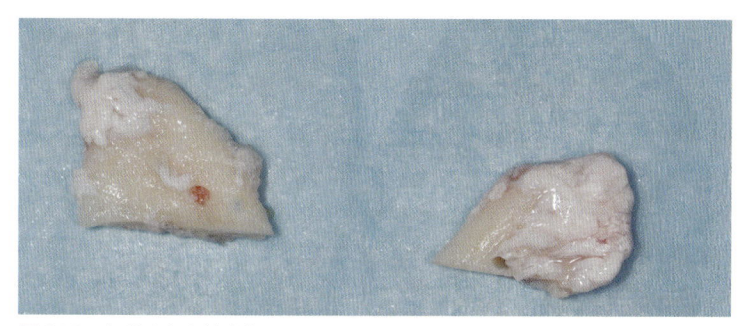

図 218　切除された筋突起

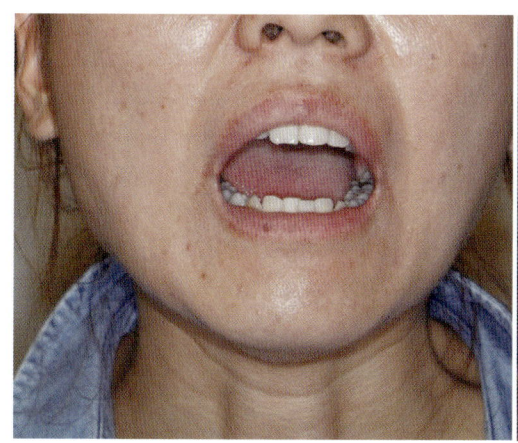 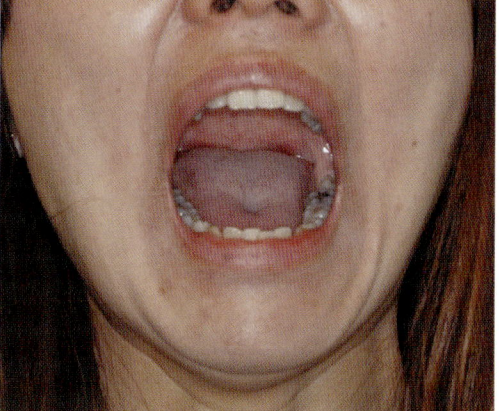

図 219　咀嚼筋腱腱膜過形成症（左：術前開口写真、右：術後開口写真）

（覚道健治）

1. 歯性感染症の診断と薬物療法

薬物療法

▶ 薬物による全身療法では、歯性感染症における抗菌薬療法と、その際の、もしくは治療に伴う痛みに対する消炎鎮痛薬が対象となる。

▶ まず、歯もしくは歯の周辺に痛みや腫脹を訴えて来院する症例の鑑別診断が必要である。

▶ 本当に感染症かどうかを種々の徴候から見極める必要がある　→　病歴の聴取→　感染症の診断→　病原体の検出、同定および薬剤感受性の把握を行うことである。

❶ 歯性感染症とは

歯性感染症を、その原因と炎症の進展程度から便宜的に4群に分けている（図1）。

I群：歯周組織炎

齲蝕から歯髄炎、さらに歯根膜炎から歯槽骨に炎症が存在し、ほとんどが原因歯の周囲の化膿性炎を示す。歯周病から辺縁性に炎症の拡大する場合もある。この群には抜歯後に生じた感染症も含む。（辺縁性歯周炎、根尖性歯周囲炎、歯槽膿漏、歯肉炎、歯肉膿瘍、歯根膜炎、歯槽骨炎、歯槽骨膜炎、歯槽膿瘍、抜歯後骨炎、抜歯後感染症など）

II群：歯冠周囲炎

下顎の智歯周囲炎を主とした炎症で、開口障害や嚥下痛を伴う軽症ないしは中等症の感染症である。不完全埋伏智歯の歯冠周囲にある慢性炎症が抵抗力の低下時に急性化したもの。上顎での発症頻度はきわめて低い。（智歯周囲炎、歯冠周囲炎など）。

III群：顎炎

下顎ばかりでなく上顎にも発症する。中等症ないしは重症の感染症である。

歯周組織ばかりでなく、隣接する組織へ波及している。（顎骨骨炎、顎骨骨膜炎、顎骨骨髄炎、顎骨周囲炎、急性顎炎など）。

IV群：顎骨周辺の蜂巣炎

顎骨周辺の組織隙に炎症が波及したもので、必然的に重症例となる。（口底蜂巣炎、頬部蜂巣炎など）。

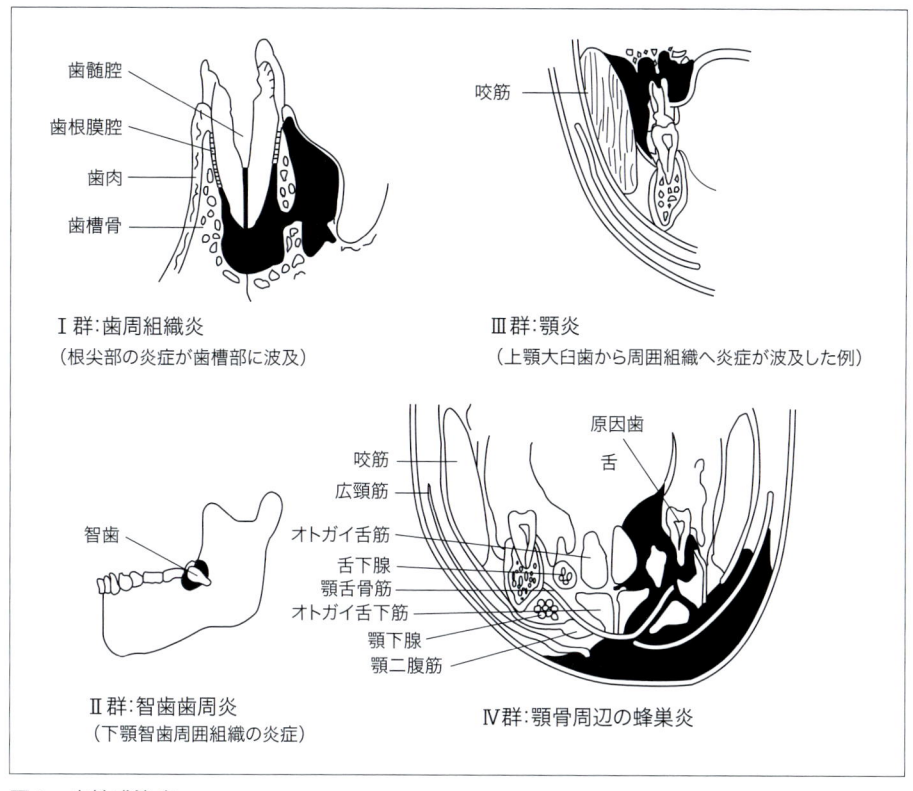

図1 歯性感染症

❷ 歯性感染症の特徴

- 歯性感染症は口腔常在菌が関与する内因性感染で、好気性グラム陽性球菌および嫌気性菌の複数菌感染症である。嫌気性菌感染症は一般に二相性感染で、好気性菌が感染し嫌気状態を作り、その後に、嫌気性菌が発育して膿瘍を形成する。
- 嫌気性菌は一般に発育が遅く培養に時間がかかるため、細菌同定検査の結果、感受性の結果が判明するまで時間がかかるため、**エンピリック治療**（原因微生物が確定する前に経験的に治療を開始する）が行われることが多い。
- 膿瘍腔には抗菌薬の移行がきわめて低いため、感染根管治療、膿瘍切開などの局所処置を併用することが重要である。

❸ 歯性感染症における主要起炎菌

- 歯性感染症閉塞膿瘍より分離頻度が高い菌種は、*Streptococcus* 属、*Prevotella* 属および *Peptostreptococcus* 属である。重症例の多い顎骨周囲の蜂巣炎では嫌気性菌の検出率が高い傾向である。

付章 Ⅳ

2. 歯性感染症の治療計画

❶ 初診時の状況把握

■歯性感染症が疑われた場合には、以下の手順で診断を進める（図２）

①現病歴。

②現症：局所の発赤、腫脹、疼痛、発熱、全身倦怠感、食欲不振など。

③原因歯の特定：エックス線検査（歯科用、オルソパントモ、CT など）。

　CT、MRI：特に Ⅲ群、Ⅳ群の感染症が疑われる場合に感染の部位の確認。

④臨床検査：ⅰ）白血球数；8,000/μL 以上。

　　　　　　ⅱ）CRP 値の上昇、赤沈の亢進。

　　　　　　ⅲ）膿汁から原因菌の検索。→　a. 病原体の検出、b. 使用する抗菌薬の感受性。

感受性測定法：ⅰ）**拡散法**（ディスク法など）—— 感受性、中間、耐性の３段階表示。

　　　　　　　ⅱ）**希釈法– MIC（最小発育阻止濃度）** が得られる。

　　　　　　　　　細菌の発育を阻止する最低の抗菌薬濃度 100 または

　　　　　　　　　1 μg/mL を基準にして２倍希釈濃度段階で表す。

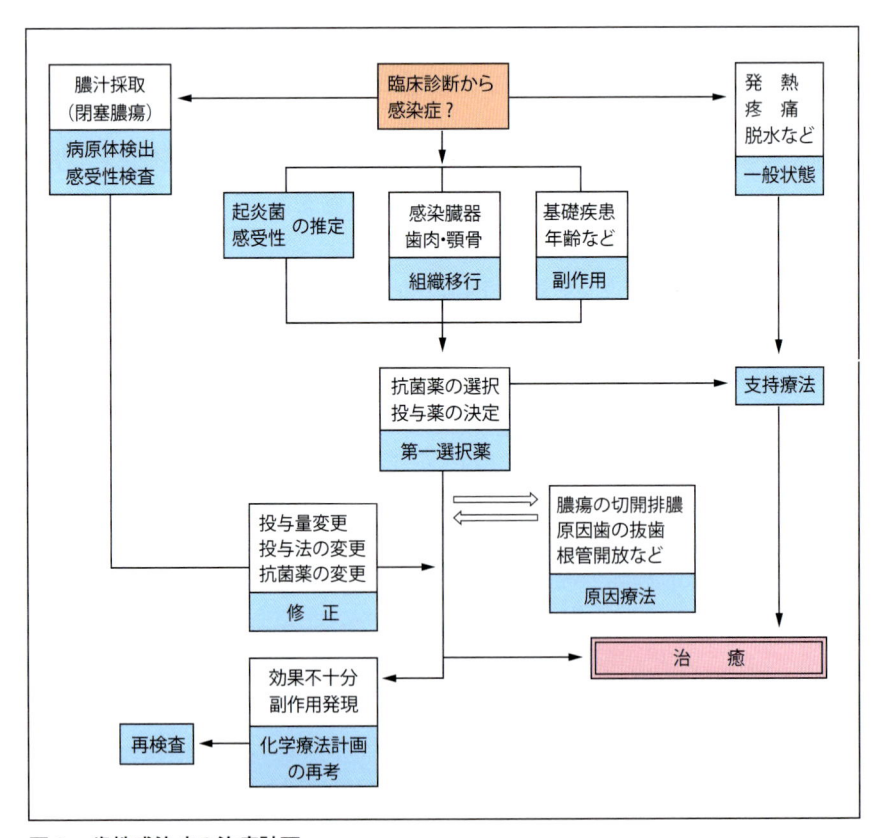

図2　**歯性感染症の治療計画**

3．抗微生物用抗菌薬の選択基準

❶ 歯性感染症への抗微生物用の抗菌薬選択方法（図3）

1）投与の方法から

- ▪ **内服投与**：一般的に外来患者に適応。
- ▪ **経静脈的**：一般的に１日２〜３回の投与になるので、外来患者では困難である。

2）重症度から

- ▪ **内服薬**：Ⅰ群・Ⅱ群の全般とⅢ群の一部の症例。
- ▪ **注射薬**：Ⅲ群の一部の症例、Ⅳ群のような重症例。

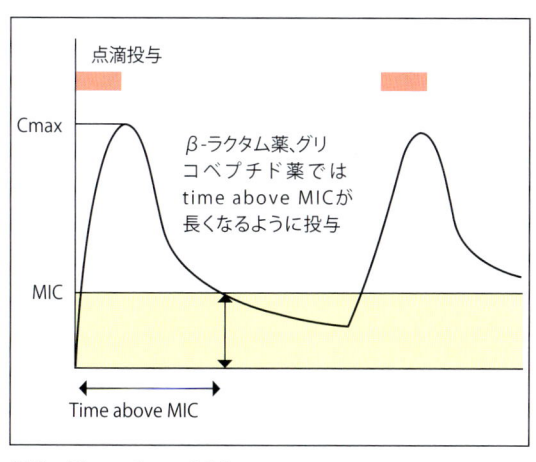

- ・実際に抗菌薬を投与したときの血中濃度のカーブ。

- ・ある原因菌 MIC 以上になってくる濃度では、血液中ではその菌は増殖せず、殺菌される。

- ・MIC より高い時間 **TAM（Time above MIC）** と β- ラクタム薬の臨床効果は比較的相関される。

- ・β- ラクタム薬は同じ１日量を投与する場合には、１日数回に分けて、MIC より高い時間を長くすると治療効果が期待できる。

図3　Time above MIC

❷ PK-PD 理論

- ▪ 抗菌薬の投与回数などの投与方法を検討する概念として PK-PD 理論がある。吸収、排泄などの薬物動態として主に用いられるのは抗菌薬の血中濃度推移で、**最高血中濃度（Cmax）、血中濃度一時間曲線下面積（AUC）**（図４）がある。AUC は、平均血中濃度が保たれた指標となる。抗菌力（薬物作用、PD）として主に用いられるのは**最小発育阻止濃度（MIC）**である。

1）PK-PD パラメータ

- a) **Time above MIC（TAM)**：抗菌薬投与後の血中濃度推移において MIC 以上の濃度が維持される時間である。
- b) **Cmax/MIC**：最高血中濃度を MIC で除した値である。
- c) **AUC/MIC**：24 時間の総 AUC を MIC で除した値である。

2）薬剤の投与間隔

a) Time above MIC（TAM）依存性薬物

ペニシリン系、セフェム系およびカルバペネム系薬物などの β- ラクタム薬が時間依存性薬物で

付章 Ⅳ

ある。

TAM が４時間で、投与時間間隔が８時間の場合、Time above MIC 50％時間となる。

細菌増殖抑制効果が得られる TAM はペニシリン系薬 30％時間以上、セフェム系薬 40％時間以上が望ましい。

半減期が長い CTRX（ロセフィン）を除いて β- ラクタム薬の血中半減期は１時間程度である。

b）AUC ／ MIC 依存性薬物

キノロン系薬物およびアミノグリコシド系薬物および半減期の長いマクロライド系薬 Azithromycin（アジスロマイシン水和物、AZM）は AUC ／MIC 依存性薬物である。

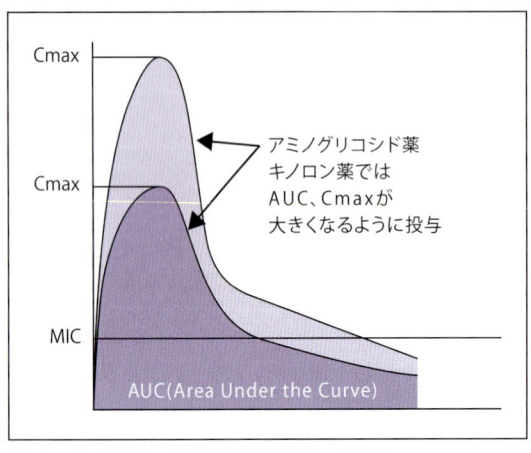

・濃度依存性薬物のアミノグリコシド、ニューキノロン系では濃度の高いほうが殺菌力が高くなる。

・同じ１日量の投与では２回より１回投与量のほうが効果的。

・投与回数を減らして１回の投与量を増やし、Cmax（最高血中濃度）を高くした方が効果的。

図 4　血中濃度ー時間曲線下面積（AUC）

❸ 生物学的利用能（バイオアベイラビリティ）

- バイオアベイラビリティとは、人体に投与された薬物のうち、どれだけの量が全身に循環するのかを示す指標。生物学的利用能ともいわれる。薬物が静脈内に直接投与される場合、バイオアベイラビリティは 100％になる。

- たとえば、経口セフェム系薬およびペニシリン薬の生物学的利用能（バイオアベイラビリティ）では、cefaclor（セファクロル、CCL）および Ampicillin（アンピシリンナトリウム、ABPC）は高く、多くの経口 β- ラクタム薬のバイオアベイラビリティは常用量を服薬後の血中濃度が高い。

❹ 抗微生物用の抗菌薬選択の基本となる基準（表１）

①グラム染色、迅速検査などを用いて、できるかぎり起因菌を推定する。

②感受性を有する薬物を選択する。

③可能なかぎり狭域スペクトラムの薬物を選択し、広域スペクトラム薬物によりエンピリック治療は限定した症例のみに実施する。

④ TDM や PK-PD に基づいて適切な用法用量で投与する。

1）起炎菌の推定と良好な感受性

- 急性の歯性感染症巣から検出される最近の動向を知っていなければならない。

- 使用頻度が高いと、抗菌薬の耐性獲得などにより、時代により変化する。

2）良好な組織移行（病巣への移行性）

■抗菌薬の病巣内への移行濃度は MIC 以上であることが望ましい

- 組織移行は多くの因子が関与しているので複雑であるが、基本的には

血中に停滞する時間が長い薬ほど
タンパク結合率が低い薬ほど　　　　　　}　血管外への分布が良好である。

- 例：血中移行が比較的高い ── β‑ラクタム系（ペニシリン系）

　　　　　　　　　　　　　　　　　　──▶ 心疾患症例の術前投与

　　　　　組織移行が高い ────── マクロライド系、ニューキノロン系

　　　　　　　　　　　　　　　　──▶ より多くの局所移行を求める場合

表1　抗微生物用の抗菌薬の作用からみた殺菌性抗菌薬と
静菌性抗菌薬

殺菌性抗菌薬	静菌性抗菌薬
ペニシリン系 セフェム系 カルバペネム系 アミノグリコシド系 ホスホマイシン グリコペプチド系	マクロライド系 テトラサイクリン系 リンコマイシン クロラムフェニコール クリンダマイシン

3）副作用が少ないこと

■薬物治療モニタリング（Therapeutic Drug Monitoring：TDM ）

- 臨床薬物動態学の観点から血中の薬物濃度を測定して治療方針を決め、薬物の治療効果や副作用を確認しながら、適切な薬物投与を行う方法。
- 対象となる抗菌薬は、安全性、有効性の面から考慮され、一般臨床におい ては、注射用バンコマイシン（VCM）、テイコプラニン（TEIC）、アミノグリコシド系薬、ボリコナゾール（VRCZ）である。
- 対象薬物を一定期間以上投与する場合に適応となる。特に以下の症例に おいて TDM が必要となる。
  1）高用量投与患者。
  2）腎機能低下／透析患者、血行動態が不安定な患者において腎排泄型抗菌薬（グリコペプチド系薬、ア ミノグリコシド系薬）を使用する場合。
  3）感染症が重篤な場合。また抗菌薬による毒性が疑われた場合や臨床効果不良例、熱傷、新生児、乳児、小児、妊婦、高齢者、相互作用のある薬剤使用時。

4）選択すべき抗菌薬

（1）第一選択経口薬

①（Ⅰ群またはⅡ群：軽症から中等症）

- 膿瘍を形成している症例では切開などの消炎処置を行う。
- amoxicillin hydrate （アモキシシリン水和物、AMPC）1回 250mg を 1 日 3 ～ 4 回（小児は細粒を 1 日 20 ～ 40mg を 3 ～ 4 回に分割）服用する。

付章 Ⅳ

- ペニシリンアレルギーがある場合は、Clindamycin（クリンダマイシンリン酸エステル、CLDM）1回150mgを6時間ごとに（小児は1日15mg/kgを3〜4回に分割）、またはAzithromycin（アジスロマイシン水和物、AZM）1回500mgを1日1回3日間服用する。（小児は適応なし）

② （Ⅲ群またはⅣ群：重症）

- 重症の歯性感染症では、β-ラクタマーゼ産生嫌気性菌に注意が必要である。amoxicillin hydrate（アモキシシリン水和物、AMPC）1回500mgを1日3回（小児は1日40mg/kg分3）またはsultamicillin（スルタミシリントシル酸塩水和物、SBTPC）1回375mgを1日2〜3回服用する。（小児は適応なし）
- ペニシリンアレルギーのある場合は、sitafloxacin（シタフロキサシン水和物、STFX）1回100mgを1日2回服用する。

（2）第二選択経口薬

- 炎症の進行期でペニシリン系薬およびセフェム系薬の効果が認められないときは、β-ラクタマーゼ産生菌種を考慮し、sitafloxacin（シタフロキサシン水和物、STFX）1回100mgを1日2回（小児は適応なし）、faropenem（ファロペネムナトリウム、FRPM）1回150〜200mgを1日3回服用する。（小児は細粒を1日5mg/kg分）

4．使用する抗微生物用の抗菌薬の問題点

▶ 抗菌薬選択時に薬物耐性が少ないものを選ぶのは当然であるが、長期にわたる無計画な抗菌薬投与により、新たに耐性菌を産生してしまうことへの注意もしなければならない。

❶ 薬物耐性とは

- 感受性試験：抗菌薬が細菌の発育を抑制する濃度を調べる方法をいう。
- この結果は、菌株の発育を抑制する**最小発育阻止濃度（MIC：minimum inhibitory concentration）**、菌を殺菌する**最小殺菌濃度（MBC：minimum bactericidal concentration）**で比較する。
- 耐性菌は抗菌薬感受性試験の結果、図5の左の峰のMICの低い集団とそこから外れたMICを表す集団が検出される。
- MICの低い集団　————　感受性菌。
- 高濃度のMICを示す集団　—　耐性菌がみられる。
- 検出菌に対する数種の抗菌薬に対するMICが及ぶ範囲を抗菌スペクトラムと

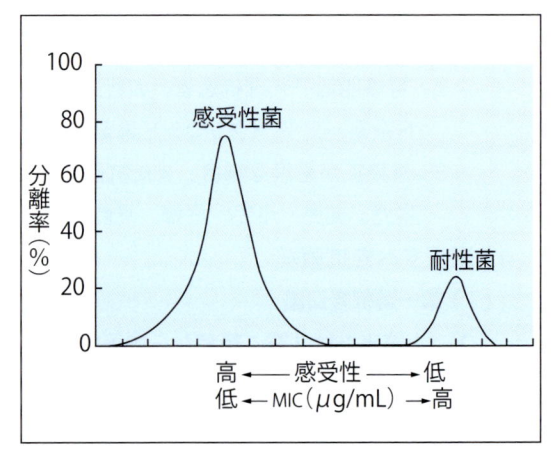

図5　MIC 分布

いう。

- 耐性菌は感受性菌と異なった表現型を示す。表現型は遺伝子の質や量、あるいはその調節機構を反映した結果である。

❷ 耐性菌の歴史（表2）

- 1950 年以降、サルファ剤や抗生物質の開発に伴い、耐性菌が増加し、耐性菌による感染症も惹起されるようになった。

表2　現在、問題となっている主な耐性菌

グラム陽性菌	・メチシリン耐性黄色ブドウ球菌（MRSA） ・グリコペプチド耐性表皮ブドウ球菌 ・ペニシリン耐性肺炎球菌（PRSP） ・バンコマイシン耐性腸球菌（VRE）
グラム陰性菌	・メタロ β-ラクタマーゼ産生菌（緑膿菌、セラチアなど） ・基質拡張型 β-ラクタマーゼ産生菌：ESBL（大腸菌、肺炎桿菌など） ・AMPC 型 β-ラクタマーゼ産生菌（大腸菌、セラチア、緑膿菌、エンテロバクター） ・β-ラクタマーゼ非産生アンピシリン耐性インフルエンザ菌（BLNAR） ・キノロン耐性淋菌
抗酸性菌	・多剤耐性結核菌

❸ MRSA（メチシリン耐性ブドウ球菌）

- ４類感染症（最寄りの保健所に届け出）である。
- 疫学的特徴：大規模病院、老人病院に多い（長期の抗菌薬使用例、慢性難治性皮膚疾患、ICU 入室者、脳血管疾患、嚥下性肺疾患、老人など）。
- 病原体：メチシリン耐性ブドウ球菌が患者の唾液、喀痰、膿汁、便、まれに尿を介して感染する。
- 対応：VCM（バンコマイシン）に感受性、ただし最近では VCM の乱用により VCM 耐性 MRSA が出現している。

❹ 薬物耐性の機序

- 薬物耐性の機構は以下の様式がいわれている。
  ①薬物が菌の表面から菌体内に透過できなくなり、作用点に到達できなくなる。
  ②薬物を分解する酵素あるいは化学的修飾を行う酵素を産生するようになる。
  ③薬物の作用点（酵素タンパクあるいはリボゾームタンパク）が構造的に変化し、薬物の阻害作用を受けなくなる。
  ④薬物により阻害を受ける代謝経路に副経路（バイパス）をつくるか、または薬物の拮抗物質を増産する。
- 臨床株ではこの機構を２つ以上もつものもあり、その薬物によりどの機構で薬物の抗菌力が失われるかは異なる。

付章 Ⅳ

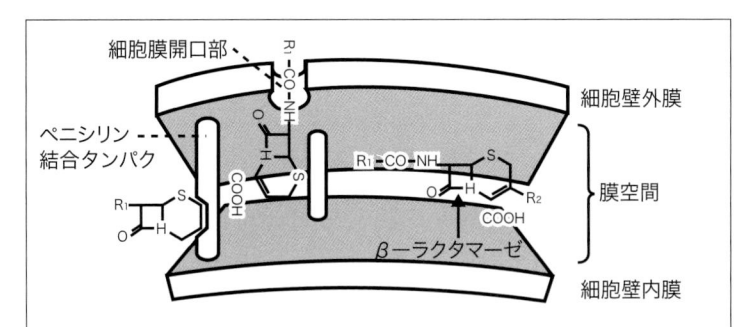

細菌に対してβ-ラクタム系抗生物質が有効であるためには、まず抗生物質が細胞壁を通り抜ける必要がある。ついで、膜と膜との間において、β-ラクタマーゼに破壊されずに、細胞壁を保つために必要であるペニシリン結合タンパクに抗生物質が結合する。グラム陽性球菌では、セファロスポリンは細胞壁を問題なく通り抜ける。緑膿菌は、数種のβ-ラクタマーゼを有し、通り抜けた抗生物質を不活性化してしまう。

図6　β-ラクタム系抗菌薬の作用機序
（島田馨, 他編：感染症学, 医学書院, 東京, 1991 より引用）

■ β-ラクタム系抗菌薬の薬物耐性（図6、7）

- 細菌の細胞壁はムレイン（ペプチドグリカン）の網目構造でできている。β-ラクタム系抗菌薬の作用点はムレイン中の多糖体直鎖につながっているペプチド鎖を結合することにより多糖体直鎖同士をつなぎ合わせて網目構造を完成させている酵素群で、別名ペニシリン結合タンパク群（PBPs）とも呼ばれている。
- グラム陽性菌：外膜をもたない ― 外膜透過性低下による耐性化機序とは無関係。
- β-ラクタム環開裂酵素 β-ラクタマーゼの産生 ⎫
- ペニシリン結合タンパクの変化　　　　　　　　 ⎬ の二様式で耐性化する。

MRSA

- メチシリン、セファゾリンなどの β-ラクタム系抗菌薬の作用を受けずに、新しいペニシリン結合タンパク（PBP 2'）が遺伝的に産生されることがわかった。

■マクロライド系抗菌薬（図7）

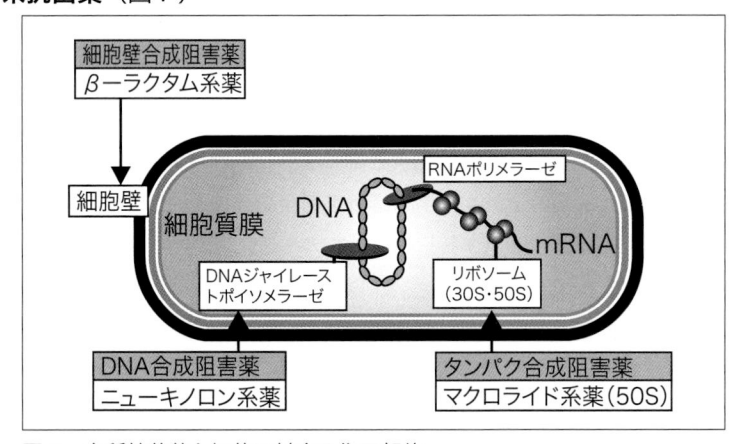

図7　各種抗菌薬と細菌に対する作用部位
（戸塚恭一：Medical practice 18（8）：1244, 2001 より引用一部改変）

- マクロライドに対する耐性は作用点である 50S- リボソームの亜粒子 23S RNA の変化によると考えられている。

■薬剤耐性因子の伝達

- 薬剤耐性遺伝子を乗せた R プラスミド（薬剤耐性因子）という小さな環状 DNA 分子が、菌の接合によって菌から他の菌に移動することにより伝達される。

5. 治療前後の患者管理

❶ 一般療法とは

- 一般療法とは感染に関与した微生物に特異的な化学療法と異なり、宿主の状態の改善や臨床症状の緩和を目的とする。
- 分類
  ⅰ）一般療法：栄養、安静と精神状態を含め宿主の全身管理。
  ⅱ）対症療法：感染症により生じた自・他覚症状に対する治療。
  ⅲ）外科的療法：感染病巣そのものの除去と膿汁排出のための切開排膿術の施行。

❷ 一般療法

1）栄養の保持

■低栄養時には免疫力の低下（特に細胞性免疫の低下）が考えられる。

- 好中球・マクロファージなどの貪食細胞の機能低下

■栄養の指標：血清アルブミン値

■対策

- 発熱・疼痛で食欲不振時 ── 摂食しやすく、消化の良い食物の摂取を行う。
- 発熱・疼痛時 ──────── NSAIDs で痛みおよび熱発を抑える。
- 高度な食欲不振や嘔吐時 ── 中心静脈栄養の選択。

2）内因感染の予防

3）安静、保温、清潔など

❸ 対症療法

1）疼痛、発熱に対する療法

■抗炎症薬の使用は慎む

- 感染症に伴う炎症反応を抑制することは、炎症反応そのものが生体側の抗微生物反応の現れなので、薬による抑制は感染症病像の修飾による原疾患診断の困難化と治癒の遅延をもたらす。
  ──▶ 高熱による体力の消耗を抑えるため、また、痛みを和らげる程度に解熱鎮痛薬を用い

る ― 非ステロイド性抗炎症薬（NSAIDs）[注1] の屯用（表3）。

- 主として酸性消炎鎮痛薬が使われる。

表3 歯科で用いられている非ステロイド性消炎鎮痛薬の分類

	分類	一般名
解熱鎮痛薬	ピラゾロン系（ピリン系）	スルピリン、ミグレニン
	アニリン系（非ピリン系）	アセトアミノフェン、シメトリド・無水カフェイン配合剤
酸性消炎鎮痛薬	サリチル酸系	ジフルニサル
	アントラニル系	メフェナム酸、フルフェナム酸アルミニウムなど
	アリール酢酸系	インドメタシン、ジクロフェナクナトリウム、アンフェナクナトリウム、フェンブフェンなど
	プロピオン酸系	イブプロフェン、ナプロキセン、フルルビプロフェン、ロキソプロフェンナトリウム、ケトプロフェン、アルミノプロフェン、ザルトプロフェンなど
	オキシカム系	ピロキシカム、アンピロキシカム、ロルノキシカムなど
	ピラゾロン系	ケトフェニルブタゾン
塩基性消炎鎮痛薬		塩酸チアラミド、塩酸チノリジン、エピリゾールなど

注1 **非ステロイド性抗炎症薬**（**NSAIDs**：nonsteriodal anti-inflammatory drugs）
・副腎皮質ステロイド薬以外の抗炎症作用をもつ薬物群の総称で、世界中で最もよく使われている薬のひとつである。
①作用
・抗炎症作用、鎮痛作用、解熱作用がある。
・抗炎症作用はシクロオキシナーゼ（COX）阻害作用による。塩基性非ステロイド性抗炎症薬にはこの作用がない。
・鎮痛作用はプロスタグランジン（PG）産生を抑制することにより、疼痛閾値を上げることによる。
②適応
・疼痛性疾患：歯髄炎や智歯周囲炎などの炎症や外傷、術後の疼痛。
・運動器疾患：変形性関節症、関節リウマチ、頸肩腕症候群など。
・発熱：各種感染症による発熱など。
③副作用
・副作用で一番多いのは胃腸障害（3～15%）である。
・重要な副作用は腎障害、肝障害、出血傾向である。こうした疾患患者や高齢者への投与には注意をする。また、長期投与は肝障害を起こす可能性を予期し、妊婦への投与はできるだけ避ける。
④投与法
・胃腸障害を起こす可能性が高いので、食後投与を原則とする。
・本剤は疾患の原因に対しては無効であり、症状を軽減する治療法（対症療法）である。

2）水分、電解質の補給

- 脱水 ―――― 発熱、発汗による。
- 脱水は水分ばかりでなく、電解質異常もきたすので、Na、K、Cl などを測定しバランスを改善する必要がある。

❹ 外科的療法

- 外科処置の必要性：感染病巣が深部にある場合や、血行の乏しい病巣が形成されている場合は抗菌薬が十分到達しないために外科処置が必要になる。特に嫌気性菌が主体の際は必須である。
- 切開、排膿あるいは感染巣の除去 ―――― ドレーンの設置。
- 減圧と膿瘍腔の清浄化、死腔形成を回避するために広く切開する。顔面や頸部では審美的な考慮も必要である。

付章 IV

6．抗微生物用の抗菌薬

❶ 抗微生物用の抗菌薬の分類と特徴（表4）

表4　抗微生物用の抗菌薬

分　類	亜分類		薬品名 （一般名）	薬物動態・ 薬力学
β‐ラクタム系薬	ペニシリン系薬	ペニシリン系	ペニシリンG（PCG・DBECPCG） アンピシリン（ABPC） バカンピシリン塩酸塩（BAPC） レナンピシリン塩酸塩（LAPC） シクラシリン（ACPC） アモキシシリン水和物（AMPC） ピブメシリン（PMPC） アスポキシシリン水和物（ASPC） クロキサシリン（MCIPC） メチシリン（DMPPC） タランピシリン塩酸塩 ピペラシリン（PIPC）	時間依存型
		複合ペニシリン系薬	アンピシリン・クロキサシリン （ABPC/MCIPC）	時間依存型
	セフェム系薬	第一世代	セファゾリン（CEZ） セファロンチン（CET） セファレキシン（CEX） セファトリジン（CFT） セフロキサジン（CXD） セファクロル（CCL） セファドロキシル（CDX）	時間依存型
		第二世代	セフォチアム（CTM ア） セフメタゾールナトリウム（CMZ） セフブペラゾン（CBPZ） セフロキシム・アキセチル（CXM-AX）	時間依存型
		第三世代	セフジニル（CFDN） セフジトレン・ピボキシル（CDTR-PI） セフテラム・ピボキシル（CFTM-PI） セフポドキシム・プロキセチル （CPDX-PR） セフカペン・ピボキシル（CFPN-PI） セフォタキシム（CTX） セフトリアキソンナトリウム水和物 （CTRX）# セフォペラゾン（CPZ）** セフメノキシム（CMX） セフタジジム（CAZ） セフチブテン（CETB） セフィキシム（CETB） セフォジジム（CDZM） セフチゾキシム（CZX） セフピラミドナトリウム（CPM）	時間依存型
		第四世代	セフピロム（CPR） セフォゾプラン（CZOP） セフェピム（CFPM）	時間依存型

作用機序	作　用	有害事象	代謝・排泄	備　考
細胞壁合成阻害	殺菌的	アナフィラキシーショック	腎排泄	
細胞壁合成阻害	殺菌的			
細胞壁合成阻害	殺菌的	アナフィラキシーショック	腎排泄	
細胞壁合成阻害	殺菌的			
細胞壁合成阻害	殺菌的			＃腎・胆道両方排泄 ＊＊肝・胆道排泄
細胞壁合成阻害	殺菌的			

表4　抗微生物用の抗菌薬（次ページへつづく）

付章 Ⅳ

表4　抗微生物用の抗菌薬（つづき）

分　類	亜分類		薬品名 （一般名）	薬物動態・ 薬力学
	セフェマイシ系薬		セフォキシチン（CFX） セフォテタン（CTT）	時間依存型
	オキサセフェム系薬		ラタモキセフ（LMOX） フロモキセフ（FMOX）	時間依存型
	ペネム系薬		ファロペネム他トリウム水和物（FRPM）	時間依存型
	カルバペネム薬		イミペネム・シラスタチン（IPM/CS） パニペネム・ベタミプロン（PAPM/BP） メロペネム水和物（MEPM） ビアペネム（BIPM） ドリペネム（DRPM） テビペネム（TBPM）	時間依存型
	β-ラクタマーゼ 阻害薬配合剤	β-ラクタマーゼ阻害剤配合 ペニシリン系薬	アンピシリン・スルバクタム 　（ABPC/SBT） アモキシシリン・クラブラン酸 　（AMPC/CVA） ピペラシリン・タゾバクタム 　（PIPC/TAZ）	時間依存型
		β-ラクタマーゼ阻害剤配合 セフェム系	セフォペラゾン・スルバクタム 　（CPZ/SBT）	時間依存型
	モノバクタム系		アズトレオナム（AZT）	時間依存型
アミノグリコシド系薬			カナマイシン硫酸塩（KM） 硫酸ストレプトマイシン（SM） フラジオマイシン（FRM） ゲンタマイシン硫酸塩（GM）* フラジオマイシン硫酸塩（FRM） トブラマイシン（TOB）* アミカシン硫酸塩（AMK）	濃度依存型
			アルベカシン（ABK）* アストロマイシン（ASTM） イセパマイシン硫酸塩（ISP） ベカナマイシン（AKM） ジベカシン硫酸塩（DKB） ミクロノマイシン（MCR） ネチルマイシン（NTL） リボスタマイシン（RSM） シソマイシン（SISO） スペクチノマイシン（SPCM）	
マクロライド系薬	14員環マクロライド		エリスロマイシン（EM） クラリスロマイシン（CAM）# ロキシスロマイシン（RXM）	時間依存型
	含窒素15員環マクロライド		アジスロマイシン水和物（AZM）	時間依存型
			ジョサマイシン（JM） スピラマイシン（SPM） ミデカマイシン酢酸エステル（MDM） ロキタマイシン（RKM） キタサマイシン（LM）	時間依存型
リンコマイシン系薬			リンコマイシン塩酸塩水和物（LCM） クリンダマイシン塩酸塩（CLDM）	時間依存型

作用機序	作 用	有害事象	代謝・排泄	備 考
細胞壁合成阻害	殺菌的			
細胞壁合成阻害	殺菌的			
細胞壁合成阻害	殺菌的			
細胞壁合成阻害	殺菌的			
細胞壁合成阻害	殺菌的			
細胞壁合成阻害	殺菌的			
細胞壁合成阻害	殺菌的	皮膚異常、肝障害	腎排泄	
タンパク合成阻害	殺菌的	腎障害、聴力障害、神経系障害	腎排泄	*TDM
タンパク合成阻害	静菌的	肝障害	肝・胆道排泄	#腎・胆道両方排泄
タンパク合成阻害	静菌的			
タンパク合成阻害	静菌的			
タンパク合成阻害	静菌的	肝障害	肝・胆道排泄	

付章 IV

表4　抗微生物用の抗菌薬（次ページへつづく）

表4　抗微生物用の抗菌薬（つづき）

分　類	亜分類		薬品名 （一般名）	薬物動態・ 薬力学
テトラサイクリン系薬			テトラサイクリン（TC） オキシテトラサイクリン（OTC） デメチルクロルテトラサイクリン 　（DMCTC） ドキシサイクリン塩酸塩水和物 　（DOXY）＊＊ ミノサイクリン塩酸塩（MINO）＊＊	時間依存型
クロラムフェニコール系薬			クロラムフェニコール（CP）	時間依存型
キノロン系薬	ピリドンカルボン酸系		ナリジクス酸（NA） ピロミド酸（PA） ピペミド酸（PPA）	濃度依存型
ニューキノロン 系薬	第3世代キノロン：フルオロキノロン		ノルフロキサシン（NFLX） エノキサシン（ENX） オフロキサシン（OFLX）＃ シプロフロキサシン（CPFX）	濃度依存型
			トスフロキサシン酸塩水和物（TFLX） 塩酸ロメフロキサシン（LFLX） レボフロキサシン水和物（LVFX） フレロキサン（FLRX）	
	第4世代キノロン：エイトメトキシキノロン		スパルフロキサシン（SPFX） モキシフロキサシン（MFLX） ガレノキサシン（GRNX） シタフロキサシン（STFX）	濃度依存型
グリコペプチド系薬			バンコマイシン（VCM）＊ テイコプラニン（TEIC）＊	時間依存型
環状ポリペプチド系薬			ダプトマイシン（DPT）	濃度依存型
ホスホマイシン系			ホスホマイシンカルシウム（FOM）	時間依存型
オキサゾリジノン系			リネゾリド（LZD）	時間依存型
その他			リファンピシン（RFP） ST合剤（SMX,SMZ/TMP） メトロニダゾール（MNZ, MTZ）	時間依存型

注1：以前適応を有していた抗菌薬で、有害事象から販売停止となった薬物は掲載していない。

注2：＊TDM：使用にあたって患者の薬物血中濃度を測定し、薬物動態学的な解析をもとに最適な薬用量、投与法を設定する必要のあることを示す。

注3：＊＊肝・胆道排泄：例外を示す。

注4：＃腎・胆道両方排泄：例外を示す。

作用機序	作　用	有害事象	代謝・排泄	備　考
タンパク合成阻害	静菌的	消化器障害、肝障害	腎排泄	＊＊ 肝・胆道排泄
タンパク合成阻害	静菌的	骨髄抑制	肝・胆道排泄	
DNA 合成阻害	殺菌的	神経系障害	腎排泄	＃腎・胆道両方排泄
DNA 合成阻害	殺菌的			
DNA 合成阻害	殺菌的			
細胞壁合成阻害	殺菌的	腎障害、聴力障害	腎排泄	＊TDM
細胞膜の破壊	殺菌的	CPK 上昇	腎排泄	
細胞壁合成阻害	殺菌的	肝障害	肝・胆道排泄	
タンパク合成阻害	静菌的	骨髄抑制、肝障害	腎・胆道両方排泄	
RNA 合成阻害 核酸合成阻害 DNA 合成阻害	殺菌的	肝障害、アナフィラキシーショック 末梢神経障害	肝・胆道排泄 腎・胆道両方排泄　肝・胆道排泄	

（柴田考典、永易裕樹）

付章 IV

541

7．抗炎症薬

❶　抗炎症薬、消炎鎮痛薬の分類（表5）

表5　抗炎症薬、消炎鎮痛薬の分類

	種類	分類	薬品名
副腎皮質ステロイド薬	鉱質コルチコイド		酢酸フルドロコルチゾン
	糖質コルチコイド	コルチゾン・ヒドロコルチゾン製薬	コハク酸ヒドロコルチゾンナトリウム 酢酸コルチゾン／酢酸ヒドロコルチゾン ヒドロコルチゾン／リン酸ヒドロコルチゾンナトリウム
		プレドニン・プレドニゾロン製薬	コハク酸プレドニゾロンナトリウム／酢酸ハロプレドン／酢酸プレドニゾロン／ブチル酢酸プレドニゾロン／プレドニゾロン／リン酸プレドニゾロンナトリウム
		メチルプレドニゾロン製薬	コハク酸メチルプレドニゾロンナトリウム 酢酸メチルプレドニゾロン／メチルプレドニゾロン
		トリアムシノロン製薬	酢酸トリアムシノロン／トリアムシノロン／トリアムシノロンアセトニド
		デキサメタゾン製薬	酢酸デキサメタゾン／デキサメタゾン パルミチン酸デキサメタゾン
		ベタメタゾン製薬	リン酸ベタメタゾンナトリウム
		パラメタゾン製薬	酢酸パラメタゾン
		配合薬	ベタメタゾン・D-マレイン酸クロフェラミン
非ステロイド抗炎症薬	酸性非ステロイド薬	サリチル酸系製薬	アスピリン／アスピリン・アスコルビン酸 アスピリン・ダイアルミネート／アスピリンDL-リジン
	カルボン酸系	アントラニル酸系製薬	メフェナム酸／フクロタフェン フルフェナム酸／トルフェナム酸
		プロピオン酸	イブプロフェン／ザルトプロフェン ケトプロフェン／オキサプロシン フルルビプロフェン／アミノプロフェン チアプロフェン酸／プラノプロフェン ナプロキセンナトリウム／フェノプロフェンカルシウム／ ロキソプロフェンナトリウム
		フェニル酢酸	ジクロフェナクナトリウム／アンフェナクナトリウム アルクロフェナクナトリウム／フェンブフェン
		インドール酢酸	インドメタシン／アセメタシン／ジフルニサル
		ヘテロ環酢酸	トルメチンナトリウム
	エタノール酸系	オキシカム	ピロキシカム／テノキシカム／アンピロキシカム
	中性（COX-2阻害薬）	コキシブ	セレコキシブ
	塩基性非ステロイド薬		エモルファゾン／塩酸チアラミド／塩酸チノリジン／メペリゾール

（覚道健治、大西祐一）

8．抗悪性腫瘍薬

▶ 悪性腫瘍に対する薬物療法は殺細胞薬、分子標的治療薬、およびホルモン薬を用いた治療の総称である。頭頸部領域の悪性腫瘍に対する薬物療法では殺細胞薬を用いた化学療法と分子標的薬による治療が行われている。

❶ 悪性腫瘍に対する化学療法

頭頸部領域の悪性腫瘍に対する化学療法の臨床的な位置づけには以下のものがある。

1）進行がんなどに対する化学療法
- 他に効果的な治療方法が無い進行した悪性腫瘍に対して実施される化学療法であり、生存期間の延長や症状の緩和、QOL の向上などを目的として行われる。

2）術後補助化学療法
- 外科的切除や放射線照射によって根治的治療が行われた後に化学療法を行うことで、治癒率を向上させるために行われる。

3）術前化学療法
- 進行がんに対し、外科的切除や放射線照射の前に実施される化学療法を術前補助化学療法という。
- 切除不能な進行症例に対して化学療法を行うことでがんを縮小させて切除を可能にする、あるいは正常組織を機能温存することなどを目的として行われる。

4）化学放射線療法
- 放射線と化学療法を同時または順次に行う治療である。
- 薬剤には放射線増感作用を有するフルオロウラシル（5-FU）や CDDP が使用されている。

❷ 抗悪性腫瘍薬の分類

悪性腫瘍薬は作用機序や化学的構造などをもとに分類される。

1）アルキル化薬
- がん細胞の DNA を構成する塩基やタンパクにアルキル基（$-CH_2-CH_2-$）を結合させて DNA の損傷や複製障害を引き起こすことで、がん細胞に対して殺細胞効果を示す。

2） 白金化合物
- 体内で活性化された白金ががん細胞の DNA を構成する塩基に結合して DNA に架橋を形成することで DNA の複製を阻害し、がん細胞をアポトーシスに誘導する。

3）代謝拮抗薬
- DNA を構成する塩基成分に類似した化学構造を有しており、細胞周期 S 期（DNA の合成期）に作用する。
- DNA の合成に必要な葉酸合成を阻害する、あるいは核酸の代謝経路に取り込まれることで DNA の合成を阻害して殺細胞効果を発現する。

4）トポイソメラーゼ阻害薬

- 細胞周期Ｓ期に作用して DNA の複製に必要な酵素であるトポイソメラーゼを阻害して殺細胞効果を発現する。

5）微小管阻害薬

- 細胞周期Ｓ期に作用して微小管の構成蛋白であるチュブリン重合を抑制する、あるいは微小管の脱重合を阻害することで細胞分裂を停止させ、殺細胞効果を発現する。

6）抗腫瘍性抗生物質

- 細菌培養で得られる化合物で、DNA の架橋形成や切断により DNA の複製・合成を阻害して殺細胞効果を発現する。

❸ 投与方法

- 単独化学療法と多剤併用化学療法がある。
- 投与経路には経静脈的な全身投与、腫瘍の栄養動脈にカテーテルを挿入して腫瘍内濃度を高くする動脈内投与および経口投与がある（図８）。

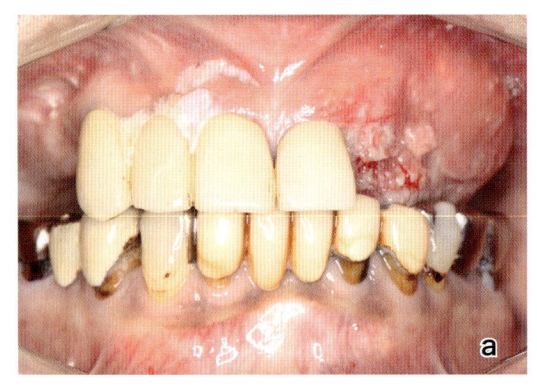
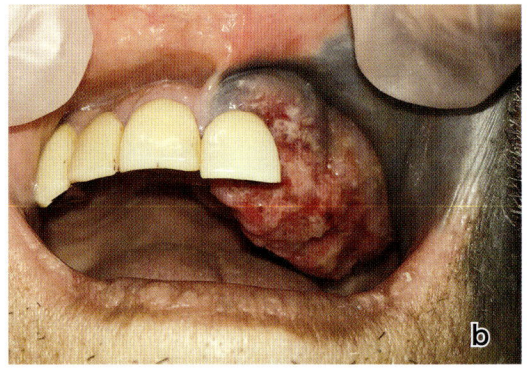
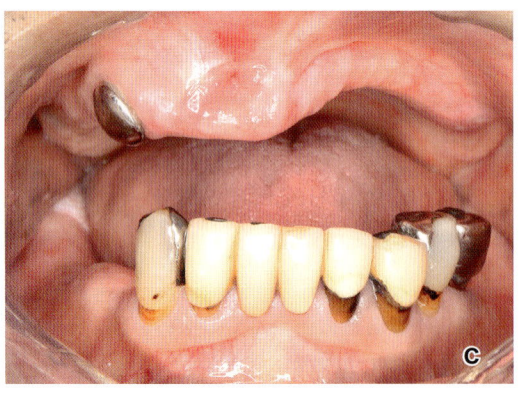

図8　左側上顎歯肉癌（T4aN0M0）に対して動注化学療法および放射線療法を行った患者
CDDP 100 mg/m² × 8 回および 70 Gy の放射線照射を行ったところ、完全奏効が得られた。
a：治療前
b：抗悪性腫瘍薬を動脈へ注入前に染色液（インジゴカルミン）を注入して悪性腫瘍薬が腫瘍に到達することを確認している
c：治療後

❹ 多剤併用化学療法の有利な点

- ほとんどの腫瘍において単独療法では効果が限られるため、最大の治療効果を得るために多剤併用化学療法が用いられている。多剤併用化学療法の利点は以下の通りである。
　①各々の抗悪性腫瘍薬同士の相互作用による治療効果の増強が期待できる。

②腫瘍の多様性に対して抗腫瘍作用のスペクトラムを広げることができる。

③薬剤耐性細胞の出現を避ける、あるいは遅らせることが期待できる。

❺ 固形癌に対する化学療法の治療効果の判定基準

- 2000 年に WHO 基準の改定版として Response Evaluation Criteria in Solid Tumors (RECIST) ガイドラインが出版され、日本口腔腫瘍学会でも本ガイドラインを採用している。
- この基準は化学療法のみならず、放射線療法や免疫療法も含めた非観血的治療の効果判定にも用いられている。

①完全奏効（著効）　complete response（CR）：すべての標的病変が消失

②部分奏効（有効）　partial response（PR）：ベースライン長径和と比較して標的病変の最長径の和 30％以上減少

③安定　stable disease（SD）：PR とするには腫瘍の縮小が不十分で、かつ PD とするには治療開始以降の最小の最長径の和に比して腫瘍の増大が不十分。

④進行 progressive disease（PD）：治療開始以降に記録された最小の最長径の和と比較して標的病変の最長径の和が 20％以上増加。

❻ 分子標的薬

1）分子標的薬の特徴

- 悪性腫瘍の細胞に特異的に発現している各種因子を分子レベルでとらえ、その分子を阻害することによって抗腫瘍効果を示す薬剤である。
- 細胞増殖抑制や転移抑制をもたらすものであって、殺細胞作用のみを期待するものではない。さらに、至適投与量は必ずしも最大耐用量ではなく、最小有効量で決定される。

2）分子標的薬の種類

- 分子標的薬は抗体薬と小分子化合物に大別される。
- 抗体薬は、マウスとヒトのキメラ抗体（語尾が〜ximab）、ヒト化抗体（語尾が〜zumab）およびヒト型抗体（語尾が〜umab）がある。
- 小分子化合物は細胞の分化増殖に関わるチロシンキナーゼの活性化を阻害するチロシンキナーゼ伝達阻害薬（語尾が〜tinib）が代表的である。
- 頭頸部癌で用いられているのは抗 EGFR 抗体の**セツキシマブ**（**cetuximab**）、免疫チェックポイントにおいて免疫抑制的に作用する PD-1 抗体である**ニボルマブ**（**nivolumab**）である。

（代田達夫）

付章 IV

9．薬物の副作用

▶ 副作用とは、医薬品の本来の効果と異なる作用のことをいう。

▶ 歯科、口腔外科領域でも抗菌薬や消炎鎮痛薬などが高頻度で投与されているため、これら薬剤の主な副作用について理解することが重要である。

▶ 主な副作用
- アナフィラキシーショック
- 薬疹

  薬を投与された患者の一部に生じる皮疹。特にアレルギー性薬疹が問題となる（図9）、固定薬疹、苔癬型薬疹

  多形滲出性紅斑、Stevens-Johnson 症候群（SJS）、中毒性表皮壊死症（TEN）
- 肝障害
- 腎障害
- 菌交代現象（抗菌薬による間接的な副作用）

  抗菌薬の長期連用時などにその薬剤に対する耐性菌が異常に増殖する現象

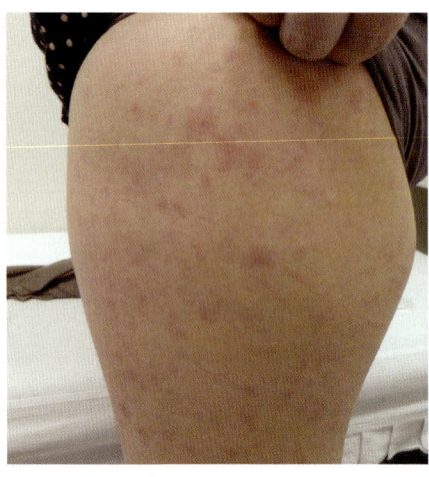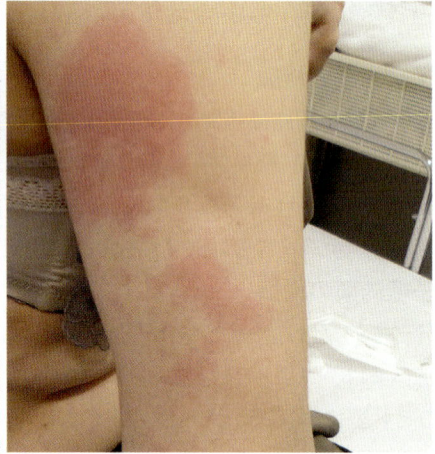

図9　アレルギー性薬疹

❶ 抗菌薬の主な副作用

1）ペニシリン系抗菌薬
- 消化器症状

  下痢、吐き気、食欲不振など
- アナフィラキシーショック
- 偽膜性大腸炎

  頻繁な下痢、粘性のある便、腹痛、吐き気など
- 溶血性貧血、無顆粒球症

- 急性腎障害
- 出血性膀胱炎

2）セフェム系抗菌薬

- 消化器症状
- アナフィラキシーショック
- 偽膜性大腸炎
- 低カルニチン血症
    低血糖症状による意識障害や痙攣など

3） テトラサイクリン系抗菌薬

- 消化器症状
- 歯牙の着色、エナメル質形成不全、一過性の骨発育不全
    ８歳未満の小児へは原則として使用を避ける
    妊娠中の婦人への使用も原則として避ける
- 日光過敏症
    光を浴びた部分に紅斑や水疱を形成

4） アミノグリコシド系抗菌薬

- 過敏症状
    発疹、発熱、皮疹、痒みなど
- 腎機能障害
- 第VIII脳神経障害
    難聴、耳鳴りなど

5） ニューキノロン系抗菌薬

- 消化器症状
- 中枢神経障害
    痙攣などが起こる可能性がある
- 循環器症状
    QT 延長症候群など
- 血糖異常
    低血糖、高血糖など
- 腱障害
    アキレス腱炎

6）マクロライド系抗菌薬

- 消化器症状
- 循環器症状
    心室頻拍や QT 延長症候群などがあらわれる場合がある
    心疾患をもつ患者への使用は特に注意する

❷ 消炎鎮痛薬の副作用

- 歯科・口腔外科領域では非ステロイド系消炎鎮痛薬（NSAIDs）が広く用いられているため、こ

付章 IV

こでは NSAIDs の主な副作用について述べる。

1）消化器症状

- 腹痛、吐き気、食欲不振、消化性潰瘍（胃潰瘍、十二指腸潰瘍など）など。
- COX 阻害によって粘膜細胞保護効果をもつプロスタグランジンが減少することが関与している。

2）喘息発作

- β など。

3）腎機能障害

- 腎血流量と糸球体濾過速度が減少し、急性腎不全を起こすことがある。

4）肝機能障害

5）出血傾向

- 血小板機能が障害され、出血傾向が現れることがある。

  ＊妊婦への投与に関して

  ・原則として妊婦への使用は避けることが望ましい。

  ・妊娠末期（出産前 12 週以内）の妊婦などには原則として使用できない。

❸ 注意すべき薬剤の相互作用の例

- ニューキノロン系抗菌薬と NSAIDs やマクロライド系抗菌薬との併用で痙攣が起こることがある。
- セフェム系抗菌薬、テトラサイクリン系抗菌薬、ペニシリン系抗菌薬、マクロライド系抗菌薬、ニューキノロン系抗菌薬はワルファリンの作用を増強する。
- NSAIDs はワルファリンの作用を増強する。
- マクロライド系抗菌薬はカルバマゼピンの血中濃度を急速に上昇させる。
- アゾール系抗真菌薬ミコナゾールの経口薬と注射薬について、ワルファリンカリウム（ワーファリン他）を併用禁忌とする（重篤な出血関連症例）。

（各務秀明）

※ 参考文献
1）和気裕之, 他編, 有病者歯科ポケットブック　全身疾患 VS 歯科治療. デンタルダイヤモンド社, 東京, 2009.
2）白川正順, 他監, 有病者歯科治療ハンドブック, 日本有病者歯科医療学会, 監. クインテッセンス, 東京, 2001.
3）青崎正彦, 他監, Warfarin 適正使用情報 第 3 版, エーザイ, 東京. https://medical.eisai.jp/products/warfarin/proper-use/WF_T_AUI.pdf （2018 年 9 月）
4）薬剤の添付文書より引用

付章 V 理学療法、免疫療法

1. 物理療法

- 温熱・超音波・電気・光線などの物理的刺激を用いる治療法。これらの刺激によって痛みの緩和や循環の改善・創傷治癒・組織伸張性の促進などの目的で行われる。

① 温熱療法（hyperthermia）

- がんに対する治療で用いられる。
- がん細胞は42.5℃以上で死滅することを利用し、ラジオ波やマイクロ波を使って病変部位を加熱し、がん細胞だけを選択的に破壊する治療法。化学療法や放射線治療と併用すると増感効果が認められる。
- 最近では超音波やマイクロデバイスを用いた、よりがん細胞に選択的な治療の研究が行われている。

1）寒冷療法（図1）

- 冷却によって局所新陳代謝の低下、毛細血管の浸透圧の減少・収縮、感覚受容器の閾値上昇などの生理的作用がみられ、外傷急性期やスポーツ外傷など広くに用いられている。
- 口腔領域では抜歯などの術後腫脹や疼痛予防目的で**局所冷罨法**が行われる。その他には、化学療法や放射線治療による口腔粘膜炎の予防や除痛に対して用いられる。

2）高圧酸素療法（図2）

- 大気圧より気圧が高い環境下で、高濃度酸素を吸入することにより血液中の酸素濃度が増加し、組織の低酸素状態の改善を図る治療法。
- 口腔領域では下顎骨骨髄炎や顎骨壊死などに用いられる[1]。

3）光線力学療法（photodynamic therapy: PDT）

- がん治療で用いられ、低出力レーザー光の照射により、活性酸素を発生させてがん細胞を死滅さ

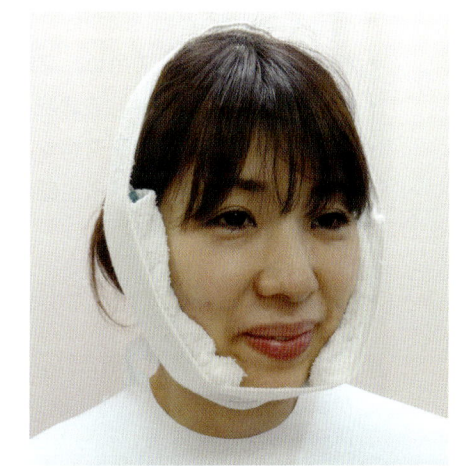

図1　局所冷罨法

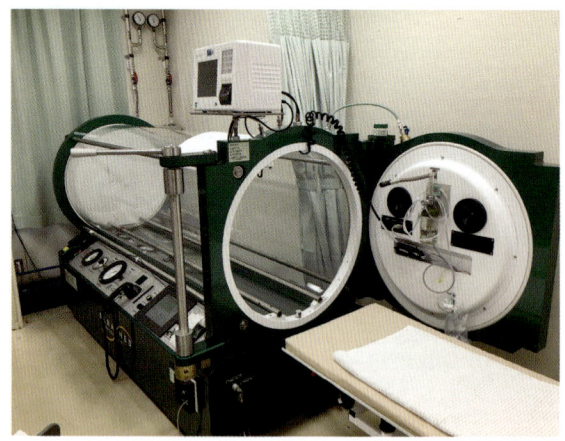

図2　高圧酸素療法

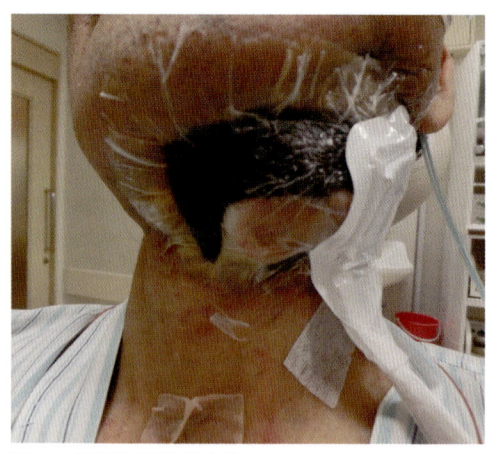

図3　局所陰圧閉鎖療法

せる。その他にもう蝕や歯周病治療に関する研究が行われている[2]。

4）局所陰圧閉鎖療法（negative pressure wound therapy：NPWT）（図3）

- 創面を閉鎖性のドレッシング材で覆い、持続的に陰圧をかけることで、創の保護と収縮、湿潤環境の維持、過剰浸出液の除去を行う方法である。その結果、創の血流や肉芽組織の増生が促進される。
- 褥瘡などの難治性創傷に対する治療で使用され、口腔領域では難治性皮膚瘻孔や頸部リンパ瘻で用いられている[3]。

❷ 運動療法（図4）

- 運動を行うことによって症状の改善や機能の回復を図る治療法。
- 口腔領域では手術後の麻痺回復訓練や開口訓練、周術期の呼吸リハビリテーションや歩行訓練などがある。また、頸部郭清術後の関節可動域回復訓練も重要な運動訓練の一つである。

❸ 凍結療法

- 細胞を凍結すると細胞膜が破壊されて壊死を起こすことを利用した治療法。
- 液体窒素を冷媒として用い、プローブを目的部位に作用させて凍結させる。
- 口腔領域では血管腫や粘液嚢胞の治療で用いられることがある[4, 5]。
- その他にも白板症や扁平苔癬などの軟組織疾患や、エナメル上皮腫、歯原性粘液腫、抜歯後の骨露出など、顎骨に対する治療に使用されている[6]。

❹ レーザー療法（図5）

- レーザー光が組織に照射されると、吸収された光エネルギーが熱変換されることで細胞や組織が破壊される。
- 口腔内では歯周治療、歯内治療、口内炎、軟組織の切開や切除、止血、歯質の強化などの目的で使用されている。機器の種類は適応の範囲が広いネオジムヤグレーザー（Nd-Yag レーザー）

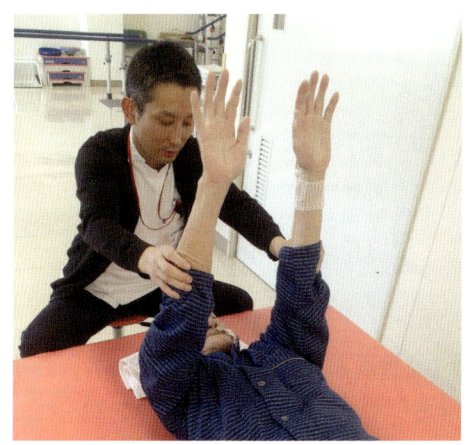
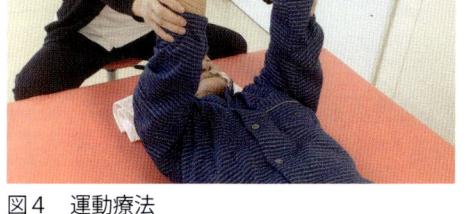

図4 運動療法

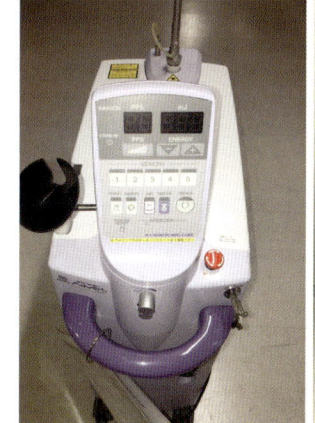
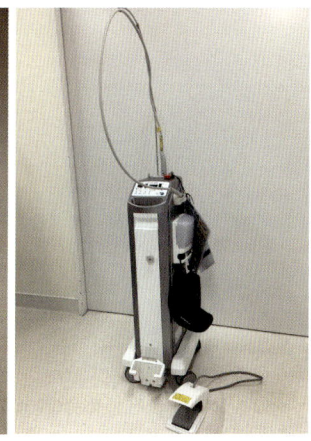

図5 レーザー療法（左：ネオジムヤグレーザー、右：炭酸ガスレーザー）

や炭酸ガス（CO_2）レーザーが主に使用されている。

- また、エルビウムヤグレーザー（Er-Yag レーザー）は歯や硬組織の切削に応用され、今後の進展が期待される。

❺ 免疫療法

- 人の免疫を活用した治療法の総称。
- 主にがん免疫療法を中心に進歩してきた。2017 年に免疫チェックポイント阻害薬（抗 PD-1 抗体薬）であるニボルマブが、再発または遠隔転移を有する頭頸部がんに適応となった。
- また、体内の免疫力を強化する免疫細胞療法は保険収載されていないが、活性化自己リンパ球療法、樹状細胞ワクチン療法などは先進医療や自由診療として以前より行われている。

❻ 酸素療法

- 酸素の供給が不十分になると、細胞のエネルギー代謝が障害され、生体の正常な機能や生命の維持が困難となる。
- 動脈血の酸素化を図り、末梢の細胞組織に十分な酸素を供給するために酸素療法が行われる。口腔領域では炎症による気道狭窄や全身麻酔下手術後の低酸素血症の回避などで行われる。
- その他に不整脈、心筋梗塞、心不全、慢性閉塞性肺疾患、肺炎、肺水腫などの疾患で適応になる。
- 器具の種類は酸素マスクや鼻カニュラ、リザーバー付きマスク、ベンチュリマスクなどがある。また自宅などで在宅酸素療法も行われている。

❼ IVR（Interventional Radiology）（図6）

- エックス線透視を行いながらカテーテルで血管の拡張（血栓溶解療法、血管内ステント留置術）や塞栓（出血の塞栓術、血管病変に対する塞栓術）、抗がん剤の注入（動注化学療法）などの血管内治療がある。その他にも CT、エコーなどを用いて経皮的に行う組織生検や各種ドレナー

付章 V

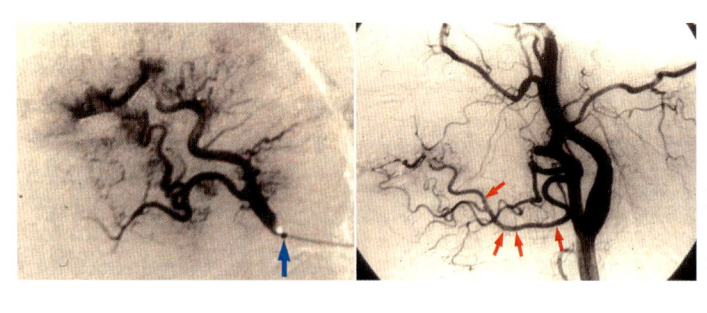

図6 超選択的動注化学療法（左：舌動脈へのカテーテル挿入〈青矢印はカテーテルの先端〉、右：口腔領域の動脈造影像〈赤矢印は舌動脈〉）

ジなどの治療がある。

- 口腔領域では手術や外傷による出血や血管腫に対する血管塞栓術が行われることがある。口腔がんに対して浅側頭動脈や大腿動脈からアプローチする**超選択的動注化学療法**も IVR の一つである。

❽ 食事・栄養療法

- 食事療法とは、医師の指示に基づいて、食事量や成分を管理し、疾病の治療、予防、軽減を図る治療法。高血圧、高脂血症、糖尿病、痛風、心筋梗塞、狭心症、脳梗塞などといった生活習慣病に対して行われることが多い。
- 栄養療法は栄養素の摂取量を是正して疾患の治癒・回復を促進し、手術などの合併症の予防を図る療法。

❾ 輸液・輸血療法

- 輸液療法とは体の恒常性や栄養の維持を目的に、主に静脈から水・電解質の補給、栄養の補給（糖質・脂質・アミノ酸・ビタミン・微量元素）、病態の治療などを行う治療法。
- 輸血療法は、出血で血液成分が失われるか、あるいはその機能が低下した場合に、異常な症状や所見を改善するために行われる。種類は赤血球液製剤、濃厚血小板製剤、新鮮凍結血漿や血漿分画製剤（免疫グロブリン、血液凝固因子、アルブミン、フィブリン接着剤など）がある。
- 輸血を行う際には血液型検査、不規則抗体検査、交差適合試験、輸血前後感染症検査を行う。輸血の副作用はアレルギー反応、輸血後 GVHD、呼吸不全、細菌感染症、ウイルス感染症、鉄過剰症などがあり、多くは輸血中あるいは直後に発症する。

（平木昭光）

参考文献
1) 越路千佳子, 栗林伸行, 他：当科におけるビスフォスフォネート関連顎骨壊死（BRONJ）57 例の臨床病態の検討と外科療法の効果. 日口外誌 63(7): 338-346 2017.
2) 竹内康雄, 青木章, 他：歯科治療における抗菌的光線力学治療の応用. 日本レーザー医学会誌 38(4): 457-469 2018.
3) 見立英史, 川野 真太郎, 他：陰圧閉鎖療法により治療した頸部郭清術後リンパ漏の 2 例. 口腔腫瘍 28(3): 155-160 2016.
4) 上原浩之, 寺門正昭, 他：血管腫、白板症および扁平苔癬に対する凍結外科療法の臨床的検討. 日口診誌 19(2) 246-250 2006.
5) Uchida, H., et al.: Simple cryosurgical management of oral mucocele. 岐阜県総合医療センター年報 31: 55-56, 2010.
6) 吉田祥子, 岸本晃治, 他：凍結療法を併用したエナメル上皮腫摘出後の顎骨欠損部に腸骨移植と歯科インプラントにて咬合再建を行った 1 例. 日本顎顔面インプラント学会誌, 17(1): 33-37 2018.

付章 VI 癌治療前後の患者管理

1. 癌治療前の患者管理

▶ 癌治療は、身体的、精神的苦痛を伴う。

▶ 治療前から治療後までの患者管理においては、全身管理のみならず口腔機能管理が重要である（図1）。

癌治療前	癌治療中	癌治療後
インフォームドコンセント 緩和医療	支持療法 周術期口腔機能管理	経過観察 社会復帰 末期癌の患者管理
【全身管理】 ・全身評価 ・全身疾患の把握 ・処方薬の把握	**【全身管理】** ・周術期の全身状態の評価と管理 ・手術創の管理 ・化学療法、放射線治療の有害事象 　に備えた対応 ・栄養管理（NST）	**【全身管理】** ・定期的な経過観察 ・職場復帰などの社会復帰
【口腔管理】 周術期口腔機能管理計画書策定 ・口腔内診査 ・口腔ケア・口腔衛生指導開始 ・慢性炎症のある歯の治療 ・不良補綴物の治療 ・要抜去部位の抜歯 ・摂食嚥下機能訓練の導入	**【口腔管理】** 周術期口腔機能管理 ・徹底した口腔ケアで口腔内衛生状態 　を維持 ・手術後速やかに口腔ケア開始 ・肺炎や手術部位感染予防 ・摂食嚥下機能訓練 化学療法・造血幹細胞移植患者 頭頸部放射線治療 ・口内炎に対する口腔ケア ・治療前から開始する	**【口腔管理】** 口腔癌治療後の経過観察 ・腫瘍の再発・転位の観察 ・後遺障害に対するリハビリ 　テーション 口腔機能管理 ・摂食嚥下機能訓練 ・顎補綴・顎顔面補綴 ・口内炎発症後の口腔ケア ・放射線治療後の口腔ケア ・放射性顎骨壊死に対する 　経過観察 末期癌患者の管理 ・緩和ケア

図1　癌治療前後の患者管理

❶ 癌治療前に配慮すべき要件

- 患者は治療前の診断から治療方法決定までの段階においても、精神的・社会的・スピリチュアル的（霊的）苦痛といった全人的苦痛（図2）を感じる。
- それらのつらさを和らげるために早期から緩和医療を導入[1]し、患者管理を行うことが重要である。

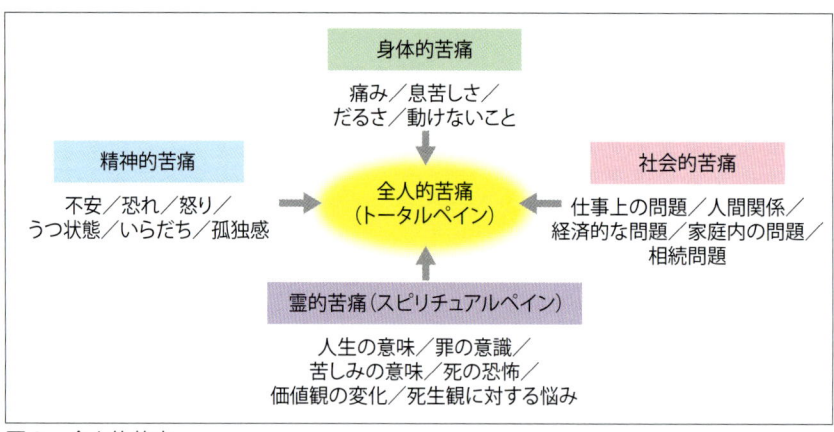

図2　全人的苦痛

1）がんの告知、治療方針決定：インフォームドコンセント

- 十分な精神的配慮を行いつつ、患者が治療に対し自己選択権を行使できるように、患者および家族に対し十分なインフォームドコンセントを行う。
- 治療方法の選択肢、それらの治療により予想される有害事象（副作用）や治療後の機能障害、審美障害についてイメージがつかめるように十分な情報提供を行う。
- 患者の理解度、認知機能に応じて家族を含めた対応が必要となることがある。

2）Quality of Life（QOL）：生活の質

- 患者の QOL に配慮して、患者の希望や価値観、社会的背景（職業、宗教、経済状態、家族背景）を十分に考慮したうえで、治療内容を決定すべきである。

3）緩和医療

- 癌治療主治医のほかに、多職種で構成される、医師、看護師、薬剤師、臨床心理士、理学療法士、管理栄養士などによる緩和ケアチームによる治療体制が望ましい。

❷ 癌治療前の全身管理

- 全身評価は、心・肺・肝・腎機能などの全身状態を精査し、Performance status（表1）や日常生活動作（Activities of daily living: ADL）などを評価する。
- 全身疾患を有する場合は、主治医に対診し、病状や治療内容（処方薬）などを詳細に把握する。既往疾患についても情報収集を行う。
- 処方薬では、抗血栓療法薬、骨吸収抑制薬（ビスフォスフォネート製剤、抗 RANKL 抗体薬）、他癌の抗悪性腫瘍薬、血管新生阻害薬、副腎皮質ステロイド薬などは、治

表1　Performance status

grade	
0	無症状で社会活動ができ、制限を受けることなく、発病前と同等に振る舞える。
1	軽度の症状があり、肉体労働は制限を受けるが、歩行、軽労働や座業はできる。たとえば、軽い家事、事務など。
2	歩行や身の回りのことはできるが、時に少し介助がいることもある。軽労働はできないが、日中の 50％以上は起居している。
3	身の回りにある程度のことはできるが、しばしば介助がいり、日中の 50％以上は就床している。
4	身の回りのこともできず、常に介助がいり、終日就床を必要としている。

ECOG（Eastern Cooperative Oncology Group）

療内容に配慮を有する場合があるので特に注意する。使用薬剤の種類、投与期間、投与量について情報収集する。

- 低栄養は易感染性や手術創の治癒不全などを引き起こすことから、治療前の栄養状態の把握は必要である。必要に応じて、管理栄養士などと協働して、栄養状態の改善を行う。

❸ 癌治療前の口腔管理

- 不良な口腔衛生状態は、周術期の肺炎、敗血症や**手術部位感染**（Surgical Site Infection: SSI）などの危険因子となるだけでなく、抗悪性腫瘍薬や頭頸部放射線治療の有害事象である口内炎の増悪因子でもある。
- 口内炎は抗悪性腫瘍薬や頭頸部放射線治療により発現するが、口腔内細菌の二次感染により増悪するため、治療前から口腔衛生管理を開始する必要がある。
- 癌治療前には口腔内診査により評価し、周術期口腔機能管理計画書を策定する。それに沿って歯垢・歯石除去などの適切な口腔ケアを行うとともに、患者に対し適切な口腔衛生指導を行う。
- 癌治療中は骨髄抑制や低栄養、免疫力の低下により易感染状態となるため、既存の慢性炎症である歯周炎、根尖病巣、智歯周囲炎などが増悪することがある。その治療によって癌治療の中断を余儀なくされることもあるため、癌治療前には十分口腔内診査を行い、そのような歯の応急処置を行う必要もある。
- 癌治療により口腔粘膜の非刺激性が亢進するため、些細な刺激で潰瘍形成が生じやすくなるため、不良補綴物の調整、除去なども必要となる。
- 高度な動揺歯および摂食障害を引き起こす可能性のある不良補綴物、義歯は、癌治療前に抜去、調整・除去が必要である。
- 頭頸部放射線療法患者は、照射野内に顎骨を含む場合、放射線性骨壊死を発症することがある。抜歯や歯性感染病巣が誘因となるため、治療開始前に要抜去部位があれば抜歯を完了しておくことが望ましい。
- 術後に摂食嚥下機能障害が予想される場合は、術前より、摂食嚥下機能訓練を導入する。具体的には舌の運動訓練、呼吸訓練、排痰訓練などが行われる。
- 癌治療前の口腔管理は、癌治療主治医と綿密な連携を行い、全身状態や癌治療開始時期、治療内容などを把握したうえで行う。

2. 癌治療中の患者管理

▶ 癌治療中には、さまざまな有害事象が発生し、予定治療が完遂できないだけでなく、時に生命予後を脅かすことがある。また、患者の QOL を著しく低下させる。

▶ 癌による症状やその治療による有害事象に対しての予防策や症状を軽減させることを目的に、緩和医療の一環として支持療法[2]が行われている（表2）。

表2　主な癌支持療法

1．易感染者に対する感染症対策
2．各種有害事象対策
貧血や血小板減少に対する輸血療法
吐き気・嘔吐に対する制吐剤の使用
皮膚症状に対するケア
脱毛に対するケア
口腔合併症（口腔粘膜炎）に対する口腔のケア
3．疼痛対策
4．リンパ浮腫対策
5．メンタルケア
6．摂食・嚥下・栄養サポート
7．その他

❶ 癌治療中の全身管理

- 周術期の管理では、手術侵襲、手術時間・麻酔時間、全身状態、出血量、使用薬物などの影響を考慮し、心・肺・肝・腎機能、意識障害などを十分なモニタリング下で観察し、全身状態の評価を行うとともに、術後合併症や増悪の防止に努める。
- 手術創の管理では、創の状態、ドレナージの吸引状態、血腫や細菌感染の有無など慎重に観察したうえで、必要な処置を行う。
- 早期離床を目指す。
- 化学療法では、貧血や血小板減少による出血傾向、好中球減少による易感染性、悪心・嘔吐、下痢などの消化器症状、脱毛、皮膚炎などの有害事象が発症する。時に致死的な感染症や出血を引き起こすことがあるので注意を要する。
- 化学療法や放射線治療中は、定期的に血液一般検査、生化学検査の測定などを行い、骨髄抑制や腎機能、肝機能異常などの有害事象の有無を観察する。
- 抗悪性腫瘍薬に特異的な有害事象があるので、使用薬剤に応じたモニタリングが必要である。
- 患者の摂食状態を観察し、栄養状態を体重測定、BMI に加え、血清総タンパク値や血清アルブミン値などを測定し、栄養評価を行う。
- 低栄養の患者は、多職種（医師、看護師、管理栄養士、薬剤師など）で構成される**栄養支援チーム**（Nutrition support team：**NST**）により栄養アセスメントを受け、適切な栄養指導が必要である。NST に歯科医師、歯科衛生士が参画することが望ましい。

❷ 癌治療中の口腔管理

- 癌治療中には、さまざまな口腔内の有害事象や口腔内環境悪化が誘因で発症する合併症がある（表3、4）。
- 適切な口腔管理、口腔のケアは、口腔が関連する各種有害事象や全身合併症の発症予防や症状の軽減に寄与する。

1）周術期の口腔管理・口腔のケア
- 手術前後に徹底した口腔のケアを行い、口腔内衛生状態の改善、維持を図る（図3）。

表3　癌治療患者の口腔環境悪化に関わる合併症

1．化学療法・放射線療法・造血幹細胞移植患者
　　①口腔粘膜炎
　　②歯性感染症の増悪
　　③敗血症・不明熱
　　④慢性移植片対宿主病（慢性 GVHD）　口腔症状

2．周術期患者
　　①術後肺炎、術後発熱、人工呼吸器関連肺炎（VAP）
　　②手術部位感染（SSI）
　　③酸素療法に伴う口腔乾燥
　　④禁飲食に伴う口腔機能低下・嚥下障害

3．骨吸収抑制薬・血管新生阻害薬投与患者
　　顎骨壊死

4．頭頸部（口腔を含む）放射線治療患者
　　①口腔粘膜炎
　　②放射線性骨壊死
　　③口腔乾燥症・味覚障害

5．その他

表4　癌患者に発症する口腔内の主な有害事象

口腔粘膜・歯肉の障害	口腔粘膜炎	抗がん薬、放射線の直接作用と二次感染
	口腔カンジタ症	日和見感染
	ヘルペス性口内炎	単純ヘルペス・水痘帯状疱疹ウイルスの回帰感染
	褥瘡性潰瘍	歯や不良補綴物（義歯を含む）の鋭縁による機械的刺激
	歯性感染症の急性増悪	慢性歯肉炎・歯周炎・歯冠周囲炎
	慢性移植片対宿主病（慢性 GVHD）による口腔症状	白板症・口腔扁平苔癬様口内炎・粘膜萎縮
	歯肉出血・歯肉壊死	造血器腫瘍・肝機能障害・DIC の症状として
		化学療法・造血幹細胞移植時の血小板減少症の症状として
唾液腺の障害	口腔乾燥症	放射線・慢性 GVHD・抗がん薬による唾液腺細胞障害
味蕾の障害	味覚異常（脱失・変性）	抗がん薬による味蕾細胞障害・口腔環境因子（乾燥・汚染）
顎骨壊死	薬剤関連顎骨壊死（Medication-related osteo-necrosis of the jaw：MRONJ）	Bisphosphonate 注射製剤　血管新生阻害薬　ヒト型抗 RANKL モノクローナル抗体製剤
	放射線性骨壊死	頭頸部放射線治療

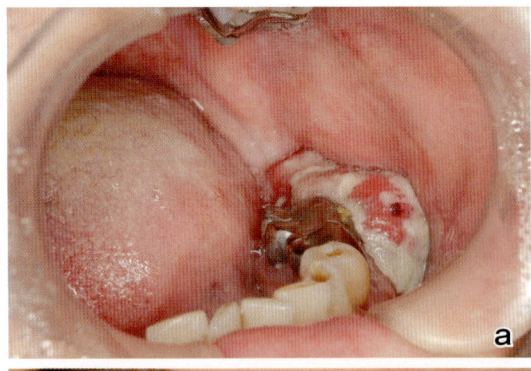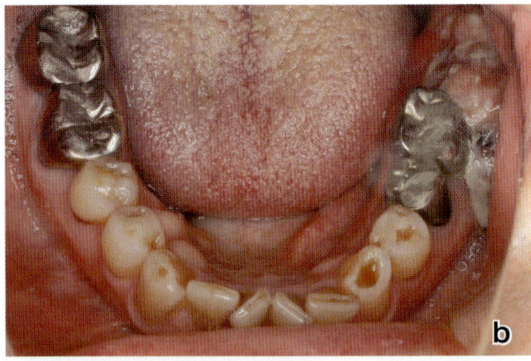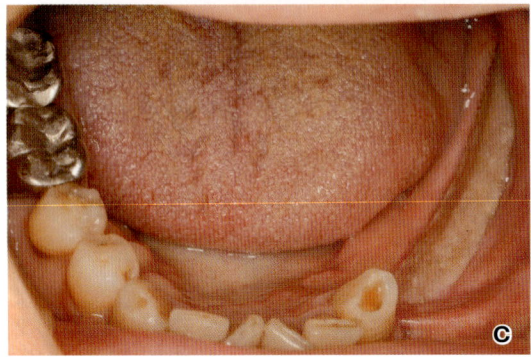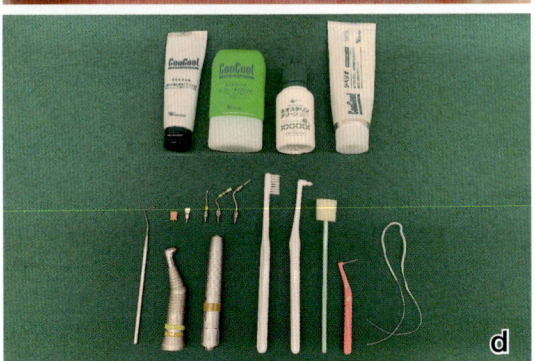

図3　下顎歯肉癌症例の周術期口腔管理
a,b：術前の口腔管理前
c：術後で口腔管理継続中
d：口腔ケアに使用する器具

- 手術後、速やかに口腔のケアを開始する。
- 気管内挿管中の人工呼吸器装着患者ならびに、口腔・咽喉頭・食道の手術患者などは、肺炎や手術部位感染のリスクが高いため、特に念入りな口腔管理・口腔のケアが重要である。
- 摂食嚥下障害を認める場合は、肺炎などの合併症のリスクを把握したうえで、摂食・嚥下訓練を行う。

2）化学療法・造血幹細胞移植患者の口腔管理・口腔のケア

- 抗悪性腫瘍薬の種類やレジメン（投与方法や複数薬の組み合わせ）にもよるが、高頻度で口内炎は発症する。
- 口内炎は抗悪性腫瘍薬投与後、約2〜3日後より発症し、粘膜の発赤、びらん、潰瘍が発現し、出血や強い接触痛を伴う。口唇および口角にも生じ、摂食困難に陥ることも多い。
- 口内炎発症前から口腔ケアを開始し、発症後は口内炎の症状にあわせて軟毛歯ブラシやスポンジブラシ、タフトブラシなどを利用した口腔ケアを行う。

3）頭頸部放射線治療患者の口腔管理・口腔のケア

- 頭頸部放射線治療患者は、ほぼ100％の患者が口内炎を発症する。
- 治療中も口腔管理・口腔ケアは継続する。
- 味覚障害や口腔乾燥をきたすこともあるので、含嗽や保湿剤の塗布などを励行する。
- 口内炎により強度の摂食障害になることも多いため、摂食状況や栄養状態の把握に努め、早期に対応する。

3．癌治療後の患者管理

▶ 癌治療後は、治療による有害事象、後遺障害、腫瘍の再発・再燃、転移などに留意して経過観察する。

▶ 癌患者の就業継続や社会復帰の問題がクローズアップされており、治療と仕事の両立の推進する取り組みが検討されている[3]。

❶ 癌治療後の全身管理

1）定期診察の際の要点

- 定期的な外来診察の際には、血液一般検査、生化学的検査、体重測定などを行い、全身状態の把握に努める。
- 定期的に癌特異的な腫瘍マーカー（口腔癌では SCC 抗原など）の測定や種々の画像検査を行い、腫瘍の再発・再燃、転移の早期発見を目指す。
- 患者の後遺障害や種々の訴えを傾聴し、必要に応じて他科を対診し、患者の苦痛軽減や QOL の回復に努める。
- 癌治療によって、患者は仕事や家事、社会活動などをしばらく休むことになる。仕事の復帰には職場の就業規則や勤務制度のほかに、公的な高額療養費制度、介護保険などを活用することができる場合がある。医療機関のソーシャルワーカーやがん相談支援センターで対応している[4]。

2）口腔癌治療後の経過観察

- 原発巣の再発、頸部リンパ節転移、遠隔転移の有無に留意して、定期的に経過観察を行う。頸部リンパ節の精査には、念入りな触診に加え、CT、MRI、超音波検査を行う。遠隔転移の精査には、肺転移に対しては胸部エックス線検査を基本とし、必要に応じて PET 検査などを行う。
- 頸部郭清術後の肩関節の運動障害などを有する場合は、理学療法・リハビリテーションを早期に開始する。
- 原発巣切除に伴う各種機能障害に対しては、②口腔管理・口腔ケアを参照のこと。

❷ 癌治療後の口腔管理・口腔のケア

- 摂食嚥下障害を認める場合は、肺炎などの合併症のリスクを把握したうえで、摂食・嚥下訓練を行う。
- 舌運動障害があり、構音、嚥下障害を有する場合は、舌接触補助床（PAP）を口蓋に設置して、言語訓練、摂食機能訓練、嚥下訓練などを行う。
- 嚥下機能障害を認める場合、誤嚥性肺炎の予防のために、口腔ケアを厳重に継続して行う。
- 口腔内に組織欠損を認める場合は顎補綴や顎顔面補綴を行う。
- 化学療法、放射線治療後の口内炎は口腔ケアを継続しながら治癒するまで観察を継続する。
- 放射線治療後は、口腔乾燥、乾燥に伴う根面齲蝕、カンジダ症、粘膜炎が生じることがあり、

口腔ケアを継続しながら、保湿剤の塗布、フッ素の適用や含嗽、抗真菌薬の投与などの対症療法を行う。

- 照射野内に顎骨が含まれる場合は、放射線性骨壊死の発症に留意して経過観察を行う。

4．末期癌患者の管理

- 末期癌患者に対しては、さまざまな薬剤の使用および精神的な対応を含め、緩和ケアチーム、緩和ケア科、精神腫瘍科との密接な連携が必要となる[5]。

- 癌の終末期では、癌性疼痛、呼吸器症状、消化器症状、精神症状、出血などが生じる。

- 口腔癌ではそれ以外に気道狭窄による呼吸困難、嚥下障害による栄養障害、構音障害によるコミュニケーション障害、整容的な障害などが生じる。

- 癌性疼痛に対する治療は経口鎮痛薬からの開始が推奨されているが、口腔癌は経口摂取困難になることが多いため、経管、経皮や皮下注、静脈内投与による鎮痛薬を使用することも多い。具体的な治療は「Ⅹ 神経疾患 5．癌性疼痛」を参照のこと。

- 原発巣および頸部転移巣の腫瘍浸潤部からの出血が認められ、大量出血はショックや気道閉塞により死に直結する。用手的な圧迫や局所止血剤のほかに、外頸動脈の結紮や動脈塞栓術を要することもある。

- 栄養管理は経口摂取が望ましいが、腫瘍の存在や治療の影響により経口摂取が困難なことが多く、その場合は経腸栄養が望ましい。

- 口腔のみならず転移巣や治療の副作用の認められる臓器も含めた全身的管理が必要となる。悪液質や癌随伴症候群もある。高カルシウム血症による悪心・嘔吐、全身倦怠感、意識障害、低ナトリウム血症、骨転移による疼痛への対応も考慮すべきである。

- 腫瘍や周囲組織の浮腫、治療後の気道狭窄あるいは出血、肺炎、気道分泌物の増加による呼吸困難が生じる場合は気道管理が必要である。体位変換、去痰法、酸素療法による対応のほかに、重篤な場合は気管内挿管、気管切開を考慮する場合もある。

- 適応障害、うつ病とせん妄などの精神症状が出現する場合が多い。医療者とのコミュニケーションを図るとともに薬物療法で対応する。

（芳澤享子）

※ 参考文献
1）国立がん研究センター　https://ganjoho.jp/public/support/relaxation/palliative_care.html
2）口腔腫瘍学会　日本口腔外科学会：第 7 章 支持療法とリハビリテーション；科学的根拠に基づく口腔癌診療ガイドライン. 2013 年度版, 金原出版, 東京, 2013, 129-139.
3）厚労省　疾患をかかえる従業員（がん患者など）の就業継続　https://www.mhlw.go.jp/stf/seisakunitsuite/bunya/koyou_roudou/koyou/jigyounushi/teichakushien/patient.html
4）国立がん研究センター　第 2 部 がんと向き合う 第 1 章 自分らしい向き合い方を考える　https://ganjoho.jp/hikkei/chapter2-1/02-01-02.html
5）口腔腫瘍学会, 日本口腔外科学会：第 10 章 緩和医療；科学的根拠に基づく口腔癌診療ガイドライン. 2013 年度版, 金原出版, 東京, 2013, 159-164.

歯科医療の質と安全の確保

1. 医療の質の確保

❶ 医療の質

- 医療の質とは、診療の質だけでなく、医療機関が提供するサービスすべての質を包括的にさすものである。
- 医療とは診療行為のみにとどまることはなく診療を目的として行う医療機関の運営も含まれている。
- 医療の質は、職員の質、組織の質が横断的に連携することで確保される。
- 医療の質の要素には、①診療の質（技術、能力、成績・成果）：口腔機能管理、検査なども含む、②付帯サービスの質（診療機器、設備、環境整備、接遇）、③医療提供体制の質（制度、組織、運営）、④経済性（費用対効果、効率性）があり、調和することが重要である。
- 医療に対する社会的要請は、時代や制度によって異なってくるため、求められる医療の質も変化する。

❷ 患者満足度

- 質の高い医療サービスを提供するためには顧客（患者）満足のみならず、自己、職員、社会的満足が重要である。
- 患者満足度（patient satisfaction：PS）とは、顧客満足（customer satisfaction：CS）の医療用である。
- 顧客満足度とは、サービス業で用いられる一般的な顧客の満足度度合いの目安であるが、医療においては患者となる。
- 歯科医療でも、患者満足度志向や患者への配慮が求められている。
- 厚生労働省は受療行動調査調査の一環として、外来においては、待ち時間、受けている診療・治療内容、医師との対話、診察時間、プライバシーの保護、病院に対する全体的な満足度、診療などの費用などに、入院においては受けている診療・治療内容、医師との対話、看護師などによる看護・介助、プライバシーの保護、病室・浴室など、食事の内容、病院に対する全体的な満足度などについて満足度調査を行い公表している。

❸ 患者説明文書

- 口頭のみでの患者への説明では、あとで確認できないなどのために患者の理解が得られにくいことがある。
- 説明と同時に、説明内容を文書で渡し、患者があとで説明内容を再確認しやすいように配慮する。
- 専門用語をできるだけ使用せず、わかりやすく説明し、記載する。
- 図、写真や表を入れ、わかりやすさに配慮する。

❹ 診療録開示

- 診療記録の開示とは、患者の求めに応じ、診療記録を閲覧に供すること、または診療記録の写しを交付することをいう。
- 診療録については、付章Ⅰ. 医療面接　2. 診療録（p.376）を参照。

❺ セカンドオピニオン

- 医師・歯科医師によって、診察に基づく診断とそれに対する治療方針は異なることもある。
- セカンドオピニオンとは、ある医師・歯科医師から提案された診断や治療方針について、別のあるいは複数の医師・歯科医師に意見を聞くことである。
- セカンドオピニオンとは、勧められている治療法が標準的な選択であること、妥当性があるものとして納得できるかを確認することである。

2．医療安全の推進

❶ 医療安全

- 医療事故を防止する、なくす、ゼロにするということは困難であるため、医療の安全確保という観点を積極的に進める。
- 医療安全とは、①患者の安全を包含し、②医療従事者の安全、③医療関係者の安全、④地域の安全、⑤不特定多数の安全、をより広い概念で取り組むことが重要である。
医療安全推進策では、インシデント事例の収集と分析システムの構築、医療安全確保のための調査研究の推進、医療安全に関する教育・研修の強化と人材育成、診療環境の安全性の確保することが必要である。

❷ 医療のリスクマネジメント

- 医療におけるリスクマネジメントでは、リスクに焦点を当て医療事故を防止し、安全な医療を

提供するための医療安全管理をいう。事故防止だけでなく発生時、発生後の対応も視野に入れる。

- リスクにおける対応法には、回避、低減、移転（損害保険など）、保有（リスクを保有し、生じたときに対応すること）がある。

❸ クライシスマネジメント

- クライシスマネジメントとは非日常的な大きな損害をもたらす事故が発生した際の対応から現状復帰までのことをいう。
- 事故発生時は、患者安全を確保し、速やかな報告により指示・支援を得るとともに誠実に対応する。また記録保全にも務め、公正な事故調査を行う。

❹ 医療事故・医療過誤・医事紛争

- **医療事故**とは、医療従事者の業務上の行為に関連して発生したすべての有害結果をさす、つまり、医療従事者の過失行為に基づく事故ばかりではなく、不可抗力による事故も含め、すべての有害結果を「医療事故」（アクシデントとも呼ばれる）と総称する。
- なお、医療機関の施設に欠陥があって発生した事故、医療行為以外に原因があって発生した事故も含め、医療事故と定義することがある。
- 具体例を示す。
    - ア　死亡、生命の危険、病状の悪化などの身体的被害および苦痛、不安などの精神的被害が生じた場合。
    - イ　患者が廊下で転倒し、負傷した事例のように、医療行為とは直接関係しない場合。
    - ウ　使用済み注射針の針刺し事故のように、医療従事者に被害が生じた場合。
- **医療過誤**とは、医療従事者の医療行為に過失があって発生した医療事故である。つまり医療事故は医療行為の過失の有無によって、医療過誤（過失のある医療事故）と不可抗力の事故（過失のない医療事故）とに分かれる。なお、この過失は、診療当時の医療水準によって判断される。また、過失の有無が診療当時の医療水準によって判断されることから、医療過誤の範囲は時代により異なる。
- **医事紛争**とは、医療事故刑事訴訟および民事訴訟にまで至った紛争のみをさすのではなく、実施された医療に関し医療側と患者側との間に発生したすべての紛争をさす。また、その紛争が医療従事者の過失行為によって発生したか否かは問わない。
- 医療事故民事訴訟とは損害賠償請求訴訟のことで、発生した有害結果が、医療従事者の過失によるものであるか、否かが争われる。

❺ 医療事故の発生原因

- 医療事故の原因には、医療従事者の知識不足や技術の未熟さ、医療機器などの欠陥、規則違反、ヒューマンエラー、システムの欠陥がある（図1）。
- ヒューマンエラーは事故の直接的な原因となることが多く、ヒューマンエラーは誰でも起こす可能性がある。

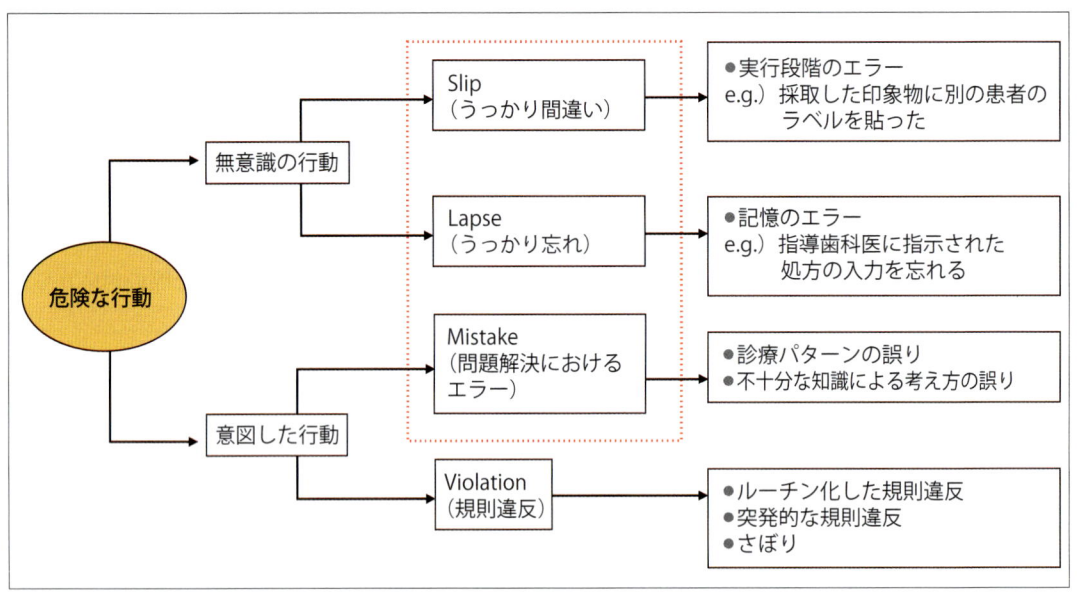

図1　ヒューマンエラーの分類。赤い点線で囲まれた部分が悪意のないエラーで、ヒューマンエラーと呼ばれる

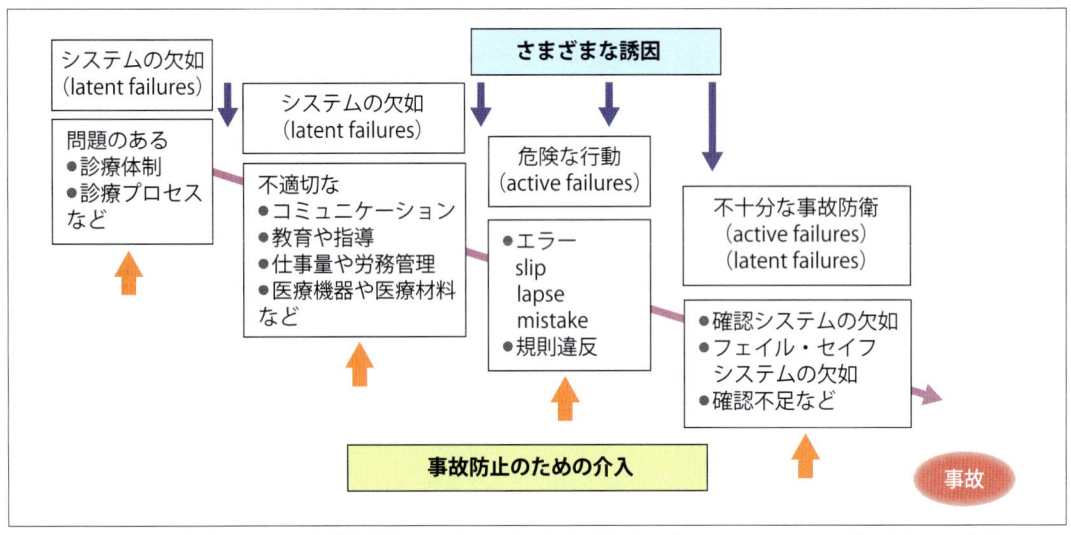

図2　システムの欠陥による医療事故発生のメカニズムと事故防止のための介入レベル（中島和江, 他著：ヘルスケア リスクマネジメント 医療事故防止から診療記録開示まで. 医学書院, 東京, 2000 より改変）

- ヒューマンエラーには、slip（うっかり間違い）、lapse（うっかり忘れ）、mistake（問題解決におけるエラー）、violation（規則違反）がある。
- ヒューマンエラーが起こってもさまざまなステップで積極的に介入し、そのエラーを検出できるシステムを構築することが医療事故を低減させる（図２）。

❻ 患者の安全

- 患者の安全を脅かす事例としては、誤飲、誤嚥、誤薬、出血、外傷、感染、熱傷、電撃、被曝、目の損傷など多数ある。
- 起こり得る事例を知り、事前に対応して、患者の安全を確保する。

❼ 医療者の安全

- 医療の安全では、患者とともに医療従事者の安全と健康も維持されなければならない。
- より良い歯科医療を提供するためには、医療者の健康も維持されるべきである。

❽ インシデント（ヒヤリハット）、アクシデント（医療事故）

- **ヒヤリハット（インシデント）**とは、①患者に実施されなかったが、仮に実施されていたら何らかの被害が予測される場合、あるいは、②患者に実施されたが、結果的に被害がなく、また、その後の観察も不要であった場合をいう。

- **アクシデント**とは、過失の有無にかかわらず医療の全過程において発生する人身事故一切を包括していう。また患者のみならず医療従事者が被害者である場合や、医療行為とは直接関係のない転倒・転落なども含む。

- アクシデントには、医療内容に問題があって起きたもの（過失による医療事故：**医療過誤**）と医療内容に問題がなく起きたもの（過失のない医療事故）がある。

- ヒヤリハット、アクシデント事例は収集・分析し、それぞれの対応策は周知徹底するとともに実行し、評価し、改善を図る（PDCAサイクル）（図3）。

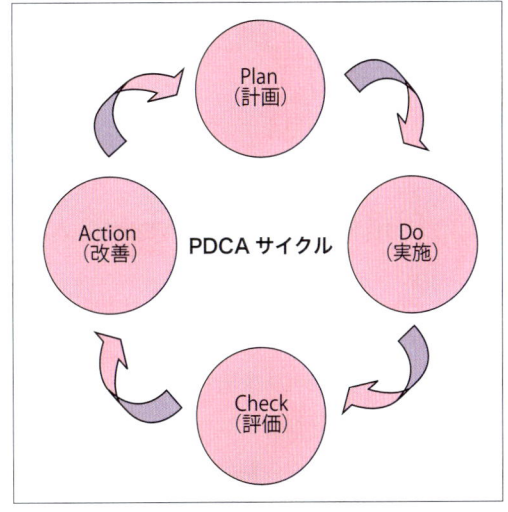

図3 PDCAサイクル。サイクルを順に進めて、改善を重ね、より良い対策をたてる

❾ 医療安全対策（医薬品・医療機器の安全管理）

（1）医薬品の安全管理

- 医薬品安全管理責任者をおき、医薬品を安全に使用するための、情報収集、情報管理を行う。
- 医薬品業務手順書を作成し、医薬品の採用・購入、医薬品の管理方法、投薬指示、患者への与薬や服薬指導、医薬品の安全使用に関わる情報の収集と提供、職員に対する教育・研修の実施などを定める。

（2）医療機器の安全管理

- 医療機器安全管理責任者をおき、すべての医療機器を管理し、定期的保守・点検、安全使用の確保を行う。
- 個別の医療機器については、基本的事項、保守点検計画、保守点検の記録および修理の記録を「医療機器の保守点検計画・記録表」に記録し保管する。新しい医療機器を導入する際には、使用予定者に対して研修を行い、「新しい医療機器導入時研修記録」に記録する。

3．院内感染対策

❶ スタンダードプレコーション

- 標準予防策は、感染症の有無にかかわらずすべての患者のケアに際して適用する疾患非特異的な予防策である。
- 標準予防策は、患者の血液、体液（唾液、胸水、腹水、心囊液、脳・脊髄液などすべての体液）、分泌物（汗は除く）、排泄物、傷のある皮膚や粘膜は、感染の可能性のある物質とみなし対応する。
- 患者と医療従事者双方における病院感染の危険性を減少させる予防策である。

❷ 手指衛生（手洗い）、個人防護具、呼吸器衛生（咳エチケット）、器材・器具の取り扱い、針刺し切創、皮膚・粘膜曝露予防

- 手指衛生は標準予防策の基本である。通常石けんまたは消毒成分の入った石けんと水による手洗いと、水を使用しない速乾性手指消毒剤の使用がある。
- 湿性生体物質に触れた後、患者ケアの前後、グローブを外した後の手指衛生が必要である。
- 血液や体液、創面のある皮膚や粘膜に触れてしまった場合は、直ちに石けんと流水による手洗いを行う。
- 血液、体液や排泄物、創面のある皮膚や粘膜に触れるとき、あるいはそれらの汚染された物に触れるときはグローブを着用する。
- 血液や体液が飛散し、目、鼻、口、皮膚や衣類を汚染する危険がある場合はマスク、ゴーグル、フェイスシールド、ガウンなどを着用する。
- 呼吸器感染の徴候や症状のある患者や同伴者の呼吸分泌物を封じ込めるため、咳やくしゃみのときはティッシュペーパーまたはマスクで口と鼻を覆う。
- 患者ケアに使用する器具・器材は、ケアに応じてクリティカル、セミクリティカル、ノンクリティカル器材を使用し、使用後は環境を汚染しないように取り扱う。
- 使用済み注射針はリキャップせずに使用後直ちに鋭利物廃棄容器に捨てる。
- **リキャップ**する必要性があるときは、**すくいあげ法**でリキャップをする。

❸ 医療廃棄物処理

- 指定の廃棄方法により処理される（図4）。

1）一般廃棄物
- 特別管理一般廃棄物：血液や唾液の付着したガーゼ、脱脂綿、抜去歯、組織片。
- 一般廃棄物：血液や唾液の付着していないガーゼ、脱脂綿。

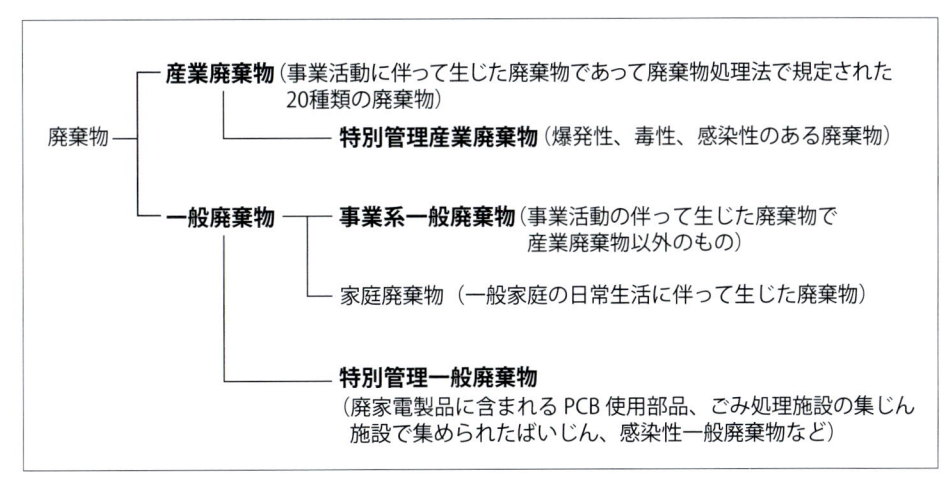

図4　廃棄物の分類

2）産業廃棄物

- 特別管理産業廃棄物：使用済みの注射器、メス、グローブなど。
- 産業廃棄物：エックス線フィルム現像液、定着液、画像出力したデジタルエックス線写真（それぞれの媒体に応じて指定の廃棄方法による）、石膏模型など。

4．医療裁判

❶ 医事紛争、賠償

- 医療紛争とは、患者側と医療側との争いをいう。
- 民法に基づき、担当医と雇用している診療機関がそれぞれ損害を賠償する責任がある。

❷ 医療訴訟（刑事裁判、民事裁判、行政処分）

- 医療訴訟とは、医療紛争を司法の場で解決を図ろうとするものである。
- 医療事故に関与した医療者は刑法上の責任が問われ、刑事罰の対象となる。
- 医療事故に関与した医療者は民法上の責任が問われ、民事罰 (損害賠償) の対象となる。
- 行政上の責任が問われ、行政処分として歯科医師免許取り消し処分や業務停止処分がなされる。

5．医薬品・医療機器による健康被害

❶ 副作用・有害事象への対応（報告義務、治療、補償）

- 医薬品・医療機器よる健康被害である副作用・有害事象への対応として、それらの発生時には報告義務と治療あるいは補償がある。
- そのために、健康被害救済制度がある。
- 独立行政法人「医薬品医療機器総合機構」の前身は昭和54年に「医薬品副作用被害救済基金」として設立され、その翌年5月から「医薬品副作用被害救済業務」を開始している。

6．血液・血液製剤の安全性

- 血液製剤には、ヒトの血液を原料として製造される医薬品がすべて含まれる。
- 血液製剤には、全血製剤、赤血球、血漿、血小板などの血液成分製剤（成分輸血）、全血を遠心分離によって水分を分離して濃縮した血漿分画製剤（例：アルブミン製剤、免疫グロブリン製剤、血液凝固因子製剤、トロンビン製剤、その他）が含まれる。
- トロンビン製剤には、ヒト由来の製剤とウシ由来の製剤があるので注意する。

（永易裕樹、柴田考典）

付録

検査項目の検査値

理解しておかなければならない検査基準値一覧
（基準値が2つある場合は、原則、男性、女性の順）

1　血液学検査

項目	男性	女性
赤血球数	$431 \sim 565 \times 10^4/\mu$ L	$378 \sim 497 \times 10^4/\mu$ L
Hb ヘモグロビン	$13.7 \sim 17.4$ g/ dL	$11.3 \sim 14.9$ g/ dL
Ht ヘマトクリット	$40.2 \sim 51.5$ %	$33.6 \sim 44.6$ %
白血球数	$4.1 \sim 6.1 \times 10^3/\mu$ L	$3.9 \sim 6.3 \times 10^3/\mu$ L
白血球分画		
好中球	$45.2 \sim 68.8$ %	$49.7 \sim 72.7$ %
リンパ球	$26.8 \sim 43.8$ %	$24.5 \sim 38.9$ %
血小板	$13.1 \sim 36.5 \times 10^4/\mu$ L	$12.5 \sim 37.5 \times 10^4/\mu$ L
赤沈	$2 \sim 10$ mm/1 h	$3 \sim 15$ mm/1 h
PT〈プロトロンビン時間〉（秒、%、INR で表示）		
%	$70 \sim 140$ %	
PT 秒	$9.0 \sim 13.0$ 秒	
PT 比	$0.90 \sim 1.10$	
PT- INR	$0.80 \sim 1.20$	

2　生化学検査

項目	
総タンパク〈TP〉	$6.3 \sim 8.3$ g/dL
アルブミン〈Alb〉	$3.7 \sim 5.2$ g/dL
総ビリルビン	$0.3 \sim 1.2$ mg/dL
直接ビリルビン	0.2 mg/dL 以下

AST（GOT）	13 ～ 33 U/ L	
ALT（GPT）	8 ～ 42 U/ L	6 ～ 27 U/ L
尿素窒素〈UN、BUN〉	8 ～ 22 mg/d L	
クレアチニン〈Cr〉	0.60 ～ 1.10 mg/d L	0.40 ～ 0.70 mg/d L
｛随時｝血糖		
空腹時血糖	80 ～ 112 mg/d L	
HbA1c	4.6 ～ 6.2（NGSP 値）%	
総コレステロール〈TC〉	128 ～ 219 mg/d L	
トリグリセライド〈TG〉	30 ～ 149 mg/d L	
Na	138 ～ 146 mEq/ L	
K	3.6 ～ 4.9 mEq/ L	
Fe	54 ～ 181 μg/d L	43 ～ 172 μg/d L

3　免疫血清学検査

C 反応性蛋白〈CRP〉	0.1 mg/d L 以下

4　生体機能検査

1）動脈ガス分析	
pH	7.350 ～ 7.450
$PaCO_2$	35.0 ～ 45.0 mmHg
PaO_2	75.0 ～ 100.0 mmHg
2）呼吸機能	
経皮的動脈血酸素飽和度〈SpO_2〉	96 ～ 99%

5　栄養学検査

総タンパク〈TP〉	6.3 ～ 8.3 g/d L
アルブミン〈Alb〉	3.7 ～ 5.2 g/d L

（永易裕樹、柴田考典）

索引

この度は弊社の書籍をご購入いただき、誠にありがとうございました。
本書籍に掲載内容の更新や訂正があった際は、弊社ホームページ「追加情報」
にてお知らせいたします。下記のURLまたはQRコードをご利用ください。

http://www.nagasueshoten.co.jp/extra.html

第5版
SIMPLE TEXT
口腔外科の疾患と治療 ISBN 978-4-8160-1361-4

©	1998. 11. 23	第1版	第1刷	編 集 主 幹	栗田賢一　覚道健治
	2005. 3. 31	第2版	第1刷	発 行 者	永末英樹
	2011. 4. 5	第3版	第1刷	印　　刷	株式会社 サンエムカラー
	2016. 3. 30	第4版	第1刷	製　　本	新生製本 株式会社
	2018. 2. 28	第4版	第2刷		
	2019. 4. 5	第5版	第1刷		

発行所　株式会社　永末書店

〒602-8446　京都市上京区五辻通大宮西入五辻町 69-2
(本社) 電話 075-415-7280　FAX 075-415-7290　　(東京店) 電話 03-3812-7180　FAX 03-3812-7181
永末書店 ホームページ　http://www.nagasueshoten.co.jp